Hefte zur Unfallheilkunde
Beihefte zur Zeitschrift „Unfallheilkunde/
Traumatology"

Herausgegeben von J. Rehn und L. Schweiberer

148

3. Deutsch-Österreichisch-Schweizerische Unfalltagung in Wien

3. bis 6. Oktober 1979

43. Jahrestagung
der Deutschen Gesellschaft für Unfallheilkunde e. V.

15. Jahrestagung der Österreichischen Gesellschaft
für Unfallchirurgie

65. Jahresversammlung der Schweizerischen Gesellschaft
für Unfallmedizin und Berufskrankheiten

Kongreßbericht zusammengestellt von
V. Vécsei   J. Probst   C. A. Richon

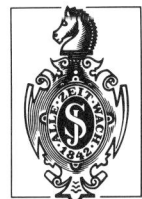

Springer-Verlag
Berlin Heidelberg New York 1980

Reihenherausgeber:

Prof. Dr. Jörg Rehn. Chirurgische Klinik und Poliklinik
der Berufsgenossenschaftlichen Krankenanstalten "Bergmannsheil",
Hunscheidtstraße 1, 4630 Bochum

Prof. Dr. Leonhard Schweiberer, Direktor der Abteilung für Unfallchirurgie der Chirurgischen Universitätsklinik, 6650 Homburg/Saar

Deutsche Gesellschaft für Unfallheilkunde e. V.
Präsident: Prof. Dr. med. Harald Tscherne, Unfallchirurg, Klinik
der Med. Hochschule, Karl-Wiechert-Allee 9, D-3000 Hannover 61
Generalsekretär: Prof. Dr. med. Jürgen Probst,
Berufsgenossenschaftliche Unfallklinik,
Prof. Küntscher-Str. 6, D-8110 Murnau

Österreichische Gesellschaft für Unfallchirurgie
Präsident: Univ.-Prof. Dr. Emanuel Trojan, I. Universitätsklinik
f. Unfallchirurgie, Alser Straße 4, A-1090 Wien
Sekretär: OA Dr. Heinz Kuderna, Unfallkrankenhaus Lorenz Böhler,
Donaueschingenstraße 13, A-1200 Wien

Schweizerische Gesellschaft für Unfallmedizin und Berufskrankheiten
Präsident: Prof. Dr. Ernst Baur, Dreilindenstraße 46, CH-6006 Luzern
Sekretäre: Dr. Charles A. Richon CH-1961 Grimisnat
PD Dr. Hans Schlejel SUVA, Fluhmattstraße 1, CH-6002 Luzern

Mit 313 Abbildungen

ISBN 3-540-10156-X Springer-Verlag Berlin-Heidelberg-New York
ISBN 0-387-10156-X Springer-Verlag New York-Heidelberg-Berlin

CIP-Kurztitelaufnahme der Deutschen Bibliothek. *Deutsch-Österreichisch-Schweizerische Unfalltagung 03. 1979. Wien:*
Kongreßbericht/3. [Dritte] Deutsch-Östereichisch-Schweizerische Unfalltagung in Wien: 3.–6. Oktober 1979;
43. Jahrestagung d. Dt. Ges. für Unfallheilkunde e.V.; 15. Jahrestagung d. Österr. Ges. für Unfallchirurgie;
65. Jahresversammlung d. Schweizer. Ges. für Unfallmedizin u. Berufskrankheiten/zsgest. von Vilmos Vécsei ...
– Berlin, Heidelberg, New York: Springer, 1980. (Hefte zur Unfallheilkunde; 148)
ISBN 3-540-10156-X (Berlin, Heidelberg, New York)
ISBN 0-387-10156-X (New York, Heidelberg, Berlin)
NE: Vécsei, Vilmos [Hrsg.]; Deutsche Gesellschaft für Unfallheilkunde

Das Werk ist urheberrechtlich geschützt. Die dadurch begründeten Rechte, insbesondere die der Übersetzung,
des Nachdruckes, der Entnahme von Abbildungen, der Funksendung, der Wiedergabe auf photomechanischem
oder ähnlichem Wege und der Speicherung in Datenverarbeitungsanlagen bleiben, auch bei nur auszugsweiser
Verwertung, vorbehalten.
Bei Vervielfältigungen für gewerbliche Zwecke ist gemäß § 54 UrhG eine Vergütung an den Verlag zu zahlen,
deren Höhe mit dem Verlag zu vereinbaren ist.

© by Springer-Verlag Berlin-Heidelberg 1980

Printed in Germany.

Die Wiedergabe von Gebrauchsnamen, Handelsnamen, Warenbezeichnungen usw. in diesem Buch berechtigt
auch ohne besondere Kennzeichnung nicht zu der Annahme, daß solche Namen im Sinne der Warenzeichen-
und Markenschutz-Gesetzgebung als frei zu betrachten wären und daher von jedermann benutzt werden dürften.

Satz, Druck und Buchbinderarbeiten: Oscar Brandstetter Druckerei KG, 6200 Wiesbaden

2124/3140-543210

Vorwort

Der vorliegende Kongreßband enthält den Bericht über die 3. Deutsch-Österreichisch-Schweizerische Unfalltagung, die vom 3. bis 6. Oktober 1979 in Wien stattfand.

Wie bereits die vorangegangenen gemeinsamen Tagungen der Deutschen Gesellschaft für Unfallheilkunde, der Österreichischen Gesellschaft für Unfallchirurgie und der Schweizerischen Gesellschaft für Unfallmedizin und Berufskrankheiten wurde auch diese Veranstaltung von lebhaftem Interesse begleitet. Dies dokumentiert sich in der Zahl von über 1300 Teilnehmern aus 13 Nationen.

Die gewählten Themen — Präsentation aus der internationalen Unfallchirurgie, Verletzungen des distalen Unterarmendes und der Handwurzel beim Erwachsenen, der Schwerverletzte, Fibrinkleber in der Traumatologie, Symposien über experimentelle Traumatologie, Arthroskopie, Oberarmschaftbrüche, Ellbogenfrakturen im Kindesalter, Compartment-Syndrom, Fixateur externe, Mikrochirurgie, psychischer Hospitalismus, arbeitsmedizinische Probleme am Bildschirm, Probleme des Sicherheitsgurtes in rechtlicher Sicht und bei der ärztlichen Begutachtung — erwiesen sich als von hoher Aktualität.

Die neu aufgenommene Posterschau — als eine besonders geglückte Form der wissenschaftlichen Kommunikation — wurde viel beachtet. Sie findet auch in diesem Band durch Aufnahme der Posterzusammenfassungen ihren Niederschlag.

Die Notwendigkeit der gemeinsamen Tagungen erfuhr einmal mehr ihre Bestätigung in der Erkenntnis, daß die Probleme im Rahmen der angesprochenen Fragestellungen auch international gesehen ähnlich gelagert sind. Diese Probleme aufzuzeigen, zu ihrer Lösung Denkanstöße zu vermitteln, war die Zielsetzung der 3. gemeinsamen Tagung.

Univ.-Doz. Dr. V. Vécsei
Prof. Dr. J. Probst
Dr. Ch. A. Richon

Inhaltsverzeichnis

Eröffnungsansprachen 1

E. Trojan, Präsident der Österreichischen Gesellschaft für Unfallchirurgie 1

H. Tscherne, Präsident der Deutschen Gesellschaft für Unfallheilkunde 3

E. Baur, Präsident der Schweizerischen Gesellschaft für Unfallmedizin
und Berufskrankheiten 5

I. Präsentation aus der Internationalen Unfallchirurgie 7

F.W. Blaisdell, Davis
Penetrating Thoracic and Abdominal Trauma 7

P.S. London, Birmingham
Bedside Diagnosis in Cases of Multiple Injuries 13

R. Roy-Camille, Paris
Management of Fresh Fractures of the Thoracic and Lumbar Spine 18

E.B. Riska, Helsinki
Anterolateral Decompression in Spinal Fractures with Paraplegia 27

M.E. Müller, Bern
Fallen der Osteosynthese 36

M. Silva-Lombardo, Mexico-City
Operative Treatment of Hip Socket Fractures 40

S. Olerud, Stockholm
Muscle Contracture in the Medial Compartment After Fracture of
the Tibial Shaft 49

II. Verletzungen des distalen Unterarmendes und der Handwurzel
beim Erwachsenen 53

1. Brüche am distalen Unterarmende 53

J. Poigenfürst, Wien
Brüche am distalen Unterarmende
Einteilung der Bruchformen und Indikation 53

W. Buchinger, Wien
Behandlungs- und Nachuntersuchungsergebnisse von konservativ
behandelten, stark verschobenen Brüchen der Speiche an typischer Stelle 59

H. Seiler, F. Klapp und F. Eitel, Homburg
Radiusfrakturen loco typico – Ergebnisse und Grenzen der konservativen
Behandlung 66

K.P. Schmit-Neuerburg, H. Weiss, Essen und H.J. Oestern, Hannover
Die Bohrdrahtosteosynthese 70

W. Seligo und J. Mach, Wien
Versorgung der distalen Speichenbrüche mit Bohrdrähten und gekreuzten
Gewindebohrdrähten 80

L. Sükösd und L. Sass, Budapest
Die Grenze zwischen konservativer Versorgung und Bohrdrahtosteosynthese
bei der „typischen" Radiusfraktur 84

G. Hierholzer und D. Fink, Duisburg
Plattenosteosynthesen nach Frakturen am distalen Radius 85

D.L. Fernandez, Bern
Smith-Frakturen 91

R. Verdonk und H. Claessens, Gent
Osteosynthese nach Verbrugge bei Smith-Frakturen 96

H.G. Ender, Wien
Behandlung von stark eingestauchten Brüchen der Speiche an typischer
Stelle beim alten Menschen mit der Palacos-Plombe 98

R.P. Jakob, Bern
Die Distraktion instabiler distaler Radiustrümmerfrakturen mit einem
Fixateur externe – ein neuer Behandlungsweg 99

H. Cotta, Heidelberg
Die Indikation und Technik der Korrektureingriffe nach Brüchen am
distalen Unterarmende 106

J. Probst und H. Sesar, Murnau/Staffelsee
Rekonstruktion der Radiusbasis oder Verkürzungsosteotomie der Ulna? 112

J. Müller-Färber, S. Decker und I. Scheuer, Bochum
Die Korrekturosteosynthese am distalen Radius. Indikation und
Behandlungsergebnisse 113

C.J. Wirth, M. Jäger und W. Keyl, München
Die Therapie des posttraumatisch instabilen distalen Radioulnargelenkes 115

H.J. Walde und J. Rudigier, Mainz
Nervale und tendinöse Komplikationen nach stumpfen Traumen im
Handwurzel- und distalen Unterarmbereich (Erkennung und Behandlung) ... 117

2. Brüche der Handwurzelknochen 119

V. Vécsei und H. Jahna, Wien
Behandlungsergebnisse von frischen konservativ behandelten Kahnbeinbrüchen
der Hand — Operationsindikation 119

G. Erlacher, Ried/Innkreis, und K.D. Moser, Linz/Donau
Ergebnisse der percutanen Verschraubung nach Kahnbeinfraktur 125

O. Russe, Innsbruck
Die Kahnbeinpseudarthrose, Behandlung und Ergebnisse (mit Film) 129

L. Zolczer, T. Nyári und J. Nemes, Budapest
Erfahrungen mit der operativen Behandlung in 501 Fällen bei
Kahnbeinpseudarthrose 134

K. Wilhelm und L. Quick, München
Schneninterpositionsplastik zum Ersatz traumatisch bedingter
Fragment-Nekrosen des Scaphoids 140

D. Gadzaly, Hannover
Indikation zur Alloarthroplastik der Kahnbeinpseudarthrose (NAAP) 141

H. Jahna, Wien
Operationsindikation beim De Quervainschen Verrenkungsbruch
(Erfahrung bei der Behandlung von 89 Fällen) 142

A. Pannike, Frankfurt/M.
Brüche, Verrenkungen und Verrenkungsbrüche der übrigen Handwurzelknochen. Therapie und Ergebnisse 146

III. Der Schwerverletzte 160

G. Muhr
Erstbehandlung am Unfallort und Transport 160

H. Steinbereithner, Wien
Schock- und Intensivbehandlung 169

H. Kuderna und H. Matras, Wien
Frontomaxilläre Verletzungen 178

P. Brücke, Linz
Thoraxverletzungen 189

H.G. Borst und M. Hruby, Hannover
Herz- und Gefäßverletzungen 195

F. Harder, F. Herkert, U. Steenblock und M. Allgöwer, Basel
Abdominalverletzungen 201

G. Rutishauser, Basel
Urogenitalverletzungen beim Polytraumatisierten 210

J. Böhler, Wien
Wirbelsäulenverletzungen 216

C. Burri und U. Kreuzer, Ulm
Behandlung von Extremitätentraumen beim Schwerverletzten 225

IV. Symposien 237

1. Experimentelle Traumatologie 237

Kl.-G. Kunze, H. Hofstetter, I. Posalaky und B. Winkler, Giessen
Messung der Knochendurchblutung mit der tracer microsphere Methode
unter unterschiedlichen Bedingungen 237

F.W. Thielemann, D. Veihelmann und K. Schmidt, Tübingen
Osteogenetische Wirkung von Knochenmatrix und Knochengelatine 241

R. Heuwinkel, Mainz
Enzymmuster und pH-Wert in Callus – Histochemisch-histologische
Milieustudien am Rattenfemur 244

K.H. Stürmer, Essen
Mikroradiographie des Knochens, Technik, Aussagekraft und Planimetrie ... 247

S. Decker und B. Decker, Bochum
Die Behandlung von Defekten langer Röhrenknochen mit autologer und
homologer Spongiosa im Tierexperiment 251

H. Schöttle, H.-U. Langendorff, M. Dallek und G. Delling, Hamburg
Heilungsvorgänge bei Segmentdefekten am Hundefemur 256

R. Neugebauer, L. Claes, G. Helbing, Ulm und D. Wolter, Hamburg
Der Kreuzbandersatz durch Kohlenstoffasern 259

P.-J. Flory, J. Blömer, G. Muhr, Hannover
Experimentelle Untersuchung zur Refixation von Kniegelenksbändern 262

W. Hesse, H. Tscherne, C.A.J. Paccola, M. Villas Boas und I. Hesse,
Hannover, Sao Paulo und Rio de Janeiro
Neue Erkenntnisse in der experimentellen Gelenkknorpeltransplantation .. 264

N. Haas, J. Hütter und L. Gotzen, Hannover
Experimentelle Untersuchungen zur Biomechanik der Plattenosteosynthese
an der konkaven Oberfläche 269

P. Kirschner, H.-D. Strube und J. Rudigier, Mainz
Restmonomergehalt und Monomerabnahme in Knochenzementen nach
Langzeitimplantation im menschlichen Körper 274

J. Rudigier, B. Kotterbach, H. Scheuermann, P. Kirschner und G. Ritter, Mainz/Bad Homburg
Tierexperimentelle Untersuchungen zur Restmonomerabnahme in verschiedenen Knochenzementen nach der Implantation 277

2. Schock 280

J. Andrasina, J. Bauer, L. Janocko, V. Rozdobudkova und V. Blasko, Košice, CSSR
Enzym- und Substratveränderungen im Extracellulärraum im Verlaufe des traumatischen Schocks und seiner Behandlung 280

D. Holzrichter, A. Knipper, U. Korn und U. Mommsen, Hamburg
Die posttraumatische Hyperglykämie als Parameter für den Schweregrad des Schocks.. 283

J. Hausdörfer, W. Heller, B. Domres und D. Veihelmann, Tübingen
Stoffwechseluntersuchungen im traumatischen Schock als zusätzliches diagnostisches und prognostisches Kriterium 287

U. Pfeiffer, H.-M. Fritsche, W. Erhardt, M. Birk und G. Blümel, München
Bestimmung des extravasalen Lungenwassergehaltes beim RDS unter Infusion von Dextran 40 und HAES 40 mit der Thermo-Dye-Technik 292

A. Lohninger, H. Redl und G. Schlag, Wien
Der Einfluß der parenteralen Ernährung auf die posttraumatische Veränderung des Phospholipidstoffwechsels der Lunge 296

H.-J. Oestern, H. Bartels, M. Bartels, O. Trentz, J.A. Sturm und H. Hempelmann, Hannover und Giessen
Plasmaheparinspiegel und Lungenstrombahn im traumatischen Schock 300

J.A. Sturm, F.R. Lewis, D.D. Trunkey, H.J. Oestern, O. Trentz, Hannover/San Franzisko
Interstitielle Flüssigkeit und Lymphdrainage der Lunge im septischen Schock 303

R. Kurz, G. Breisach, M. Höllwarth und H. Sauer, Graz
Frühdiagnose und Therapie der Fettembolie beim Kind 307

P. Krösl, H. Redl und G. Schlag, Wien
Experimentelle Untersuchungen des linken Ventrikels im hypovolämisch-traumatischen Schock 310

M. Starlinger, M. Wagner, J. Jakesz und R. Schiessel, Wien
Lokale Magenschleimhautdurchblutung in Ruhe und im hypovolämischen Schock 313

B.R. Binder, M. Wagner, A. Smokovitis, M. Starlinger, A. Opitz und M. Maier, Wien
Korrelation von Gerinnungs- und Fibrinolyse-Parameter mit dem Schweregrad einer experimentellen Hypovolämie 317

B. Petracic und L. Zelinka, Koblenz
Veränderungen der Immunglobuline und des Faktor XIII bei posttraumatischen
Schockzuständen 321

K. Leber, H. Flenker und H. Themann, Detmold, Bremerhaven und Münster
Elektronen- und lichtmikroskopische sowie klinisch-chemische Untersuchungen
der Adeno-Hypophyse der Ratte nach standardisiertem reversiblem hämorrhagischem Schock bzw. des Menschen nach schwerem hämorrhagischem Schock ... 325

M. Klement, Brno, CSSR
Die Modellierung der traumatischen Belastung beim Hunde 332

G. Lob, J. Seifert, J. Probst und W. Brendel, München/Murnau
Mikrozirkulation und Blutvolumen bei frischer Querschnittlähmung,
experimentelle und klinische Untersuchungen 334

3. Arthroskopie 337

a) Technik 337

W.D. Schellmann und J. Mockwitz, Peine/Frankfurt/M.
Technische Probleme bei der Arthroskopie 337

A. Wentzensen, U. Holz und H.H. Schauwecker, Tübingen
Erfahrungen mit der Arthroskopie über einen zentralen Zugang durch das
Lig. patellae unter Benutzung verschiedener Winkeloptiken 339

b) Diagnostische Arthroskopie 342

P. Hertel, L. Zwank und L. Schweiberer, Homburg/Saar
Arthroskopische Befunde beim ungeklärten blutigen Kniegelenkserguß 342

H. Rudolph und H. Dölle, Rotenburg (Wümme)
Kniegelenksarthroskopie 347

J. Mockwitz, J. Tamm und W.D. Schellmann, Frankfurt/M. und Peine
Der Stellenwert der Arthroskopie bei der Diagnostik von traumatischen und
nicht-traumatischen Kniegelenksschäden 350

I. Scheuer, S. Decker und J. Müller-Färber, Bochum
Kniearthroskopie beim älteren Menschen — Beurteilungs- und Beweismittel
bei Knorpel- und Meniscusschäden 352

H. Zollinger, Zürich
Arthroskopie bei Chondropathia patellae 356

R. Jelinek und F. Sellner, Wien
Die diagnostischen Grenzen der Kniegelenksarthroskopie 358

W. Berner, W. Hesse, G. Giebel und H. Tscherne, Hannover
Der Wert der Stanzbiopsie für die Arthroskopie 360

c) Arthroskopische Operationen 363

W. Glinz, Zürich
Arthroskopische Operationen 363

R.J. Pusey und D.J. Dandy, Cambridge
Arthroskopische Meniscektomie 367

d) Arthroskopie anderer Gelenke 369

E. Plank und W. Mutschler, Ulm
Die Arthroskopie des oberen Sprunggelenkes 369

4. *Oberarmschaftbrüche* 372

W. Bandi, Bern
Probleme der Indikationsstellung zur Osteosynthese von Oberarmschaftbrüchen 372

R. Schedl, P. Fasol und H. Spängler, Wien
Ergebnisse der konservativen Behandlung mit schwerer Gipsschiene und Desault 380

H. Hackstock, St. Pölten
Technik des Sarmiento-Brace 383

A. Lehmann und H. Raemy, Fribourg
Die funktionelle Behandlung der Humerusschaftfrakturen nach Sarmiento 384

G. Specht, Berlin
Technik und Resultate der primär funktionellen Behandlung 388

M. Vatankhah, H.H. Ucke und B. Fritzenwanker, Lübeck
Spätresultate der primär funktionell behandelten Oberarmschaftbrüche 389

H.K. Kaufner, B. Gay, C. Trepte und M. Steinhäusser, Würzburg;
B. Friedrich und A. Liebenau, Bremen
Erfahrungen mit der Bündelnagelung bei Oberarmschaftbrüchen 393

H. Ecke, Chr. Neubert und O.P. Khandija, Gießen
Die Indikation zur Oberarmosteosynthese beim frischen Oberarmschaftbruch
mit Radialislähmung 395

J. Bauer, M. Klima, L. Dundas und M. Urbansky, Košice
Zur Taktik der Versorgung von Oberarmschaftbrüchen 398

D. Wolter, E. Plank, W. Mutschler und B. Heyden, Hamburg/Ulm
Oberarmschaftfrakturen mit Gefäßläsionen 399

H.-G. Breyer und R. Rahmanzadeh, Berlin
Parthologische Frakturen am Oberarm 402

I. Straus, B. Korosec und B. Skerget, Ljubljana
Nachuntersuchung der operativ behandelten Oberarmschaftfrakturen 404

W. Podlatis, S. Decker, J. Müller-Färber und I. Scheuer, Bochum
Konservative oder operative Therapie der Oberarmschaftfrakturen 408

W. Deisenhammer, M. Wagner und A. Opitz, Wien
Ursachen für Pseudarthrosen nach konservativer Behandlung von
Humerusschaftfrakturen 412

U. Pfister, Tübingen
Fehlerhafte Frakturbehandlung als Ursache der Oberarmschaftpseudarthrose 418

A. Opitz, M. Wagner und W. Deisenhammer, Wien
Die Verlagerung des Nervus radialis nach volar 420

5. Ellenbogenfrakturen im Kindesalter 424

K.H. Jungbluth, M. Dallek und U. Mommsen, Hamburg
Die Bedeutung der Kollagenfasertextur der distalen Humerusepiphyse für die
Verlaufsrichtung der Condylenfrakturen 424

L.R. von Laer, Basel
Der posttraumatische Achsenfehler in der Frontal- und Sagittalebene nach
Ellenbogenverletzungen im Wachstumsalter. Ursache, Schicksal, primäre
Therapie 427

H. Kolbow und E.G. Suren, Hannover
Verletzungen und Verletzungsfolgen der Wachstumsfugen im Ellenbogenbereich . . . 429

M. Wagner, Wien
Operationsindikation bei Frakturen am distalen Humerusende im
Wachstumsalter 433

R. Porten und R. Spier, Ludwigshafen/Rhein
Ergebnisse nach operativer Versorgung kindlicher Ellenbogenfrakturen 440

B. Simeon, M. Cadalbert und S. Matta, Waldenstadt
Konservative und operative Behandlung von kindlichen Ellenbogenfrakturen 444

G. Rona, A. Eltz, H. Kuderna und S. Turek, Wien
Ergebnisse der Nachuntersuchung kindlicher supracondylärer Oberarmbrüche
nach konservativer und operativer Behandlung 447

M. Höllwarth und D. Hausbrandt, Graz
Supracondyläre Frakturen im Kindesalter 452

R. Arbogast, B. Gay und B. Höcht, Würzburg
Behandlungsergebnisse nach supracondyären Humerusfrakturen im Kindesalter 456

V. Berndt, K.H. Klemke und K. Furtenhofer, Osnabrück
Indikationen und Ergebnisse der operativen Versorgung ellenbogennaher
Oberarmbrüche im Kindesalter 459

U. Mommsen, M. Lindemann, K.H. Jungbluth und M. Dallek, Hamburg
Vergleichende Untersuchung konservativ und operativ behandelter Abriß-
frakturen des Condylus radialis humeri bei Kindern 463

H. Weiss und C.D. Wilde, Essen
Intraarticuläre Ellenbogengelenksverletzungen im Kindesalter, Diagnostik,
Therapie und Behandlungsergebnisse 468

L. Schroeder, D. Havemann und H. Harms, Kiel
Fraktur des Capitulum humeri beim Kind — eine seltene Problemfraktur 474

P. Stankovic, Th. Stuhler und Th. Tiling, Göttingen
Frakturen des proximalen Radiusendes im Kindesalter 477

L. Zichner und W. Heipertz, Frankfurt
Korrekturergebnisse nach in Fehlstellung verheilten kindlichen
Ellenbogenfrakturen 484

6. Compartmentsyndrom 492

V. Echtermeyer, P. Godt und G. Muhr, Hannover
Das posttraumatische Muskelkompressionssyndrom,
Pathophysiologie und Technik der Dekompression 492

R. Reschauer, P.H. Rehak, R.H. Germann und H. Schiechl, Graz
Experimentelle Grundlagen des Compartmentsyndroms 497

H. Wissing, Essen
Die Bedeutung der Compartmentdruckmessung in der Beurteilung des
Weichteilschadens am Unterschenkel 499

W. Schöffmann, R.H. Germann, R. Reschauer und P.H. Rehak, Graz
Technik der Gewebsdruckmessungen 502

C. Werhahn, Berlin
Vergleichende Druckmessungen im vorderen Unterschenkelcompartment
nach Frakturen und Operationen am Unterschenkel 505

E. Kober und H.G. Ender, Wien
Compartment Druckmessung in der Unfallchirurgie 508

U. Lanz, H. Schott, Würzburg
Behandlung von Spätfolgen nach Muskelkompressionssyndrom 510

F. Dirnberger und H.G. Bruck, Wien
Das Tibialis-anterior-Syndrom: plastisch-chirurgische Versorgung von
Patienten nach Tibialis-anterior-Syndrom 513

7. Fixateur externe 516

H. Martinek, E. Egkher und B. Wielke, Wien
Experimentelle Grundlagen zur optimalen Montageform äußerer Spanner 516

R. Labitzke und G. Henze, Essen
Klinisch-experimentelle Untersuchungen zur Stabilität des Fixateur externe 519

D. Hofmann, P. Hild und H. Burger, Gießen
Untersuchungen zur Leistungsfähigkeit des Fixateur externe 521

K.-H. Müller, Bochum
Grundlagen der kontinuierlichen Spannungsmessung im Frakturspalt bei
Fixateur externe-Osteosynthese 523

R. Kleining, B. Störmer und P.M. Hax, Duisburg
Die Grenzen der Fixateur externe-Osteosynthese 528

K. Klemm und V. Vécsei, Frankfurt und Wien
Der Fixateur externe in der Behandlung infizierter Pseudoarthrosen 530

M. Kamhin, M. Michaelson und H. Waisbrod, Tiberias, IL
Die Anwendung externer skeletaler Fixation in der Behandlung des Humerus 534

S. Boegli, Genf
Der Fixateur externe von Hoffmann in der Behandlung von
Pouteau-Colles-Frakturen 536

D. Havemann und L. Schroeder, Kiel
Stabilisation von Beckenfrakturen mit dem Fixateur externe 538

G. Hofmann und J. Probst, Murnau
Anwendung des Fixateur externe bei Beckenverletzungen 541

W. Schwarzkopf, P. Kirschner und C.-H. Schweikert, Mainz
Die Indikation zur Stabilisierung von Tibiakopffrakturen mit dem
Fixateur externe 545

H.H. Schauwecker, H. Hagemann und H. Schmelzeisen, Tübingen
Die Behandlung langstreckiger Defektpseudarthrosen am Schienbein mit
dem äußeren Festhalter 547

R. Spier, Ludwigshafen
Der Fixateur externe aus Polymer-Werkstoffen 552

M. Aalam, Essen-Kettwig
Verwendung des externen Fixateur bei Halswirbelsäulenverletzungen
mit Rückenmarkbeteiligung 555

G. Asche, Freudenstadt
Der Minifixateur externe, eine Stabilisierungsmöglichkeit im Bereich
der Handchirurgie 556

8. Mikrochirurgie ... 557

B.P. Gaudin und I. Winter, Berlin
Grenzindikationen zur Replantation ... 557

A. Berger, M. Kolacny, R. Passl und H. Piza, Wien und Eisenstadt
Die Replantation ganzer Extremitäten – Pro und Contra ... 560

L. Zwank, L. Schweiberer, P. Hertel und H. Alayan, Homburg
Funktionelle Ergebnisse nach Replantationen ... 565

M. Frey, G. Freilinger, R. Walzer und H. Piza, Wien
Indikation und Ergebnisse nach fünfjähriger Erfahrung in der
Replantationschirurgie ... 575

G. Meissl, A. Berger, J. Holle, H. Mandl und H. Millesi, Wien
Funktionelle Ergebnisse in der Replantationschirurgie, Erfahrungsberichte
des Wiener Replantationsteams ... 578

D. Fink, Salzburg
Freier Daumenersatz durch wertlosen Langfingerstumpf mittels mikrovasculärer
Veneninterposition ... 582

I. Winter, B.P. Gaudin und H. Zilch, Berlin
Freie Lappentransplantation mit mikrovasculärem Anschluß bei Weichteildefekten an der unteren Extremität ... 584

H. Mandl, J. Holle, G. Freilinger und M. Frey, Wien
Posttraumatische Rekonstruktionen durch freie Gewebeverpflanzungen
mit Mikrogefäßanschluß ... 586

N. Walker, A. Schreiber und B. Zumstein, Zürich
Überbrückung großer Knochendefekte mit Knochentransplantaten mit
mikrochirurgischer Gefäßplastik ... 589

D. Bonnemann und U. Hüsing, Berlin
Ergebnisse mikrochirurgischer Versorgung peripherer Nervenverletzungen ... 592

J. Boese-Landgraf, R. Rahmanzadeh, K. Gorkisch, I. Nierlich, I. Stoltenberg
und E. Vaubel, Berlin
Tierexperimentelle Untersuchungen zur Ausschaltung von Stumpfneuromen
durch centro-centrale Anastomose mit autologem Transplantat ... 596

J. Heiss, P.C. Maurer, St. Bonke, J. Lange, R. Hopfner, W. Duspiva, München
Ist die Replantation ganzer Gliedmaßen vertretbar und sinnvoll –
Erfahrungen und Ergebnisse ... 599

9. *Psychischer Hospitalismus* 601

B. Winter, Frankfurt
Psychischer Hospitalismus als Folge und Begleiterscheinung bei schwerem
Trauma — allgemeine Überlegungen aus psychoanalytischer Sicht 601

G. Jenny, Straßburg
Psychischer Hospitalismus als Folge posttraumatischer Osteomyelitis 608

H.J. Gerner, Bad Wildungen
Psychischer Hospitalismus bei Querschnittlähmung 613

P.R. Zellner, Ludwigshafen
Schwere Verbrennungen 618

J. Blömer, Höxter
Klinische und humane Aspekte bei der Behandlung bösartiger Knochentumore 623

E. Böhm, B. Buchup, Bochum
Über die Todesursache bei 65 Beobachtungen mit Querschnittlähmung
(Zugleich ein Beitrag zur Überlebenszeit) 626

10. *Arbeitsmedizinische Probleme am Bildschirm* 629

G. Hagspiel, Ludwigsburg
Betriebsärztliche Erfahrungen über die Beanspruchung bei Arbeiten am
Bildschirm 629

W.F. Greuter, Berlin
Aktuelle arbeitshygienische Aspekte der Arbeit am Bildschirm 633

Th. Läubli, Zürich
Augenbeschwerden an Bildschirmarbeitsplätzen, Resultate einer ergonomischen
Untersuchung in Banken 640

W. Hünting, Th. Läubli und E. Grandjean, Zürich
Zwangshaltung und Muskelermüdung bei Arbeiten an Bildschirmarbeitsplätzen 646

A. Thaler, Wien
Arbeitsplatzbeanspruchung an Bildschirmgeräten aus der Sicht des
Augenarztes 652

11. *Probleme des Sicherheitsgurtes in rechtlicher Sicht und bei der ärztlichen Begutachtung* 653

R. Dittrich, Wien
Zur Tragepflicht der Sicherheitsgurten in Österreich 653

W. Maresch, Graz
Bemerkungen zu rechtlichen Problemen des Gurtentragens in Österreich 655

E. Schmid, Luzern
Rechtliche Probleme des Gurtentragens aus Schweizer Sicht 656

F. Walz, H. Hartmann und P. Niederer, Zürich
Bestimmung des Mitverschuldens bei angeblich nichtgetragenen Sicherheits-
gurten 659

M. Danner, München
Sicherheitsgurt und Mitverschulden 667

G.H. Schlund, München
Probleme des Sicherheitsgurtes in rechtlicher Sicht 678

H. Contzen, Frankfurt
Typische Verletzungen bei Autoinsassen ohne und mit Sicherheitsgurt 682

K. Hell, Liestal
Verletzungen von Autoinsassen bei Unfällen ohne und mit Sicherheitsgurten 683

R. Eyb und H. Kuderna, Wien
Verletzungstypen mit und ohne Sitzgurt 684

M. Jekić, Belgrad
Sicherheitsrisiko durch Sicherheitsgurt? 691

*12. Verletzungen des distalen Unterarmendes und der Handwurzel
beim Erwachsenen* 694

a) Verletzungen am distalen Speichenende 694

T. Krezel, Krakau
Behandlungsergebnisse der konservativen Therapie bei Frakturen des distalen
Speichenendes beim Erwachsenen 694

F. Czeyda-Pommersheim, B. Egyed, Gy. Kazár und G. Peredi, Budapest
Spätergebnisse nach konservativ behandelten Brüchen am distalen Unterarmende
anhand von 500 nach mindestens 2 Jahren nachuntersuchten Fällen 695

E. Lambiris, M. Talke und H. Zilch, Berlin
Sudeck-Dystrophie nach Radiusbasisfrakturen in thermographischen
Verlaufskontrollen 697

Gy. László, M. Belicza und M. Trkala, Budapest
Operative Behandlung von handgelenknahen Spreichenbrüchen 701

H. Kraumann, I. Kafka und O. Slegl, Mladà Boleslav
Bohrdrahtfixation der Frakturen am distalen Speichenende 704

J. von Lukowicz und E. Linke, Darmstadt
Die Radiustrümmerfraktur: 2 Methoden der Abstandstift-Gipsbehandlung
als Alternative zur Plattenversorgung 705

H. Hertz, B. Niederle und J. Poigenfürst, Wien
Die Transfixation, eine Behandlungsmethode bei Trümmerbrüchen des
distalen Speichenendes 706

T. Gaudernak und M. Barader, Wien
Die Plattenosteosynthese der frischen Fraktur am distalen Speichenende 711

H. Weiss und K.P. Schmit-Neuerburg, Essen
Indikation, Technik und Ergebnisse von 60 Plattenosteosynthesen am
distalen Radius 716

K. Walcher und H. Wiesinger, Bayreuth
Die Plattenosteosynthese am distalen Radius 722

G. Biehl und J. Harms, Homburg/Saar
Osteosynthesen von fehlverheilten Frakturen und sonstigen Folgeschäden am
distalen Unterarm mit Autokompressionsplatten 724

A. Rüter und U. Kreuzer, Ulm
Osteotomien bei posttraumatischen Fehlstellungen der distalen Gelenkfläche
des Radius 726

R. Gerhard, K. Tittel und F. Schauwecker, Wiesbaden
Zur Behandlung des Ulnavorschubes nach Radiusdefekten 730

C. Baciu, Bukarest
Die operative Behandlung der post-traumatischen Unterarmdeformitäten 732

G. Hörster, Duisburg-Buchholz
Die Stellung der Handgelenksarthrose in der Behandlung von Verletzungen des
distalen Unterarmendes und der Handwurzel beim Erwachsenen 735

b) Verletzungen der Handwurzel 743

M. Strickner, P. Fasol und P. Munk, Wien
Die Gefäßversorgung des Handkahnbeines – ein Faktor bei der Entstehung
von Pseudarthrosen 743

E. Beck, Feldkirch
Die Rotationssubluxation des Handkahnbeines 744

B. Rosemeyer und W. Pförringer, München
Spätergebnisse bei operativer Behandlung von Naviculare-Pseudarthrosen
der Hand 745

M. Kováč, J. Andrašina, F. Bugáň und G. Vaško, Košice
Therapieverfahren bei veralteten Mondbeinverrenkungen 748

W. Spier, Ulm
Ergebnisse der Verschraubung von Kahnbein-Pseudarthrosen 750

M. Forgon und R. Laky, Pécs
Ergebnisse mit Styloidectomie und Exstirpation des proximalen Bruchstückes
nach operierten Kahnbeinpseudarthrosen 753

B. Stegemann, E. Brug und H.W. Stedtfeld, Münster
Erfahrungen mit der Handgelenksdenervation nach Wilhelm als Auxiliärmaßnahme
in der operativen Therapie der Naviculare-Pseudarthrose und Lunatum-Malacie 756

W. Küsswetter, Würzburg
Langzeitergebnisse nach transnaviculo-lunärer Resektionsarthroplastik (Steinhäusersche Operation) bei veralteten Handwurzelverletzungen 758

E. Wondrak, Olomouc
Zur Pathogenese und Behandlung der Sudeckschen Dystrophie im Handgelenk 761

V. Zusammenfassung der Symposien durch die Sitzungsleiter 769

W. Glinz, Zürich und H.R. Henche, Rheinfelden
Arthroskopie 769

J. Poigenfürst, Wien, und F. Klapp, Homburg/Saar
Oberarmschaftbrüche 771

F. Magerl, St. Gallen, und E. Kutscha-Lissberg, Neunkirchen
Ellenbogenfrakturen im Kindesalter 773

W. Düben und G. Muhr, Hannover
Compartmentsyndrom 774

V. Vécsei und K. Klemm, Wien
Fixateur externe 775

B. Winter, Frankfurt
Psychischer Hospitalismus 777

V. Lachnit, Wien
Arbeitsmedizinische Probleme am Bildschirm 779

J. Gerchow, Frankfurt, und W. Perret, München
Probleme des Sicherheitsgurtes in rechtlicher Sicht und bei der ärztlichen
Begutachtung 780

VI. Der Fibrinkleber in der Traumatologie 785

H. Matras, Wien
Die Entwicklung der „Fibrinklebung" 785

H. Redl, G. Schlag, H. Kuderna, J. Guttmann und T. Seelich, Wien
Biochemische Grundlagen der Fibrinklebung 787

H. Dinges, H. Redl, H. Kuderna und W. Strohmayer, Wien
Histopathologie nach Fibrinklebung 792

V. Meyer, J. Smahel und P. Donski, Zürich
Die Erfahrungen mit der Anwendung des Fibrinklebers bei der
mikrovasculären Teleskop-Anastomose 795

G. Sandbach, N. Böhler, P. Bösch, J. Eschberger, F. Grundschober,
H. Plenk jr. und G. Schlag, Wien
Tierexperimentelle Erfahrungen mit dem Fibrinklebesystem bei der Heilung von
Osteotomien sowie bei der Einheilung von Bankknochen 797

N. Böhler, J. Eschberger, F. Grundschober, H. Kuderna, H. Plenk jr.
und H. Redl, Wien
Die autologe Spongiosaplastik unter Anwendung des Fibrinklebers in
verschiedenen Mischungsverhältnissen, experimentelle Untersuchungen
und klinische Anwendung 800

B. Stübinger, S. Haas, A. Stemberger, W. Erhard, W.L. Brückner und
G. Blümel, München
Experimentelle Untersuchungen zur Beeinflussung von Trümmerfrakturen
durch Fibrinklebung beim Kaninchen 804

A. Braun, G. Schumacher, R. Kratzat, W.D. Heine und B. Pasch,
Heidelberg und Würzburg
Der Fibrin-Antibioticum-Verbund im Tierexperiment zur lokalen Therapie des
staphylokokkeninfizierten Knochens 809

G. Schumacher, W.D. Heine und A. Braun, Heidelberg und Würzburg
Das Allo-Implantat am Knochen unter Anwendung des Fibrinklebesystems
im Tierexperiment 812

A. Braun, W. Brüwer, W.D. Heine und G. Schumacher, Heidelberg
und Würzburg
Die fibrinolytische Aktivität im traumatisierten Kniegelenk und ihre Bedeutung
bei der Fibrinklebung osteochondraler Frakturen 814

P. Bernett, G. Blümel, W. Sauer und A. Stemberger, München
Versorgung von Knorpelfrakturen mit der Technik der Fibrinklebung 816

O. Wruhs, V. Vécsei, H. Hertz und R. Czerwenka, Wien
Ergebnisse der Sehnenklebung im Experiment und in der Klinik 818

H. Kuderna, H. Dinges und H. Redl, Wien
Die Fibrinklebung in der Mikrochirurgie der peripheren Nerven 822

A. Horaczek und G. Kletter, Wien
Der Fibrinkleber in der Neurotraumatologie 826

J. Holle, G. Freilinger, M. Frey und H. Mandl, Wien
Fibrinklebung in der rekonstruktiven Chirurgie 828

H.P. Spängler, F. Braun, J. Holle, W. Kovac und A. Lindner, Wien
Möglichkeiten und Grenzen der Fibrinklebung in der operativen Traumatologie 831

VII. Posterschau 835

J. Rippstein, La Conversion
Neue Meßgeräte für Klinik und Praxis der Traumatologie 835

H. Brüggemann, Hannover
Rettungshubschrauber zur Erstversorgung und zum Transport von
Unfallverletzten 838

K. Leber, H. Flenker und H. Themann
Elektronen- und lichtmikroskopische, klinisch-chemische und klinische Untersuchungen der Adeno-Hypophyse der Ratte nach standardisiertem reversiblem hämorrhagischem Schock bzw. des Menschen nach schwerem hämorrhagischen Schock 838

H. Redl, G. Schlag und G. Schnells, Wien
Modifiziertes Herzlungenpräparat nach Starling zur experimentellen Untersuchung des linken Ventrikels 840

H. Bartels, H.-J. Oestern und G. Voss-Wermbter, Hannover
Veränderungen der Luft-Blut-Schranke in der Frühphase der Schocklunge.
Eine Untersuchung mit der Gefrierbrechungsmethode 841

L. Lehr, H. Kolbow, R. Pichlmayr und H. Tscherne, Hannover
Diagnostische Laparotomie bei intraabdominellen Sekundärerkrankungen
polytraumatisierter Intensivpatienten 842

B. Gay, R. Arbogast und B. Höchst, Würzburg
Diagnostik und Therapie von Zwerchfellrupturen. Erfahrungen bei der
Behandlung von 42 Patienten 843

R. Passl, H.P. Spängler, H. Spängler und E. Egkher, Wien
Zur Versorgung verletzter Bauchorgane mittels Fibrinklebung 843

E. Zingher und B. Vogt, Luzern
Die übersehene Zwerchfellruptur 844

H. Rudolph und H. Dölle, Rotenburg (Wümme)
Durchführung und typische Befunde der Kniegelenksarthroskopie 845

G. Glebel und G. Muhr, Hannover
Synovektomie bei pyogenem Kniegelenksinfekt 845

W. Hesse und H. Tscherne, Hannover
Die posttraumatische Arthrose 846

E. Standenat, Wien
Der Y-Nagel (Erfahrung in 300 Fällen) 847

L. Gotzen und J. Hütter, Hannover
Die Plattenosteosynthese am Knochenschaft. Biomechanische Untersuchungen
zur Vorbiegung und Vorspannung 847

H. Bruns, M. Artmann und K. Großpeter, Köln/München
Die stabile Osteosynthese im Tierversuch unter Begrenzung von Drehmoment
und Vorspannung 848

G. Muhr und H. Brüggemann, Hannover
Die Verbundosteosynthese in Experiment und Klinik 848

N. Haas, H. Tscherne, G. Muhr und O. Trentz, Hannover
Kombinationsfrakturen von Oberschenkelschaft und proximalem Femurende —
Operationtechnik und Ergebnisse 849

R. Beer, W. Deisenhammer, A. Opitz, R. Schabus und M. Wagner, Wien
Biomechanische Überlegungen zur volaren Verankerung von Implantaten am
proximalen Speichenschaft und Ergebnisse im Vergleich zur Verplattung von
dorsoradial 850

D. Rogge und P. Kalbe, Hannover
Das osteogenetische Verhalten tiefgefrorener allogener Hüftkopf-Spongiosa 851

O. Trentz und M. Wannske, Hannover
Zum histologischen und radiologischen Umbau spongiöser Knochen-
transplantate 852

E. Amman, Baden
Die Zuggurtung als einfache Behandlung eines hinteren Vertikalbruches und
Bruches des hinteren Pfeilers mit starker Verschiebung ins kleine Becken bei
gleichzeitigem Oberschenkelschaftbruch Jugendlicher 852

H. Mösenender und F. Genelin, Salzburg
Hüftpfannenbrüche mit chirurgischer Rekonstruktion einschließlich
Funktionsaufnahmen 854

P. Stankovic, Th. Stuhler und P. Krause, Göttingen
Beckenringfrakturen — Spätuntersuchungsergebnisse 855

K. Westermann, O. Trentz, P. Pretschner, R. Reuter und J. Mellmann,
Hannover
Thromboembolieprophylaxe beim Hüftgelenkersatz 860

M. Rojczyk, Hannover
Antibioticagaben bei offenen Frakturen 861

G. Ritter, Mainz
Neue Operationstechnik zur Präzisierung und Vereinfachung der intertrochanteren Umstellungsosteotomie 862

H. Weigand und G. Ritter, Mainz
Der totale Hüftgelenkersatz bei frakturbedingter Instabilität der knöchernen
Hüftpfanne unter Verwendung eines neuartigen Metallkorbringes 864

D. Fink, Salzburg
Replantation einer Hand und eines Oberarmes einschließlich
Funktionsaufnahmen 864

J. Heiss, P.C. Maurer, St. Bonke, J. Lange, R. Hopfner, W. Duspiva und
W. Stock, München
Ergebnisse nach Replantation oberer Extremitäten 865

H. Kuderna, Wien
Fibrinklebung peripherer Nerven 865

V. Berndt, Osnabrück
Ergebnisse der Versorgung von Epiphysenfrakturen an den unteren
Gliedmaßen 866

F. Klapp, F. Eitel, T.L. Dambe und H. Seiler, Homburg/Saar
Veränderungen des Epiphysenknorpels nach diaphysären Traumen des
wachsenden Hundes 868

G. Asche, Frankfurt
Der Minifixateur und seine Anwendungsmöglichkeiten 869

G. Hierholzer, R. Kleining, G. Hörster und R. Mathys, Duisburg und Bettlach
AO Fixateur externe 869

Th. Stuhler, A. Heise, W. Küsswetter und P. Stankovic, Würzburg und Göttingen
Fixateur externe. Demonstration eines neuen Modelles an klinischen
Beispielen 870

H.G. Breyer, R. Rahmanzadeh und H.D. Brauner, Berlin
Zur Bewertung der Bewegungseinschränkung im Schultergelenk 871

J. Buch, E. Breitegger und D. Lessan, Wien
Subluxatio supinatoria tali: Aufklappbarkeit mit der Lasche und in Narkose
in Korrelation mit dem Operationsbefund 871

R. Tiedtke, R. Rahmanzadeh und W. Schneider, Berlin
Diagnostik und Therapie der frischen Außenbandruptur am Sprunggelenk
mit postoperativen Ergebnissen 872

P.R. Zellner, Ludwigshafen
Schockbehandlung des Brandverletzten 873

Ch. Lazaridis und P.R. Zellner, Ludwigshafen
Verwendung des Kohlendioxydlaser in der Verbrennungschirurgie 873

R. Laky, Pécs
Behandlung der infizierten ausgedehnten Schienbeindefekte mit der
Hahn-Brandes-Operation 874

H. Püschmann, R. Rahmanzadeh und K. Gorkisch, Berlin
Morphologische Grundlagen der Muskelverschiebeplastiken zur Deckung von
Defekten am Unterschenkel 874

K. Tittel, F. Hufnagel und F. Schauwecker, Wiesbaden
Ein neues Saugdrainagesystem 875

K. Draenert, Y. Draenert, D. Allgöwer und H. Willenegger, München, Liestal
Die Fraktur und Pseudarthrose des Os Naviculare 876

H.G. Ender, Wien
Die Ergebnisse der Behandlung bei Pseudarthrosen des Kahnbeins mit der
Kahnbeinplatte 877

P. Fasol, H. Binder, N. Mutz, Th. Reisner, R. Schedl und M. Strickner, Wien
Die epidurale intracranielle Druckmessung beim akuten Schädelhirntrauma 877

E. Kutscha-Lissberg, M. Wagner und A. Opitz, Neunkirchen und Wien
Therapie der frontobasalen Fraktur 878

H. Schneider, G. Korisek, Kalwang
Mondbeinnekrosen und Verkürzung des Speichenschaftes 879

J. Böhler und T. Gaudernak, Wien
Stabilisierung von Luxationsfrakturen der Halswirbelsäule mit vorderer
H-Platte 881

E. Spritzendorfer und J. Böhler, Wien
Anterolaterale Dekompression 881

T. Gaudernak, Wien
Periphere Gefäßverletzungen, Behandlung und Ergebnisse 882

E.G. Suren und D. Otte, Hannover/Berlin
Verkehrsmedizinische Aspekte des Zweiradunfalles 882

R. Maruna und E. Trojan, Wien
Biochemie des Knochenstoffwechsels 883

H.U. Buff, V.E. Meyer, Zürich
Die transmetacarpale Replantation – ein Bespiel mikrochirurgischer
Rekonstruktion 884

Schlußansprachen der Präsidenten 885

Bericht über die Mitgliederversammlung der Deutschen Gesellschaft für
Unfallheilkunde e.V. am 4. Oktober 1979 im Kongreßzentrum der
Hofburg zu Wien 888

VIII. Sachverzeichnis 891

Referentenverzeichnis

Aalam, M., Dr.; Chefarzt der Orthopädischen Abteilung der Fachklinik „Rhein Ruhr" für Rehabilitation, D-4300 Essen

Alayan, H., Dr.; Abtlg. Unfallchirurgie, Chirurg. Univ.-Klinik, D-6650 Homburg/Saar

Allgöwer, D., Dr.; Traumatologische Abtlg. der Chirurgie des Kantonsspitals, CH-Liestal

Amann, E., Prim. Dr.; Chirurg. Abtlg. des A.ö. Krankenhauses, A-2500 Baden

Andrašina, J., Dr.; Leiter der Kateder für Chirurgie, Med. Fakultät, Rostilavova 53, CS-Košice

Arbogast, R., Dr.; Chirurg. Univ.-Klinik, Josef-Schneider-Straße 2, D-8700 Würzburg

Arens, W., Dr.; Ärztl. Dir. der BG Unfallklinik, Pfenningsweg 13, D-6700 Ludwigshafen

Asche, G., Dr.; Kreiskrankenhaus, Karl-von-Hahn-Straße 120, D-7290 Freudenstadt

Baciu, C.C., Doz. Dr.; Str. Randa No. 2b, R-73 221 Bukarest III

Bandi, W., Prof. Dr.; AO-International, Murtenstraße 35, CH-3008 Bern

Barader, M., Dr.; Unfallkrankenhaus Lorenz Böhler, Donaueschingenstraße 13, A-1200 Wien

Bartels, H., Dr.; Institut für Elektronenmikroskopie, Abtlg. für Hämatologie der Med. Hochschule, Karl-Wiechert-Allee 9, D-3000 Hannover 61

Barthels, M., Dr.; Institut für Elektronenmikroskopie, Abtlg. für Hämatologie der Med. Hochschule, Karl-Wiechert-Allee 9, D-3000 Hannover 61

Bauer, J., Dr.; Leiter der Abtl. für Unfallchirurgie des Fakultätskrankenhauses, Rostislavova 53, CS-Košice

Beck, E., Prim. Dr.; Abtlg. für Unfallchirurgie, Landeskrankenhaus, Carinagasse 49, A-6807 Feldkirch

Beer, R., Dr.; Abtlg. für experimentelle Spannungsoptik an der Technischen Universität Wien, Karlsplatz 13, A-1040 Wien

Belicza, M., Dr.; Rettungskrankenhaus, Szobi utca 3, H-1067 Budapest

Berger, A., Prof. Dr.; Abtlg. für Plastische und Rekonstruktive Chirurgie der I. Chirurg. Univ.-Klinik, Alserstraße 4, A-1097 Wien

Berndt, V., Doz. Dr.; Chirurg.-Klinik der Städt. Kliniken, Natruper-Tor-Wall 1, D-4500 Osnabrück

Berner, W., Dr.; Unfallchirurg. Klinik der Med. Hochschule, Karl-Wiechert-Allee 9, D-3000 Hannover 61

Bernett, P., Prof. Dr.; Zentralinstitut für Sportwissenschaften, Zentrale Hochschulsportanlage im Olympiapark, D-8000 München 40

Biehl, G., Prof. Dr.; Orthopädische Univ.-Klinik, D-6650 Homburg/Saar

Binder, B., Doz. Dr.; Institut für Med. Physiologie der Univ., Schwarzspanierstraße 17, A-1090 Wien

Binder, H., Dr.; Neurologische Univ.-Klinik, Lazarettgasse 14, A-1097 Wien

Birk, M, Dr.; Inst. für Experimentelle Chirurgie der TU, Ismaningerstraße 22, D-8000 München 80

Blaisdell, F.W., Prof. Dr.; Dept. of Surgery, University of California, Davis, Cal., USA

Blasko, V., Dr.; Abtlg. für Unfallchirurgie des Fakultätenkrankenhauses, Rostislavova 53, CS-Košice

Blömer, J., PD Dr.; Unfallchirurg. Klinik der Med. Hochschule, Karl-Wiechert-Allee 9, D-3000 Hannover 61

Blümel, G., Prof. Dr.; Direktor des Inst. für Experimentelle Chirurgie der TU, Ismaningerstraße 22, D-800 München 80

Boegli, S., Dr.; Policlinique universitaire de Chirurgie, 24, rue Micheli-du-Crest, CH-1211 Geneve 4

Böhler, J., Prof. Dr.; Ärztlicher Leiter des Unfallkrankenhauses Lorenz Böhler, Donaueschingenstraße 13, A-1200 Wien

Böhler, N., Dr.; Orthopädische Univ.-Klinik, Garnisongasse 13, A-1097 Wien

Bösch, P., Dr.; Orthopädische Univ.-Klinik, Garnisongasse 13, A-1097 Wien

Boese-Landgraf, J., Dr.; Abtlg. für Unfall- und Wiederherstellungschirurgie im Klinikum Steglitz der FU, Hindenburgdamm 30, D-1000 Berlin 45

Bonke, St., Dr.; Abtlg. für Gefäßchirurgie, Klinikum Rechts der Isar, Ismaningerstraße 22, D-8000 München 80

Bonnemann, Dr., Dr.; Abtlg. für Orthopädie und Traumatologie, Krankenhaus Am Urban, Dieffenbachstraße 1, D-1000 Berlin 61

Borst, H.G., Prof. Dr.; Vorstand der Klinik für Thorax- und Gefäßchirurgie, Karl-Wiechert-Allee 9, D-3000 Hannover 61

Braun, A., Dr.; Orthopädische Klinik und Poliklinik der Univ., Schlierbacher Landstraße 200 A, D-6900 Heidelberg

Braun, F., Dr.; Institut für allgemeine und experimentelle Pathologie, Währingerstraße 13, A-1090 Wien

Brauner, D.; Abtlg. für Unfall- und Wiederherstellungschirurgie im Klinikum Steglitz der FU, Hindenburgdamm 30, D-1000 Berlin 45

Breisach, G., Dr.; Ordinariat für Kinderchirurgie der Univ., Heinrichstraße 31, A-8010 Graz

Breitegger, E., Dr.; Unfallkrankenhaus Lorenz Böhler, Donaueschingenstraße 13, A-1200 Wien

Brendel, W., Prof. Dr. Dr.; Vorstand des Institutes für Chirurgische Forschung der Univ., Marchioninistraße 15, D-8000 München 70

Breyer, H.G., Dr.; Abtlg. für Unfall- und Wiederherstellungschirurgie im Klinikum Steglitz der FU, Hindenburgdamm 30, D-1000 Berlin 45

Bruck, H.G., Prim. Dr.; Franz-Josefs-Kai 21, A-1010 Wien

Brücke, P., Prof. Dr.; I. Chirurg. Abtlg., A.ö. Krankenhaus, Krankenhausstraße 9, A-4020 Linz

Brüggemann, H., Dr.; Unfallchir. Klinik der Med. Hochschule, Karl-Wiechert-Allee 9, D-3000 Hannover 61

Brüwer, W., Dr.; Orthopädische Klinik und Poliklinik, Schlierbacher Landstraße 200 A, D-6900 Heidelberg

Brug, E., Prof. Dr.; Leiter der Abtlg. für Unfall-, Hand- und Wiederherstellende Chirurgie, Chirurg. Univ.-Klinik, Jungeblodtplatz 1, D-4400 Münster

Bruns, H., Dr.; Orthopädische Univ.-Klinik, Joseph-Stelzmann-Straße 9, D-5000 Köln 41

Buch, J., Dr.; Unfallkrankenhaus Lorenz Böhler, Donaueschingenstraße 13, A-1200 Wien

Buchinger, W., Dr.; Arbeitsunfallkrankenhaus, Kundratstraße 30, A-1120 Wien

Bugan, F., Dr.; Abtlg. für Unfallchirurgie, Fakultätskrankenhaus, Rostislavova 53, CS-Košice

Burger, H., Dr.; Unfallchirurgische Klinik am Zentrum für Chirurgie der Justus-Liebig-Universität, D-6300 Gießen

Burri, C., Prof. Dr.; Vorstand der Abtlg. für Unfallchirurgie, plastische- und Wiederherstellungschirurgie der Univ., Steinhövelstraße 9, D-7900 Ulm

Cadalbert, M., Dr.; Kantonales Spital, CH-8880 Walenstadt

Caspar, W., Dr.; Chirurgische Univ.-Klinik, D-6650 Homburg/Saar

Claes, L., Dr.; Abtlg. für Unfallchirurgie, Plastische- und Wiederherstellungschirurgie der Univ., Steinhövelstraße 9, D-7900 Ulm

Contzen, H., Prof. Dr.; Ärztlicher Direktor der BG Unfallklinik, Friedberger Landstraße 430, D-6000 Frankfurt 60

Cotta, H., Prof. Dr.; Direktor der Orthopädischen Klinik und Poliklinik, Schlierbacher Landstraße 200 A, D-6900 Heidelberg

Czerwenka, R., Dr.; I. Univ.-Klinik für Unfallchirurgie, Alserstraße 4, A-1097 Wien

Czeyda-Pommersheim, F., Dr.; Zentralinstitut für Traumatologie, Zentrale Rehabilitationspoliklinik, H-Budapest

W. Däumer Kg., Medizinal-Technik, Postfach 1405, D-5880 Lüdenscheid

Dallek, M., Dr.; Abtlg. für Unfallchirurgie der Chirurg. Univ.-Klinik Eppendorf, Martinistraße 52, D-2000 Hamburg 20

Dambe, L.T., Dr.; Abtlg. für Unfallchirurgie, Chirurg. Univ.-Klinik, D-6650 Homburg/Saar

Dandy, D.J., Dr.; Addenbrooke's Hospital, GB-Cambridge

Danner, M., Prof. Dr.; Direktor der Allianz Versicherungs-AG., Königinstraße 28, D-8000 München

Dbaly, J., Dr.; Jupiterstraße 55, CH-3015 Bern

Decker, Br., Dr.; Chirurg. Univ.-Klinik und Poliklinik, BG Krankenanstalten „Bergmannsheil Bochum", D-4630 Bochum 1

Decker, S., Dr.; Chirurg. Univ.-Klinik und Poliklinik, BG Krankenanstalten „Bergmannsheil Bochum", D-4630 Bochum 1

Deisenhammer, W., Dr.; I. Univ.-Klinik für Unfallchirurgie, Alserstraße 4, A-1097 Wien

Delling, G., Dr.; Pathologisches Institut des Univ.-Krankenhauses Eppendorf, Martinistraße 52, D-2000 Hamburg 20

Dinges, H., Dr.; Pathologisch-Bakteriologisches Institut des Kaiser-Franz-Josef-Spitales, Kundratstraße 3, A-1100 Wien

Dirnberger, F., Dr.; Plastische Abteilung, Wilhelminenspital, Montleartstraße 37, A-1171 Wien

Dittrich, R., MinR. Prof. Dr.; BM für Justiz, Nadlergasse 1, A-1090 Wien

Domres B., Dr.; Chirurgische Univ.-Klinik, Calwer Straße 7, D-7400 Tübingen 1

Donski, P., Dr.; Chirurgische Univ.-Klinik B, Kantonsspital, Rämistraße 100, CH-8091 Zürich

Draenert, K., Dr.; Orthopädische Klinik und Poliklinik Rechts der Isar, Ismaningerstraße 22, D-8000 München 80

Draenert, Y., Dr.; Orthopädische Klinik und Poliklinik Rechts der Isar, Ismaningerstraße 22, D-8000 München 80

Düben, W., Prof. Dr.; Unfallchirurgische Klinik des Friederikenstiftes, Humboldt-Straße 5, D-3000 Hannover 1

Duspiva, W., Dr.; Abtlg. für Gefäßchirurgie, Klinikum Rechts der Isar, Ismaningerstraße 22, D-8000 München 80

Echtermeyer, V., Dr.; Unfallchirurg. Klinik der Med. Hochschule, Karl-Wiechert-Allee 9, D-3000 Hannover 61

Ecke, H., Prof. Dr.; Leiter der Unfallchirurgischen Klinik des Zentrums für Chirurgie der Justus-Liebig-Univ., D-6300 Gießen

Egkher, E., Dr.; II. Univ.-Klinik für Unfallchirurgie, Spitalgasse 23, A-1097 Wien

Egyed, B., Dr.; Zentralinstitut für Traumatologie, Zentrale Rehabilitationspoliklinik, H-Budapest

Eitel, F., Dr.; Abtlg. für Unfallchirurgie, Chirurg. Univ.-Klinik, D-6650 Homburg/Saar

Eltz, A., Dr.; Unfallkrankenhaus Lorenz Böhler, Donaueschingenstraße 13, A-1200 Wien

Ender, H.G., Dr.; Unfallkrankenhaus Lorenz Böhler, Donaueschingenstraße 13, A-1200 Wien

Erhardt, W., Dr.; Institut für Experimentelle Chirurgie der TU, Ismaningerstraße 22, D-8000 München 80

Erlacher, G., Prim. Dr.; A.ö. Krankenhaus der Barmherzigen Schwestern, Schloßberg 1, A-4910 Ried i. Innkreis

Eschberger, J., Dr.; Arbeitsunfallkrankenhaus, Kundratstraße 37, A-1120 Wien

Eyb, R., Dr.; Unfallkrankenhaus Lorenz Böhler, Donaueschingenstraße 13, A-1200 Wien

Fasol, P., Doz. Dr.; II. Univ.-Klinik für Unfallchirurgie, Spitalgasse 23, A-1097 Wien

Fernandez, D., Dr.; Klinik und Poliklinik für Orthopädie und Chirurgie des Bewegungsapparates, Universität Bern, Inselspital, CH-3010 Bern

Fink, D., Dr.; Arbeitsunfallkrankenhaus, Dr. Franz-Rehrl-Platz 5, A-5010 Salzburg

Flenker, H., Dr.; Pathologisches Institut, D-2850 Bremerhaven

Flory, P.-J., Dr.; Unfallchirurgische Klinik der Med. Hochschule, Karl-Wiechert-Allee 9, D-3000 Hannover 61

Forgon, M., Prof. Dr.; I. Chirurg. Univ.-Klinik, H-7624 Pécs

Franclik, J., Dr.; Abtlg. für Unfallchirurgie des Fakultätskrankenhauses, CS-Košice

Freilinger, G., Prof. Dr.; Leiter der Abtlg. für Plastische und Wiederherstellungschirurgie der II. Chirurg. Univ.-Klinik, Spitalgasse 23, A-1097 Wien

Frey, M., Dr.; Abtlg. für Plastische und Wiederherstellungschirurgie der II. Chirurg. Univ.-Klinik, Spitalgasse 23, A-1097 Wien

Friedrich, B., PD Dr.; Direktor der Unfallchirurgischen Klinik des Zentralkrankenhauses St. Jürgen, D-2800 Bremen

Fritsche, H.-M., Dr.; Institut für Experimentelle Chirurgie der TU, Ismaningerstraße 22, D-8000 München 80

Fritzenwanker, B., Dr.; Abtlg. für Chirurgie, Klinikum der Med. Hochschule, Ratzeburger Allee 160, D-2400 Lübeck

Furtenhofer, K., Dr.; Chirurgische Klinik der Städt. Kliniken, Natruper-Tor-Wall 1, D-4500 Osnabrück

Gadzaly, D., Dr.; Marienstraße 37, D-3000 Hannover 1

Gaudernak, T., Dr.; Unfallkrankenhaus Lorenz Böhler, Donaueschingenstraße 13, A-1200 Wien

Gaudin, B.P., Dr.; Orthopädische Klinik und Poliklinik der TU im Oskar-Helene-Heim, Clayallee 229, D-1000 Berlin 33

Gay, B., Dr.; Chirurgische Univ.-Klinik und Poliklinik, Josef-Schneider-Straße 2, D-8700 Würzburg

Genelin, F., Dr.; Arbeiterunfallkrankenhaus, Dr. Franz-Rehrl-Platz 5, A-5010 Salzburg

Gerchow, J., Prof. Dr.; Geschäftsf. Dir. des Zentrums der Rechtsmedizin der J.W. Goethe-Univ., Kennedyallee 104, D-6000 Frankfurt 70

Gerhard, R., Dr.; Unfallabteilung der Kliniken der Landeshauptstadt, Schwalbacher Straße 62, D-6200 Wiesbaden

Germann, R.H., Dipl. Ing. Dr.; Deptm. für Experimentelle Chirurgie der Univ.-Klinik für Chirurgie, Auenbruggerplatz 14, A-8036 Graz

Gerner, H.J., Dr.; Abtlg. für Rückenmarkverletzte, Werner-Wicker-Klinik, D-3590 Bad Wildungen-West

Giebel, G., Dr.; Unfallchirurgische Klinik der Med. Hochschule, Karl-Wiechert-Allee 9, D-3000 Hannover 61

Glinz, W., Dr.; Chirurgische Klinik B, Kantonsspital, Rämistraße 100, CH-8091 Zürich

Godt, P., Dr.; Unfallchirurgische Klinik der Med. Hochschule, Karl-Wiechert-Allee 9, D-3000 Hannover 61

Gorkisch, K., Dr.; Abtlg. für Unfall- und Wiederherstellungschirurgie im Klinikum Steglitz der FU, Hindenburgdamm 30, D-1000 Berlin 45

Gotzen, L., PD Dr.; Unfallchirurgische Klinik der Med. Hochschule, Karl-Wiechert-Allee 9, D-3000 Hannover 61

Greuter, W., Dr.; Bundesamt für Industrie, Gewerbe und Arbeit, Arbeitsärztlicher Dienst, Bundesgasse 8, CH-3003 Bern

Grundschober, F., Dr.; Histologisch-embryologisches Institut, Schwarzspanierstraße 17, A-1090 Wien

Guttmann, J., Dr.; Forschunginstitut für Traumatologie der AUVA im Unfallkrankenhaus Lorenz Böhler, Donaueschingenstraße 13, A-1200 Wien

Haas, N., Dr.; Unfallchirurgische Klinik der Med. Hochschule, Karl-Wiechert-Allee 9, D-3000 Hannover 61

Haas, S., Dr.; Institut für Experimentelle Chirurgie der TU, Ismaningerstraße 22, D-8000 München 80

Hackstock, H., Prim. Dr.; Unfallabteilung des A.ö. Krankenhauses, A-3100 Pölten

Hagemann, H., Dr.; BG Unfallklinik, Rosenauer Weg 95, D-7400 Tübingen

Hagspiel, G., Dr. Bausparkasse GdF Wüstenrot, D-7140 Ludwigsburg

Harder, F., PD Dr.; Abtlg. für Allgemeine Chirurgie und Transplantation, Kantonsspital, CH-4031 Basel

Harms, H., Dr.; Abtlg. für Unfallchirurgie, Chirurg. Univ.-Klinik, Hospitalstraße 40, D-2300 Kiel

Harms, J., Prof. Dr.; Orthopädische Univ.-Klinik, D-6650 Homburg/Saar

Hausbrandt, D., Dr.; Ordinariat für Kinderchirurgie der Univ., Heinrichstraße 31, A-8010 Graz

Hausdörfer, J., Dr.; Chirurgische Univ.-Klinik, Calwer Straße 7, D-7400 Tübingen

Havemann, D., Prof. Dr.; Leiter der Abtlg. für Unfallchirurgie, Chirurg. Univ.-Klinik, Hospitalstraße 40, D-2300 Kiel

Hax, P.M., Dr.; BG Unfallklinik, Großenbaumer Allee 250, D-4100 Duisburg 28

Heine, W.D., Doz. Dr.; Pathologisches Institut der Univ., Luitpold-Krankenhaus, D-8700 Würzburg

Heintel Ges. m.b.H., Josefstädter Straße 82, A-1080 Wien

Heipertz, W., Dr.; Orthopädische Univ.-Klinik Friedrichsheim, Marienburgstraße 2, D-6000 Frankfurt 71

Heise, A., Dr.; Institut für Medizinische Physik und Biophysik der Universität, D-3400 Göttingen

Heiss, J., Dr.; Abtlg. für Gefäßchirurgie, Klinikum Rechts der Isar, Ismaningerstraße 22, D-8000 München 80

Helbing, G., Dr.; Abtlg. für Unfallchirurgie, Plastische und Wiederherstellungschirurgie, Steinhövelstraße 9, D-7900 Ulm

Heller, W., Dr.; Chirurgische Univ.-Klinik, Calwer Straße 7, D-7400 Tübingen

Hempelmann, G., Dr.; Zentrum für Anästhesiologie der Justus-Liebig-Universität, D-6300 Gießen

Henche, H.R., Dr.; Orthopädische Abtlg., Kreiskrankenhaus, D-7888 Rheinfelden

Henze, G., Dr.; Abtlg. für Unfallchirurgie, Univ. Klinikum der Gesamthochschule, D-4300 Essen

Hertel, P., Dr.; Abtlg. für Unfallchirurgie, Chirurg. Univ.-Klinik, D-6650 Homburg/Saar

Hertz, H., Dr.; I. Univ.-Klinik für Unfallchirurgie, Alserstraße 4, A-1097 Wien

Hesse, I., Dr.; Anatomie II der Medizinischen Hochschule, Karl-Wiechert-Allee 9, D-3000 Hannover 61

Hesse, W., Dr.; Unfallchirurgische Klinik der Med. Hochschule, Karl-Wiechert-Allee 9, D-3000 Hannover 61

Heuwinkel, R., Dr.; Unfallchirurgische Univ.-Klinik, Langenbeckstraße 1, D-6500 Mainz

Heyden, B., Dr.; Abtlg. für Unfallchirurgie, Plastische und Wiederherstellungschirurgie, Steinhövelstraße 9, D-7900 Ulm

Hierholzer, G., Prof. Dr.; Ärztlicher Direktor der BG Unfallklinik, Großenbaumer Allee 250, D-4100 Duisburg 28

Hild, P., Dr.; Unfallchirurgische Klinik am Zentrum für Chirurgie der Justus-Liebig-Universität, D-6300 Gießen

Höcht, B., Dr.; Chirurgische Univ.-Klinik, Josef-Schneider-Straße 2, D-8700 Würzburg

Höllwarth, M., Dr.; Ordinariat für Kinderchirurgie der Univ., Heinrichstraße 31, A-8010 Graz

Hörster, G., Dr.; BG Unfallklinik, Großenbaumer Allee 250, D-4100 Duisburg

Hofmann, D., Dr.; Unfallchirurgische Klinik am Zentrum für Chirurgie der Justus-Liebig-Universität, D-6300 Gießen

Hofmann, G., Dr.; BG Unfallklinik, Postfach 1380, D-8110 Murnau

Holle, J., Doz. Dr.; Abtlg. für Plastische und Wiederherstellungschirurgie der II. Chirurg. Univ.-Klinik, Spitalgasse 23, A-1097 Wien

Holz, U., Dr.; BG Unfallklinik, Rosenauer Weg 95, D-7400 Tübingen

Holzrichter, D., Dr.; Abtlg. für Unfallchirurgie der Chirurg. Univ.-Klinik Eppendorf, Martinistraße 52, D-2000 Hamburg 20

Hopfner, R., Dr.; Abtlg. für Gefäßchirurgie, Klinikum Rechts der Isar, Ismaningerstraße 22, D-8000 München 80

Horaczek, A., Dr.; Neurochirurgische Univ.-Klinik, Alserstraße 4, A-1097 Wien

Huber, A., Dr.; Schweizerische Unfallversicherungsanstalt, Fluhmattstraße 1, CH-6000 Luzern

Hünting, W., Ing.; Institut für Hygiene und Arbeitsphysiologie, Eidgenössische Technische Hochschule, Clausiusstraße 21, CH-8092 Zürich

Hüsing, U., Dr.; Abtlg. für Orthopädie und Traumatologie, Krankenhaus Am Urban, Dieffenbachstraße 1, D-1000 Berlin 61

Hütter, J., cand. med.; Unfallchirurgische Klinik der Med. Hochschule, Karl-Wiechert-Allee 9, D-3000 Hannover 61

Hufnagel, F., Prof. Dr.; Institut für Physik der Universität, D-6500 Mainz

Jäger, M., Prof. Dr., Orthopädische Klinik und Poliklinik der Universität, Harlachinger Straße 51, D-8000 München 90

Jahna, H., Prim. Dr.; Arbeitsunfallkrankenhaus, Kundratstraße 37, A-1120 Wien

Jakesz, R., Dr.; I. Chirurgische Univ.-Klinik, Alserstraße 4, A-1097 Wien

Jakob, R.P., Dr.; Klinik und Poliklinik für Orthopädie und Chirurgie, Inselspital, CH-3010 Bern

Janocko, L., Dr.; Abtlg. für Unfallchirurgie des Fakultätskrankenhauses, CS-Košice

Jekic, M., Dr.; Chirurgischer Dienst des Klinischen Krankenhauses. YU-Zemun-Beograd

Jelinek, R., Dr.; Chirurgische Abtlg. des Kaiser Franz Josef-Spitals, Kundratstraße 3, A-1100 Wien

Jenny, G., Dr.; Septische Abtlg., Centre de Traumatologie et d'Orthopedie de Strasbourg 10, Ave Achille Baumann, F-67400 Illkirch-Graffenstaden

Jungbluth, K.H., Prof. Dr.; Direktor der Abtlg. für Unfallchirurgie der Chirurgischen Univ.-Klinik Eppendorf, Martinistraße 52, D-2000 Hamburg 20

Kafka, I., Dr.; Chirurg. Abtlg. des Bezirkskrankenhauses, CS-Mlada Boleslav

Kalbe, P., Dr.; Unfallchirurgische Klinik der Med. Hochschule, Karl-Wiechert-Allee 9, D-3000 Hannover 61

Kamhin, M., Dr.; Abtlg. für Orthopädische Chirurgie, Poria Hospital, IL-Tiberias

Kaufner, H.K., Doz. Dr.; Chirurgische Klinik und Poliklinik, Josef-Stelzmannstraße 2, D-8700 Würzburg

Kazár, Gy., Dr.; Zentralinstitut für Traumatologie, Zentrale Rehabilitationspoliklinik, H-Budapest

Keyl, W., Dr.; Staatliche Orthopädische Klinik und Poliklinik der Univ., Harlachinger Straße 51, D-8000 München 90

Kirschner, R., Prof. Dr.; Unfallchirurgische Univ.-Klinik, Langenbeckstraße 1, D-6500 Mainz

Klapp, F., Dr.; Abtlg. für Unfallchirurgie, Chirurg. Univ.-Klinik, D-6650 Homburg/Saar

Kleining, R., Dr.; BG Unfallklinik, Großenbaumer Allee 250, D-4100 Duisburg 28

Klement, M., Dr.; Forschungsinstitut für Unfallchirurgie, CS-Brno

Klemke, K.H., Dr.; Chirurgische Klinik der Städt. Kliniken, Natruper-Tor-Wall 1, D-4500 Osnabrück

Klemm, K., Dr.; BG Unfallklinik, Friedberger Landstraße 430, D-6000 Frankfurt 60

Klotter, C., Dr.; Neurochirurgische Univ.-Klinik, Alserstraße 4, A-1097 Wien

Knipper, A., Dr.; Abtlg. für Unfallchirurgie der Chirurg. Univ.-Klinik Eppendorf, Martinistraße 52, D-2000 Hamburg 20

Kober, E., Dr.; Unfallkrankenhaus Lorenz Böhler, Donaueschingenstraße 13, A-1200 Wien

Kolbow, H., Dr.; Unfallchirurgische Klinik der Med. Hochschule, Karl-Wiechert-Allee 9, D-3000 Hannover 61

Korn, U., Dr.; Abtlg. für Unfallchirurgie der Chirurg. Univ.-Klinik Eppendorf, Martinistraße 52, D-2000 Hamburg 20

Korosec, B., Dr.; Klinik für Unfallchirurgie, YU-Ljubljana

Kotterbach, B., Dr.; Unfallchirurgische Univ.-Klinik, Langenbeckstraße 1, D-6500 Mainz

Kovac, M., Dr.; Abtlg. für Unfallchirurgie, Fakultätskrankenhaus, Rostislavova 53, CS-Košice

Kovac, W., Prof. Dr.; Institut für allgemeine und experimentelle Pathologie, Währingerstraße 13, A-1090 Wien

Kratzat, R., Dr.; Orthopädische Klinik und Poliklinik, Schlierbacher Landstraße 200 A, D-6900 Heidelberg

Kraumann, H., Dr.; Chirurgische Abtlg. des Bezirkskrankenhauses. CS-Mlada Boleslav

Krause, P., Dr.; Klinik und Poliklinik für Allgemeinchirurgie, Robert-Koch-Straße 40, D-3400 Göttingen

Krezel, T., Doz. Dr., Ul. Warszawska 18/7, PL-31-155 Krakow

Krösl, P., Dr.; Forschungsinstitut für Traumatologie der AUVA im Unfallkrankenhaus Lorenz Böhler, Donaueschingenstraße 13, A-1200 Wien

Kuderna, H., Dr.; Unfallkrankenhaus Lorenz Böhler, Donaueschingenstraße 13, A-1200 Wien

Küsswetter, W., Doz. Dr.; Orthopädische Klinik, Brettreichstraße 11, D-8700 Würzburg

Kundi, M., Dr.; Institut für Umwelthygiene der Univ., Kinderspitalgasse 15, A-1095 Wien

Kunze, K., Dr.; Unfallchirurgische Klinik des Zentrums Chirurgie der Justus-Liebig-Universität, D-6300 Gießen

Kuratnik, R., Dr.; I. Chirurgische Univ.-Klinik, Alserstraße 4, A-1097 Wien

Kurz, R., Dr.; Ordinariat für Kinderchirurgie der Univ., Heinrichstraße 31, A-8010 Graz

Kutscha-Lissberg, E., Prim. Doz. Dr.; Unfallabteilung, A.ö. Krankenhaus, A-2620 Neunkirchen

Labitzke, R., Dr.; Abtlg. für Unfallchirurgie, Univ.-Klinikum der Gesamthochschule, D-4300 Essen

Lachnit, V., Prof. Dr.; Vorstand der Univ. Klinik für Arbeitsmedizin, Spitalgasse 23, A-1090 Wien

Läubli, T., Dr.; Institut für Hygiene und Arbeitsphysiologie, Eidgenössische Technische Hochschule, Clausiusstraße 21, CH-8092 Zürich

Laer, L.R. von, Dr.; Kinderchirurgische Klinik des Kinderspitals, Römergasse 8, CH-4000 Basel

Laky, R., Dr.; I. Chirurgische Univ.-Klinik, H-7624 Pécs

Lambiris, E., Dr.; Orthopädische Klinik und Poliklinik der TU im Oskar-Helene-Heim, Clayallee 229, D-1000 Berlin 33

Lange, J., Dr.; Abtlg. für Gefäßchirurgie, Klinikum Rechts der Isar, Ismaningerstraße 22, D-8000 München 80

Langendorff, H.-U., Dr.; Abtlg. für Unfallchirurgie der Chirurgischen Univ.-Klinik Eppendorf, Martinistraße 52, D-2000 Hamburg 20

Lanz, U., PD Dr.; Chirurgische Univ. Klinik, Joseph-Schneider-Straße 2, D-8700 Würzburg

László, Gy., Dr.; Rettungskrankenhaus, Szobi utca 3, H-1067 Budapest

Lazaridis, Ch., Dr.; Abtlg. für Verbrennungen, Plastische und Handchirurgie, BG-Unfallklinik, D-6700 Ludwigshafen

Leber, K., Dr.; Abtlg. für Chirurgie, Akademisches Lehrkrankenhaus, Röntgenstraße 18, D-4930 Detmold

Lehmann, A., Dr.; Orthopädische Klinik, Kantonsspital, CH-1700 Fribourg

Lehr, L., Dr.; Abtlg. für Abdominal- und Transplantationschirurgie der Med. Hochschule, Karl-Wiechert-Allee 9, D-3000 Hannover 61

Lessan, D., Dr.; Unfallkrankenhaus Lorenz Böhler, Donaueschingenstraße 13, A-1200 Wien

Lewis, F., Prof. Dr.; San Francisco General Hospital, 1001 Potrero Avenue, USA-San Francisco, Ca. 94110

Liebau, A., Dr.; Unfallchirurgische Klinik des Zentralkrankenhauses St. Jürgen, D-2800 Bremen

Lindemann, M., Dr.; Abtlg. für Unfallchirurgie der Chirurg. Univ.-Klinik Eppendorf, Martinistraße 52, D-2000 Hamburg 20

Lindner, A., Prof. Dr.; Vorstand des Instituts für allgemeine und experimentelle Pathologie, Währingerstraße 13, A-1090 Wien

Linke, E., Dr.; Chirurg. Klinik II, Grafenstraße 9, D-6100 Darmstadt

Lob, G., PD Dr.; Chirurgische Klinik und Poliklinik, Marchioninistraße 15, D-8000 München 70

Lohninger, A., Dr.; Unfallkrankenhaus Lorenz Böhler, Donaueschingenstraße 13, A-1200 Wien

London, P.S., Dr.; Birmingham Accident Hospital, Bath Row, GB-Birmingham B15 1 NA

Lukowicz, J. von, Dr.; Chirurgische Klinik II, Grafenstraße 9, D-6100 Darmstadt

Mach, J., Dr.; Unfallkrankenhaus Lorenz Böhler, Donaueschingenstraße 13, A-1200 Wien

Magerl, F., Chefarzt, Dr.; Klinik für Orthopädische Chirurgie, Kantonsspital, CH-9007 St. Gallen

Maier, M., Dr.; Institut für Medizinische Physiologie der Univ., Schwarzspanierstraße 17, A-1090 Wien

Mandl, H., Dr.; Abtlg. für Plastische und Wiederherstellungschirurgie der II. Chirurg. Univ.-Klinik, Spitalgasse 23, A-1097 Wien

Maresch, L., Prof. Dr.; Vorstand des Instituts für Gerichtliche Medizin der Univ., Universitätsplatz 4, A-8010 Graz

Martinek, H., Dr.; II. Univ.-Klinik für Unfallchirurgie, Spitalgasse 23, A-1097 Wien

Maruna, R., Dr. Dr.; Hygiene-Institut der Univ., Kinderspitalgasse 15, A-1095 Wien

Mathys, R., Dr.; Güterstraße 5, CH-2544 Bettlach

Matras, H., Prof. Dr.; Univ.-Klinik für Kieferchirurgie, Alserstraße 4, A-1097 Wien

Matta, S., Dr.; Kantonales Spital, CH-8880 Walenstadt

Maurer, P.C., Prof. Dr.; Leiter der Abtlg. für Gefäßchirurgie, Klinikum Rechts der Isar, Ismaningerstraße 22, D-8000 München 80

Meissl, G., Dr.; Abtlg. für Plastische und Rekonstruktive Chirurgie der I. Chirurgischen Univ.-Klinik, Alserstraße 4, 1097 Wien

Mellmann, J., Dr.; Abtlg. für klinische Radiologie der Med. Hochschule, Karl-Wiechert-Allee 9, D-3000 Hannover 61

Meyer, V., Dr.; Chirurgische Univ.-Klinik B, Kantonsspital, Rämistraße 100, CH-8091 Zürich

Michaelson, M., Dr.; Abtlg. für Orthopädische Chirurgie, Poria Hospital, IL-Tiberias

Millesi, H., Prof. Dr.; Vorstand der Abtlg. für Plastische und Rekonstruktive Chirurgie der I. Chirurg. Univ.-Klinik, Alserstraße 4, A-1097 Wien

Mockwitz, J., Dr.; BG Unfallklinik, Friedberger Landstraße 430, D-6000 Frankfurt 60

Möseneder, H., Prim. Dr.; Arbeitsunfallkrankenhaus, Dr. Franz-Rehrl-Platz 5, A-5010 Salzburg

Mommsen, U., Dr.; Abtlg. für Unfallchirurgie der Chirurg. Univ.-Klinik Eppendorf, Martinistraße 52, D-2000 Hamburg 20

Moser, K.D., Dr.; Unfallkrankenhaus, Blumauerplatz 1, A-4020 Linz

Müller, K.-H., Dr.; Chirurgische Klinik und Poliklinik, BG Krankenanstalten „Bergmannsheil Bochum", D-4630 Bochum

Müller, M.E., Prof. Dr.; Vorstand der Orthopädischen Klinik, Inselspital, CH-3008 Bern

Müller-Färber, J., Dr.; Chirurgische Klinik und Poliklinik, BG Krankenanstalten „Bergmannsheil Bochum", D-4630 Bochum

Muhr, G., Prof. Dr.; Unfallchirurgische Klinik der Med. Hochschule, Karl-Wiechert-Allee 9, D-3000 Hannover 61

Munk, P., Dr.; II. Univ.-Klinik für Unfallchirurgie, Spitalgasse 23, A-1097 Wien

Mutschler, W., Dr.; Abtlg. für Unfallchirurgie, Plastische und Wiederherstellungschirurgie, Steinhövelstraße 9, D-7900 Ulm

Mutz, N., Dr.; Univ.-Klinik für Anaesthesiologie und Allgemeine Intensivmedizin, Spitalgasse 23, A-1097 Wien

Nemes, J., Dr., Zentralinstitut für Traumatologie, Baross utca 23–25, H-1088 Budapest

Neugebauer, R., Dr.; Abtlg. für Unfallchirurgie, Plastische und Wiederherstellungschirurgie, Steinhövelstraße 9, D-7900 Ulm

Niederle, B., Dr.; I. Univ.-Klinik für Unfallchirurgie, Alserstraße 4, A-1097 Wien

Nierlich, I., Dr.; Abtlg. für Unfall- und Wiederherstellungschirurgie im Klinikum Steglitz der FU, Hindenburgdamm 30, D-1000 Berlin 45

Nikiforov, A., Dr.; Unfallkrankenhaus Lorenz Böhler, Donaueschingenstraße 13, A-1200 Wien

Nyári, T., Dr.; Zentralinstitut für Traumatologie, Baross utca 23–25, H-1088 Budapest

Oestern, H.-J., Dr.; Unfallchirurgische Klinik der Med. Hochschule, Karl-Wiechert-Allee 9, D-3000 Hannover 61

Olerud, S., Prof. Dr., Dept. of Orthopedic Surgery, Karolinska Hospital, S-104 01 Stockholm

Opitz, A., Dr.; I. Univ.-Klinik für Unfallchirurgie, Alserstraße 4, A-1097 Wien

Otte, D., Dipl. Ing.; Unfallchirurgische Klinik der Med. Hochschule, Karl-Wiechert-Allee 9, D-3000 Hannover 61

Paccola, C.A.J., Dr.; Universidade Federal de Sao Paulo, Brasil

Pannike, A., Prof. Dr.; Leiter der Unfallchirurgischen Klinik, Theodor-Stern-Kai 7, D-6000 Frankfurt

Pasch, B., Dr.; Hygiene Institut der Univ., Neuenheimer Feld, D-6900 Heidelberg

Passel, G., Dr.; I. Chirurgische Univ.-Klinik, Alserstraße 4, A-1097 Wien

Passl, R., Dr.; Krankenhaus der Barmherzigen Brüder, A-7000 Eisenstadt

Peredi, G., Dr.; Zentralinstitut für Traumatologie, Zentrale Rehabilitationspoliklinik, H-Budapest

Perret, W., Dr.; Königinstraße 61, D-8000 München 22

Petracic, B., Dr.; Unfallchirurgische Abtlg. und BG Sonderstation für Schwerunfallverletzte, Krankenhaus Evang. Stift St. Martin, Joh. Müller-Straße 7, D-5400 Koblenz

Pfeiffer, U., Dr.; Institut für Experimentelle Chirurgie der TU, Ismaningerstraße 22, D-8000 München 80

Pfister, U., Dr.; BG Unfallklinik, Rosenauer Weg 95, D-7400 Tübingen

Pförringer, W., Dr.; Staatliche Orthopädische Klinik, Harlachinger Straße 51, D-8000 München 90

Pichlmayr, R., Prof. Dr.; Abtlg. für Abdominal- und Transplantationschirurgie, Med. Hochschule, Karl-Wiechert-Allee 9, D-3000 Hannover 61

Piza, H., Dr.; Abtlg. für Plastische und Rekonstruktive Chirurgie der I. Chirurgischen Univ.-Klinik, Alserstraße 4, A-1097 Wien

Plank, E., Dr.; Abtlg. für Unfallchirurgie, Plastische und Wiederherstellungschirurgie, Steinhövelstraße 9, D-7900 Ulm

Plenk, H. jr., Doz. Dr.; Histologisch-embryologisches Institut, Schwarzspanierstraße 17, A-1090 Wien

Podlatis, W., Dr.; Chirurgische Klinik und Poliklinik, BG Krankenanstalten „Bergmannsheil Bochum", D-4630 Bochum

Poigenfürst, J., Doz. Dr.; Univ.-Klinik für Unfallchirurgie, Alserstraße 4, A-1097 Wien

Porten, R., Dr.; BG Unfallklinik, Pfennigsweg 13, D-6700 Ludwigshafen

Pretschner, P., Dr.; Abtlg. für Nuklearmedizin und spezielle Biophysik der Med. Hochschule, Karl-Wiechert-Allee 9, D-3000 Hannover 61

Probst, J., Prof. Dr.; Ärztlicher Direktor der BG Unfallklinik, Postfach 1380, D-8110 Murnau

Püschmann, H., Dr.; Abtlg. für Unfall- und Wiederherstellungschirurgie, Klinikum Steglitz der FU, Hindenburgdamm 30, D-1000 Berlin 45

Pusey, R.J., Dr.; Addenbrooke's Hospital, GB-Cambridge

Quick, L., Dr.; Chirurgische Klinik der Univ., Nußbaumstraße 20, D-8000 München 2

Raemy, H., Dr.; Orthopädische Klinik, Kantonsspital, CH-1700 Fribourg

Rahmanzadeh, R., Prof. Dr.; Direktor der Abtlg. für Unfall- und Wiederherstellungschirurgie im Klinikum Steglitz der FU, Hindenburgdamm 30, D-1000 Berlin 45

Redl, H., Dipl. Ing.; Forschungsinstitut für Traumatologie der AUVA im Unfallkrankenhaus Lorenz Böhler, Donaueschingenstraße 13, A-1200 Wien

Rehak, P.H., Dipl. Ing.; Dept. für Experimentelle Chirurgie der Univ.-Klinik für Chirurgie, Auenbruggerplatz 14, A-8036 Graz

Reill, P., Dr.; Handchirurgische Abtlg., BG Unfallklinik, Rosenauer Weg 95, D-7400 Tübingen

Reisner, Th., Dr.; Neurologische Univ.-Klinik, Lazarettgasse 14, A-1090 Wien

Reschauer, R., Dr.; Deptm. für Unfallchirurgie der Univ.-Klinik für Chirurgie, Auenbruggerplatz 14, A-8096 Graz

Reuter, R., Dr.; Abtlg. für Nuklearmedizin und spezielle Biophysik der Med. Hochschule, Karl-Wiechert-Allee 9, D-3000 Hannover 61

Rippstein, J., Dr.; Chemin des Pierrettes, CH-1093 La Conversion

Riska, E.B., Dr.; Deptm. of Orthopedics and Traumatology, University Central Hospital, Toppelluksenkatu 5, SF-00260 Helsinki 26

Ritter, G., Prof. Dr.; Unfallchirurgische Univ.-Klinik, Langenbeckstraße 1, D-6500 Mainz 1

Rogge, D., Dr.; Unfallchirurgische Klinik der Med. Hochschule, Karl-Wiechert-Allee 9, D-3000 Hannover 61

Rojczyk, M., Dr.; Unfallchirurgische Klinik der Med. Hochschule, Karl-Wiechert-Allee 9, D-3000 Hannover 61

Rona, G., Dr.; Unfallkrankenhaus Lorenz Böhler, Donaueschingenstraße 13, A-1200 Wien

Rosemeyer, B., PD Dr.; Staatliche Orthopädische Klinik, Harlachinger Straße 51, D-8000 München 90

Roy-Camille, R., Prof. Dr.; Groupe Hospitalier Pitie-Salpetriere, 83, Blvd. de l'Hopital, F-75634 Paris Cedex 13

Rozdobudkova, V., Dr.; Abtlg. für Unfallchirurgie des Fakultätskrankenhauses, CS-Košice

Rudigier, J., Dr.; Unfallchirurgische Univ.-Klinik, Langenbeckstraße 1, D-6500 Mainz

Rudolph, H., Dr.; Chirurgische Abtlg. II. Diakoniekrankenhaus, D-2130 Rotenburg

Rüter, A., Prof. Dr.; Abtlg. für Unfallchirurgie, Plastische und Wiederherstellungschirurgie, Steinhövelstraße 9, D-7900 Ulm

Russe, O., Prof. Dr.; Vorstand der Univ.-Klinik für Unfallchirurgie, Anichstraße 35, A-6010 Innsbruck

Rutishauser, G., Prof. Dr.; Urologische Klinik, Deptm. für Chirurgie, Kantonspital, CH-4031 Basel

Sandbach, G., Dr.; II. Univ.-Klinik für Unfallchirurgie, Spitalgasse 23, A-1097 Wien

Sass, L., Dr.; János Krankenhaus, Diósárok 1, H-1125 Budapest

Sauer, H., Prof. Dr.; Ordinariat für Kinderchirurgie, Heinrichstraße 31, A-8010 Graz

Schabus, R., Dr.; Anatomisches Institut der Universität, Währinger Straße 13, A-1090 Wien

Schäffer, E., Dr.; Zentralinstitut für Sportwissenschaften, Zentrale Hochschulsportanlage im Olympiapark, D-8000 München 40

Schauwecker, F., Prof. Dr.; Unfallabteilung der Kliniken der Landeshauptstadt, Schwalbacher Straße 62, D-6200 Wiesbaden

Schauwecker, H.H., Dr.; BG Unfallklinik, Rosenauer Weg 95, D-7400 Tübingen

Schedl, R., Dr.; II. Univ.-Klinik für Unfallchirurgie, Spitalgasse 23, A-1097 Wien

Schellmann, W.D., Chefarzt Dr.; Unfallklinik des Krankenhauses, D-3150 Peine

Scheuer, I., Dr.; Chirurgische Klinik und Poliklinik, BG Krankenanstalten „Bergmannsheil Bochum", D-4630 Bochum

Scheuermann, H., Dr.; Forschungsabteilung der Fa. Kulzer, D-6380 Bad Homburg

Schiechl, H., Doz. Dr.; Histologisches Institut der Univ., Harrachgasse 21, A-8010 Graz

Schiessel, R., Dr.; I. Chirurgische Univ.-Klinik, Alserstraße 4, A-1097 Wien

Schlag, G., Doz. Dr.; Forschungsinstitut für Traumatologie der AUVA im Unfallkrankenhaus Lorenz Böhler, Donaueschingenstraße 13, A-1200 Wien

Schlund, G.H., Dr.; Oberlandesgericht München, Josef-Schlicht-Str. 6 a, D-8000 München 60

Schmelzeisen, H., Dr.; BG Unfallklinik, Rosenauer Weg 95, D-7400 Tübingen

Schmid, E., Dir. Dr.; Schweizerische Unfallversicherungsanstalt, Fluhmattstraße 1, CH-6002 Luzern

Schmidt, K.H., Dr.; Chirurgische Univ.-Klinik, Calwer Straße 7, D-7400 Tübingen

Schmit-Neuerburg, K.P., Prof. Dr.; Direktor der Abtlg. für Unfallchirurgie, Univ.-Klinikum der Gesamthochschule, D-4300 Essen

Schneider, H., Dr.; Unfallkrankenhaus, A-8770 Kalwang

Schneider, W., Dr.; Abtlg. für Unfall- und Wiederherstellungschirurgie im Klinikum Steglitz der FU, Hindenburgdamm 30, D-1000 Berlin 45

Schnells, G., Dr.; Forschungsinstitut für Traumatologie der AUVA im Unfallkrankenhaus Lorenz Böhler, Donaueschingenstraße 13, A-1200 Wien

Schöffmann, W., Dr.; Deptm. für Unfallchirurgie der Univ.-Klinik für Chirurgie, Auenbruggerplatz 14, A-8036 Graz

Schöttle, H., Dr.; Abtlg. für Unfallchirurgie der Chirurg. Univ.-Klinik Eppendorf, Martinistraße 52, D-2000 Hamburg 20

Schreiber, A., Prof.; Direktor der Orthopädischen Univ.-Klinik Balgrist, Forchstraße 340, CH-8008 Zürich

Schröder, L., Dr.; Abtlg. für Unfallchirurgie der Chirurg. Univ.-Klinik, Hospitalstraße 40, D-2300 Kiel

Schumacher, G., Doz. Dr.; Orthopädische Klinik und Poliklinik, Schlierbacher Landstraße 200 A, D-6900 Heidelberg

Schwarzkopf, W., Dr.; Unfallchirurgische Univ.-Klinik, Langenbeckstraße 1, D-6500 Mainz

Schweiberer, L., Prof. Dr.; Direktor der Abtlg. für Unfallchirurgie, Chirurgische Univ.-Klinik, D-6650 Homburg/Saar

Schweikert, C.H., Prof. Dr. †; Leiter der Unfallchirurgischen Univ.-Klinik, Langebeckstraße 1, D-6500 Mainz

Seelich, T., Dr.; Forschungsinstitut für Traumatologie der AUVA im Unfallkrankenhaus Lorenz Böhler, Donaueschingenstraße 13, A-1200 Wien

Seifert, J., Doz. Dr.; Institut für Chirurgische Forschung der Univ., Marchioninistraße 15, D-8000 München 70

Seiler, H., Dr.; Abtlg. für Unfallchirurgie, Chirurg. Univ.-Klinik, D-6650 Homburg/Saar

Seligo, W., Dr.; Unfallkrankenhaus Lorenz Böhler, Donaueschingenstraße 13, A-1200 Wien

Sellner, F., Dr.; Chirurgische Abtlg. des Kaiser Franz-Josef-Spitals, Kundratstraße 3, A-1100 Wien

Sesar, H., Dr.; BG Unfallklinik, D-8110 Murnau

Silva, M., Dr.; Hospital de Traumatologia y Ortopedia, Centro Medico Nacional, Mexico City, Mexico

Simeon, B., Dr.; Kantonales Spital, CH-8880 Walenstadt

Slegl, O., Dr.; Chirurgische Abtlg. des Bezirkskrankenhauses, CS-Mladà Boleslav

Smahel, J., Dr.; Chirurgische Univ.-Klinik B, Kantonsspital, Rämistraße 100, CH-8091 Zürich

Smokovits, A., Dr.; Institut für Physiologie der Univ., Schwarzspanierstraße 17, A-1090 Wien

Spängler, H., Prof. Dr.; Vorstand der II. Univ. Klinik für Unfallchirurgie, Spitalgasse 23, A-1097 Wien

Spängler, H.P., Dr.; II. Univ.-Klinik für Unfallchirurgie, Spitalgasse 23, A-1097 Wien

Specht, G., Prof. Dr.; Chirurgische Abtlg. des Städt. Auguste-Viktoria-Krankenhauses, Rubensstraße 125, D-1000 Berlin 41

Spier, R., Dr.; BG Unfallklinik, Pfenningsweg 13, D-6700 Ludwigshafen

Spier, W., Prof. Dr.; Deptm. für Chirurgie der Univ., Steinhövelstraße 9, D-7900 Ulm

Spritzendorfer, E., Dr.; Unfallkrankenhaus Lorenz Böhler, Donaueschingenstraße 13, A-1200 Wien

Standenat, E., Prim. Dr.; Abtlg. für Unfallchirurgie, Hanusch-Krankenhaus, Heinrich-Collin-Straße 30, A-1140 Wien

Stankovic, P., Prof. Dr.; Klinik und Poliklinik für Allgemeinchirurgie, Robert-Koch-Straße 40, D-3400 Göttingen

Starlinger, M., Dr.; I. Chirurgische Univ.-Klinik, Alserstraße 4, A-1097 Wien

Stedtfeld, H.W., Dr.; Chirurgische Klinik und Poliklinik der Westf. Wilhelms-Universität, Abtlg. für Allgemeinchirurgie, Jungeblodtplatz 1, D-4400 Münster

Stegemann, B., Dr.; Chirurgische Klinik und Poliklinik der Westf. Wilhelms-Universität, Abtlg. für Allgemeinchirurgie, Jungeblodtplatz 1, D-4400 Münster

Steinbereithner, K., Prof. Dr.; Klinik für Anästhesie und allgemeine Intensivmedizin, Spitalgasse 23, A-1097 Wien

Steinhäusser, M., Dr.; Chirurgische Klinik und Poliklinik, Josef-Schneider-Straße 2, D-8700 Würzburg

Stemberger, A., Dr.; Institut für Experimentelle Chirurgie der TU, Ismaningerstraße 22, D-8000 München 80

Stock, W., Dr.; Abtlg. für Gefäßchirurgie, Klinikum Rechts der Isar, Ismaningerstraße 22, D-8000 München 80

Störmer, B., Dr.; BG Unfallklinik, Großenbaumer Allee 250, D-4100 Duisburg 28

Stoltenburg, I., Dr.; Abtlg. für Unfall- und Wiederherstellungschirurgie im Klinikum Steglitz der FU, Hindenburgdamm 30, D-1000 Berlin 45

Straus, I., Dr.; Klinik für Unfallchirurgie, YU-Ljubljana

Strickle, E., Dr.; BG Unfallklinik, Pfenningsweg 13, D-6700 Ludwigshafen

Strickner, M., Dr.; II. Univ.-Klinik für Unfallchirurgie, Spitalgasse 23, A-1097 Wien

Strube, H.-D., Dr.; Unfallchirurgische Univ.-Klinik, Langenbeckstraße 1, D-6500 Mainz

Stübinger, B., Dr.; Chirurgische Klinik und Poliklinik der TU, Ismaningerstraße 22, D-8000 München 80

Stürmer, K.M., Dr.; Univ.-Klinikum der Gesamthochschule, Abtlg. für Unfallchirurgie, D-4300 Essen

Stuhler, Th., Dr.; Orthopädische Klinik König-Ludwig-Haus der Univ., Brettreichstraße, D-8700 Würzburg

Sturm, J.A., Dr.; Unfallchirurgische Klinik der Med. Hochschule, Karl-Wiechert-Allee 9, D-3000 Hannover 61

Sükösd, L., Dr.; János Krankenhaus, Diósárok 1, H-1125 Budapest

Suren, E.G., Dr.; Unfallchirurgische Klinik der Med. Hochschule, Karl-Wiechert-Allee 9, D-3000 Hannover 61

Talke, M., Dr.; Orthopädische Klinik und Poliklinik der FU im Oskar-Helene-Heim, Clayallee 229, D-1000 Berlin 33

Tamm, J., Dr.; BG Unfallklinik, Friedberger Landstraße 430, D-6000 Frankfurt 60

Thaler, A., Doz. Dr.; II. Univ.-Augenklinik, Alserstraße 4, A-1097 Wien

Themann, H., Dr.; Lehrstuhl für Medizinische Cytobiologie, D-4400 Münster

Thielemann, F.W., Dr.; Chirurgische Univ.-Klinik, Calwer Straße 7, D-7400 Tübingen

Thiedtke, R., Dr.; Abtlg. für Unfall- und Wiederherstellungschirurgie im Klinikum Steglitz der FU, Hindenburgdamm 30, D-1000 Berlin 45

Tiling, Th., Dr.; Klinik und Poliklinik für Allgemeinchirurgie, Robert-Koch-Straße 40, D-3400 Göttingen

Tittel, K., Dr.; Unfallabteilung der Kliniken der Landeshauptstadt, Schwalbacher Straße 62, D-6200 Wiesbaden

Trentz, O., PD Dr.; Unfallchirurgische Klinik der Med. Hochschule, Karl-Wiechert-Allee 9, D-3000 Hannover 61

Trepte, C., Dr.; Chirurgische Klinik und Poliklinik, Josef-Schneider-Straße 2, D-8700 Würzburg

Trkala, M., Dr.; Rettungskrankenhaus, Szobi utca 3, H-1067 Budapest

Trojan, E., Prof. Dr.; Vorstand der I. Univ.-Klinik für Unfallchirurgie, Alserstraße 4, A-1097 Wien

Trunkey, D.D., Prof. Dr.; San Francisco General Hospital, 1001 Potrero Avenue, USA-San Francisco, Ca. 94110

Tscherne, H., Prof. Dr.; Direktor der Unfallchirurgischen Klinik der Med. Hochschule, Karl-Wiechert-Allee 9, D-3000 Hannover 61

Turek, S., Dr.; Unfallkrankenhaus Lorenz Böhler, Donaueschingenstraße 13, A-1200 Wien

Ucke, H.H., Dr.; Abtlg. für Chirurgie, Klinikum der Med. Hochschule, Ratzeburger Allee 160, D-2400 Lübeck

Vasko, G., Dr.; Abtlg. für Unfallchirurgie, Fakultätskrankenhaus, Rostislavova 53, CS-Košice

Vatanankhah, M., Dr.; Abtlg. für Chirurgie, Klinikum der Med. Hochschule, Ratzeburger Allee 160, D-2400 Lübeck

Vaubel, E., Dr.; Abtlg. für Unfall- und Wiederherstellungschirurgie im Klinikum Steglitz der FU, Hindenburgdamm 30, D-1000 Berlin 45

Vécsei, V., Doz. Dr.; I. Univ.-Klinik für Unfallchirurgie, Alserstraße 4, A-1097 Wien

Veihelmann, D., Doz. Dr.; Chirurgische Univ.-Klinik, Calwer Straße 7, D-7400 Tübingen

Verdonk, R., Dr.; Unfallchirurgische Abtlg. Akademisch Ziekenhuis, Orthopedie, de Pintelaan 135, B-9000 Gent

Villas Boas, M., Dr.; Universiade Federal de Rio de Janeiro, Brasil

Voss-Wermbter, G., Dr.; Abtlg. für Elektronenmikroskopie der Med. Hochschule, Karl-Wiechert-Alle 9, D-3000 Hannover 61

Wagner, M., Dr.; I. Univ. Klinik für Unfallchirurgie, Alserstraße 4, A-1097 Wien

Waisbrod, H., Dr.; Abtlg. für Orthopädische Chirurgie, Poria Hospital, IL-Tiberias

Walcher, K., Prof. Dr.; Abtlg. für Unfallchirurgie der Chirurgischen Klinik, Staatliche Krankenanstalten, Kulmbacher Straße 23, D-8580 Bayreuth

Walde, H.J., Dr.; Unfallchirurgische Univ.-Klinik, Langenbeckstraße 1, D-6500 Mainz

Walker, N., PD Dr.; Orthopädische Univ.-Klinik Balgrist, Forchstraße 340, CH-8008 Zürich

Walz, F., Dr.; Gerichtlich-medizinisches Institut der Univ., Zürichbergstraße 8, CH 8028 Zürich

Walzer, R., Dr.; Abtlg. für Plastische und Rekonstruktive Chirurgie der I. Chirurgischen Univ.-Klinik, Alser Straße 4, A-1097 Wien

Wannske, M. PD Dr.; Unfallchirurgische Klinik der Med. Hochschule, Karl-Wiechert-Allee 9, D-3000 Hannover 61

Weigand, H., Dr.: Unfallchirurgische Univ.-Klinik, Langenbeckstraße 1, D-6500 Mainz

Weiss, H., Dr.; Univ.-Klinikum der Gesamthochschule, Abtlg. für Unfallchirurgie, D-4300 Essen

Wentzensen, A., Dr.; BG Unfallklinik, Rosenauer Weg 95, D-7400 Tübingen

Werhahn, C., Dr.; Abtlg. für Orthopädie und Traumatologie, Krankenhaus Am Urban, Dieffenbachstraße 1, D-1000 Berlin 61

Westermann, K., Dr.; Unfallchirurgische Klinik der Med. Hochschule, Karl-Wiechert-Allee 9, D-3000 Hannover 61

Wielke, B., Dr.; II. Univ.-Klinik für Unfallchirurgie, Spitalgasse 23, A-1097 Wien

Wiesinger, H., Dr.; Abtlg. für Unfallchirurgie der Chirurgischen Klinik, Städt. Krankenanstalten, Kulmbacher Straße 23, D-8580 Bayreuth

Wilde, C.D., Dr.; Univ.-Klinikum der Gesamthochschule, Abtlg. für Unfallchirurgie, D-4300 Essen

Wilhelm, K., Prof. Dr.; Chirurgische Klinik der Universität, Nußbaumstraße 20, D-8000 München 2

Willenegger, H., Prof. Dr.; Präsident der AO-International, Murtenstraße 35, CH-3008 Bern

Winter, B., Dipl. Psych.; Myliusstraße 27, D-6000 Frankfurt 1

Winter, I., Dr.; Orthopädische Klinik und Poliklinik im Oskar-Helene-Heim, Clayallee 229, D-1000 Berlin 33

Wirth, C.J., Dr.; Staatliche Orthopädische Klinik und Poliklinik der Univ., Harlachinger Straße 51, D-8000 München 90

Wissing, H., Dr.; Abtlg. für Unfallchirurgie, Univ.-Klinikum der Gesamthochschule, D-4300 Essen

Wolter, D., Dr.; Abtlg. für Unfallchirurgie, Plastische und Wiederherstellungschirurgie, Steinhövelstraße 9, D-7900 Ulm

Wondrak, E., Doz. Dr.; I. Chirurgische Klinik, I. Pavlova 6, CS-77520 Olomouc

Wruhs, O., Dr.; I. Univ.-Klinik für Unfallchirurgie, Alserstraße 4, A-1097 Wien

Zeitler, H.P., Dr.; Abtlg. für Unfallchirurgie, Plastische und Wiederherstellungschirurgie, Steinhövelstraße 9, D-7900 Ulm

Zelinka, L., Dr.; Anaesthesiologische Abtlg. des Krankenhauses Evang. Stift. St. Martin, Joh.-Müller-Straße 7, D-5400 Koblenz

Zellner, P.R., PD Dr. Dr.; Abtlg. für Verbrennungen, Plastische und Handchirurgie, BG Unfallklinik, D-6700 Ludwigshafen

Zichner, L., PD Dr.; Orthopädische Univ.-Klinik Friedrichsheim, Marienburgstraße 2, D-6000 Frankfurt 71

Zilch, H., Dr.; Orthopädische Klinik und Poliklinik im Oskar-Helene-Heim, Clayallee 229, D-1000 Berlin 33

Zingher, E., Dr.; Chirurgische Klinik des Kantonsspitals, CH-6000 Luzern

Zolczer, L., Dr.; Zentralinstitut für Traumatologie, Baross utca 23–25, H-1088 Budapest
Zollinger, H., Dr.; Orthopädische Univ.-Klinik Balgrist, Forchstraße 340, CH-8008 Zürich
Zwank, L., Dr.; Abtlg. für Unfallchirurgie, Chirurg. Univ.-Klinik, D-6650 Homburg/Saar

Eröffnungsansprachen

E. Trojan

Präsident der Österreichischen Gesellschaft für Unfallchirurgie

Meine sehr geehrten Damen und Herren,
werte Kolleginnen und Kollegen,

im Namen der Österreichischen Gesellschaft für Unfallchirurgie heiße ich Sie zur 3. Deutsch-Österreichisch-Schweizerischen Unfalltagung in Wien herzlich willkommen. Es ist das erste Mal, daß diese große gemeinsame Tagung in Wien stattfindet und ich freue mich, daß Sie in so großer Zahl zu uns gekommen sind.

Im besonderen begrüße ich Frau Bundesminister für Wissenschaft und Forschung Dr. Herta Firnberg, die uns die Ehre zuteil werden ließ, diesen Kongreß zu eröffnen. Ich begrüße ferner Frau Bundesminister für Gesundheit und Umweltschutz Dr. Ingrid Leodolter und Frau Vizebürgermeister Gertrude Fröhlich-Sandner, die in Vertretung des Landeshauptmannes und Bürgermeisters der Bundeshauptstadt Wien, Herrn Leopold Gratz, gekommen ist. Mit besonderer Freude möchte ich Herrn Dr. Heribert Hutter, Direktor der Gemäldegalerie der Akademie der bildenden Künste in Wien, begrüßen, der uns die Ehre und Freude bereitet, den Festvortrag über „bekannte und unbekannte Kunstschätze in Wien" zu halten. Es schien uns sinnvoll, in dieser Stadt der Kunst, der Musik, der Theater nicht einen Vortrag mit einer medizinischen Thematik halten zu lassen, sondern vielmehr einen überragenden Experten der Kunst zu Wort kommen zu lassen. Ich begrüße ferner die Herren Präsidenten der Deutschen Gesellschaft für Unfallheilkunde, Professor Dr. Harald Tscherne, und der Schweizerischen Gesellschaft für Unfallmedizin und Berufskrankheiten, Professor Dr. Ernst Baur, sowie die Vorstandsmitglieder dieser beiden Gesellschaften. Schließlich gelten meine Willkommensgrüße sämtlichen Kolleginnen und Kollegen aus dem Ausland und dem Inland und ich bitte Sie mir zu verzeihen, wenn ich aus Zeitmangel auf weitere persönliche Begrüßungsworte verzichten muß.

Wien und Österreich haben in der Geschichte der Unfallchirurgie eine bedeutende Rolle gespielt. Lassen Sie mich daher jener Männer gedenken und jene Institutionen nennen, die bei der Entwicklung der Unfallchirurgie eine entscheidende Rolle gespielt haben.

Die Etablierung der Unfallchirurgie begann am 3. 11. 1909 mit der Eröffnung der Unfallstationen an den beiden chirurgischen Universitätskliniken in Wien durch Anton von Eiselsberg und Julius von Hochenegg. Diese beiden Unfallstationen wurden in erster Linie aus Gründen des chirurgischen Unterrichtes geplant, um den Studenten eine größere Zahl von Unfallverletzten demonstrieren zu können. Es waren die ersten Unfallstationen der Welt. Es scheint das Schicksal der Unfallchirurgie zu sein, daß die Phasen der Errichtung dieses chirurgischen Faches immer mit erheblichen Geburtsschwierigkeiten und Hindernissen verbunden sind. Die beiden Klinikchefs mußten damals mehr als zwei Jahre um die Errichtung dieser beiden Stationen kämpfen, obwohl die äußeren Voraussetzungen durchaus gegeben waren. Um die Hindernisse der damaligen Bürokratie zu überwinden und die berechtigten Forderungen nach Gründung der Unfallstationen durchzusetzen, erforderte es eines massiven Einsatzes: Die Klinikchefs wandten sich in einem Artikel in der „Neuen freien Presse" am 30. 8. 1908 an die Öffentlichkeit und in der letzten Phase war sogar eine Intervention an höchster Stelle durch die Fürstin Pauline Metternich notwendig, um dieses Projekt zu realisieren.

Seit Lorenz Böhler, den wir wohl als den Vater der Unfallchirurgie bezeichnen müssen, besteht die Unfallchirurgie als selbständige chirurgische Disziplin. Auch ihm stellten sich zunächst scheinbar unüberwindliche Hindernisse in den Weg. Nach seinen überragenden Leistungen im I. Weltkrieg — ich erinnere Sie an sein weltberühmtes Sonderlazarett für Knochen- und Gelenkverletzungen in Bozen im Jahre 1917 — unterbreitete er nach Kriegsende der Allgemeinen Unfallversicherungsanstalt die Pläne zur Errichtung eines Unfallkrankenhauses. Wegen der finanziellen Schwierigkeiten infolge der Inflation mußten diese Pläne zunächst zurückgestellt werden und erst am 1. 12. 1925 erfolgte die Gründung des ersten Unfallkrankenhauses in Wien unter der Leitung von Lorenz Böhler. Dank der Aufgeschlossenheit und dem Weitblick des Sozialversicherungsinstitutes der Allgemeinen Unfallversicherungsanstalt konnten die Böhlerschen Pläne in den folgenden Jahrzehnten verwirklicht werden: Es wurden zunächst in den großen Städten 6 anstalteigene Unfallkrankenhäuser und in den folgenden Jahren insgesamt 26 Unfallstationen im Rahmen von Bezirkskrankenhäusern in ganz Österreich errichtet, die vertraglich mit der Allgemeinen Unfallversicherungsanstalt verbunden waren. Durch diesen Prozeß ist nunmehr ganz Österreich von einem Netz von Unfallkrankenhäusern und Unfallstationen überzogen, wodurch eine adäquate Versorgung der Unfallverletzten gewährleistet ist.

Lorenz Böhler war es nicht vergönnt, die letzte Phase der Etablierung der Unfallchirurgie in Österreich selbst zu erleben: Die Errichtung von Universitätskliniken für Unfallchirurgie. Diese letzte Phase hat er immer verlangt und vorausgesagt. Naturgemäß war auch dieser Schritt mit großen Schwierigkeiten verbunden. Die Form der 1909 gegründeten Unfallstationen an den chirurgischen Kliniken war 50 Jahre später nicht mehr sinnvoll. In dieser materiellen und personellen Gebundenheit an eine chirurgische Klinik war eine weitere Entfaltung der Unfallchirurgie schwer möglich. Es muß an dieser Stelle eines Mannes gedacht werden, der in dieser Phase einen entscheidenden Beitrag geleistet hat. Es ist der im Jahre 1977 verstorbene Vorstand der I. Chirurgischen Universitätsklinik, Professor Dr. Paul Fuchsig. Seinem Einfluß ist es zu danken, daß im Jahre 1971 die beiden Unfallstationen in „Lehrkanzeln für Unfallchirurgie" umgewandelt wurden und dadurch ein höheres Maß an Selbständigkeit erhielten, insbesondere in personeller Hinsicht. Es folgte die Errichtung einer weiteren Lehrkanzel an der Chirurgischen Universitätsklinik Innsbruck und die Errichtung eines Department für Unfallchirurgie an der Chirurgischen Universitätsklinik Graz.

Der letzte entscheidende Schritt erfolgte schließlich im Jahre 1976, als im Rahmen des neuen Universitäts-Organisationsgesetzes die beiden Lehrkanzeln in Wien in Universitätskliniken für Unfallchirurgie umgewandelt wurden, im Jahre 1978 ebenso in Innsbruck. Damit war die völlige materielle und personelle Selbständigkeit erreicht und die Unfallchirurgie im Rahmen einer Universitätsklinik den anderen chirurgischen Fächern gleichgestellt. Ich habe diese Phase der Entwicklung an der Universität selbst am eigenen Leib erlebt und bin der festen Überzeugung, daß eine weitere Entwicklung der Unfallchirurgie auf akademischem Boden nur in diesem selbständigen Rahmen möglich ist, mit eigenem Personal und eigenem Budget.

Meine sehr geehrten Damen und Herren, darf ich mir nun noch einige kurze Bemerkungen zum Programm erlauben. Dieses wurde in Zusammenarbeit aller drei Gesellschaften erstellt und ich möchte an dieser Stelle den beiden Präsidenten, Herrn Professor Tscherne und Herrn Professor Baur, sehr herzlich danken, insbesondere für die zahlreichen Vorschläge und Initiativen, die sie bei der Programmgestaltung entfaltet haben. Wir haben alle drei versucht, das Programm möglichst breit gestreut und vielseitig zu gestalten und ich hoffe, daß es uns gelungen ist. Ich möchte gleich zu Beginn den Kollegen nennen, der als Kongreßsekretär die Hauptlast der Organisation zu tragen hatte, meinen Oberarzt Dozent Dr. Vécsei. Er hat diese Aufgabe mit aller ihm zur Verfügung stehenden Energie und Tatkraft durchgeführt.

Abschließend möchte ich nur der Hoffnung Ausdruck geben, daß unsere Gäste sowohl mit dem wissenschaftlichen Programm, als auch – und insbesondere die Damen – mit dem gesellschaftlichen Programm zufrieden sein werden, daß Sie vielleicht auch noch von unserer schönen Stadt etwas sehen und daß Sie sich bei uns wohlfühlen mögen.

H. Tscherne

Präsident der Deutschen Gesellschaft für Unfallheilkunde

Als Präsident der Deutschen Gesellschaft für Unfallheilkunde möchte ich Sie zu unserer gemeinsamen Tagung herzlich begrüßen.

Im Namen der deutschen Kollegen danke ich für die Einladung nach Wien, in eine Stadt, die von bester österreichischer, kosmopolitischer und kultureller Tradition erfüllt ist – vom Geist einer Epoche, in der die europäische Großmacht Österreich-Ungarn die Entwicklung im abendländischen Teil der Welt mitbestimmte, bis hin zu den Bestrebungen der kleinen Republik Österreich, ihr internationales Ansehen für gute Dienste – nicht zuletzt durch den Bau der UNO-City – zur Verfügung zu stellen.

Das Österreich der Nachkriegszeit hat der Welt ein Beispiel gegeben – vor allem durch den Staatsvertrag von 1955 – wie sehr sich kluge Politik zum Wohle aller seiner Mitbürger auswirken kann, wenn man bedenkt, daß wir heute noch unsere Kollegen aus dem anderen Teil Deutschlands auf unseren Tagungen schmerzlich vermissen müssen.

Es erfüllt mich mit Freude, daß die 43. Jahrestagung der Deutschen Gesellschaft für Unfallheilkunde als gemeinsame Unfalltagung in meiner österreichischen Heimat stattfindet, in der, wie Präsident Trojan eindrücklich belegt hat, die Unfallchirurgie ihre Wurzeln hat.

Österreich hat durch Lorenz Böhler und seine Schule einen wesentlichen Beitrag zur Entwicklung der Unfallchirurgie geleistet und hat auf dem Gebiet der Unfallbehandlung im letzten halben Jahrhundert neue Akzente und Maßstäbe gesetzt. Mit dieser Entwicklung hat die Unfallchirurgie in der Bundesrepublik nicht Schritt halten können. Wir müssen von der Tatsache ausgehen, daß nur 12% der Unfallbetten in selbständigen unfallchirurgischen Einrichtungen an Universitäten, Unfallkliniken und allgemeinen Krankenhäusern stehen und in weiten Landesteilen unfallchirurgische Abteilungen vollständig fehlen. Dadurch erhalten Unfallverletzte trotz Einsatz moderner Rettungsmittel oft erst verzögert die bestmögliche Hilfe. 23%–25% aller Krankenstandstage in Österreich und in der Bundesrepublik sind unfallbedingt, die Unfallchirurgie ist damit eine der größten medizinischen Disziplinen.

Viele Dauerschäden nach Unfällen sind vermeidbare Behandlungsfolgen. Die Analyse von Mißerfolgen in der Behandlung Unfallverletzter zeigt immer wieder die gleichen Ursachen, und zwar mangelhafte Ausbildung und schlechte Organisation, Fehlen von qualifiziertem Personal und entsprechenden Einrichtungen, obwohl es heute Behandlungsmethoden und Organisationsformen gibt, die dem Unfallopfer völlige Wiederherstellung und berufliche Eingliederung, das Ziel jeder Unfallbehandlung, ermöglichen.

Sehr aufschlußreich sind die Bilanzen, die die Schlichtungsstellen für ärztliche Behandlungsfehler vorlegen.

In der Schlichtungsstelle Hannover der fünf norddeutschen Ärztekammern, steht die Unfallbehandlung mit 50,4% der chirurgischen Fälle weit an der Spitze. Am häufigsten führen Unkenntnis der konservativen Frakturbehandlungsprinzipien zum Mißerfolg, gefolgt von Osteosynthesemethoden, die keinen Platz mehr in der Unfallversorgung haben dürfen.

Nahezu identisch sind die Erkenntnisse der Nordrheinischen Gutachterkommission. Ich zitiere Grosse-Brockhoff: „In der Chirurgie steht die Unfallchirurgie auf der Klagebank an erster Stelle. Auffallend häufig ist eine mangelhafte Kontrolle im Gips bei Frakturen, eine zu spät erneute Korrektur von Frakturen, bei denen sich eine Fehlstellung im Gips entwickelt hat, das Versäumnis einer Entfernung des Gipses bei Stauungssymptomen sowie eine Unterlassung von Röntgenaufnahmen. In mehreren Fällen wurde von den Patienten das unbefriedigende Ergebnis darauf zurückgeführt, daß sie nicht in eine Spezialunfallklinik überwiesen wurden".

Lorenz Böhler wurde einmal zu einem Kunstfehlerprozeß wegen eines schlecht verheilten Oberschenkelbruches als Sachverständiger zugezogen. Vor Gericht erklärte er, wenn der angeklagte Arzt die von ihm angewandte Behandlungsart nachweislich von seinem chirurgischen Lehrer erlernte habe, müsse man eigentlich diesen zur Verantwortung ziehen. Habe dieser etwas Unzweckmäßiges gelehrt, müsse man den Unterrichtsminister belangen, der ihn eingesetzt hat. Da aber ein Unterrichtsminister in der Regel nichts von der Behandlung der Oberschenkelbrüche verstehen kann, sei derjenige verantwortlich, der den Minister ernannt hat. In diesem Fall war es Kaiser Franz-Joseph. Der angeklagte Arzt wurde daraufhin freigesprochen.

Die ständige Konferenz der leitenden Unfallchirurgen an Universitätskliniken, Berufsgenossenschaftlichen Unfallkliniken und allgemeinen Krankenhäusern in der Bundesrepublik hat ein Memorandum über die Krankenversorgung und ärztliche Weiterbildung in der Unfallchirurgie verfaßt und es den Standesorganisationen, den politischen Mandatsträgern und der Öffentlichkeit vorgelegt mit der Bitte um Unterstützung und Realisierung. Ziel des Memorandums ist, die Versorgung der Unfallopfer in der Bundesrepublik zu verbessern.

In einer Zeit, in der in unserer Gesellschaft praktisch alles in Bewegung geraten ist, erwachsen auch der Chirurgie durch das rasende Tempo immer neuer naturwissenschaftlicher und medizinischer Erkenntnisse täglich neue Möglichkeiten, die wir für den Kranken nutzbar machen müssen. Während die Bevölkerung der Bundesrupublik allgemeinchirurgisch respektive visceralchirurgisch in jeder Hinsicht optimal versorgt ist, kann das nicht für die Neurochirurgie und die Herzchirurgie, für die Transplantations- und Replantationschirurgie, für die orthopädische Chirurgie, vor allem die Chirurgie der Wirbelsäule und der Gelenke, für die plastische und Handchirurgie, für die Behandlung von Schwerverbrannten und auch nicht für die Unfallchirurgie gelten.

Alle chirurgischen Fächer sind aufgerufen, einen Strukturplan für die Chirurgie 2000 zu erstellen, der sich nicht an standespolitischen Interessen, sondern an den Bedürfnissen unserer kranken Mitmenschen orientieren muß.

Meine Damen und Herren, lassen Sie mich schließen, indem ich den Organisatoren und unseren Wiener Gastgebern im Namen unserer Gesellschaft herzlich danke und der Tagung einen vollen Erfolg wünsche.

E. Baur

Präsident der Schweizerischen Gesellschaft für Unfallmedizin und Berufskrankheiten

Unfallheilkunde und Unfallmedizin sind Begriffe, die eng verbunden sind mit der sozialen Gesetzgebung eines Landes. Heute überblicken wir im deutschsprachigen Gebiet eine knapp 100jährige Entwicklung der sozialen Gesetzgebung. Die monarchisch regierten Staaten, das Deutsche Kaiserreich und Österreich, sind der demokratischen Schweiz mit der sozialen Sicherung der Unfallopfer vorangegangen. Die Gefährdung des arbeitenden Menschen durch Maschinen in der Industrie und die sich in steter Entwicklung befindlichen Verkehrsmittel hat in den vergangenen Jahrzehnten ganz offensichtlich zugenommen.

In den Staaten, die ich genannt habe, sind verschiedene Wege begangen worden, um die Postulate der Versorgung Unfallverletzter zu erfüllen. In Österreich und Deutschland entstanden Unfallkrankenhäuser mit einer ärztlichen Betreuung, die infolge der Konzentration der Heilbehandlung auf relativ wenige Zentren in Lehre und Forschung ungleich leichter zu leiten und zu betreuen sind als die Ärzte und Spitäler, die vertraglich mit der Schweizerischen Unfallversicherung verbunden sind und die Opfer industrieller und nicht beruflicher Unfälle zu versorgen haben.

Trotz der großen und grundsätzlichen Unterschiede im Aufbau der ärztlichen Dienste der sozialen Unfallversicherungen Deutschlands, Österreichs und der Schweiz entwickelte sich eine Zusammenarbeit auf fachlich ärztlichem Gebiet, die nur durch die kriegsbedingten widrigen Umstände unterbrochen worden war.

Kaum hatten sich die Grenzen nach dem ersten und zweiten Weltkrieg wieder geöffnet, fanden gegenseitige Besuche von Kongressen und Symposien statt. Manche persönliche Bekanntschaft entwickelte sich daraus.

Es haben sich im Verlaufe der Jahrzehnte immer wieder einzelne Unfallärzte profiliert und sich damit große Einflußmöglichkeiten verschafft. Denken wir an den Altmeister der Frakturbehandlung, an Herrn Prof. Lorenz Böhler. Er hat weltweit gewirkt mit seinen

Vorträgen und Publikationen, die aus den Erfahrungen in den österreichischen Unfallkrankenhäusern hervorgegangen sind.

Neueste Entwicklungen auf dem Gebiet der Unfallheilkunde zeigen aber, daß Fortschritte nicht unbedingt an Unfallkrankenhäuser gebunden sind. Es findet im Gegenteil ein reger Gedanken- und Erfahrungsaustausch zwischen verschiedenen Disziplinen statt, die an der Wiederherstellung von Unfallpatienten beteiligt sind, denken wir an die Intensivmedizin, an die Narkostechnik, an die operative Frakturbehandlung, an die Mikrochirurgie, die mit der Unfallheilkunde in wechselseitiger Beziehung stehen.

Unfallheilkunde und Arbeitsmedizin, die an unserem gemeinsamen Kongreß zur Sprache kommen, sind Anliegen, die industrialisierte Staaten wie die Schweiz, Österreich und Deutschland gleichermaßen betreffen.

Der Schutz des arbeitenden Menschen vor den Gefahren seiner Arbeitswelt ist eine Angelegenheit, die sich in steter Entwicklung befindet. Immer neue Schädigungen entstehen, andere wiederum gehen zurück und verschwinden. Das Erkennen und Verfolgen dieser Entwicklung ist nicht auf ein Land beschränkt, sondern ist eine Gemeinschaftsaufgabe. Angesichts dieser Verflechtungen zwischen verschiedenen Fachrichtungen wird zwangsläufig der Blick über die Landesgrenzen hinweg gerichtet, denn einzelne und kleinere Gruppen von Institutionen und Kliniken besitzen angesichts der Fülle der Probleme den Überblick nicht mehr. So kommt es zwangsläufig auch zu internationalen Kongressen mit ihren Vor- und Nachteilen.

Wir wissen, daß die Organisation dieses gemeinsamen Kongresses eine enorme Arbeit benötigte. Wir sind deshalb unserem Gastgeber, der Österreichischen Gesellschaft für Unfallchirurgie, besonders aber Herrn Prof. Trojan und seinen Mitarbeiterinnen und Mitarbeitern, zu großem Dank verpflichtet, daß wir am heutigen Kongreß teilnehmen dürfen. Das Programm verspricht sehr viel.

Unsere Blickrichtung darf aber nicht nur über die Landesgrenzen hinausgehen. Vergessen wir nicht, daß die ärztliche Wissenschaft nur eine kleine Sparte unserer gesamten Kultur darstellt. Die Wurzeln unseres Wissens über Sorge und Pflege der Schwachen und Kranken sind unter anderem verankert im klassischen griechischen Altertum und im Christentum. Wenn wir mit offenen Augen und wachem Sinn durch Wien gehen, dann sind wir beeindruckt von der Fülle des Schönen und Guten, das über Jahrhunderte gepflegt und gehegt worden ist an Architektur, Malerei, Bildhauerei, Theater und Musik, die eine ähnliche kulturelle Basis besitzen wie die Heilkunde.

Auch diese Seite eines Kongresses in einer Weltstadt gilt es zu bedenken. Herr Prof. Trojan und seine Mitarbeiter haben diesen Umständen Rechnung getragen. Es wird uns ein Programm geboten, das neben der Medizin auch die übrigen Vorzüge der Kongreßstadt Wien ins beste Licht stellen wird. Auch dafür ist den Organisatoren Dank zu sagen. Wir hoffen, daß wir diesen Dank durch die Tat abstatten werden können, wenn in vier Jahren die nächste gemeinsame Unfalltagung in der Schweiz stattfinden wird.

I. Präsentation aus der Internationalen Unfallchirurgie

Penetrating Thoracic and Abdominal Trauma

F.W. Blaisdell, Davis, Cal., USA

In many respects the management of penetrating trauma of the chest and abdomen is far easier than that of blunt trauma. The reasons, of course, relate to the fact that the injury is obvious and the prediction of underlying possible injuries is relatively easy. As a general rule, woundings from knives and similar penetrating objects, such as glass, are relatively benign compared with gunshot wounds, which carry four times the rate of mortality.

General Principles

The likelihood of major vascular injury is far higher on a percentage basis with penetrating, rather than blunt, abdominal injury in thos injuries presented to the hospital. Most of our general principles of resuscitation are based, in fact, on the positibility that major vascular injury is present.

Assurance of an Adequate Airway

The first principle of resuscitation for ensuring an adequate airway is rarely as serious a problem with penetrating as with blunt trauma. When thoraric penetration is present, the possibility that there is associated lung laceration is always present. When positive pressure ventilation is initiated as part of resuscitation or when anaesthesia is induced for the surgical treatment of other injuries, a minor lung laceration can produce tension pneumothorax, as air is forced out of the laceration due to increased atmospheric pressure in the airway. For this reason, chest tubes are used liberally as part of initial resuscitation — particularly if the unstable condition of the patient contraindicates immediate chest X-ray. In the stable patient, chest tube insertion can await indications based on chest X-ray. If, however, the patient with thoracic penetration is going to require abdominal surgery, then prophylactic chest tube insertion may be judicious, despite the absence of haemo- or pneumothorax.

The *second priority* in evaluation and resuscitation is the cardio-*vascular system*. If the patient demonstrates blood volume loss, as manifested by peripheral skin vasoconstriction or external haemorrhage, a urinary catheter is inserted and urine output monitored.

When there is any possibility of significant blood loss, we believe that access to the vascular system via cut down is essential. If evidence of shock is minimal, then this is accomplished most often by cut down on an accessible antecubital vein. A 5-mm diameter plastic catheter is threaded up the basilic vein to an intra-thoracic position. This permits rapid administration of volume or central venous pressure assessment. If the patient presents with shock, both upper and lower extremity cut downs should be utilized. The saphenous vein at the ankle permits the introduction of the entire cross-section of intravenous tubing (8 mm diameter) in the average male. With these lines in place, almost any patient who survived long enough to reach the emergency room can be successfully resuscitated, albeit briefly. Our choice of resuscitation fluid is Ringer's lactate or acetate. Two litres of fluid can be administered in 2—5 min. If the patient responds, and shock is alleviated, definitive evaluation can be carried out. If the patient does not respond or only responds briefly, urgent operation is indicated, and the patient is taken immediately to the operating room, where the most appropriate body cavitiy is opened and tamponade of the bleeding site carried out while resuscitation is continued. We do not use plasma, albumin or dextrans as part of resuscitation. Whole blood is reserved for administration in the operating room. All initial resuscitation is carried out with salt solution, even to the point of seeing the haematocrit fall to the level of 10—20.

To carry out resuscitation even further, at San Francisco General Hospital in 1970 we introduced the principle of *open thoractomy* for grave injuries presented without discernible blood pressure or which deteriorated to this point following emergency room admission.

Between 1972 and 1978, 168 patients were subjected to emergency room thoracotomy. Of these, 36 could not be resuscitated and were pronounced dead in the emergency room, 83 died in the operating room and 8 died acutely in the first 24 h.

Thirty-one of 41 remaining patients survived and left the hospital without sequelae — 20% overall survival. Of the deaths, 33 were from irreversible head injuries, and most of the remaining deaths were from haemorrhage or failure to resume spontaneous cardiac action. Sixty patients in this series suffered blunt trauma, 108 penetrating trauma (48 gunshot wounds, 60 stab wounds). Of those patients with penetrating trauma, 30% survived (17% of those with gunshot wounds and 40% of those with stab wounds). There was a 30% overall survival rate if arrest was due to cardiac injury (63 injuries) and a 16% survival rate in the 50 major vascular injuries.

The cause of the arrest was hypovolemic shock in 115 patients (14% survival), cardic tamponade in 42 (38% survival) and air embolism in 11 (1 survivor).

Penetrating Thoracic Trauma

Most penetrating injuries of the chest do not require thoracotomy. Approximately 95% of knife wounds and 80% of gunshot wounds can be managed conservatively. The lung is capable of tamponading injury to parenchymal vessels, and most continued bleeding is from vessels of the chest wall. When there is major hilar or mediastinal vascular injury, immediate fatality is the rule, so that these rarely present as clinical problems statistically.

The initial assessment of a patient with a chest injury includes assessing oxygenation and looking for evidence of haemopneumothorax. When the pleural space has obviously been violated, a chest tube should promptly be inserted, regardless of whether the patient's condition is stable or not. When haemothorax is suspected or present, the tube is placed in the mid-axillary line somewhere near the sixth interspace. After making an incision through the skin and subcutaneous tissue, a clamp is inserted through the chest wall to allow passage of the surgeon's finger. Digital exploration of the proposed tract for the chest tube will pick up unsuspected pleural adhesions, permit the early recognition of blood and let the lung collapse away from the chest tube so that it will enter the pleural space. A number of catastrophes relate to the fact that the chest tube slides under the thoracic musculature without entering the pleural cavity, delaying recognition of pleural blood loss or a tension pneumothorax; the chest tube should be placed anteriorly in the second intercostal space in the mid-clavicular line. In both instances a tube of adequate design and dimensions such as a 36-angled Argyle should be used.

The major indication for immediate thoracotomy is failure of the patient to respond promptly to resuscitation or when despite prompt intravenous fluid replacement, blood pressure and perfusion cannot be restored to normal levels. The most common reason for this is major haemorrhage. The second most frequent indication for immediate thoracotomy is pericardial tamponade. Massive continuous leakage of the air from injuries to the tracheobronchial tree represents a third indication for immediate thoracotomy.

The amount of bleeding indicating the need for thoracotomy is relative to the rate of bleeding. First, there may not be a relationship between the need for thoracotomy and the initial amount of blood removed from the chest cavity. However, if the amount of pleural blood is massive, and the interval between the injury and initial treatment is brief, the assumption should be that a major vascular injury has occurred. But ordinarily it is the rate, not the volume, of haemorrhage that determines unacceptable levels of bleeding and is an indication for thoracotomy.

The patient's response to resuscitation is most important. When there is shock and vascular instability, or when the patient responds only briefly to resuscitation, an immediate thoracotomy is indicated. In many cases, the patient will remain stable after adequate volume replacement and can be safely observed. In most instances, bleeding amounting to 500 ml per hour or greater during the first hour is an absolute indication for thoracotomy. When bleeding is at this rate, reassessment or output at 5–10 min intervals may be necessary. On the other hand, if the loss of blood is less than 100 ml per hour, conservative management is generally indicated, because one expects that the bleeding will cease spontaneously. When bleeding is at a level of 200 ml per hour or more during 3 h of observation, an unacceptable rate of haemorrhage exists and thoracotomy should be carried out. Blood loss at a rate of 100 and 200 ml per hour can be tolerated for a number of hours and observation is justified provided volume loss is progressively decreasing. If observation for several hours is decided upon, periodic chest X-ray films should be taken to rule out progressive accumulation of blood within the chest.

If the patient is stable and doing well, a chest X-ray study should be obtained before inserting a chest tube. Just how accessible X-ray facilities are will have a bearing on whether it is safer to put in a chest tube without previous X-ray studies, or to risk the possible deterioration of a patient while waiting for X-ray.

An obvious indication for chest tube placement (such as a pneumothorax, chest bleeding or sucking chest wounds) makes the decision for prompt insertion of a chest tube easy.

Air embolism can occur in any patient with a penetrating injury of the chest. The patient often presents with hypotension, yet the degree of shock seems out of proportion to the blood loss observed. During or after resuscitation, the patient may continue to suffer from heart failure or diminished cardiac output, but pericardial tamponade or tension pneumothorax have not been found to explain this. Air embolism has been found in 11 of our patients to date. It results when laceration of the lung produces a bronchial pulmonary venous fistula. Air leaves the bronchial tree and is shunted directly into a pulmonary vein. It enters the left heart and is pumped from there into the systemic circulation. In shock, the pulmonary veins have a very low pressure and, in addition, many of these patients often have positive pressure ventilation instituted, which increases the differential pressure between the bronchus and the pulmonary vein. While air is well tolerated on the right side of the heart, even small increments of air in certain critical areas of systemic circulation may produce catastrophe. As little as o.5 ml air in the anterior descending coronary artery may produce a fatal cardiac arrythmia. These patients may also manifest evidence of cerebral air embolism, with dilated pupils and depressed sensorium.

The essentials for treatment of patients with arterial air embolism following a lung injury consist in removing the air from the left ventricle and root of the aorta and preventing further air entry into the circulation by isolating the injured lung between clamps. It may be necessary to manually compress the heart, to use drugs for stimulating cardiac action or temporarily to occlude the thoracic aorta distal to the subclavian artery as a means of increasing coronary artery pressure to levels that could drive air trapped in coronary circulation through the capillary network. General measures include putting the head down to minimize cerebral air embolism and applying the usual treatment for shock.

Another problem in the initial stage is to *assess* the *extent* of *intra-abdominal* injury, because far more patients with penetrating thoracic injuries require laparotomy than thoracotomy. Injuries below the sixth intercostal interspace very frequently enter the abdominal cavity via the diaphragm. A patient with a lower thoracic injury must be considered to have a thoraco-abdominal injury and attention should be directed towards the abdomen as well as the chest. The status of the chest bleeding is assessed by prompt placement of a chest tube and by obtaining X-ray films of the chest. Continued unexplained massive blood loss (such as that not visible in X-ray studies of the chest or from chest tube drainage) implies intra-abdominal haemorrhage, and prompt exploratory laparotomy is indicated. Injuries above the sixth interspace are less likely to penetrate the abdomen but may still occasionally do so. We believe that all penetrating wounds of the abdomen should be explored because of the possibility of hollow viscus injury even in the absence of bleeding. All lacerations of the diaphragm should be repaired at the same time, regardless of whether a laparotomy or thoracotomy is performed to prevent future herniation of abdominal viscera into the chest.

Abdominal Penetrating Injuries

The fundamental principle which dictates management of penetrating injuries about the abdomen is that penetration of the abdominal cavity is most likely to result in injury to a hollow viscus, because most of the abdominal cavity is occupied by the gastro-intestinal tract.

Therefore, we follow the policy that all penetrating trauma should be explored immediately; for when a hollow viscus has been injured, a delay in treatment results in the progression of intraperitoneal or, worse still, extraperitoneal contamination, to the point of invasive infection resulting in the high incidence of septic complications.

Selective mandatory exploration for management of penetrating abdominal trauma has been our policy. All gunshot wounds which penetrate the abdominal wall are explored. Patients with abdominal stab wounds or stab wounds of the chest wall at the level of the sixth intercostal space or below who have clinical evidence of intra-abdominal injury undergo immediate laparotomy. Since we have found a 90% association with intra-abdominal penetration from stab wounds of the abdominal wall anterior to the anterior axillary line, all anterior stab wounds are explored. If there is any doubt as to the depth of the injury, the wound may be explored under local anaesthesia in the emergency room. Fascial penetration is an indication for laparotomy. Since we have found that wounds posterior to the posterior axillary line have a low incidence of peritoneal penetration, injuries to the back and flank may be observed expectantly if no physical, laboratory or X-ray findings are present which suggest intra-abdominal injury. Injuries to the abdominal wall or lower intercostal spaces between the anterior axillary line and the posterior axillary line are selectively managed. However, because retroperitoneal injury to the colon is possible, laparotomy is used liberally in the presence of minimal findings.

This policy was recently subjected to review. Between January 1975 and December 1976, 757 patients underwent exploratory laparotomy at San Francisco General Hospital for blunt and penetrating abdominal trauma. Of these, 526 had penetrating wounds — 360 stab und 159 gunshot wounds. Only 12 of 159 patients with gunshot wounds of the abdomen did not have a major visceral injury. Penetration of the abdomen by gunshot wounds necessiated repair or drainage in 99.3% of the records analysed. This reconfirmed our belief that all patients with gunshot wounds that were suspected of having entered the peritoneal cavity should be treated by mandatory laparotomy.

Of the 367 patients with stab wounds of the abdomen, 106 had insignificant or absent intra-abdominal injury. Peritoneal penetration by the stabbing weapon occurred in 20 of these patients with negative laparotomy. The main determinant of the need for laparotomy in the patients with negative findings at exploration was clinical examination. Signs of peritoneal irritation were present in 38 patients or 40% who underwent operation. In 21 of these, the presumption was incorrect, as there was no peritoneal penetration. A total of 18 patients had laparotomy based on clinical suspicion of penetration alone, in the absence of clinical, labaratory or X-ray abnormalities.

When injuries are limited to the abdomen, we believe that the indications for laparotomy should be based on clinical judgment and do not as a rule utilize peritoneal lavage. Thus only a small number of patients had this examination carried out.

Nineteen complications occurred in the 118 patients whose laparotomy was negative following penetrating trauma. Most of the complications were minor and did not prolong hospitalization, the mean hospital stay being 6 days. Hospitalization was prolonged in two patients who had serious complications. One patient had a pulmonary embolism and remained in hospital for 14 days. Another patient with a wound infection was hospitalized on two occasions for 28 days. In the remainder, the complications of atelectasis and minor wound infection did not result in prolongation of hospitalization. There were no deaths in this group with negative findings and laparotomy.

Thus we continue to advocate exploration of stab wounds despite the controversy in the literature. The rate of 20% for negative findings at laparotomy is considered acceptable for another potentially lethal illness, appendicitis, and we believe that the potential lethality of penetrating wounds is reduced by at least 1%–2% by this policy of prompt exploration. Diaphragmatic injuries, for expample, are frequently asymptomatic, peritoneal lavage often is negative in this group as well. Not only can immediate complications occur, but delayed complications can and do result and can compromise the patients years later. Although the production of adhesions which can result in delayed complication of bowel obstruction can theoretically occur following a negative exploration, this has been most unusual in our experience, only one such patient has been encountered during the period of review for this series.

Our policy in all patients with penetrating abdominal trauma is to obtain in addition to routine blood count and urinalysis, chest X-ray and flat and upright abdominal films. Intravenous pyelograms are carried out whenever there is the slightest possibility of renal injury, since the renal vascular pedicle can be injured and the injury is not reflected in the urinalysis. The primary information needed is the status of opposite kidney, since there is always the possibility that exploration may result in the need to carry out nephrectomy to control haemorrhage. In circumstances of marginal renal function, ex vivo repair can be utilized in complex injuries.

Antibiotics are initiated prior to laparotomy — broad spectrum drugs, such as the cephalosporins, have been the drugs of our choice. We utilize a midline incision, xiphoid to umbilicus initially, which is later extended xiphoid to pubis or upwards as a midline sternotomy, depending upon the pathology encountered.

When retroperitoneal vascular injury is encountered, all the viscera are mobilized by severing the lateral attachments of the left colon (for presumed aortic injury) or the right colon and duodenum (for presumed vena cava and portal vein injuries). Complex liver injuries involving hepatic veins or the intrahepatic vena cava may require midline sternotomy with or without vascular isolation of the liver. Severe arterial injury from the depth of a laceration are often managed with hepatic artery ligation, preferably the right or left lobar artery, whichever controls the bleeding. We do not close liver lacerations or routinely drain the common duct.

We repair splenic injuries when feasible, i.e. in about 20% of cases. We exteriorize most colon injuries and selectively embolize arterial bleeding for pelvic fractures associated with severe haemorrhage. When drainage of the abdomen is indicated, we utilize a generous flank incision below the 12th rib sufficient to admit three to four fingers and use soft rubber (Penrose) drains, relying on dependency drainage rather than suction or sumps.

We utilize running polygalactin closure for peritoneum and fascia. These newer synthetic sutures have proven to be strong, reliable and facilitate rapid closure. Prophylactic antibiotics are discontinued for 24—48 h, as endotrachial tubes are left in all serious injuries. If at the end of 24 h there is minimal evidence of respiratory failure, endotrachial intubation can be safely discontinued. If there is any evidence of respiratory difficulty, positive end-expiratory pressure is initiated and in complex injuries is utilized prophylactically.

Whenever we deal with a complicated injury, such as mesenteric laceration with questionable viability of the bowel, a liver injury in which there has been a serious problem, or when we have doubts as to the viability of adequate drainage, we re-explore the patient as a matter of policy 24 h later. Whenever instability of the patient suggests all may not be right, we re-explore the abdomen. We believe that this has saved many patients and has prevented serious complications in many more.

In Summary: We feel the key to saving patients with major thoracic and abdominal penetrating injuries is aggressive initial resuscitation and cystalloid (saline) solutions. If the patient does not respond to resuscitation, he is transported immediately to the operating room and the most appropriate body cavity is entered. If the patient is admitted without blood pressure, resuscitation is initiated by emergency room thoracotomy with or without clamping of the descending thoracic aorta. Cardiac tamponade is usually treated by open means. Most penetrating wounds of the abdomen are treated by laparotomy. This is true of all gunshot wounds, since 99% are associated with major intra-abdominal injury. Although there is no significant intra-abdominal injury in 25% of the abdominal stab wounds, our indications for laparotomy are liberal. All penetrations anterior to the anterior axillary line are explored if the fascia is penetrated. If, when these are explored, there is a possibility of intra-abdominal penetration, local exploration is carried out and if the fascia is penetrated then laparotomy is indicated. Posterior wounds may be managed conservatively if there are no abdominal findings. Major vascular injuries are exposed from either the right or left lateral route. Liver injuries are treated by open drainage with definitive ligation of bleeding points or, if non-accessible, by hepatic artery ligation. Hepatic vein injury may require a complete isolation of the blood supply of the liver, utilizing midline sternotomy with transantrial catherization of the inferior vena cava. Twenty percent of splenic injuries are treated conservatively, injuries to the colon are exteriorized and major arterial pelvic bleeding is controlled by selective embolization utilizing arteriographic control.

Bedside Diagnosis in Cases of Multiple Injuries

P.S. London, Birmingham

Because of so many technical aids to diagnosis are available, the value of careful, and knowledgeable, beside observations is easily overlooked, but they have much to offer in the initial management of the severly injured. Their advantages to doctors as well as nurses, they can be repeated whenever necessary and they do the patient no harm; also, they add nothing to the cost of care. Their chief disadvantages are that for their best they require skill and experience.

Whether the words 'multiple injuries' refer to one person with several injuries or to more than one victim of injury the doctors' task is to decide which patient need what treatment and when, in other words, to draw up a list of priorities. There are three main tasks.

The first task is to identify any threats to life and to deal with them at once.

The second task is to identify all the other conditions that require treatment.

The third task is to plan the treatment that will serve each casualty best in the existing circumstances.

The examining doctor is less likely to make mistakes if he does three things:
1. He should find out how the accident occurred, because this will give him a useful idea of the injuries that may be present.
2. He should examine the patient to find out whether the suspected injuries are present; and his examination should be directed particularly at those injuries that are easily overlooked and at those injuries that are particularly serious in their effects.

3. In order to identify all the injuries the doctor needs to know not only how to examine the patient but also how to interpret his findings.

Threats to Life

The examination necessary to identify threats to life is a part of the examination that enables all the injuries to be identified, but the first steps in treatment may have to be taken before examination is complete, and on clinical findings alone.

The immediate objectives are:
The air passages must be cleared and kept clear.
Collapsed lungs must be re-expanded.
Instability of the ribs must be corrected.
The lungs must be adequately ventilated, artifically if necessary.
Profuse external bleeding must be stopped.
A depleted circulation must be replenished.
Any treatable *cause* of unconsciousness must be treated.
The unconscious *state* must be treated.

The measures required to save life then give time for the full examination that will be carried out as soon as it safely can be.

Detailed Examination

Patterns of Injury

Information from ambulancemen, policemen and others, as well as the patients, may indicate the nature and degree of forces that were applied to the patient, so that the doctor will have some idea of what injuries he should look for.

The unrestrained passenger in a motor vehicle may strike his face or brow and so injure his neck by hyperextension, or he may be struck in the chest and belly by the steering-wheel and combined fracture of the pelvis with rupture of the diaphragm and perhaps other thoraco-abdominal injuries may occure. If his knee strikes the dashboard there may be injuries there, of the thigh and of the hip joint and inward displacement of the floor may injure the ankle and also the foot.

Pedestrians are liable to injuries of the head, shoulder, chest, pelvis (including hip joint), knee and leg, often mostly on the left side (in Britain).

Falls from heights may damage heels, ankles, legs, pelvis and lumbar spine.

The patient should be examined methodically from head to foot, back and front, and one must not forget to examine the buttocks and the perineum. By now he must be without any clothing.

If one component of a possible pattern of injuries is found, others must be looked for.

The Head and Neck

The most dangerous injuries are those that affect the face and jaws and block breathing by subsidence of the soft parts, by blood and perhaps by vomitus. If an endotracheal tube has to be inserted in a hurry it may be pushed too far and enter the right main bronchus. This is easily recognized, if it is thought of, because it at once leads to paradoxical movement of the whole of the left side of the chest, in which the breath sounds are then faint or quite inaudible.

As well as looking for wounds, deformities, bruising and broken teeth, the position and reactions of the eyeballs and pupils, one should carefully palpate the skull, face and jaws both inside and outside the mouth. Visual examination may be repeated with advantage when the face has been cleaned.

However mild, any marks of injury of the face and brow should direct suspicion to the neck. If the patient is deeply unconscious, a finger passed down the pharynx may feel the swelling, gap and abnormal movement of a hyperextension injury that has torn open an intervertebral space. There may be no bony damage and therefore no means of radiological diagnosis.

Spinal injury, and even peripheral neural injury, may be suspected when one or more limbs are inert for no obvious reason. The postures of the arms with tetraplegia are characteristic, and marks of impact on one side of the head and the adjoining shoulder may signify damage to the brachial plexus.

As a precaution, however obvious an injury of the head may be, the neck should be radiographed before the skull.

Consciousness

The fact that a patient has had a blow on the head and is now restless and confused, or even unresponsive, does not necessarily mean that his behaviour is the result of cerebral injury. He may be a victim of hypoxia resulting either from interference with breathing or from exsanguination. These conditions are treatable causes of unconsciousness, and they must be recognized and treated without delay. It is my impression that the restlessness of cerebral injury is either purposeless or a reaction to being disturbed, whereas the hypoxic person is aggressive without provocation.

Breathing

One may see the following:

Respiratory distress should be at once be obvious and its cause must be sought.

Cyanosis is not always easy to identify, because of colour, dirt and lighting, but it is always of serious importance. It may be general and a result of hypoxia or restricted and caused by venous obstruction.

Venous congestion is unlikely in an exsanguinated person and although it may later signify over-filling of the circulation it is an early warning of superior mediastinal obstruction, rupture of the aorta, myocardial contusion, pericardial tamponade and a compressing pneumothorax.

Surgical ephysema may be small in extent or widespread; it may appear slowly or with almost explosive suddenness. It always signifies tearing of lung, trachea or bronchus and it is not always accompanied by a pneumothorax. It is sometimes the first clue to the cause of restlessness and confusion.

The shape of the chest and its movements. When the chest is asymmetrical, the stationary side is not likely to be normal. For the inexperienced eye, paradoxical movement is not always easy to identify. The familiar patterns affect either the ribs or the sternum, but there is another that is less well known and can be called abdomino-thoracic seesaw movement, because during inspiration the diaphragm draws the chest down and pushes the belly up. When it relaxes, the movements are reversed.

There are two causes for this: one is multiple fractures of the back ends of the ribs and the other is tetraplegia.

Marks of impact on the chest may arouse suspicion of damage to underlying organs such as the heart, diaphragm, liver and spleen.

Haemoptysis. In the absence of injury of the skull, mouth, nose and larynx coughing up blood suggests rupture of trachea or bronchus.

Palpation will enable one to recognize:

Displacement of the trachea and of the heart beat, which, with asymmetry of the chest, may help one to identify the site of the lesion.

Surgical emphysema and

Paradoxical movement can sometimes be felt before they are seen.

Unequal radial pulses and unequal blood pressures in the upper limbs may occur after rupture of the aorta, which can also cause paraplegia.

Percussion is of little value.

Auscultation is not often very helpful but should always be carried out.

Breath sounds are more important for their presence or absence then for their volume and quality.

Cardiac sounds are often difficult to appraise against a background of artificial ventilation, the crackling of surgical emphysema and other extraneous sounds, but loud systolic murmurs suggest rupture of a valve or septum, which is likely to provoke acute heart failure.

Clicking pneumothorax is a sign of mediastinal emphysema, whereas frank sloshing may be heard with, for example, a haemopneumothorax, haemopneumopericardium or bowel in the chest.

Bowel sounds in the chest are of obvious meaning.

These observations can be made quickly, and they will give a knowledgeable examiner a good idea of what he is dealing with. This ist not to deny the use of X-rays; they are an indispensable aid to diagnosis, but they must not be given priority over, for example, suspecting an expanding pneumothorax on clinical grounds and confirming the diagnosis by pushing a needle in the pleural cavity.

The Abdomen

The important general signs are those of unexplained bleeding, and a combination of bruising, exsanguination, flaccidity and a distended belly strongly suggest severe rupture of the liver.

The noteworthy local signs are tenderness and more or less tenseness of the belly wall, and especially a sudden tensing of the muscles as the hand applies pressure.

Bowel sounds that are present throughout or return after a period of silence are reassuring, whereas those that are persistently absent or fade away give cause for thought, if not acute anxiety.

Succussion splashes may be mistaken for bowel sounds, but they occur only in time with the movements of breathing.

Shifting dullness is not usually worth testing, even if the patient can be moved for this purpose.

Associated injuries of the chest and pelvis should always raise the possibility of abdominal damage but do not make diagnosis any easier without additional investigation.

Punctate bruising is one of the most informative signs when it occurs upon skin that has no immediate bony support. This patterns of bruising may be likened to the pattern stamped onto a coin or medal, and it means that the abdominal wall has been driven hard against the spine and that intervening viscera are likely to have been damaged. It sometimes provides the only evidence in favour of opening the abdomen in an unconscious patient with several other obvious injuries.

The decision to explore a closed injury of the belly is often taken in the light of radiographic as well as clinical findings, but the decision whether or not to explore a penetrating injury can often be based on clinical findings alone. If there is no sign of internal bleeding and if the symptoms and signs are mild, local and subsiding, the patient is unlikely to need to be explored.

Peritoneal lavage can fairly be regarded as a bedside test. I do not use it much, but I have found it useful in some cases of doubt because of unconsciousness or multiplicity of injuries. In the case of stab wounds and of fractures of the pelvis, blood-staining may not be the result of visceral damage but clear effluent liquid is very reassuring.

The Limbs

So-called minor injuries of the limbs that go undiagnosed may give the patient more grounds for lasting complaints than much more obvious injuries that were promptly recognized and dealt with.

The significance of wounds and deformities is obvious, but very soon after injury even small bruises and swellings over subcutaneous bones should arouse suspicion, and they must not be forgotten when they occur in limbs used for intravenous infusions or splinted for other reasons. X-rays must be used in case they mask damage to bone or joint.

Soft-centred bruises. Any bruise should be palpated, and it may be found to have a soft centre into which the fingers sink so far that they come right down to bone. This means that fat, muscles and even nerves and blood vessels have been crushed against the bone and divided in the process. Such information may have a decisive influence on the management of the part.

The Back

As soon as he is fit for it, the patient must be turned over so that his back can be examined.

Wounds of the back, buttocks and perineum should put the surgeon on his guard, because they may penetrate much further than their appearance suggests. The surgeon must therefore enquire carefully about the possibility of penetration and the degree of force applied.

Marks of impact may be present and raise suspicion of a crush fracture.

Spinal deformity may also be visible.

Palpation is perhaps the most informative clinical test, especially when it enables one to feel a gap between two spinous processes (usually in the lower thoracic and the lumbar regions) and to feel a corresponding gap in the deep fascia on each side of it. This is certain evidence of a disruptive lesion of the spine, and it gives warning of possible damage to the spinal cord or nerve roots, for which plating may be advisable. In other cases, although there is severe deformity, the spinous processes have not been separated and plating them will not protect the nerve roots.

Conclusion

Bedside observations are applicable in every case and can be of great value on their own, especially in indicating steps that should be taken at once. Their second, and more usual, purpose is to indicate what further investigation is required to prove the suspicions that are raised by the history and are not dispelled by clinical examination. It is wrong to say 'Get him X-rayed and then I shall come and see him'; X-ray films are all too easy misinterpreted if the examiner's eye is not guided by his carefully nurtured clinical suspicions, or even convictions. See the patient first, it can save time, X-ray films and lives.

Management of Fresh Fractures of the Thoracic and Lumbar Spine

R. Roy-Camille, Paris

Since 1963, we have modified the therapeutic indications for fresh fractures of the thoracolumbar spine. We propose an internal fixation of these fractures by special metallic plates, which are fixed with screws into the pedicles.

Two great principles have guided us:
1. We must not be prepared to accept more malunion in the spine than in long bones. Malunion later gives way to mechanical disturbances, as has been demonstrated so many times. All important traumatic deformations of the spine must be reduced and firmly fixed to prevent mechanical after-effects stemming from non-reduced fractures or secondary displacement.

2. In spinal injuries with cord damage, it is fundamental (a) to release the existent spinal cord compression as soon as possible and (b) to stabilize the spine, because redisplacements, even when small, represent microtraumas for the cord and nervous roots.

We want to stress the importance of distinguishing between clinical aspects with or without cord damage and of ascertaining precisely, by initial clinical examination, whether the syndrome is complete or not.

Examination is carried out by roentgenograms. It may even be necessary in emergency circumstances to employ tomograms or myelograms.

Unstable and Stable Lesions

It is important to distinguish between stable and unstable traumatic lesions. For this purpose, we have defined what we call the vertebral middle segment. It includes the vertebral posterior wall, with the disc and posterior ligament attachments, the pediculi and isthmi and the articular processes. Any injury involving this vertebral middle segment is an osteoligamentous unstable lesion.

These lesions can cause increasing displacement, which will recur after each reduction if not fixed by a stable mechanical means. This osteoligamentous instability is more severe than, and has to be distinguished from, an isolated bony instability without ligamentous involvement, such as in anterior vertebral collapse, for instance. In the latter case the initial displacement is definitive, in the former it can change and increase.

For *therapeutic management,* we have to keep in mind not only the notion of spine stability, but also the notion of severity of the spinal injury. This idea of severity is more important for us than the notion of instability in connection with therapeutic indications and the urgency of the action.

Spinal injuries can be severe in different degrees, and we can distinguish, in decreasing order of severity and emergency, the following: spinal injuries with complete spinal syndrome, spinal injuries with incomplete spinal syndrome, spinal injuries with nerve root syndrome and spinal injuries with unstable osteo-ligamentous lesions.

All these severe lesions, with few exceptions, justify the type of surgical treatment that we will try to define.

Besides these lesions, we find spinal injuries with isolated bony instability without any ligamentous involvement; we also find stable lesions and finally spinal injuries without neurological damage and without any osseous or ligamentous lesion seen on roentgenograms. These injuries justify orthopaedic or functional treatment.

Adapted treatment for all types of thoracic and lumbar spine fractures must be organised in emergency conditions, as soon as the patient reaches the centre. There must be continual possibilities for treatment throughout the day and night. Treatment varies according to the type of case concerned.

Fresh Fractures of the Thoracolumbar Spine Without Cord Syndrome: If it is a stable lesion as a partial fracture of transverse apophysis, or a small collapse of the vertebral body less than one-third of the vertebral height, conservative treatment will be applied: a few days' rest to decrease the pain and then functional rehabilitation with static postures. In the case of persistent pain a jacket can help, with the possibility of following up with the static postural rehabilitation programme.

If the Vertrebral Body Collapse Is More Than One-third of the Vertebral Height: We recommend orthopaedic reduction of the fracture, supported by a jacket such as the Böhler splint. This will be kept on long enough for consolidation under regular X-ray control. This is necessary for restoring the normal shape of the spine and preventing abnormal muscle strain.

In the Case of Fragmentary Fracture Associated With Precise Nerve-root Syndrome: We must bear in mind the possibility of a posterolateral fragment or an acute disc herniation. Special X-rays are required in these cases to reveal the compression: tomogram, myelogram or amipaque, depending on the level. If necessary, surgical prodecure will follow, to release a localised compression.

In the Case of Osteoligamentous Unstable Lesion (With or Without Nerve-root Syndrome): The best treatment is surgical, because it is the best way to reduce and stabilize the spine.

We can now discuss the surgical procedure we use for fresh fractures of the thoracic and lumbar spine.

In cases without spinal card syndrome such as we shall now analyse, the problem is mainly mechanical. We use special plates and fix them with long screws into the vertebral pedicles.

The Choice of the Surgical Approach is Important. In fresh fractures, we have a decided preference for the posterior approach. Important posterior lesions almost always exist, such as dislocations, fracture dislocation of articular processes, fracture of isthmi or laminae, with possible sequestrae in the spinal canal. Furthermore, posterior fixation by plates and screws is strong and stable. Finally, it is a simple surgical approach, though sometimes haemorrhagic. It is always easier than the anterolateral one when operating at the thoracolumbar junction under emergency conditions.

In fractures without spinal syndrome treatment is not urgent, but the easiness of reduction decreases from day to day.

Here is a description of our technique or reduction and fixation by plates and screws in the vertebral pedicles via a posterior approach.

The plates are 1 cm wide, with reinforced thickness around each screw-hole. They are pre-moulded, in accordance with the normal curvature of the spine. But they can be slightly modified if necessary. They are fixed by screws into the vertebral pedicles and in the articular processes, but the important grip is pedicular. It is a difficult surgical procedure to be used carefully, and one which does not tolerate improvisation or inexperience.

Anatomic studies had shown that the vertebral pedicles are broad and high enough to take 3.5–5-mm diameter screws. Their direction enables the screws to go straight through the pedicle into the vertebral body. The vertebral pedicle is the stronger part of the vertebra and can give the best grip to a strong and stable fixation. The point is to localize the pedicle through a posterior approach.

The surgical approach is ventrical midline; one must be careful when dealing with these unstable spines, progressive, use scalpel or electric coagulation, and go down to the outer limits of the articular pillars.

Reduction is achieved by direct manipulations at the fracture site with spatulas and bone-holding forceps, under visual control. The installation of the patient on an orthopaedic table allows the use of traction and sometimes we can associate a traction on the lower limbs and the head or hyperlordosis by elevating the lower limbs to the ceiling to help the reduction. The direct procedure on the fracture site associated with the action of the orthopaedic table must achieve the reduction, which is controlled by pre-operative X-rays.

Experimental anatomic studies enabled us to determine *the technique of predicular aiming*. At all events this aiming also depends on the study of the spinal X-rays in each case, in order to analyse small individual variations. The X-rays will show:
1. On the anteroposterior view, the transversal diameter of the pedicle, wide and comfortable at the lumbar level, or flattened transversally at the thoracic level, and the projection of the pedicle in relation to the facets.
2. On the lateral view, the sagittal direction of the pedicles.

The penetration point of the screws at the thoracic or lumbar levels is just below the inferior margin of the posterior articular facets interspace. At the lumbar level, where the interspace is sagittal and easy to find, the penetration point is in the prolongation of the interspace, 1 mm below. At the thoracic level, the interspace is coronal; less easy to find, as it is hidden by the inferior facet of the vertebra above; the penetration point is 1 mm below the midline of the inferior articular facet.

The screw-hole is prepared at that point with the awl and then with the power drill. The awl is directed absolutely perpendicularly to the vertebra in question, in a strictly sagittal plan, "straight forward". Too oblique a course inwards can hit the dura; on the other hand too outward a course will go through the pedicle, but will not penetrate sagittally and will not have the grip into the vertebral body.

The plate's length is chosen in relation to the extension of the lesion and inserted in the vertebral groove.

As the curve is pre-moulded, it fits the spinal curve perfectly, lying on the articular pillars. Then the screw-holes are drilled as indicated through the plates' holes, corresponding to the penetration points already marked with the bone awl. Drilling is carried out with a slow-speed power drill, more precise than the hand drill, and safer because of its slow motion, which enables one to feel the penetration into the bone. During this penetration the drill remains in the bone along a course of 35–45 mm down to the anterior cortex of the vertebral body, which must be left untouched.

It is recommended that one does not tighten the two extreme screws in the plate to their limit. In some cases the plate's holes and the preliminary holes made by the awl do not fit exactly. The cone-shaped holes in the plate and the size of the pedicles afford the screw a certain obliquity when seeking the wanted pedicle, the position of which is known. Localisation is much easier in comparison with the other side that has already been prepared with the awl. In the case of important discordance between the plate's holes and the proposed pedicular penetration screw holes, there is a plate with oval-shaped holes. The tightening of the extreme pedicular screws at the end of the procedure often completes the reduction by increasing the hyperlordosis. When the pedicular screws are inserted, we take some lateral X-rays to check their position. After the insertion of all pedicular screws, we drive the articular screws through the intermediate holes of the plate. Their maximum length is 15 mm, which keeps them clear of the nerve root. These articular screws are accessory but useful. The second plate is symmetric to the first. If the posterior vertebral wall of the fractured vertebra is very unstable, it is recommended not to fix its pedicles, because the screws could cause a bone fragment to compress the cord.

For fracture of one vertebra the necessary and sufficient fixation is two vertebrae above and two vertebrae below the fracture. With isolated dislocations or when associated with a small anterior body collapse it is possible to reduce the extent of fixation to four vertebrae.

The patient will be allowed to get up a few days after the operation, with a moulded leather or plaster jacket on.

We carried out 123 osteosyntheses via the posterior approach. This surgery, performed in emergency, was followed by quite a high infection rate. Indeed, we had four postoperative infections, which called for removal of the plates at 1, 4, 7 und 8 months and which completely healed. Stabilization must be assessed by means of lateral X-rays. In 123 patients operated upon we observed:

No secondary hyphosis in 39%
$5°$ secondary hyphosis in 19%
$5°-10°$ secondary hyphosis in 36%
$10°-20°$ secondary hyphosis in 6%.

A loss of $10°$ or less seems normal to us, considering the necessary hyperlordosis for reduction and the clearance of the screws in the plate's holes. No breakage of plates occurred, but in 17 cases we saw fractures of one or two distal inferior screws at the lumbar level, the most mobile level. These breakages do not have side-effects when they occur after bone consolidation, as observed in all cases.

In 13 cases we took out the implants after consolidation, and the angular loss was $6.3°$ in those cases, as against $4.4°$ in cases with the plates still in situ. We had no dislocation after removal of plates.

Knowledge of the function and socio-professional evolution is important. In 14 cases without cord syndrome, we did not come across any disabling pain. All active people resumed their previous work, including two heavy manual workers, who resumed work in the 4th postoperative month.

Convalescence up until resumption of work was 7.6 months for six women, 4.8 months for eight men, and one man retired. There was no professional reorientation.

Now we shall describe the treatment of fresh fractures of the thoracic and lumbar spine with spinal cord syndrome. We think that in these cases the fracture must be reduced and strongly fixed, and it seems logical and simple to us not to propose a routine laminectomy, but a precise anatomic reduction of the fracture to release spinal cord compression. Laminectomy is performed if necessary to remove a sequestrum from the canal. Once the fracture is reduced, a stable and strong fixation will have to be inserted. This management is the complete opposite of the classical routine laminectomy and has the following advantages:

a) The reduction of the fracture or dislocation releases the compression of the medulla or cauda.
b) The following strong and stable osteosynthesis suppresses any mobility at the fracture site and then suppresses an important cause of edema, itself a factor of medullary compression.
c) Reduction and fixation put the patient in the best condition for neurological recovery, if the cord is not anatomically severed. Anyway they allow for better nursing, the rapid attainment of a sitting position and make rehabilitation programmes easier without any risk of secondary displacement.

It is important to say at once that this surgical prodecure does not adversely affect the vital prognosis or the neurological syndrome. We will see that in our results.

The question of how long reduction is delayed is important. Once again we must stress: the earlier the reduction, the better the recuperation chances. But we also have examples of late reduction being followed by recuperation that did not start before reduction:
a) Three cases with a 24-h delay.
b) One case with a 48-h delay.
c) One case of 12 fractures with cauda equina uncomplete syndrome, with no recuperation in the course of 4 days: after surgical reduction on the 4th day a dramatic recuperation was observed during the following week. One year later the patient was perfectly normal.
So we must note that even reduction undertaken at a late stage can be of use.

Technical precision is necessary in cases of fractures with spinal cord syndrome. *At the thoracic spinal level,* the displacement is less important. Usually at that level the problem is to extract from the spinal canal some fragments of lamina compressing the medulla, or to release an anteripr compression caused by bone or disc fragments. In a careful and progressive way it is possible to release this anterior compression via a posterior approach and a laminectomy, passing laterally on each side of the cord, after opening of the dura to control the cord is necessary. *At the thoracolumbar und lumbar level* the same procedures after laminectomy are easier and the space where the dura lies in the spinal canal is larger.

So posterior approach is generally preferable in these thoracic, thoracolumbar and lumbar lesions, especially as the anterolateral approach in emergency conditions has a less benign prognosis due to its technical difficulties.

We can now analyse the results of our study of 40 cases of paraplegia.

Twenty-three times paraplegia was due to a medullary lesion and 17 times to a cauda equina lesion.

In the postoperative period we had two deaths due to massive pulmonary embolism.

Twenty medullary lesions gave rise to complete paraplegia and no neurological recovery followed.

One case of medullary lesion with incomplete paraplegia was followed by a complete neurological recovery.

Among 17 cauda equina lesions, we had a recovery of two to four segments below the initial lesion level in 17 cases.

So if we have no improvement in cases of complete paraplegia, we note that neurological recuperation is good in all the cases with incomplete neurological syndrome.

Conclusion

We proceed in the therapeutic direction I have indicated here, i.e. open reduction and fixation by plates and screws for all fresh fractures of thoracic and lumbar spine with osteoligamentous instability. In this way the patients can get up a few days after the operation, wearing a moulded leather or plaster jacket.

We also prevent persistent deformity of the spine and secondary spinal syndrome.

In cases of fresh fractures with spinal cord syndrome we also propose open reduction and fixation in order to release compression of the medulla or of the cauda equina by reduction and by taking off sequestra from the canal.

If the spinal syndrome is complete, we think that reduction should be carried out as early as possible; in this way we hope that one day we can achieve recuperation of a complete spinal cord syndrome as in one case of cervical spine fracture we have treated.

If it is a case of incomplete spinal cord syndrome, we can observe the patient some hours or days, if necessary. If the case is deteriorating, the surgical procedure is decided immediately; if the neurological syndrome is getting better, we have time to decide the best moment for reduction and fixation, which should be carried out in the best possible condition for the patient.

This management of fresh fractures of the thoracic and lumbar spine strikes me as logical, even if surprising.

Diskussion

Trojan, Wien: Wir danken Herrn Prof. Roy-Camille, daß er uns seine langjährig erprobte Technik und seine ausgezeichneten Ergebnisse vorgestellt hat. Darf ich nun um Diskussionsbemerkungen bitten.

Tscherne, Hannover: Die Hinweise, die Herr Prof. Roy-Camille gegeben hat, sind sehr wichtig. Besonders unterstreichen möchte ich seine letzten Worte bezüglich des logischen Vorgehens bei den instabilen Verletzungen der Wirbelsäule. Man muß, glaube ich, endlich von der sinnlosen Laminektomie, auch bei drohendem Querschnitt, wegkommen: Wie überall in der Frakturbehandlung, muß es auch an der Wirbelsäule so sein, daß eine Fraktur eingerichtet wird. Das glaube ich, muß die Konsequenz aus diesem Vortrag sein und dieses Vorgehen ist leider im deutschsprachigen Raum zu wenig bekannt!

I have only one question about your procedure: You fix non-injured segments inferior and posterior to the lesion. What happens with these stabilized segments. They are non-injured. Will you get a fusion for these segments?

Roy-Camille, Paris: First of all I agree with the remark concerning the lamincetomy. When I started operating fresh fractures, I made only a few laminectomies, but several times. I noticed a compression in the canal and so I did not do the routine laminectomy, but an exploratory laminectomy, taking off a sequester. More and more we follow the procedure of not carrying out the routine classical laminectomy but of looking at the compression in the canal. Second: regarding the normal segment: We use a neutralisation plate as Mr. Müller would say. We implant this plate for good stabilisation during the period in which the fracture is healing. As soon as the fracture has healed, that is, as soon as the fracture of the tibia has healed, we can take off the plate. In the beginning I did not take off very many plates, but then I began to take off the plates after 18 months as a routine method, because at that stage you can expect normal movement of the normal segments after removal of the plates. We have some stiffness of the normal segment but no fusion, and if I operate upon an older fracture, I put the plate only on one side and I put the graft on the other side. The graft is only on three vertebrae and the plate is on five vertebrae. When I remove the plate I have achieved normal motion of the extreme normal segments.

Tscherne, Hannover: Zur Laminektomie wollte ich noch ganz kurz etwas sagen. Es war auch nicht diese Laminektomie angesprochen, die kleine lokalisierte, sondern wir sehen ja doch sehr oft Fälle, wo vorwiegend von neurochirurgischer Seite viele Segmente laminektomiert sind und eine vorhin instabile Wirbelsäule schließlich total instabil wird. Die großen Probleme, sie dann wieder zu stabilisieren, sind bekannt.

Roy-Camille, Paris: I thank you very much for insisting on that very important point.

Weller, Tübingen: I am rather surprised by your remark about the rather high number of unstable fractures of the thoracic and the lumbar spine. Do you carry out any additional examination to exclude instability and to determine instability, or, if there is a fracture with a one-third depression, do you call it an unstable fracture? How do you determine it?

Roy-Camille, Paris: The percentage is not so high.

Weller, Tübingen: How high is the percentage? You said about one-third!

Roy-Camille, Paris: I have operated upon 123 fractures since 1963. I did no say exactly how many Böhlers I made, but I made many and also carried out many functional treatment. I am only speaking of the fractures with unstable ligamentous lesions, but they are not more numerous than in any other part of the world, I believe.

Weller, Tübingen: How high would you suppose is the number of unstable fractures?

Roy-Camille, Paris: About half and half, maybe.

Weller, Tübingen: That seems very high doesn't it?

Roy-Camille, Paris: That's what I have seen.

Weller, Tübingen: And how do you make the exact diagnosis for an unstable fracture which you would want to undergo surgery?

Roy-Camille, Paris: I have said that all the fractures along the line in the middle vertebrae segment are unstable fractures, because in that position part of the vertebrae you have all the important ligamentous parts the posterior wall of the disc, the longitudinal posterior ligament and the fascia, and that is the most important part for the fixation of vertebrae. When they are broken it is an unstable fracture. In some exceptional cases, you may consider Böhler's technique; but at first those fractures are unstable fractures. We don't try the cervical spine very often. I do dynamic X-rays.

Weller, Tübingen: Yes, that's what I meant.

Roy-Camille, Paris: We do it very often in the cervical spine but seldom in the dorsolumbar spine because you have a mobility which is very important and you may have dislocation.

Weller, Tübingen: Thank you.

Böhler, Wien: I would like to take up Tscherne's question concerning the mobility of the non-injured segments. As I understand it you put your short screws through the posterior joints, but they must get damaged by this neutralisation plate. Even after removing them, I think there must — because of the damage of these joints — be stiffness. Especially in paraplegics, our rehabilitation doctors very strongly object to the fustion of a long portion of the spine, because the paraplegic in particular needs as much mobility of the spine as possible. Therefore we prefer anterior stabilisation, where we really only fuse the injured part that is reaching three vertebral or two intervertebral discs — the same, I suppose as, Dr. Riska will show very shortly. So my question really is: How much mobility do you have in the uninjured part after putting screws into the articular facets after removal of the plates?

Roy-Camille, Paris: I cannot answer your question exactly because, as I told you, I only began a few months ago to regularly take off the plates after eighteen months. But as to this question, I would say two things:

Once I had the opportunity of seeing a pareplegic woman coming from Italy with Guttmann himself. Guttmann said to me: "That is the first time I have had indication for the operation of a fracture." It was an exact pseudarthrosis.

I operated upon her, and Guttmann told me: "When you fuse your five vertebrae" — it was a dorsolumbar fracture — "this woman who is confined to her chair and who needs to pick up something from the ground will be very impaired in her mobility." After the operation with the plates and with the graft on the other side, she had sufficient mobility to pick up everything from the ground, she never asked me to take off the plate. So we have good mobility along the whole spine, and to fix five vertebrae does not do such great damage. I put screws in the articular facets, but I don't use the facets, and the screws do not go through the facets. At the dorsolumar level, the line between two facets is sagittal, and the screw is lateral to the facets. At the thoracic level, the facets are in frontal site, and at that level the screws go through the facets; but we know that at the thoracic level mobility is not so important, and we will not lose particularly important mobility. At the lumbar level, where the mobility is more important, the screws are lateral to the facets. And, as I also said, the most important grip is in the pedicles, and you may not put any screws into the articular facets. I said it was useful, but not necessary, in the articular facets. But the screws in the pedicles are the important ones, and they have to be put in very well.

Rettig, Giessen: Ich finde die Technik sehr interessant, aber gerade die letzten Worte rechtfertigen eigentlich die Frage, weshalb der Herr Kollege nicht das Harrington-Instrumentarium, das Kompressionsinstrumentarium, verwendet. Das ist doch wahrscheinlich wesentlich leichter anzuwenden.

I am very interested in your operative technique, but I ask you if it is not easier to use Harrington's instruments for the fixation of these fractures?

Roy-Camille, Paris: Firstly, I don't use Harrington, because I began with plates. Secondly I believe that theoretically Harrington's rods are good in the thoracic spine, because at the thoracic level where there is a normal kyphosis, you find three points which you can rely on: the upper hook level, the lower hook level and the top of the kyphosis. If you have three points of "support" („Abstützung") then it is strong and good. But at the thoracolumbar and at the lumbar level you have a normal lordosis, and you have only two points of "support", then everybody knows that mechanically two supporting points do not provide a good mechanical fixation. Moreover, if you have performed a complete resection of a vertebra, Harrington's rods will not achieve stabilisation of the spine. At the opposite two plates with four pecidular grips on each will do.

Rettig, Giessen: Ich glaube, das ist richtig beim Distraktions-Instrumentarium, aber beim Kompressionsinstrumentarium habe ich die Möglichkeit jeden einzelnen Bogen zu fixieren.

If you have distraction instruments, you are right. But if you have compression instruments, you can fix any points you want.

Roy-Camille, Paris: Using compression instruments can be harmful because unstable fractures include usually fractures of the posterior wall of the body of the vertebra. If you compress a broken posterior wall, you will have it propelled against the cord. Compression is suitable only if the posterior wall is safe. In that case, it is a stable fracture with only a bone instability.

Anterolateral Decompression in Spinal Fractures with Paraplegia

E.B. Riska, Helsinki

Introduction

In the treatment of fractures and fracture dislocations of the throracolumbar spine, restoration of the normal anatomical condition is absolutely necessary in most cases. Otherwise, in cases with compression, the spinal cord later becomes adherent to the spinal canal, resulting in cord shrinkage with necrosis, and the paraplegia might be unaffected by treatment. Laminectomy is unsuccessful in relieving anterior compression of the spinal cord. Instead, laminectomy increases the instability of the spinal column at the affected level.

The compression of the spinal cord may be caused either from the posterior elements or from the front by the posterior components of the vertebral body. Reduction and internal fixation is indicated in displaced unstable fractures, but in many cases it is not possible to restore the anatomy via a posterior approach. Together with vertebral bony fragments, massive extrusion of intervertebral disc material might be the major cause of paraplegia in certain cases, especially in the region of the 12th dorsal and 1st lumbar vertebrae. Therefore, in cases with compression of the spinal cord from the front, if surgery is indicated, the decompression should be performed via the anterior approach or anterolaterally.

Most of the cases with traumatic paraplegia do not belong to this group. For this majority, conservative treatment or simply reduction and stabilization of the spine by internal fixation may be adequate.

Between 1971 and 1978 at the Department of Orthopaedics and Traumatology, University of Helsinki, 325 patients with vertebral fractures in the thoracolumbar spine without (Table 1) and 206 patients with spinal cord injuries were treated. Of those with spinal cord injuries, an anterolateral decompression of the spinal cord with stabilization of the injured segment of the vertebral column was undertaken in 56 cases (Table 2).

Table 1. Vertebral fracture in the thoracolumbar spine without spinal cord injury (From the Department of Orthopaedics and Traumatology, University of Helsinki)

Year	Total number of patients	Treated with Williams internal fixation	Treated with Harrington rods
1971	51	2	0
1972	71	0	0
1973	42	6	0
1974	27	6	0
1975	33	3	0
1976	27	9	1
1977	35	3	6
1978	39	4	8
Total	325	33	15

Table 2. Vertebral fractures in the thoracolumbar spine with spinal cord injury (From the Department of Orthopaedics and Traumatology, University of Helsinki)

Year	Total number of patients	Treated with Williams internal fixation	Treated with Harrington rods	Treated with anterolateral decompression
1971	22	6	0	3
1972	28	4	0	9
1973	11	3	0	7
1974	38	4	0	11
1975	24	5	0	5
1976	14	3	0	6
1977	31	1	2	7
1978	38	3	11	8
Total	206	29	13	56

Material

Of these 56 patients, 40 were men and 16 women, 41 between 21 and 55 years of age at the time of the accident (Table 3). In 15 cases the affected segment was in the dorsal spine, in 32 cases in the region of D XII und L I, and in 9 cases in the lumbar spine (Table 4).

In all cases there was a compression of the spinal cord from the front. In 16 cases the vertebral fracture was a comminuted bursting type, in 9 cases wedge shaped, in 17 cases a triangular fragment of the vertebral body was loosened and displaced posteriorly into the neural canal, and in 14 cases a fracture dislocation caused the spinal lesion (Table 5).

The classification of Frankel and associates of neural function was used to grade the spinal cord function. In 18 cases the paraplegia was complete before surgery, in 5 cases the sensory loss was incomplete, in 23 cases motor power of no practical use below the injured segment and in 10 cases useful motor power with incomplete sensory loss were registered. None of the patients had normal motor and sensory functions (Table 6).

Table 3. Anterolateral decompression as a treatment of paraplegia following vertebral fracture

Age at time of injury (years)	Number of patients	Sex Male	Female
15–20	11	8	3
21–40	27	19	8
41–55	14	11	3
56–70	4	2	2
Total	56	40	16

Table 4. Level of vertebral fracture

Fracture level	Number of patients	
D II and D III	1	
D IV	1	
D IV and D V	2	
D V	2	
D V and D VI	2	15
D VI and D VII	1	
D VII	2	
D X	1	
D X and D XI	1	
D XI and D XII	2	
D IX and L II	1	
D XII	10	
D XII and L I	2	32
D XII and L III	1	
L I	18	
L I and L II	1	
L II	5	9
L III	3	
Total		56

Table 5. Type of vertebral fracture

Type	Number of patients
Bursting type fracture	16
Wedge-shaped fracture with displacement of posterior fragments	9
A fragment of the vertebral body displaced into the neural canal	17
Fracture dislocation of the vertebral body	14
Total	56

Table 6. Severity of motor paralysis and sensory loss before operation

Severity of motor paralysis and sensory loss	Number of patients
A Complete motor paralysis and complete sensory loss	18
B Complete motor paralysis and incomplete sensory loss	5
C Some motor power below the injured segment, but of no practical use, incomplete sensory loss	23
D Useful motor power below the injured segment, incomplete sensory loss	10
E Normal motor and sensory function	0
Total	56

In 20 patients the anterolateral decompression was carried out within 7 days of the injury, but for 29 patients the paralysis as a result of compression of the spinal cord was present for longer than 2 weeks, because the patients were sent to our hospital from elsewhere (Table 7). Fifty-five patients had a paralytic bladder and 54 a paralytic anal sphincter before surgery.

Radiological Investigation

The exact radiological analysis of the injured spine and of the compression of the spinal cord was of course of vital importance for the decompression procedure. Plain radiographs and lateral tomograms were obtained of all patients and, if necessary, the examination was completed with myelography.

Operative Technique

In the dorsal spine the operation was carried out in 15 patients according to the technique of Aleksander. In 29 patients a lateral approach with resection of the XIth rib was used in the region of D XII and L II. The operation was carried out via a dorsolateral approach in 12 patients with the injured segment in the lumbar spine (Table 8). Interbody fusion was carried out in 41 patients, internal fixation with Williams plates in 25 and Harrington rods in 7 patients. Thirty-nine patients were followed up for more than two years (Table 9).

Results of Treatment

The results of treatment were classified as follows:

Complete Recovery: Normal function and the patient returned to former work.

Good Recovery, Walking Without Support: Good function, but the patient was unable to work.

Table 7. Duration of motor paralysis and sensory loss before operation

Time	Number
2–10 hours	4
1– 7 days	16
9–14 days	7
15–30 days	11
2– 3 months	7
4– 5 months	3
6– 7 months	5
10 months	1
14–17 months	2
Total	56

Good Recovery, Walking with Aids: Good function with useful motor power in the extremities. The patient was unable to work.

Improved but Confined to a Wheel Chair: Useless motor power in the extremities, but the function was improved compared with the situation before operation.

No Improvement: The condition was unchanged.

Impaired: Development of pressure sores, bladder infections and contractures.

Eight patients made a complete recovery, 31 a good recovery, and 6 improved (Table 10). In 8 patients no improvement was noted. Two patients developed pressure sores, and 1 patient died of uraemia 1 year after the operation. Of 55 patients, 22 regained normal functioning of the bladder, and 25 patients of 54, normal functioning of the anal sphincter (Table 11).

Of 17 patients, 16 made a complete or good recovery after removal of a displaced rotated vertebral body fragment (Table 12), 7 patients of 9 with wedge-shaped fractures.

Of 20 patients operated upon within 7 days of the injury, 15 made a complete or good recovery (Table 13), but also 8 of 18 with an interval of 1 month or more. Twenty-four patients of 32 with the affected segment in the region of D IX and L III made a complete or good recovery, as did 8 of 9 patients with the fracture in the lumbar spine (Table 14).

Discussion and Conclusions

Of 56 patients, 45 were improved by decompression and stabilization of the spinal column. They were also free from the usual complications. But of course good results may also be achieved with skilful conservative treatment. Furthermore, this series of patients included selected cases, suited to this kind of operative treatment.

Thus, cases with loss of such motor function as had previously been present, and cases with posteriorly displaced triangular fragments from the vertebral body into the neural

Table 8. Methods of anterolateral decompression

Method	Number of patients	Fracture level	Internal fixation Williams plates	Internal fixation Harrington rods	Interbody fusion
Resection of three ribs and decompression in the thoracic spine	15	D II–XII	5	1	5
Resection of XIth rib, excision of bone fragments and discus tissue. Lateral approach	29	D XII–L II	10	4	29
Resection of XIIth rib, excision of bone fragments and discus tissue. Dorso lateral approach	12	L I–III	10	2	7
Total	56		25	7	41

Table 9. Time from surgery to last examination

Years	Number
< 1	9
1–2	8
2–4	14
4–6	20
> 6	5
Total	56

canal and pressing against the spinal cord were especially good for treatment by the anterolateral decompression operation.

According to the results of the present series, the anatomy of the spinal canal should be restored in all cases of spinal fractures with neural involvments, irrespective of the degree of the spinal cord lesion. Moreover, little or no correlation may exist between the clinical findings including X-ray examinations and spinal cord pathology in the early stage. But if the paraplegia gradually develops within the first few hours, the first day or the first week of the accident, a decompression operation should be performed, together with a stabilization procedure in selected cases in the hope of a good result. These results suggest that a more active treatment of traumatic paraplegia is indicated instead of the usual conservative treatment prevailing today in many centres.

In our clinic today, in cases of vertebral fractures with neural involvement, reduction and internal fixation with Harrington rods also during the night. Plain films and lateral tomograms are obtained the following day. In some cases a myelogram is necessary to reveal the compression of the spinal cord. Usually this is made 4–7 days after the accident. If narrowing of the neural canal and compression of the spinal cord are verified, a decompression operation with interbody fusion is undertaking during the next few days. The patient

Table 10. Results of treatment according to the severity of motor paralysis and sensory loss

Severity of motor paralysis and sensory loss	Number of patients	Complete recovery	Good recovery walking without support	Good recovery walking with aids	Improved but confined to a wheel chair	No improvement	Impaired Bedsore	Death
A Complete motor paralysis and complete sensory loss	18	0	1	5	3	6	2	1
B Complete motor paralysis and incomplete sensory loss	5	2	1	1	1	0	0	0
C Some motor power below the injured segment, but of no practical use, incomplete sensory loss	23	2	5	12	2	2	0	0
D Useful motor power below the injured segment, incomplete sensory loss	10	4	5	1	0	0	0	0
Total	56	8	12	19	6	8	2	1

Table 11. Results of treatment according to the function of the bladder and the anal sphincter

Function before operation	Number of patients	Function after operation				
		Bladder Normal	Residual over 100 ml	Complete incontinence	Anal sphincter Normal	Paralytic
Normal function of the bladder	1	1	0	0		
Paralytic bladder	55	22	9	24		
Normal anal sphincter	2				2	0
Paralytic anal sphincter	54				25	29
Total	56	23	9	24	27	29

Table 12. Results of treatment according to the type of vertebral fracture

Type of fracture	Number of patients	Complete recovery	Good recovery Walking without support	Walking with aids	Improved but confined to a wheel chair	No improvement	Impaired Bedsore	Death
Bursting type fracture	16	0	6	5	2	2	0	1
Wedge-shaped fracture	9	3	0	4	0	1	1	0
Displaced fragments	17	5	4	7	1	0	0	0
Fracture dislocation	14	0	2	3	3	5	1	0
Total	56	8	12	19	6	8	2	1

Table 13. Results according to the duration of motor paralysis and sensory loss before operation

Duration	Number of patients	Complete recovery	Good recovery Walking without support	Walking with aids	Improved but confined to a wheel chair	No improvement	Bedsore	Death
2–10 hours	4	0	1	3	0	0	0	0
1– 7 days	16	5	2	4	2	2	1	0
9–14 days	7	1	2	4	0	0	0	0
15–30 days	11	1	5	3	0	0	1	1
1– 3 months	7	0	2	1	1	2	0	1
3– 5 months	3	0	0	1	1	1	0	0
5– 7 months	5	1	0	2	1	0	0	0
10 months	1	0	0	0	1	0	0	0
14–17 months	2	0	0	1	0	1	0	0
Total	56	8	12	19	6	8	2	1

Table 14. Results according to the level of vertebral fracture

Level of fracture	Number of patients	Complete recovery	Good recovery Walking without support	Walking with aids	Improved but confined to a wheel chair	No improvement	Bedsore	Death
Dorsal spine	15	1	2	4	2	4	1	1
Dorsal IX – lumbar III	32	5	7	12	3	4	1	0
Lumbar spine	9	2	3	3	1	0	0	0
Total	56	8	12	19	6	8	2	1

is kept in bed for 6 weeks. Mobilization is started with an extension brace and continued for an average of 3 months. Following surgical treatment and application of external support, the patients participate in a full rehabilitation programme. This is carried out in a rehabilitation centre in Helsinki.

Fallen der Osteosynthese

M.E. Müller, Bern

Heute werden wir unsere Aufmerksamkeit nicht auf die Hauptgefahren der Osteosynthese wie Infektionen, zweifelhafte Indikationen oder ungenügende Kenntnisse in der Handhabung des Instrumentariums richten. Als lehrreicher und interessanter erweist es sich, den Ursachen von verzögerter Knochenheilung, Fehlstellungen und Funktionsstörungen nach Osteosynthesen, die von geübten und erfahrenen „Knochenchirurgen" durchgeführt wurden, nachzugehen.

Anläßlich Spätkontrollen von unbefriedigenden Ergebnissen wurden prä- und postoperative Röntgenbilder sowie Operationsberichte und Krankengeschichten analysiert. Dabei fiel uns auf, daß beim Eintritt oft die Stellung einer einwandfreien Diagnose aller Verletzungen vernachlässigt wurde oder die präoperative Planung und die taktische Überlegungen ungenügend ausgearbeitet wurden. Meist hatte zudem der Chirurg peroperativ scheinbar unwichtigen Kleinigkeiten keine oder mindestens zuwenig Beachtung geschenkt. Es sind gerade diese Kleinigkeiten, die auf den gesamten Verlauf jeder Osteosynthese wie aufgestellte Fallen wirken. Auf deren ausführliche Beschreibung wurde in der zweiten Auflage des AO-Manuals besonders Gewicht gelegt.

Voraussetzung für eine exakte Operationsplanung ist die Stellung einer einwandfreien *Diagnose*. Bei Gelenkbrüchen sind z.B. a-p- und seitliche Röntgenbilder oft weniger aufschlußreich als schräge Aufnahmen: Bei einer Tibiakopffraktur ist z.B. das Ausmaß der Einstauchung der Gelenkfläche oft erst auf schrägen Bildern zu erkennen. Bei Anordnung der notwendigen Röntgenaufnahmen soll sich die klinische Untersuchung nicht nur auf die ins Auge springende Verletzung konzentrieren: Ein Hämarthros verlangt z.B. eine Abklärung durch gezielte Röntgenbilder.

Gerade bei Femurschaftfrakturen sind Ausrisse des tibialen Ansatzes des hinteren Kreuzbandes gar nicht so selten. In Bern wurde in den letzten sieben Jahren fünfmal ein solcher Ausriß erst nach zwei Monaten diagnostiziert und jeweils entsprechend versorgt. Bei Vorliegen von Röntgenbildern in a-p- und seitlichem Strahlengang steht der Stellung einer exakten Diagnose nach den morphologischen, biologisch-prognostischen und therapeutischen Kriterien der AO nichts im Wege.

Richtigerweise wurden bei einer Fraktur in der Trochantergegend einwandfreie a-p- und seitliche Röntgenbilder verlangt. Der Unterschied zwischen einer pertrochanteren und einer intertrochanteren Fraktur mit Bruch der lateralen Corticalis wurde jedoch nicht erkannt. Das Studium der Untergruppe hätte gezeigt, daß es sich beim besprochenen Fall um eine komplexe intertrochantere Fraktur handelte. Diese wird nicht wie eine pertrochantere Fraktur angegangen, sondern bedingt meistens vorerst eine exakte Reposition und Fixation der lateralen Corticalis auf dem Schaftfragment. Der Chirurg ging jedoch anders vor. Seine Schwierigkeiten durch fehlerhafte Entscheidungen sind auf dem Bild 1/2 Jahr später dokumentiert. Dabei muß es nicht immer zu einer Kopfnekrose wie hier kommen.

Wird nach bekannter Diagnose die Indikation zur stabilen Osteosynthese gestellt, wird nach der *erfolgssicheren Methode* gesucht. Die Wahl erfolgt dann zwischen interfragmentärer Kompression (Vorspannung und Reibung) und Nagelung (intramedulläre Schienung) oder ausnahmsweise einer Kombination von Metallimplantat und Zement. Zugschrauben können z.B. in den papierdünnen Corticales einer 80jährigen Patientin in schlechtem Allgemeinzustand keinen Halt finden. Trotzdem versuchte es der Chirurg. Wie erwartet, fiel die Osteosynthese nach weniger als einer Woche auseinander. Ein erneuter Eingriff, dieses Mal mit Zement, konnte lokal die Situation sanieren.

Die Erfahrung hat gezeigt, daß bei der *Wahl des adäquaten Implantates* gewisse Richtlinien zu befolgen sind. Eine 4- bis 5-Loch-Platte am Vorderarm ist besonders dann zu kurz, wenn keine genügende interfragmentäre Kompression erzielt werden kann oder wenn keine exakte Reposition möglich ist: Konsolidierung einer Ulnafraktur erst nach Auswechseln einer zu kurzen gegen eine längere Platte. Im übrigen zählt die Standardplatte am Vorderarm nach allgemeiner Ansicht der AO stets mindestens 6 Löcher.

Auch ein Spezialist muß bei Nichtvorhandensein der richtigen Plattenlänge die Operation verschieben können. Acht Tage nach dieser instabilen Osteosynthese fand der hinzugerufenen Orthopäde in der Klinik keine genügend lange Condylenplatte. Er half sich stattdessen mit zwei Platten. Wie erwartet, fiel die Osteosynthese nach weiteren zwei Monaten wiederum auseinander. Erst nach Anbringen einer speziell angefertigten langen Condylenplatte wurden die Verhältnisse saniert.

Daß ein erfahrener Chirurg auch mit einer einzigen Schraube Erstaunliches leisten kann, zeigt andererseit ein Röntgenbild aus Mexiko. Die 20jährige Schweizerin stürzte in Yuccatan von einem Mayatempel hinunter und zog sich eine offene Trümmerfraktur des Ellbogens zu. Der herbeigeholte Chirurg fand im kleinen Spital von Merida nur eine einzige AO-Malleolarschraube. Nach exakter Reposition der Gelenkflächen fixierte er damit Condylen und Trochleamassiv. In der Schweiz konnte mit einer zusätzlichen Y-Platte die Situation leicht in Ordnung gebracht werden. Drei Monate später war die Beweglichkeit trotz dem leichten Extensionsausfall beachtenswert.

Nicht nur die Wahl der Implantate, sondern auch die *Wahl der Plattenlage* ist bei *offenen* Frakturen wesentlich, denn kein Implantat sollte mit einer kontusionierten Haut in Kontakt kommen: Deshalb minimale Osteosynthese bei einer Malleolar-Luxationsfraktur und Anlegen einer Platte an der Tibia meist lateral oder dorsal unter vitalem Gewebe.

Die exakte Diagnose ist für die *taktischen Überlegungen*, d.h. für das präoperative Durchspielen der Operationen wesentlich. Wenn der mediale Pfeiler einer intercondylären Ellbogenfraktur einfach gebrochen, der laterale Pfeiler dagegen zertrümmert ist, wird meist nur die intercondyläre mediale Bruchlinie exakt reponiert und fixiert. Lateral heilt dann der Trümmerhaufen auch ohne Reposition.

Distale Tibiapilonfrakturen verlangen vor Angehen der Tibia die Wiederinstandstellung der Fibula. Dadurch wird die Reposition und Fixation der tibialen Gelenkfläche erleichtert, oft sogar erst möglich! Die mediale Abstützplatte verhindert danach die spätere Varisierung und die ausgedehnte Spongiosaplastik am Schluß des Eingriffes soll nicht vernachlässigt werden. Einwandfreie Konsolidierung ohne dystrophische Zeichen vier Monate später.

Bei einer Osteosynthese ist nicht so sehr die Dicke des Implantates wichtig als vielmehr die *Abstützung auf dem Knochen* selbst. Bei einem *Defekt in der Gegencorticalis* treten stets cyclische Biegemomente auf und auch die dickste Platte kann nach wenigen Wochen brechen. Sogar zwei Platten können das Problem der fehlenden Abstützung in der Gegencorticalis nicht lösen. Die meisten Knochendefekte in der Gegencorticalis erfordern eine autoplastische Spongiosaplastik, z.B. aus dem Os ilium. Beispiel am distalen Femur: Der Defekt in der Gegencorticalis, auf dem seitlichen Bild erkennbar, wurde vernachlässigt. Vier Monate später beginnende Pseudarthrose. Auswechseln der Platte mit Spongiosaplastik und Heilung drei Monate später.

Femurschaftfrakturen lassen sich mit dem Distraktor ohne Devascularisierung der Fragmente relativ leicht reponieren. Bei einer Femuretagenfraktur mit zusätzlichen Fragmenten erfolgte die Distraktion über dem obersten Loch einer liegenden Condylenplatte. Der Operateur, ein Künstler, wollte beweisen, daß ein kleiner Defekt bei vitalen Zwischenfragmenten auch ohne Spongiosaplastik heilen könne. Er hatte Erfolg. Dies ist jedoch einem „normalen" Chirurgen nicht zu empfehlen.

Am *distalen Femur* können die Folgen der Nichtbeachtung einiger vorerst *unwesentlich erscheinender Kleinigkeiten* am besten demonstriert werden. Im AO-Manual sind die drei Bruchformen extraarticulär, unicondylär und bicondylär in neun Hauptgruppen unterteilt: in extraartikuläre einfache und Trümmerfrakturen, in unicondyläre frontale und sagittale Brüche und in intercondyläre Frakturen mit und ohne Trümmer. Als Implantate bewährten sich je nach Fall Zugschrauben, Condylen- und Abstützplatten, eventuell in Verbindung mit Zement.

Die wesentlichen Punkte der Operationstechnik sind im AO-Manual auf zwei Schemata zusammenfasst dargestellt: Lage der Klinge parallel zur femoro-tibialen Gelenkfläche, Klingeneintrittsstelle lateral in der ventralen Hälfte der Condylen, Parallelität der Klinge ebenfalls zur ventralen Gelenkbegrenzung, Klinge, die wegen der trapezoidalen Konfiguration des distalen Femurendes nicht zu lang sein darf, Rechtwinkellagerung des Kniegelenkes während des Eingriffes und Lage der richtunggebenden Kirschner-Drähte über- und unterhalb der Patella.

Supracondyläre Femurfraktur mit Keil (A2. 3): Die Klinge liegt nicht parallel zur ventralen Condylenkontur. Die Kippung bewirkt eine Lateralisierung der Platte und somit eine Medialisierung des distalen Fragmentes, was ein Genu varum zur Folge hat. Die Klinge ist zu lang und stört bei jeder Bewegung. Zumindest liegt sie parallel zum Kniegelenksspalt.

Medialer Pfeiler zertrümmert (A3. 2): Die Klinge liegt über dem Epicondylus weit dorsal, so daß die Condylen weit nach ventral verschoben sind. Die Klinge ist etwas kurz. Trotz rascher Heilung und guter Beweglichkeit besteht ein röntgenologisch auffallendes supracondyläres Recurvatum, was sich ästhetisch sehr ungünstig auswirkte.

Wenn bei einer lateralen Condylenfraktur mit Bruchlinien durch die Gelenkfläche ein Zusatzfragment vorliegt *(= B1. 3)*, können Zugschrauben nicht allein verwendet werden. Ansonsten kommt es zu einem Abrutsch. Die Gelenkstufe führt dann zu einer frühzeitigen posttraumatischen Arthrosis deformans.

Die *intercondylären Brüche (C1. 3)* sind nur dann schwierig zu behandeln, wenn in Streckstellung operiert wird. In diesem Fall wurde die Tuberositas tibiae temporär nur deswegen abgemeißelt, weil der Chirurg die Grundregel der Rechtwinkellagerung nicht kannte. Die zu lange Klinge liegt zudem nicht parallel zum Kniegelenksspalt, was den physiologischen Valgus verstärkt. Die Verschiebung nach medial ist wieder auf die zu dorsale Eintrittsstelle zurückzuführen.

Bei den intercondylären Frakturen mit Zertrümmerung des medialen Pfeilers *(C2. 2)* darf die sofortige Spongiosaplastik zur Überbrückung des Defektes in der Gegencorticalis nicht vergessen werden. Sonst ist der Plattenbruch nach sechs bis zehn Wochen die Regel.

Bei einer der schwierigsten Frakturen im distalen Femurbereich *(C3. 3)* konnten die in verschiedenen Ebenen frakturierten Gelenkflächen wiederhergestellt und der breite Defekt mit der zertrümmerten Patella und einer Spongiosaplastik überbrückt werden. Leider wurde die Klinge der Condylenplatte aber nicht parallel zum Kniegelenkspalt eingeführt. Obwohl beide Femora zertrümmert waren, bewegt sich der junge Mann 14 Tage nach dem Eingriff frei im Schwimmbad. Bei der Jahreskontrolle sind die Bruchlinien verheilt. Auch das funktionelle Ergebnis ist einwandfrei, denn der Patient ist ohne Stock stundenlang gehfähig. Leider wird aber das O-Bein später noch korrigiert werden müssen. Diese nachträgliche Operation hätte dem Patienten bei sorgfältiger Einsetzung der Plattenklinge erspart werden können.

Zahlreich sind die Fallen, die den Verlauf jeder Operation erschweren können und der erfahrene und gewandte Chirurg wird retrospektiv öfters staunen, wie kühn er gewisse mehr oder weniger gefährliche Klippen umschifft hat. Mit diesen Ausführungen wollte ich Ihnen zeigen, daß bei jeder Osteosynthese die Stellung einer exakten Diagnose und die sorgfältige präoperative Planung wesentlich, ja entscheidend sein können.

Der erfolgreiche Leistungssportler — sei er Skifahrer oder Springreiter — versucht, vor jedem Wettkampf seinen Einsatz gedanklich durchzuspielen. Dasselbe ist jedem Knochenchirurgen vor jedem Eingriff ebenso dringend zu empfehlen, wie das rasche Durchlesen der unerläßlichen technischen Hinweise in einem entsprechenden Lehrbuch. Dann werden die auftretenden Schwierigkeiten keine Fallen mehr darstellen, sondern vorher einberechnete, leicht zu meisternde Hindernisse bedeuten.

Literatur

Müller M E, Allgöwer M, Schneider R, Willenegger H (1977) Manual der Osteosynthese. AO-Technik. Zweite, neubearbeitete und erweiterte Auflage. Springer, Berlin Heidelberg New York

Operative Treatment of Hip Socket Fractures

M. Silva-Lombardo, Mexico-City

Fractures of the hip are becoming more frequent every day, but their treatment is rather unsatisfactory. With conservative treatment there is occasionally a reduction of the dislocation of the femoral head, but very rarely or never can the fracture be reduced. Frequently the results are articular incongruency and traumatic osteo-arthritis, leading to permanent incapacity of the hip joint.

A basic concept in orthopaedic surgery is that the articular fractures must be reduced anatomically to obtain a good functional result, particularly in a joint such as the hip which receives the weight of the body. We are aware of the difficulties of this kind of surgery, but to obtain better results open reduction with rigid internal fixation has to be performed.

Analysing the problem involved, we come to the conclusion that a perfect knowledge of the anatomy of the pelvis with a very good radiological correlation together with the architectural concepts put forward by Judet and Letournel can lead us to a rational treatment with better functional results for the traumatized patients.

Classification

The best way to classify these types of fractures is to make a simplification of the antomical, radiological and architectural points of view, in such a way that the elementary lesion of the acetabulum, whether isolated or in combination, can easily be determined.

The simple hip socket fractures are:
a) Fracture of the posterior lip
b) Fracture of the ilio-ischial column
c) Transverse fracture
d) Fracture of the ilio-pubic column

These simple types may be associated with fracture lines or be a combination of both types.

We think it very important to make some remarks about the radiology of these kinds of lesions.
1. Scheme from which we may identify in an A.P. projection different points of the acetabulum:
   a) Superior channel
   b) Ilio-ischial roentgenographic line
   c) Roentgenographic "U"
   d) Roof of the acetabulum
   e) Anterior lip of the acetabulum
   f) Posterior lip of the acetabulum
2. Scheme with an internal oblique projection, so that we can identify the obturator foramina and the posterior border of the acetabulum.
3. External oblique projection, where the iliac border and the iliac wing in its all tension, but especially the posterior border of the iliac bone, can be seen.
4. Diagram showing significant landmarks.
   Standard A.P.
   Internal oblique:
   a) Iliopubic column
   b) Posterior lip of the acetabulum
   c) Contour of the obturated foramina
   External oblique:
   a) Posterior lip of the ilium
   b) Anterior lip of the acetabulum

c) Iliac bone

d) Quandrilateral surface

The patient is placed in a supine position with the X-ray tube placed caudally, inclined cephalad at a 40° angle to the vertical and with the focus directed at the pubis. This position was created by Dr. Nogueras of our hospital.

You can see a pelvis preparation with the acetabulum painted in red and the anterior wall in yellow. In the usual A.P. position, the anterior and the posterior borders are too close together, producing a superposition of images and making interpretation rather difficult.

The same pelvis in the same position as the previous one, but photographed with the camera displaced down, inclined at an angle of 40° and directed at the pubis. It shows a bigger acetabulum because the anterior wall has been displaced upwards, allowing an excellent view of the posterior wall.

An oblique projection with 40° inclination.

In the A.P. projection with an inclination of 40°, the posterior wall of the acetabulum can now be seen very nicely; the articular space of the hip is in the inferior portion and is better visualized in this projection.

Dislocation of the hip, with this 40° projection. The posterior wall can be visualized without interference of the anterior wall or femoral head.

Observe how clearly the sacro-iliac joint can be seen.

Fracture of the posterior column with this projection.

This position is for radiologically examining the posterior wall of the acetabulum; only the position of the X-ray tube has to be changed thus avoiding many problems for the patient such as a change of position. This study only claims to complement the usual position.

Treatment

In our experience the unsatisfactory results of non-operative treatment of fractures of the hip socket with displacement are usually due to the inability to reduce the acetabular fractures. Exact restoration of the fractured acetabulum by closed reduction is, generally speaking, impossible.

This is definitely so, since the surgical approach to the acetabulum is difficult, and to perform an exact anatomical reduction of the fractures of the acetabulum is not always as easy as in other articular fractures, and it has to be exactly reduced to avoid residual arthrosis.

Displaced fractures, in the majority of cases, are treated surgically either by an anterior or a posterior approach. The latter is better for handling fractures of the posterior lip, fractures of the ilio-ischial column and fractures of both columns. The anterior approach (iliocrural or ilio-inguinal) is appropriate in pure fractures of the iliopubic column and in combined fractures with predominance of the anterior column. The main objective is the anatomical reduction and rigid fixation of the fragments.

For the posterior approach, the center of the incision is over the superficial portion of the greater trochanter. The proximal limb is directed towards the posterior superior iliac spine, and through this the fibres of the gluteus maximus are separated to expose the posterior aspect of the hip joint. The inferior part of the incision descends vertically along the lateral side of the trochanter dividing the fascia lata.

The incision must extend as far as the posterior spine and be sufficiently along as to allow an adequate visualization of the acetabulum. The sciatic nerve must be identified. The piriformis tendon is cut to gain a better view of the sciatic notch and the emerging sciatic nerve. The obturators and the gemelli are also divided.

If necessary, the sciatic spine is cut at its base and this ensures a wonderful exposure of the quadrilateral surface. This approach was the one must commonly used in our cases.

To reach the anterior aspect of the acetabulum, we used the iliocrural approach, which extends along the anterior half of the iliac crest as far as the anterosuperior iliac spine and then runs obliquely anteriorly and medially along the lateral aspect of the sartorius muscle for about 15 cm.

The external aspect of the ilium is not stripped of the gluteal muscles. The medial aspect is subperiosteally exposed, detaching the abdominal muscles, the crural arch and the sartorius from the iliac crest. Through this approach, the internal fossa can easily be exposed from the sacro-iliac joint to the iliopectinate protuberance.

Flexing the thigh facilitates release of the lateral edge and the deep surface of the iliopsoas muscle to give access to the horizontal ramus of the pubis. This approach does not endanger the crural or femoral nerves, provided the thigh is flexed. If the disection is subperiostal, the femoral vessels are easily avoided.

If the patient is heavy, this approach affords an excellent view of the iliopubic column, particularly its anterolateral aspect. It is possible to work on the quadrilateral surface by elevating the obturator internus after cutting is aponeurosis. As this is being done care most be taken to avoid injury to the obturator vessels and nerve.

In the ilio-inguinal approach (Judet and Letournel), the incision is started 1 cm above the projection of the iliac crest, parallel to this in its anterior two-thirds up to the anterior superior iliac spine, describes a curve with superior concavity 3 or 4 cm above the inguinal ligament up to the medial line.

The external oblique, internal oblique and transversus muscles are separated from the bony surface of the internal iliac fossa up to the ilium arquate and the sacroiliac joint.

The aponeurosis of the external oblique is then cut from the anterior superior iliac spine up to the middle line passing above the superficial inguinal ring to avoid it, taking care not to harm the lateral femoral cutaneous nerve.

The external oblique aponeurosis in its inferior portion is separated from the deep layers and reclined down to visualize the conjoined tendon, which is cut with scalpel. This incision leads directly to the iliopsoas fascia.

The iliac fascia is now completely opened including the iliopectineal bandelet which has to be cut up to the iliopectineal iminence, to the bone level, in order to liberate completely the iliopsoas muscle.

This muscle, the femoral nerve and the lateral cutaneous nerve are then liberated and mounted over a Penrose.

Then the spermatic cord is mounted over another Penrose. In case of femal patients the teres ligament is cut. In this way all the anterior surface and the anterior margin of the conjoined tendon, can be exposed and cut 2 or 3 milimeters above the pextineal line and also the pectineal ligament covering it, leaving the retropubic space widely exposed. If necessary, the incision may be enlarged cutting the expansion of the rectus tendon blending with conjoined tendon, with the purpose of seeing the pubis surface completely.

The last step is to mobilize the external iliac vessels which are carefully liberated with a previous ligature and section of the anastomosis to the obturator artery. The perivascular lymphatic vessels and its sheets are put over a Penrose to be easily mobilized.

Hospital Statistics

"A" Hip Socket Fractures treated in H.T.O.

Since the year 1964 at the Hospital de Traumatologia y Orthopedia del Centro Medico Nacional, up to March 1978, a total of 1.815 cases hip socket fractures have been treated. We consider that the total number of this kind of fractures is large enough to arrive to some important conclusions in relation with the surgical treatment used.

"B" Hip Socket Fractures

The next slide is somewhat complicated, it should be analyzed in detail in order to understand it, and obtain useful conclusions.

From the total of 1.815 hip socket fractures, 1.132 which represents the 62%, were surgically treated.

The larger number corresponded to transverse fractures, this is 776, 42% of the total. It can be seen that the most frequent fracture was that of the posterior rim with posterior dislocation of the hip (472 cases, 26% of the total), most of them were surgically treated.

It is also important to mention that all the patients examined at the hospital with associated fractures of both columns are surgically treated.

The following types of fractures were considered for our statistics: Posterior hip fractures 598 patients (32%), from which 335 were surgically treated (18.45% of the total); the fractures of the ilio-ischial column were 95% (5.23%) from which 64 (3.52%) were operated. From 776 transverse fractures (42.75%) iliopubical column fractures, 197 (9.8%) were associated fractures of both columns 167 (9.2%).

The reasons why this hospital statistics is so large is because it is a concentration unit.

"C" Surgical Technique

The next slide deals with the surgical technique. The posterior approach was used in 81.44% of our cases, the anterior approach in 12.98% and the anterior and posterior approach was employed in the rest (5.56%). In relation to the surgical approach, the posterior is the most commonly used and it also gives the best results. The anterior approach in this kind of surgery needs a specially trained surgical team and requires ample experience in general surgery and in orthopaedics.

Table 1. Hip socket fractures

Type of fracture	No. patients	Surgical treatment	Conservative treatment
Posterior lip fracture	598	335	263
Fracture of the posterior horn of the articular surface	11		
Fracture of the posterior lip	32		
Fracture of posterior rim and posterior dislocation	472		
Fracture of posterior portion of the rim post. sup. dislocation	83		
Fracture of ilio-ischial column	95	64	31
Transverse fracture	776	493	283
Transverse fracture, post. lip fracture, post. dislocation	242		
Transverse fracture, post lip or post. sup. fract., central dislocation	104		
Transverse fracture, central dislocation	262		
"T" fracture, central dislocation	32		
Transverse fracture, ilio-ischial column fracture	63		
Transverse fracture, iliopubic column fracture	73		
Fracture of iliopubic column	179	73	106
Anterior ridge fracture	12		
Iliopubic column fracture	167		
Associated fracture of both columns	167	167	
Total	1815	1132	683

"D" Results

The next slide deals with the results obtained in the surgical treatment of hip socket fractures.

There is a general agreement that the fractures treated with a posterior approach have the best functional results; we participate with this opinion. With the posterior approach very good and good results were obtained in 87.65% of the cases. Those operated with an anterior approach had fair and bad results (38% of the total).

To sum up the final comment, we consider the surgical approach when the best results are obtained is the posterior. The anterior approach or the anterior and posterior combina-

Table 2. Hip socket fractures treated in Hospital de traumatologia y Orthopedia Centro Medico Nacional

Year	No. of cases
1964	27
1965	16
1966	13
1967	21
1968	26
1969	2
1970	48
1971	68
1972	186
1973	78
1974	214
1975	352
1976	337
1977	354
1978 (until March)	73
Total	1815

tion, indicated in fractures of difficult stabilization, has a worser outcome than any other type of surgical approach.

Finally, we present several clinical cases treated in our hospital.

Clinical Cases

Case No. 8
1. Fracture of the anterior column with protrusion of the head of the femur.
2. Medial oblique projection.
3. Lateral oblique projection.
4. X-ray during surgery, reduction and fixation with screw and nut.
5. 3 months after surgery, bone healing.

Case No. 9
1. Dislocated fracture of the anterior column.
2. Reduction and oestosynthesis with a plate and K-wires.

Case No. 10
1. Transverse fracture in a pregnant patient.
2. Immediate postsurgery. Reduction and synthesis with 3 plates.
3. Late control, healing of the fracture. There is no evidence of arthrosis.

Table 3. Surgical technique

Type of fracture	Cases operated		Posterior approach		Anterior approach		Ant. & post. approach	
Posterior lip fracture	335	(29.59%)	335	(36.33%)	0		0	
Fracture of ilio-ischial column	64	(5.65%)	64	(6.94%)	0		0	
Transverse fracture	493	(43.55%)	409	(44.36%)	74	(50.34%)	10	(15.87%)
Fracture of iliopubic column	73	(6.44%)	0		73	(49.65%)	0	
Associated fractures of both columns	167	(14.75%)	114	(12.36%)	0		53	(84.12%)
Total	1132	(100%)	922	(81.44%)	147	(12.98%)	63	(5.56%)

Table 4. Results

Type of fracture	Very good		Good		Fair		Bad	
Posterior lip fracture	308	(47.23%)	19	(7.19%)	4	(4.54%)	4	(3.50%)
Fracture of ilio-ischial column	50	(7.66%)	7	(2.51%)	4	(4.54%)	3	(2.63%)
Transverse fracture	180	(27.60%)	218	(78.41%)	63	(71.59%)	32	(28.07%)
Fracture of iliopubic column	19	(2.91%)	26	(9.35%)	8	(9.09%)	20	(17.54%)
Associated fractures of both columns	95	(14.57%)	8	(2.87%)	9	(10.22%)	55	(48.27%)
Total	652	(57.59%)	278	(24.56%)	88	(7.77%)	114	(10.07%)

Case No. 11
1. Transverse fracture with posterior lip and dislocation of the hip.
2. During surgery with plate and K-wires.
3. X-ray bone healing.
4. Lateral oblique, bone healing.

Case No. 12
1. A.P. projection of a fracture of the posterior column and dislocation of the hip.
2. Medial oblique.
3. Lateral oblique.
4. Reduction and internal fixation with plate and screws A.P. projection.
5. Medial oblique.
6. Lateral oblique.

Case No. 13
1. Anteroposterior view of a fracture of the posterior rim with dislocation.
2. Reduction and internal fixation with 2 cancellous screws.

Case A-1
Association fracture of both displaced columns, with sacroiliac dislocation and subcapital fracture of the neck of the femur. Medial displacement of radiological "U",

A-2. Lateral oblique view shows the displacement and the integrity of the quadrilateral surface.

A-3. Transoperatively during the reduction and synthesis with plate with an angulated 130° nail plate to the femur.

Case B-1.
Fracture of both columns with central dislocation and multifragmentation of the quadrilateral surface.

B-2. First step of surgery with reduction and osteosynthesis of the posterior column.

B 3. Second step of surgery with reduction and osteosynthesis of the anterior column.

Diskussion

Trojan, Wien: Thank you very much for your wonderful presentation and for the excellent results. Wünscht jemand zum Thema der Hüftfrakturen zu diskutieren?

Baumgartl, Augsburg: Ich hätte gerne über folgendes Auskunft: Wie groß war der Blutverlust bei den Operationen durchschnittlich und wie hoch die Mortalität?

Silva: Well — we have a very low mortality. The bleeding was important in the Judet-Letournel approach. We have the experience that the fractures of the acetabulum have a big blood sequestrum. It has already been bleeding. When you operate, the only thing you do is to evacuate the hematom. The sequestrum of the fracture of the pelvis is very weak: in occasions, only 1 l. I told you that the mortality is very low. I think it is less than 3%; not included are pure fractures of the pelvis, and fractures of the pelvis combined with abdominal, thoracic or head injuries.

Schmit-Neuerburg, Essen: I have two questions. The first one: How important was your rate of avascular necrosis of the head of the femur after this surgery? Second question: How often did you use the anterior and the posterior approach at the same time?

Silva: Well — at the same time, we do not do it very often; I think, less than 5% of the cases. But you have to do something — I think you have to operate this kind of lesions as soon as possible — within three weeks, better within two weeks. If you can do it immediately, do it, because the reduction after two or three weeks is very difficult.

First, we approach from posterior, and then the anterior approach if it is necessary. In most of the cases, we have been using the posterior approach with very good results. The anterior approach — made by Judet and Letournel — is quite difficult to handle. It needs a very good surgical team, able to work this kind of surgery. It has to be a very good general surgeon and also an orthopaedic surgeon to do well this kind of approach.

I do not have the necroses of the femoral head exactly in mind, but they are included in the bad results. Bad results were infection, necrosis of the head of the femur, rigidity and pain. For analysing the clinical results, we use the table of Merle d'Aubinge from 1 to 6 — you know that.

Sükösd, Budapest: Haben Sie periarticuläre Ossifikationen oder sogenannte Myositis ossificans oft gesehen? Was können Sie dagegen machen?

Was machen Sie mit den Implantaten? Entfernen Sie sie? Was machen Sie mit den Kirschner-Drähten? Es ist doch bekannt, daß sie nach einiger Zeit wandern.

Silva: Well — we have not seen very often the ossification of the hematoma. We do a quite good cleaning of all the bad parts. I think, this is the most important thing to do, to clean around the articular surface. About the Kirschner wires, we now do not use them very often. Now we have a very good system of osteosynthesis. In some cases of very small pieces, we cannot put a screw, so we have to use the Kirschner wires; but this does not arrive very often. Nowadays, I think Kirschner wires are not to be used so frequently.

Muscle Contracture in the Medial Compartment After Fracture of the Tibial Shaft

S. Olerud, Stockholm

A condition which sometimes develops after fracture of the tibial shaft is shortening of the foot. In severe cases this may actually mean that the patient will need to wear different-sized shoes. Because this is such a conspicuous symptom, it has given rise to the name "the short foot syndrome". However, the shortening of the foot is only one phenomenon in a syndrome which on closer analysis includes several characteristic features.

If we take the subjective symptoms first, we find that the most common complaint is difficulty in walking. This is due to:
1. impaired mobility at the ankle joint
2. pain in the forefoot because of faulty weight-bearing on the lateral side of the foot
3. impaired knee function due to malrotation of the lower leg and hyperextension of the knee.

This functional impairment can be wholly attributed to muscle ischemic damage following tibial fracture. Such ischemic complications have been described by several authors including Ellis, Owen and Tsimboukis, but none of these authors has analyzed the syndrome in detail. Together with Karlström and Lönnerholm I have tried to make a detailed analysis of the different components of the syndrome, and it is the results of this study that I want to present today.

The fully developed syndrome is characteristic by several conspicuous clinical findings, particularly with regard to the foot and ankle joint. I have already mentioned the shortening of the foot, and this is naturally easily revealed by comparison with the uninjured side. Another finding is the raised longitudinal arch, which in fact produces a carvus deformity of the foot. When we inspect the dorsal aspect of the ankle, we note the characteristic varus tilting of the calcaneus. In addition we note the crescent-like shape of the foot due to adduction of the forefoot, that is, angulation with its vertex at the styloid process of the fifth metatarsal.

The callosities corresponding to the fifth and fourth metatarsal heads are also typical. Clawing of the toes is part of the syndrome, but may occasionally show variations in that only the big toe or the second to fifth toes are affected. In the fully developed syndrome, of course, there will be a true claw-foot deformity involving all the toes.

One almost universal clinical finding is the posterior displacement of the lateral malleolus as compared with the uninjured side. This finding is always associated with restricted dorsal flexion at the talocrural joint and often also with equinus-like deformity of the foot.

In our roentgenographic examination of these feet, lateral views confirmed the shortening of the foot and the high arch. They moreover showed the talus to be in a position of extreme dorsal flexion, which in its turn affected the position of the calcaneus. The functional impairment manifest in reduced dorsal flexion at the ankle joint may consequently be due to the fact that the talus is already in a position of maximum dorsal flexion, despite the clinical appearance of an equinus deformity. The posterior displacement of the lateral malleolus can be elicited in a sound foot by placing it in maximum doral flexion, which results in a decreasing of the distance between the Achilles tendon and the lateral malleolus.

The equinus position of the foot following tibial factures must therefore be ascribed to another cause. The explanation is provided by the roentgenographic evidence. Frontal views of such a foot taken in the anterior projection, and at an angle of about 30° with the sole of the foot, show considerable displacement of the navicular bone.

As we can see on the left foot, by identifying the talonavicular joint space above the arrow, there is medial and plantar subluxation of the navicular bone in relation to the talus. This forces the talus, which in itself is not affected by muscle or tendon forces, into a position of maximum dorsal flexion, whereas the fore part of the foot is forced into adduction and plantar flexion. The apparent equinus deformity is consequently a paradoxical phenomenon, since the external appearance of the foot may give the entirely incorrect impression that it emanates from the talocrural joint. Therefore any physiotherapeutic effort to increase the dorsoflexion of the talocrural joint is in vain. A lengthening of the Achilles tendon would also be worthless.

What actually happens can be easily demonstrated anatomical specimens. The main portion of Chopart's joint, that is, the joint between the navicular bone and the talus, is shaped like a sphere. Pull on the tendon of the posterior tibial muscle, whose insertion is mainly on the navicular bone, will force this bone to subluxate in a medial-plantar direction. The talus is then forced into a dorsal direction. The anatomical conditions impede further dorsal flexion, since the neck of the talus will hit the anterior aspect of the tibia.

The adduction deformity of Chopart's joint is liable to cause the malrotation of the lower leg to be misinterpreted. On clinical examination we often find that the foot is in inward rotation. The patient is sitting with both feet in maximum outward rotation. One might suspect the malrotation to be localized at the fracture site, but if we look at the X-ray of the fractured tibia, we find that the fracture has healed in the exact anatomical position. The inward rotation must consequently be wholly attributed to subluxation of the navicular bone, that is, the adduction deformity of Chopart's joint.

The foot adduction forces outward rotation of the leg during walking, which causes incorrect weight-bearing in the knee joint. Also the pes equinus affects the knee joint and causes a hyperextension. These two side-effects of the deformed foot are easily detected when the patient is standing and walking.

The key to the entire short foot syndrome is contracture of the tendons to the muscles in the medial compartment of the lower leg. The long flexor muscle of the big toe has its insertion on the distal phalanx of that toe, the long flexor muscle of the toes is attached to the other toes, and the posterior tibial muscle has its main insertion on the navicular bone and also connects with several metatarsal bones.

Damage to these muscles with subsequent shrinkage will cause a considerable pull centered on the fore part of the foot, which is forced into a position of subluxation at Chopart's joint.

The underlying cause of the symptoms composing the short foot syndrome following tibial fractures is consequently damage to the muscles in the medial compartment of the lower leg. Muscle laceration may be caused either by direct violence at the time of accident or represent a secondary injury caused by the bone fragments. Muscle necrosis may also be caused by increased compartment pressure – in other words, a true posterior compartmental syndrome. Another cause occasionally found in proximal tibial fractures is primary arterial damage. Primary vascular injury as such, without any fracture, may after all produce the same symptoms as in the syndrome I have described here.

The patient had a pronounced short foot syndrome. An arteriogram of his leg revealed a destroyed fibular artery, which nourishes the medial compartment muscles. The picture shows less vascularity than is normal within these muscles and also twisted vessels typical of scar tissue.

The condition is perhaps not too common as a sequel to tibial fracture. Nevertheless, the incidence is estimated to be about 10%, and the question is whether it would not be higher if less manifest cases of the syndrome were included. The stiffness of the ankle joint which so often results from tibial fractures should perhaps not wholly be ascribed to the plaster treatment, as is claimed by the AO school. On the one hand surgical treatment does after all involve decompression of the medial compartment, and on the other hand calcaneal traction and continuous pressure on the calf perhaps also contribute to ischemic damage to the muscles. As we know, there are considerable differences in the results presented by the different schools of treatment when it comes to mobility of the ankle joint. In Böhler's large series from 1953 the incidence of considerable ankle joint stiffness amounted to 14% in closed fractures and to 70% in open fractures. In series treated according to the principles of the AO-group it varies between 6% and 10%.

During the 4 years in which we conducted this study, we encountered 23 cases of the short foot syndrome following tibial shaft fracture. The youngest patient was 9 and the oldest 63 years old. Seventeen of the patients were men.

Only in two cases was the fracture caused by indirect violence. Sixteen were the result of traffic accidents. In 11 cases the fracture was a compound one. In the 15 cases that were treated by conservative methods, traction had been used as the primary treatment for 10 fractures. Postoperative immobilization in plaster was used in seven of the eight cases treated by open reduction. All but three of the fractures had at some time during the initial period of treatment been immobilized in plaster. Delayed or non-union resulted in 15 cases. However, all were evaluated when healed.

In our series, consequently, three of the following four parameters were always present, namely high-energy violence, closed treatment, traction and plaster treatment.

Our treatment of muscle contracture in the medial compartment must naturally primarily be prophylactic. If a lacerated muscle is found at operation, I would certainly recommend excising it. It is important to recognize a compartmental syndrome in time and relieve the pressure — by fasciotomy or open rigid internal or external fixation of the fracture. Any vascular damage should be repaired immediately.

However, when there are signs of muscle contracture developing, the process can in all likelihood be arrested and final deformity prevented by tenotomies, which should be performed within 2–4 months of injury. At the late stage, once foot deformity has been established, one has to resort to other surgical methods, such as wedge osteotomy of the foot or osteotomy of the distal tibia. Tibial osteotomy should be aimed at three-dimensional correction — that is, correction of the varus deformity, derotation to correct the inward rotation of the foot and forward angulation to minimize the equinus deformity.

In our series, four patients were treated by tenotomy, two by tenotomy in combination with osteotomy and two by osteotomy only.

Summary

Some tibial shaft fractures may sometimes end up with a severe sequela — in short, contracted, stiff or malpositioned foot — caused by muscle damage to the medial compartment. Early diagnosis and special procedures may prevent deformity.

II. Verletzungen des distalen Unterarmendes und der Handwurzel beim Erwachsenen

1. Brüche am distalen Unterarmende

**Brüche am distalen Unterarmende
Einteilung der Bruchformen und Indikation**

J. Poigenfürst, Wien

Vor mehr als 100 Jahren haben Colles, Barton und Smith [5] die nach ihnen benannten Frakturtypen des distalen Speichenendes beschrieben, nämlich den Biegungsbruch mit Trümmerzone und Abriß des Ellengriffels, den Abscherungsbruch mit Subluxation der Hand und den Bruch mit Zerreißung des distalen Radioulnargelenkes. Sie haben damit ohne Hilfe der Röntgenaufnahme und ohne Sektionsbefund, nur auf Grund ihrer klinischen Untersuchung eigentlich das Wesentliche über die Verletzungen dieser Region ausgesagt.

Es blieb unserem Jahrhundert vorbehalten, sich zunächst in den Details des Röntgenbildes zu verlieren. Ein Schema mit 42 verschiedenen Bruchformen ist für die Praxis ungeeignet. Erst in letzter Zeit haben schwedische Autoren und im deutschen Sprachraum Rehn [3] und Schweiberer [4] wieder die Beziehung zur Funktion hergestellt.

Bruchformen

Der erste Schritt zu einer praxisnahen Einteilung ist dann getan, wenn man von der klinischen Gewohnheit abgeht, jeden Bruch am distalen Speichenende als einen „an typischer Stelle" zu bezeichnen. Dann kristallisieren sich nämlich drei verschiedene Frakturtypen mit unterschiedlicher Lokalisation heraus (Abb. 1).
1. Der Biegungsbruch der Metaphyse;
2. Der Stauchungsbruch der Epiphyse und
3. Der Abscherungsbruch vom Rand der Gelenksfläche.

Die genaue Lage und Richtung der Fraktur und die Zahl eventueller zusätzlicher Fissuren kann vernachlässigt werden. Solange die Fraktur isoliert — nämliche ohne Bandverletzung auftritt, ist sie *stabil*. Die Möglichkeiten der Dislokation sind daher gering (Abb. 2). Erfahrungsgemäß überschreitet sie nicht die Grenzen von 3 mm Verkürzung und einem dorsal offenen Winkel bzw. einer Supinationsfehlstellung von 20 Grad. Verschiebungen nach radial, nach palmar und im Sinne der Pronation werden durch den intakten ulnaren Bandapparat und durch das intakte distale Radioulnargelenk verhindert.

Das bedeutet für die Therapie, daß diese Brüche sich gut reponieren lassen und im Unterarmgips gehalten werden können. Auch dann, wenn sie nicht oder ungenügend repo-

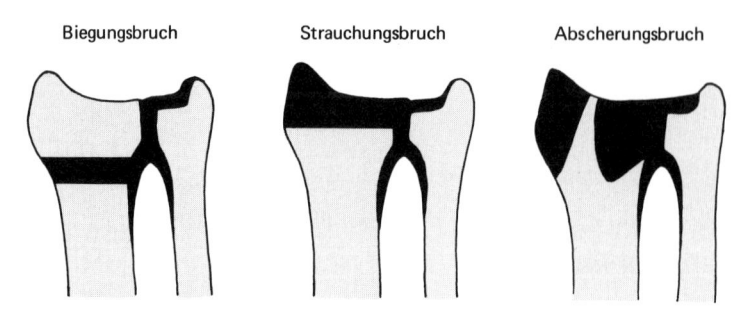

Abb. 1. Bruchformen „Loco typico"

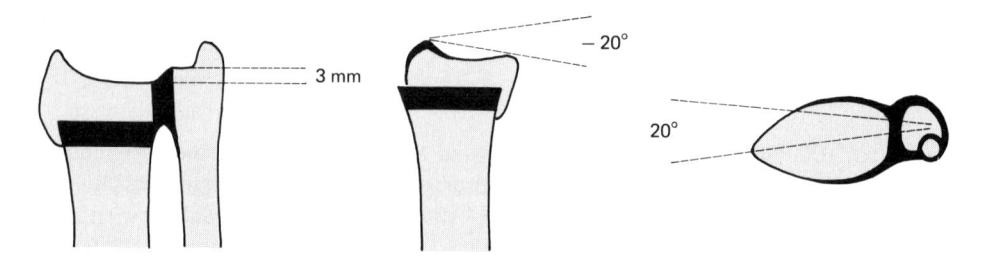

Abb. 2. Maximaldislokation bei stabilen Brüchen

niert wurden, wie das Beispiel Abb. 3 zeigt, ist die sekundäre Verschiebung nicht größer als die primäre.

Bandverletzungen

Ulnares Seitenband

Es konnte schon an anderer Stelle gezeigt werden [2], daß die isolierte Durchtrennung des ulnaren Seitenbandes an einer Leichenhand die Möglichkeit der Radialabduktion um etwa 25 Grad erhöht. Dieses Phänomen findet auch seinen klinischen Niederschlag. Nach Ehalt [1] ist bei fast 50% der distalen Speichenbrüche auch der Ellengriffel abgerissen. Bei weiteren 10% der Patienten muß nach unseren Untersuchungen mit einem Bandriß ohne Knochenbeteiligung gerechnet werden. Das heißt, daß fast bei 2/3 aller distalen Speichenbrüche auch eine ligamentäre oder ossäre Desinsertion des Carpus von der Elle stattgefunden hat, die durch gehaltene Aufnahmen ausgeschlossen oder nachgewiesen werden kann. Diese Brüche mit Bandverletzung zeigen dementsprechend stärkere Dislokationen, vor allem nach radial.

Für die Therapie bedeutet dies, daß diese Speichenbrüche sich zwar gut reponieren, aber nicht gut halten lassen. Sie neigen zur sekundären Verschiebung nach zentral und durch eine zunehmende Subluxation des Carpus zum Absinken nach radial (Abb. 4).

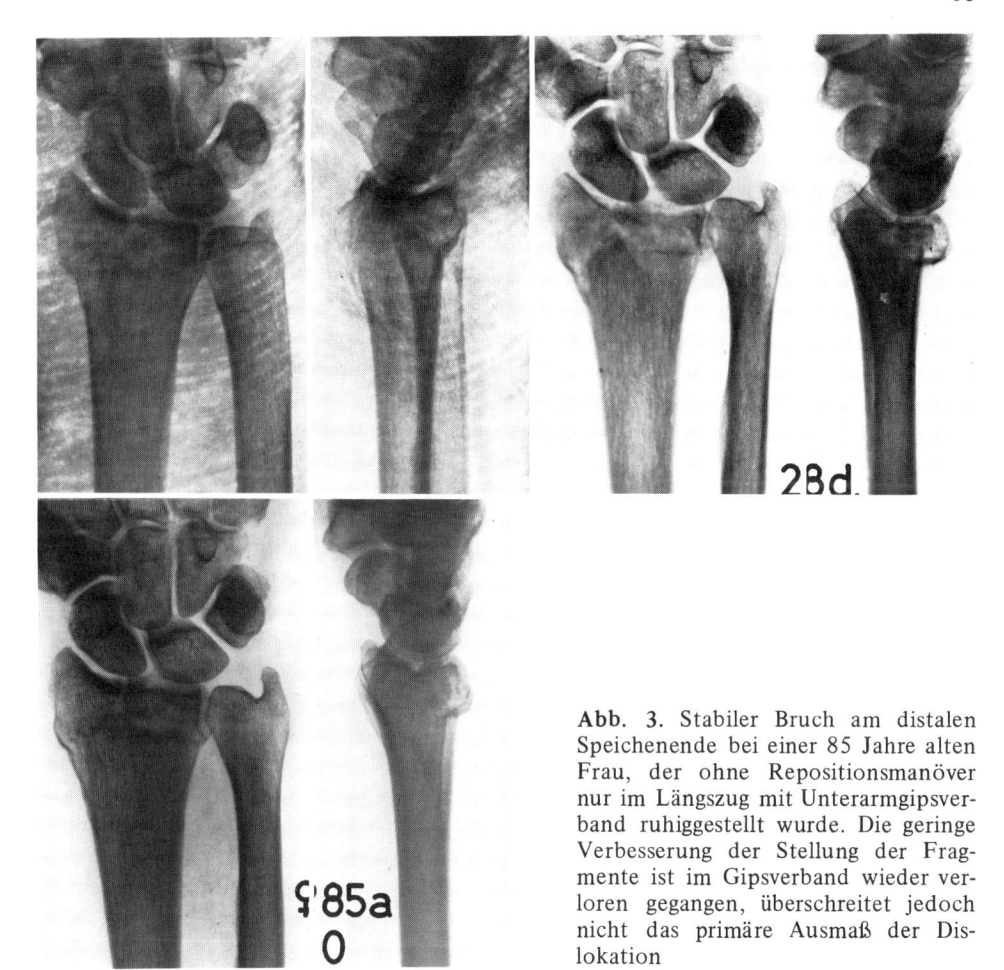

Abb. 3. Stabiler Bruch am distalen Speichenende bei einer 85 Jahre alten Frau, der ohne Repositionsmanöver nur im Längszug mit Unterarmgipsverband ruhiggestellt wurde. Die geringe Verbesserung der Stellung der Fragmente ist im Gipsverband wieder verloren gegangen, überschreitet jedoch nicht das primäre Ausmaß der Dislokation

Distales Radioulnargelenk

Die isolierte Zerreißung des distalen Radioulnargelenkes erlaubt nur ein Ausknicken des Speichenfragmentes nach dorsal oder palmar (Abb. 5). Je weiter die Fraktur in den Schaft wandert, umso seltener wird auch die Beteiligung des distalen Radioulnargelenkes. Der Bruch des Ellenschaftes unter dem Kopf kann als stellvertretende Verletzung für diese radio-ulnare Separation aufgefaßt werden.

Für die Therapie bietet diese einfache Form der Instabilität wenig Probleme.

Zweifache Bandverletzung

Die größten Schwierigkeiten sind naturgemäß bei jenen Frakturen zu erwarten, die durch ulnare Desinsertion und radio-ulnare Separation ein zweifaches Maß an Instabilität erlangt haben (Abb. 6). Meist handelt es sich dabei um Stauchungsbrüche mit Trümmerzonen.

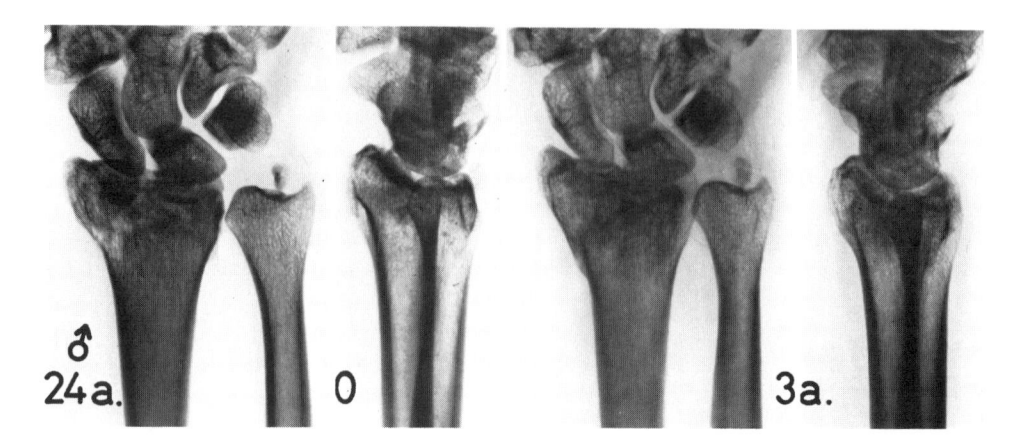

Abb. 4. Einfach instabiler Stauchungsbruch am distalen Speichenende bei einem 24 Jahre alten Mann. Das Nachuntersuchungsbild nach 3 Jahren zeigt die Ausheilung mit geringer Verkürzung aber deutlicher Subluxation des Carpus nach radial durch knöcherne Desinsertion von der Elle

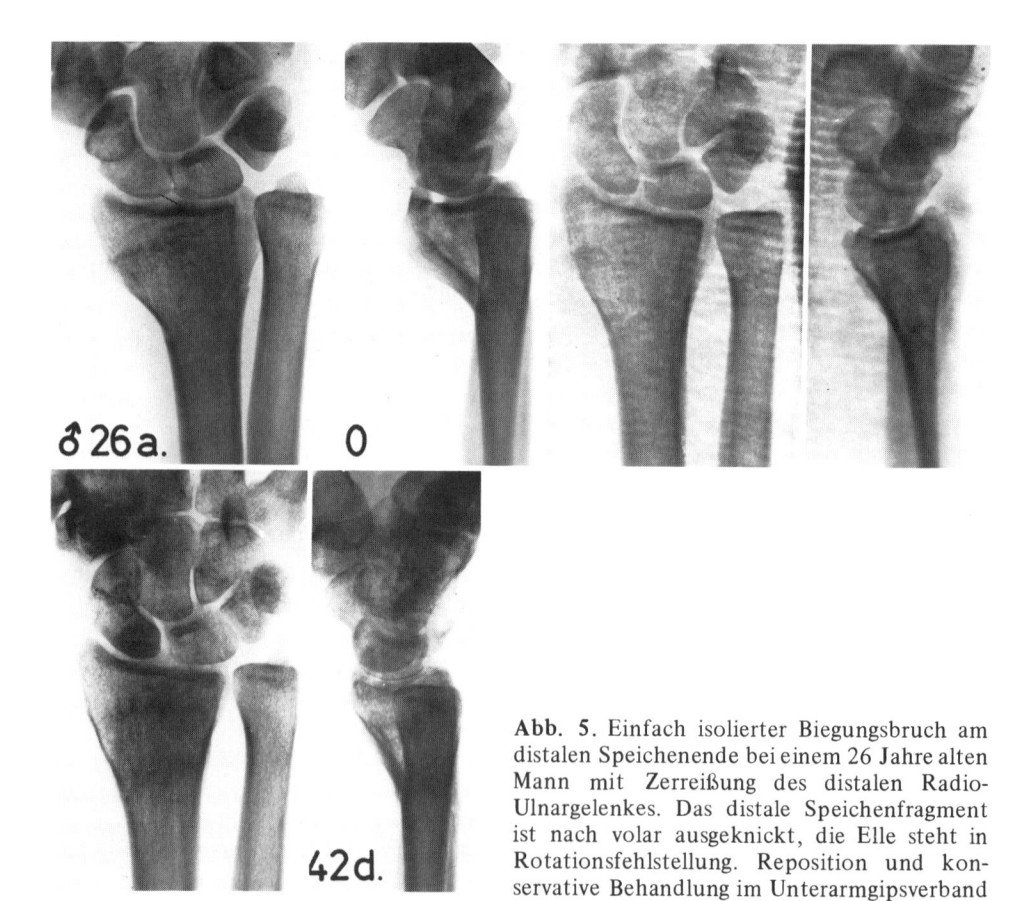

Abb. 5. Einfach isolierter Biegungsbruch am distalen Speichenende bei einem 26 Jahre alten Mann mit Zerreißung des distalen Radio-Ulnargelenkes. Das distale Speichenfragment ist nach volar ausgeknickt, die Elle steht in Rotationsfehlstellung. Reposition und konservative Behandlung im Unterarmgipsverband

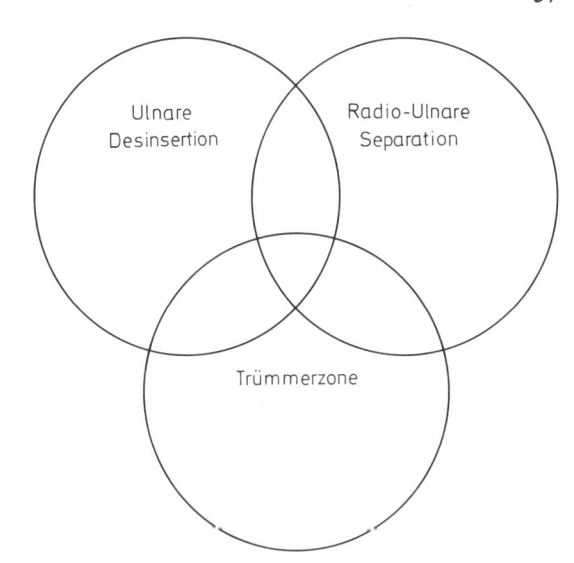

Abb. 6. Faktoren der Instabilität

Während bei stabilen Frakturen trotz einer Trümmerzone nur geringe sekundäre Verschiebungen möglich sind und dadurch höchstens die Konsolidationsdauer verlängert wird, verstärkt das Vorliegen mehrerer Fragmente die Folgen der Bandverletzungen. Auch nach guter Reposition kommt es bei rein konservativer Therapie zur sekundären Verkürzung, Verbreiterung des distalen Speichenendes oder zu anderen Verschiebungen. Diese müssen nicht immer im Sinne der primären Dislokation erfolgen. Wenn eines der Fragmente den straffen dorsalen Bandapparat des distalen Radioulnargelenkes trägt, kann aus einer scheinbaren Colles' fracture sehr leicht eine Smith' fracture werden (Abb. 7).

Konsequenzen für die Therapie

Die therapeutischen Probleme der Brüche am distalen Speichenende sind also nicht so sehr in der Form der Fraktur zu suchen, sondern liegen in der Komplikation der zusätzlichen Bandverletzungen, die zur ulnaren Desinsertion des Carpus und zur Separation von Speiche und Elle führen. Je nach dem Verletzungsgrad bewirken diese Bandverletzungen einfache oder zweifache Instabilität mit allen Konsequenzen für die Therapie (Tabelle 1).

Diese Überlegungen leiten zu folgenden Schlüssen:
1. Stabile Brüche und einfach instabile Biegungsbrüche können konservativ im Unterarmgips gut behandelt werden.
2. Bei einfach instabilen Stauchungsbrüchen sollte man vielleicht schon zum Oberarmgipsverband übergehen und auch Maßnahmen zur Verhinderung sekundärer Verkürzung treffen.
3. Einfach instabile Abscherungsbrüche stellen seit jeher eine Operationsindikation dar.
4. Für alle zweifach instabilen Brüche ist der Unterarmgipsverband sicher nicht mehr geeignet. Wie weit bei diesen Brüchen unter Berücksichtigung des meist hohen Alters der Patienten und auch ihrer großen Zahl die Operationsindikation getrieben werden kann, soll ebenso der Diskussion überlassen werden, wie die Frage nach dem günstigsten Operationsverfahren.

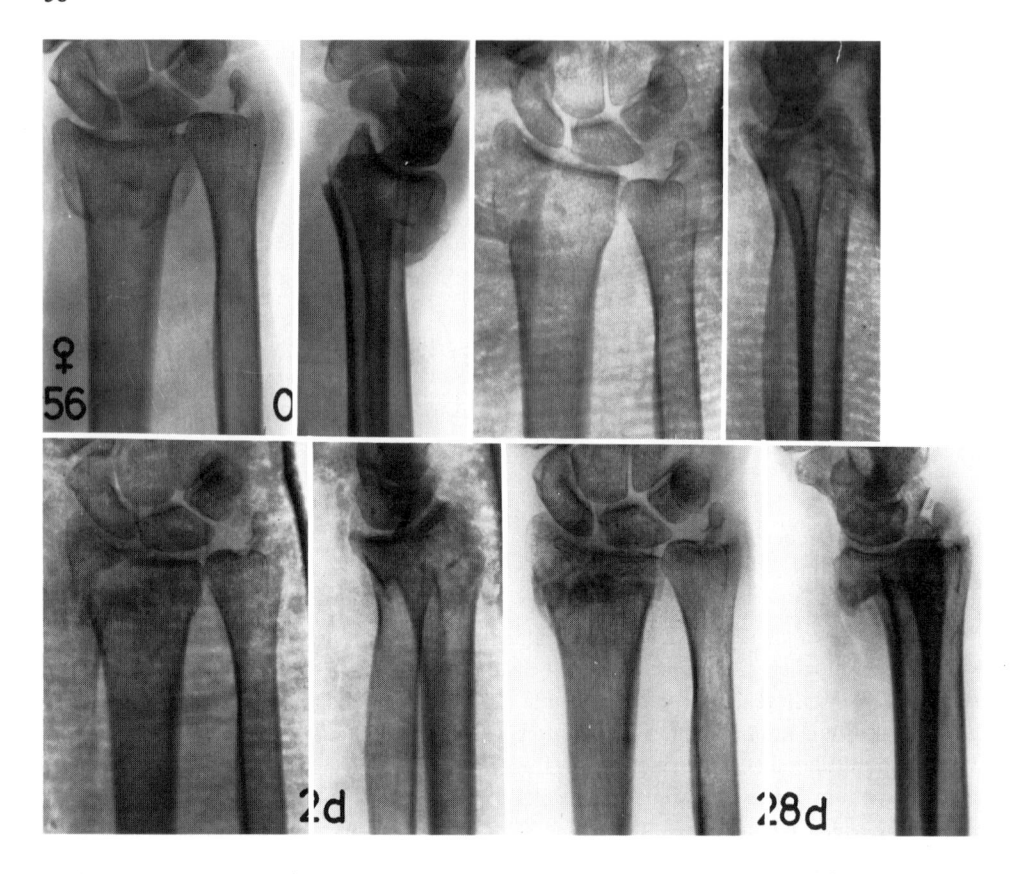

Abb. 7. Zweifach instabiler Bruch am distalen Speichenende mit dorsal offenem Winkel. Trotz guter Reposition kommt es im Gipsverband zur sekundären Verschiebung im umgekehrten Sinn, nämlich nach palmar und im Sinne der Pronation

Tabelle 1. Konsequenzen für die Therapie

Stabile Brüche
    Konservativ – Unterarmgips

Einfache instabile Brüche
1. Biegungsbruch
    Konservativ – Unterarmgips
2. Stauchungsbruch
    Konservativ – Oberarmgips (?)
    Längenausgleich (?)
3. Abscherungsbruch
    Operativ

Zweifach instabile Brüche
    Operativ
    Konservativ – Oberarmgips

Literatur

1. Ehalt W (1935) Die Bruchform am unteren Ende der Speiche und Elle. Arch orthop Unfallchir 35: 397–442
2. Poigenfürst J, Tuchmann A (1978) Die Bedeutung der ulnaren Bandverletzung beim Speichenbruch an typischer Stelle. Handchir 10: 121–125
3. Rehn J (1965) Behandlung typischer Radiusfrakturen. Chirurg 36: 206–211
4. Schweiberer L (1973) Frakturen des distalen Radiusendes. Klassifizierung und Behandlung. Langenbecks Arch Chir 334: 171–180
5. Zit. nach Watson-Johns Sir R (1976) Fractures and Joint Injuries, 5. Aufl. Churchill Livingstone, Edinburgh London New York

Behandlungs- und Nachuntersuchungsergebnisse von konservativ behandelten, stark verschobenen Brüchen der Speiche an typischer Stelle

W. Buchinger, Wien

Handgelenknahe Speichenbrüche sind mit 10% aller Knochenbrüche die häufigsten, am Unfallkrankenhaus Wien Meidling behandelten Frakturen. Wir haben unter 7500 Speichenbrüchen, die in den Jahren 1970–1975 behandelt wurden solange Patienten mit stark verschobenen Brüchen zur Nachuntersuchung vorgeladen, bis eine Fallzahl von 100 erreicht war.

Als stark verschobene Speichenbrüche haben wir folgende fünf Gruppen gefunden:
1. Brüche der Speiche an typischer Stelle mit einem Bruchstück, das entweder um mehr als volle Schaftbreite nach dorsal verschoben war, oder Verschiebung um halbe bis ganze Schaftbreite bei Kippung des Fragmentes um mehr als 45 Grad nach dorsal zeigte (Abb. 1) – 26 Fälle.
2. Brüche mit der oben beschriebenen Verschiebung, wobei das distale Fragment in zwei zueinander unverschobene Fragmente gebrochen war (Abb. 2) – 27 Fälle.
3. Speichenbrüche bei denen das distale Bruchstück in zwei zueinander verworfene Fragmente gebrochen war (Abb. 3) – 13 Fälle.
4. Speichentrümmerbruche (Abb. 4) – 20 Fälle.
5. Speichenbrüche mit Verschiebung nach volar (Smith-Frakturen) (Abb. 5) – 14 Fälle.

Diese Brüche können nicht für sich alleine gesehen werden. Alle Frakturen mit starken Verschiebungen führen zu einer Zerreissung der das Handgelenk sichernden Bändern. Subluxationen oder Luxationen in den Teilgelenken des proximalen Handgelenkes sind die Folge.

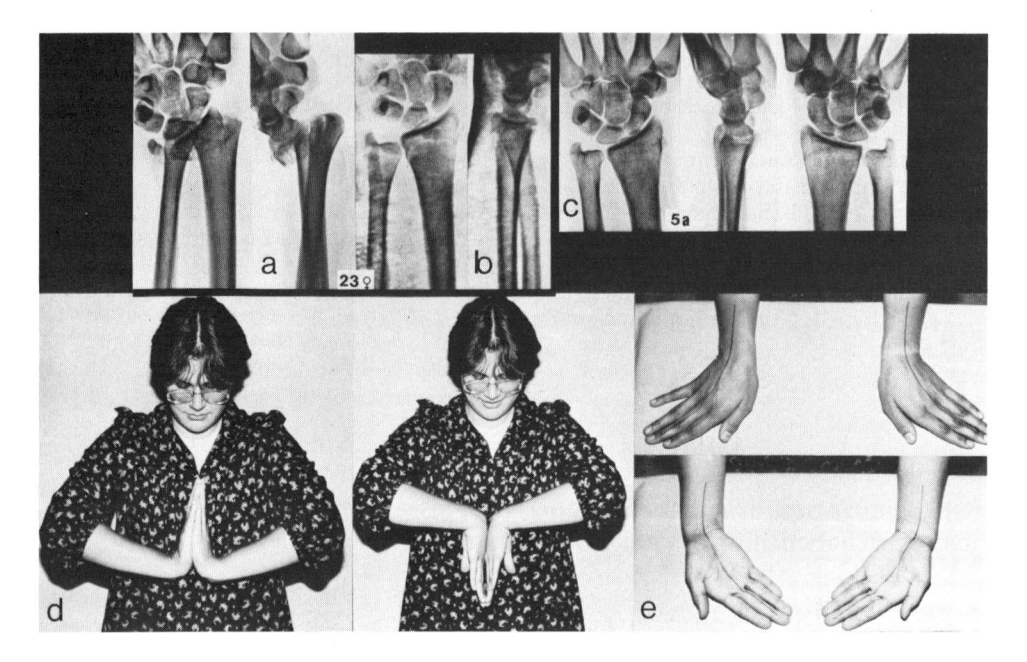

Abb. 1a—e. 23jährige Studentin, Mopedsturz. Speichenbruch 1. t. links mit Verschiebung um mehr als volle Schaftbreite nach dorsal (Gruppe 1). **a** Primärröntgen, **b** Stellung der Fraktur nach Reposition und Anlegen des Gipsverbandes, **c** Röntgenbefund nach 5 Jahren: physiologischer Speichenschaftgelenkwinkel in beiden Ebenen, geordnete Gelenkverhältnisse, keine Arthrose, **d** Vergleich Handgelenk nach a.p., **e** Funktion: Freie Beweglichkeit. Patient hat keine Schmerzen

Patientengut

Unter unseren nachuntersuchten Patienten war ein deutliches Überwiegen der Frauen mit 71 Brüchen gegenüber 29 Männern festzustellen. 43mal war die rechte, 57mal die linke Seite betroffen. Das Durchschnittsalter lag bei 49,7 Jahren.

Behandlung

Die konservative Behandlung der Speichenbrüche erfolgt in unserem Krankenhaus nach den von Lorenz Böhler angegebenen Richtlinien.

Die Ruhigstellung erfolgte immer mit einem Oberarmgipsverband, in 15 Fällen wurde zusätzlich eine Zeigefingerschiene angelegt. Einen Faustgipsverband haben wir nie verwendet.

Nach 5—7 Tagen wird eine Röntgenkontrolle durchgeführt und auf alle Fälle, auch bei guter Stellung der Fraktur umgegipst. Weitere Röntgenkontrollen erfolgen wöchentlich, bei Lockerwerden des Gipsverbandes oder Absinken des Bruchstücks wird bei versuchter Stellungskorrektur ein neuer Gipsverband angelegt. Die Befristung lag bei 5—7 Wochen.

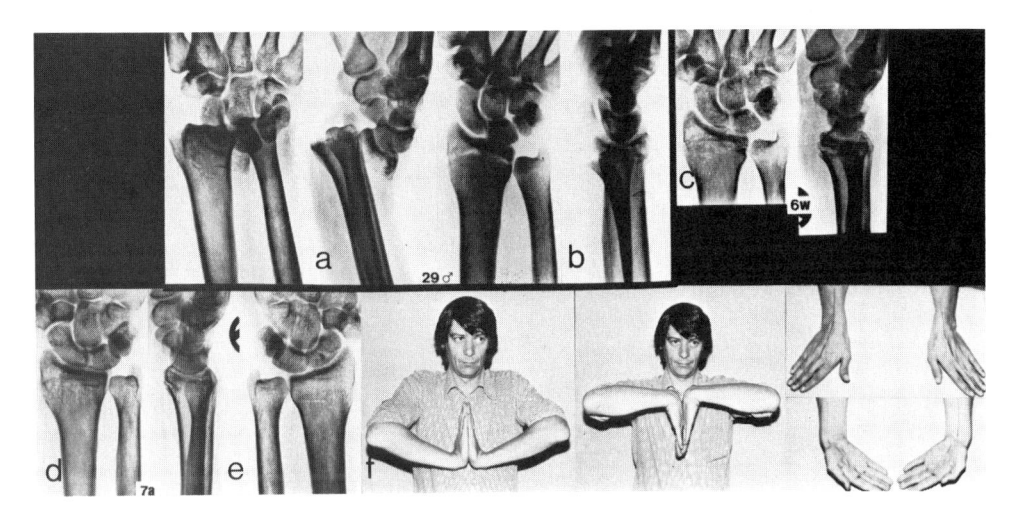

Abb. 2a–f. 29jähriger Kraftfahrer, LKW-Unfall, Speichenbruch l. t. rechts mit Verschiebung um volle Schaftbreite nach dorsal, das distale Fragment unverschoben in sich gebrochen (Gruppe II). **a** Primärröntgen, **b** Stellung der Fraktur nach Reposition, **c** Stellung der Fraktur nach Bruchheilung und Gipsabnahme, **d** Röntgenbefund nach 7 Jahren: Speichenschaftgelenkwinkel a.p. 30°, seitlich 0°, geordnete Gelenkverhältnisse, leichte Arthrose im Radiocarpalgelenk und Radioulnargelenk, **e** Vergleich linkes Handgelenk a.p., **f** Funktion: Freie Beweglichkeit. Patient hat keine Schmerzen

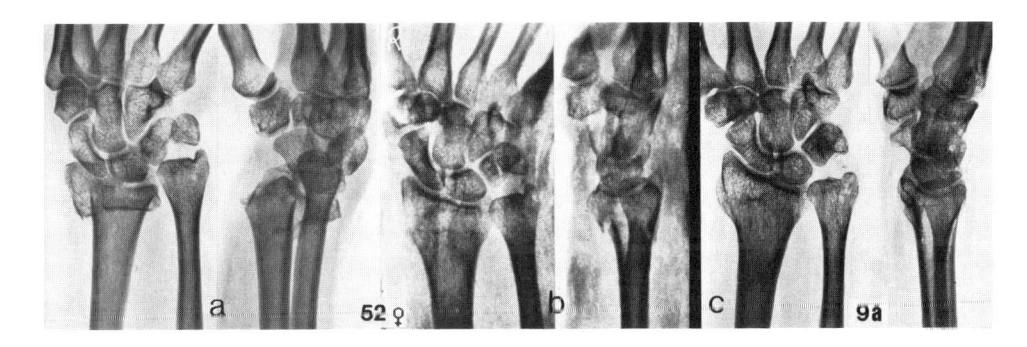

Abb. 3a–c. 52jährige Beamtin, Sturz von der Leiter. Speichenbruch l. t. rechts. Das distale Fragment in zwei zueinander verworfene Bruchstücke gebrochen (Gruppe III). **a** Primärröntgen, **b** Stellung der Fraktur nach Reposition und Anlegen des Gipsverbandes, **c** Röntgenbefund nach 9 Jahren: Speichenschaftgelenkwinkel a.p. 25°, seitlich 0°, geringe zentrale Subluxation, leichte Arthrose im Radiocarpalgelenk und Radioulnargelenk, mittlere Arthrose im Ulnocarpalgelenk. Patientin hat keine Schmerzen, freie Beweglichkeit

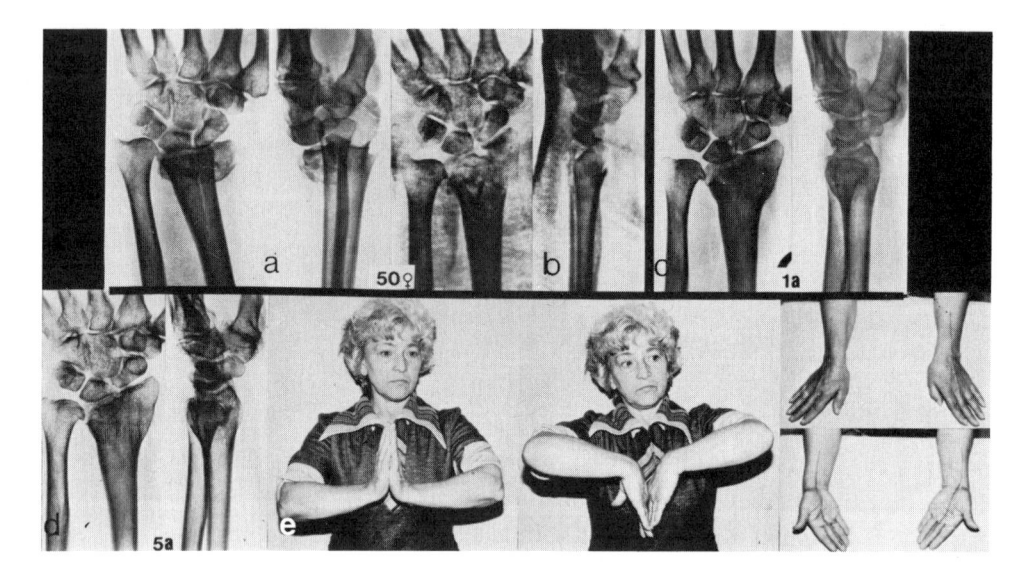

Abb. 4a–e. 50jährige Hausfrau, Sturz über Treppe. Speichentrümmerbruch links (Gruppe IV). a Primärröntgen, b Stellung der Fraktur nach Reposition und Anlegen des Gipsverbandes, c Röntgenbefund nach einem Jahr: nach neuerlichem Sturz (Distorsion), Speichenschaftgelenkwinkel a.p. 30°, seitlich minus 10°, schwere Arthrose im Radiocarpalgelenk und Radioulnargelenk, d Röntgenbefund nach 5 Jahren: die Arthrose im Radiocarpalgelenk unverändert, leichte Arthrose im Ulnocarpalgelenk, e Funktion: Extension und Flexion endlagenbehindert, bis auf Wetterfühligkeit keine Beschwerden

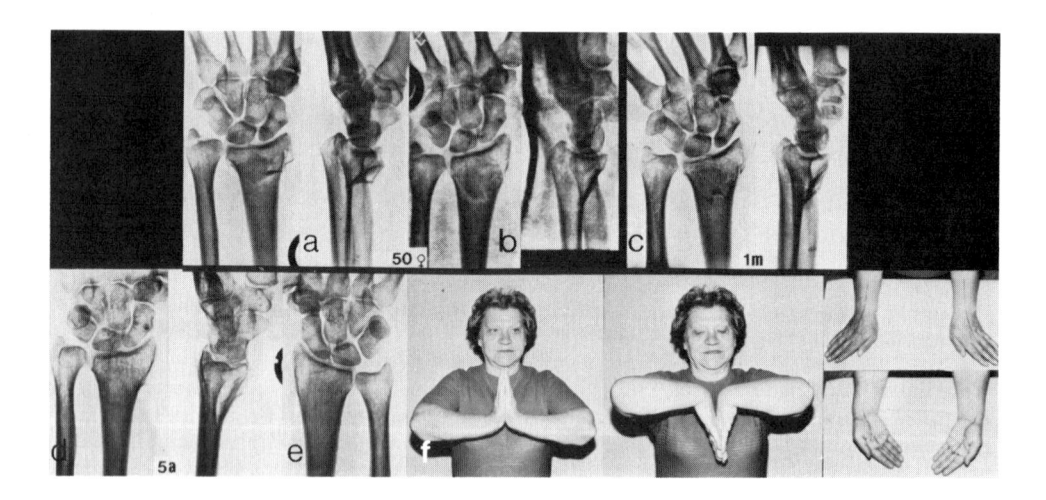

Abb. 5a–f. 50jährige Arbeiterin, Sturz von der Leiter. Volarer Teilverrenkungsbruch links (Gruppe V). a Primärröntgen, b Stellung der Fraktur nach Reposition und Anlegen des Gipsverbandes (eine geringe Verschiebung nach volar und zentral ist verblieben), c Stellung der Fraktur nach Bruchheilung und Gipsabnahme, Speichenschaftgelenkwinkel a.p. 25°, seitlich plus 15°, geringe zentrale Subluxation, d Röntgenbefund nach 5 Jahren: leichte Arthrose im Radiocarpal- und Radioulnargelenk, e Vergleich Handgelenk a.p., f Funktion: Freie Beweglichkeit. Patientin klagt über Schmerzen bei manuell anstrengender Tätigkeit

Behandlungsergebnisse

Eine Übersicht über die Behandlungsergebnisse vermittelt Tabelle 1. Die Stellung der Fraktur, in der die knöcherne Heilung erfolgte wurde mit sehr gut, zufriedenstellend oder schlecht bewertet.

Als sehr gut haben wir das Ergebnis bewertet, wenn ein Speichenschaftgelenkwinkel von ap 20 bis 30 Grad und seitlich minus 5 bis plus 10 Grad, eine stufenlose Gelenksfläche und geordnete Gelenkverhältnisse in allen drei Teilgelenken des proximalen Handgelenkes bestanden.

Zufriedenstellend haben wir Befunde eingestuft, die einen Speichenschaftgelenkwinkel von ap 15 bis 20 Grad und seitlich minus 10 bis plus 15 Grad, geringe Stufenbildung oder geringe zentrale Subluxation im Radioulnargelenk zeigten. Alle übrigen Fälle haben wir mit schlecht beurteilt.

Wie die Tabelle 1 zeigt, konnte mit der konservativen Behandlung eine sehr gute bis zufriedenstellende Rekonstruktion des Handgelenkes bei 76% aller Patienten erreicht werden. Bei 24% der primär stark verschobenen Speichenbrüche war die Stellung der Fraktur nach Bruchheilung schlecht.

Nachuntersuchungsergebnisse

Röntgen

An den bei der Nachuntersuchung angefertigten Röntgenbildern haben wir mit einer Vergleichsaufnahme der gesunden Seite die posttraumatische Arthrose im Radiocarpal-, Radioulnar- und Ulnocarpalgelenk festgestellt. Als leichte Arthrose haben wir geringe exophytische Anlagerungen an den Knorpelknochengrenzen bezeichnet. Schwer war die Arthrose bei starker Randzackenbildung und Gelenkdestruktion im Radiocarpalgelenk, Deformierung des Ellenköpfchens im Radioulnargelenk und Kalkablagerungen zwischen Ellenköpfchen und proximaler Handwurzelreihe.

Tabelle 1. Nachuntersuchungsergebnisse stark verschobener Speichenbrüche

Röntgen

Gruppe	Sehr gut		Zufriedenstellend		Schlecht		Fälle	
I	19	(73%)	3	(12%)	4	(15%)	26	(100%)
II	17	(63%)	6	(22%)	4	(15%)	27	(100%)
III	7	(54%)	2	(15%)	4	(31%)	13	(100%)
IV	10	(50%)	2	(10%)	8	(40%)	20	(100%)
V	4	(29%)	6	(42%)	4	(29%)	14	(100%)
	57		19		24		100	

Sehr gut und zufriedenstellend 76% Schlecht 24%

Nur 15 Patienten zeigten im Nachuntersuchungsröntgen bei strenger Bewertung keine Arthrose.

Die prozentuelle Verteilung der Arthrose in den einzelnen Gruppen und Gelenken bei den 85 übrigen Patienten zeigt Tabelle 2.

Es fällt auf, daß die posttraumatische Arthrose in den ersten beiden Gruppen am geringsten ist. Brüche mit Stufenbildung an der Speichengelenkfläche und volare Speichenbrüche neigen am häufigsten zur posttraumatischen Arthrose im Radiocarpal- und Radioulnargelenk. Auch im Ulnocarpalgelenk zeigen Brüche mit Destruktion der Speichengelenkfläche am häufigsten posttraumatische Arthrose.

Weiters sieht man, daß unter den drei Teilgelenken des proximalen Handgelenkes das Radioulnargelenk am häufigsten posttraumatische Veränderungen nach stark verschobenen Speichenbrüchen zeigt.

Ein Morbus Sudeck trat nie auf.

Klinik

Form

Bei der klinischen Nachuntersuchung zeigten entsprechend dem Röntgenbefund 3/4 aller Patienten ein normal geformtes Handgelenk. Auffällig war nur, daß bei 46 Patienten und zwar sowohl in Fällen mit gutem wie mit schlechtem röntgenologischem Ergebnis das Ellenköpfchen in Pronation deutlich nach dorsal subluxiert war. Dies ist sicher auf eine persistierende Schädigung der radioulnaren Bänder und des Discus triangularis bedingt. In mittlerer Vorderarmdrehung wird das Ellenköpfchen durch den Zug der Membrana interossea reponiert. Die latente Subluxation des Ellenköpfchens nach dorsal kann daher röntgenologisch nur bei Pronationsstellung der Hand und radioulnarem Strahlengang nachgewiesen werden.

An zwei Patienten konnte bei der Nachuntersuchung eine Ellenköpfchenluxation nach dorsal festgestellt werden.

Bei einem weiteren Patienten wurde kürzlich aus diesem Grund eine Ellenköpfchenresektion vorgenommen.

Beweglichkeit

Mit Ausnahme einer Patientin, die in der Folge einen Daumenstrecksehnenriß erlitt, waren Finger, Ellbogen und Schultergelenk bei der Nachuntersuchung immer seitengleich frei beweglich.

Die Beweglichkeit des Handgelenkes war bei 73 Patienten frei (Tabelle 3). Siebenundzwanzig Patienten zeigten Beweglichkeitseinschränkungen, deren Aufgliederung Tabelle 4 zeigt.

Am häufigsten behindert war die Ulnarduktion, gefolgt von der Supination (zwei Fälle mit vollkomener Supinationshemmung bei Ellenköpfchenluxation) und der Palmarflexion.

Tabelle 2. Prozentuale Verteilung der Arthrosen in den Gruppen und Gelenken

Gruppe	Radiocarpalgelenk Arthrose			Radioulnargelenk Arthrose			Ulnocarpalgelenk Arthrose		
	Leicht	Mittel	Schwer	Leicht	Mittel	Schwer	Leicht	Mittel	Schwer
I	15%		0,4%	23%	23%	15%	15%	0,4%	0,4%
II	48%	8%		22%	19%	19%	29%	8%	
III	23%	8%	38%	30%	30%	15%	30%	23%	
IV	5%	50%	40%	20%	35%	10%	40%	5%	10%
V	28%	50%		28%	36%		7%	4%	

Tabelle 3. Handgelenksbeweglichkeit bei der Nachuntersuchung

Frei beweglich	73%
Eingeschränkt	27%
	100%

Tabelle 4. Beweglichkeitseinschränkung bei 27 Patienten, aufgegliedert in SFR

	1/3 beh.	1/2 beh.	2/3 beh.	Ganz beh.	Σ (n = 100)
Extension	4				4%
Palmarflexion	12	5	1		18%
Radialduktion	5				5%
Ulnarduktion	12	10	5		27%
Supination	15	5		2	22%
Pronation	10	2			12%

Schmerzen

Bei der Nachuntersuchung waren 74 Patienten schmerzfrei (nur 7 in dieser Gruppe hatten Beschwerden leichter Art wie z.B. Wetterfühligkeit). Zweiundzwanzig Patienten gaben mittelstarke Beschwerden bei manueller Tätigkeit an, 4 Patienten klagten über Dauerschmerzen und zwar in der ulnaren Hälfte des Handgelenkes.

Zusammenfassend kann festgestellt werden, daß bei den konservativ behandelten stark verschobenen Speichenbrüchen an typischer Stelle in 85% der Fälle eine Spätarthrose zu beobachten war.

Obwohl also nur bei 15% der Patienten keine Handgelenkarthrose zu erkennen war, waren die Achsenstellung der geheilten Fraktur wie auch der klinischen Nachuntersuchungsbefund bei etwa 3/4 aller Patienten als sehr gut bis zufriedenstellend zu bezeichnen.

Da von den 27 eingeschränkt beweglichen Patienten alle eine Einschränkung der Ulnarduktion und 22 zusätzlich eine Behinderung der Supination aufwiesen, glauben wir, daß in diesen Fällen eine frühzeitige Resektion des Ellenköpfchens angezeigt wäre und das Gesamtergebnis damit noch verbessert werden könnte.

Literatur

Beck E (1979) Handgelenknahe Speichenbrüche, Unfallheilkunde 82: 1
Eggert A, Kecskes S (1973) Spätergebnisse von konservativ behandelten distalen Radiusfrakturen. Act traumat 3: 185
Ehalt W (1935) Bruchformen am unteren Ende der Speiche und Elle. Arch orthop Unfallchir 35: 397
Hörster G, Ludolph E (1979) Spätschäden nach handgelenknahen Speichenbrüchen. Unfallheilkunde 82: 29
Lippmann R K (1937) Laxity of the radio ulnar joint following Colles' fracture. Arch Surg 35: 772
Poigenfürst J, Tuchmann A (1978) Bedeutung der ulnaren Bandverletzung beim Speichenbruch an typischer Stelle. Handchirurgie 10: 3

**Radiusfrakturen loco typico —
Ergebnisse und Grenzen der konservativen Behandlung**

H. Seiler, F. Klapp und F. Eitel, Homburg

Nach einem Intervall zwischen 16 und 132 Monaten wurden 303 konservativ behandelte distale Radiusfrakturen, ohne Grünholz- und Wachstumsfugenverletzungen, klinisch und röntgenologisch nachuntersucht. Die in 52,3% der Fälle nach mehr als 4 Jahren entsprechend den Kriterien von Frykman [1] ermittelten funktionellen Spätresultate waren sehr gut und gut in 33,7% bzw. 36,6%, mäßig und schlecht in 22,8% bzw. 6,9% (Tabelle 1). Bei den unabhängig davon nach Lidström [3] ermittelten anatomischen Resultaten fanden sich mäßige und schlechte Ergebnisse in 23,1% bzw. 6,3%. Ähnliche Resultate werden außer von diesen beiden Autoren bei jeweils mindestens 430 Frakturen auch von Rehn [4] bei 515 nachkontrollierten Brüchen berichtet. Im eigenen konservativen Material bestand dabei eine enge Relation zwischen anatomischem und funktionellem Resultat, die nur bei jeder 5. Fraktur zu einer divergierenden Beurteilung führte.

Nachuntersucht wurden überwiegend Frauen, Verletzungen der linken Seite und Arbeitsunfälle. 32,4% der Patienten waren über 55 Jahre alt (Tabelle 2). Entsprechend den Kriterien der Nachuntersuchung waren 31,7% der Frakturen nicht disloziert. Dem Typ Colles-Pouteau entsprachen jedoch insgesamt 86,8%, dem Typ Smith-Linhart-Goyrand 8,6% der Fälle. In 4,6% lag eine isolierte Fraktur des Processus styloideus radii vor. Eine Gelenkbeteiligung fehlte in knapp der Hälfte, in absteigender Häufigkeit waren das Radiocarpal-, distale Radioulnar- und beide Gelenke beteiligt. Die Quote an ausgesprochenen Zertrümmerungen lag mit 16,8% hoch. Röntgenologisch sichtbare, erhebliche dorso-radiale Spongiosaimpressionszonen bestanden in 22,8% dieser aus den Jahren 1960 bis 1977 stammenden Serie. Zum Vergleich ihrer anatomischen Resultate in Abhängigkeit von der primären Dislokation, Gelenkbeteiligung und besonderen Faktoren der Instabilität steht eine, wenn auch

Tabelle 1. Funktionelle und anatomische Spätergebnisse nach konservativ behandelten distalen Radiusfrakturen (n = 303)

	Funktionelles Resultat		Anatomisches Resultat	
	n	%	n	%
Sehr gut	102	33,7	105	34,7
Gut	111	36,6	109	35,9
Mäßig	69	22,8	70	23,1
Schlecht	21	6,9	19	6,3

Tabelle 2. Allgemeine Daten und Frakturformen bei konservativer Behandlung (n = 303)

Kriterien	%
Frauen	61,8
Linke Seite	56,9
BG-Fälle	45,6
Über 55 Jahre	32,4
Dislokation:	
Keine	31,7
Typ Colles	86,8
Typ Smith	8,6
Proc. styl. radii	4,6
Gelenkbeteiligung:	
Keine	49,5
RC-Gelenk	41,9
RU-Gelenk	22,8
RU- und RC-Gelenk	14,2
Trümmer	16,8
Instabilität:	
Proc styl. ulnae	51,5
dors. rad. Impression	22,8

kleine, nachuntersuchte operative Serie von 15 Frakturen aus dem Zeitraum 1971 bis 1977, entsprechend einer operativen Frequenz von 10,6%, zur Verfügung (Tabelle 3a, b).

Befriedigende anatomische Resultate waren konservativ nach Frakturen vom Typ Colles seltener als nach Smith-Frakturen. Wie auch bei den isolierten Frakturen des Processus styloideus radii spielt jedoch ein relativ hoher Anteil an unverschobenen, konservativ behandelten Frakturen dabei eine Rolle. Dieses Kontingent zeigte befriedigende Resultate insgesamt in 93,4%. Erwartungsgemäß führten die extraartikulären Frakturen in hohem Prozentsatz zu guten Ergebnissen. Der mit 77,2% allgemein und in Relation zu den operativen Ergebnissen hochliegende Anteil befriedigender Ergebnisse nach Frakturen mit Beteiligung nur des Radiocarpalgelenkes läßt sich auf die Häufung von in unserem Material prognostisch sehr günstigen Frakturen des Processus styloideus radii zurückführen. Brüche

Tabelle 3a. Einfluß der Frakturform auf die anatomischen Ergebnisse nach *konservativer* Behandlung (n = 303)

	Sehr gute und gute anatomische Resultate (%)
Dislokation:	
Keine	94,3
Typ Colles	68,1
Typ Smith	71,4
Proc. styl. radii	92,9
Gelenkbeteiligung:	
Keine	85,7
RC-Gelenk	77,2
RU-Gelenk	63,9
RU- und RC-Gelenk	67,4
Trümmer	60,8
Instabilität:	
Proc. styl. ulnae	66,0
dors. rad. Impression	62,4

Tabelle 3b. Einfluß der Frakturform auf die anatomischen Ergebnisse nach *operativer* Behandlung (n = 15)

	Sehr gute und gute anatomische Resultate (%)
Dislokation:	
Keine	Entfällt
Typ Colles	78
Typ Smith	83
Proc. styl. radii	Entfällt
Gelenkbeteiligung:	
Keine	Entfällt
RC-Gelenk	77
RU-Gelenk	73
RU- und RC-Gelenk	72
Trümmer	80
Instabilität:	
Proc. styl. ulnae	80
dors. rad. Impression	80

durch das distale Radioulnargelenk, beide Gelenke, vor allem jedoch Trümmerbrüche mit nur in 60,8% befriedigender anatomischer Wiederherstellung der Gelenkverhältnisse, fallen hier deutlich ab. Auch ausgesprochen dorso-radiale Impressionszonen bei den verschiedenen Frakturtypen führten häufig bei konservativer Behandlung zu Fehlstellungen.

Entsprechend unserer heutigen Operationsindikation [2] wurden im wesentlichen instabile, intraarticuläre Frakturen, Trümmerbrüche und Frakturen mit volarer Dislokation, hier vor allem die Typen II und III in der Einteilung nach Thomas, nachuntersucht. Die bei steilverlaufenden, dislocierten und mit entsprechenden Begleitverletzungen der Handwurzel kombinierten Meißelfrakturen des Processus styloideus radii diskutierte Operation erweist sich retrospektiv in unserer Serie als nicht indiziert. Bei allen sonstigen aufgeführten Frakturcharakteristika zeigt sich in der operativen Serie der Trend zur deutlichen Verbesserung, die bei Trümmerbrüchen und Impressionszonen besonders ausgeprägt ist.

Vor allem jedoch durch noch sorgfältigere Überwachung der konservativen Behandlung sind unbefriedigende anatomische und funktionelle Resultate weiter zu verringern [6]. Wesentliche Stellenverschlechterungen fanden sich in 19,6% der dislocierten und 6% der unverschobenen Frakturen. Bei ersteren war das anatomische Endresultat der Vergleichsserie um 15,1% unterlegen.

Ein im Sinne der 3-Punkte-Fixation nach Charnley in 2 Ebenen ideal ausgerichteter Gipsverband war bei den dislocierten, später instabilen Frakturen zwar nur um 5,2% seltener als bei den später stabilen Brüchen angelegt worden. Die wünschenswerte Ulnarabduktionsstellung lag primär jedoch bei letzteren Fällen um 10,2% häufiger vor. Auch bei dem in 3,9% der konservativen Fälle beobachteten Sudeck-Syndrom haben die bekannten therapeutischen Einflüsse eine nicht unwesentliche Rolle gespielt [5].

Literatur

1 Frykman G (1967) Fracture of the distal radius including sequelae — shoulder-handfinger syndrome, disturbance in the distal radio-ulnar joint and impairment of nerve function. Acta orthop scand Suppl 108
2 Heim U (1979) Die gelenknahen Speichenbrüche des Erwachsenen. Unfallheilk 82: 15
3 Lidström A (1959) Fractures of the distal end of the radius. Acta orthop scand Suppl 41
4 Rehn J (1965) Behandlungsergebnisse typischer Radiusfrakturen. Chirurg 35: 206
5 Schlosser D (1973) Sudeck'sche Dystrophie nach Verletzung des distalen Radiusendes und der Handwurzel. Langenbecks Arch Chir 334: 203
6 Schweiberer L (1973) Frakturen des distalen Radiusendes: Klassifizierung und konservative Behandlung. Langenbecks Arch Chir 334: 171

Die Bohrdrahtosteosynthese

K.P. Schmit-Neuerburg, H. Weiss, Essen und H.J. Oestern, Hannover

Ziel der percutanen Bohrdrahosteosynthese distaler Radiusfrakturen loco typico nach de Palma (1952) und Willenegger (1959) ist die Erhaltung des primären Repositionsergebnisses bei dislocierten Gelenkbrüchen und instabilen extraarticulären Frakturen. Bessere funktionelle Endresultate konnten durch Vermeidung sekundärer Dislokationen und Ausheilung in günstigerer Fragmentstellung mit geringerer Speichenverkürzung und Achsenfehlstellung erzielt werden (De Palma, 1952; Willenegger, 1959; Stein, 1975; Roth 1977). Vorteile der percutanen Frakturfixation sind einfache Technik, geringes Komplikationsrisiko und problemlose Nachbehandlung im Gipsverband. Wichtige Voraussetzungen sind allerdings klare Indikationsstellung, anatomisch exakte Reposition und stabile Fragmentfixation durch richtige Plazierung der Bohrdrähte.

Indikationsstellung

Im eigenen Krankengut stellen wir die Indikation zur Bohrdrahtosteosynthese nach Willenegger vor allem bei distalen Radiusfrakturen im höheren Lebensalter, wenn Bruchform oder Repositionsergebnis keine Stabilität während des Heilverlaufes erwarten lassen. In 123 Fällen wurde die Indikation meist primär gestellt und betraf folgende Frakturformen (Abb. 1a–e):
1. *Stark dislocierte extraarticuläre Frakturen* (Gruppe II C n. Lidström), mit Einbruch der dorsalen Corticalis und dorsoradialer Einstauchung des distalen Fragmentes (Abb. 1a u. 2).
2. *Dislocierte intraarticuläre Frakturen mit reponierbarer Gelenkstufe* (Gruppe II D n. Lidström): Abscherbruch eines großen radialen Fragmentes (Abb. 1b), T-Mehrfragment-Frakturen (Abb. 1c u. 3).
3. *Eingestauchte intraarticuläre Y-Frakturen* (Gruppe II n. Lidström), wenn die Einstauchung reponiebel ist und kein größerer Knochendefekt die Abstützung verhindert (Abb. 1d).
4. *Volar dislocierter Kantenabbruch mit kleinem, reponierbarem Fragment* (Gruppe III n. Lidström) (Abb. 1e).

Operative Technik der Bohrdrahtosteosynthese und Nachbehandlung

Operationstechnisch gehen wir bei der Bohrdrahtosteosynthese folgendermaßen vor: Sterile Op-Bedingungen, Vollnarkose oder Plexusanästhesie. Als Op-Tisch wird der um 180° gedrehte Bildverstärker verwendet. Exakte anatomische Reposition nach den Regeln der konservativen Behandlung. Markierung des Proc. styl. radii und Aufzeichnung der gewünschten Drahtlage in der Frontalebene unter BV-Kontrolle. Freilegung des Proc. styl. radii durch 1 cm lange Längsincision an der Basis der Tabatiere parallel zum Hautast des Nervus radialis, der angeschlungen wird. Unter Zug am Daumen werden zwei 1,8 mm dicke Kirschner-Drähte von der dorsalen bzw. volaren Kante des Proc. styl. radii im Winkel von ca.

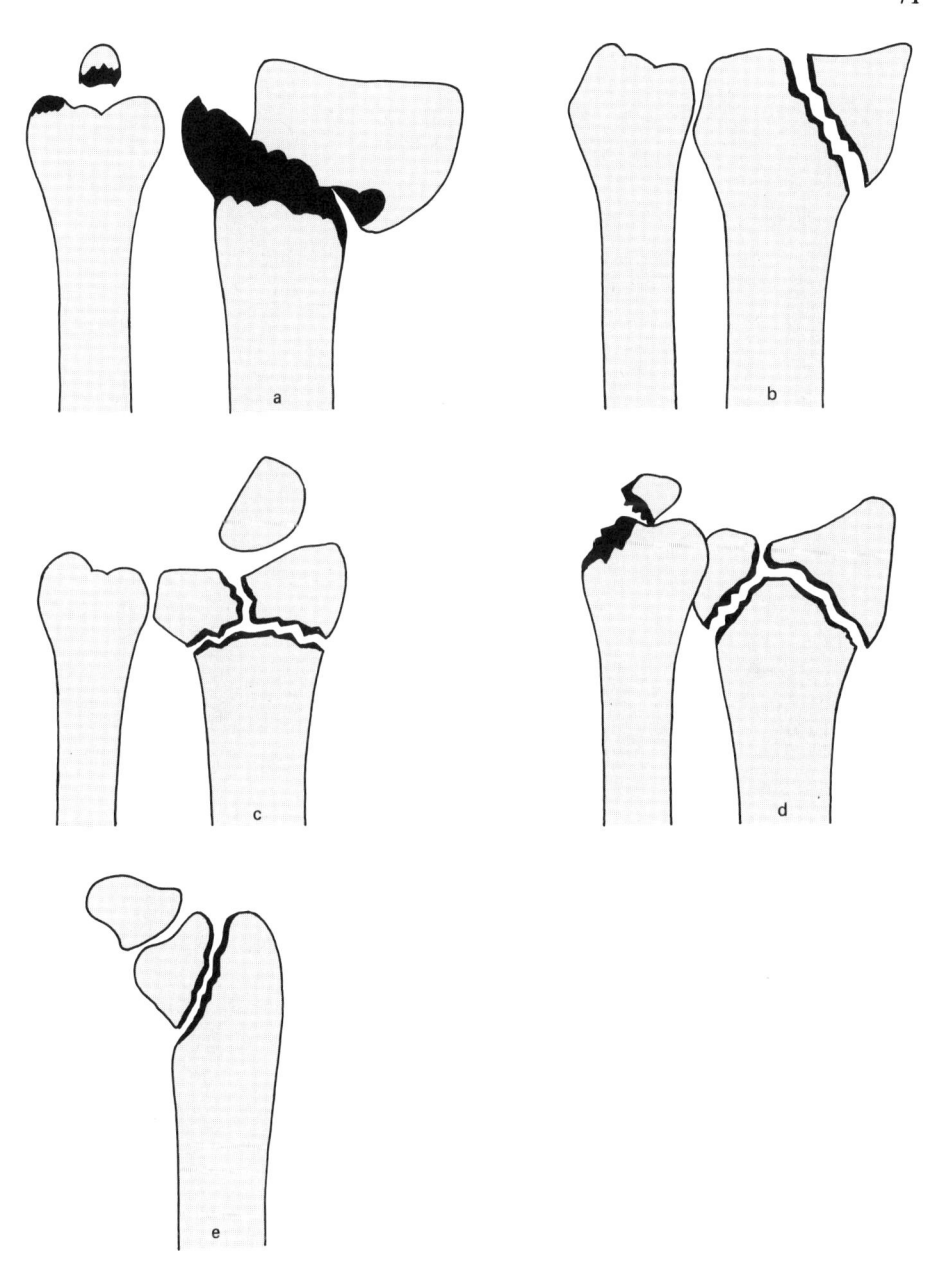

Abb. 1a–e. Frakturformen mit Indikation zur Bohrdrahtosteosynthese

45° zueinander in die volare bzw. dorsale Gegencorticalis des proximalen Hauptfragmentes gebohrt, sodaß sie sich im Seitenbild kreuzen (Abb. 4). Bei Gelenkfrakturen werden zuerst die Gelenkfragmente durch einen horizontalen oder transversalen Bohrdraht stabilisiert, jedoch ohne Transfixation des Radioulnargelenkes. Umbiegen der Drahtenden und Verankerung im Knochen.

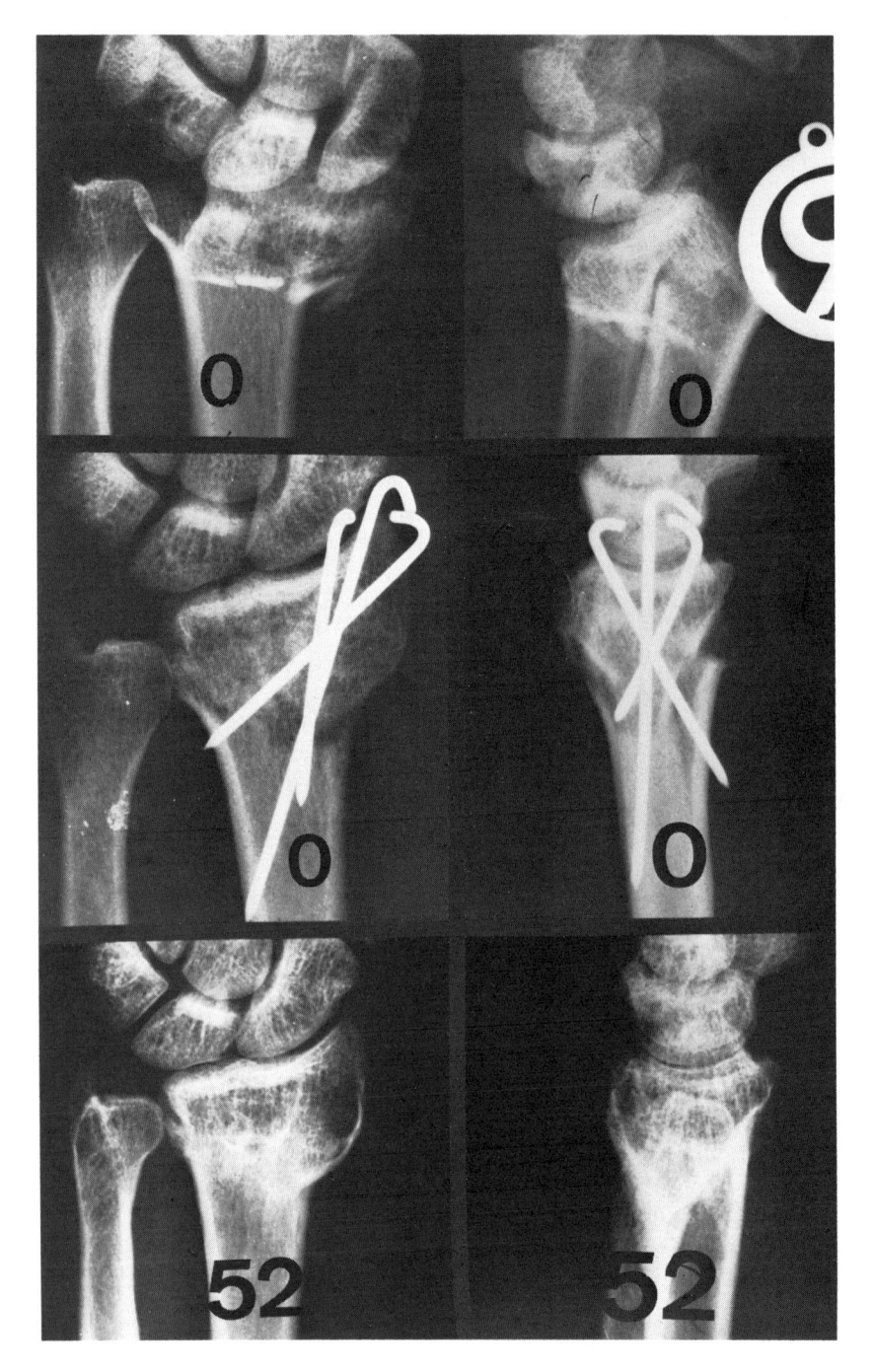

Abb. 2. A.K. männlich, 34 Jahre. Extraarticuläre Fraktur nach Verkehrsunfall als Fußgänger. Primäre Bohrdrahtosteosynthese. Unterarmgips für 4 Wochen, Entfernung der Bohrdrähte nach 17 Wochen. Ausheilung mit sehr gutem Ergebnis bei Nachuntersuchung nach 52 Wochen, Arbeitsunfähigkeit 10 Wochen, Beruf Mechaniker

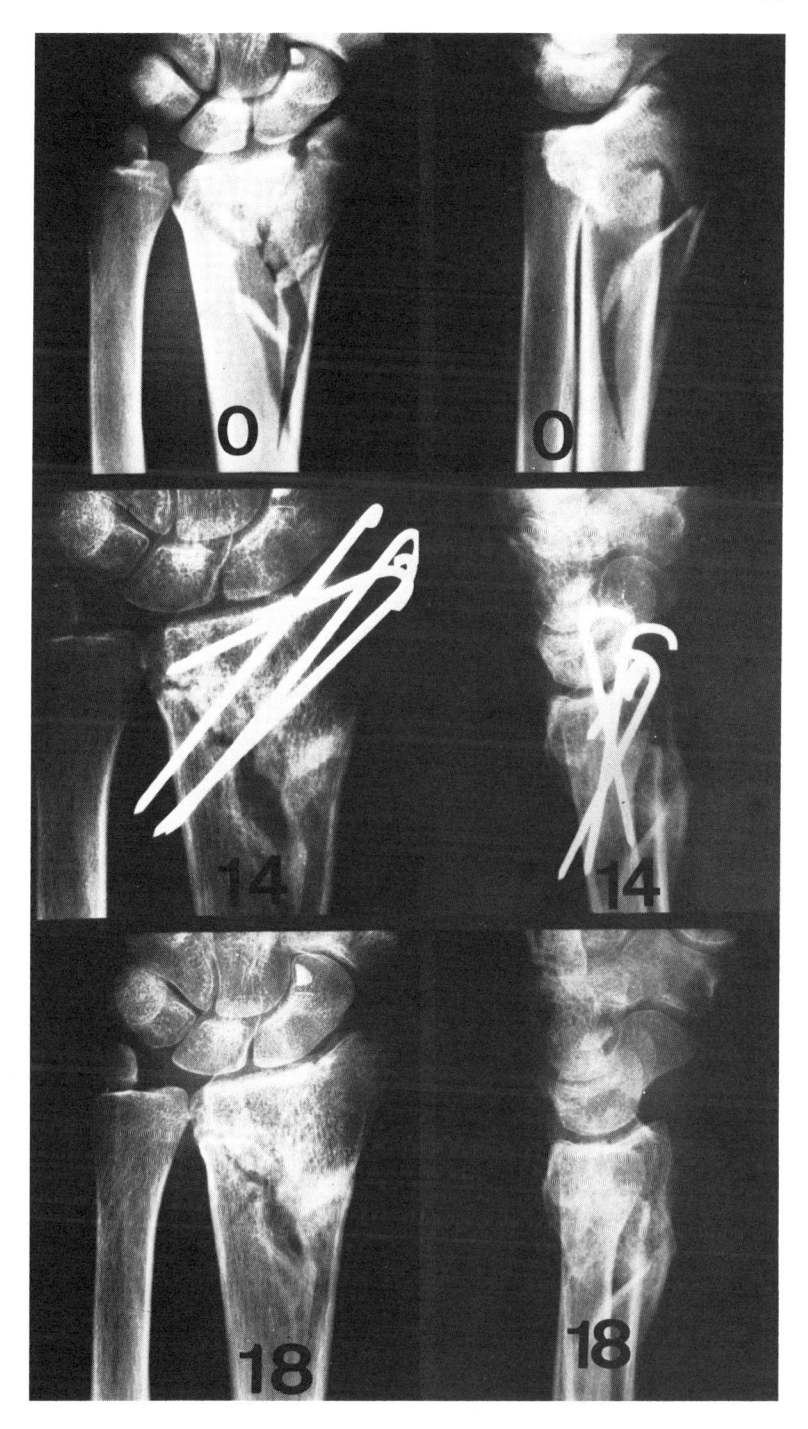

Abb. 3. C.W. männlich, 26 Jahre. Intraarticuläre Fraktur mit Dislokation nach Mopedsturz. Sec. Dislokation nach konservativer Behandlung. Bohrdrahtosteosynthese 2 Wochen nach Unfall. Metallentfernung 16 Wochen nach Osteosynthese. Gutes funktionelles Resultat nach 6 Monaten. Arbeitsfähig als Angestellter nach 10 Wochen

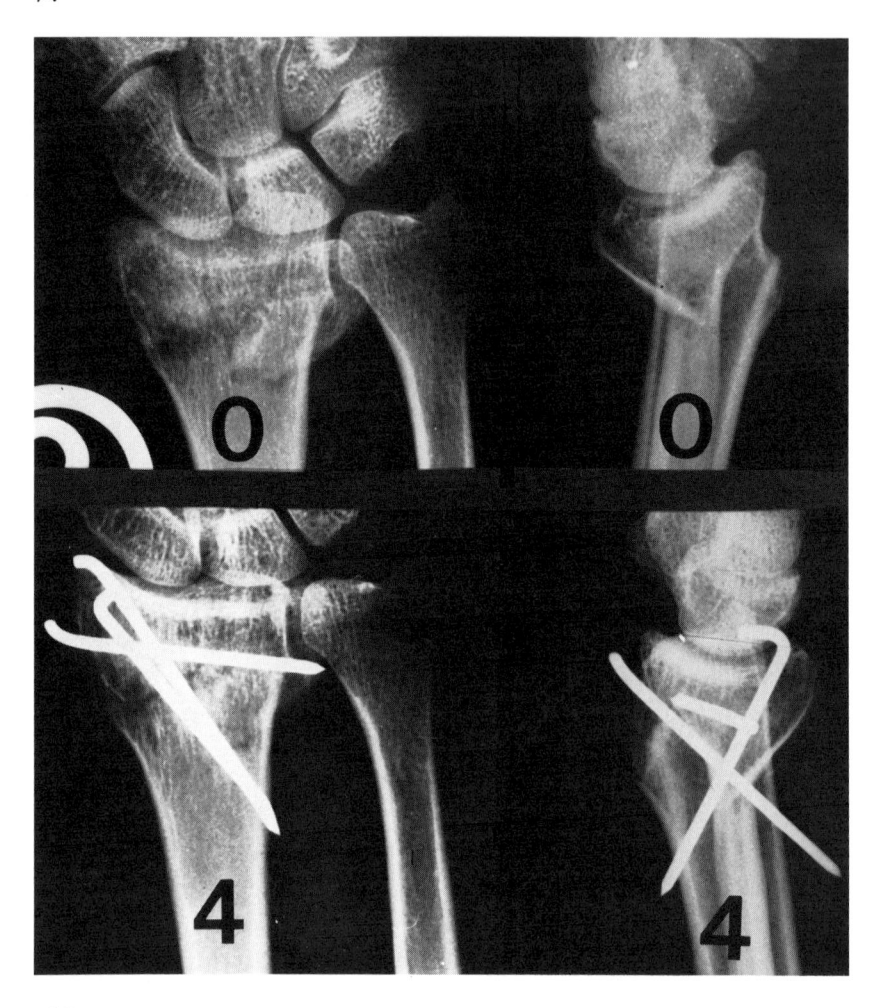

Abb. 4. Typische Lage der Bohrdrähte, die am Proc. styl. radii im Winkel von 45° zueinander eingebohrt werden und sich im Seitenbild kreuzen

Intraoperative Röntgenkontrolle und Immobilisation im Unterarmspaltgips. Nach 2 Tagen Unterarmgips oder dorsale Gipsschiene. Bohrdrahtentfernung erst nach 10–12 Wochen, da die im Knochen verankerten Drähte nicht wandern und keine Irritation verursachen.

Krankengut

Von 1974–1978 wurden 123 Bohrdrahtosteosynthesen distaler Radiusfrakturen an der Abteilung für Unfallchirurgie des Universitätsklinikum Essen (92 Fälle) und an der Unfallchirurgischen Klinik der Medizinischen Hochschule Hannover (31 Fälle) durchgeführt, entsprechend 13% aller behandelten Radiusfrakturen. Das Durchschnittsalter aller Patienten betrug 54 Jahre, bei 87 Frauen 61 Jahre und bei 36 Männern 35,5 Jahre. Am häufigsten wurde die Bohrdrahtosteosynthese bei Frauen im 6. Lebensjahrzehnt durchgeführt (Abb. 5). Die prozentuale Verteilung der stabilisierten Frakturformen auf die 4 Indikationsgruppen entsprach der Verteilung konservativ behandelter Fälle in 2 Vergleichsserien (Tabelle 1). 86 Frakturen wurden primär am Unfalltag, 37 sekundär stabilisiert.

Komplikationen

Bei 123 Bohrdrahtosteosynthesen wurden 23 Komplikationen registriert (Tabelle 2): 12 Redislokationen (10%), davon 6mal infolge ungenügender Reposition, falscher Indikation oder Instabilität. Nach Restabilisierung durch Plattenosteosynthese wurde 3mal ein sehr gutes, 2mal ein mäßiges und 1mal ein schlechtes Endresultat erzielt.

In 6 Fällen kam es zur Redislokation durch Nachsinken der Fraktur infolge vorzeitiger Drahtentfernung, bei Abnahme des Gipsverbandes. Vergleichsweise betrug die Redislokationsrate der eigenen, konservativ behandelten Fälle 45% und bei Lidström 34%.

In 6 Fällen trat eine Drahtwanderung oder -lockerung auf, da die Drähte nicht umgebogen oder verankert waren. Passagere Parästhesien im Gebiet des Ramus superficialis N. radialis traten 5mal, eine komplette Durchtrennung bei Drahtentfernung einmal auf. Viermal kam es zu einer Sudeckschen Dystrophie mit mildem Verlauf.

Knocheninfektionen oder Pseudarthrosen wurden nicht beobachtet. 123 Bohrdrahtosteosynthesen am distalen Radius wurden 6–37 Monate, im Durchschnitt 14,5 Monate nach Behandlungsabschluß untersucht.

Die Klassifizierung der Behandlungsresultate wurde nach dem von Lidström angegebenen Schema vorgenommen (Tabelle 3). Im einzelnen wurden folgende Parameter registriert: Bewegungsumfang des Handgelenkes in allen Ebenen, vergleichende Umfang- und Kraftmessung, Faustschluß und Greifformen, Sensibilitätsprüfung, Schmerzen in Ruhe, bei Bewegung, bei Tätigkeiten des täglichen Lebens, bei starker Beanspruchung des Handgelenkes

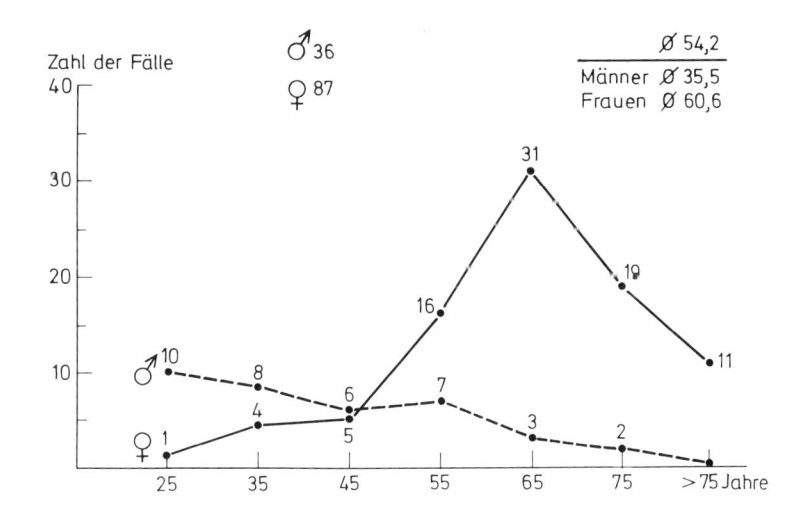

Abb. 5. Alter und Geschlecht von 123 Bohrdrahtosteosynthesen

(Abstützung des Oberkörpers, Tragen von schweren Gegenständen). Messung der Radiusverkürzung (RV) und des seitlichen Radiusgelenkwinkels (AK) im Röntgenbild.

Tabelle 1. Verteilung der Frakturformen

	C Extraarticulär Dislociert	II D Intraarticulär Dislociert	E Eingestaucht	III Volar dislociert Smith-Goyrand
Bohrdrahtost. (n = 123)	62 = 50%	29 = 24%	19 = 15%	13 = 11%
Kons. Lidström (n = 329)	216 = 66%	68 = 21%	32 = 9%	13 = 4%
Kons. Essen (n = 77)	47 = 61%	10 = 13%	7 = 9%	13 = 17%

Tabelle 2. Komplikationen bei 123 Bohrdraht-Osteosynthesen (n = 23)

		n
Redislokation und Reosteosynthese (Platte)		6
Reposition ungenügend:	3	
Falsche Indikation:	2	
Instabilität:	1	
Redislokation nach Drahtentfernung		6
Drahtwanderung oder -lockerung		6
N. Radialis-Irritation (Parästhesien)		(5)
N. Radialis-Durchtrennung		1
Sudeck Dystrophie		4

Tabelle 3. Klassifizierung der Behandlungsresultate (Lidström 1959)

Sehr gut	*Keine* Funktionseinschränkung. *Keine* subjektiven Beschwerden < 15° Verlust Volar-/Dorsalflexion
Gut	*Keine* Funktionseinschränkung. *Minimale* subjektive Beschwerden *Deformität* akzeptiert, wenn ohne Beschwerden
Mäßig	*Funktionseinschränkung* bei starker Beanspruchung, gleiche Aktivitäten wie vor dem Unfall jedoch möglich. *Bewegungseinschränkung* akzeptiert, wenn dadurch keine subjektiven Beschwerden
Schlecht	*Arbeitskraft* und *Lebensweise* beeinträchtigt *Schmerzen* bei jeder Bewegung

Gesamtergebnisse (Tabellen 4–6)

Das Gesamtergebnis bei 123 Bohrdrahtosteosynthesen am distalen Radius ergab 83% sehr gute und gute Resultate, 13% mäßige und 4% schlechte Ergebnisse. Einundzwanzig mäßige und schlechte Ergebnisse waren im wesentlichen Folge vermeidbarer Komplikationen durch ungenügende Repositionen, falsche Indikationsstellung oder technische Fehler, insbesondere in der Gruppe extraarticulärer Frakturen und intraarticulärer Frakturen mit Einstauchung (Tabelle 4).

Bewegungseinschränkungen im Handgelenk von mehr als 10° wiesen 10%–20%, eine signifikante Kraftminderung 10% der 115 nachuntersuchten Patienten auf. Das anatomische Ergebnis nach Bohrdrahtosteosynthese entsprach der klinischen Beurteilung: Eine Deformität durch Radiusverkürzung unter 7 mm und Achsenknick unter 100° entsprach den sehr guten und guten Ergebnissen und wurde in 82% der Fälle erzielt (Tabelle 6). 18% der Bohrdrahtosteosynthesen zeigten eine mäßige Deformität, im wesentlichen bedingt durch eingetretene Komplikationen. Für die Radiusverkürzung ließ sich auch in unseren Fällen eine klare Korrelation zum klinischen Behandlungsergebnis herstellen: Zunahme der Radiusverkürzung bedeutet eine Zunahme der schlechten Ergebnisse, während Achsenfehler toleriert wurden (Abb. 6).

Tabelle 4. Gesamtergebnis und Frakturformen der 123 Bohrdraht-Osteosynthesen

Resultat	Total n = 123	(%)	C Extraarticulär n = 62	D Intraarticulär n = 29	E Einstauchung n = 19	III Volar n = 13
Sehr gut	53	(43)	28	18	5	2
Gut	49	(40)	24	10	9	6
Mäßig	16	(13)	9	–	4	3
Schlecht	5	(4)	1	1	1	2

Tabelle 5. Bewegungseinschränkung – 115 Bohrdraht-Osteosynthesen

Dorsal	n	%	Ulnar	n	%
0–10°	91	79	0–10°	106	92,3
10–20°	15	13	10–20°	7	6
20–30°	4	3,5	20–30°	2	1,7
30–40°	5	4,5	30–40°	–	–
Volar	n	%	Radial	n	%
0–10°	92	80	0–10°	104	90,5
10–20°	14	12,3	10–20°	8	7
20–30°	2	1,7	20–30°	2	1,7
30–40°	7	6,0	30–40°	1	0,8

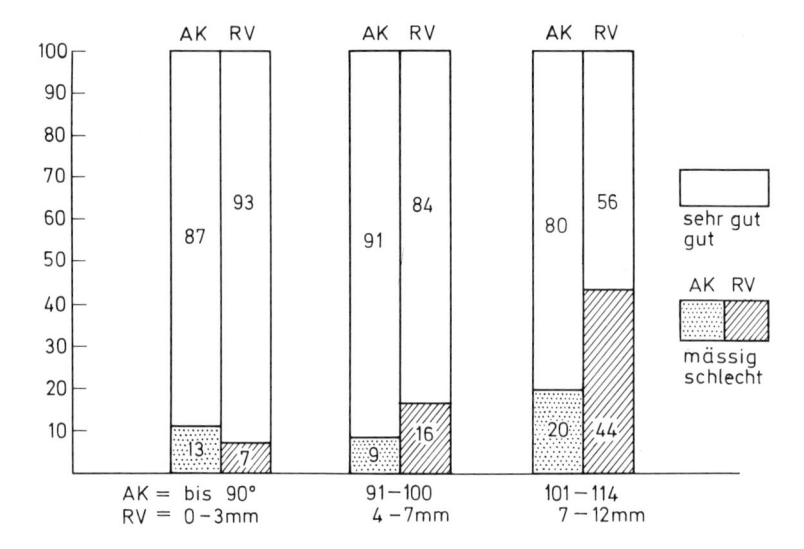

Abb. 6. Anatomisches Resultat und Gesamtergebnis bei 115 Bohrdrahtosteosynthesen: Zunahme der Radiusverkürzung (RV) entspricht der Verschlechterung des klinischen Gesamtergebnisses von 93% auf 56% sehr guter und guter Ergebnisse, während Achsenfehlstellungen toleriert werden

Vergleichende Gesamtergebnisse nach Bohrdrahtosteosynthese und konservativer Behandlung (Tabellen 6–8)

Die Ergebnisse der Bohrdrahtosteosynthese wurden auch mit denen der eigenen, konservativen Behandlungsserie und den Fällen von Lidström verglichen, zumal hier identische Frakturformen vorlagen und die Beurteilung nach denselben Kriterien erfolgte. Die Bohrdrahtosteosynthese erzielte gegenüber beiden, konservativen Behandlungsserien bessere funktionelle und anatomische Ergebnisse (Tabelle 6 und 7). Auch im Vergleich der Frakturformen konnten die Resultate durch Bohrdrahtosteosynthese eindeutig verbessert werden, besonders bei den Gelenkbrüchen (Tabelle 8).

Zusammenfassung

123 Bohrdrahtosteosynthesen dislocierter, extraarticulärer und intraarticulärer Frakturen wurden bevorzugt bei weiblichen Patienten im höheren Lebensalter meist primär am Unfalltag durchgeführt und durchschnittlich 14,5 Monate nach Behandlungsabschluß untersucht. Insgesamt wurden 83% sehr gute und gute funktionelle Endresultate erzielt. 17% mäßige und schlechte Ergebnisse waren im wesentlichen Folge vermeidbarer Komplikationen durch ungenügende Reposition, falsche Indikationsstellung oder technische Fehler. Hauptkomplikation waren 10% Redislocationen, im Vergleich mit 34%–45% bei konservativer Therapie. Die besten Ergebnisse erzielte die Bohrdrahtosteosynthese bei dislocierten intraarticulären Frakturen mit 80%–90% sehr guten und guten Resultaten gegenüber 40%–60% bei konservativer Therapie. Dem klinischen Behandlungsresultat entsprach auch das antomische Ergebnis: 82% der operativ behandelten Radiusfrakturen zeigten keine

Tabelle 6. Anatomisches Ergebnis gleicher Frakturformen nach Bohrdraht-Osteosynthese und konservativer Behandlung

Deformität	Bohrdraht n = 115	Kons. Essen n = 77	Kons. Lidström n = 329
Keine Radiusverkürzung 0–3 mm Achsenknick bis 90°	44%	9%	18%
Leicht RV 4–7 mm AK 91–100°	38%	38%	35%
Mäßig RV 7–12 mm AK 101–114°	18%	35%	39%
Stark RV > 12 mm AK > 115°	–	18%	8%

Tabelle 7. Vergleichende Gesamtergebnisse – Frakturformen C, D, E, III n. Lidström

Resultat	Bohrdraht n = 123	Kons. Essen n = 77	Kons. Lidström n = 329
Sehr gut	43%	29%	35,8%
Gut	40%	37%	39,2%
Mäßig	13%	28%	14%
Schlecht	4%	6%	11%

Tabelle 8. Vergleichende Ergebnisse Bohrdraht (n = 123), konservativ Essen (n = 77) und Lidström (n = 329) nach Frakturformen

Resultat %	C Extraarticulär			D Intraarticulär			E Eingestaucht			III Volar dislociert		
	OP	Kons.	Lid.	OP	Kons.	Lid.	OP	Kons.	Lid.	OP	Kons.	Lid.
	62	47	216	29	10	68	19	7	32	13	13	13
Sehr gut und gut	84	70	78	97	60	84	73	57	44	61	54	54
Mäßig und schlecht	16	30	22	3	40	16	27	43	56	39	46	46

signifikante Deformität, während 47%–53% konservativ behandelter Fälle eine mäßige und starke Deformität im Röntgenbild aufwiesen. Insgesamt kann die Bohrdrahtosteosynthese nach Willenegger vor allem bei dislocierten Gelenkfrakturen im höheren Lebensalter zur Erhaltung des primären Repositionsergebnisses empfohlen werden.

Literatur

1 De Palma A F (1952) Comminuted fractures of the distal end of the radius treated by ulnar pinning. J Bone Joint Surg 34-A: 651
2 Kaiser Ch, Terbrüggen D, Ruetsch H, Willenegger H (1974) Technik und Indikation der perkutanen Spickdrahtfixation bei Radiusfrakturen loco classico. Z Unfallmed Berufskr 67: 23
3 Lidström A (1959) Fractures of the end of radius. Acta Orthop Scand 41
4 Roth B, Müller J, Lusser G, Bartone C, Bachmann B (1977) Erfahrungen mit der perkutanen Spickdrahtosteosynthese mit distalen Radiusfrakturen. Helv Chir Acta 44: 815
5 Stein A.H, Katz St F (1975) Stabilization of communited fractures of the distal end of the radius: Percutaneous pinning. Clin Orthop 108: 174
6 Willenegger H, Guggenbühl A (1959) Zur operativen Behandlung bestimmter Fälle von distalen Radiusfrakturen. Helv Chir Acta 26: 81

Versorgung der distalen Speichenbrüche mit Bohrdrähten und gekreuzten Gewindebohrdrähten

W. Seligo und J. Mach

Im LBK konnten wir 100 Patienten mit bohr- bzw. gewindebohrgedrahteten Speichenbrüchen am distalen Ende nachuntersuchen. Diese Frakturen werden mit Bohrdrähten fixiert, wenn sie konservativ nicht gehalten werden können; bei intraarticulären Brüchen und bei gewissen Trümmerbrüchen, um nach Einrichten die gute Stellung bewahren zu können (Abb. 1).

Gekreuzte Gewindebohrdrähte eigenen sich besonders, um die Stauchungszone der Bruchfragmente nicht zusammensintern zu lassen und damit einen Ellenvorschub zu verhindern (Abb. 2).

Operiert wurden 54 Speichenbrüche loco typico, 20 Typ Smith, 19 Stauchungsbrüche und 7 distale Vorderarmbrüche. Die Unfallursache ersieht man aus Tabelle 1.

Offene Brüche lagen 7mal vor. Die Operation erfolgte bei 78 Patienten am Unfalltag, bei 22 später, bis zu 14 Tagen, und zwar 69mal in Allgemeinnarkose, 21mal in Lokalanästhesie und 10mal in i.v. Narkose; wobei 4mal offen reponiert und fixiert werden mußte. Die Reposition und Bohrdrahtfixation erfolgte unter Bildwandlerkontrolle bei senkrecht im Mädchenfänger am Daumen aufgehängtem Vorderarm. Die Gipsfixation betrug meistens 5 Wochen (Tabelle 2). Ein Gipswechsel wurde jedesmal nach den ersten

81

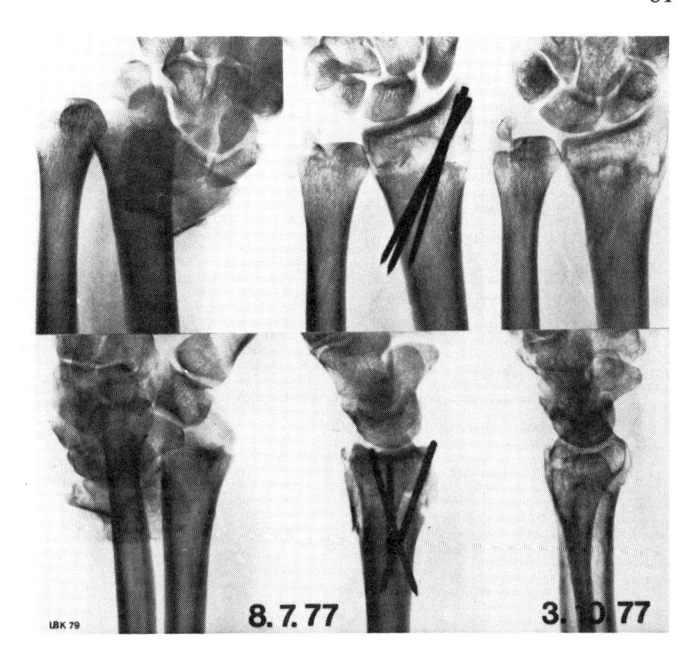

Abb. 1. Bohrdrahtfixation der distalen Speiche bei einem 55jährigen Mann. Handgelenk bei der Nachuntersuchung S 45-0-65, VAD 80-0-90. Patient ist beschwerdefrei

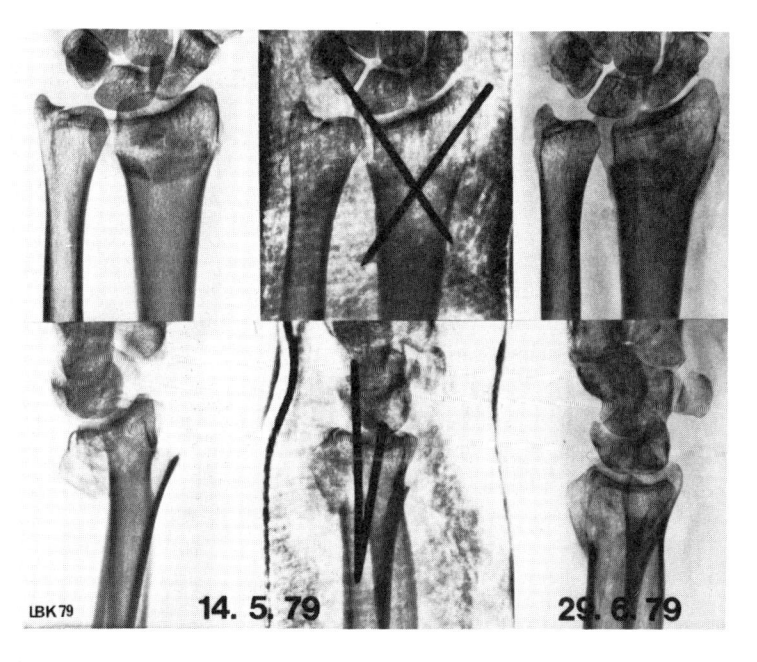

Abb. 2. Speichenfixation mit gekreuzten Gewindebohrdrähten bei einer 56jährigen Frau. Bei der Nachuntersuchung Handgelenk S 50-0-60, VAD 75-0-85. Die Patientin ist voll arbeitsfähig

Tabelle 1. Bohrgedrahtete Speichen

Unfallursache	
Sturz zu ebener Erde	70
aus einer Höhe	20
Verkehrsunfall	10
Speichenbruch offen	7
geschlossen	93

Tabelle 2. Bohrgedrahtete Speichen

Umgipsen nach 10–14 Tagen	GA	Drahtentfernung
nach 5 Wochen	80	9
nach 6 Wochen	18	32
nach 7 Wochen	2	42
nach 8 Wochen	–	11
länger	–	6
Drahtwanderung:	13	
vorzeitige Drahtentfernung	8	

10–14 Tagen durchgeführt. Die Bohrdrahtentfernung erfolgte innerhalb der ersten 10 Tage nach Gipsabnahme in Lokalanästhesie.

Zu einer Drahtwanderung kam es 13mal, davon war 8mal eine vorzeitige Drahtentfernung notwendig, davon 5mal wegen einer lokalen Infektion. Besonderer Wert wird auf die gymnastische Heilbehandlung gelegt, welche schon postoperativ im Gipsverband beginnt. Die Behandlungsdauer betrug durchschnittlich 12 Wochen (Tabelle 3).

Bei der Nachuntersuchung waren mit dem Behandlungsergebnis 84% subjektiv zufrieden, 15% teilweise und nur 1% nicht zufrieden. Schmerzen traten bei starker Belastung bei 27%, bei leichter 4% und bei Drehbewegung bei 9% auf. 42 Patienten waren wetterfühlig, 33 hatten mäßige Beschwerden und ein Patient starke Beschwerden, 35 Patienten waren beschwerdefrei. Die äußere Form des Handgelenkes war bei 57% normal, ebenso bei 71% die Kraft. Druckschmerzhaftigkeit am distalen Vorderarmende gaben 39% an, Sensibilitätsstörungen wurden 11mal angegeben, davon bei den 27 Gewindebohrgedrahteten, 7mal eine Hypo- oder Hypersensibilität im Radialis (5) oder Ulnarisbereich (2).

Die Beweglichkeit ist aus Tabelle 4 zu ersehen, wobei die Vorderarmdrehung bei 86% als nahezu frei zu bezeichnen ist. In Tabelle 5 sind die Speichenschaftsgelenkswinkel röntgenologisch beim Unfall, bei der Reposition und bei der Nachuntersuchung nebeneinander gestellt. In Tabelle 6 sieht man, daß die Speichenverkürzung, welche in 96% anatomisch reponiert wurde, in 46% nicht gehalten werden konnte. Bei den Gewindebohrgedrahteten Speichen sind 60% anatomisch verblieben. Geringere Stufen in der Gelenksfläche sind röntgenologisch nach einigen Jahren nicht mehr zu erkennen.

Tabelle 3. Behandlungsdauer

bis 8 Wochen	-10 Wochen	-12 Wochen	-14 Wochen	-16 Wochen	-20 Wochen
8	23	44	12	7	6

Tabelle 4. Bohrgedrahtete Speichen

Beweglichkeit bei der NU				
Handgelenk	-20°	-40°	-60°	-60°
dorsal	4	30	42	24
palmar	0	29	56	15
VAD	-40°	-60°	-80°	frei
Supination	8	6	30	56
Pronation	6	7	32	55

Tabelle 5. Bohrgedrahtete Speichen

SSGW	Unf. Rö.	Rep. Rö.	NU Rö.
ap 0° od. -	26	–	–
+ 10°	46	1	8
+ 20°	30	39	47
anatom.	–	60	49
seitlich			
mehr als + 20°	39 (33 + 6)	–	1 (0 + 1)
bis + 20°	42 (30 + 12)	6 (6 –)	21 (19 + 2)
bis + 10°	19 (10 + 9)	64 (50 + 14)	58 (41 + 17)
anatom.	–	30 (17 + 13)	20 (13 + 7)

Tabelle 6. Bohrgedrahtete Speichen

Ellenvorschub	Unf. Rö.	Rep. Rö.	NU Rö.
anatomisch	20	96	46
- 2 mm	32	2	23
- 4 mm	17	2	23
- 6 mm	18	–	7
- 10 mm	13	–	1
Stufe i. d. Gelenkfl.	54	30	11
Arthrose			21
Diastase dist. Radioulnargelenk			16

Abschließend möchte ich nochmals auf die Gewindebohrdrähte hinweisen, welche bei ausgeprägten Stauchungszonen doch ein Zusammensintern und damit einen Ellenvorschub eher verhindern können und hiermit eine Bereicherung der Behandlung darstellen.

Die Grenze zwischen konservativer Versorgung und Bohrdrahtosteosynthese bei der „typischen" Radiusfraktur

L. Sükösd und L. Sass

Die Versorgung der Speichenbrüche typischer Lokalisation ist meist einfach, jedoch finden wir oft mäßige Endresultate bei dieser Bruchform. Der Grund dafür ist, daß die Reposition fast immer problemlos gelingt, die Retention aber oft Schwierigkeiten bietet.

Dies hängt einerseits mit den Bruchformen zusammen, andererseits aber mit den schlechten, mechanisch ungünstigen Möglichkeiten des Gipsverbandes. Bei dem allgemein benützten Unterarmgips gibt der volare Abstützpunkt nur ungenügenden Widerstand für eine zuverlässige Retention. Wenn der Gipsverband verlängert wird, z.B. als Oberarmgips, Bennett-Gips usw., so wird die, bei den meist älteren Patienten so gefürchtete Gefahr der Gelenkkontrakturen und des Sudeck Syndroms noch größer.

Um dieses Problem zu lösen, stabilisieren wir bei ungefähr 25% der Verletzten den reponierten Bruch mit Bohrdrähten. Zur Erleichterung der Differenzierung teilten wir die verschiedenen Bruchformen in fünf Gruppen (Tabelle 1).

Bei den ersten zwei Gruppen kann man mit den konservativen Maßnahmen das Ziel, die Heilung mit voller Funktion, erreichen. Bei der Gruppe 3 und 4 verwenden wir regelmäßig die Bohrdrahtstabilisierung nach der Reposition, natürlich durch den Gipsverband ergänzt. Bei der Gruppe 5 hängt die Versorgung vom Allgemeinzustand, dem Alter, der Aktivität des Patienten, entsprechend der Beurteilung des versorgenden Arztes ab. Bei biologisch älteren, weniger aktiven Verletzten kommen wir mit der konservativen Versorgung aus. Oft sieht man neben einem erschreckenden radiologischen Befund, 30—40 gradiger dorsaler und radialer Fehlstellung, eine auffallend gute Funktion. Bei relativ jüngeren Patienten mit Osteoporose und labilem psychoneurotischem Zustand, in der Menopause, die leicht zum Sudeck Syndrom neigen, verwenden wir eher die Bohrdraht-Osteosynthese. In diesem Fall kann man mit dem einfachen, nicht zu großen und engen Gipsverband aus-

Tabelle 1. Die Einteilung der Bruchformen

1. Querer, stabiler Bruch;
2. Querer, intraarticulärer, stabiler Bruch;
3. Schräger, instabiler Bruch;
4. Intraarticulärer Bruch mit Kompression;
5. Mehrfragment-Kompressions-Bruch bei Osteoporose

kommen und mit der so wichtigen Bewegungstherapie frühzeitig anfangen. Dementsprechend fixieren wir eher mit Spickdrähten, sofern der mentale Zustand, die Intelligenz des Patienten Schwierigkeiten bereiten kann bei der frühzeitigen Bewegungstherapie.

Unserer Auffassung nach bietet die Bohrdrahtfixierung in bestimmten Fällen eine gute Ergänzung der konservativen Therapie, die ohne größere Gefahr die Versorgung erleichtert.

Plattenosteosynthesen nach Frakturen am distalen Radius

G. Hierholzer und D. Fink

Die Behandlung handgelenknaher Speichenbrüche erfolgt überwiegend konservativ und nach den bereits von L. Böhler angegebenen Richtlinien [2, 3]. Unter Hinweis auf die Literatur treten jedoch in 20% der Fälle Behandlungsprobleme auf [15, 16]. Es handelt sich dabei im wesentlichen um Gelenkstückbrüche mit Stufenbildung, um dislocierte Abbruchfrakturen und um Frakturen mit einer erheblichen Stauchung der Metaphyse. Bekanntlich besteht das Behandlungsproblem weniger in der Erzielung eines entsprechenden Repositionsergebnisses als vielmehr in der Gefahr einer sekundären Dislokation [1].

In den letzten Jahren haben wir gemeinsam mit Kollegen anderer AO-Kliniken die Frage geprüft, ob bei diesen speziellen Verletzungsformen am distalen Radius die Osteosynthese mit kleinen T-Platten gegenüber dem konservativen Vorgehen als Behandlungsmaßnahme besser geeignet ist. An den Untersuchungen waren die in der Tabelle 1 benannten Kliniken beteiligt. Erfaßt sind in diesem Zusammenhang 128 Patienten, von denen bis jetzt 100 nachuntersucht werden konnten. Diese sind aus noch zu erläuternden Gründen nach einer zeitlichen Indikationsstellung in 3 Gruppen eingeteilt. Wir berichten über die angewandte Technik, über beispielhafte Fälle und über das Ergebnis der Nachuntersuchungen.

Tabelle 1. Aufstellung der an der Untersuchung beteiligten Kliniken

BG-Unfallklinik Duisburg-Buchholz
BG-Unfallklinik Tübingen
Unfallchir. Klinik Universität Essen
Unfallchir. Klinik Universität Mainz
Unfallchir. Klinik Universität Tübingen
Unfallchir. Klinik Universität Ulm
Orthopädische Klinik Ratingen

Bemerkungen zur Indikation

Die Patienten wurden nach primärer, nach frühsekundärer (2–3 Wochen nach dem Unfall) und nach spätsekundärer Osteosynthese in drei Gruppen eingeteilt. Die Einteilung entspricht also der klinischen Situation bei der Aufnahme der Patienten. Aus Gründen der Fallzahl erschien eine Systematisierung nach den zahlreichen Bruchformen nicht sinnvoll, zumal der zeitliche Ablauf bis zur Osteosynthese zusätzlich hätte berücksichtigt werden müssen. Die Indikation zur primären Osteosynthese (Gruppe I) wurde gestellt bei offenen Frakturen, bei irreponiblen Frakturen und insbesondere bei einem deutlich dislocierten volaren Fragment. Frühsekundär (Gruppe II) erfolgte eine Osteosynthese in Fällen mit sekundärer Dislokation, die entweder in den an der Untersuchung beteiligten Kliniken erstversorgt oder nach einer sekundären Dislokation zugewiesen wurden. Die Indikation zur spätsekundären (Gruppe III) Osteosynthese wurde gestellt bei Patienten, bei denen primär eine Osteosynthese vorlag, wie z.B. bei einem Polytrauma, oder bei Patienten, die mir einer veralterten Fehlstellung zugewiesen wurden.

Nicht einbezogen in die Serie sind Patienten, bei denen als Behandlungsmaßnahme ausschließlich eine Bohrdrahtosteosynthese [11] oder eine Zugschraubenosteosynthese vorgenommen wurde.

Bemerkungen zur Technik

Bei der Plattenosteosynthese wurden folgende Grundsätze berücksichtigt
1. Offene Reposition nach einem volaren oder dorsalen Zugang;
2. Prinzip der abstützenden Osteosynthese;
3. Defektauffüllung mit autologem Knochengewebe.

Wir verwendeten die typischen operativen Zugänge, wie sie im einzelnen von Heim und Pfeiffer beschrieben wurden [7, 8]. Dorsal wird ein S-förmiger Hautschnitt angelegt, distal und radial beginnend. Zur Darstellung der distalen Radiusmetaphyse wird nach Spalten des Retinaculum extensorum zwischen dem M. extensor carpi radialis brevis und dem Extensor pollicis longus eingegangen. Die Weichteile werden möglichst zusammen mit dem am Knochen stark haftenden Periost abgelöst. Die Platte wird entsprechend der anatomischen Form anmodelliert. Nach dem Anschrauben am Radiusschaft ergibt sich auch in den Fällen ein deutlich erkennbarer abstützender Effekt, in denen wegen einer Trümmerzone der distale T-förmige Plattenteil nicht mit Schrauben fixiert werden kann. Auch volar wird ein S-förmiger Hautschnitt verwendet, hier ebenfalls distal und radial beginnend.Zur Darstellung der Radiusmethaphyse geht man nach Spaltung des Retinaculum flexorum ulnar der Sehne des M. flexor carpi radialis ein. Ist die Darstellung des distalen Radio-Ulnargelenkes erforderlich, so präpariert man ulnar der Sehne des M. palmaris longus in die Tiefe. Der M. pronator quadratus wird radial abgelöst und mit dem Raspatorium ulnarwärts abgeschoben. Ist nach der Plattenosteosynthese ein Verschluß des Retinaculum nicht möglich, so werden lediglich Hautnähte gelegt.

Für die Osteosynthese am distalen Radius ist eine Besonderheit zu berücksichtigen. Die Übungsstabilität [8, 13], die wir im allgemeinen bei Osteosynthesen fordern, kann z.B. bei Frakturen im distalen Radius oft nicht erzielt werden. Die spezielle Anatomie und Weichteildeckung erfordert ein zierliches Osteosynthesematerial, um so mehr ist es wichtig, die Platte an der Seite anzubringen, an der die Abstützung erreicht werden muß.

Postoperativ verwenden wir deshalb bis zum Beginn einer knöchernen Umstrukturierung zusätzlich eine dorsale Unterarmgipsschiene für 3—4 Wochen, von der aus nach der Wundheilung kontrolliert Übungen vorgenommen werden können. Eine Metallentfernung empfehlen wir grundsätzlich, die Beweglichkeit bessert sich danach erfahrungsgemäß.

Beispielhafte klinische Fälle

Im Folgenden werden typische Verlaufsformen zu den obengenannten Indikationen gezeigt. Die offene Fraktur als Indikation für eine Osteosynthese wird heute allgemein anerkannt. Aus dem Beispiel mit einem deutlich dislocierten volaren Abbruch werden die Grenzen der konservativen Stabilisierung und die Möglichkeiten der abstützenden Osteosynthese offenkundig. Beispiele einer Gelenkstückfraktur mit grober Stufenbildung sowie einer sekundären Dislokation verdeutlichen unsere Indikation ebenso wie Spätzustände mit erheblicher Fehlstellung. Die Berechtigung zur Osteosynthese erscheint uns insofern unschwer abzuleiten, als in diesen Fällen mit einer weiter fortgeführten konservativen Therapie ein befriedigendes Behandlungsergebnis nicht zu erwarten ist [2, 4, 7, 14, 17]. Die Beispiele zeigen auch, daß Zirkulationsstörungen, die bei konservativer Speichenbruchbehandlung über eine Dystrophie und Arthrose in einen Circulus vitiosus einmünden können [5, 6, 9, 10, 12, 18] keine Kontraindikation für eine sekundäre Osteosynthese darstellen. Vielmehr ist diese Behandlungsform mit einer Stabilisierung des Bruchbereiches geeignet, einen bestehenden Circulus vitiosus zu durchbrechen. Schließlich werden T-Plattenosteosynthesen bei Patienten mit veralteter Fehlstellung und grober Verbildung der Gelenkfläche gezeigt. Dabei werden auch die Grenzen der Wiederherstellbarkeit deutlich.

Ergebnisse

Von den 128 Patienten konnten bis jetzt 100 Patienten nachuntersucht werden (65 ♂ und 35 ♀). Bei den 16 Patienten bestanden offene Frakturen (1. und 2. Grades). Eine knöcherne Durchbauung trat in allen Fällen ein. Postoperativ mußten 5 Wundheilungsstörungen und 3 knöcherne Infektionen beobachtet werden. Die Nachuntersuchung lag jeweils mindestens 1 Jahr nach der Operation zurück.

In der Tabelle 2 berichten wir zunächst über die verbliebene Abweichung der Radiusgelenkfläche in der Sagittalebene. Es wird darin eine Tendenz erkennbar mit relativer Zunahme der Abweichungen bei den spätsekundär operierten Patienten (Gruppe III) gegenüber den Patienten mit primärer Osteosynthese (Gruppe I). Die Durchsicht der Röntgenserien zeigt, daß die Abweichungen der Gelenkachse in der Sagittalebene nicht nur im unmittelbaren Zusammenhang mit dem Operationsergebnis zu erklären sind. Trotz der abstützenden Osteosynthese kann nicht in allen Fällen ein teilweises Zusammensintern des unterfütterten Knochengewebes verhindert werden. Die Abweichung der Radiusgelenkfläche in der Frontalebene wird bei den Nachuntersuchungen demgegenüber weniger häufig festgestellt. Eine Erklärung kann darin gesehen werden, daß die Abstützung bei den verschiedenen Bruchformen in der Frontalebene seltener gefährdet ist als in der Sagittalebene (Tabelle 3).

Die Tabelle 4 gibt Auskunft über die Funktionsergebnisse in der Sagittalebene. Bei der Gruppe II konnten die Funktionsmaße bei 2 Patienten nicht objektiviert werden, wir haben

Tabelle 2. Ergebnisse nach T-Plattenosteosynthesen am distalen Radius. Abweichung der Radiusgelenkfläche in der Frontalebene

Abweichung in Graden	Gruppe I n = 23	Gruppe II n = 32	Gruppe III n = 45
< 5	13	9	26
< 20	9	21	18
> 20	1	2	1

Tabelle 3. Ergebnisse nach T-Plattenosteosynthesen am distalen Radius. Abweichung der Radiusgelenkfläche in der Sagittalebene

Abweichung in Graden	Gruppe I n = 23	Gruppe II n = 32	Gruppe III n = 45
< 5 dorsal oder volar	12	8	22
< 10 dorsal	5	14	7
< 10 volar	2	5	8
> 10 dorsal	2	4	8
> 10 volar	–	1	–

Tabelle 4. Ergebnisse nach T-Plattenosteosynthesen am distalen Radius. Funktionsergebnisse (Extension, Flexion)

Beweglichkeit in Graden	Gruppe I n = 23		Gruppe II n = 30		Gruppe III n = 45	
	Ext.	Flex.	Ext.	Flex.	Ext.	Flex.
> 40	17	15	19	15	28	28
20–40	5	7	10	12	15	13
< 20	1	1	1	3	2	4

sie deshalb nicht berücksichtigt. Auch in dieser Tabelle wird die Tendenz erkennbar, daß nach einer primären T-Plattenosteosynthese der Funktionsverlust geringer ausgeprägt ist als nach spätsekundärer Versorgung. Der Anteil an Patienten mit grober Bewegungsbehinderung ist verhältnismäßig klein. Auch bei der Untersuchung der Rotation des Unterarmes nach T-Plattenosteosynthesen findet sich ein relativ kleiner Anteil an Patienten mit erheblichem Funktionsverlust. Patienten nach primärer Osteosynthese zeigen ein besseres Ergebnis als nach spätsekundärer operativer Versorgung. Die Funktionsergebnisse der Frontalebene (Tabelle 6) zeigen ein entsprechendes Bild.

Die Frage arthrotischer Veränderungen kann sicher nur in Verbindung mit einer langfristigen Beobachtung beantwortet werden. In der Tabelle 7 haben wir das Ergebnis von Röntgenspätkontrollen bei zunächst 40 Patienten zusammengestellt, bei denen die T-Plattenosteosynthese mehr als 4 Jahre zurückliegt. Sekundär arthrotische Gelenkveränderungen sind also keineswegs in allen Fällen zu vermeiden. Legt man die subjektiven Beschwerden zu Grunde, so ist das Ergebnis bei 14% der Patienten unbefriedigend. Die Wertung der Funktionsergebnisse, der röntgenologischen Veränderungen und der subjektiven Beschwer-

Tabelle 5. Ergebnisse nach T-Plattenosteosynthesen am distalen Radius. Funktionsergebnisse (Pronation, Supination)

Beweglichkeit in Graden	Gruppe I n = 23		Gruppe II n = 30		Gruppe III n = 45	
	Sup.	Pron.	Sup.	Pron.	Sup.	Pron.
80–90	14	16	13	19	19	22
– 60	7	6	15	10	15	15
– 30	2	1	2	1	10	8
< 30	–	–	–	–	1	–

Tabelle 6. Ergebnisse nach T-Plattenosteosynthesen am distalen Radius. Funktionsergebnisse (Radial-Ulnarabduktion)

Beweglichkeit in Graden		Gruppe I n = 23		Gruppe II n = 30		Gruppe III n = 45	
Rad.	Uln.	Rad.	Uln.	Rad.	Uln.	Rad.	Uln.
> 20	> 30	8	6	5	8	11	9
10–20	15–30	14	16	24	21	31	33
< 10	< 15	1	1	1	1	3	3

Tabelle 7. Röntgenergebnisse nach T-Plattenosteosynthesen am distalen Radius; Kontrolle < 4 Jahre nach Operation. T-Plattenosteosynthesen distaler Radius (Röntgenspätkontrolle bei 40 Patienten)

Arthrose in Grad –, (+), +, ++	Zahl n
–	10
(+)	10
+	12
++	8

den muß jedoch berücksichtigen, daß die Indikation zur operativen Reposition und Osteosynthese nur bei Problemfällen gestellt wurde und somit ein Vergleich zu einer Patientengruppe mit konservativer Therapie distaler Radiusfrakturen nicht möglich ist. Aus den Ergebnissen können wir vielmehr die Indikation für eine T-Plattenosteosynthese bei distalen Radiusfrakturen für die Fälle ableiten, bei denen primär eine Repositionshindernis besteht oder sekundär eine Fehlstellung aufgetreten ist.

Zusammenfassung

Es wird über T-Plattenosteosynthesen bei Patienten mit distalen Radiusfrakturen berichtet. Die Indikation leiteten wir nach dem klinischen und röntgenologischen Zustandsbild bei

Tabelle 8. Subjektive Beschwerden bei Patienten nach T-Plattenosteosynthesen distaler Radiusfrakturen. T-Plattenosteosynthesen distaler Radius n = 100

Beschwerden	Gruppe I n = 23	Gruppe II n = 32	Gruppe III n = 45
Keine	12	11	23
Schmerzen bei Belastung	8	16	16
Schmerzen bei Bewegung	2	4	5
Ruheschmerzen	1	1	1

der Aufnahme der Patienten und unter Berücksichtigung des Zeitraumes zwischen Unfall und Osteosynthese ab. Die Prinzipien der angewandten Technik werden dargestellt. Anschließend wird über das Ergebnis der Nachuntersuchungen bei 100 Patienten berichtet. Die T-Plattenosteosynthese bei distalen Radiusfrakturen ist zu empfehlen bei offenen Frakturen, bei primärem Repositionshindernis und zur Behandlung sekundärer Fehlstellungen.

Literatur

1 Beck E (1979) Handgelenknahe Speichenbrüche, Unfallheilk 82: 7
2 Beck E (1975) Die konservative Behandlung des handgelenknahen Speichenbruches. Orthopäde 4: 19
3 Böhler L (1963) Technik der Knochenbruchbehandlung (Ergänzungsband). Maudrich, Wien
4 Eggert A, Keczkes S (1973) Spätergebnisse von konservativ behandelten distalen Radiusfrakturen. Akt Traumatol 3: 185
5 Ehlert H (1974) Neue Gesichtspunkte zur Genese des Sudeck-Syndroms. Mschr Unfallheilk 77: 417
6 Freund E, Hüttner H J, Schröder H (1970) Morbus Sudeck als Komplikation der Radiusfraktur. Mschr Unfallheilk 73: 569
7 Heim U (1979) Die gelenknahen Speichenbrüche des Erwachsenen. Unfallheilk 82: 15
8 Heim U, Pfeiffer K M (1972) Periphere Osteosynthesen. Springer, Berlin Heidelberg New York
9 Hörster G, Hierholzer G (1977) Die Arthrodese des Handgelenkes. In: Burri C, Rüter A (Hrsg) Aktuelle Probleme in Chirurgie und Orthopädie, Bd 2, Huber, Stuttgart Wien, S. 81
10 Hörster G, Ludolph E (1979) Spätschäden nach handgelenknahen Speichenbrüchen. Unfallheilk 82: 29
11 Kaiser Ch, Terbrüggen D, Ruetsch H, Willenegger H (1974) Technik und Indikation der perkutanen Spickdrahtfixation bei Radiusfrakturen loco classico. Z Unfallmed Berufskr 67: 23
12 Maurer G (1971) Sudeck'sches Syndrom und Arthrose. H Unfallheilk 110: 203
13 Müller M, Allgöwer M, Willenegger H (1977) Manual der Osteosynthese, 2. Aufl, Springer, Berlin Heidelberg New York
14 Pool C (1973) Colle's fracture. A prospective study of treatment. J Bone Joint Surg (Br) 55: 540
15 Rehn J (1965) Behandlungsergebnisse typischer Radiusfrakturen. Chirurg 36: 206
16 Stockmann U, Birnbaum D, Büsing E W, Hepp W, Liepe B, Zuschneid W (1976) Die Probleme der distalen Radiusfraktur aus der Sicht des Patienten. Unfallheilk 79:71
17 Thomas F B (1957) Reduction of Smith's fracture. J Bone Joint Surg (Br) 39: 463
18 Uehlinger E (1971) Die posttraumatische Arthrose. H Unfallheilk 110: 111

Smith-Frakturen

D.L. Fernandez, Bern

Die nach Goyrand (1832) und Smith (1847) benannte Fraktur des distalen Radiusendes entsteht durch einen Sturz auf die palmarflektierte Hand. Die Gewalteinwirkung in Flexion führt dabei zu einer Dislokation des distalen Fragmentes nach volar. Im Gegensatz zu der Extensionfraktur von Pouteau-Colles bei älteren Leuten, ist die Smith-Fraktur häufiger bei jungen Menschen. Die konservative Reposition und Retention des distalen Fragmentes bereitet in der Regel mehr Schwierigkeiten und je schräger die Fraktur verläuft, desto instabiler ist sie, d.h. desto größer ist die Gefahr einer sekundären Dislokation.

Nur mit einer korrekten Diagnose kann eine adäquate Therapie eingeleitet werden. Dabei hängt die Wahl der Fixationsmethode nicht nur von der Bruchform, sondern auch von den lokalen Weichteilverhältnissen, der Knochenqualität, dem Zustand des Handgelenkes vor dem Unfall (posttraumatische Arthrose, PCP, Lunatum-Malacie, Naviculare-Pseudarthrose etc.), dem Alter und Beruf sowie individuellen funktionellen Ansprüchen des Patienten ab.

Entsprechend anatomischen, prognostischen und therapeutischen Gesichtspunkten klassifizieren wir die Smith-Frakturen in extra- und intraarticuläre Brüche. Bei der extraarticulären Bruchform (Abb. 1) ist die distale Radiusgelenkfläche sowie die Gelenkfacette des distalen Radioulnargelenkes (Incisura ulnaris radii) intakt. Die Frakturen können quer oder schräg sein mit einer mehr oder weniger ausgedehnten metaphysären Trümmerzone oder Einstauchung, letzteres insbesondere bei osteoporotischen Knochen.

Bei der intraarticulären Form ist der volare Anteil der Gelenkfläche abgesprengt. Da die volaren radio-carpalen Ligamente intakt sind, bleibt der Carpus in Verbindung zu diesem Fragment und verschiebt sich mit ihm nach volar. Es handelt sich also um eine radiocarpale palmare Subluxation. Das Fragment beschränkt sich selten nur auf den radialen Anteil der Gelenkfläche (Abb. 2a), wobei das distale Radioulnargelenk intakt bleibt. Häufiger betrifft das Fragment den ganzen volaren Gelenkanteil (Abb. 2b), die Fraktur verläuft dann mehr oder weniger durch die Incisura ulnaris radii. Diese Fraktur ist in der englischen Literatur als „reversed Bartons fracture", in der französischen als „fracture marginale anterieure" bekannt. Das volare Fragment kann in sich ein- bis zweimal gespalten sein (Abb. 2c). Die ungünstigste Form intraarticulärer Brüche des distalen Radius sind die Mehrfragmentfrakturen mit volarer Dislokation (Abb. 2d).

Die extraarticulären Querfrakturen lassen sich in Supination und Extension des Handgelenkes gut reponieren, allerdings sollen extreme Handstellungen im Gips vermieden werden.

Die Stellung wird in einem Oberarmgipsverband ruhiggestellt und nach 3, 7 und 12 Tagen röntgenologisch kontrolliert. Muß trotz einer einwandfreien Reposition und Gipstechnik ein sekundäres Abrutschen festgestellt werden, wird die Fraktur erneut reponiert und mit einer percutanen Kirschner-Draht-Spickung fixiert. Sekundäres Abrutschen ist häufiger bei stark schrägem Frakturverlauf zu beobachten. Bei diesen Fällen wird die primäre Kirschner-Draht-Spickung empfohlen. Diese einfache aber wertvolle Methode hilft sekundäre Dislokationen zu vermeiden, überdies kann das Handgelenk in Funktionsstellung ruhiggestellt werden. Kurzfristige röntgenologische Kontrollen sind dann nicht mehr notwendig (Abb. 3).

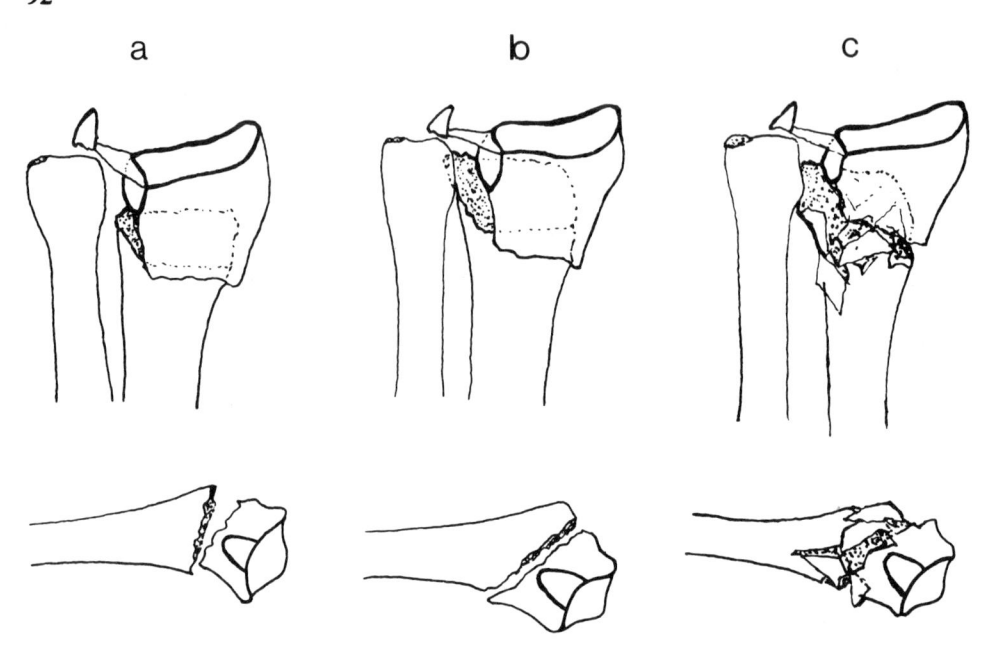

Abb. 1a–c. Extraarticuläre Smith-Frakturen. **a** quer, **b** schräg, **c** mit metaphysärer Trümmerzone oder Einstauchung. Auf den seitlichen Bildern erkennt man die intakte Incisura ulnaris radii

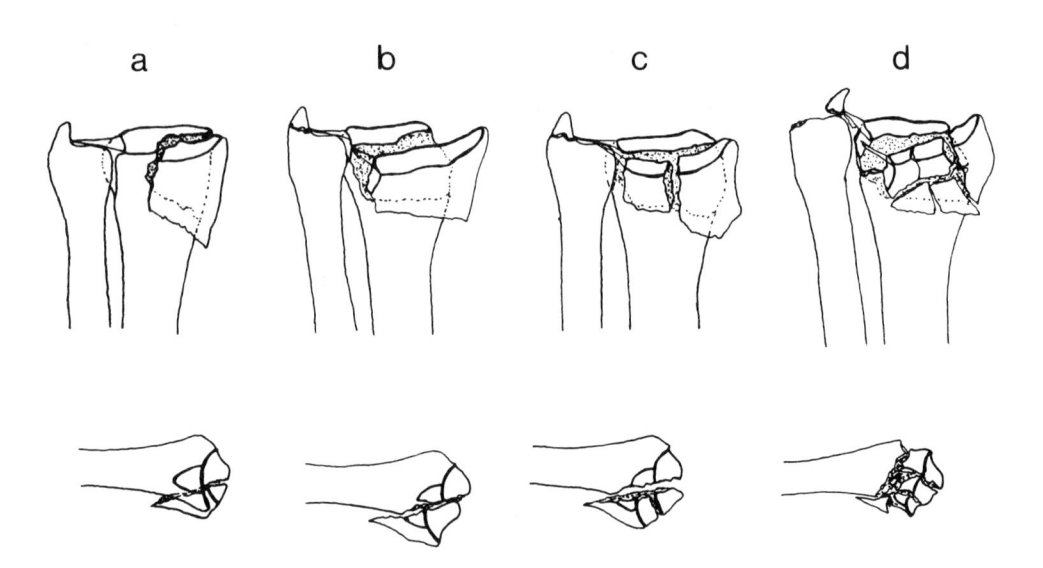

Abb. 2a–d. Intraarticuläre Smith-Frakturen. **a** Volares, radialseits gelegenes Fragment. Incisura ulnaris radii intakt, **b** Volarer Kantenabbruch (auch „reversed Bartons fracture" oder „fracture marginale anterieure" genannt), **c** Volarfragment in sich gespalten, **d** Mehrfragment-intraarticuläre Fraktur mit volarer Abkippung

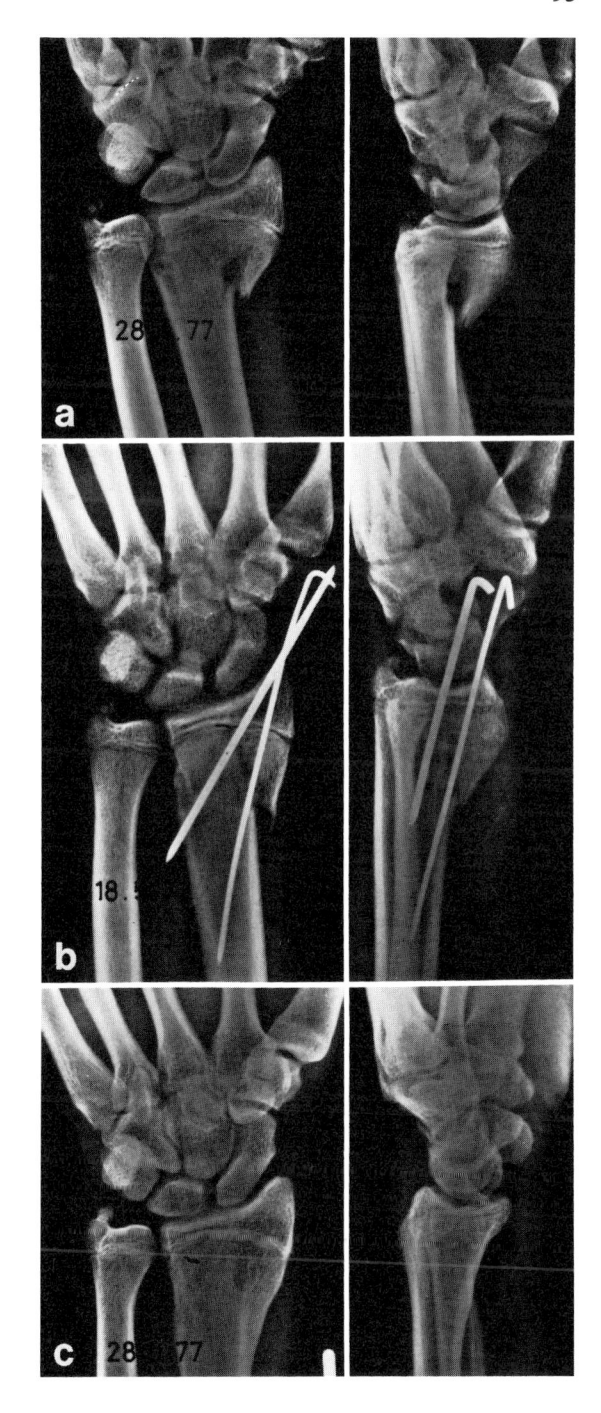

Abb. 3. a Schräg verlaufende instabile extraarticuläre Smith-Fraktur, **b** Reposition und percutane Spickung, **c** Ergebnis 4 Monate nach Unfall

Demgegenüber verlangen die intraarticulär verlaufenden Smith-Frakturen fast immer eine operative Versorgung, da nur so eine befriedigende Gelenkkongruenz erreicht werden kann und gleichzeitig die ausgeprägte Tendenz zur volaren Redislokation und Verkürzung verhindert wird. Bei einfachen frischen Fällen wählen wir eine volare Längsincision, die radialseits parallel zu der Flexor carpi radialis-Sehne bis in die distale Handgelenksbeugefalte verläuft. Bei veralteten Brüchen oder Stückbrüchen des volar abgesprengten Fragmentes, oder wenn gleichzeitig der volare Anteil des Radioulnargelenkes inspiziert werden muß, kann der Zugang entlang der Thenarfalte, unter Schonung des Ramus cutaneus palmaris des Nervus medianus, verlängert und das Ligamentum carpi transversum gespalten werden. So können die Beugesehnen und der Medianusnerv in leichter Flexion des Handgelenkes spannungsfrei nach ulnar gehalten werden. Die distale Radius- und Gelenkkapsel wird nach Ablösung des Pronator quadratus und Teilablösung der musculären Ansätze des Flexor pollicis longus dargestellt. Es folgt die Reposition in Dorsalflexion und Supination des Handgelenkes. Danach kann das Fragment mit einer genau angepaßten T-förmigen Kleinfragment-Abstützplatte fixiert werden (Abb. 4). Bei guter Knochenqualität werden Zugschrauben durch das distale Fragment eingedreht. Die Grenze der Plattenosteosynthese stellen nach unseren Erfahrungen Frakturen mit weniger als vier Fragmenten dar. Die Nachbehandlung richtet sich nach Stabilität der Montage, dem Zustand der Weichteile und den benachbarten Gelenken. In der Regel wird eine volare Gipsschiene für 3 Wochen angepaßt, danach sind freie Bewegungsübungen erlaubt.

Die intraartikulären Smith-Frakturen mit vier und mehr Fragmenten oder Impression der Gelenkfläche und metaphysärer Trümmerzone stellen keine Operationsindikation dar, da eine anatomische exakte Reposition der kleinen Fragmente unmöglich ist, außerdem die zertrümmerte Metaphyse keinen Halt für das Osteosynthesematerial bietet. Diese Trümmerfrakturen werden mit einem kleinen Fixateur externe radialseits an Metacarpale II und Radiusschaft fixiert, distrahiert und gipsfrei behandelt.

Voraussetzungen zur korekten Behandlung einer Smith-Fraktur sind die anatomischen Kenntnise der verschiedenen Bruchformen sowie die sorgfältige Anwendung der erwähnten konservativen und chirurgischen Maßnahmen.

Literatur

Barton H R (1838) Views and Treatment of an Important Injury of the Wrist. Med Exam 1: 365
Castaing J et al (1964) Fractures Recentes de l'Extremite Inferieure du Radius. Rev chir orthop 50, No 5: 581–696
Cauchoix J (1960) Les Fractures-Luxations Marginales Anterieures du Radius. Rev chir orthop 46: 233–245
Ellis J (1965) Smith and Barton's Fractures. A Method of Treatment. J Bone Jt Surg 47-B: 724–727
Fernandez D L, Maeder G (1977) Die Behandlung der Smith-Frakturen. Arch orthop Unfallchir 88: 153–161
Flandreau R H (1962) Clinical Experiences with a Series of Smith's Fractures. Arch Surg 84: 288–291
Mills T J (1957) Smith's Fractures and Anterior Marginal Fracture of Radius. Brit Med J 2: 603–605
Oliveira J C de (1973) Barton's Fractures. J Bone Jt Surg 55-A: 586–594
Thomas F B (1957) Reduction of Smith's Fracture. J Bone Jt Surg 39-B

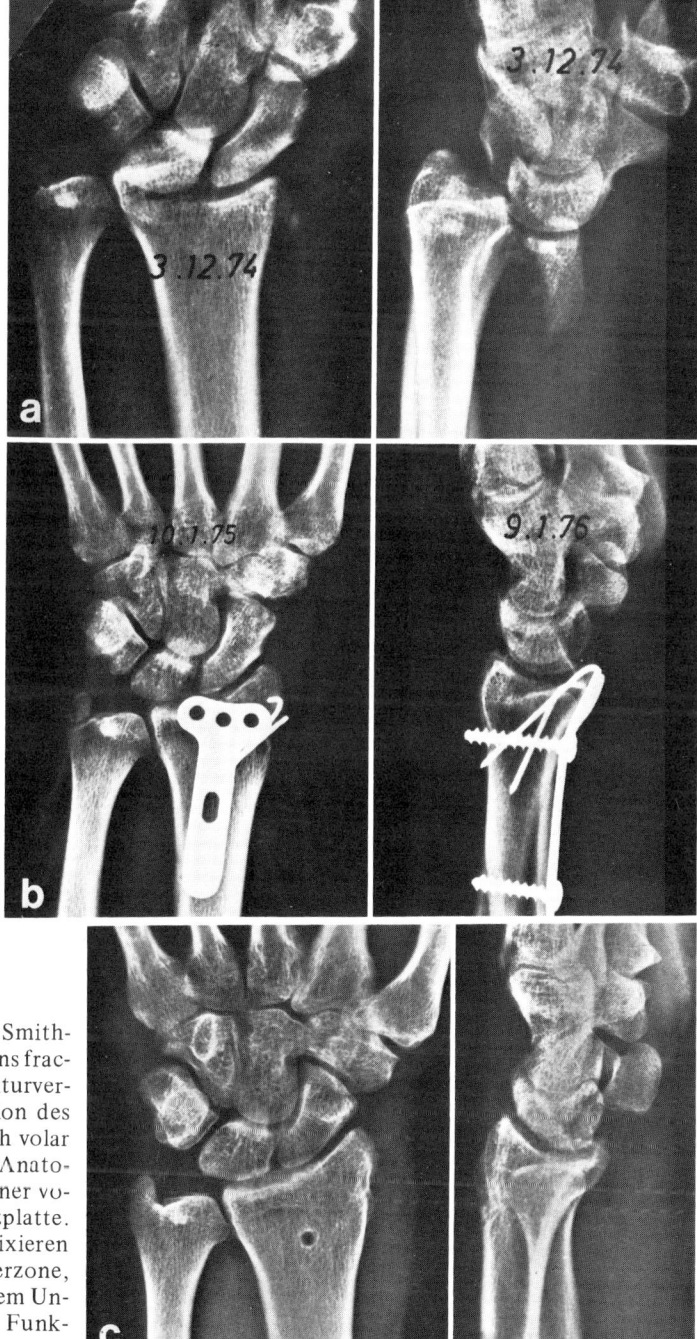

Abb. 4. a Intraarticuläre Smith-Fraktur („reversed Bartons fracture"). Schräger Frakturverlauf, deutliche Dislokation des Radiocarpalgelenkes nach volar und nach proximal, **b** Anatomische Reposition mit einer volar angelegten T-Abstützplatte. Die Kirschner-Drähte fixieren eine zusätzliche Trümmerzone, **c** Resultat 2 Jahre nach dem Unfall. Schmerzfreie volle Funktion des Handgelenkes

Osteosynthese nach Verbrugge bei Smith-Frakturen

R. Verdonk und H. Claessens, Gent

Smith beschrieb 1847 eine handgelenksnahe Radiusfraktur bei der das intraarticuläre Fragment meistens nach volar abgekippt war. Dieser Bruch trägt heute den Namen „Smith Goyrand-Fraktur". Eine gute Reposition ist wesentlich für die Erzielung einer optimalen Funktion.

Indikationen

Es handelt sich meistens um eine schräge Bruchlinie von dorsal/distal nach volar/proximal, bei der die orthopädische Reposition bei offensichtlich verlagerten Frakturen in der Regel unstabil ist.

Wir haben 24 Smith-Frakturen, die zwischen 1976 und 1978 in unserem Dienst behandelt wurden, analysiert. Vier Fälle wurden konservativ behandelt. 16 Handgelenke wurden anfangs dringlich orthopädisch und nachher chirurgisch versorgt.

In 84% der Fälle scheiterte die konservative Behandlung wegen der querverlaufenden Bruchfläche. Heute besteht eine Tendenz zur dringlichen Versorgung solcher Frakturen um auf diese Weise die zeitweilige Arbeitsunfähigkeit zu beschränken. Wenn nicht dringlich eingegriffen wird, muß zur Erzielung einer befriedigenden Abschwellung 8 Tage gewartet werden.

Material

In unserem Krankengut fanden sich 10 weibliche und 14 männliche Patienten zwischen dem 19. und 76. Lebensjahr. Der Entstehungsmechanismus bestand 12mal in einem Verkehrsunfall, 10mal in einem Sturz zu Hause und 1mal in einem Sporttrauma.

Bei Verkehrsunfällen kamen Smith-Frakturen nie einzeln vor. Es gab immer periphere Begleitverletzungen, was auf eine Gewalteinwirkung mit hyperflektiertem Handgelenk hindeutet. Der Patient hat nicht die Gelegenheit zur Hyperextension des Handgelenkes. Dies erklärt die geringe Anzahl von Fällen im Vergleich zu den Pouteau-Colles-Frakturen.

Methode

Vor 1976 wurden zur Immobilisation der Fraktur regelmäßig Kirschner-Drähte und vorkommendenfalls eine epiphysäre Verbrugge-Schraube verwendet. Da aber häufig eine Multifragmentfraktur vorliegt, ist die kleinste Verbrugge-Platte, d.h. eine 4,5 cm lange 7-Loch-Platte, mehr geeignet.

Technik

Der Patient befindet sich in Rückenlage in Lokalanästhesie oder in Allgemeinnarkose mit Blutleerebinde hochdiaphysär des Humerus. Die gewohnte Abdeckung wird durchgeführt.

Radial der Musculus ulnaris longus Sehne wird das Handgelenk von der distalen Epiphyse bis ca. 10 cm nach proximal incidiert. Der Nervus medianus wird lokalisiert und nach ulnar weggehalten. Jetzt ist die Fraktur dargestellt und kann unter Hyperextension reponiert werden.

Die Verbrugge-Platte wird vom Gelenk über die Fraktur nach proximal eingesetzt und im proximalen Teil mit 3–4 Verbrugge-Schrauben fixiert.

Durch Anpassung der Schrauben kann die Fraktur dank der Krümmung der distalen Radiusepiphyse mit Kompression ruhiggestellt werden. Der Carpaltunnel wird nicht genäht.

Eine Hautnaht wird durchgeführt und ein Drain für 24 Std eingelegt. Zuerst wird eine dorsale Gipsschiene angelegt. Diese wird nach einer Woche durch einen zirkulären Gips ersetzt, der für 14 Tage angelegt wird. Nachher wird sofort die Übungsbehandlung eingesetzt.

Es kann ebenfalls eine mehr radialwärts verlaufende Incision, die einen besseren Überblick über eine Processus-styloideus-radii-Fraktur ermöglicht, gewählt werden. Es besteht hierbei aber die Gefahr der Schädigung der Arteria radialis.

Ergebnisse

Zur Beurteilung der subjektiven Ergebnisse wurde den Patienten ein Fragebogen zugeschickt.

Es ergab sich, daß 75% der Patienten schmerzfrei sind. 50% haben relative Beschwerden bei Flexion-Extension des Handgelenks. 10% der Patienten entwickelten postoperativ geringe Reizzustände des Nervus medianus, denen die mechanische peroperative Retraktion zugrunde liegt und die im postoperativen Verlauf völlig verschwinden. Bisher mußte zur Behebung eines Medianuskompressionssyndroms das Osteosynthesematerial nicht entfernt werden.

Die Beweglichkeit ist nach der Übungsbehandlung in 90% der Fälle symmetrisch. 90% der Patienten sind subjektiv zufrieden, was im Rahmen der Handgelenksfrakturen wichtig ist.

Schlußfolgerung

Im Vergleich zu der konservativen Therapie, die keine stabile Ruhigstellung zusichern kann, bietet die Behandlung von Smith-Frakturen mittels der Verbrugge-Platte und Schrauben bei der anatomischen Reposition eine größere Garantie auf Erfolg.

Die Fixation mit Kirschner-Drähten ist als Immobilisation in anatomischer Stellung ungenügend.

Zusammenfassung

In der vorliegenden Arbeit wird über Smith-Frakturen, die in unserer Abteilung mit einer Osteosynthese nach Verbrugge reponiert und fixiert werden, berichtet.

Indikationen, Operationstechnik und Nachuntersuchungsergebnisse werden in einer Serie von 24 Fällen analysiert.

Literatur

Fuller D J (1973) The Ellis plate operation for Smith's fracture. J Bone Jt Surg 55-B: 173
Kritsikis N, Chamay A, El Manouar M (1976) Les fractures de Goyarand Smith chez l'adulte. Acta orthop belg 42: 329
Woodyard J E (1969) A review of Smith's fractures. J Bone Jt Surg 51-B: 324

Behandlung von stark eingestauchten Brüchen der Speiche an typischer Stelle beim alten Menschen mit der Palacos-Plombe

H.G. Ender

Bei alten Menschen ist es vor allem die Osteoporose, welche die Speichenbrüche kompliziert. Bei manchen Brüchen mit Knick zur Streckseite kommt es zu einer starken Einstauchung der Spongiosa. Die Reposition gelingt konservativ meist ohne Schwierigkeiten, es verbleibt jedoch streckseitig eine Höhle, deren Größe vom Grad der Einstauchung abhängig ist. Diese Brüche lassen sich konservativ im Gipsverband oft nicht halten. Auch Bohrdrähte und Gewindebohrdrähte, die einen etwas besseren Halt geben, vermögen die Fragmente oft nicht zu halten, weil sie im osteoporotischen Knochen durchschneiden.

Ich versuche in solchen Fällen zuerst die konservative Reposition und Fixation im Gipsverband. Sieht man jedoch bei der Kontrolle am 10. Tag, daß sich die Reposition nicht halten läßt, unterstütze ich das distale Fragment mit einer *Palacos-Plombe*.

Es ist dies eine kleine Operation, welche in Plexus- oder i.v.-Anästhesie durchgeführt wird. Die Hand wird am Mädchenfänger mit 3 kg extendiert. Von einem kleinen Längsschnitt über dem Tuberculum *Lister* wird der Bruch eröffnet. Meist findet man eine dorsale Corticalislamelle, die sich seitlich wie eine Tür wegklappen läßt. Dann sieht man wie groß die Stauchungshöhle eigentlich ist. Ich knete ein Kügelchen aus Knochenzement und drücke es, wenn es gerade noch plastisch ist, in die Höhle ein. Die Corticalislamelle wird wieder aufgedrückt und die Fraktur in reponierter Stellung gehalten bis der Knochenzement hart ist. Es wird dann eine dorsale Gipsschiene für 4–5 Wochen angelegt.

Das proximale Fragment soll nur unterstützt, der Bruchspalt jedoch nicht zur Gänze ausgefüllt werden, damit die Fraktur rundherum knöchern heilen kann.

Ich habe bis jetzt 21 Fälle, davon 19 mit ausgezeichnetem Resultat in dieser Weise behandelt. Es ist überraschend, wie schnell die Verletzten schmerzfrei sind und die Finger in vollem Umfang benützen. Schwellungen und die schleichende Sudecksche Dystrophie treten nicht auf und die Verletzten können auch kraftvolle Arbeiten wie Wäsche auswinden, bügeln und Einschenken aus der vollen Kaffeekanne wieder wie früher ausführen.

Ich halte den Speichenbruch bei alten Menschen nicht für einen banalen Bruch, der ohnedies immer problemlos heilt. Die Verletzten sind in der heutigen Zeit mit 65 Jahren noch nicht alt, sondern meist geistig und körperlich recht agil. Ich glaube man sollte ihnen mit diesem kleinen Eingriff noch die Chance eines besseren Ergebnisses geben.

Die Distraktion instabiler distaler Radiustrümmerfrakturen mit einem Fixateur externe — ein neuer Behandlungsweg

R.P. Jakob

Die Behandlung der distalen Radiustrümmerfrakturen ist nach wie vor problematisch, was die zahlreichen unbefriedigenden Ergebnisse der üblichen Methoden zeigen. Die sekundäre Verkürzung nach geschlossener anatomischer Reposition ist häufig, wird aber auch nach der zusätzlichen Kirschner-Draht-Spickung beobachtet. Mit den heute gängigen, im Einzelfall technisch anspruchsvollen Osteosynthesetechniken, wird die Reposition der eingestauchten, mehrfragmentierten Radiusepiphyse oft nur nach Opferung der Weichteilbedeckung möglich. Zudem besteht wegen ungenügendem Halt der Schrauben leicht die Gefahr eines sekundären Abrutschens.

In Weiterentwicklung einer in mehreren Zentren Nordamerikas (Schatzker, Tile) geübten Technik, gingen wir in den vergangenen zwei Jahren einen neuen Weg in der Behandlung dieser schwierigen Frakturen.

Dabei lehnten wir uns an R. Anderson an, der schon 1944 über die Behandlung der instabilen, distalen Radiustrümmerfrakturen mit einer Extensions-Distraktionsmethode berichtet hatte. Nach seiner Überlegung war eine durch geschlossene Reposition wiederhergestellte Länge des Radius lediglich mit einer Extension zu halten, da sich der Radius unter dem Zug der radial ansetzenden, das Handgelenk um die intakte distale Ulna pivotierenden Muskeln leicht verkürzt.

Material und Methodik

Im Rahmen der AO haben wir zwei Prototypen[1] von Fixateuren entwickelt und geprüft, wobei wir heute dem zweiten Typ (Abb. 1) wegen der größten Stabilität den Vorzug geben.

---

1 Firma R. Mathys, Bettlach (Schweiz)

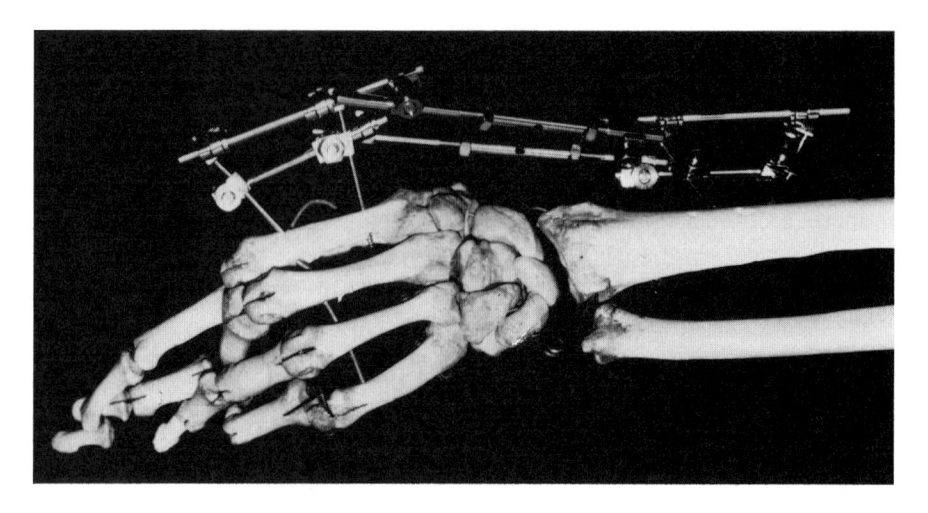

Abb. 1. Modell der Handgelenksdistraktion mit einem Fixateur externe, der in jeder beliebigen Stellung des Handgelenkes angelegt werden kann. Die Gewindedrähte werden konvergierend eingebohrt (s. Text)

Dabei handelt es sich um einen Satz von Gewindedrähten, Backen und Verbindungsstangen, die nach dem Baukastenprinzip zu einem Fixateur zusammengesetzt werden. Mit dem ersten Modell (Abb. 2) konnten wir nur wenig von der neutralen Stellung des Handgelenkes abweichen. Der zweite Typ erlaubt dagegen die Fixation, respektive Distraktion in jeder gewünschten Stellung, beispielsweise Flexion, Ulnardeviation und Pronation (Abb. 3).

Operationstechnik

Nach steriler Vorbereitung im Operationssaal wird die Fraktur im Axillarisblock unter BV-Kontrolle manuell reponiert, wobei man auf die günstigste Stellung achtet. Die Gewindedrähte ($\emptyset$ 2 mm) werden am Motor zuerst proximal der Fraktur von radial her bis zum Fassen der Gegencorticalis in den Radius eingebohrt. Dann folgt das analoge Einsetzen in das Metatarsale II in einem Winkel von 45 Grad zwischen horizontaler und vertikaler Ebene. Damit wird einerseits die Daumenkommissur nicht beeinträchtigt, andererseits werden aber auch die Strecksehnen umgangen. Die Beugung im MC-Gelenk II verhindert das Mitfassen des „Extensor hood". Der schräge Bohrkanal wird dem senkrechten vorgezogen, weil dadurch der Weg im Knochen länger und die Fixation stabiler wird. Die Gewindedrähte werden mit den Backen und Verbindungsstangen verbunden und die Distraktion in der gewünschten Repositionsstellung des Handgelenkes nach nochmaliger Kontrolle im BV angebracht. Bleiben einzelne Fragmente instabil, können sie durch gleichzeitige percutane Kirschner-Draht-Spickung fixiert werden.

Die Repositions- und Montagezeit des Apparates beträgt 30–40 min. Eine Gipsfixation erübrigt sich.

In der Nachbehandlung beginnen wir schon am ersten Tag mit einer intensiven Physiotherapie zur Mobilisation der Fingergelenke und Vermeidung von dystrophen Störungen der Hand. Nach einer Woche erfolgt die erste Röntgenkontrolle. Sollte sich die Stellung

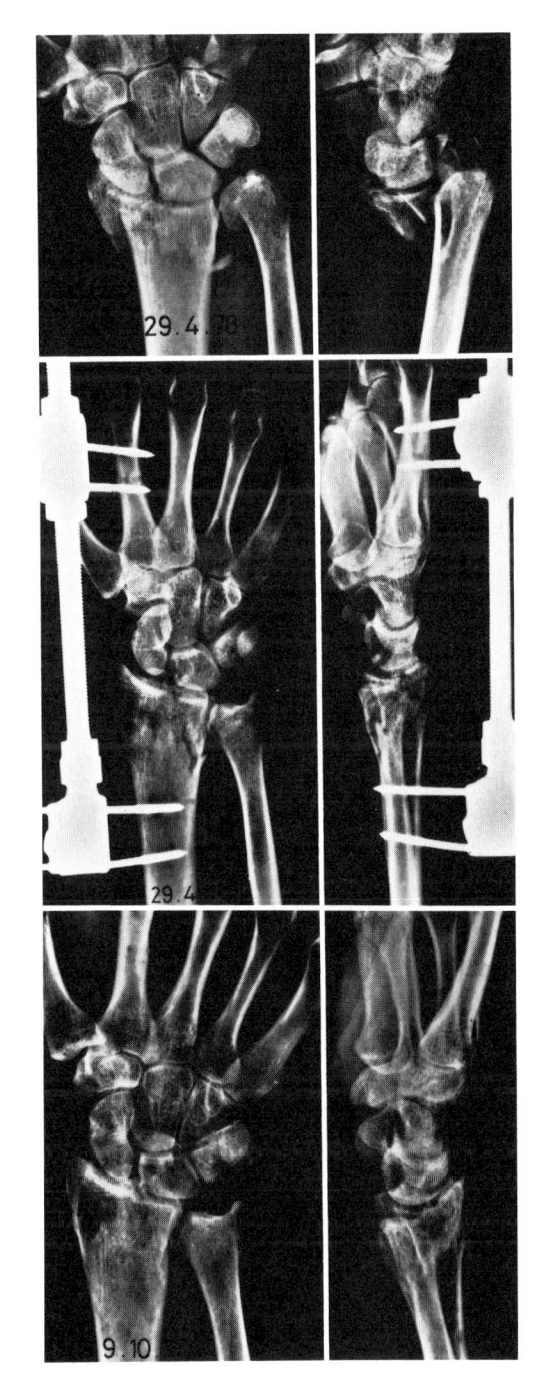

Abb. 2. Geschlossene Reposition einer articulären Trümmerfraktur am Unfalltag. Distraktionsbehandlung während sechs Wochen. Resultat nach 6 Monaten

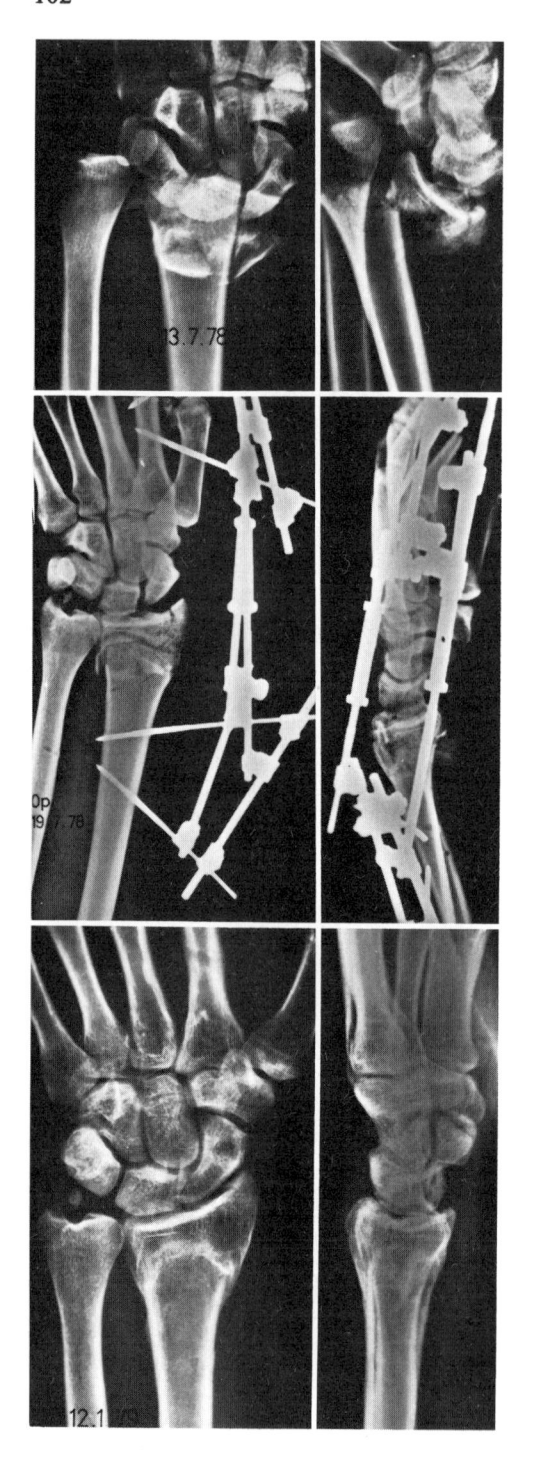

Abb. 3. Mehrfragmentäre Fraktur zuerst geschlossen reponiert mit sekundärem Abrutschen. Nachreposition nach sechs Tagen und Anlegen des Fixateur externe für eine Zeitdauer von 6 Wochen in leichter Flexion. Resultat nach 6 Monaten

der Fraktur verkürzt haben, kann an den Gewindestäben leicht nachdistrahiert werden. Weitere Kontrollen folgen in zweiwöchigen Abständen. Nach vier Wochen wird die Distraktion vermindert, nach insgesamt sechs Wochen kann der Apparat entfernt und das Handgelenk zur Mobilisation freigegeben werden.

Krankengut

In den vergangenen zwei Jahren wurden 12 Patienten (8 Männer, 4 Frauen) mit distalen Radiustrümmerfrakturen in der beschriebenen Weise behandelt. Das Durchschnittsalter betrug 38 Jahre, die älteste Patientin war 66jährig. Bei vier Patienten schritt man erst nach 6—12 Tagen zur Distraktionsbehandlung, nachdem die konservativ reponierte Fraktur sekundär abgerutscht war.

Ergebnisse und Diskussion

Bei den drei sekundär nachreponierten Fällen war es unmöglich, noch eine vollständige Reposition zu erreichen. Mit Ausnahme eines Falles heilten alle Frakturen in der beim Anlegen des Fixateur erreichten Repositionsstellung aus. Eine Patientin stürzte einen Monat nach Fixateur-Entfernung und zog sich eine Refraktur in der noch ungenügend konsolidierten ehemaligen Frakturregion zu.

Zwei der insgesamt 48 implantierten Drähte verursachten einen Stichkanalinfekt, der unter sorgfältiger Pflege folgenlos ausheilte, ohne daß die Behandlung vorzeitig abgebrochen werden mußte. Bei einer Patientin kam es beim Einbohren infolge Abgleitens des Gewindedrahtes vom Metatarsale II in die Hohlhand zu einer temporären Dysästhesie im Ramus cutaneus nervi mediani. Eine Patientin benötigte wegen einer Sudeckschen Dystrophie eine mehrmonatige intensive Physiotherapie — der einzige Fall, bei dem eine etwas eingeschränkte Fingergelenksbeweglichkeit zurückblieb.

Das klinische Ergebnis konnte sowohl bezüglich Funktion, roher Kraft, Schmerzen und Deformität des Handgelenks bei allen Patienten als gut oder sehr gut bezeichnet werden, wobei der Schweregrad der Fraktur besonders zu berücksichtigen ist.

Als ideale Indikation zu dieser vielversprechenden Behandlung erachten wir die instabile Fraktur des distalen Radiusendes beim jugendlichen Patienten mit metaphysärer Trümmerzone und fehlender dorsaler oder volarer Abstützung. Patienten mit starker Osteoporose sind wegen der verzögerten Heilung weniger geeignet. Eine weitere günstige Indikation ergibt sich für die schweren mehrfragmentären, articulären Trümmerfrakturen, bei denen jegliche Rekonstruktion unmöglich ist, und wo die primäre Arthrodese die einzige Alternative darstellt.

Unter diesen Gesichtspunkten und der bisherigen Erfahrung glauben wir, daß die Distraktionsbehandlung mit einem Fixateur externe bei einer Reihe dieser „hoffnungslosen" Frakturen am distalen Radiusende eine neue und wertvolle Behandlungsmöglichkeit darstellt.

Literatur

Anderson R, O'Neill G (1944) Comminuted Fractures of the Distal End of the Radius. Surg Gynekolog and Obstetrics, Band 78, S 434–440
Schatzker J, Tile M Unveröffentlichte Daten

Diskussion

Schweiberer, Homburg/Saar: Ich möchte zum Vortrag von Herrn Schmit-Neuerburg etwas sagen. Er hat die Freilegung propagiert. Ich glaube, daß sich diese Frakturen im Aufhang sehr gut reponieren lassen und dann geschlossen spicken lassen. Dieses Vorgehen unter Bildverstärkerkontrolle ist sicherlich die bessere Methode, man hat den besseren Überblick gegenüber der Freilegung und offenen Spickung.

Schmit-Neuerburg, Essen: Die gedeckte Bohrdrahtosteosynthese ist sicher eine geeignete Maßnahme. Ich gebe nur den Umstand als Nachteil zu bedenken, daß man sich der Röntgenbestrahlung aussetzt und das wird ein Problem sein, das uns in der Zukunft noch immer mehr beschäftigen wird. Insofern finde ich, daß dieses Argument eigentlich mehr für die Plattenosteosynthese spricht.

Böhler, Wien: Es ist sicher, daß nicht alle diese Frakturen mit Bohrdrähten zu halten sind und daß man Platten braucht in entsprechenden Fällen. Was mich stört, ist das Anbringen der Platte an der Streckseite, wo doch die einzelnen Strecksehnen in ihren sehr tiefen Fächern liegen. Aus dieser Überlegung habe ich es nie gemacht, aber ich bin überzeugt, daß das doch eine beträchtliche Behinderung dieser Strecksehnen mit sich bringt.

Heim, Chur: Diesen Einwand von Herrn Böhler, den habe ich schon sehr oft gehört. Aber die Praxis zeigt, daß dem nicht so ist. In der Rheumachirurgie sind wir in der Behandlung der dorsalen Strecksehnenfächer recht großzügig, ohne daß deswegen etwas passiert. Es ist sicher so, daß man in diesen Fällen eben das Metall dann wegnehmen muß. Durch die Metallentfernung bekommen wir, wie auch von Herrn Hierholzer gezeigt worden ist, doch manchmal eine Verbesserung der Funktion, die uns dann erst das Schlußergebnis zwei, drei Monate später definitiv erwarten läßt. Aber ich glaube, man braucht diese Bedenken eigentlich nicht zu haben. Hie und da sind wird doch sehr froh, wenn wir eine Platte dorsal anlegen können. Es gibt doch instabile Situationen, die man sonst fast nicht reponieren und halten kann.

Hierholzer, Duisburg: Wir sind in Duisburg wirklich fixateurfreundlich, das ist ja bekannt, aber ich finde, daß diese Methode in der Behandlung der distalen Speichenbrüche doch sehr anspruchsvoll ist. Wir haben mit unseren Ergebnissen gezeigt, daß bei der Stückfraktur und Trümmerfraktur es doch möglich ist die Gelenkfläche wieder aufzubauen. Ich habe Bedenken bei dieser aufwendigen Konstruktion. Im Routinefall wird es möglich sein eine Unterfütterung mit autologer Spongiosa in Verbindung mit einer Plattenosteosynthese vorzunehmen. Ich möchte gleich noch eine Anmerkung sagen zu Herrn Ender. Ich weiß nicht ob Herr Ender zustimmt, daß man diese Methode doch nur beim ganz alten Menschen anwenden sollte und ansonsten, wenn ein Defekt aufzufüllen ist, dies nur mit autologem Knochenmaterial vorgenommen werden sollte.

Schmit-Neuerburg, Essen: Ich möchte gerade zu den Trümmerfrakturen sagen, daß die Plattenosteosynthese dafür kein gutes Verfahren ist. Ich glaube, daß die Trümmerfraktur, wie sie im Vortrag von Herrn Fernandez und später auch von Herrn Jakob gezeigt worden ist, eine Fraktur ist, die man nicht operativ mit den Mitteln der direkten Implantate — Spickdraht oder auch Platte — behandeln kann. Es ist außerordentlich schwierig, wenn es überhaupt möglich ist, ich finde den Vorschlag mit Fixateur externe gut. Es ist eine Methode der kontinuierlichen Distraktionsbehandlung, die man sonst nur mit der normalen Extension und/oder in Kombination mit einem Gipsverband machen könnte.

Fernandez, Bern: Ich möchte neuerlich betonen, daß wir eine Plattenosteosynthese bei Trümmerfrakturen nur dann vornehmen, wenn die Anzahl der Fragmente 5 nicht überschreitet und wenn die Knochenqualität gut ist, d.h. daß wir mit den Kleinfragmentschrauben einen Halt haben für unsere Platte. Die Ansicht von Herrn Hierholzer, daß eine Unterfütterung mit Spongiosa sehr gut sei, der Meinung bin ich auch, aber ich finde, daß bei diesen zertrümmerten Handgelenken, man eine anatomische Reposition erst durch einen doppelten, volaren und dorsalen Zugang erreichen kann. Wir haben große Schwierigkeiten mit der postchirurgischen Schwellung.

Linke, Darmstadt: Ich möchte zu der Extensionsbehandlung mit dem Fixateur externe darauf hinweisen, wir werden morgen etwas ähnliches berichten, daß eine zu lange Applikationsdauer die Gefahr einer Pseudarthrosenentstehung in sich birgt. Es entsteht ein Defekt, der durch die Verhinderung des Zusammenrutschens erzeugt wird.

Hierholzer, Duisburg: Herr Heim hat schon in einer früheren Publikation darauf hingewiesen, daß eigentlich in Verbindung mit der Plattenosteosynthese das Distraktionsprinzip auch Anwendung finden muß, in dem man die Hand zunächst am Bauern- oder Mädchenfänger aushängt und dann erst nach einer solchen Distraktion von etwa einer halben Stunde die Osteosynthese vornimmt. Das erscheint mir ganz wichtig zu sein. Es wird also gedanklich der gleiche Weg beschritten, aber hinterher doch wohl der stabilere Weg und die bessere morphologische Voraussetzung zur Abheilung geschaffen. Das ist vielleicht doch nicht unwichtig.

Die Dystrophie erscheint mir nicht als Kontraindikation. Aus Zeitgründen konnte ich nicht darauf eingehen. Wir haben Fälle, bei denen wir zur Behandlung der Dystrophie die Instabilität beseitigt haben und nachdem Stabilität herbeigeführt worden ist, ein Rückgang der Dystrophie erreicht werden konnte.

Jahna, Wien: Ich hätte zwei Fragen. Es ist bei den konservativen, stark verschobenen doch aufgefallen, daß sehr viele Bandinstabilitäten hatten. Bei den operierten habe ich darüber nichts erfahren. Daß dies nicht immer zu Beschwerden führt, wissen wir. Das wäre die eine Frage und die zweite möchte ich zur Frage der primären Handarthrodese stellen. Ich glaube, daß man beim typischen Speichenbruch sich dazu niemals entschließen sollte.

Heim, Chur: Darf ich noch etwas sagen, gewissermaßen als Zusammenfassung. Es ist uns hier in unserem Gremium wieder so ergangen, wie so oft: die neueren Verfahren hat man übergewertet und ob man nun eine Fraktur operativ behandelt oder nicht, das ist eine Frage gewissermaßen der Stabilität. Die Kriterien sind richtigerweise nicht nur röntgenologisch festzulegen. Wenn wir es können, wollen wir doch die instabile Fraktur mit dem percutanen

Kirschner-Draht versorgen, das ist doch eine wesentlich schonendere Methode als offen vorzugehen. Hingegen, wenn wir aufmachen müssen, dann wollen wir doch etwas möglichst stabiles machen. Wir wollen dann nicht eine Platte haben, wie uns gezeigt, zwischen links und rechts, wo auf einer Seite der Fixateur leider so kurz ist, daß die Katastrophe vorausgesehen werden konnte. Und wir möchten doch sehr gerne, wenn wir schon die Platte machen, eine Spongiosaplastik ausgiebig anwenden. Ich glaube, wenn man systematisch bei Öffnung autologe Spongiosaplastiken macht, dann werden wir viel weniger solche sekundäre Dislokationen bei den Plattenosteosynthesen sehen. Aber mir scheint besonders wichtig und ganz speziell hier, im Lande von Lorenz Böhler, daß man die Kriterien für die konservative Behandlung wieder endlich einmal hervorholt. Wir sind in der peinlichen Lage, daß unsere jungen Kollegen nicht mehr wissen was das ist und wie das gemacht wird.

Die Indikation und Technik der Korrektureingriffe nach Brüchen am distalen Unterarmende

H. Cotta, Heidelberg

Die konservative Therapie der distalen Unterarmfraktur führt meistens zu einem anatomisch und funktionell zufriedenstellenden Ergebnis. Jedoch bei mangelhafter Gipsfixation und nachlässiger Kontrolle kann es zum sekundären Abgleiten mit Verheilung in Fehlstellung kommen. Frakturen im Kindesalter führen gelegentlich zur Schädigung der Radiusepiphyse mit Fehlwachstum.

Die fehlverheilte distale Radiusfraktur zeigt die typische Verkürzung und Abkippung des Radius mit Ulnavorschub. Die Hand weicht im proximalen Handgelenk in die jeweilige Fehlstellung ab. Daraus resultiert ein in seinem Gefüge gestörtes Handgelenk mit rasch fortschreitender arthrotischer Deformierung. Sehnenschädigungen und Nervenirritationen, insbesondere die Nervus Medianus Kompression sind möglich.

Korrektureingriffe am distalen Unterarmende haben eine weitgehende Wiederherstellung der schmerzfreien Funktion mitunter auch der Anatomie des Handgelenkes zum Ziel. Sie können entweder an der Ulna, am Radius oder an beiden Knochen notwendig werden.

Korrektureingriffe an der Ulna beheben durch Beseitigung des Ulnavorschubes die Manus radioflexa und verbessern häufig die Umwendebewegung des Unterarmes und damit die Funktion der Hand. Sie sind ferner in Kombination mit Radiuskorrekturen indiziert. Die Indikation zur Ulnaköpfchenresektion (Schema A) ist gegeben:

1. Bei Manus radioflexa mit Ulnavorschub und schmerzhafter Funktionsstörung, evtl. kombiniert mit posttraumatischer federnder Ulna bei älteren Patienten als geringster Eingriff bzw. Palliativ-Maßnahme,
2. bei posttraumatischer Arthrose, gelegentlich Ankylose im distalen Radio-Ulnargelenk mit gestörter Umwendbewegung,

3. in Verbindung mit der Radiuskorrekturosteotomie, falls bereits präarthrotische Veränderungen im distalen Radio-Ulnar-Gelenk vorliegen.

Technisch bereitet die Resektion keine Schwierigkeiten. Sie sollte nicht weiter als bis zur Pronatorinsertion 1,5 cm proximal der distalen Radiusgelenkfläche erfolgen, da sonst eine federnde Ulna entstehen kann. Eine solche muß mit Abspaltung einer Sehne oder mit einem freien Frascien- oder Sehnentransplantat gefesselt werden. Die zu knappe Resektion führt zu einer schmerzhaften Arthrose im „Restgelenk". Auch belassenes Periost kann zu einem störenden Regenerat werden.

Die Indikation zur Ulnaverkürzungsosteotomie (Schema B) ist gegeben:
1. Bei Manus radioflexa mit Ulnavorschub und Funktionsstörung beim jüngeren Patienten und
2. in Verbindung mit der Radiuskorrekturosteotomie, sofern das distale Radio-Ulnargelenk intakt ist.

Technik

Die Z-förmige oder treppenförmige Osteotomie ist der Quer- oder Schrägosteotomie wegen Pseudarthrosengefahr vorzuziehen. Dabei muß die individuelle Variantenbreite des Ulnastandes berücksichtigt werden. Nach Hulten stehen zusammen 39% Plus- und Minusvarianten 61% Null-Varianten gegenüber.

Die Ulna wird im distalen Drittel bis in den spongiösen Bereich osteotomiert. Die Fixierung mit Schrauben oder einer AO-Druckplatte ist wegen der frühen funktionellen Nachbehandlung der Cerclage vorzuziehen.

Die Korrektureingriffe am distalen Radiusende sind vorwiegend beim jungen manuell tätigen oder sportlich aktiven Patienten unter 50 Jahren indiziert. Der günstigste Zeitpunkt zur Durchführung der Osteotomie liegt innerhalb der ersten 3 bis 6 Monate nach dem Unfall,

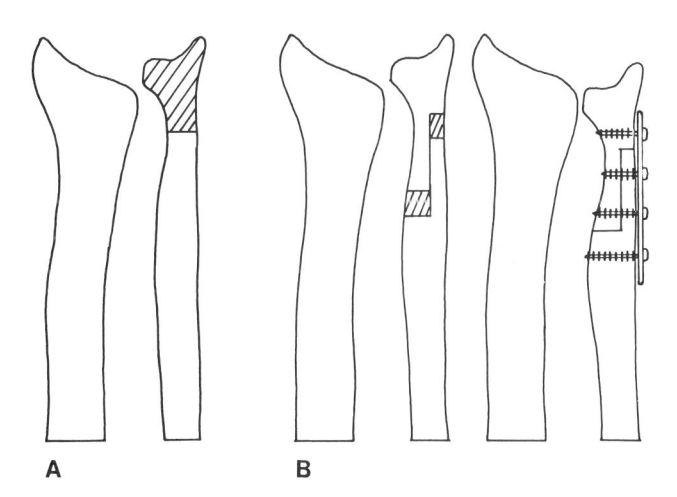

Schema A. Ulnaköpfchenresektion. **B** Ulnaverkürzungsosteotomie, Z-förmig

da dann die sekundären Weichteil- und Gelenkveränderungen noch nicht manifest geworden sind.

Unter Zuhilfenahme des Röntgenbildes stellt sich die Indikation bei einer dorsalen Abweichung von mehr als 30 Grad, einer volaren Abweichung von mehr als 35 Grad, oder einer radialen Abweichung von mehr als 30 Grad. Gelegentlich sollte auch bei einer geringeren Abweichung mit eindeutig daraus resultierenden Beschwerden und Funktionsbehinderungen korrigiert werden.

Kontraindikation sind röntgenologisch sichtbare Stufen in der radialen Gelenkfläche, schwere arthrotische Veränderungen im Handgelenk und pathologische Veränderungen, wie Malacien und Pseudarthrosen, in der Handwurzel. Zu erwägen sind dann palliative Maßnahmen wie Denervation und Arthrodese oder evtl. auch die Alloarthroplastik.

Die präoperativen Vorbereitungen zum Radiuseingriff beinhalten die Wahl des Operationsverfahrens und dessen Planung.

Korrektureingriffe am distalen Radius sind:
1. Die Pendelosteotomie, bogen- oder V-förmig.
2. Die Keilosteotomie mit Entnahme eines Knochenkeiles aus der konvexen Seite des alten Frakturbereiches.
3. Die Aufrichtungsosteotomie mit Einkeilen eines cortico-spongiösen Spanes.

Mitunter können auch Modifikationen dieser Methoden notwendig sein.

Gemeinsam sind diesen Operationsverfahren die annähernde Korrektur der Winkelstellung der distalen Radiusgelenkfläche, die eine volare Neigung von 10–20 Grad und eine ulnare Abkippung von 20–30 Grad zeigt.

Sollte ein bestehender Ulnarvorschub durch die Korrektur nicht beseitigt werden oder erst entstehen, muß gemäß Indikation eine Verkürzungsosteotomie oder Köpfchenresektion zusätzlich durchgeführt werden (Abb. 1).

Die Osteotomie sollte im alten Frakturbereich durchgeführt werden. Falls das distale Fragment dadurch für eine gute Fixierung zu klein erscheint, muß weiter proximal osteotomiert werden.

Die Fixierung kann besonders bei Kindern und Jugendlichen mit Kirschner-Drähten erfolgen. Eine Versorgung mit 1/2-, 1/3-Rohr- oder T-Platte des Kleinfragment-Instrumentariums ermöglicht die frühfunktionelle Nachbehandlung und ist deshalb beim Erwachsenen vorzuziehen.

Die Operationsverfahren im einzelnen: Die bogen- oder V-förmige Pendelosteotomie (Schema C) beseitigt geringe Verkürzungen und Abkippungen der distalen Radiuskonsole mit einer pendelartigen Umstellung des distalen Fragmentes nach rundgeführter Durchtrennung im alten Frakturbereich.

Die Keilosteotomie (Schema D, Abb. 2) ermöglicht die annähernde Wiederherstellung der Radiusgelenkflächenneigung ohne erhebliche Überdehnung des Kapsel-Bandapparates auch bei älteren Fehlverheilungen. Durch die entstandene Verkürzung muß jedoch meist ein Ulnaeingriff miterfolgen. Die Keilentnahme geschieht aus der konvexen Seite des alten Frakturbereiches. Die Markierung mit Kirschner-Drähten erleichtert die Winkeländerung und Fragment-Reposition.

Die Aufrichtungsosteotomie (Schema E) gilt als die gelenkwiederherstellende Maßnahme im eigentlichen Sinne. Neben der Wiederherstellung der radialen Gelenkflächenneigung ergibt sich meist ein Ausgleich des relativen Ulnavorschubes. Ein Defizit von mehr als 10–12 mm kann ohne Weichteilschädigung nicht ausgeglichen werden, es muß dann ein zusätzlicher Ulnaeingriff erfolgen.

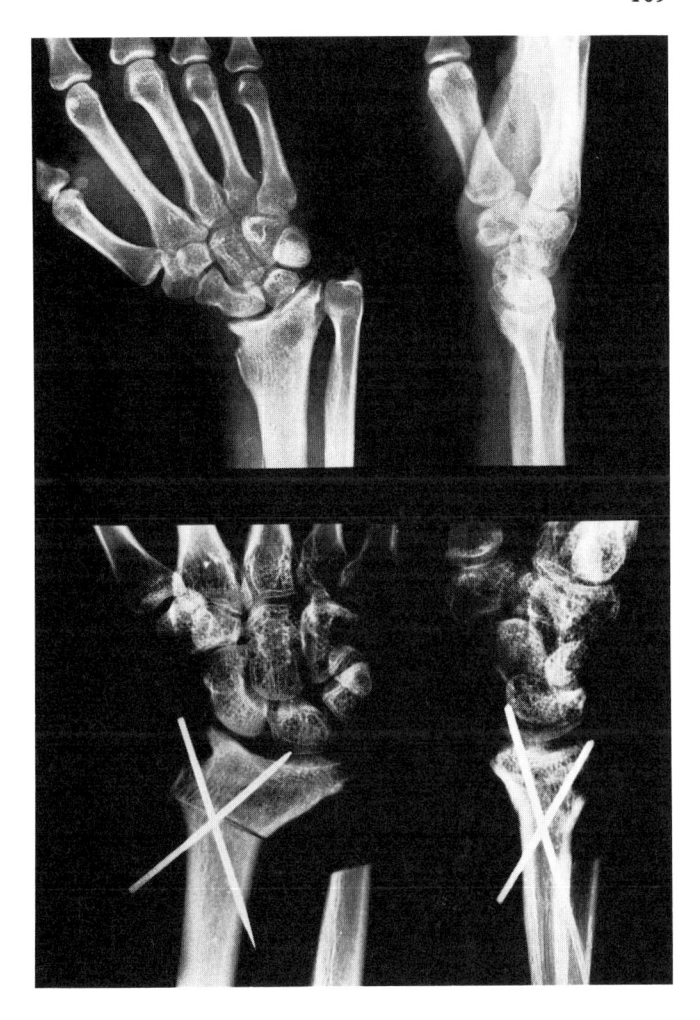

Abb. 1. Fehlverheilte distale Radiusfraktur durch Epiphysenschaden im Kindesalter; Radius-Keil-Osteotomie und Ulnaköpfchenresektion

Als Interponat kann ein eventuelles Ulnaresektat verwendet werden, wir bevorzugen jedoch den corticospongiösen Span aus dem Beckenkamm.

Die vorgesehene Winkelstellung wird mit Kirschner-Drähten markiert und die Osteotomie im alten Frakturbereich parallel zur radialen Gelenkfläche durchgeführt. Eine intakte gegenüberliegende Corticalis oder Knochenhaut kann als Scharnier dienen und das Abscheren der Fragmente verhindern. Nach Aufrichtung der Konsole wird das paßgerechte Interponat eingesetzt und die Osteotomie fixiert.

Korrektureingriffe nach Brüchen am distalen Unterarmende bedürfen insgesamt einer strengen Indikation und sorgfältiger Technik, um das erwartete Operationsergebnis nicht zu gefährden.

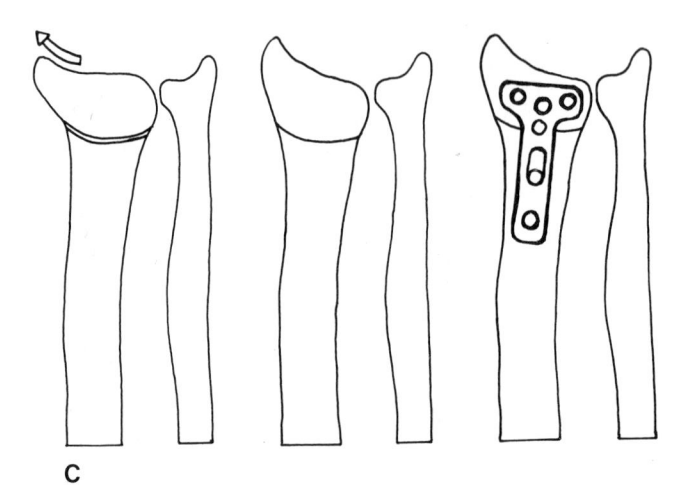

Schema C. Radius-Pendelosteotomie, bogen-förmig

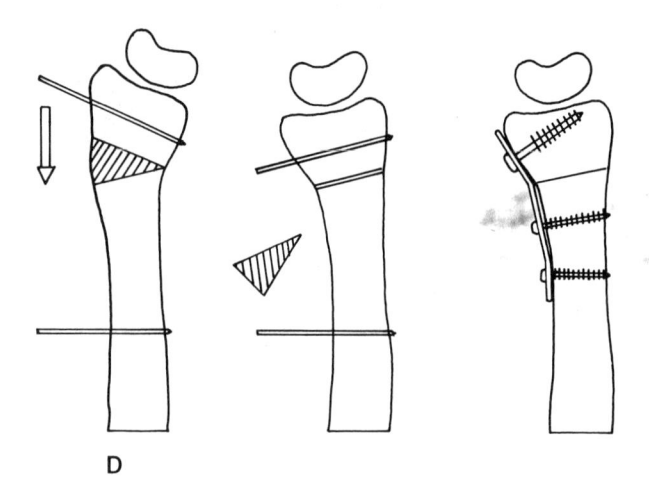

Schema D. Radius-Keilosteotomie

111

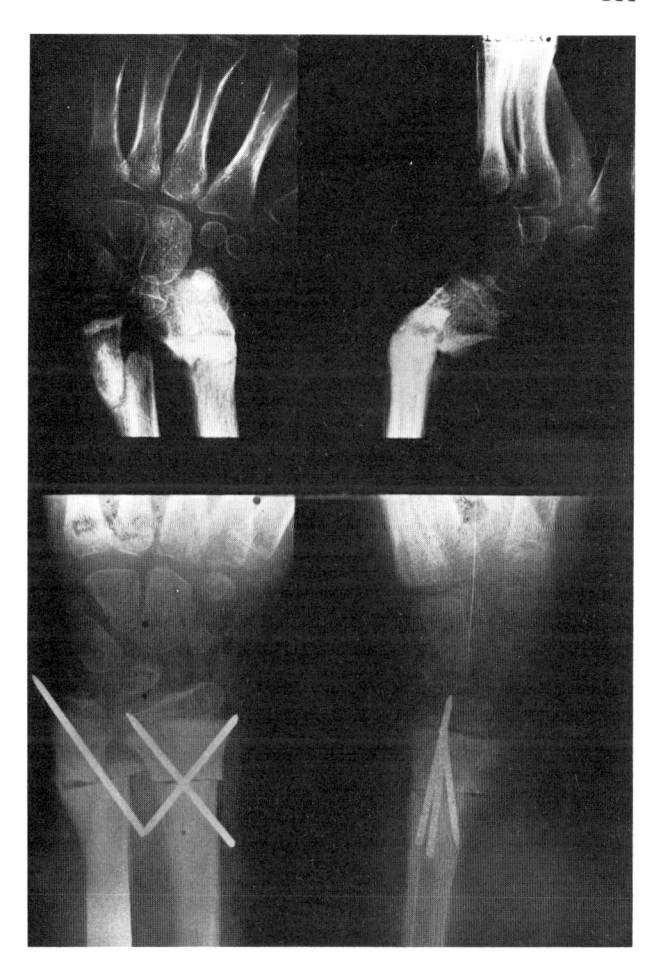

Abb. 2. Fraktur am distalen Unterarmende in Fehlheilung bei einem Kind. Radius-Keil-Osteotomie und Ulnaverkürzungsosteotomie

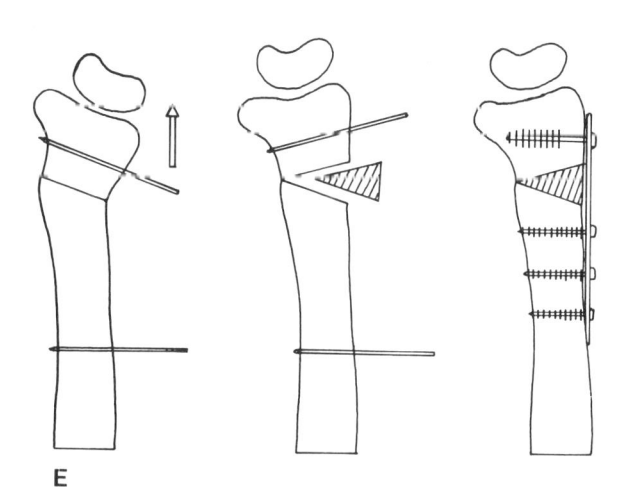

Schema E. Radius-Aufrichtungs-osteotomie

Rekonstruktion der Radiusbasis oder Verkürzungsosteotomie der Ulna?

J. Probst, H. Sesar, Murnau/Staffelsee

Beim Speichenbruch an typischer Stelle kommt es nicht selten nach ungenügender Reposition, Fixation und auch infolge versäumter Röntgenkontrollen sowie Verkennung der primär operativ zu versorgenden Bruchformen zum Abrutschen der Fraktur und damit zur ein- oder mehrsinnigen Achsenabweichung des distalen Fragmentes. Meist kombiniert sich diese mit einem relativen Ulnavorschub. Dies alles bedingt Beeinträchtigungen der Funktionen, vor allem der Unterarmdrehung sowie der Ulnarabduktion. Verbesserungen der Handgelenksfreiheit sind dann nur noch durch Korrektureingriffe möglich.

Neben anderen Verfahren, wie der doppelt bogenförmigen Osteotomie sowie der Keilosteotomie mit Ulnaköpfchenresektion, kommen die Rekonstruktion des physiologischen Speichenschaftwinkels von ap 30 und seitlich $10°$ und die Verkürzungsosteotomie der Elle zur Anwendung.

Das Prinzip der Rekonstruktion besteht in der Osteotomie am Ort der Fehlstellung und der Aufrichtung der Gelenkfläche durch Einfügen eines keil- bzw. trapezförmigen corticospongiösen Knochenblockes. Der Zugang kann von dorsal, bei Smith-Frakturen mit Abknickung des distalen Fragmentes nach beugeseits von volar erfolgen. Beide Fehlstellungen können auch von einem volo-radialen Zugang (Lanz) aus korrigiert werden.

Die Fixation erfolgt entweder durch Spickdrähte, Kleinfragment-T-Platten oder die von Lanz und Kron entwickelte Spezialplatte. Eine Verkeilung des cortico-spongiösen Knochenblockes ohne zusätzliche interne Fixation hat den Nachteil einer längeren Ruhigstellung, da, wie auch in geringerem Umfange bei der Spickdrahtosteosynthese, keine ausreichende Übungsstabilität erreicht wird. Bei insgesamt 22 von uns operierten Patienten wurden 14 Formrekonstruktionen der Speiche und 8 Verkürzungsosteotomien der Elle durchgeführt. Die Fixierung erfolgte mit DC- bzw. Halbrohrplatten. Die Formrekonstruktionen, bei denen es sich in den meisten Fällen um in Fehlstellung verheilte Collesbrüche mit Achsenabweichung des distalen Fragmentes nach strecksseitig handelte, wurden nach Osteotomie vom dorsalen Zugang aus versorgt: Die eingekeilten corticospongiösen Knochenblöcke wurden in 6 Fällen mit Spickdrähten, in 4 mit Kleinfragment-T-Platten fixiert und in 2 Fällen lediglich eingebolzt. Zwei Smith-Frakturen wurden mittels Kleinfragment-T-Platte von volar aus operiert.

Mit dem von Lanz beschriebenen Verfahren haben wir noch keine eigenen Erfahrungen. Die postoperative Ruhigstellung erfolgte im Gipsverband: Bei der Verkürzungsosteotomie bis zur Wundheilung, bei den Formrekonstruktionen mit Fixation durch Kleinfragment-T-Platte für etwa 2 Wochen, nach Spickdrahtosteosynthese für etwa 4 Wochen, bevor jeweils mit der Übungsbehandlung begonnen werden konnte. Bei der alleinigen Verkeilung betrug die Immobilisationsdauer im Durchschnitt 6 Wochen.

Das Zeitintervall zwischen Unfallereignis und Sekundäreingriff lag bei 3 bis 12 Monaten. Das funktionelle Ergebnis konnte durch alleinige Verkürzungsosteomie der Elle nur in 2 von 8 Fällen verbessert werden. In 3 Fällen (2 nach Halbrohrplattenfixierung, 1 nach DC-Verplattung mit Entnahme eines zu großen Knochenstückes) kam es zur Pseudarthrosenbildung der Osteotomiestelle; durch nochmalige Operation konnte in allen 3 Fällen knöcherne Überbrückung erreicht werden. Bei den 14 Formrekonstruktionen konnten in

6 Fällen gute bis sehr gute Endresultate erzielt werden, in 5 Fällen war das Ergebnis befriedigend, bei den 3 verbliebenen Patienten konnte das vorbestehende Beschwerdebild durch den Korrektureingriff nicht wesentlich verbessert werden.

Zusammenfassend ist zu sagen, daß durch den relativ einfacheren Eingriff der Ulnaverkürzungsosteotomie nur ein Längenausgleich zwischen Elle und Speiche geschaffen und das Handgelenk entlastet wird. Die Indikation zu diesem Eingriff sehen wir nur bei ungünstigen Formverhältnissen im Handgelenk und gleichzeitig noch geringem subjektivem Beschwerdebild gegeben. — Die aufwendigere Rekonstruktion der Radiusbasis, d.h. des physiologischen Speichenschaftwinkels ist daher bei kritischer Indikationsstellung vorzuziehen. Ungeeignet für diese Methode sind allerdings verheilte Brüche mit Stufenbildung der Gelenkfläche sowie Fälle mit bereits manifesten arthrotischen Veränderungen im Handgelenk; hier können die Denervierung mit Ulnaköpfchenresektion bzw. die Arthrodese Anwendung finden.

Die Korrekturosteosynthese am distalen Radius. Indikation und Behandlungsergebnisse

J. Müller-Färber, S. Decker und I. Scheuer, Bochum

Die posttraumatische Fehlstellung am distalen Radius bedingt eine Einschränkung sowohl der Volar- bzw. der Dorsalflexion im Radiocarpalgelenk, wobei die Kapselbandstrukturen bereits in der Funktionsstellung überdehnt sind, als auch der Pro- und Supination aufgrund des relativen Ellenvorschubes [1, 3].

Indikation zur Korrekturosteosynthese

Bei der Indikationsstellung zur Korrekturosteosynthese am distalen Radius spielen zunächst Alter, berufliche Tätigkeit und Persönlichkeit des Patienten eine Rolle.

Die klassische Indikation ist beim jugendlichen, im Beruf vor allem manuell tätigen Patienten, wie beim Sportler gegeben.

Die Altersbegrenzung sollte jedoch flexibel gehandhabt werden, da bei einem älteren aber aktiven Patienten eine Korrekturosteosynthese nicht weniger indiziert sein kann. Das Ausmaß der in Winkelgraden faßbaren Fehlstellung sollte keinesfalls allein schon einen Korrektureingriff indizieren. Vielmehr muß die Fehlstellung zusammen mit den übrigen Parametern berücksichtigt werden. Die vom Patienten als störend empfundene Funktionseinschränkung und Schmerzen stehen im Vordergrund, wobei dem Ellenvorschub eine besondere Bedeutung zukommt. Als lokale Kontraindikation gelten Stufenbildungen der distalen Radiusgelenkfläche, meist nach Trümmerfrakturen und ungenügend reponierten, kombinierten dorsalen und volaren Gelenkfrakturen, erhebliche Arthrosen im Bereich von Handgelenk und Handwurzel sowie weichteilbedingte Funktionsstörungen.

In diesem Fällen sind vielmehr palliative Eingriffe, wie schmerzausschaltende Denervierungsoperationen, distale Ulnaresektionen, Arthroplastik oder Arthrodese angezeigt, über die im Einzelfall entschieden werden muß.

Bei gegebener Indikation sollte die Korrekturosteosynthese möglichst frühzeitig erfolgen, da die durch Fehlstellung, Gefügestörung und Funktionseinschränkung des Handgelenkes bedingten sekundären Gelenk- und Weichteilveränderungen noch nicht manifest geworden sind.

Der günstigste Zeitpunkt für einen Sekundäreingriff liegt im Stadium der Konsolidierung, d.h. in den ersten drei Monaten nach dem Unfall.

Behandlungsergebnisse

Von 1972–1978 wurden im Bergmannsheil-Bochum bei insgesamt 22 Patienten ein sekundärer Korrektureingriff am distalen Radius wegen posttraumatischer Fehlstellung durchgeführt. In allen Fällen wurde die Fehlstellung der distalen Radiuskonsole durch Osteotomie und Interposition eines autologen corticospongiösen Keiles korrigiert, wobei die Fixation meist mit der Kleinfragment-T-Platte erfolgte.

In 16 Fällen konnten durch die Aufrichtung der Radiuskonsole der relative Ellenvorschub ausgeglichen werden. In den restlichen 3 Fällen mußte zusätzlich eine Verkürzung der Elle vorgenommen werden, davon in 2 Fällen durch eine Ellenköpfchenresektion und in einem Fall durch eine Verkürzungsosteotomie des Ellenschaftes.

Bei der Auswertung der Ergebnisse unterschieden wir drei Kriterien mit jeweils drei Bewertungsgruppen [2].

	I	II	III	Unbekannt
Subjektive Angaben	5	11	4	2
Funktion	5	12	3	2
Röntgenbefund	9	10	3	–

In vier Fällen war durch die Korrektur keine Besserung der subjektiven Beschwerden erreicht worden, die in drei Fällen den funktionellen und röntgenologischen Befunden entsprachen.

In drei Fällen waren die anatomischen Verhältnisse nicht korrekt wiederhergestellt worden, wobei in einem Fall eine Radiustrümmerfraktur vorausgegangen war, die keine Indikation für eine Korrekturosteotomie darstellte.

Literatur

1 Fernandez D L, Albrecht H U, Sachs U (1977) Die Korrekturosteotomie am distalen Radius bei posttraumatischer Fehlstellung. Arch Orthop Unfallchir 90: 199
2 Müller-Färber J, Griebel W (1979) Der sekundäre Korrektureingriff am distalen Radius bei posttraumatischer Fehlstellung. Unfallheilkunde 82: 23
3 Renne J, Schmelzeisen H (1974) Zur operativen Korrektur unter Verkürzung und in Fehlstellung verheilter typischer Radiusfrakturen in Handgelenksnähe. Mrsch Unfallheilkd 77: 111

Die Therapie des posttraumatisch instabilen distalen Radioulnargelenkes

C.J. Wirth, M. Jäger und W. Keyl, München

Direkte und indirekte Gewalteinwirkungen auf die Handwurzel mit oder ohne Radiusbasis- bzw. Radiusschaftfraktur können nicht selten zu einer Schädigung des Kapselbandapparates des distalen Radioulnargelenkes führen. Dieses Gelenk bleibt aber gerade bei den Maßnahmen zur Frakturkonsolidierung in der Regel unberücksichtigt. So sehen wir fast ausschließlich veraltete posttraumatische Lockerungen des distalen Radioulnargelenkes.

Neben den volaren und dorsalen Kapselbändern ist besonders der Discus triangularis gefährdet. Dabei ist ein kompletter Abriß des Discus entweder am radialen Ansatz oder zusammen mit dem Processus styloideus auf der ulnaren Seite möglich.

Klinisch ist eine volare und dorsale sowie in seltenen Fällen eine vorwiegend seitliche Subluxation bzw. Luxation des Ulnaköpfchens zu unterscheiden. Die dorsale Luxation ist dreimal häufiger als die volare.

Röntgenologisch ist die komplette volare bzw. dorsale Ulnaköpfchendislokation im seitlichen Strahlengang unschwer zu erkennen. Die Sprengung des distalen Radioulnargelenkes ohne permanente Ulnaköpfchendislokation, die vor allem bei Umwendebewegungen der Hand gegen Widerstand (Schrauben eindrehen) lokale Beschwerden macht, ist nur durch gehaltene Röntgenaufnahmen nach Geyer nachweisbar.

Die Therapie des posttraumatisch instabilen distalen Radioulnargelenkes besteht, da es sich im Regelfall um eine veraltete Läsion handelt, in einer Fesselungsoperation des Radius an die Ulna. Eine Vielzahl von Operationsmethoden ist beschrieben worden, wobei vornehmlich der Verlauf der Bandplastik variiert.

Wir führen in Abhängigkeit von der Art der Gelenkinstabilität 3 verschiedene Methoden durch:
1. Handelt es sich um eine Überdehnung der dorsalen Kapselbandabschnitte, so werden diese in der Methode nach A.N. Witt gerafft, kombiniert mit der Vernähung eines Kapselteiles auf das Lig. radiocarpeum dorsale.
2. Für die vorwiegend seitliche Instabilität bedienen wir uns des Verfahrens nach Viernstein. Das quer zur Längsachse in Bohrkanälen verlaufende Bandersatzmaterial ahmt dem Zügeleffekt des lädierten Discus triangularis nach.
3. Die vorwiegend dorsale Luxation versorgen wir durch die Fesselungsoperation nach Jäger. Hierbei verhindert der besondere Verlauf der Bandplastik ein Höhertreten der Ulna gegenüber dem Radius. Das gleiche Vorgehen im umgekehrten Sinne empfiehlt sich auch bei der volaren Luxation (Abb. 1).

Wir haben im Zeitraum von 1963 bis 1978 23 distale Radioulnargelenksprengungen operativ versorgt. Wurde die Indikation zu den oben angeführten Maßnahmen in Abhängigkeit vom Instabilitätstyp richtig gestellt, so waren die Ergebnisse gut.

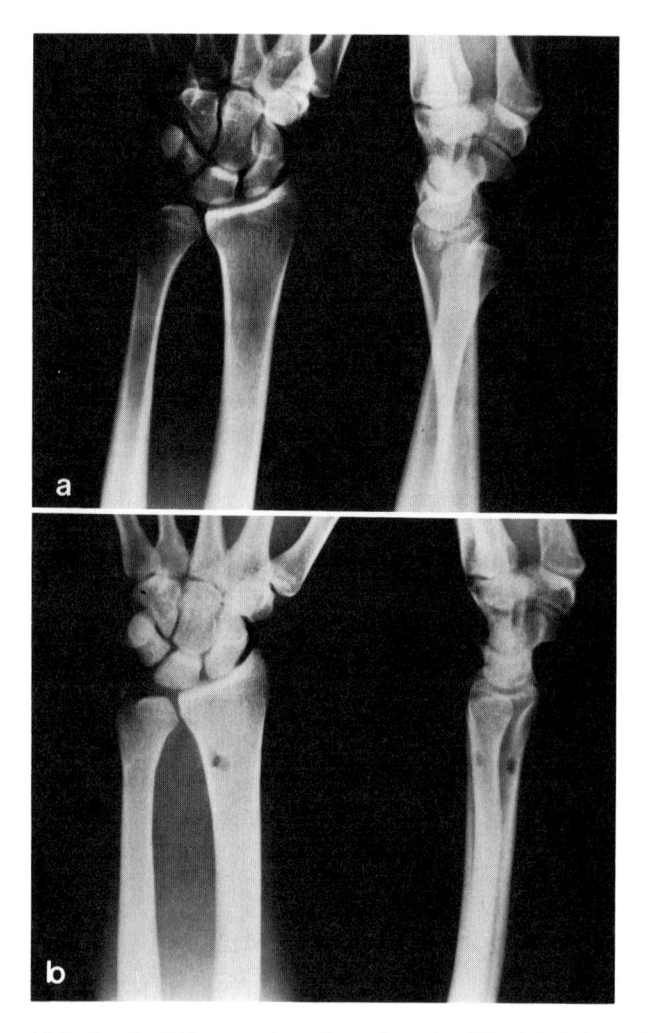

Abb. 1a, b. Seltene volare Luxation des Ulnaköpfchens (**a**), in der Methode nach Jäger stabilisiert (**b**)

Literatur

Geyer E, Luzius H (1964) Zu den Verletzungen des distalen Radio-Ulnargelenkes. Zbl Chir 89: 209

Jäger M, Wirth C J (1978) Kapselbandläsionen. Thieme, Stuttgart

Nervale und tendinöse Komplikationen nach stumpfen Traumen im Handwurzel- und distalen Unterarmbereich (Erkennung und Behandlung)

H.-J. Walde und J. Rudigier, Mainz

Stumpfe Traumen des distalen Unterarmes und der Handwurzel können durch die Besonderheit der anatomischen Verhältnisse zu Folgeschäden führen, die auf Grund ihrer relativen Seltenheit und ihrer zunächst diskreten Symptomatik diagnostische Schwierigkeiten aufweisen. Das Trauma selbst, die frakturbedingte Dislokation, Schwellungszustände, Narben und der Frakturcallus können bei den Nerven zu Kompressionssyndromen und bei den Sehnen zu Ernährungsstörungen und sekundären Rupturen führen. Am häufigsten ist das Nervus medianus-Kompressionssyndrom des Handgelenkes. Es kann z.B. akut durch Hämatome und durch die volare Dislokation des Os lunatum bei Lunatum-Luxationsverletzungen auftreten. Am häufigsten sieht man es als Spätfolge nach distalen Radiusfrakturen. Ein ausgeprägt veränderter Nerv mit makroskopisch gut sichtbarer Taille fand sich bei einem 40jährigen Patienten nach einer distalen Radiusfraktur. Röntgenologisch sieht man in der Carpaltunnelaufnahme einen deutlichen Knochensporn, der auch intraoperativ eindrucksvoll war. Es finden sich jedoch nicht selten elektromyographisch nachgewiesene Nervenschäden ohne makroskopisch eindrucksvolle Veränderungen. Dabei ist der Nerv durch ein narbig verändertes Epineurium umgeben. Um die Ernährung des Nerven nicht zu gefährden und einer erneuten Vernarbung vorzubeugen sollte nur eine volarseitige epineurale Neurolyse erfolgen.

Eine weitere, aber seltene Komplikation kann die Kompression des Nervus ulnaris in der Guyonschen Loge darstellen. Ein 55jähriger Patient war auf beide Handgelenke gestürzt, Frakturen bestanden nicht. Der Patient klagte jedoch über eine weitgehende Belastungsunfähigkeit beider Hände durch einen starken Spontan- und Druckschmerz des Hypotenars. Beschwerdefreiheit wurde durch die Dekompression des Nervus ulnaris erzielt.

Die Tendovaginitis stenosans de Quervain ist eine weitere seltene Komplikation, die bei einer 49jährigen Patienten mit einer nicht dislocierten Fraktur des Processus styloideus radii aufgetreten ist. Acht Wochen nach dem Unfall klagte die Patientin über typische Beschwerden mit starkem Druckschmerz über dem Processus styloideus radii und schmerzbedingter Abduktionseinschränkung des Daumens. Nach Spaltung des ersten Sehnenfaches war die Patientin beschwerdefrei.

Eine weitere spätauftretende Komplikation ist die Ruptur der Sehne des Musculus extensor pollicis longus. Ihre Behandlung besteht in der Transposition der Sehne des Musculus extensor indicis proprius.

Treten bei Repositionsmanövern Schwierigkeiten auf, sollte an die mögliche Interposition von Sehnen zwischen Fragmente gedacht werden. Zuletzt soll ein typischer Fall mit der Interposition fast aller Strecksehnen in den Frakturspalt gezeigt werden. Die Reposition war nur offen möglich.

Diskussion

Trojan, Wien: Von den gezeigten Osteotomien machen wir eigentlich nur die Aufrichtungsosteotomie, weil ja damit die Korrektur am besten ist und wir machen das auch sehr gern bei den Medianusirritationen nach deformgeheilten Radiusbrüchen. Durch die Aufrichtungsosteotomie allein ist es zu erreichen, daß die Medianussymptomatik wenige Wochen später sich oft vollkommen zurückbildet, ohne daß man den Medianus überhaupt freigelegt hat.

Mayer, Bern: Ich möchte Herrn Wirth fragen, welches Material er für die Bandplastiken verwendet und mit welchem er die besten Erfolge gehabt hat.

Wirth, München: Wir haben autologe Dura und Sehnen verwendet. Wir sind mit der Sehne besser gefahren, die Dura ist häufig zu kurz, sie ist beim Rollen auch zu dick und es macht häufig Schwierigkeiten, sie durch die Bohrkanäle zu bringen.

Mayer, Bern: Ich möchte fragen, haben Sie auch mit autologem Korium Erfahrungen?

Wirth, München: Nein.

Greitl, Schaffhausen: Ich habe zwei Fälle. Beide junge Patienten zwischen 20 und 30 Jahren, die wegen Schmerzen im distalen Radio-Ulnargelenk und zu langer Ulna eine Köpfchenresektion lege artis bekamen. Sie waren beide eigenartigerweise volle drei Jahre beschwerdefrei und haben beide anläßlich eines Kraftaufwandes ein Knacken gespürt und haben seither starke Schmerzen bei kraftvoller Pro- und Supination im Vorderarm. Kennt jemand solche Fälle und wie sind sie damit fertig geworden?

Hierholzer, Duisburg: Ich kann die Frage nicht beantworten. Ich möchte das aber zum Anlaß nehmen, unsere Meinung zu sagen. Man sollte, wenn es irgendwie geht eine Aufrichtungsosteotomie machen und von der Verkürzung und von der Resektion Abstand nehmen. Damit wird man viele Probleme erst gar nicht aufkommen lassen.

Cotta, Heidelberg: Ich habe hier in meinem Referat gesagt, daß die Aufrichtungsosteotomie der einzig wiederherstellende Eingriff überhaupt ist. Leider sind uns da aber echte Grenzen gesetzt, denn wenn schwere arthrotische Veränderungen im distalen Radio-Ulnargelenk vorliegen, das wollte ich auch zu Herrn Trojan sagen, dann ist der Ofen aus, dann kann man nicht mehr viel aufrichten. Dann muß man sich mit dem Zustand zufrieden geben, den man hat, denn eine Aufrichtungsosteotomie würde in diesen Fällen ja die arthrotische Deformität noch vergrößern.

Zu ihrer Frage (Greitl), daß es nach einer gewissen Zeit einen Knacks gegeben hat und nun Schmerzen am Ellenstumpf aufgetreten sind — ich kann mir das nur folgendermaßen vorstellen: entweder ist die Ulnaköpfchenresektion primär zu tief gemacht worden und das Ulnaende hatte in der Narbe etwas Halt und durch eine gewisse Bewegung hat es sich gelöst und es ist dann wahrscheinlich eine federnde Elle entstanden, ein Ellenstumpf, der dann diese Beschwerden verursacht. Wenn das der Fall ist, das habe ich auch gesagt, besteht eigentlich nur eine Möglichkeit, die Verfahren haben wir ja von Herrn Keyl, Herrn Wirth und Herrn Jäger gesehen, anschließend zu fesseln. Eine andere Möglichkeit sehe ich nicht.

Böhler, Wien: Ich glaube, das ist eine Ruptur Discus triangularis, der in den ganzen Vorträgen und Diskussionen sehr zu kurz gekommen ist. Herr Poigenfürst hat ihn zwar sehr schön erwähnt, wie die Zerreißung im Radio-Ulnargelenk mit der Zerreißung des Discus triangularis erfolgt und der kann beträchtliche Beschwerden machen. Die Ruptur kann man arthrographisch nachweisen, mit der Resektion des Discus kann man doch in sehr vielen Fällen eine wesentliche Besserung erzielen. Das Zweite, was ich vermißt habe und für eine sehr typische Verletzung halte, sie ist vielleicht eine seltene aber um so eher übersehene Verletzung, nämlich die Rotationsluxation im distalen Radio-Ulnargelenk, charakterisiert durch eine Pronationssperre des Vorderarmes. Der proc. styl. der Ulna steht nicht an der Ulnarseite des Unterarmes, sondern plötzlich in der Mitte. Wenn man das erkennt und reponiert ist dies ein einfach zu behandelndes Krankheitsbild, aber wie gesagt, es wird sehr häufig übersehen.

Fernandez, Bern: Ich wollte zur Frage des Kollegen aus Schaffhausen noch bemerken: erstens sollte diese distale Ulnaresektion nicht den distalen Rand des Pronator quadratus überschreiten. Das ist ein muskulärer, dynamischer Zügel auf der Volarseite und der verhindert etwas dieses Klaviertastenphänomen. Die Ulna kann nicht nach dorsal luxieren, das schnappende Phänomen kann eventuell durch die Sehne des Extensor carpi ulnaris verursacht sein und es kann dort eine Synovitis bestehen. Handelt es sich um eine Ellenköpfchenresektion oder um eine Ellenverkürzung?

Greitl, Schaffhausen: Es waren Resektionen und zwar sehr knappe, also es wurde nicht zu viel reseziert und es war auch nicht die Extensorsehne involviert, aber es waren trotzdem nachher federnde Ulnae, also das Ulnaende war federnd, war eindeutig zu locker und ich konnte mich nicht zu Fesselungsoperation entschließen, weil bei Kompression beider Vorderarmknochen die Pro-Supination noch viel schmerzhafter war als vorher.

Böhler, Wien: Meine Diskussionsbemerkung war ganz daneben. Ich habe es so verstanden, daß Sie eine Verkürzungsosteotomie gemacht haben und nicht eine Köpfchenresektion.

2. Brüche der Handwurzelknochen

Behandlungsergebnisse von frischen konservativ behandelten Kahnbeinbrüchen der Hand – Operationsindikation

V. Vécsei und H. Jahna, Wien

Der frische Kahnbeinbruch der Hand ist eine Domäne der konservativen Therapie. Es sei erlaubt diese Aussage an Hand des Krankengutes des Arbeitsunfallkrankenhauses Wien XII und der I. Universitätsklinik für Unfallchirurgie Wien zu überprüfen und die Ergebnisse vergleichend vorzustellen.

1954 haben L. Böhler, E. Trojan und H. Jahna über 734 Naviculare-Frakturen berichtet. Trojan und Jahna haben aus diesem Kollektiv, behandelt in den Jahren 1926–1952,

580 nachuntersucht. 557 (96%) waren knöchern geheilt, 23 (4%) wiesen eine Pseudarthrose auf [1, 3, 7].

Die Diagnostik, Therapie, Ruhigstellungszeiten, bzw. Konsolidierungszeichen wurden an Hand dieser Ergebnisse neu definiert [7].

Folgende *therapeutische Richtlinien* wurden gegeben (Tabelle 1). Es schien nun nötig unter diesem Aspekt eine neuerliche Nachuntersuchung vorzunehmen.

Wir haben aus den Jahren 1971–1977, 605 frische Kahnbeinfrakturen kontrolliert: 597 (98,7%) waren knöchern konsolidiert, 8 (1,3%) hatten eine Pseudarthrose.

Über Bruchlokalisation und Bruchform geben die Tabellen 2 und 3 Auskunft. 55 wiesen eine Fragmentdiastase auf, während 550 keine Diastase hatten.

Die Fixationsdauer war zwischen 6 und 30 Wochen (-8 wo 62%; -12 wo 23,3%; -16 wo 6,7%; -20 und mehr wo 8%).

Eine Ruhigstellungsdauer von über 14 Wochen war fast ausschließlich bei Frakturen mit Diastase, bzw. bei vertikalen Schrägbrüchen von Nöten.

Wie ist es nun um die Pseudarthrosenentstehung bestellt? (Tabelle 4).

Drei Gesichtspunkte springen in diesem Zusammenhang ursächlich ins Auge:
1. eine zu kurze Fixationszeit,
2. eine Fragmentdiastase, und
3. die vertikale Schrägfraktur.

Folgerungen

1. Die geschilderte, konsequente *konservative Therapie* der frischen Naviculare-Frakturen ist eine sichere Behandlungsmethode [6, 7].

Tabelle 1. Konservative Behandlung der frischen Kahnbeinfraktur

1. Dorsale und volare Unterarmlongette für 6–12 Wochen (Daumenschluß?)
2. Gipsabnahme; auf Grund der Kahnbein-Röntgenserie und Klinik (Tabatiere-Druckschmerz) Entscheidung ob Verlängerung der Ruhigstellung (4–6 Wochen) angezeigt.
3. wie 2, usw.
4. Faustgipsverband ausnahmsweise

Tabelle 2. Bruchlokalisation (n = 605)

Zentral, proximal	74 ≅ 12,2%
Mittel	429 ≅ 70,9%
Distal	102 ≅ 16,9%

Tabelle 3. Bruchform 1 (n = 605)

Horizontal – schräg	248 ≅ 41%
Quer	327 ≅ 54%
Vertikal – schräg	30 ≅ 5%

Tabelle 4. Ursachen der Pseudarthrosen (n = 8)

n	Ursache	Geheilt n = %	Pseudarthrose n = %
55	Diastase	52 ≅ 94,5	3 ≅ 5,5
30	Vertikale Schrägfraktur	27 = 90	3 = 10
	Zu kurze Ruhigstellung		2

Im nachuntersuchten Krankengut konnte in 98,7% der Fälle eine knöcherne Heilung bei einer Arthroserate von 1,5% erzielt werden.

2. Die *operative Behandlung* ist u.E.

a) *Primär:* bei Frakturen mit Diastase, bei der vertikalen Schrägfraktur (Fixationszeiten in der Regel weit über 8 Wochen) und in bestimmt gelagerten Ausnahmefällen von der Frakturform unabhängig [5],

b) *Sekundär:* bei verzögerter Heilung, lokale Operabilität vorausgesetzt, indiziert.

c) Die *offene Reposition* und Verschraubung [4] ist bei der geschilderten Indikationsstellung die Methode der Wahl.

Ob die Plattenosteosynthese die stabile Versorgung und gipsfreie Behandlung jener Frakturformen ermöglichen wird, die für die Schraubenosteosynthese ungeeignet sind, kann z.Z. nicht beantwortet werden, zumal wir keine eigene Erfahrungen diesbezüglich besitzen [2].

Operative und konservative Therapie sind keine konkurrierenden Behandlungsverfahren. Diese Feststellung hat auch für die Kahnbeinfraktur der Hand ihre Gültigkeit.

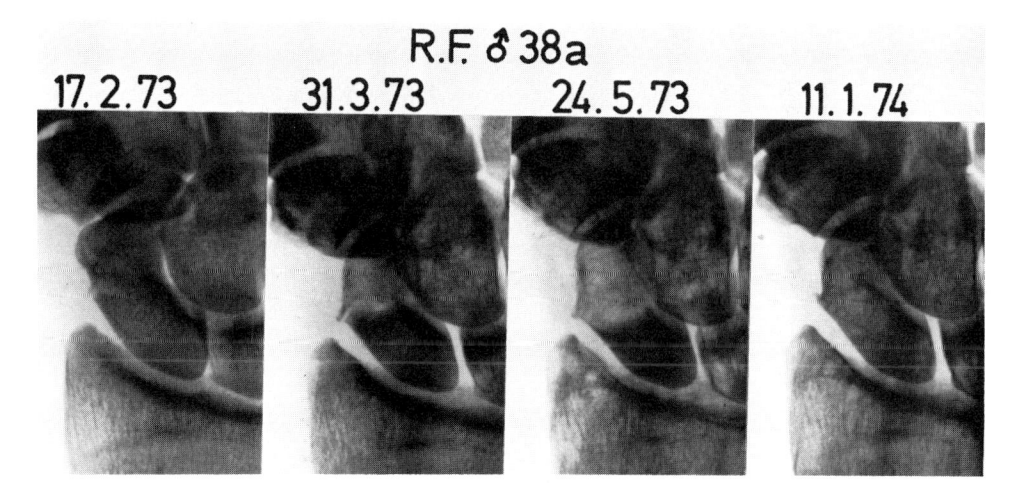

Abb. 1. Horizontale Schrägfraktur am Übergang vom mittleren zum distalen Drittel. Ruhigstellung in einem Unterarm-Gipsverband mit Daumeneinschluß für 9 1/2 Wochen (24.5.1973). Massive Zunahme der Schattendichte des proximalen Fragmentes. Röntgenkontrolle 7 Monate nach der Gipsabnahme: Das proximale Fragment regulär durchblutet, geringe Arthrose

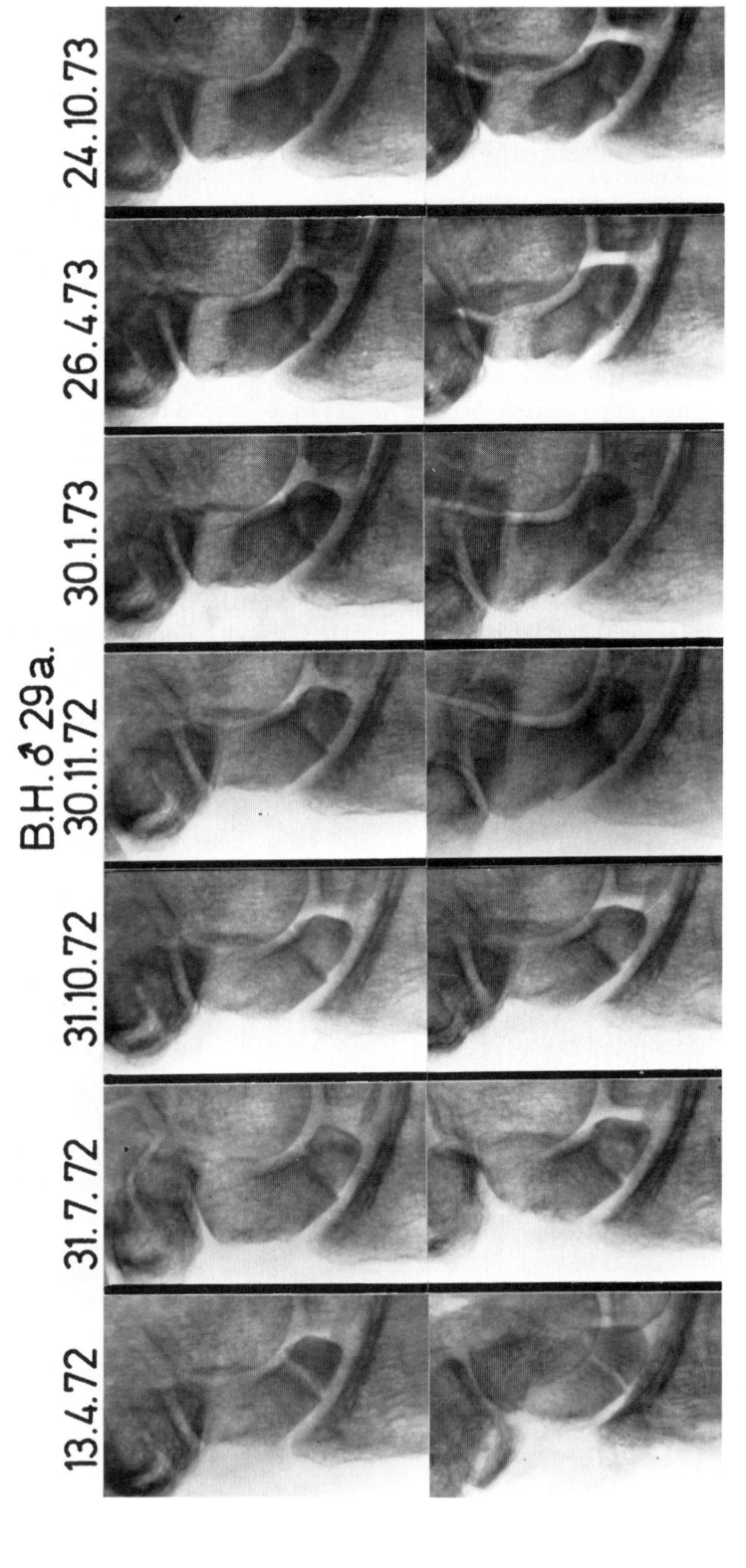

Abb. 2. Querfraktur des Kahnbeins im proximalen Drittel. Unterarmgipsverband mit Daumeneinschluß für vorerst 16, dann für weitere 12 Wochen (13.4.1972–31.10.1972 = 28 1/2 Wochen). Röntgenkontrollen nach 1, 4, 7 und 12 Monaten. Die Fraktur geheilt

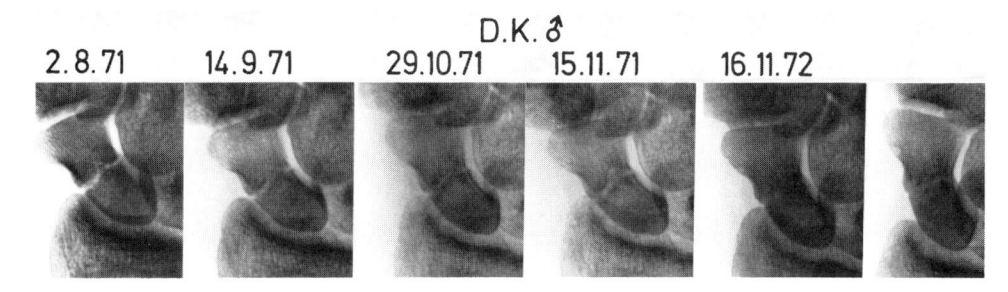

Abb. 3. Naviculare-Querfraktur im mittleren Drittel mit Diastase. Fixation vorerst für 10, dann für weitere 5 Wochen. Zeichen der Konsolidierung (15.11.1971): Sklerosesaum proximal und distal. Röntgenkontrolle nach 1 Jahr in Ordnung

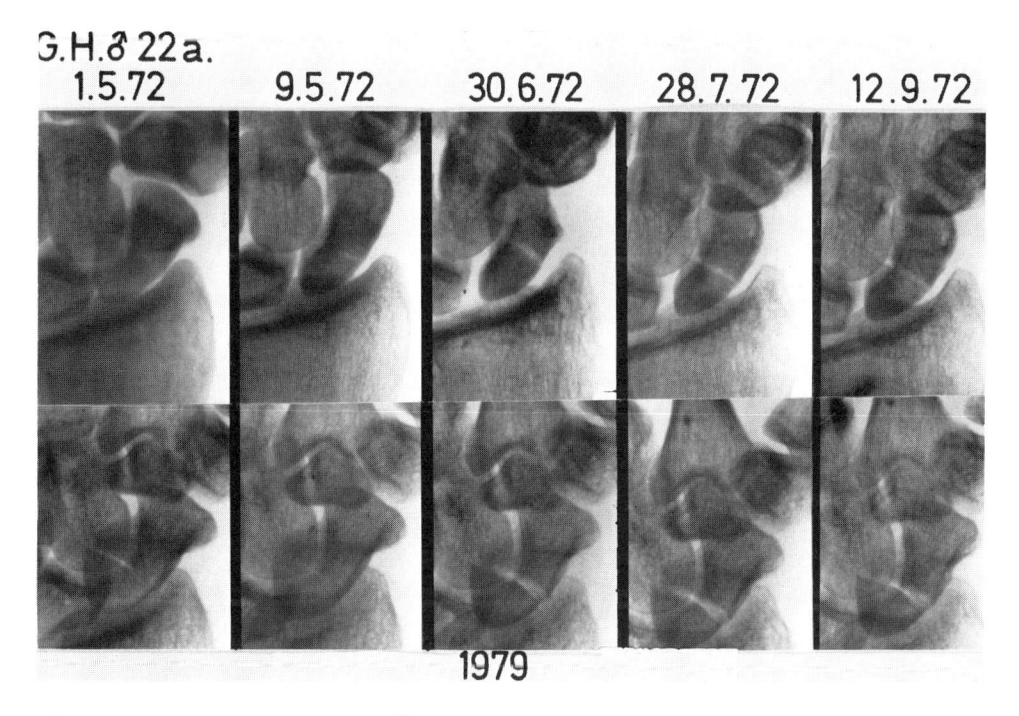

Abb. 4. Kahnbeinquerfraktur am Übergang zum mittleren Drittel. Behandlung mit dorsaler und volarer Unterarmlongette für 12 1/2 Wochen (1.5.1972). Gipsabnahme am 28.7.1972. Sowohl klinisch, wie röntgenologisch ist die Fraktur nicht geheilt. Neuer UA-Gips für 4 Wochen. Gipsabnahme am 12.9.1972 vorzeitig. Der Bruchspalt klafft. Dem Patienten wird die Operation vorgeschlagen, er lehnt jedoch ab. Bei der Nachuntersuchung Naviculare-Pseudarthrose und mäßige Arthrose des Handgelenkes bei seitengleicher Beweglichkeit ohne Schmerzen. Nach wie vor mit einer operativen Sanierung nicht einverstanden

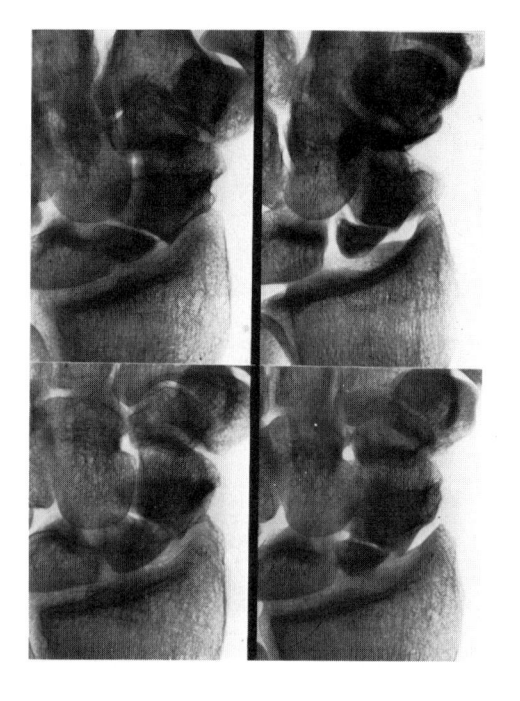

Abb. 4 (Fortsetzung)

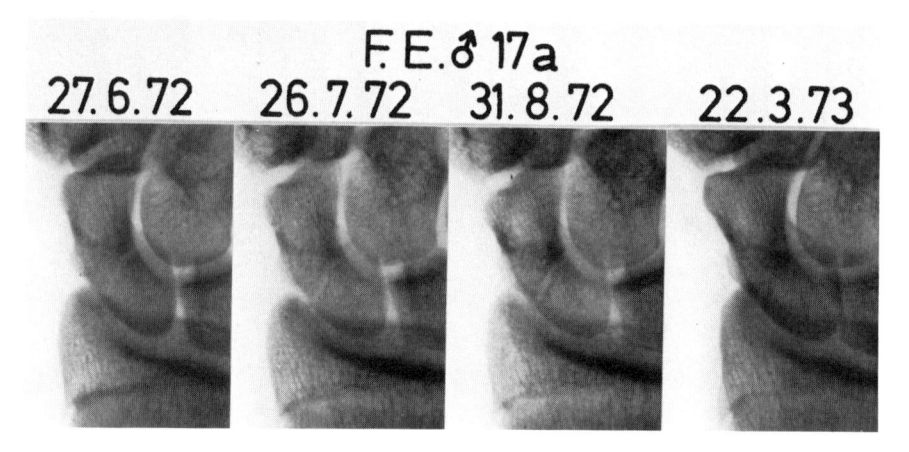

F. E. ♂ 17a
27.6.72   26.7.72   31.8.72   22.3.73

Abb. 5. Unverschobene vertikale Schrägfraktur. Ruhigstellung mit einer dorsalen und volaren Longette für 9 1/2 Wochen. Gipsabnahme am 31.8.1972; die Fraktur ist geheilt. Röntgenkontrolle nach weiteren 6 1/2 Monaten

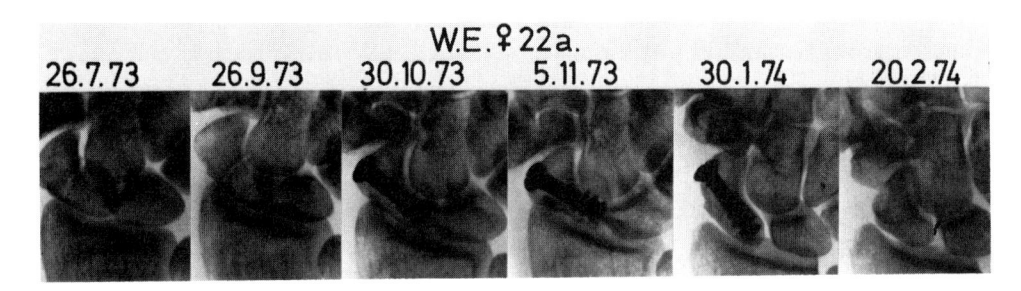

Abb. 6. Querfraktur in der Mitte des Kahnbeinkörpers bei einer Mehrfachverletzten. Dorsale und volare Longette mit Daumeneinschluß für 8 Wochen. Bei der Gipsabnahme der Frakturspalt klaffend. Percutane Verschraubung – dorsale Gipslongette für 5 Tage. Nach weiteren 12 1/2 Wochen einwandfreie Konsolidierung. Schraubenentfernung 16 Wochen post operationem

Literatur

1. Böhler L, Trojan E, Jahna H (1954) Die Behandlungsergebnisse von 734 frischen Brüchen des Kahnbeinkörpers der Hand. Wiederherst Traumatol 2: 86–111
2. Ender H G (1977) Zur Behandlung von veralteten Brüchen und Pseudarthrose des Kahnbeines mit der Kahnbeinplatte. Unfallheilk 80: 509–513
3. Jahna H (1954) Behandlung und Behandlungsergebnisse von 734 frischen, einfachen Brüchen des Kahnbeinkörpers der Hand. Wr med Wschr 104: 1023–1024
4. McLaughlin H L (1954) Fracture of the Carpal Navicular (Scaphoid) Bone. Some Observations Based on Treatment by Open Reduction and Internal Fixation. J Bone Jt Surg 36A: 765–774
5. Pfeiffer K M (1972) Zur Frage der primären Schraubenosteosynthese von Navicularefrakturen. Helv chir Acta 39: 471–478
6. Russe O (1960) Fracture of the Carpal Navicular. Diagnosis, nonoperative treatment and operative treatment. J Bone Jt Surg 42A: 759–768
7. Trojan E (1960) Der Kahnbeinbruch der Hand. Wien

Ergebnisse der percutanen Verschraubung nach Kahnbeinfraktur

G. Erlacher, Ried/Innkreis und K.D. Moser, Linz/Donau

Die Technik der percutanen Verschraubung des Handkahnbeins mit einer Zugschraube wurde von Streli im Unfallkrankenhaus Linz entwickelt und seither in über 200 Fällen durchgeführt. Die guten Ergebnisse und vor allem die Tatsache, daß durch diese Behandlungsmethode die Dauer der Ruhigstellung und der Arbeitsunfähigkeit wesentlich verkürzt werden kann, haben uns zu einer Nachuntersuchung veranlaßt.

Die Operationstechnik ist relativ einfach, erfordert allerdings ein Spezialinstrumentarium. Die genaue Technik ist in den Arbeiten von Streli und Erlacher beschrieben.

Krankengut

128 Patienten konnten durchschnittlich 56 Monate nach durchgeführter Operation persönlich nachuntersucht werden. Vorwiegend waren junge Männer betroffen (9 Frauen, 119 Männer, Durchschnittsalter 28 Jahre). In den meisten Fällen handelt es sich um manuell Berufstätige, vor allem Landwirte, Schlosser und Hilfsarbeiter.

Die Zahl der versicherungspflichtigen Arbeitsunfälle betrug 61 (48%). Bezüglich des Unfallherganges steht der Sturz auf die Hand aus verschiedensten Ursachen im Vordergrund (68 Fälle, 17mal wurde die Fraktur durch Kurbelrückschlag ausgelöst, 30mal bei Sportausübung, 4mal durch direkte Traumen, in 9 Fällen konnte der Unfallhergang nicht genau eruiert werden).

Die Einteilung der Bruchformen wurde nach dem Schema von Böhler-Trojan durchgeführt (Tabelle 1). Das Alter der Fraktur geht aus Tabelle 2 hervor.

Eine postoperative Ruhigstellung mit Gipsverband wurde in 40 Fällen (31%) durchgeführt mit einer durchschnittlichen Dauer von 8,2 Wochen. Die überwiegende Mehrzahl (69%) bekam keine Fixation. Die Dauer der Arbeitsunfähigkeit schwankt zwischen 2 und 40 Wochen, im Durchschnitt betrug sie 7 Wochen. Von 61 Arbeitsunfällen beziehen 2 eine Dauerrente von 30%, 4 eine solche von 20%.

Die Zeitdauer bis zur knöchernen Heilung geht aus Tabelle 3 hervor.

Tabelle 1. Bruchform (n = 128)

A. Querbrüche:	Proximales Drittel	15
	Mittleres Drittel	59
	Distales Drittel	7
B. Schrägbrüche nach Böhler-Trojan		
a) horizontale:	Proximales Drittel	7
	Mittleres Drittel	25
	Distales Drittel	1
b) vertikale:	Proximales Drittel	2
	Mittleres Drittel	5
	Distales Drittel	0
C. Brüche mit Biegungskeil:		
	Proximales Drittel	0
	Mittleres Drittel	6
	Distales Drittel	1

Tabelle 2. Alter der Fraktur (n = 128)

Frisch	bis 12 Wochen	84
Nicht frisch	(12 Wo.–12 Mon.)	13
Pseudarthrose –		
– mit abgedeckelten Bruchfl.		13
– mit nicht abged. Bruchfl.		18

Klinische Nachuntersuchungsergebnisse

Die Bewertung der 128 nachuntersuchten Patienten erfolgte unter nachstehenden Bedingungen.

Subjektives klinisches Ergebnis:

Ausgezeichnet	= keine Schmerzen, normale Kraft;
Gut	= gelegentlich Schmerzen (z.B. schwere Arbeit oder Wetterwechsel) und/oder verminderte grobe Kraft;
Befriedigend	= häufig Schmerzen, verminderte Kraft;
Schlecht	= ständige Schmerzen.

Objektive klinische Untersuchung:

Ausgezeichnet	= freie seitengleiche Beweglichkeit, keine Nervenstörung oder Fehlstellung;
Gut	= Bewegungseinschränkung bis 20 Grad zur Vergleichsseite oder oberflächliche Nervenstörung im Operationsbereich;
Befriedigend	= Bewegungseinschränkung zwischen 20 und 50 Grad zur Vergleichsseite und/oder ständige Schwellung;
Schlecht	= Bewegungseinschränkung über 50 Grad zur Vergleichsseite.

Röntgenologische Bewertung:

Ausgezeichnet	= Bruch fest, keine Arthrose der umgebenden Gelenke;
Gut	= Bruch fest, geringe Arthrose;
Befriedigend	= Bruch nicht fest, geringe Arthrose, normale Form des Kahnbeins;
Schlecht	= Bruch nicht fest, starke Arthrose, Nekrose eines Fragmentes.

Die zahlenmäßige Auswertung geht aus Tabelle 4 hervor. Die Durchsicht der Röntgenserien ergab, daß die Ursache des fehlenden knöchernen Durchbaues überwiegend in technischen Fehlern zu suchen war. Hier war es vor allem eine schlechte Lage der Schraube mit fehlender Kompressionswirkung. Außerdem waren darunter alte Pseudarthrosen mit abgedeckelten Bruchflächen, die am Beginn unserer Serie operiert wurden. Für letztere ist die alleinige Verschraubung sicherlich nicht ausreichend und wir sind in den letzten Jahren dazu übergegangen hier zusätzlich nach percutaner Pseudarthrosenresektion eine autologe Spongiosaplastik durchzuführen. Die relativ hohe Anzahl an Spanholzungen entstand dadurch, daß in diesen Fällen anläßlich der Schraubenentfernung Zweifel an der sicheren Festigkeit entstanden und deshalb der Schraubenkanal mit einem autologen corticospongiösen Span ausgefüllt wurde (Abb. 1).

Bemerkenswert ist die geringe Anzahl an posttraumatischen Arthrosen.

Die Ergebnisse unserer Nachuntersuchung haben gezeigt, daß die percutane Verschraubung von Brüchen und Pseudarthrosen des Handkahnbeins folgende Vorteile bringt:
1. Als Vorteil für den Verletzten, daß meistens keine Gipsruhigstellung notwendig ist,
2. eine beträchtliche Verkürzung der Arbeitsunfähigkeit gegenüber der konservativen Behandlung,

3. bei technisch richtig durchgeführter Operation in nahezu allen Fällen knöcherne Heilung,
4. subjektiv und objektiv ein gutes klinisches Ergebnis.

Tabelle 3. Dauer bis zur knöchernen Heilung ab Operation (n = 128)

Bis 3 Monate	47	
Bis 6 Monate	28	108 (84,4%)
Über 6 Monate	33	
Röntgenologisch nicht fest	14	20 (15,6%)
Nicht beurteilbar	6	

Komplikationen

Reoperationen:
Schraubenwechsel	7
Spanbolzung	11
Spongiosaplastik	3
Denervation	1
Infektion	1
Sudeck	2
Nervenstörung	1

Technische Fehler:
Falsche Schraubenlagen, keine Kompressionswirkung	14
Posttraumatische Arthrose	8
Nekrose eines Fragmentes	6

Tabelle 4

Bewertung subjektiv (n = 128)

Ausgezeichnet	68
Gut	49
Befriedigend	10
Schlecht	1

Bewertung objektiv klinisch (n = 128)

Ausgezeichnet	77
Gut	32
Befriedigend	15
Schlecht	4

Bewertung objektiv röntgenologisch (n = 128)

Ausgezeichnet	77
Gut	25
Befriedigend	18
Schlecht	8

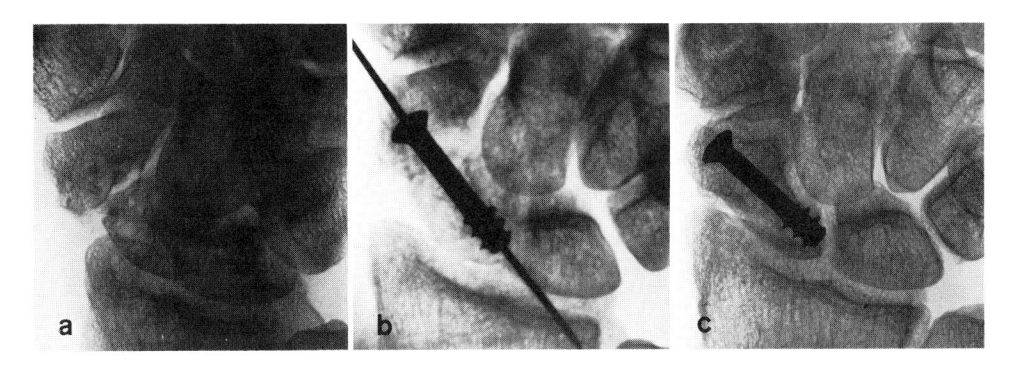

Abb. 1a–c. 30jähriger Mann, a 5 J. alte Pseudarthrose, b Op. percutane Verschraubung, liegender Führungsdraht, c 2 Jahre post Op., Pseudarthrose knöchern geheilt

Literatur

Erlacher G (1974) Ergebnisse der percutanen Verschraubung des Handkahnbeins. Arch Orthop Unfallchir 79: 66–74

Gasser H (1965) Delayed union and pseudarthrosis of the carpal navicular: Treatment by compression-screw osteosynthesis. J Bone Joint Surg 47 A: 249–266

Streli R (1970) Perkutane Verschraubung des Handkahnbeins mit Bohrdrahtkompressionsschraube. Zbl Chir 96: 1060–1078

Streli R Handchirurgisches Instrumentarium. In: Wachsmuth W, Wilhelm A (Hrsg) Allgemeine und spezielle chirurgische Operationslehre, Band X/3, S 24

Trojan E (1965) Der Kahnbeinbruch der Hand, Hollinek, Wien

Wengen H (1971) Zum Kahnbeinbruch der Hand. Huber, Bern Stuttgart Wien

Die Kahnbeinpseudarthrose, Behandlung und Ergebnisse (mit Film)

O. Russe, Innsbruck

Für die Scaphoidpseudarthrose empfehlen wir weiterhin eine Operationstechnik, die sich uns sehr bewährt hat und in vielen Ländern ungezählte Anhänger gefunden hat. Solange nicht schwere arthrotische Veränderungen zur Resignation oder zur Handgelenksarthrodese zwingen, besteht unsere Routineoperation in der Aushöhlung beider Pseudarthrosenstücke von einem palmaren Zugang aus und in der festen Auffüllung der gewonnenen Höhle mit körpereigenem Knochen. Zur inneren Bolzung und Auffüllung verwenden wir seit 16 Jahren ein oder zwei Corticalisspongiosabälkchen aus dem Darmbein und pressen in den Rest der Höhle lückenlos eine möglichst große Zahl von ca. 3 mm großen Spongiosastückchen.

Palmarer Zugang

Bei Betrachtung eines Skeletscaphoids fällt auf, daß die Öffnungen für den Eintritt und Austritt der Gefäße vor allem an der Streckseite liegen, während die Beugeseite frei von Gefäßen ist. Daher ist der beugeseitige Operationszugang vorzuziehen, dadurch wird die meist schon stark mitgenommene Durchblutung des Knochens nicht weiter gefährdet (Abb. 1).

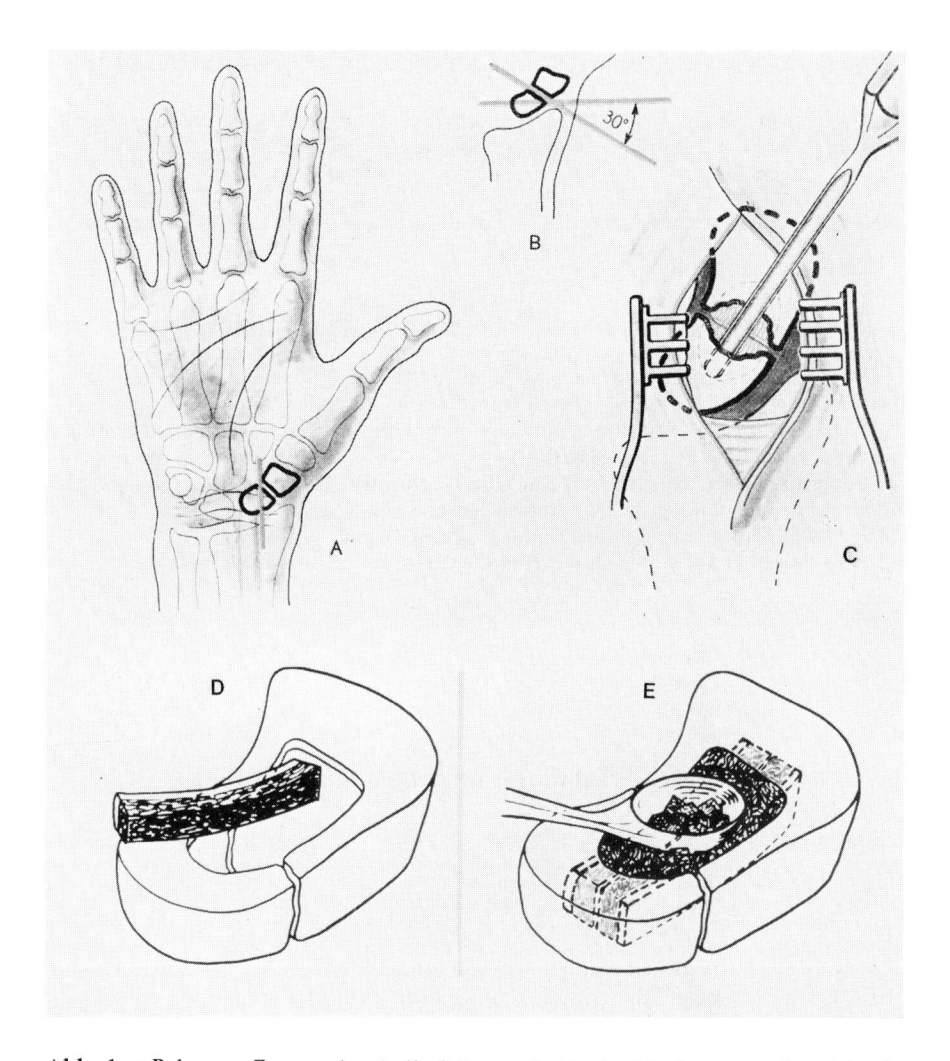

Abb. 1. a Palmarer Zugang durch die Sehnenscheide des M. flexor carpi radialis. b Lage der Pseudarthrose in Relation zum Proc. styl. radii., c Aushöhlung mit dem Hohlmeißel, d Einführung des Corticalisspongiosabälkchens zuerst nach distal, e Einpressen der Spongiosachips mit scharfem Löffel über zwei eingebolzten Corticalisspongiosabälkchen

Corticalisspongiosabälkchen

Durch die Mitverwendung von *Corticalis* wird die *Stabilität* des aufgefüllten Scaphoids wesentlich erhöht. Bei Einbolzung von zwei Corticalisspongiosabälkchen kommt eine Corticalis nach ulnar und eine nach radial zu liegen (ähnlich wie eine Kiste mit soliden Seitenwänden versehen ist). Die eingebrachte *Spongiosa* dient der Förderung der *Osteogenese*.

Kahnbeinserie

Nicht nur bei klinischem Verdacht auf eine frische Scaphoidfraktur sondern genauso vor der Scaphoidpseudarthrosenoperation und besonders zur Beurteilung der Ausheilung einer Scaphoidpseudarthrose sind folgende Röntgenaufnahmen angezeigt:
1. Eine dorsopalmare Aufnahme der Handwurzel bei vollkommen zur Faust gebeugten Langfingern, wobei der Handrücken parallel zum Oberarm liegt.
2. Aus dieser Grundstellung heraus eine Supination von 15 Grad.
3. Aus der unter 1. beschriebenen Grundstellung heraus eine Pronation von ebenfalls 15 Grad.
4. Eine seitliche Aufnahme, wobei der Zentralstrahl ca. 20 Grad von distal radial nach proximal ulnar eingestellt ist.

In Parenthese sei darauf hingewiesen, daß diese Kahnbeinserie auch 2 bis 4 Wochen nach einem frischen Unfall zu wiederholen ist, wenn klinische Zeichen einer Scaphoidfraktur bestanden haben. In seltenen Ausnahmefällen sind weitere Spezialdrehaufnahmen nötig (Pronationsserie und Supinationsserie).

Operationszeitpunkt

Gewöhnlich liegt der Unfall 3 Monate bis ca. 3 Jahre zurück, manchmal ist der ursprüngliche Unfall gar nicht mehr erinnerlich. Meist passierte er durch Sturz auf die dorsalflektierte Hand, z.B. beim Fußballspiel. Da arthrotische Veränderungen sich verschieden rasch einstellen, können Pseudarthrosenoperationen auch mehrere Jahre nach dem Unfall noch zu einem sehr guten Erfolg führen. Bei einzelnen meiner Patienten lag der Unfall über 10 bis 20 Jahre zurück und doch erreichten sie noch eine sichere knöcherne Heilung und eine gute Besserung der Funktion.

Technik bei der „Operation I"

Rückenlage, Allgemeinnarkose, Blutsperre. Möglichste Streckung des Handgelenkes auf untergelegter Tuchrolle, 3–4 cm langer Längsschnitt über der deutlich tastbaren Sehne des M. flexor radialis nach distal bis zum deutlich tastbaren Tuberculum scaphoidei reichend. Verziehen der Sehne gewöhnlich nach ulnar (nur bei ganz köpernah gelegener Pseudarthrose nach radial). Die ungefähr auf Höhe des Griffelfortsatzes der Speiche liegende Pseudarthrose wird am besten bei möglichster Streckung des Handgelenkes zur Darstellung gebracht. Oberflächliche Eröffnung zuerst des distalen Fragmentes mit dem 5-mm-Hohlmeißel, relativ weite Aushöhlung im Inneren des distalen Fragmentes mit dem 3-mm-Hohlmeißel. Dann wechselt der Operateur den Platz und eröffnet mit dem 3-mm-Hohlmeißel das proximale Fragment. Durch dieses Aushöhlen werden weitgehend alle stark sklerosierten und nekrotisch veränderten Knochenpartien entfernt. Bei Schonung der ulnaren und radialen Wandpartien entsteht eine Höhle von insgesamt ungefähr 18 : 10 : 8 mm, während die oberflächliche Öffnung nur ca. 10 mm im Durchmesser beträgt. Bei Auffinden von zumindest einzelner durchbluteter Knochenpartien ist die Auffüllung berechtigt und erfolgt wie schon oben erwähnt mit ein oder zwei Corticalisspongiosabälkchen und Spongiosachips. Die Bälkchen wie auch eine recht große Zahl von ca. 3 mm großen Spongiosastückchen werden nach temporärem Hochklappen eines Deckels am Darmbeinkamm gewonnen. Der entnommene Knochenblock ist ca. 20 : 10 : 10 mm groß, aus ihm werden die Bälkchen und Chips zurechtgeschnitten. Die Bälkchen werden gewöhnlich auf eine Länge von ca. 14 mm gekürzt, die Spongiosa der Corticalisspongiosabälkchen wird vor dem Einbringen mit der Flachzange zusammengepreßt. Die Elastizität der Spongiosa trägt genauso zur Stabilisierung bei wie die vielen Spongiosastückchen, die unter ganz festem Druck eingepreßt werden. Zum Einbringen des zweiten Corticalisspongiosabälkchen kann ein zwischen den beiden Spongiosaflächen gelegter, als Gleitfläche dienender Lamellenmeißel dienlich sein. Zum Einpressen der Spongiosastückchen hilft besonders gut die Konvexität eines kleinen scharfen Löffels oder auch ein kräftiges Zahnarztstahlhökchen. Am Schluß der Operation müssen die beiden Fragmente absolut stabil miteinander verbunden sein. Röntgenaufnahmen in 15 Grad Supination und 15 Grad Pronation nach der Aushöhlung und nach der Auffüllung dokumentieren deutlich den operativen Verlauf. Schichtweiser Wundverschluß, Entfernen der Blutsperre und evtl. eine Drainage am Darmbeinkamm beenden den Eingriff.

Ruhigstellung

Durch die Verwendung von Corticalisspongiosabälkchen anstelle von früher lediglich Spongiosabröckelchen (Matti) konnte die postoperative Ruhigstellung von früher meist 4 Monaten auf jetzt 3 Monate herabgesetzt werden. Der am Ende der Operation angelegte, in der ganzen Länge des Unterarmes und des Daumenstrahles gespaltene Unterarmgipsverband wird 10 Tage nach der Operation durch einen zirkulären starken Gipsverband ersetzt, der ebenfalls von der Ellenbeuge bis zu den Grundgelenken der Langfinger und bis zum Endgelenk des Daumens reicht. Der Daumen soll dem Zeigefinger gegenüber stehen. Der Gipsverband soll alle 2 bis 3 Wochen möglichst durch den Operateur kontrolliert werden. Nach Abnahme des Gipsverbandes Kahnbeinserie zur Dokumentation der knöchernen Konsolidierung. Eine weitere Kahnbeinserie 1 Monat später, sowie 6 und 12 Monate nach der Operation zur Dokumentation. Die Aufnahme leichter Arbeit erfolgt gewöhnlich 4 Wochen nach Gipsabnahme. Eventuell Tragen eines Kraftbandes (Daumenhandgelenksledermanschette). 2–3 Monate nach Gipsabnahme soll sich der Verletzte noch schwerer Arbeit und des Motorradfahrens enthalten.

Resultate

Die bei über 300 Kahnbeinpseudarthrosen gewonnen Erfahrungen führten zu einer Konsolidationsrate von 95% bei den in den letzten 20 Jahren operierten 200 Kahnbeinpseudarthrosen. Bei den in den letzten 6 Jahren operierten 40 Kahnbeinpseudarthrosen trat knöcherne Heilung in allen Fällen ein. Die Schmerzen lassen regelmäßig nach. Die Beweglichkeit sowohl nach dorsal wie auch nach palmar besserte sich gewöhnlich um je 20–30 Grad. Viele Patienten erreichten vollkommen freie Beweglichkeit des Handgelenkes und röntgenologisch eine weitgehende restitutio ad integrum.

„Operation II"

In den seltenen Fällen, wenn es sich während der Aushöhlung des körpernahen Fragmentes herausstellt, daß dieses total nekrotisch ist und keinerlei Blutpunkte auch nicht im streckseitigen Grund aufweist, entfernen wir seit nunmehr 10 Jahren dieses proximale Fragment und ersetzen es durch eine freie Transplantation der Spina iliaca anterior superior derselben Körperseite. Aus dem Dichtegrad des proximalen Fragmentes im Röntgenbild allein läßt sich dieser Umstand nicht erkennen, er tritt erst während der Operation zutage. Der Knochen ist dann vollkommen blutlos, elfenbeinweiß bis gelb, äußerst hart und spröde. Das in eine distale Nut fest einzubolzende Transplantat wird zu einer Pilzform zurechtgeschnitten und es muß sein ganzer Stiel durchgehend bis zum Pilzkopf über eine zusammenhängende kräftige Corticalislamelle verfügen. Das Transplantat darf nicht zu groß gewählt werden, die Länge des Kahnbeines soll eher eine Spur geringer werden als früher. Zur festen Fixierung im distalen Fragment dient evtl. noch ein wenige mm großer, zusätzlich eingebrachter Kompaktateil. Die Rundung der Spina bildet den neuen proximalen Pol des Kahnbeines. Die Formung des Transplantates erfordert eine genaue Vertrautheit mit der Anatomie des Kahnbeines, die Grenzen des freien Transplantates und des distalen Fragmentes müssen bündig und schlüssig ineinander übergehen. Bei 20 durchgeführten Operationen dieser Art blieb die knöcherne Einheilung nur einmal aus, in diesem Fall trat zwischen Stiel, der nur aus Spongiosa bestand, und Pilzkopf eine Resorption auf. Die postoperative Ruhigstellung bei dieser „Operation II" beträgt 4 Monate.

Zusammenfassend ist zu sagen, daß die beschriebenen Operationsmethoden sicher zu empfehlen sind, wenn auch die Operation II wohl nur von Operateuren angegangen werden soll, die schon über eine eingehende Routine mit Kahnbeinoperationen verfügen. Die großen Vorteile beider Operationsmethoden liegen darin, daß unter Sicht des Auges das nekrotische Gewebe weitgehend entfernt wird und ohne Versenkung von metallischen Fremdkörpern nur autologer Knochen eingebracht wird. Die verwendete Corticalis erhöht die Stabilität, die eingebrachte körpereigene Spongiosa regt optimal die Osteogenese an und der beugeseitige Zugang schont die von der Streckseite her den Knochen erreichende Blutversorgung.

Literatur

Campell's Operative Orthopaedics (1971) 5th ed. Technique (Russe), Mosby, p 815
Matti H (1932) Arch Orthop und Unfallchir 31: 218

Mulder J D (1968) Bone Joint Surg 50 B: 1, 110
Russe O (1951) Z Orthop 81: 3, 466
Russe O (1954) Wiederher Chir Traum 2: 175
Russe O (1960) Z Orthop 93: 1, 5
Russe O (1960) J Bone Joint Surg 42-A: 759
Russe O (1973) Calcified Tissue, 9th European Symposium Facta Publication
Russe O (1977) Operationstechnik bei der Scaphoidpseudarthrose. In: Spier, Buck-Gramcko, Burri (Hrsg) Aktuelle Probleme in Chirurgie und Orthopädie, Band 6, Huber
Trojan E (1974) Proceeedings of the Royal Society of Medicine, 67: 1078
Watson-Jones (1976) Fractures and Joint Injuries, 5th ed. p 743. J N Wilson

Erfahrungen mit der operativen Behandlung in 501 Fällen bei Kahnbeinpseudarthrose

L. Zolczer, T. Nyári und J. Nemes

Die Pseudarthrose des Kahnbeines kann durch die konservative Behandlung nicht geheilt werden. Die verschiedenen operativen Behandlungsweisen sind:
1. Osteosynthese mit Knochentransplantation oder durch Schrauben;
2. Protheseneinsatz;
3. Teilweise oder totale Arthrodese;
4. Palliative Operation (Styloidectomie, Entfernung des proximalen Endes, Denervation, Bentzon-Operation usw.)

Die besten Ergebnisse werden bei den Osteosynthesen erreicht, welche eine knöcherne Heilung hervorrufen. Wir haben zwei Methoden, Knochentransplantation in 352 Fällen und Osteosynthese mit Schrauben in 36 Fällen, angewendet. In dem wir die Matti-Russe Operation weiter modifizierten, erreichten wir eine funktionsstabile Osteosynthese. Eine prismatische kompakte autologe spongiöse Plombe, mit einem corticalen Deckel, wurde in die vorher präparierte Mulde passend eingesetzt. Die eng sitzende prismatische Knochenplombe, die sich mit ihren beiden Enden subcortical befindet, verhindert auch die Rotationsbewe-

Tabelle 1

Operation	Zahl der Fälle
Osteosynthese mit Knochenspanimplantation	352
Schrauben	36
Prothesen	32
Arthrodese	17
Palliative	64
Gesamt	501

gungen. Wir dringen durch einen palmaren transversalen Hautschnitt ein, und öffnen die Gelenkkapsel auf der radialen Seite der Sehne des M. flexor carpi radialis (Abb. 1, 2, 3).

Über die Wirksamkeit entscheidet immer die richtige Indikation. Die Bedingungen sind: keine vorhandene Arthrose, gute Durchblutung der beiden Enden und eine genügend große Plombe. Von 352 Fällen mit Knochentransplantation überprüfen wir 344, davon 323 (94%) wurden knöchern umgebaut, 21 (6%) nicht.

Von 36 Osteosynthesen mit Schrauben kontrollierten wir 35, davon waren 30 geheilt, 5 Pseudarthrosen konsolidierten nicht. Wir wandten die Verschraubung vor allem bei Pseudarthrosen im proximalen Drittel ohne Arthrose an, wo wegen der Kleinheit des proximalen Endes ein Knocheneinsatz technisch nicht ausführbar gewesen wäre (Abb. 4).

In 32 Fällen wurde eine Silikonprothese eingesetzt. Diese Behandlung wandten wir in solchen Fällen ohne Arthrose an, welche für eine Osteosynthese nicht geeignet waren, bei nekrotischen, deformierten, cystischen Pseudarthrosen (Abb. 5).

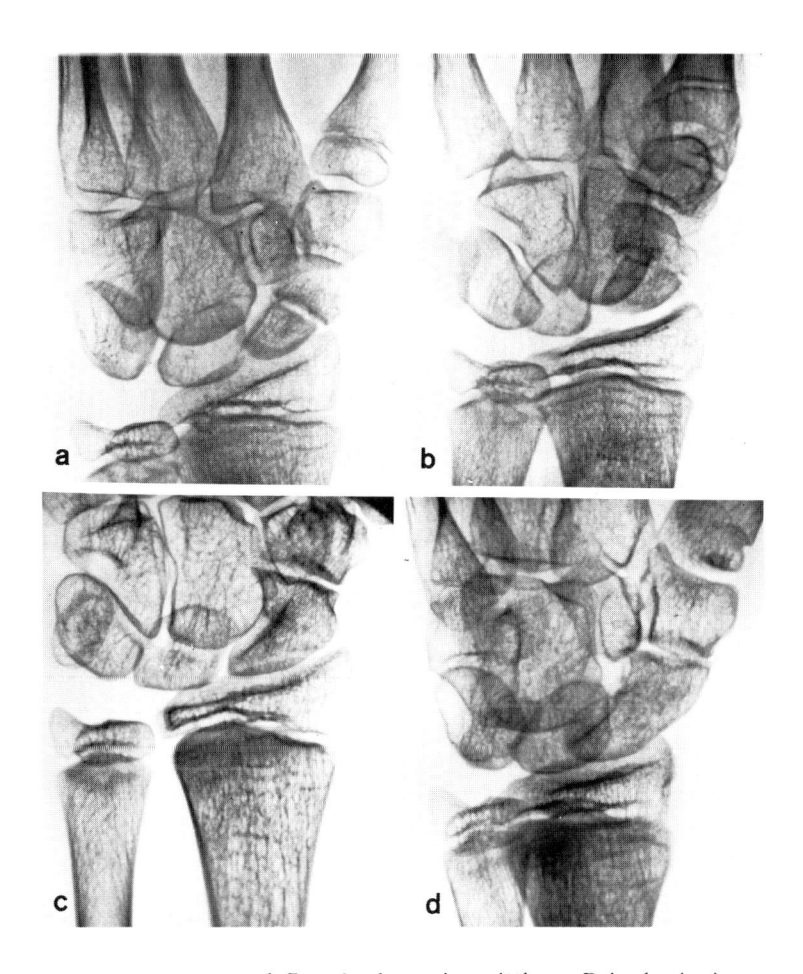

Abb. 1a–d. K.M. 14 Jahre alt, Schüler. **a, b** Pseudarthrose im mittleren Drittel seit einem Jahr. **c, d** 6 Monate nach Synthese mit Knocheneinsatz, völliger knöcherner Umbau

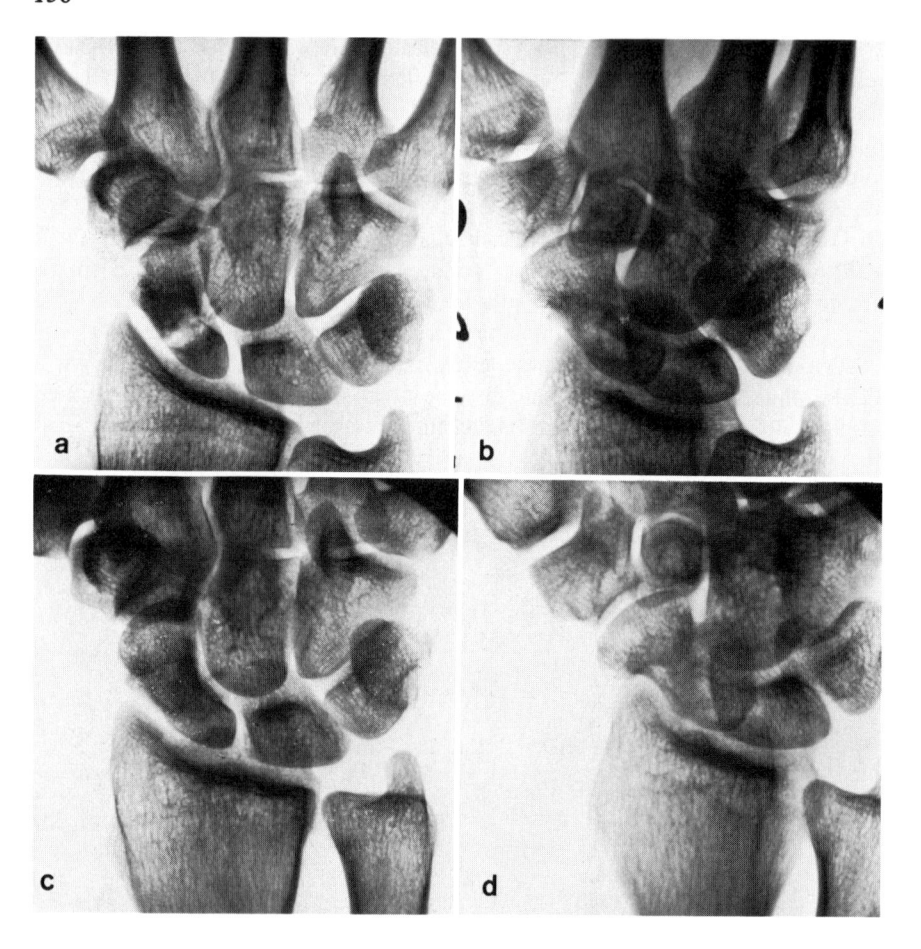

Abb. 2a–d. M.T. 19 Jahre alt, Mechaniker. **a, b** Kahnbeinpseudarthrose seit einem Jahr. **c, d** Schon 2 Jahre nach Osteosynthese sind Zeichen der früheren Pseudarthrose nicht mehr zu sehen; keine Arthrose

Palliative Operationen (Styloidectomie, Entfernung des proximalen Endes) unternahmen wir bei leichter Arthrose des Handgelenkes, dadurch erreichten wir eine temporäre Besserung.

Bei schwerwiegenden Pseudarthrosen des Naviculare mit schwerer Arthrose behandelten wir 17 Fälle mit einer Arthrodese mit AO-Platte.

Zusammengefaßt können wir sagen, daß die für Osteosynthese geeigneten Pseudarthrosen des Naviculare in erster Linie durch Knochentransplantation, und in zweiter Linie durch Anwendung einer Naviculare-Kompressionsschraube erfolgreich behandelt werden können.

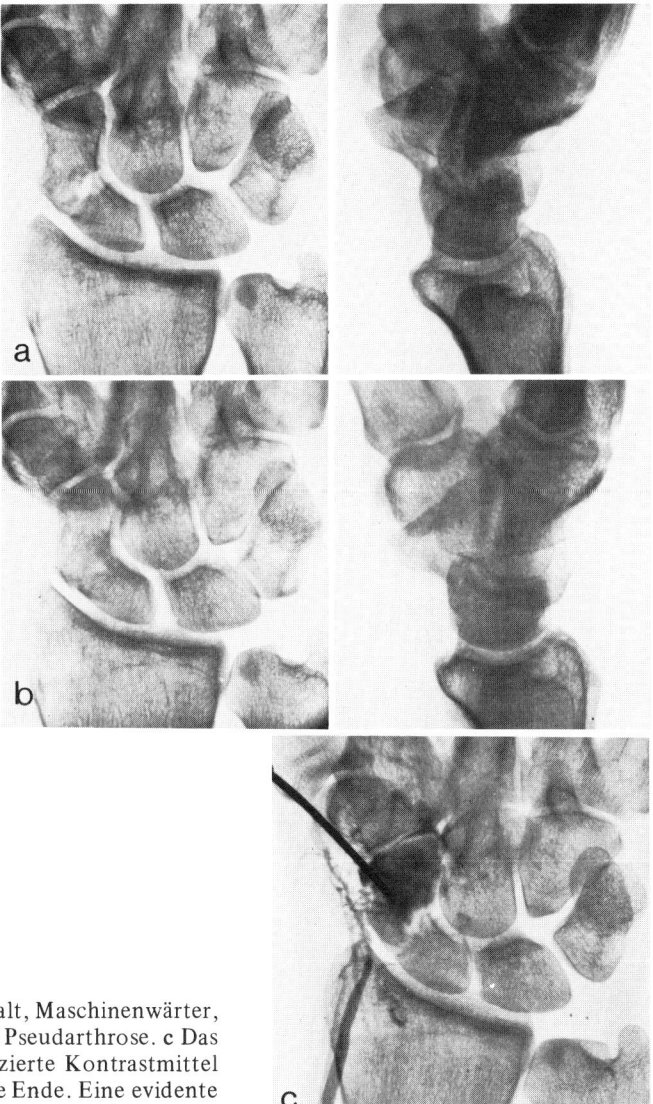

Abb. 3a–c. Cs. J. 23 Jahre alt, Maschinenwärter, **a, b** 8 Monate alte fragliche Pseudarthrose. **c** Das in das distale Fragment injizierte Kontrastmittel gelangt nicht in das proximale Ende. Eine evidente Pseudarthrose

Tabelle 2. Ergebnisse von nachuntersuchten „Osteosynthesen"

	Zahl der Fälle	Umgebaut		Nicht umgebaut	
Knochenspan + Spongiosa	344	324	94%	21	6%
Schraube	35	30		5	

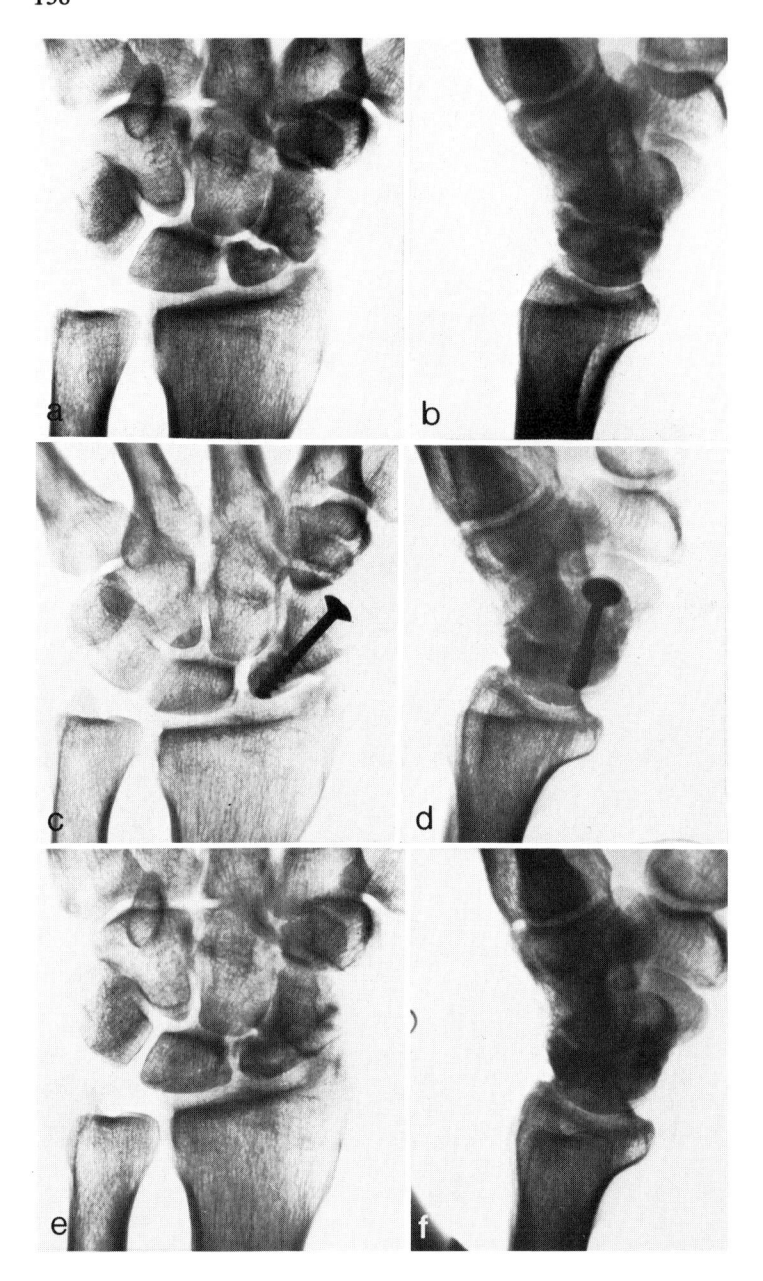

Abb. 4a–f. K.Gy. 31 Jahre alt, Schlosser. **a, b** Kahnbeinpseudarthrose seit 2 Jahren. **c, d** Osteosynthese mit Schrauben. **e, f** 1 Jahr postoperativ völliger knöcherner Umbau

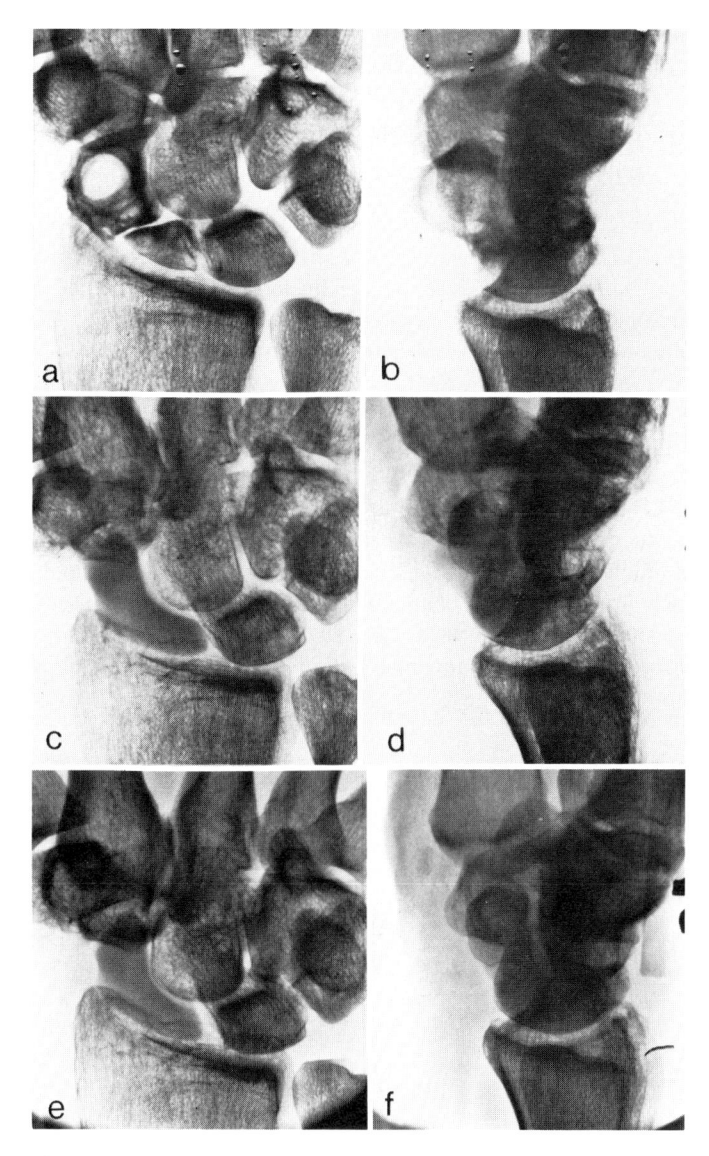

Abb. 5a–f. L.L. 32 Jahre alt, Bergarbeiter. Cystische Pseudarthrose seit 4 Jahren, **c, d** Silikonprothese wurde eingesetzt. **e, f** Kontrolle nach 5 Jahren; gute Lage, keine Arthrose

Sehneninterpositionsplastik zum Ersatz traumatisch bedingter Fragment-Nekrosen des Scaphoids

K. Wilhelm und L. Quick, München

Von 1972 bis 1978 wurden zum Ersatz nekrotisierter Navicularefragmente in 24 Fällen Sehneninterpositionsplastiken durchgeführt. Das ergibt einen Anteil von 12% der in diesem Zeitraum behandelten Naviculare-Pseudarthrosen. In 16 Fällen mußte das proximale Fragment und in 8 Fällen das distale Fragment ersetzt werden.

Operative Technik

Als Interponat diente die Musculus palmaris longus-Sehne bzw. bei größeren Defekten die Sehne des Musculus extensor carpi radialis brevis. Die operative Technik lehnt sich an das Verfahren von Carrol und Froimson bezüglich des Trapezoides an. Das Verfahren ist einfach. Wichtig ist, daß bei der Exstirpation des nekrotisierten Knochens der Kapselapparat ausreichend erhalten wird. Dies ist für die gewünschte Lage der speziell gefalteten Sehne erforderlich. Die postoperative Immobilisation beträgt drei Wochen (Abb. 1).

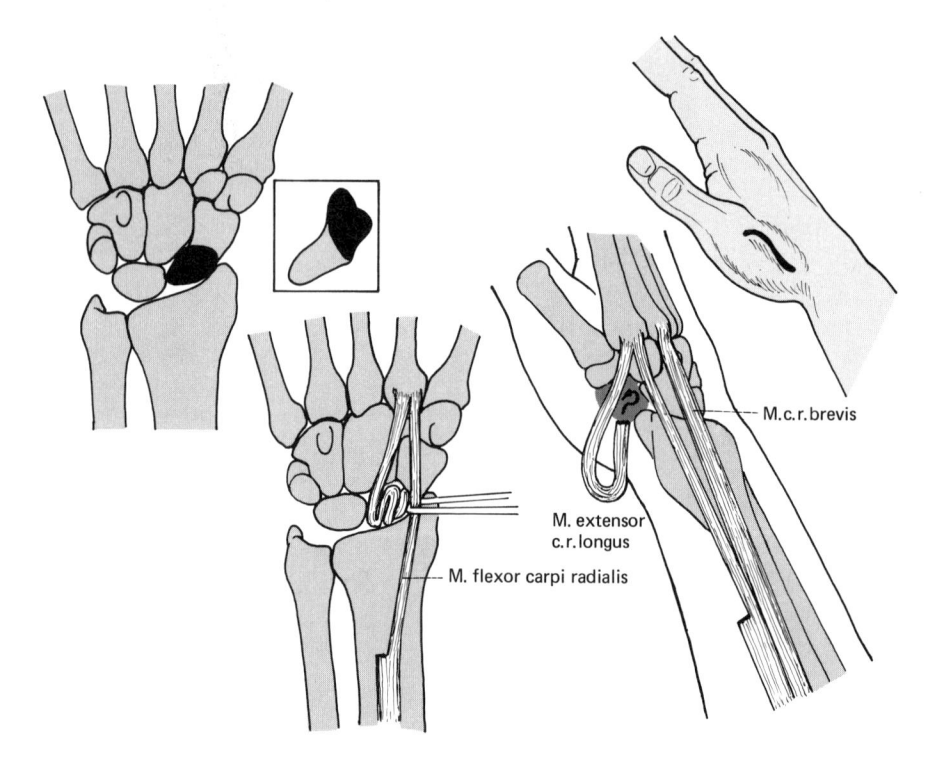

Abb. 1. Sehneninterpositionen bei Kahnbein-Fragmentnekrosen

Ergebnisse

Alle Fälle konnten einer Nachuntersuchung unterzogen werden. Als Bewertungsgrundlage diente das Schema von Meine, Buck-Gramcko und Nigst (1974). In 52% der Fälle wurde ein sehr gutes bis gutes Ergebnis erzielt, lediglich in 8% muß das Operationsergebnis als schlecht bezeichnet werden. Hier bestand jedoch schon praeoperativ eine erhebliche Bewegungseinschränkung des Handgelenkes. In allen Fällen kam es nach Aussagen der Patienten selbst zu einer Besserung des subjektiven Beschwerdezustandes.

Röntgenologisch interessierte das Verhalten des Interponats. Es konnte nachgewiesen werden, daß das Sehnenmaterial den Defekt bleibend ausfüllt und es zu keiner Sinterung des Carpalknochengefüges kam. In einigen Fällen allerdings konnte eine Calcifikation des Interponats nachgewiesen werden. Inwieweit dies eine Ursache von Beschwerden sein kann, ist nicht sicher nachweisbar.

Zusammenfassung

Resümierend halten wir das Verfahren und die angewandte Operationstechnik für empfehlenswert und erscheint uns den sonst bekannten Techniken durchaus ebenbürtig bei kurzer Immobilisation und Rehabilitationszeit.

Literatur

Froimson A J (1970) Tendon arthroplasty of the trapezimetacarpal joint. Clin Orthop 70: 191

Meine J, Buck-Gramcko D, Nigst H (1974) Die Kahnbeinpseudarthrose: Ergebnisse verschiedener Behandlungsmethoden. Handchir 6: 181

Wilhelm A (1966) Die Gelenkdenervation und ihre anatomische Grundlage: Hefte Unfallheilkd 86

Wilhelm K, Feldmeier Ch (1976) Sehneninterpositionsplastik bei teilnekrotisierten Naviculare-Pseudarthrosen. Handchir 8: 57

Wilhelm K, Feldmeier Ch (1975) Sehneninterpositionsplastiken bei teilnekrotisierten Naviculare-Pseudarthrosen. Arch Orthop Unfallchir 83: 63

Indikation zur Alloarthroplastik der Kahnbeinpseudarthrose (NAAP)

D. Gadzaly, Hannover

Die von Swanson in den 60er Jahren angegebene Resektionsalloarthroplastik des Kahnbeines eröffnet uns die Möglichkeit, auch den Bodensatz therapieresistenter Navicularpseudarthrosen zu behandeln.

Über die ersten 49 Operationen in der Zeit vom 1.11.74–31.3.79 haben wir kürzlich berichtet. Folgende *Indikationen* können wir aufgrund unserer Erfahrungen angeben:
1. Navicularpseudarthrosen mit deformierender Höhen- und Breitenveränderung des Kahnbeines,
2. Defektpseudarthrosen,
3. Pseudarthrosen mit erheblicher Radio-Naviculararthrose,
4. alle Pseudarthrosen, die anderen Palliativoperationen widerstanden haben.

Daneben kann die Indikation zur NAAP erweitert werden auf:
5. polycystische Veränderungen und Tumore des Kahnbeines,
6. persistierende Stellungsänderungen des Kahnbeins (z.B. nicht korrigierbare Luxationen und Subluxationen).

Ein *Alterslimit* ist nach unserer Ansicht nicht mehr erforderlich. Der „letzte Weg" bleibt stets offen. Der alloplastische Kahnbeinersatz ist einfach durchzuführen.

Wir sehen in der NAAP eine wertvolle Bereicherung der Behandlungsmöglichkeit der Navicularpseudarthrose, zumal sie vorwiegend bei sonst nicht mehr therapiefähigen Fällen indiziert ist.

Literatur

1. Chaix C, Carlin G, Tonto C, Jouglard I P (1975) Le reemplacement prosthetique en scaphoide carpien. Rev Chir Orthop 2: 232
2. Gadzaly D, Ghori A B (1979) Zur Arthroalloplastik des Kahnbeines der Hand. Unfallheilkd 82
3. Michon J, Delagoutte J P, Jandeau M (1974) Les implants en Silastic de Swanson en traumatologie de la main. Ann Chir Plast 19: 13
4. Ney R (1977) Le reemplacement en semi-lunaire et de scaphoide carpien par implants de Silastic. Z Unfallmed Berufskr 70: 71
5. Swanson A B (1970) Silicone rubber implants for the replacement of the carpal scaphoid and lunate bones. Orthop Clin North Am 1: 299

Operationsindikation beim De Quervainschen Verrenkungsbruch (Erfahrung bei der Behandlung von 89 Fällen)

H. Jahna, Wien

Bei der Analyse der Operationsindikation unserer 89 De Quervainschen Verrenkungsbrüche ergaben sich zwei Gruppen von Indikationen:
A) *Repositionsschwierigkeiten bei der Einrichtung der Verrenkung*
B) *Operationsindikation am Kahnbein nach Einrichtung der Verrenkung*

ad A) 1. Am häufigsten fanden wir eine Indikation zur Operation bei den Fällen die *verspätet* zur Einrichtung kamen (18mal bei 89 Fällen). Wenn es uns auch in einzelnen Fällen gelungen ist noch nach 3—4 Wochen konservativ einzurichten, so kann man doch in der Regel nur innerhalb der ersten Woche, spätestens aber innerhalb der ersten 14 Tage konservativ einrichten. Später ist eine Operation notwendig.

2. *Knopflochmechanismus der Gelenkskapsel*
(1mal von 89 Fällen)
3. *Verdrehung von Kahnbeinbruchstücken gegeneinander*
(2mal bei 89 Fällen)
4. *Instabilität nach Reposition der Verrenkung (volare Verrenkung) durch Abbruch eines Stückes des Mondbeines*
(2mal bei 89 Fällen)

ad B) Die *Diastase* zwischen den Kahnbeinbruchstücken *nach Reposition* der Verrenkung kommt *häufig* vor. Wir fanden sie bei unseren 89 Fällen 53mal. Die Ursachen liegen in Interposition von Periost oder zerrissenen Bändern. Wenn man nicht operiert — und wir haben früher häufig versucht, trotz Diastase konservativ zu behandeln — so muß man mit einer Pseudarthrose rechnen. *Konservativ* darf man *nur* behandeln, wenn nach der Reposition der perilunären Verrenkung *keine Diastase* zwischen den Bruchstücken vorhanden ist.

Beispiel: *Indikation zur konservativen Behandlung* (Abb. 1). 36jähriger Tischler, Sturz aus 3 m Höhe, De Quervainscher Verrenkungsbruch nach dorsal, Reposition am Unfalltag, keine Subluxation, *keine Diastase* zwischen den Kahnbeinbruchstücken, dorsovolare Gipsschiene für 14 Wochen. Röntgenkontrolle nach 4,5 Monaten: Kahnbeinbruch einwandfrei geheilt, keine Subluxation.

Beispiel: *Indikation für Frühoperation am Kahnbein* (Abb. 2). 49jähriger Tapeziermeister, Sturz aus 4 m Höhe, De Quervainscher Verrenkungsbruch nach dorsal mit Bruch des Speichen- und Ellengriffels, Reposition am Unfalltag, *deutliche Diastase* am Kahnbein. Deshalb nach 3 Wochen operative Auffüllung des Kahnbeines mit Corticalisspan und Spongiosa aus dem Darmbeinkamm (Operation nach Russe I), Gipsfixation für 12 Wochen. Röntgenkontrolle nach 4 Monaten: der Kahnbeinbruch einwandfrei geheilt, keine Subluxation.

Wie wichtig es ist, diese Diastase zu beachten und nur die Brüche ohne Diastase konservativ zu behandeln, mögen die folgenden Tabellen zeigen (Tabelle 1).

Es heilten also in beiden Zeiträumen mit Ausnahme eines Falles alle Kahnbeinbrüche, die nach Reposition keine Diastase zeigten, konservativ (Tabelle 2).

Hier ist ein deutlicher Unterschied in beiden Behandlungszeiträumen. Während von den *25 Fällen mit Diastase* im ersten Zeitraum *19 Pseudarthrosen hatten* (sie waren alle nicht frühoperiert worden) und 6 Fälle erst durch eine Spätoperation zur Heilung gebracht werden konnten, hatten wir im zweiten Behandlungszeitraum von *28 Fällen mit Diastase* 26 durch Frühoperation zur Heilung bringen können und nur *2 Mißerfolge bei Verschraubungen*. Der Unterschied in den Gesamtergebnissen zeigt sich in der Tabelle 3.

Während im *ersten Behandlungszeitraum 45%* der verwertbaren Fälle *Pseudarthrosen* hatten, waren es im *zweiten* Behandlungszeitraum nur *noch 5%*.

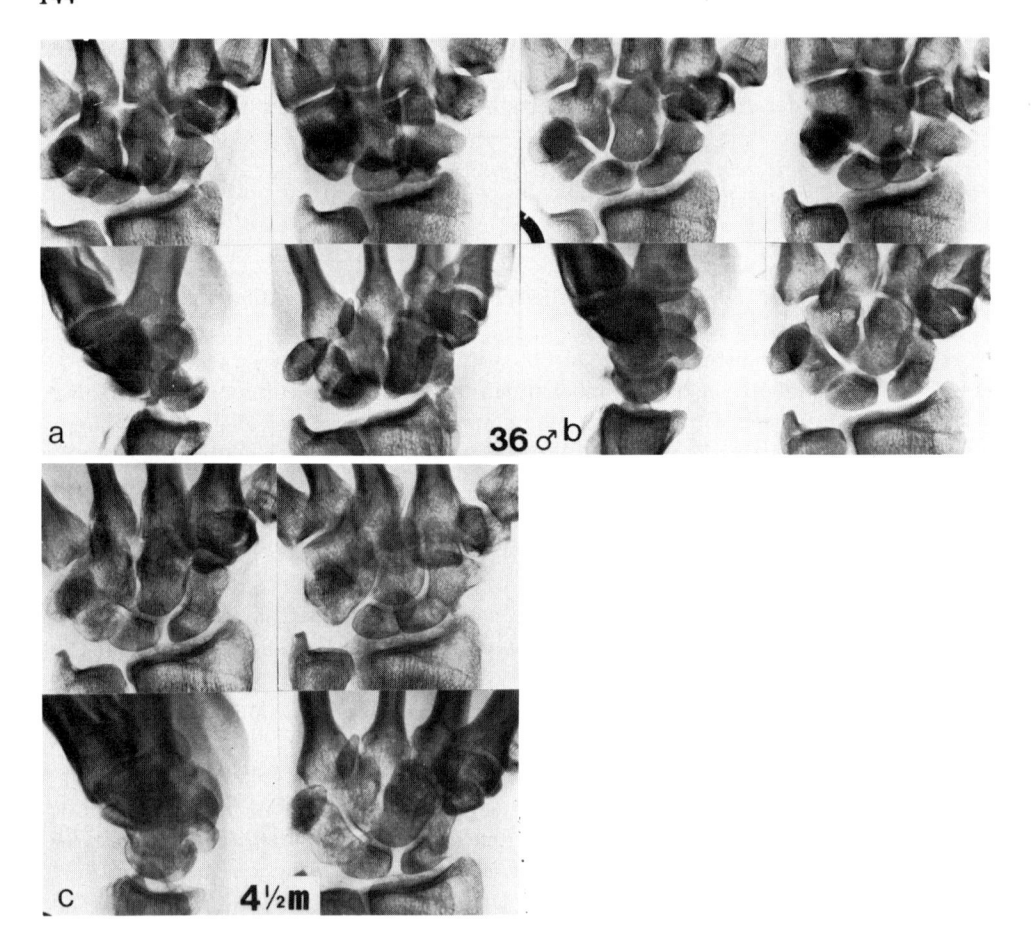

Abb. 1a–c. 36jähriger Tischler, Sturz aus 3 m Höhe. **a** De Quervainscher Verrenkungsbruch nach dorsal (Kahnbein: horizontaler Schrägbruch Grenze mittleres zentrales Drittel). Abbruch des Speichengriffels, **b** Reposition am Unfallstag, keine Subluxation. Keine Diastase. Dorso-volare Gipsschiene für 14 Wochen, **c** Kontrolle nach 4 1/2 Monaten: Keine Subluxation, Kahnbeinbruch geheilt

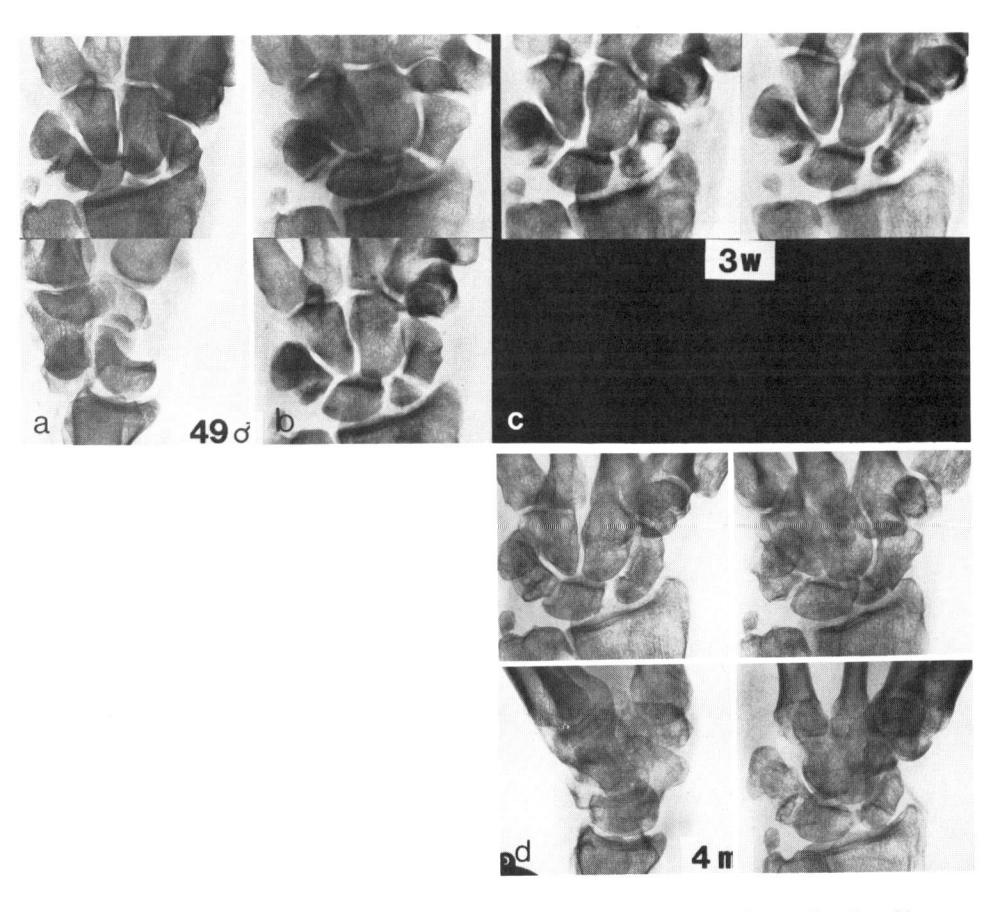

Abb. 2a–d. 49jähriger Tapeziermeister, Sturz aus 4 m Höhe. **a** De Quervainscher Verrenkungsbruch links nach dorsal mit Bruch des Speichen- und Ellengriffels und Bruch des Triquetrums (Kahnbein: horizontaler Schrägbruch im proximalen Drittel), **b** Nach der Reposition am Unfallstag. Deutliche Diastase am Kahnbein, **c** Deshalb nach 3 Wochen Operation: Beseitigung der Interposition, Auffüllung mit Corticalis-Spongiosaspan und Spongiosa nach Russe I. Fixation mit dorsaler Gipsschiene mit Daumeneinschluß für 4 Monate, **d** Nach Gipsabnahme: Keine Subluxation, Kahnbeinbruch geheilt, Span ist ulnar im Kahnbein im AP-Handgelenksbild und im Pronationsbild zu erkennen

Tabelle 1. De Quervainsche Verrenkungsbrüche. Vergleich der Heilungsergebnisse bei Kahnbeinbrüchen ohne Diastase

1926–1958	1959–1977
19 Fälle	12 Fälle
18 konservativ geheilt 1 Pseudarthrose	12 konservativ geheilt

Tabelle 2. De Quervainsche Verrenkungsbrüche. Vergleich der Heilungsergebnisse bei Kahnbeinbrüchen mit Diastase

1926–1958	1959–1977
25 Fälle mit Diastase	28 Fälle mit Diastase
geheilt 6 = 6 Spät op	26 (26 Frühop. n. Russe I)
Pseudarthrose 19 alle nicht op	2 (2 Frühop. Verschraubung)[a]

[a] 1 Fall nach 2. Op. n. Russe I geheilt; 1 Fall 2. Op. abgelehnt

Tabelle 3. De Quervainsche Verrenkungsbrüche. Vergleich der Heilungsergebnisse am Kahnbein

1926–1958	1959–1977
44 verwertbare Fälle	40 verwertbare Fälle
Kahnbein geheilt 24 (6 op) = 55%	38 (24 op) = 95%
Pseudarthrose 20 = 45%	2 = 5%

Brüche, Verrenkungen und Verrenkungsbrüche der übrigen Handwurzelknochen. Therapie und Ergebnisse

A. Pannike, Frankfurt/M.

Der folgende Beitrag gliedert die Handwurzelverletzungen in drei Gruppen — Brüche, Verrenkungen und Verrenkungsbrüche — und ist ein Versuch, im vorgegebenen zeitlichen Rahmen einen gedrängten, aber praxisbezogenen Überblick zu geben.

Hierbei soll vor allem auf diejenigen Verletzungen hingewiesen werden, bei welchen die geschlossene Einrichtung in der Regel nicht oder nur unvollständig gelingt und die verbleibende Instabilität oder Restverrenkung operative Maßnahmen angezeigt erscheinen läßt.

A. Brüche der Handwurzelknochen

Die meist unverschobenen Brüche einzelner Handwurzelknochen entstehen in der Regel, ebenso wie die Verrenkungen und Verrenkungsbrüche der Handwurzel, durch Sturz auf die vorgestreckte Hand oder durch direkte Gewalteinwirkung. Durch konsequente Gipsruhigstellung für 3–8 Wochen ist meist zumindest eine schmerzfreie fibröse Ausheilung zu erreichen, so daß weitere Behandlungsmaßnahmen nicht erforderlich sind.

Eine schmerzhafte Funktionsbehinderung ist am ehesten bei den insgesamt seltenen Brüchen des Hakenbeinhakens sowie bei Trümmerbrüchen des Erbsenbeins oder des kleinen Vieleckbeins zu erwarten.

Mitunter kann eine Druckschmerzhaftigkeit über dem Kleinfingerballen oder dem Daumenballen der einzige klinische Hinweis auf eine Fraktur des Hakenbeinhakens oder des kleinen Vieleckbeins sein.

Insbesondere die meist an der Basis des Hakenbeinhakens gelegenen Frakturen sind bei der röntgenologischen Darstellung im a.p.- und seitlichen Strahlengang häufig nicht zu erkennen und kommen erst bei der Carpaltunnelaufnahme nach Hart und Gaynor zur Darstellung. Bei veralteten, schmerzhaften Frakturen des Hakenbeins, des Erbsenbeins oder des kleinen Vieleckbeins mit und ohne neurologische Begleitreaktionen sind konservative Maßnahmen, wie Ruhigstellung im Gipsverband, physikalische Therapie oder Injektionsbehandlungen nicht empfehlenswert.

Sofern keine neurologischen Zeichen vorhanden sind, können die Beschwerden durch Excision des meist pseudarthrotischen Hakenbein- oder Erbsenbeinfragmentes bzw. durch Exstirpation des kleinen Vieleckbeins in der Regel dauerhaft beseitigt werden.

Bei neurologischen Beschwerden („Piso-hamate-hiatus-Syndrom") ist die operative Revision mit Neurolyse des tiefen Ulnarisastes und Abtragung des pseudarthrotischen Hakenbein- oder Erbsenbeinfragmentes entsprechend dem Vorgehen bei fortgeschrittenem Carpaltunnelsyndrom das Verfahren der Wahl.

Trümmerbrüche des großen Vieleckbeins verlangen eine anatomische Wiederherstellung der Gelenkflächen, da andernfalls eine schmerzhafte Instabilität des Daumens unvermeidlich ist. Aus diesem Grunde sollte man sich heute für die offene Einrichtung und Kirschner-Draht-Fixation der verschobenen Brüche des großen Vieleckbeins entscheiden.

Als Zugang wird eine streckweise direkt über dem großen Vieleckbein angelegte Querincision empfohlen. Nach Sicherung des sensiblen Radialisastes werden die Sehnen des M. abductor pollicis longus und des M. extensor pollicis brevis nach volar und die Sehne des M. extensor pollicis longus mit der A. radialis nach dorso-ulnar zurückgehalten. Anschließend wird das dorsale Kapselband längs, die Kapsel selbst quer incidiert.

Das zentral zwischen beide Handwurzelreihen eingepaßte Kopfbein artikuliert mit 7 benachbarten Handwurzel- und Mittelhandknochen (proximal: Kahn- und Mondbein; distal: 2., 3. und 4. Mittelhandknochen; radial: kleines Vieleckbein; ulnar: Hakenbein) und ist der stabilisierende Teil der Mondbein- Kopfbeinachse. Dies erklärt, daß das Kopfbein bei 15% aller Handwurzelfrakturen beteiligt und wahrscheinlich häufiger verletzt ist als allgemein angenommen wird.

Frakturen des Kopfbeins bleiben nicht selten unerkannt, da sie röntgenologisch häufig nur durch die von Watson-Jones empfohlenen Schrägaufnahmen in 3 Positionen (Pronation, Neutralstellung, Supination) zur Darstellung gebracht werden können. Auch hier können lokale Druckschmerzhaftigkeit, Schwellung und schmerzhafte Bewegungseinschränkung die einzigen klinischen Zeichen einer Kopfbeinfraktur sein. Sofern die Kopfbeinfraktur nicht isoliert durch direkte Gewalteinwirkung, sondern durch Sturz auf die vorgestreckte Hand entstanden ist, wird sie meist als Begleitfraktur einer Handwurzelverrenkung oder eines Verrenkungsbruches beobachtet.

Auf das von Fenton beschriebene „Naviculo-capitate-fracture"-Syndrom wird später im Zusammenhang mit den Verrenkungsbrüchen einzugehen sein.

B. Verrenkungen des Handgelenks und der Handwurzelknochen

Luxatio radio-carpea (nach dorsal/volar, mit Abriß des Ellen- oder/und Speichengriffels): Die frische radio-carpale Verrenkung läßt sich in der Regel ebenso wie die intercarpale oder carpometacarpale Verrenkung im vertikalen Dauerzug unter leichtem manuellen Druck ohne Schwierigkeiten einrichten. Sofern mit der geschlossenen Einrichtung ein anatomisch korrektes Ergebnis erzielt werden konnte, kann dieses, ggf. percutan, durch eine temporäre Arthrodese oder eine Kirschner-Draht-Transfixation bis zur Ausheilung der Bandverletzungen geschützt werden.

Operative Maßnahmen sind bei der frischen radio-carpalen Verrenkung nach dorsal/volar nur dann erforderlich, wenn die durch Ausriß der dorsalen/volaren Gelenklippe der Speichenbasis und/oder Abriß des Ellen- oder Speichengriffels entstandene Instabilität die interne Fixation des Ausrißfragmentes oder der Ausrißfragmente notwendig macht.

Allerdings wurde über eine radio-carpale Verrenkung nach dorsal mit gleichzeitiger Zerreißung des körperfernen Ellen-Speichengelenkes berichtet, die geschlossen nicht zu reponieren war. Bei der offenen Reposition fanden sich in diesem Falle dislocierte Fragmente aus der dorsalen Gelenklippe der Speiche und Gelenkanteile des Ellen-Speichengelenkes mit dem Lig. triangulare, welche die unblutige Einrichtung verhindert hatten.

Verrenkungen des Mondbeins: Mondbeinverrenkungen und perilunare Verrenkungen zählen zu den häufigeren, Verrenkungen der übrigen Handwurzelknochen zu den außerordentlich seltenen Verletzungen der Handwurzel.

Bei Dorsalflexion des Handgelenkes bewegt sich die körpernahe Handwurzelreihe (mit dem Mondbein) in Richtung auf die volare Gelenklippe der Speiche, während sich die körperferne Handwurzelreihe nach dorsal verschiebt.

Bei Volarflexion des Handgelenkes bewegt sich die körpernahe Handwurzelreihe (mit dem Mondbein) in Richtung auf die dorsale Gelenklippe der Speiche, während sich die körperferne Handwurzelreihe nach volar bewegt.

Ursache der Mondbeinverrenkungen und perilunaren Verrenkungen ist der Sturz auf die vorgestreckte und dorsalflektierte (hyperextendierte) oder volarflektierte Hand. Inwieweit hierbei grundsätzlich ein zusätzlicher Rotationsmechanismus (Pronation/Supination) zwischen Hand und Speiche beteiligt ist, kann bislang weder klinisch noch experimentell eindeutig begründet werden.

Aitken und Nalebuff konnten zeigen, daß das Mondbein bei maximaler Extension (Dorsalflexion) zwischen der Speiche und dem nach dorsal rotierten Kopfbein eingeklemmt und nach volar aus dem Gelenk herausgedrückt wird. Das Mondbein verliert auf diese Weise seine Beziehung zur Speiche; das Ergebnis ist eine Mondbeinverrenkung nach volar (Abb. 1a u. b).

Im Gegensatz dazu entsteht die wesentlich seltenere Mondbeinverrenkung nach dorsal durch maximale Flexion des Handgelenkes, bei welcher sich das Kopfbein gegenüber dem Mondbein nach volar dreht und das Mondbein schließlich nach dorsal aus dem Gelenk gedrückt wird. Entscheidendes Kriterium der echten Mondbeinverrenkung ist daher die Tatsache, daß das Mondbein nach volar oder dorsal aus dem Gelenk herausgedrückt wird und somit seine korrekte Stellung im Radio-carpalgelenk verloren hat (Abb. 2a u. b).

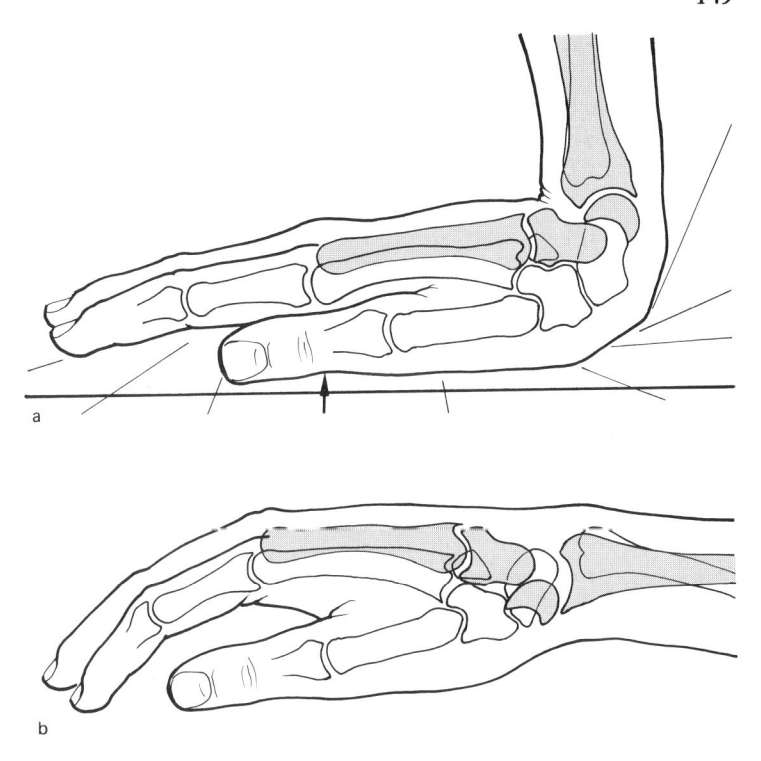

Abb. 1a, b. Entstehung der Mondbeinverrenkung nach volar aus maximaler Hyperextension (Aitken u. Nalebuff)

Eine Besonderheit ist die gleichzeitige Volarverrenkung von Mond- und Kahnbein. Es wird vermutet, daß in diesen Fällen zuerst das Mondbein luxiert und das Kahnbein durch den unversehrten scapho-lunaren Bandapparat nach volar mitgezogen wird.

Perilunare Verrenkungen der Hand: In ähnlicher Weise wie bei der reinen Mondbeinverrenkung konnten Aitken und Nalebuff zeigen, daß das Kopfbein bei leichter Extension (Dorsalflexion) des Handgelenkes durch direkte handrückenwärts gerichtete Gewalteinwirkung auf die Basen der Mittelhandknochen und die körperferne Handwurzelreihe besonders leicht über die dorsale Mondbeinkante handrückenwärts gedruckt werden kann und somit eine perilunare Verrenkung der Hand nach dorsal entsteht (Abb. 3a u. b).

Entsprechend entsteht die perilunare Verrenkung der Hand nach volar in leichter Volarbeugung des Handgelenkes durch eine hohlhandwärts gerichtete direkte Gewalteinwirkung auf die Basen der Mittelhandknochen und die körperferne Handwurzelreihe (Abb. 4a u. b).

Entscheidende Merkpunkte für die Differenzierung des individuellen Verletzungsmusters sind das Mondbein-Speichengelenk und die Mondbein-Kopfbeinachse.

Bei den gegenüber den echten Mondbeinverrenkungen häufiger zu beobachtenden perilunaren Verrenkungen bleibt das Mondbein in korrekter anatomischer Beziehung zur Speichenbasis, während sich die Stellung im Mondbein-Kopfbeingelenk („Capitate-lunate-joint") verändert.

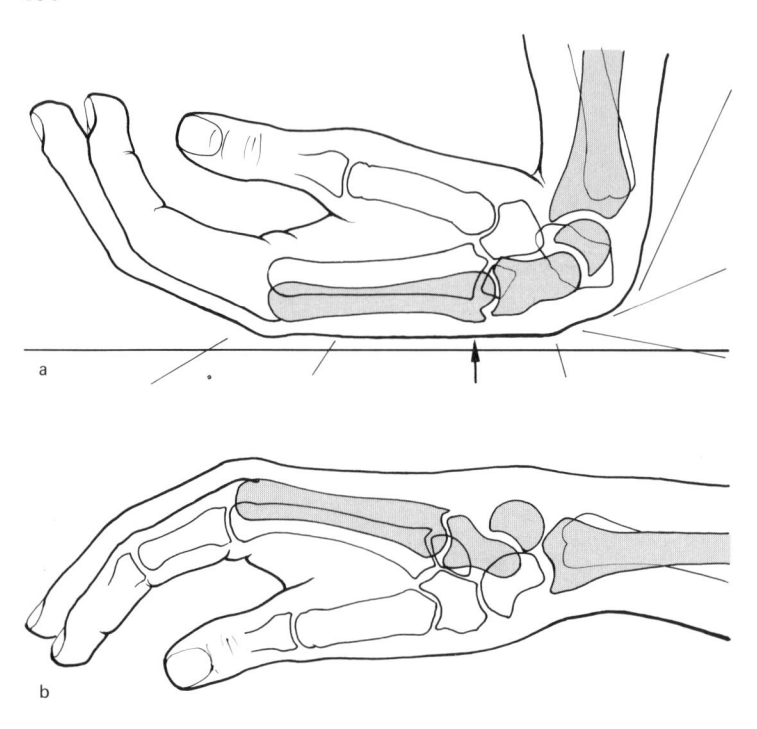

Abb. 2a, b. Entstehung der Mondbeinverrenkung nach dorsal aus maximaler Volarflexion (Aitken u. Nalebuff)

Als perilunare Verrenkungen oder Verrenkungsbrüche können daher nur diejenigen Verletzungen bezeichnet werden, bei denen die korrekte anatomische Stellung des Mondbeins im Radio-carpalgelenk erhalten geblieben ist.

Weitere Beispiele für diesen Verletzungstyp sind die perinaviculare, perilunare Verrenkung nach dorsal oder volar und die perinaviculare, peritriquetrale, perilunare Verrenkung nach dorsal.

Die Mehrzahl dieser Verrenkungen läßt sich ebenso wie die meisten Verrenkungsbrüche geschlossen einrichten, wenn sie innerhalb von 2 Wochen nach dem Unfallereignis erkannt werden und in sachgemäße Behandlung kommen.

Nach Ablauf von 2 Wochen sollte nicht mehr als ein konservativer Repositionsversuch gemacht werden. Auch hier empfiehlt sich Operationsbereitschaft, damit die offene Reposition ggf. unmittelbar angeschlossen werden kann.

Das Ergebnis der geschlossenen Einrichtung ist nur dann als korrekt und vollständig anzusehen, wenn es gelungen ist, absolut normale anatomische Beziehungen zwischen Mond- und Kahnbein sowie vor allem in der Mondbein-Kopfbeinachse wieder herzustellen.

Zeigt sich nach der Einrichtung eine bleibende oder rezidivierende Spaltbildung zwischen Mond- und Kahnbein (> 2 mm) bei der röntgenologischen Darstellung im a.p.-Strahlengang und Neutralstellung des Handgelenkes und zeigt sich zusätzlich eine Erweiterung des Spaltes bei Ulnarabwinkelung und eine Verengung des Spaltes bei Radialabwinkelung der Hand, so besteht der dringende Verdacht auf eine unvollständige oder unvollständig reponierte perilunare Luxation.

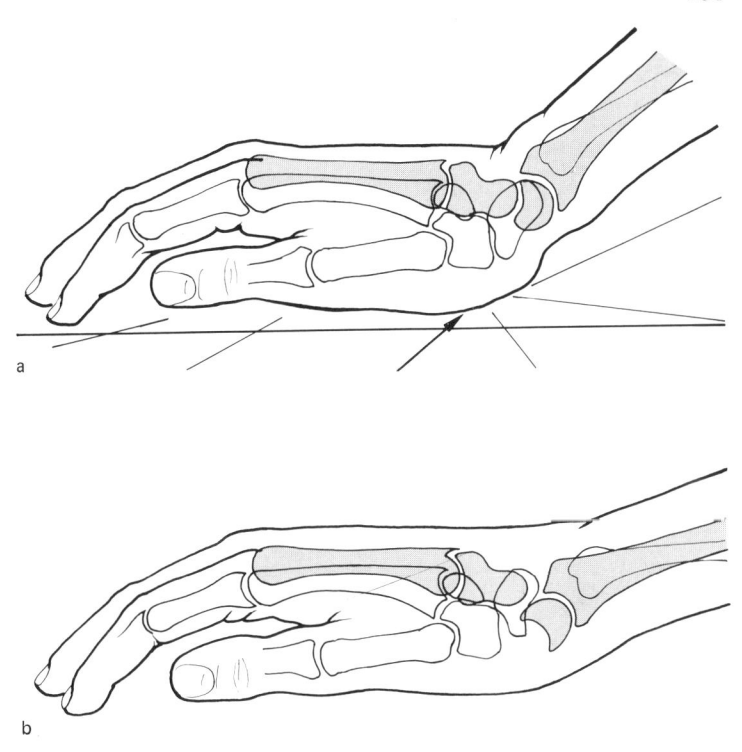

Abb. 3a, b. Entstehung der perilunaren Verrenkung nach dorsal bei leichter Extension des Handgelenkes (Aitken u. Nalebuff)

Weitere diagnostische Merkmale finden sich bei der röntgenologischen Darstellung der Handwurzel im seitlichen Strahlengang.
a) Übersteigt der Winkel zwischen der Kahnbeinkörperachse und der Längsachse-Speiche-Mondbein-Kopfbein-3. Mittelhandknochen in Neutralstellung der Hand 70° (normal: 30°–60°; Mittel: 47°), so gilt dies als Nachweis der *dorsalen intercarpalen Flexionsinstabilität,* da das Kahnbein nach Ruptur seiner Bandfixation nicht mehr als Leitschiene zwischen den beiden Handwurzelreihen dienen kann.
b) Bei der *volaren intercarpalen Flexionsinstabilität* wird der „scapho-lunare" Winkel kleiner als 27° und das Mondbein subluxiert gegenüber der Speiche nach volar (31°), während das Kopfbein gleichzeitig gegenüber dem Mondbein nach dorsal gekippt ist (48°) (Abb. 5).

Instabilität und unvollständige Einrichtung führen in der Regel zu schmerzhaften Bewegungsbehinderungen und vorzeitigen Arthrosen. Ein Grund mehr, alle vorhandenen diagnostischen Möglichkeiten mehr als bisher zu nutzen (1/3 Fehl- und Spätdiagnosen), damit der Entschluß zur offenen Einrichtung früher und rechtzeitig gefaßt werden kann.

Verrenkungen des Kahnbeins: Die isolierte Verrenkung des Kahnbeins ist eine äußerst seltene Verletzung, über die meist nur in Einzelbeobachtungen berichtet wurde.

Mit Nigst und Buck-Gramcko unterscheiden wir neben der Verrenkung des Kahnbeins nach volar oder dorsal eine Verrenkung nach radial, radio-dorsal und radio-volar.

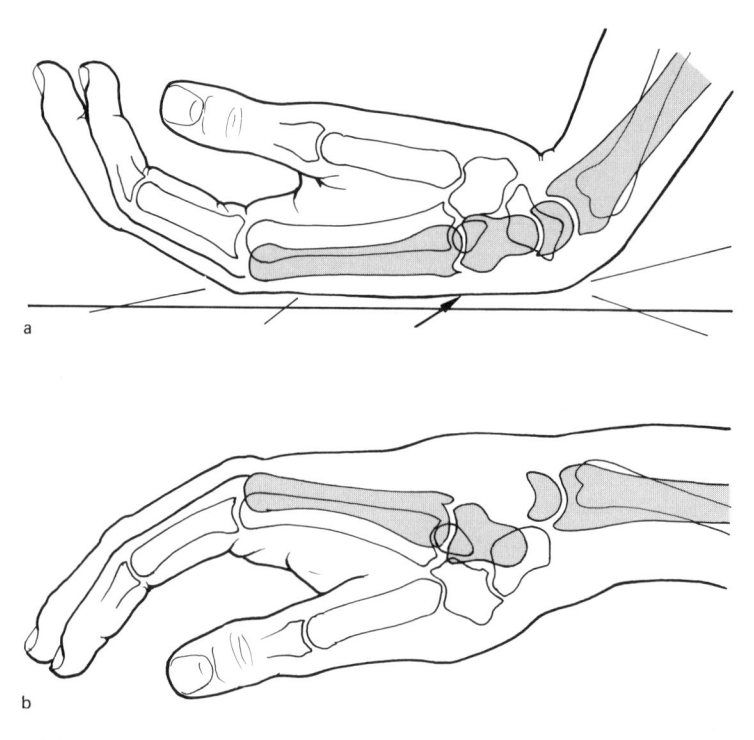

Abb. 4a, b. Entstehung der perilunaren Verrenkung nach volar bei leichter (Volar-) Beugung des Handgelenkes (Aitken u. Nalebuff)

Unfallursache ist meist eine starke Gewalteinwirkung auf die in Hyperextension (Dorsalflexion) und Ulnarabwinkelung fixierte Hand. Ein plötzlicher Stoß, der die Hand noch stärker überstreckt und ellenwärts abwinkelt, öffnet das Handgelenk auf der Speichenseite und drückt das Kahnbein in radio-volarer oder radio-dorsaler Richtung aus dem Gelenk. Wie die vollständige Kahnbeinverrenkung, entsteht die Teilverrenkung ebenfalls durch Sturz auf die hyperextendierte (dorsalflektierte) und ellenwärts abgewinkelte Hand. Es ist zu vermuten, daß diese Verletzung häufiger entsteht als sie erkannt wird.

Röntgenologische Zeichen der Kahnbeinsubluxation sind, wie bereits bei der Besprechung der traumatischen Flexionsinstabilität erwähnt,
a) relative Verkürzung der Projektion des Kahnbeins im a.p.-Strahlengang und Neutralstellung des Handgelenkes,
b) Spaltbildung zwischen Mond- und Kahnbein (> 2 mm) im a.p.-Strahlengang und Neutralstellung sowie
c) Verschiebung der Kahnbeinlängsachse im seitlichen Strahlengang von der Horizontale in die Vertikale.

Der zwischen Mond- und Kahnbein klaffende Spalt kann gelegentlich der einzige Hinweis auf eine traumatische Instabilität der Handwurzel oder eine teilreponierte perilunare Verrenkung sein.

Ursache der Spaltbildung ist eine Verdrehung und Kippung der beiden benachbarten Handwurzelknochen, die unverletzt durch eine außerordentlich feste Bandhaft miteinander verbunden sind.

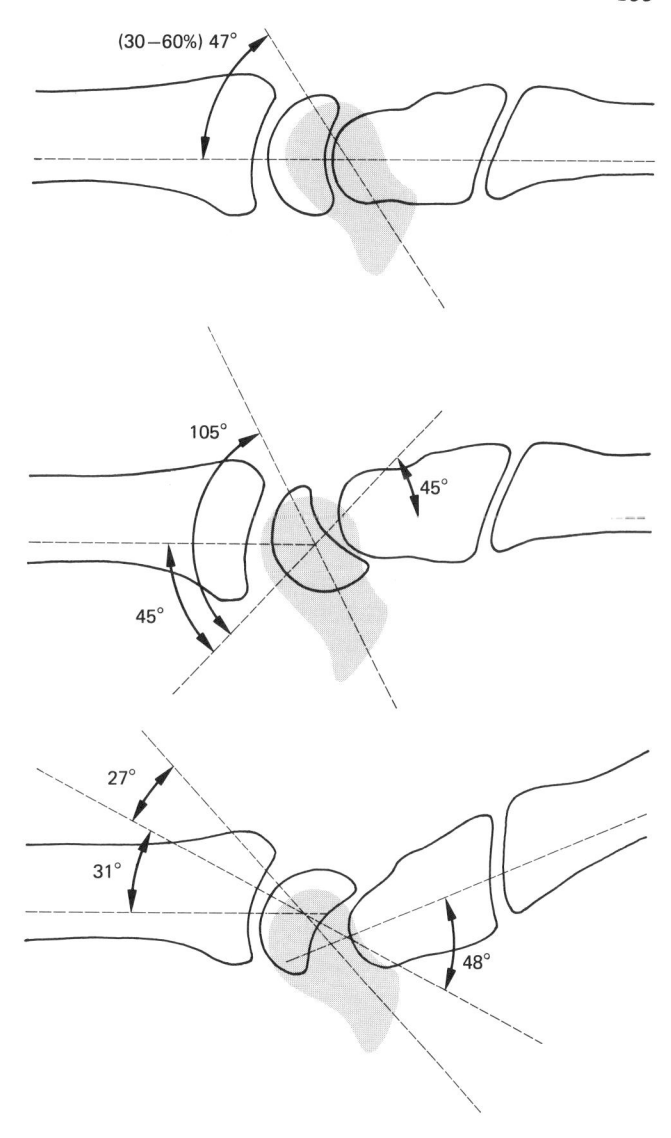

Abb. 5. Traumatische Flexionsinstabilität (Linscheid); *Oben:* Normalstellung; *Mitte:* dorsale Flexionsinstabilität; *Unten:* volare Flexionsinstabilität

Festzuhalten bleibt, daß jede auffallende Spaltbildung (> 2 mm) zwischen Mond- und Kahnbein in der röntgenologischen a.p.-Projektion und jede 70° übersteigende oder 27° unterschreitende Kippung des Kahnbeins in der seitlichen Projektion als Nachweis einer perilunaren Verrenkung mit nachfolgender traumatischer Instabilität gewertet werden muß.

Ätiologisch unterscheiden wir drei Formen der „Rotationssubluxation" des Kahnbeins.

Typ A: Bei Zerreißung des Lig. scaphoidolunare interosseum, der Ligg. radiocarpale-dorsale/ volare und des Lig. stylocapitatum (der körpernahe Pol des Kahnbeins luxiert nach dorsal).

Typ B: Bei Bandzerreißung und stärkerer Gewalteinwirkung entsteht eine ausgeprägte Subluxation des Kahnbeins, evtl. mit Verrenkung des Mondbeins.

Typ C: Entsteht durch eine perilunare Verrenkung, die nur unvollständig reponiert werden konnte.

Pathologisch anatomisch werden unterschieden die Teilverrenkung des Kahnbeins nach dorsal mit Teilverrenkung des Mondbeins nach volar oder dorsal und die Verrenkung des Kahnbeins mit Teilverrenkung des Mondbeins nach volar oder dorsal.

Die „scapho-lunare" Dissoziation und die habituelle Subluxation des Kahnbeins sind nicht als eigenständige Verletzungsbilder aufzufassen, sondern Zeichen einer traumatischen Instabilität infolge einer meist ausgedehnten Zerreißung der Handwurzel- und Handgelenksbänder.

Isolierte Verrenkungen der übrigen Handwurzelknochen: Isolierte Verrenkungen der anderen Handwurzelknochen sind außerordentlich seltene Verletzungen, auf die aus Zeitgründen hier nicht im Detail eingegangen werden kann.

Die frischen Verrenkungen lassen sich in der Regel unter axialem Dauerzug und leichtem manuellen Druck ohne größere Schwierigkeit einrichten. Bei einer veralteten Verrenkung mit schmerzhafter Funktionsbehinderung muß man sich gelegentlich zur Exstirpation des dislocierten Handwurzelknochens entschließen.

Verrenkung und Teilverrenkung des Hakenbeins: Das Hakenbein kann teilweise oder vollständig nach dorsal oder volar verrenkt sein.

Unfallursache ist direkte oder indirekte Gewalt. Bei der Hakenbeinverrenkung nach volar muß mit einer Behinderung der Greif- und Haltefunktion sowie mit einer begleitenden Schädigung des tiefen Ulnarisastes gerechnet werden.

Falls die Reposition des dislocierten Hakenbeins unter axialem Zug nicht gelingt, sollte möglichst frühzeitig die offene Reposition mit Bandnaht und Kirschner-Draht-Transfixation angestrebt werden.

Intercarpale und carpo-metacarpale Verrenkungen: Ursache dieser typischen Zweiradfahrerverletzung ist eine handrückenwärts oder hohlhandwärts gerichtete Gewalt, die an der körperfernen Handwurzelreihe oder den Basen der Mittelhandknochen angreift und diese in Richtung der einwirkenden Kraft verschiebt. Nicht selten bleiben diese Verletzungen zunächst unbeachtet, da sie röntgenologisch häufig nur im exakt seitlichen Strahlengang erkennbar sind und es sich meist um Begleitverletzungen im Rahmen einer Mehrfachverletzung handelt.

Wir unterscheiden die intercarpale Verrenkung der distalen Handwurzelreihe nach volar oder dorsal, carpo-metacarpale Verrenkungen des Daumens oder der Mittelhandknochen 2—5 nach dorsal oder volar sowie divergierende carpo-metacarpale Verrenkungen.

In der Regel lassen sich die genannten Verrenkungen unter axialem Zug gut einrichten, wenn sie frühzeitig erkannt werden. Das erzielte Einrichtungsergebnis kann zum Schutz der Ausheilung der Bandverletzungen durch Kirschner-Draht-Transfixation für 4—6 Wochen gesichert werden.

C. Verrenkungsbrüche der Handwurzel

Durch Sturz auf die überstreckte Hand kann entweder eine Mondbeinverrenkung nach volar oder eine perilunare Verrenkung nach dorsal entstehen.

Der gewaltsame Aufprall auf das gebeugte Handgelenk kann entweder die seltene Mondbeinverrenkung nach dorsal oder eine perilunare Verrenkung nach volar verursachen.

Wenn das Handgelenk im Augenblick der Gewalteinwirkung speichenwärts abgewinkelt ist, führt der meißelartige Aufprall des Speichengriffels zu einer Fraktur der Kahnbeintaille, wenn das Kahnbein nicht rechtzeitig durch Rotation und Volarkippung unter die schützende Speichenbasis gleiten kann. Ähnlich kann es jedoch auch bei starker Ulnaabwinkelung des Handgelenkes durch die zwischen Mond- und Kopfbein durchlaufende Gewalt zu einer Kahnbeinfraktur im mittleren Drittel kommen.

Aus Gründen der Häufigkeit wie der besseren Übersicht werden daher zunächst der transnaviculare perilunare Verrenkungsbruch nach dorsal (De Quervain) und der transnaviculare perilunare Verrenkungsbruch nach volar, mit dem sich Aitken und Nalebuff befaßt haben, herausgegriffen.

Wenn die Bandhaft zwischen Mondbein und körpernahem Kahnbeinfragment erhalten bleibt, folgt das (körpernahe) Fragment dem Mondbein, während das körperferne Fragment mit der distalen Handwurzelreihe nach dorsal oder volar disloziert.

Bei den transnavicularen perilunaren Verrenkungsbrüchen nach dorsal kann das Kahnbein ausnahmsweise seine Bandverbindung zum Mondbein verlieren. Wenn das Handgelenk in diesen Fällen am Ende der Gewalteinwirkung in die Neutralstellung zurückkehrt, wird das körpernahe Kahnbeinfragment durch das körperferne Kahnbeinfragment hohlhandwärts abgedrängt und gleichzeitig um annähernd 180° rotiert. Der resultierende Verrenkungstyp ist mit konservativen Mitteln nicht zu bewältigen.

In unserem Überblick folgt die bereits erwähnte Mondbeinverrenkung nach volar mit Verrenkungsbruch des Kahnbeins, bei welcher die unverletzten scapho-lunaren Bänder das körpernahe Kahnbeinfragment zwingen, dem Mondbein hohlhandwärts zu folgen.

Wir unterscheiden weiterhin das vorher bereits erwähnte „Naviculo-capitate-fracture"-Syndrom von Fenton. Diese Frakturen entstehen durch extreme Hyperextension. Zuerst frakturiert das Kahnbein als Folge der erhöhten Dorsalflexion (Hyperextension) im Intercarpalgelenk zwischen den beiden Handwurzelreihen. Anschließend kommt es durch die dorsale Gelenkklippe der Speichenbasis zu einem Stauchungsbruch des Kopfbeins. Bei weiterer Überstreckung wird das körpernahe Kopfbeinfragment zunächst um 90° gedreht. Nach Rückkehr des Handgelenkes in die Neutralstellung zeigt das körpernahe Kopfbeinfragment schließlich eine Verdrehung um 180° (Abb. 6).

Bei der Behandlung des frischen „Naviculo-capitate-fracture"-Syndrom ist die offene Reposition über einen streckseitigen Zugang und die temporäre intercarpale Kirschner-Draht-Transfixation mit anschließender Gipsruhigstellung für 8—12 Wochen anzustreben. Tritt die hier beschriebene Kombination von Kopf- und Kahnbeinfraktur in Begleitung anderer Handwurzelverletzungen auf, führen diese Verletzungen hinsichtlich Therapie und Prognose.

Die Darstellung der darüberhinaus bekannten, aber außerordentlich seltenen Verrenkungsbrüche der Handwurzel kann nicht über einen Hinweis hinausgehen. Es bleiben zu nennen der von Scharizer und später Weseley und Barenfeld beschriebene transnaviculare transcapitale transtriquetrale perilunare Verrenkungsbruch und der transnaviculare transtriquetrale perilunare Verrenkungsbruch.

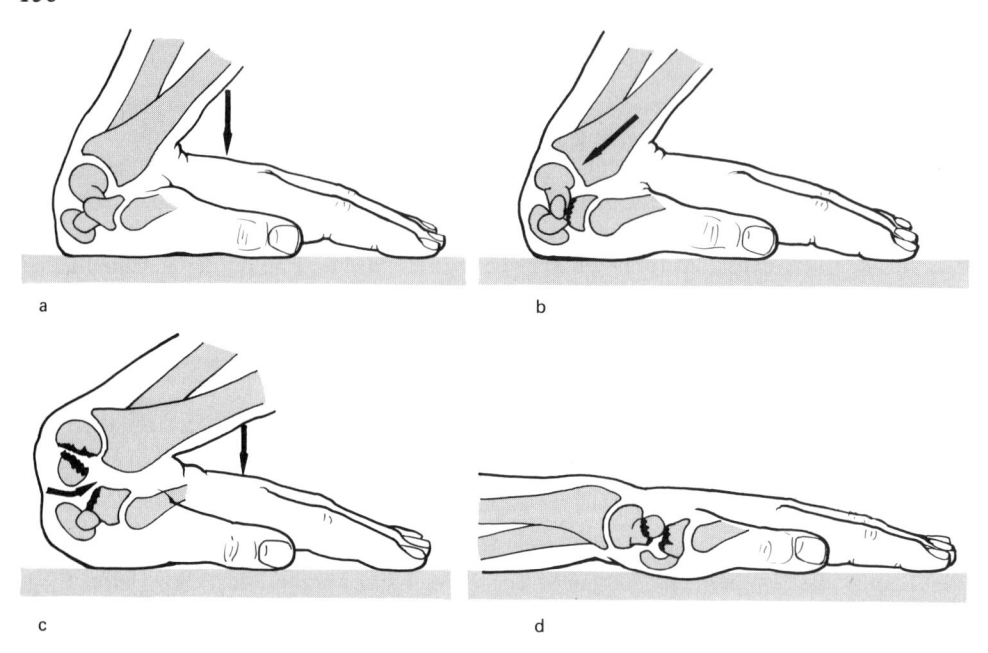

Abb. 6. Entstehung des „naviculo-capitate-fracture"-Syndrom (Kahnbeinfraktur durch Hyperextension im Intercarpalgelenk, Kopfbeinfraktur durch die dorsale Gelenklippe der Speichenbasis, Rotation des körpernahen Kopfbeinfragments um 180° bei Rückkehr in Neutralstellung)

Eine Verrenkung des Hakenbeins mit irreponibler Fraktur des Kopfbeins wurde von Mathison berichtet. Die Beschreibung der Teilverrenkung des Kahnbeins mit Fraktur des Mondbeins findet sich u.a. bei Nigst.

Zu erwähnen sind schließlich noch die perilunare Verrenkung mit Fraktur des Dreieckbeins, die perilunare Verrenkung mit Fraktur des Kopfbeins (Pfeifer) und die perilunaren Verrenkungen mit Fraktur des Speichen- oder/und Ellengriffels.

Einteilungen und Übersichten können nur dann praktische Bedeutung erlangen, wenn sie in einfacher Form auf gemeinsame Grundzüge zurückführen und ein rascher, aber informativer Überblick möglich wird.

Ich möchte die Darstellung der Handwurzelverletzungen beenden mit einem Hinweis zur geschlossenen Einrichtung und der Anzeigestellung zur primär offenen oder zumindest frühzeitigen offenen Einrichtung der Verrenkungen und Verrenkungsbrüche der Handwurzel.

Sofern angenommen wird, daß die echte Mondbeinverrenkung das Endstadium einer perilunaren Verrenkung darstellt, kann die anatomisch korrekte Position bei der Einrichtung nur über das Zwischenstadium einer perilunaren Verrenkung erreicht werden.

Wenn der axiale Zug und der lokale manuelle Druck bei der Einrichtung einer Mondbeinverrenkung nach volar durch eine Supinationsdrehung der Hand ergänzt wird, kann die Verrenkung entweder vollständig reponiert oder in eine perilunare Verrenkung umgewandelt werden.

Bei der Einrichtung perilunarer Verrenkungen sollte der axiale Zug durch eine Pronationsdrehung der Hand und digitalen Druck auf das handrückenwärts dislocierte Kopfbein und das Kahnbein unterstützt werden.

Die Indikation zur primär oder frühzeitig offenen Einrichtung von Verrenkungen oder Verrenkungsbrüchen der Handwurzel ist zu stellen bei

a) irreponibler Verrenkung des Mondbeins nach volar,

b) dislocierter Kopfbeinfraktur (körpernahes Fragment um 180° rotiert) nach Reposition einer perilunaren Luxation nach dorsal,

c) bei einem „Naviculo-capitate-fracture"-Syndrom (körpernahes Kopfbeinfragment um 180° rotiert),

d) unvollständiger oder instabiler Einrichtung einer transnavicularen perilunaren Verrenkung nach dorsal oder volar sowie

e) bleibender oder rezidivierender Rotationssubluxation des (unverletzten) Kahnbeins nach dorsal bei Einrichtung einer perilunaren Verrenkung nach dorsal.

In den meisten Fällen ist der dorsale Zugang zu bevorzugen. Größere Fragmente werden möglichst anatomisch reponiert, kleine Fragmente ohne Gelenkfunktion werden entfernt. Die Fragmentfixation wird mit 2, die temporäre intercarpale Transfixation mit 2 oder 3 Kirschner-Drähten durchgeführt. Abschließend erfolgt die Naht des Kapsel-Bandapparates. Bei traumatischem Carpaltunnelsyndrom oder ausgedehnterer Bandzerreißung wird der Carpalkanal durch eine ergänzende volare Incision entlastet und das Ligamentum transversum carpi nach Excision und Naht des Kapsel-Bandapparates offengelassen.

Die eigenen Ergebnisse bei der Behandlung der letzten 20 Verrenkungen und Verrenkungsbrüche, die in unsere Behandlung oder Weiterbehandlung kamen, sind nicht sehr ermutigend. Mehr als die Hälfte dieser Fälle wurde verspätet, d.h. zwischen 4 Wochen und 1 1/2 Jahren nach dem Unfallereignis zum Teil unter unzutreffender Diagnose zugewiesen.

In 4 Fällen mußte das nekrotische Mondbein, einmal das Dreieckbein, entfernt werden. Zwei veraltete Verrenkungen zeigten bei der Übernahme nach mehrfachen Repositionsversuchen eine offene Fistelung. In einem Fall wurde eine Arthrodese des Handgelenkes, in einem anderen eine intercarpale Arthrodese durchgeführt. Einmal mußte die Infektsituation nach Art der Steinhäuserschen Resektions-Arthroplastik bereinigt werden. Trotz teilweise zufriedenstellender Gelenkfunktion zeigten die Spätkontrollen in der Mehrzahl der Fälle röntgenologisch deutliche Zeichen einer zunehmenden Arthrose.

Die bisherigen Erfahrungen zeigen, daß wir bemüht sein müssen, unsere Kenntnisse zu vertiefen und die vorhandenen diagnostischen Möglichkeiten mehr als bisher zu nutzen, damit unnötige Einrichtungsversuche vermieden werden und der Entschluß zur offenen Einrichtung bei den Verrenkungen und Verrenkungsbrüchen der Handwurzel früher und rechtzeitig gefaßt werden kann.

Diskussion

Trojan, Wien: Ich möchte doch noch ganz kurz zur Frage konservative oder operative Behandlung – Verschraubung – des frischen Kahnbeinbruches Stellung nehmen. Ich glaube, man muß doch immer folgende Überlegungen anstellen: Wie einfach oder kompliziert ist ein Verfahren, wie sind die Endergebnisse und als Folge dieser Überlegung, was soll man allgemein empfehlen. Und wenn man nun die Einfachheit der konservativen Behandlung vor Augen hat und die doch wesentlich kompliziertere Verschraubung gegenüberstellt, und wenn man dann hört, daß bei der konservativen Behandlung 1,3%, bei dieser Art der operativen Behandlung immerhin etwa 15% Pseudarthrosen nachzuweisen sind, und wenn man dann auch die Anzahl der Reoperationen bedenkt, dann muß man doch sagen, daß die konservative Behandlung überlegen ist und daß man nur mit strenger Indikation operieren soll.

Heim, Chur: Ich möchte das, was Herr Trojan gesagt hat, sehr warm unterstützen. Es gibt auch in anderen europäischen Ländern, ich überblicke vor allem hier Frankreich, Kollegen welche mehr und mehr primär die Navicularefraktur operieren möchten oder es sogar tun. Das Argument ist das gleiche, das wir heute gehört haben, d.h. er kommt wieder früher in den Arbeitsprozeß und das ist ein sozialer Gewinn.

Nun, ich glaube, daß dieser Gewinn nicht unbedingt mit jedem bei anderen Frakturen gleichzusetzen ist, wo wir durch die operative Behandlung funktionelle Gewinne erzielen. Im Falle des Kahnbeines ist es ja so, daß der Patient nach der Gipsabnahme praktisch sofort bewegt. Das ist eine der großen Überraschungen der Immobilisationsbehandlung und darum fällt das Moment der funktionellen Nachbehandlung eigentlich da weg, und es gibt doch auch schließlich weniger geschickte Operateure, es geht nicht allen gleich, und jede Operation hat ihre Risiken. Ich glaube, man darf nicht von der ganz strengen Indikation bei dieser Bruchform wegkommen.

Böhler, Wien: Ich glaube, man soll nicht ganz so auf die konservative Behandlung pochen. Es ist doch sicher auch ein ökonomisches Moment dabei. Wenn ich mir vorstelle, daß ein Chirurg neun Monate seine Hand im Gips hat, dann ist das eine ökonomische Katastrophe für ihn und ich würde mir, wenn ich einen vertikalen Schrägbruch hätte, einen Navicularebruch mit Diastase oder einen mit Biegungskeil, von denen ich weiß, daß sie 6 Monate und länger bei der konservativen Behandlung zur Konsolidation brauchen, so würde ich mir das verschrauben lassen. Allerdings würde ich mir aussuchen, von wem.

Ender, Wien: Ich hätte gern noch eine, dem Publikum wahrscheinlich noch unbekannte Technik der Behandlung von Kahnbeinpseudarthrosen zur Diskussion gestellt und zwar, wenn man den Eingang von Russe verwendet, sieht man, daß bei Dorsalflexion die Fragmente immer klaffen, und zwar klaffen sie oft bis zu 7 mm. Ich glaube, daß weniger die Ischämie oder die schlechte Durchblutung des proximalen Fragmentes die Ursache der Pseudarthrose ist, sondern eben diese Unruhe im Bruchbereich und selbst bei isometrischer Kontraktion der Finger im Gips konnte ich zeigen, daß ein beugeseitiges Klaffen auftreten kann. Ich habe deshalb eine logische Konsequenz gezogen und eine beugeseitig angelegte Zuggurtung gemacht und zwar in Form einer Hakenplatte. Als Block verwende ich nur einen spongiösen Block, weil er ja vitaler ist als der cortico-spongiöse Block und die Stabilität bekomme ich durch die beugeseitig angelegte Hakenplatte.

Hier zum Beispiel ein 30jähriger Mann, der vom Dach heruntergefallen ist und sich auf der rechten Seite einen De Quervainschen Verrenkungsbruch zugezogen hat. Sie sehen zuerst eine lange Gipsfixation, dann eine schlechte Verschraubung und schließlich eine Pseudarthrose. Ich habe ihm diese Platte angelegt und er ist auf der rechten Seite jetzt gut geheilt.

Auf der linken Seite hat er einen gewöhnlichen Querbruch gehabt und Sie sehen nach der konservativen Behandlung das dichte proximale Fragment und das zeigt, daß es eben schlecht durchblutet ist. Nach der Verschraubung ist die Durchblutung besser, aber nicht so gut, daß die Pseudarthrose heilt und es kommt wiederum zur Pseudarthrose. Ich habe ihm dann diese palmare Platte angelegt und die Pseudarthrose ist gut geheilt.

Hier ein 64jähriger Bauer, der ein fast steifes und schmerzhaftes Handgelenk hatte. Ich habe ihn operiert und jetzt bewegt er sehr gut und arbeitet wieder voll in seinem Betrieb. Ich glaube, dies ist eine einfache und sehr effektive Methode. Ich habe 81 Fälle so operiert, habe zwar drei Fehlergebnisse hinnehmen müssen, weil ich am Anfang noch etwas ungeschickt im Anlegen der Platte war, zum Beispiel bin ich mit der Platte zweimal in den Bruchspalt gekommen, aber sonst waren die Ergebnisse gut.

Vécsei, Wien: Herr Ender, wir haben keine Erfahrung mit Ihrer Platte. Ich könnte mir sehr gut vorstellen, daß gerade jene proximalen Frakturen, die eine Diastase aufweisen, zum Beispiel mit Ihrer Platte sehr gut behandelt werden könnten, aber gerade ich habe ein absolut ähnlich gelegenes Bild mit einem proximalen „avitalen" Fragment beziehungsweise schattendichten gezeigt, das folgenlos konservativ ausgeheilt ist. Die Entscheidung für Ihre Platte bei frischen Frakturen fiele mir schwer.

Heim, Chur: Ich hätte noch zwei Fragen. Das Problem ist immer noch das kleine nekrotische Fragment des Scaphoids. Was soll man damit tun? Herr Russe hat uns vor etwa 4 Jahren in Davos einen Film gezeigt und damals haben wir davon geredet, wie wohl die Spätresultate sein werden. Er hat uns heute das inzwischen gesagt. Er hat aber nur gesagt, wie viele knöchern durchbaut sind, aber wie viele funktionell gut sind und beschwerdefrei, hat er uns nicht gesagt. Das ist die eine Frage, die hätte ich gern beantwortet. Die zweite Frage geht an Herrn Gadzaly: Haben Sie gehört oder hat jemand im Saal von den in Frankreich verbreiteten Teilarthroplastiken mit den Implantaten, mit den Silastikkugeln gehört, welche für den Ersatz dieser kleinen entfernten Fragmenten angewandt werden? Das scheint mir etwas zu sehr geschönt wenn man das ganze Kahnbein entfernen muß, bloß wegen des kleinen proximalen Fragments, ist das eigentlich ein großer Eingriff und die Stabilisierung kann doch Schwierigkeiten bereiten. Es gibt jetzt zwar größere Naviculare-Prothesen, aber trotzdem ist das Stabilisierungsprogramm immer noch da.

Gadzaly, Hannover: Darf ich auf die Frage antworten. Wir haben mit der Methode von Michon keine Erfahrung, aber es gibt doch noch außerdem die Möglichkeit eine Silastikisomer einzugießen. Ich weiß nicht, ob das so gut ist, weil man ja dieses Implantat dann eigentlich nicht oder nur schwer begrenzen kann. Aber darf ich zu Ihrer Aussage über die Prothese noch etwas sagen. Ich glaube, daß das Wesentliche nicht das ist, daß man jetzt genügend große Prothesen hat, denn die häufigsten Fehler passieren, in dem man eine zu große Prothese wählt. Die kleineren Prothesen luxieren nicht so leicht beziehungsweise gar nicht, wählt man sie etwas zu groß, dann kommt es zur dorsalen Luxation.

Russe, Innsbruck: Ich weiß nicht, ob Sie die letzten Bilder noch in Erinnerung haben. Im Film habe ich doch gezeigt wie schön die bewegen. Sie haben also eine tadellose Funktion. Vielleicht ist Herr Heim mit dem Rücken zu den Bildern gesessen. Die aktive und passive Beweglichkeit war beeindruckend und die Beschwerdefreiheit ist auch eingetreten.

III. Der Schwerverletzte

Erstbehandlung am Unfallort und Transport

G. Muhr, Hannover

Therapeutisches Hauptproblem und prognostisch limitierender Faktor beim Schwerverletzten sind der Schock und seine Folgeerscheinungen. Die Manifestationszeit für dieses deletäre Geschehen liegt im Minutenbereich, was die eminente Bedeutung der frühzeitigen ersten Hilfe hervorhebt. Bei einer Serie Polytraumatisierter setzte die Schockbehandlung innerhalb von 22 min nach dem Unfall ein, die Klinikaufnahme war durchschnittlich 30 min später. Bei sekundär übernommenen Patienten zeigten sich in der Erstversorgung erhebliche Zeitverzögerungen. Obwohl das Verletzungsmuster der primär Behandelten mit 6 bis 7 Einzelläsionen pro Patient deutlich gravierender war gegenüber der zweiten Gruppe mit nur 5 Verletzungen, lag die Mortalitätsrate um mehr als 10% niedriger. Bemerkenswert war, daß die einfachen Herz-Kreislaufgrößen wie systolischer Druck, Herzfrequenz und Schockindex keine wesentlichen Unterschiede zeigten, die vergleichende Darstellung der pulmonalen Sauerstoffsättigung und des Herz- und Schlagindex jedoch signifikante Differenzen ergab.

Kriegschirurgische Erfahrungen unterstreichen die Relation zwischen therapiefreiem Intervall und Überlebensrate. Im Vietnamkrieg kamen die Verwundeten innerhalb von 40 min in Behandlung, in Korea betrug diese Zeitspanne 4 Std. Das Verhältnis von tödlichen zu nichttödlichen Verletzungen, das im Koreakrieg 1 : 3 betrug, konnte in Vietnam auf 1 : 6 reduziert werden.

Die therapiefreien Intervalle im Zivilbereich sind erschreckend. Aus Osaka wird über 85 schockierte Scherverletzte berichtet, die durchschnittlich 2,3 Std nach dem Unfall in die Krankenhäuser eingeliefert wurden. Für die Unfallopfer der Vereinigten Staaten werden therapiefreie Intervalle von durchschnittlich 40 min angegeben. 1971 erreichten in Hannover nur 54% aller Unfallverletzten innerhalb von 20 min das nächste Krankenhaus.

Das Resumee daraus, die frühzeitige ärztliche Behandlung, ist nicht neu. Bereits auf der 62. Tagung der Deutschen Gesellschaft für Chirurgie, 1939, empfahl Martin Kirschner, nicht der Verletzte solle zum Arzt, sondern der Arzt zum Patienten kommen.

Beim Einsatz am Unfallort müssen organisatorische, technische und ärztliche Maßnahmen parallel laufen. Eine fehlende Absicherung der Unfallstelle wird durch nichts gerechtfertigt, da die Gefährdung der Helfer die Erstversorgung in Frage stellt. Erst danach folgt die Beurteilung des Opfers im Hinblick auf Allgemeinzustand und Verletzungsmuster. Bei einer größeren Anzahl von Verletzten ist die rasche Feststellung des Läsionsgrades nötig, um gezielte Maßnahmen zu setzen (Abb. 1).

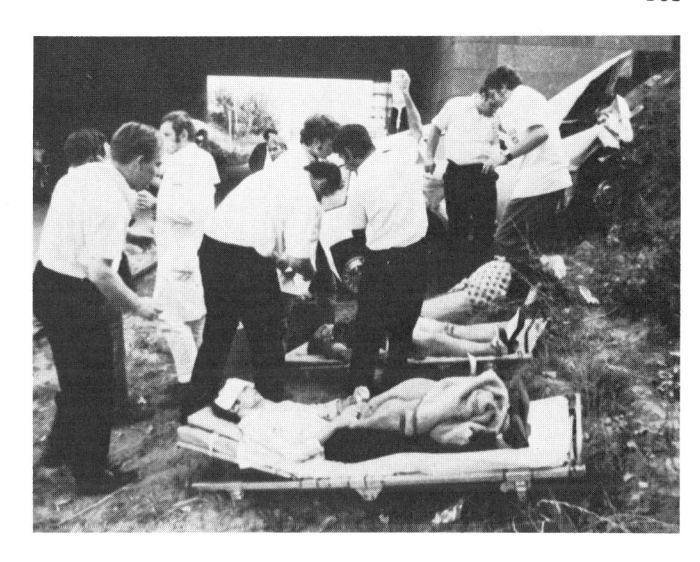

Abb. 1. Triage und Erstversorgung nach Massenunfall auf der Autobahn

Die Erstversorgung hoffnungslos Verletzter mit minimalen oder fehlenden Lebenszeichen steht an zweiter Stelle zugunsten Schwertraumatisierter mit reeller Lebenschance.

Liegen akute Atemstörungen vor, wird der Nasen- Rachenraum gesäubert. Beim Ausbleiben der Spontanatmung nach Überstrecken des Kopfes muß unverzüglich mit künstlicher Beatmung in typischer Weise begonnen werden. Optimalbedingungen bietet die Intubation (Abb. 2), bei der aber keine Zeit an frustrane Versuche verschwendet werden darf.

Wird ein Herz-Kreislaufstillstand diagnostiziert, muß unverzüglich die kombinierte Wiederbelebung durch extrathorakale Massage und Beatmung einsetzen. Dieses Verfahren wurde 1892 erstmals von Maass und König angegeben, 70 Jahre später in Amerika neu aufgegriffen und nach Europa retransferiert.

Es muß hier ausdrücklich betont werden, daß der Herz-Kreislaufstillstand nach Polytrauma die geringsten Chancen für eine Reanimation hat. Beim Unfalltod nach Schwerstverletzungen sind therapeutische Exzesse sinnlos. Lediglich der sekundäre Herzstillstand durch Hypoxie macht die Wiederbelebung aussichtsvoll. Die Effizienz der Bemühungen ist am Auftreten eines Femoralispulses, an der Änderung der Hautfarbe und an engerwerdenden Pupillen zu messen. Von geübten Helfern können Herzzeitvolumina von 30–40% der Norm und Blutdruckwerte von 80–120 mmHg erzielt werden.

Die Erfassung und Behandlung frühzeitiger Schockmanifestationen steht nach Sicherung von Atmung und Kreislauf an vorderster Stelle. Ein Volumenverlust von 20% senkt das Herzzeitvolumen bis zu 40%, die dysproportionale Verteilung des verbleibenden Volumens führt zu Mikrozirkulationsstörungen und zunehmendem Organfunktionsausfall. Neben den typischen klinischen Zeichen des manifesten Schockes ergeben die Kontrollen von Blutdruck- und Pulsfrequenz wichtige Informationen. Eine diagnostische Überbewertung dieser Größen ist jedoch gefährlich, da Blutdruckabfälle in der Regel erst nach einem Ver-

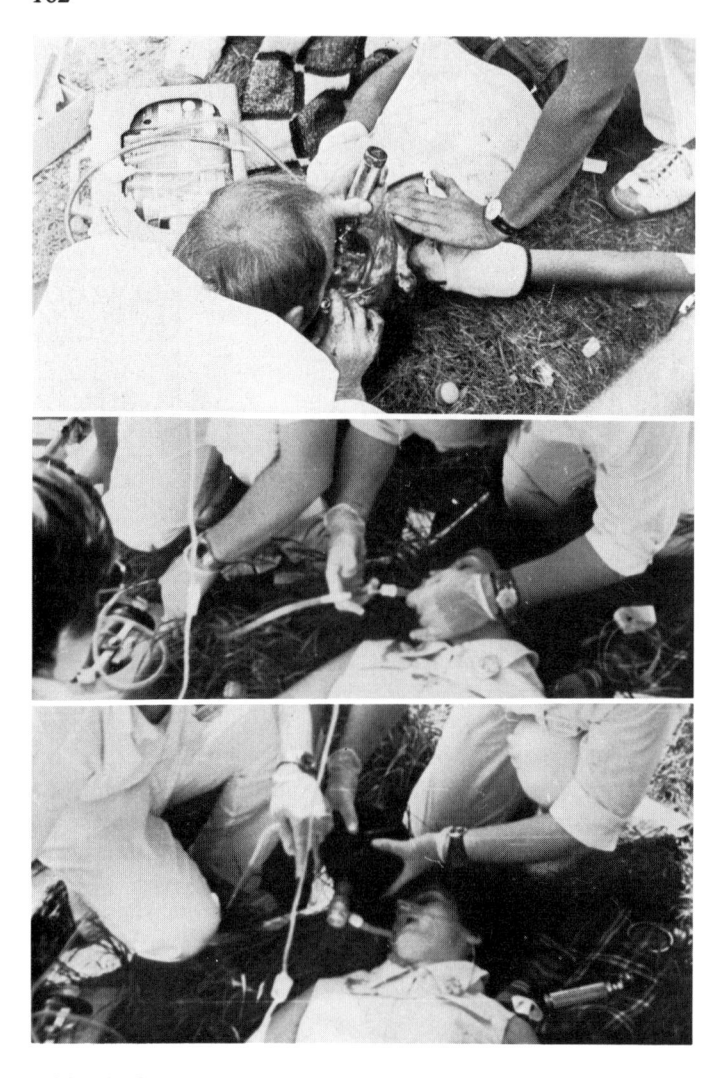

Abb. 2. Intubation, Absaugung und Beatmung beim Schwerverletzten unter Extrembedingungen

lust von bis zu 30% des Volumens auftreten. Therapeutische Konsequenzen erst nach Änderung des Schockindex zu ziehen, ist zu spät.

Zur Volumenzufuhr als kausale Therapie werden am Unfallort intravenöse Zugänge mit großlumigen Kanülen gelegt. Ist dies an peripheren Venen nicht möglich, müssen zentrale Gefäße punktiert werden (Abb. 3). Infundiert werden Dextrane, Gelatinpräparate oder Hydroxyäthylstärke. Zur raschen Druckinfusion sind Plastikflaschen vorteilhaft, es wird solange Volumen zugeführt, bis sich die klinischen Schockzeichen gebessert haben. Die zugeführte Menge überschreitet selten den Verlust.

Analgetica unterbrechen den schockpotenzierenden Schmerz. Sie dürfen jedoch nur intravenös, nie intramusculär oder subcutan verabreicht werden. Art, Dosis und Uhrzeit

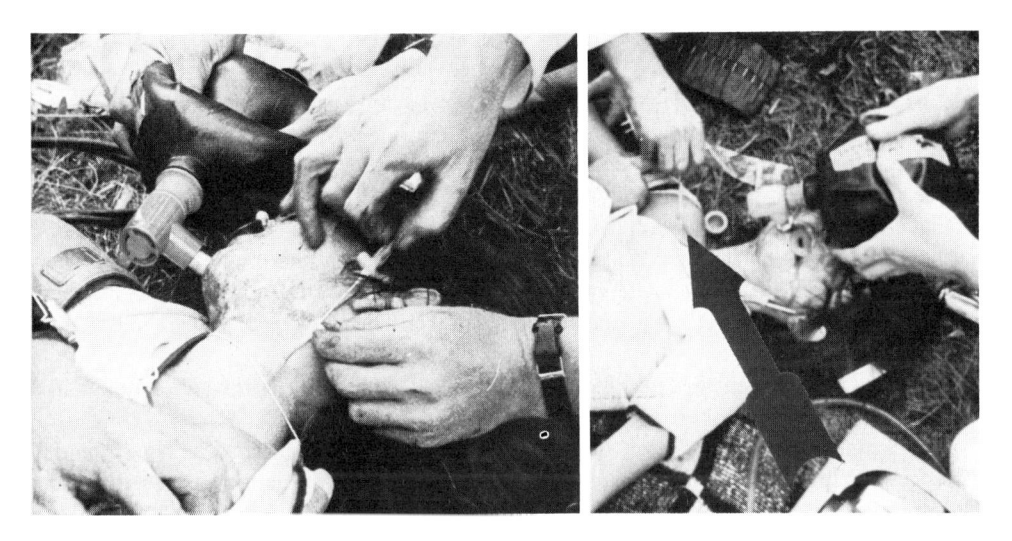

Abb. 3. Schockbehandlung an der Unfallstelle durch zentralvenöse Katheter

sind schriftlich zu fixieren. Streng kontraindiziert in der Behandlung des traumatischen Schockes sind Vasoconstrictoren.

Nach Abwenden vitaler Funktionsstörungen und Einleiten der Schockbekämpfung müssen die vorrangig zu versorgenden Verletzungen diagnostiziert werden.

Schädel-Hirn-Traumen sind erkennbar an Wunden oder Bewußtseinsstörungen. Alarmierend ist eine zunehmende oder vorliegende Bewußtlosigkeit bei ein- oder beidseitiger Pupillenstarre, was unmittelbare Lebensgefahr bedeutet. Im Vordergrund der Erstversorgung steht die Sicherung der Sauerstoffzufuhr. Eine schockbedingte Anoxie darf allerdings nicht mit einem Schädel-Hirn-Trauma verwechselt werden.

Ist der Unfallmechanismus auf eine schwere axiale Stauchung suspekt oder werden Schmerzen im Bereich des Nackens oder Rückens angegeben, besteht der Verdacht auf eine Wirbelsäulenverletzung. Die Bergung sollte durch mehrere Helfer oder Spezialgeräte geschehen. Bei Vorliegen vitaler Funktionsstörungen ist die therapeutische Priorität der möglichen Schädigung abzuwägen.

Dreiviertel aller Brustkorbverletzungen zeigen keine äußeren Verletzungszeichen, die Diagnose ergibt sich aus Unfallmechanismus, Brustwandkrepitation, Hautemphysem und Atemfrequenz. Perkussion, Auskultation und Kreislaufparameter sind weitere Hinweise. Sofort behandlungsbedürftig ist der offene Pneumothorax, der mit Klebeverbänden geschlossen wird. Um die Gefahr eines Spannungspneumothorax durch begleitende Bronchial- oder Lungenverletzungen zu vermeiden, ist eine Drainage zu setzen. Bei Sofortintubation und Beatmung muß der Brustwandverschluß nicht erzwungen werden. Beim lebensbedrohlichen Spannungspneumothorax, an zunehmender cardio-pulmonaler Insuffizienz, Cyanose und Hautemphysem erkennbar, muß dringend entlastet werden. Besser als mit Gummifingern armierte Kanülen sind Thoraxdrainagen mit Sicherheitsventil. Eine Punktion der unverletzten Seite bleibt ohne Konsequenz.

Beim Mediastinalemphysem mit schwerster Atemnot, groteskem Hautemphysem und Einflußstauung kommt es zur „inneren Erstickung". Die collare Mediastinotomie dekomprimiert und wirkt damit lebensrettend. Bei einer paradoxen Atmung durch Brustwandinstabilität ist die respiratorische Insuffizienz proportional dem instabilen Bereich. Als Erstmaßnahme wird durch zirkuläre Verbände oder Lagerung auf die erkrankte Seite stabilisiert. Besser ist die Überdruckbeatmung nach Intubation.

Herz- oder Herzbeutelverletzungen sind selten und werden am Unfallort kaum diagnostiziert. Eine Perikardpunktion bringt nur temporäre Entlastung.

Bauchverletzungen finden sich beim Polytraumatisierten in über 40%. Am Unfallort sind ausgedehnte klinische Untersuchungen überflüssig, die Verletzung muß einkalkuliert werden. Erstmaßnahmen sind Schockbehandlung und gezielter Abtransport. Bei offenen Bauchverletzungen oder prolabierten Eingeweideteilen werden die Organe steril und feucht abgedeckt.

Eingedrungene Gegenstände dürfen an der Unfallstelle nicht entfernt werden, um zusätzliche Schäden oder unstillbare Blutungen zu vermeiden.

Die Schmerzbekämpfung spielt bei akuten thorakalen und abdominellen Notzuständen eine wesentliche Rolle. Durch schmerzfreie Atmung wird die Ventilation verbessert und die Schockgefahr verringert. Auch bei Bauchverletzungen, wo größte Zurückhaltung angezeigt ist, kann bei längerem Transport und schweren Schmerzen intravenös ein kurzzeitig wirksames Mittel verabfolgt werden. Unbedingt ist Art, Zeitpunkt und Dosierung zu vermerken.

Die Extremitätenversorgung besteht aus Blutstillung, Reposition und Schienung. Zur Blutstillung eignen sich Schutz- oder besser Kompressionsverbände. Periphere Stauungen sind zu vermeiden. Schwerste arterielle Blutungen werden zunächst manuell gestillt. Muß abgebunden werden, dann am Oberschenkel oder Oberarm. Falsche Lokalisationen sind Unterarm oder Unterschenkel, Gelenke oder Knochenbrüche. Auch nicht blutende Amputationsstümpfe sind abzubinden, da sich unter Schockbehandlung oder Transport der arterielle Spasmus lösen und schwere Sekundärblutungen auslösen kann. Die Verwendung von Klemmen darf nur gezielt mit dazu geeigneten Instrumenten vorgenommen werden, um keine Zusatzschäden zu setzen.

Knochenbrüche und Verrenkungen sind unschwer zu diagnostizieren. Bei Dislokationen mit der Gefahr von Sekundärschäden an Haut, Nerven und Gefäßen wird reponiert, ebenso bei offenen Brüchen. Die Dekompression der traumatisierten Weichteile im Bruchbereich ist höher zu bewerten, als die Gefahr der Verschleppung von Umweltkeimen in die Wunde (Abb. 4). Nach dem Verband wird über die benachbarten Gelenke geschient. Dabei sind Luftkammerschienen vorteilhaft, da sie neben einer schmerzfreien Immobilisierung durch schonende Kompression die Ausbreitung des Bruchhämatoms reduzieren. Mehrfach- oder Serienfrakturen lassen sich optimal auf einer Vacuummatratze fixieren. Nach Absaugen der Luft ergibt sich hier eine ideale, stabile Ganzkörperschienung, die eine hervorragende Transportmöglichkeit bei Wirbelsäulen- und Beckenverletzungen ist.

Da ca. ein Drittel aller arteriellen Verletzungen mit Knochenbrüchen und Verrenkungen kombiniert sind, muß bei jeder Erstversorgung auf Motilität, Sensibilität und periphere Durchblutung geachtet werden. Eingeklemmte Extremitäten dürfen nicht gewaltsam, sondern durch systematische Bergung befreit werden. Nur in Extremsituationen ist die Amputation angezeigt.

Abgetrennte Gliedmaßen sind trocken verpackt dem Patienten mitzugeben. Ist eine Retransplantation nicht möglich, so können Haut, Knochen, Knorpel oder Nerven für rekonstruktive Zwecke Verwendung finden.

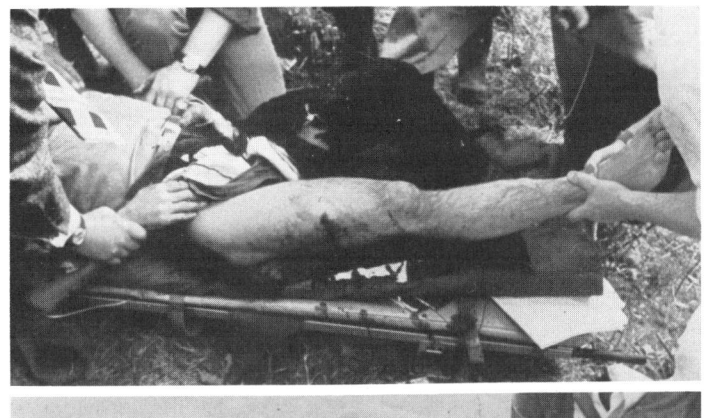

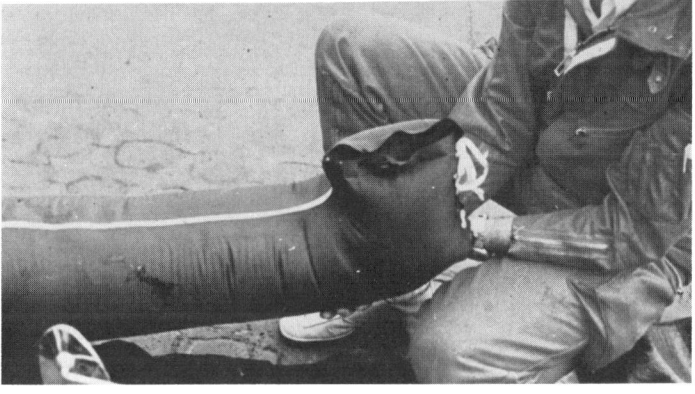

Abb. 4. Reposition einer offenen Femurfraktur zur Weichteildekompression. Retention durch Luftkammerschiene für den Abtransport

Die Erstversorgung von Extremitätenverletzungen besteht also in der Schockbehandlung durch Blutstillung und Schienung und in der Verhütung des zusätzlichen Weichteilschadens durch Dekompression.

An den Abtransport ist zu denken, wenn die akute Lebensgefahr abgewendet und die vitalen Funktionen stabilisiert sind. Fehlen die geeigneten technischen und fachlichen Voraussetzungen zur Erstversorgung und ist das Erreichen des nächsten Krankenhauses in kürzester Zeit möglich, sollten keine Verzögerungen in Kauf genommen werden. Der Transport darf aber kein therapiefreies Intervall sein, auch während der Fahrt sind die Elementarfunktionen laufend ärztlich zu überwachen.

Die Notwendigkeit der lückenlosen Versorgungskette von Erstversorgung über Abtransport bis zur Definitivbehandlung erfordert eine Notfallorganisation mit der Möglichkeit des Arzteinsatzes an Unfallort und Transport. An der Unfallchirurgischen Klinik der Medizinischen Hochschule Hannover wurden von 1972 bis Ende August 1979 16.701 Unfalleinsätze mit dem Notarztwagen und Rettungshubschrauber durchgeführt (Abb. 5). Bei 7.890 Hubschrauberflügen wurden 5.840 Patienten in einer mittleren Entfernung von 21,8 km und nach einer mittleren Flugzeit von 9,2 min versorgt. 1.437 Patienten waren am Unfall-

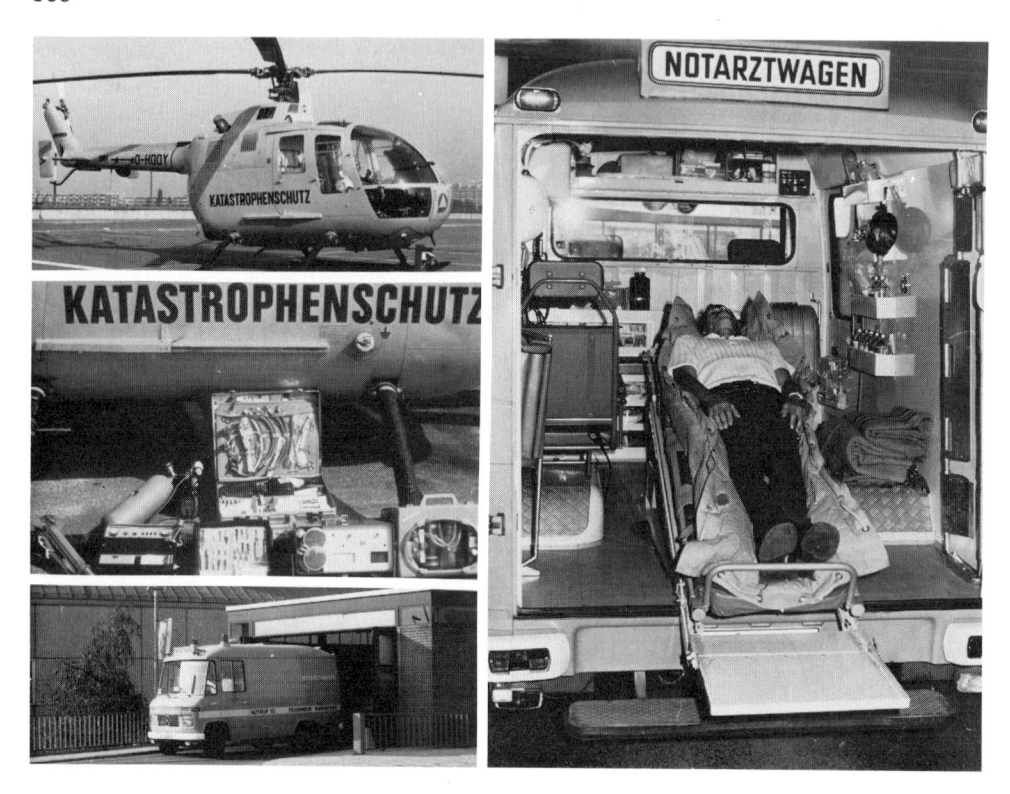

Abb. 5. Technische Ausrüstung von Rettungshubschrauber und Notarztwagen zur optimalen Erstversorgung von Notfällen jeglicher Art

ort bewußtlos, 1.337 zeigten respiratorische Insuffizienz, in 3.940 Fällen lag ein ausgeprägter Schock vor. Von 447 Reanimationen am Notfallort waren 124 primär erfolgreich, 31 Patienten konnten gesund entlassen werden.

Alle bisherigen Erfahrungen haben gezeigt, daß zur Vermeidung lebensbedrohlicher Komplikationen beim Schwerverletzten die ersten Minuten nach dem Unfall entscheidend sind. Bei insgesamt 380.138 Verkehrsunfällen, die sich 1978 in der Bundesrepublik Deutschland ereigneten, wurden 508.557 Personen verletzt, 14.580 starben. Die Möglichkeit einer Senkung der letzteren Zahl ist Grund genug, Rettungsfahrzeuge quantitativ und qualitativ zu optimieren. Zugleich muß Ausbildung und Autonomie jener Ärzte gefördert werden, die am Unfallort und im Krankenhaus kompetent tätig sein können.

Zusammenfassung

Für die Prognose schwerverletzter Patienten ist der frühzeitige Arzteinsatz von entscheidender Bedeutung. Die ärztliche Tätigkeit am Unfallort ist eine Forderung, die aus der medizinischen Versorgung nicht mehr wegzudenken ist. Im Zentrum der Erstmaßnahmen steht dabei nach Sicherung von Atmung und Kreislauf die Vermeidung des Unfallschockes und seiner Folgeerscheinungen. Dies ist nur dem fachlich kompetenten und technisch entsprechend gerüsteten Arzt möglich.

Literatur

1 Heberer G (1968) Beurteilung und Behandlung von Verletztungen des Brustkorbes und der Brustorgane im Rahmen der Mehrfachverletzungen. Langenbecks Arch Chir 322: 268
2 Lanz R (1976) Chirurgie unter Katastrophenbedingungen. In: Zenker R, Deucher F, Schink W (Hrsg) Chirurgie der Gegenwart, Bd IVa: Unfallchirurgie. Urban & Schwarzenberg, Berlin Wien
3 Muhr G, Tscherne H (1978) Bergung und Erstversorgung beim Schwerverletzten. Chirurg 49: 593
4 Nancekieville D G (1977) The immediate care of casualities. In: Hülsz E, Sanchez-Hernandez, Vasconcelos G, Lunn J N (eds) Anaesthesiology. Excerpta Media, Oxford
5 Oestern H-J, Trentz O, Hempelmann G, Kolbow H, Sturm J, Trentz O A, Tscherne H (1977) Schockbedingte cardio-respiratorische und metabolische Frühveränderungen nach schwerem Polytrauma. Act Traumatol 7: 351

Diskussion

Tscherne, Hannover: Wir haben gestern von Herrn Blaisdell gehört, daß er eine cardiale Wiederbelebung bei geschlossenem Thorax und Polytrauma nicht vornimmt. Herr Muhr, wie stehen Sie nun dazu?

Muhr, Hannover: Beim Schwerverletzten, der primär einen Herzstillstand hat, ist eine Reanimation nahezu aussichtslos. Es sind nur die sekundären Herzstillstände, verursacht durch die Hypoxie nach inneren Verletzungen mit Blutverlust zu reanimieren und ich glaube nicht, daß es an der Unfallstelle möglich ist entsprechend vorzugehen. Zweitens muß man sicherlich einwenden, daß die kombinierte Wiederbelebung durch die externe Herzmassage nicht selten durch Rippenfrakturen innere Verletzungen setzt, die dann später unter Umständen ebenfalls letal enden können.

Weller, Tübingen. Herr Muhr, Herr Blaisdell hat gestern gesagt, daß vorwiegend Kochsalzlösungen an Ort und Stelle gegeben wird und Sie haben jetzt gerade eine hochmolekulare Lösung empfohlen. Wie verhalten Sie sich denn zur Auffassung von Herrn Blaisdell, indem er nur Kochsalz infundiert, selbst wenn er schon einen erheblichen Verlust hat.

Muhr, Hannover: Aufgrund von klinischen und experimentellen Untersuchungen sind wir in der letzten Zeit auch dazu übergegangen, kristalline Substanzen zur Schockbekämpfung zu verwenden und keine kolloidalen.

Jungbluth, Hamburg: Herr Muhr, Sie erwähnen die collare Incision beim mediastinalen Emphysem. Wie oft war es erforderlich, am Unfallort als Notversorgung diesen Eingriff vorzunehmen?

Muhr, Hannover: In der Bundesrepublik Deutschland, mit einem hochorganisierten Rettungswesen, ist das sicherlich nicht notwendig. Wir sind in Österreich. Es gibt Bergunfälle und ich kann mir vorstellen, daß es in einer absehbaren Zeit sicher nicht der Fall sein wird daß das Bundesministerium für Innere Angelegenheiten einen entsprechenden Hubschraubertransport zur Verfügung stellt und dieses therapiefreie Intervall kann einen solchen Notfalleingriff indizieren.

Jungbluth, Hamburg: Ich glaube, daß das aber extrem selten sein wird und daß man damit vorsichtig sein sollte.

Muhr, Hannover: Die collare Mediastinotomie wird wohl kaum einmal durchgeführt werden müssen, aber worauf man eben hinweisen muß, das ist der Spannungs-Pneumothorax, der duldet einfach keinen Aufschub. Das sind die Trachealverletzungen oder die Verletzungen der Hauptbronchien, die eben dann zu dieser inneren Erstickung führen können.

Vécsei, Wien: Herr Muhr, eine prinzipielle Frage. Können Sie sich unter diesen Schwerstverletzten Organspender vorstellen? Nämlich sich so kategorisch gegen die Reanimation, zumindest gegen den Versuch zu stellen, heißt, daß man weniger Organspender bekommen könnte. Natürlich hängt es vom Verletzungsgrad ab, ob jemand noch als Spender in Frage kommen könnte. Ich weiß nicht, ob Sie das in Betracht ziehen.

Muhr, Hannover: Organspender ist nicht Organspender. Für die Transplantation oder Retransplantation parenchymatöser Organe wären diese Patienten aufgrund der Schockveränderungen, die sicherlich vorliegen, nicht geeignet, wohl aber, und das deutsche Gesetz gibt jetzt eine gewisse Berechtigung hierzu, können solchen Patienten Knochen, Knorpel oder Haut für sekundäre Verwendung entnommen werden.

Schima, Mistelbach: Sie haben auf Ihrem Diapositiv gezeigt, daß man Analgetica primär nur bei freiem Abdomen geben darf. Glauben Sie, daß man im Zeitalter der Peritoneallavage hier etwas großzügiger sein könnte um dem Patienten vom Anfang an die Schmerzen etwas zu erleichtern. Natürlich mit genauer Angabe, was gegeben wurde.

Muhr, Hannover: Die Analgeticabehandlung ist sicher auch einer Wandlung unterworfen. Sie haben da recht. Da beim Schwerverletzten die Peritoneallavage nahezu routinemäßig in den Krankenhäusern durchgeführt wird, kann im Rahmen der Schockbekämpfung eine Medikation mit einem kurzzeitig wirkenden, intravenös verabfolgten Analgeticum beispielsweise Novalgin, auch beim Bauchverletzten durchgeführt werden.

Ecke, Giessen: Herr Muhr, glauben Sie nicht, daß beim Eingeweidevorfall unter bestimmten Bedingungen es besser wäre, sofort eine Reposition der Eingeweide vorzunehmen, da die Eingeweide intraperitoneal meiner Ansicht nach besser aufgehoben sind als unter einem Verband.

Muhr, Hannover: Das hängt ganz einfach von der Größe der Wunde ab. Wenn die Wunde groß genug ist und nicht breit klafft, dies ist als Ausnahme bei tangentialen Bauchschüssen und Schnittverletzungen denkbar, so wäre Ihr Vorschlag durchaus durchführbar, aber meistens sind es doch etwas größere Perforationen, bei denen Eingeweideteile prolabieren und da ist es praktisch nicht möglich, alles adäquat zu reponieren.

Schock- und Intensivbehandlung[1]

H. Steinbereithner, Wien

Das uns aufgetragene Thema, und hier werden Sie mir hoffentlich beipflichten, füllt heute Monographien und Tagungsberichte, war Gegenstand zahlreicher Symposien und anderer Veranstaltungen. Dies darf mit der Bitte um Verständnis bereits einleitend gesagt werden, können doch die folgenden Ausführungen sicher nicht mehr sein als eine skizzenhafte Paraphrase über ein schier unerschöpfliches Gebiet. Sie sollen einen Versuch darstellen, weniger das Gesicherte, als verschiedene, vielleicht derzeit aktuelle Aspekte in Bezug auf bestimmte Organe oder Organsysteme kurz darstellen.

Wenn wir zu Eingang uns mit allgemeinen Fragen auseinanderzusetzen versuchen, so darf eine Definition von Pierce vorangestellt werden: „Schock stellt ein Multisystemsyndrom dar, das phasenhaft abläuft, vom Initialstadium über das Vollbild zur praeterminalen Phase", wobei der Faktor Schockdauer, wie unter anderem eine sehr sorgfältige Studie von Sugimoto zeigt, von entscheidender Bedeutung für Organschäden und Überleben ist.

Wenn wir das primäre Kompensationsstadium überspringen und sogleich die wichtigsten Fakten des ausgeprägten Schocks und der Versagensphase in Erinnerung rufen, so möchte ich feststellen, daß hier hunderte verschiedene Diapositive mit verschiedenen Schwerpunkten projiziert werden können.

Das Wesentliche ist, daß neben der Abnahme des systolischen Drucks bekanntlich auch die Blutdruckamplitude sinkt, und falls der Schockindex den Wert von 1,0 überschreitet, ist nach Ahnefeld und vielen anderen anzunehmen, daß der Blutverlust etwa 30%–40% des zirkulierenden Volumens erreicht hat. In diesem Stadium sistiert die Perfusion im Hauptbereich völlig und hinsichtlich der Funktion des Respirationstraktes muß schon hier auf den Anstieg des Pulmonalarteriendrucks hingewiesen werden, der nach einigen Autoren sich bis auf das neunfache erhöhen kann. Der Anstieg der Kerntemperatur, beziehungsweise die Feststellung des Temperaturgradienten, scheint ein wichtiger Parameter der Zentralisation zu sein.

Mit dem Übergang in die Phase des Versagens kompensatorischer Mechanismen und Zunahme der Hypoxie kommt es als Ausdruck ungenügender Hirnperfusion zu Bewußtseinsstörungen. Mikrozirkulationsstörung und schwere Acidose schädigen die Niere, die Leber und das Herz. Darmschäden sieht man bekanntlich in erster Linie am Versuchstier, vor allem am Hund. Auf die Lunge als Schockorgan wird später noch einzugehen sein. Wir dürfen nochmals darauf hinweisen, daß die Mikrozirkulationsstörung auch am Hirn, ich erinnere an die Untersuchungen zum sogenannten „No-Reflow-Phänomen", etwa der Kölner Schule um Hosemann, schwere Schäden setzt. Beim Übergang ins terminale, das heißt nicht in allen Fällen irreversible Stadium, steht das Versagen des Myokards im Vordergrund, das Nichtansprechen der Gefäße mit Versacken des Restbluts bis zum Organ- und Gesamttod.

Wie schon heute zu Beginn dieser Sitzung gesagt, erscheint der Zeitfaktor von eminenter Bedeutung. Im Spätstadium kommt es dann zur Verselbständigung der Schockschäden in einzelnen Organen, die auch bei normalem Blutdruck bestehen bleiben können, im Sinne von er-

---

1 Redigiert nach Tonbandaufzeichnung der Herausgeber

höhtem Perfusionsdruck und verminderter Organdurchblutung, so daß man von einer unabhängigen Schockkrankheit sprechen kann und es sollte uns zu denken geben, daß die Altmeister der Schockforschung Guyton und Crowell dies bereits 1964 sehr klar zum Ausdruck gebracht haben.

Da je nach Schockstadium einzelne klinische oder auch gemessene Parameter verschieden beurteilt werden müssen, kommt genauester, mit anderen Worten intensiver (was die Frequenz anbelangt) Überwachung, auch als Überleitung in die intesivtherapeutische Phase, größte Bedeutung zu. Es ist nun sehr erstaunlich, welch große prognostische Aussagekraft einfachen klinischen Befunden zukommt.

Nach von Shoemaker und Mitarbeitern publizierten Daten bieten Haematokrit beziehungsweise Haemoglobin und die Kerntemperatur sehr wesentliche Aussagen, daneben natürlich das Volumsdefizit, die Blutgase und auch der Pulmonalarteriendruck, auf den wir ja schon kurz hingewiesen haben. Die Kombination zweier klinischer oder einfacher labormäßiger Parameter ist bis zu einem Grad von 85%–90% bereits aussagekräftig, allerdings, und das muß nochmals betont werden, serielle Registrierung und Protokollierung vorausgesetzt.

Wenn wir nun zu den einzelnen Organsystemen kommen, möchte ich mit dem Kreislauf beginnen.

Kreislauf

Hier darf einleitend Rush zitiert werden, der einmal gesagt hat: „Ein normales menschliches Wesen kann den Verlust von 85% der Leber, oder 75% der Nierenfunktion überleben, eventuell ohne 55% der Atmungskapazität auskommen, ja selbst den Verlust von 75% der roten Blutzellen überleben; eine Reduktion des Blutvolumens um 1/3 durch längere Zeit ist jedoch tödlich".

Zwei wesentliche Schlußfolgerungen lassen sich, wie wir glauben, aus dieser Aussage herauskristallisieren:
1. Der *Volumenersatz,* und hier darf ich an Muhr anschließen, besitzt absolute Priorität und ist die Voraussetzung für den Erfolg anderer therapeutischer Maßnahmen. Wir möchten, wenn auch heute dies ein bißchen unmodern klingt, der kontinuierlichen Monitierung des Blutvolumens das Wort reden, da einerseits der Zentralvenendruck häufig unverläßlich ist und andererseits das Ausmaß „geschlossener" Blutungen schwer geschätzt werden kann. Für eine Beurteilung könnte, was ja heute bereits angeklungen ist, eventuell der von Shier et al. zur Beurteilung des Fettembolierisikos empfohlene „Fraktur-Index" herangezogen werden.
2. Die zweite Konsequenz ist, daß Blutverdünnung auch im Schock die Mikroperfusion infolge Viscositätsabnahme, aber auch die Acidose und die Sauerstofftransportkapazität bessert (Gruber, Messmer et al., Louis).

Die Sauerstofftransportkapazität hat ihr Optimum etwa bei einem Haematokrit zwischen 30% und 32%. Ähnliche Daten hat die Gruppe um Crowell bereits vor mehr als 10 Jahren publiziert und gezeigt, daß der Haematokritwert von etwa 30 das Optimum an Überlebenschancen bietet. Die Indikation für Vollblut muß daher, wie wir glauben, wesentlich eingeschränkt werden. In Tierversuchen hat die Gruppe um Messmer gezeigt, daß auch ein Haematokrit von 20 anstandslos überlebt werden kann und das über Stunden. Wenn aber schon Blut verabreicht wird, dann soll es Frischblut sein, oder es muß jede Konserve routinemäßig gefiltert werden.

Die sogenannte Transfusionslunge ist kein Spleen weniger Monomaner, wozu auch wir uns zählen. Untersuchungen zeigen, daß nicht nur in den Lungen, sondern auch in der Niere (Reul, Schreiner) und im Gehirn (Rittmeyer und Mitarbeiter) Mikroemboli während Politransfusion nachweisbar sind und dadurch Schädigung der Organfunktion nachweisbar ist. Es sei uns gestattet auf eine auch ein wenig kommerziell tingierte Diskussion zum Problem Flächen-Versus-Tiefenfilter zu verzichten.

Gleiches gilt auch noch für die immer noch heiße und kürzlich wieder angeheizte Diskussion um das optimale *Volumen-Ersatzmittel*. Wir müssen gestehen, daß wir selbst, um Nebeneffekte auf ein Minimum zu reduzieren, in der Regel reihum infundieren. Kristalloide, und hier kann ich mich den Vorrednern nur bedingt anschließen, der Bedarf beträgt nach Moos bei großen Verlusten bis zu dem Achtfachen des Verlustes und das muß hart festgehalten werden, weil wir Intensivmediziner dann die Folgen der Kristalloidinfusion zu tragen haben, difundieren zu 2/3 ins Interstitium. Dementsprechend geben wir als Flüssigkeitsersatz Kristalloide nur in etwa dem Harnverlust entsprechend. Es ist natürlich umgekehrt ein Fehler, nur Kolloide zu geben. Aus einer Arbeit der Gruppe Wise und Mitarbeiter ist ersichtlich, daß bei Verstorbenen das Lungengewicht unabhängig von der Art der Verletzung, ob Abdomen oder Schädel, bereits innerhalb der ersten 4 bis 5 Tage gewaltig zunimmt, die Lunge nimmt sich also ihr Wasser ohnedies, wir brauche sie nicht diesbezüglich noch zu „bedienen".

Nach eigenen Erfahrungen sind auch Mischlösungen, also etwa 1,8 oder 3,6%ige Dextranlösungen mit Ringerlactat, Ringeracetat und dgl. mehr, schlecht.

Die Anwendung von *Vasopressoren* ist abzulehnen. Hier darf Collins zitiert werden, der schon 1964 gesagt hat: "Blutdruck ist kein Kriterium für Flow, kein Kriterium für Durchblutung oder Oxygenierung".

Die alten Daten von Hardaway, gewonnen im Tierversuch im Entblutungsschock (Vergleichskontrollen ohne Behandlung) unter Sympathicolyse und unter Gabe eines Vasopressors, nämlich Methoxamin, sprechen eine klare, harte Sprache und haben von ihrer Aktualität noch nichts eingebüßt.

In Ergänzung darf dazu gesagt werden, daß im Entblutungsschock der Körper ohnedies über lange, lange Zeit völlig ausreichend Katecholamine produziert und für alle experimentellen Schockmodelle ist die Schutzfunktion der Sympathikolytica oder α-Blocker wohl ziemlich am besten belegt (Pierce).

Inwieweit die in letzter Zeit etwa von der Gruppe um Wolff in Basel empfohlene β-Stimulation, bei der gleichzeitig mikrovascular erweiternde Effekte und positiv inotrope Herzeffekte ausgenützt werden sollen, sich allgemein in der Klinik durchsetzen wird, muß abgewartet werden, es ist dies aber zweifellos ein sehr interessanter neuer Aspekt.

Herz

An der durch, ich möchte fast sagen Jahrzehnte dauernden Diskussion über die Herzschädigung durch Schock, vor allem durch den protrahierten Schock, kann heute nicht mehr gezweifelt werden (Ledingham). Weniger zweifelsfrei erscheint derzeit noch die einzuschlagende Therapie. Die Digitalisierung muß, wie Lloyd und Taylor gezeigt haben, wegen erhöhter Aufnahmeraten am geschockten Herzen vorsichtig gehandhabt werden. Wir glauben aber, daß sie vor allem wegen der gesteigerten Nachlast für das rechte Herz notwendig ist, ich verweise auf die exzessiven Pulmonalisdruckanstiege, die unter anderem Ulmer nachgewiesen hat, und auf die eventuell unter Kreislaufauffüllung auftretenden, aber auch im

Gefolge einer sogenannten Schocklunge nachweisbaren Lungenveränderungen, die als wichtige Indikation vor allem für die Stützung des rechten Herzens anzusehen sind. Daneben muß aufgrund der Erfahrungen aus der Herzchirurgie und der Behandlung des cardialen Infarktes auf die titrierte Anwendung von Dopamin und auf die therapeutische Möglichkeit der intraaortalen Ballonpulsation hingewiesen werden, welche, wie dies von Burman und Elias beim therapierefraktären hypovolämischen Schock gezeigt wurde, auf entsprechend herzchirurgisch eingerichteten Abteilungen Anwendung finden könnte. Als Ausweiche hierfür wäre auch ernsthaft etwa eine externe Gegenpulsation mit Raumanzügen oder ähnlichem zu erwägen. Außer Streit stehen dürfte, wie immer der Wirkungsmechanismus sein möge (ich darf z.B. an die Monographie von Glenn erinnern, die der Frage der Kreislauf- und Herzwirkungen der Corticoide breiten Raum widmet) die klinische Wirkung hoher Corticoiddosen.

Auch hier kommt es jedoch auf den rechtzeitigen Einsatz dieser Droge an: So konnte Hinshaw am isolierten Herzen zeigen, daß in der Spätphase des Schocks die Wirkung der Corticoide keine sehr günstige ist.

Gehirn

Wir hatten schon eingangs ausgeführt, daß sich die Mikrozirkulationsstörung auch am Gehirn auswirkt. Dies ist aber therapeutisch unserer Meinung nach bisher nicht genügend berücksichtigt worden. Die Haemodilution, das „Barbiturat-Loading" (Safar und Mitarbeiter) und die frühzeitige Gabe hoher Dosen von Dexamethason, vor allem bei cerebralem Trauma, stellen hier neue Therapieansätze dar.

Auf die lebenswichtige Rolle *operativer Frühversorgung* hat im eigenen Arbeitsbereich die Gruppe um Euler hingewiesen, auch Schweiberer hat sich dieser Meinung angeschlossen. Wir stehen hier in striktem Gegensatz zur Meinung von Gobiet, der der Spätversorgung von Begleitfrakturen beim Schädel-Hirntrauma das Wort redet. Wir können leider hier nicht näher darauf eingehen, ebenso nicht auf die Bedeutung der titrierten Hirnödemtherapie unter Benützung des heute klinikreif gewordenen Hirndruck-Monitorings.

Niere

Nach Mittermayer findet im „Gestaltswandel des sogenannten Schocksyndroms" die Schockniere heute angeblich keinen Platz mehr. Dieser optimistischen Ansicht kann vor allem unter dem Hinweis auf den Schwerverletzten mit „septischen" Begleitverletzungen, etwa des Abdomens, nicht widerspruchslos beigepflichtet werden. Vor allem im Zusammenhang mit Abdominalverletzungen kommt einer sorgfältigen Nierenfunktionsüberwachung, und zwar unter Einbeziehung der osmolaren Clearance und der freien Wasser-Clearance (hier hat Sporn aus unserem Arbeitsbereich kürzlich sehr eindrucksvolle Daten vorgelegt) große Bedeutung zu und zwar nicht nur um zu sehen, ob denn „die Niere geht", sondern auch als Hilfe in der Indikationsstellung zur Reintervention. Jeder septische Bauch zeigt mit minuziöser Sicherheit mittels der Nierenfunktion bereits das an, was „unterwegs ist". Darüber hinaus muß, und hierzu sollte jedes Intensivzentrum in der Lage sein, auch die prophylaktische Frühdialyse wesentlich früher eingesetzt werden können. Mit Dopamin in kleinen, nicht α-stimulierenden Dosen, also etwa in einer Dosierung von

2–4 µg/kg/min, haben wir heute ein Mittel zur Hand, das auf dem Wege über spezifische renale Receptoren Oligo- beziehungsweise Anurien vermeiden und schädliche Beatmungseffekte, speziell bei der Anwendung von kontinuierlichem exspiratorischem Überdruck, zu neutralisieren vermag.

Lunge

Das „akute Atemnotsyndrom", oder „akute Lungenversagen", oder die sogenannte „Schocklunge" füllen heute Bücher. An den Grundursachen dieser multifaktoriellen Erscheinung hat sich bis heute nichts geändert; wollen Sie bitte beachten, daß Aspiration (die ja auch berücksichtigt werden muß), Lungentrauma, Massivtransfusion, Flüssigkeitsüberschuß und Verlegung der Lungenendstrombahn immer noch eine beträchtliche Rolle spielen.

Sie werden wahrscheinlich von Herrn Borst noch hören – und Glinz hat es in Zürich ja vor einigen Jahren bereits herausgearbeitet –, daß neben dem Lungentrauma auch das Herztrauma (auch einseitige Lungentraumata, wie Ledigham gezeigt hat) eine schwere Lungenschädigung hervorrufen können. Sepsis und alle anderen Faktoren stehen in der Kausalreihe weit hinten. Im Lichte dieser Erkenntnisse kann die jüngst von der Gruppe Wolff und Mitarbeiter erhobene Forderung, jedes Polytrauma so lange als respiratorische Insuffizienz anzusehen, bis das Gegenteil bewiesen sei (die von Herrn Muhr vorgelegten Zahlen sprechen ja hier eine deutliche Sprache), nur voll zugestimmt werden und man muß ja die nunmehr auch von dieser Gruppe postulierten „prophylaktische Beatmung" (der Ausdruck stammt unseres Wissens von Kucher) wärmstens befürworten.

In der Indikationsstellung zur Beatmung kann man sich, wenn man akut keine Blutgasanalyse durchführen kann, auch an klinischen Parametern orientieren. Eine Atemfrequenz von mehr als 35 pm und ein Absinken der Inspirationskraft unter 25 cm H_2O sind Anzeigen für die Beatmung (Bergmann). Leichter ist allerdings die Anzeigestellung an Hand blutgasanalytischer Verlaufskontrollen (Anstieg des pCO_2 über 50 Torr, den Abfall des pO_2 unter 70 Torr). Die Wichtigkeit frühzeitiger operativer Frakturstabilisation, die Wolff kürzlich ebenfalls gefordert hat (im Sinne ausreichender Schmerzbekämpfung), als Prophylaxe nicht nur cerebraler, sondern auch pulmonaler Zusätzschaden, wird leider noch zu wenig anerkannt.

Die frühe Gabe hoher Dosen synthetischer Glykocorticoide in einer Dosierung von 30 mg/kg und mehr, z.B. Methylprednisolon, scheint das akute Atemnotsyndrom günstig zu beeinflussen (James). Ob es sich hier um einen strukturspezifischen, pharmakologischen Effekt abseits der eigentlichen Corticoidwirkungen handelt, ist noch Gegenstand der Kontroverse verschiedener Arbeitsgruppen.

Welche Rolle spielt nun Aprotinin (Trasylol) für das Gesamtgeschehen des Schocks und die Schocklunge? Neben der Studie aus Hannover, die sich ja vorwiegend mit der Letalität, auch hier wieder unter Frühgabe, auseinandergesetzt hat, zeigt sich in den Untersuchungen der Gruppe McMitchan und anderen, daß bei rechtzeitiger Aprotininzufuhr eine deutliche Reduktion schwerer pulmonaler Verläufe eintritt. Inwieweit auch Heparin, das ja heute ein bißchen zur linken Hand abgetan wird, demnächst eine Renaissance erlebt, wenn es nämlich, etwa nach dem Vorschlag von Olsson und anderen gelingt, durch Beeinflusung einer erhöhten Freisetzung des heparinneutralisierenden Plättchenfaktors IV, vor allem aber unter Konstanthaltung des Antithrombin-III-Spiegels mittels gezielter Substitution „erwünschte" Heparineffekte zu „aktivieren", bleibt abzuwarten. Wir selbst haben die routinemäßige Gabe in Form einer Dauerinfusion kleinster Heparindosen, also zwischen 100–200 E pro Stunde nie verlassen.

Auf eine interessante, um nicht zu sagen faszinierende Entwicklung darf noch kurz eingegangen werden: Mit der sogenannten High-Frequency-Jet-Ventilation, wie sie Klain in Philadelphia als erster entwickelt hat (von Baum auch als „forcierte Diffussionsatmung" eingedeutscht oder besser umgedeutet), werden Jet-Atemstöße in der Frequenz von 300 bis 1000 und mehr appliziert, man kann also nicht mehr von Beatmung sprechen. Damit gelingt es, nicht versorgbare Lungenrisse und Fisteln entsprechend zu „halten", die Lunge bleibt entfaltet und der entsprechende Gasaustausch einschließlich der CO_2-Ausscheidung bleibt gesichert. Das Problem des Jets als solches bedarf noch einiger technischer Verbesserungen.

Leber

Das hepatische Schockbild, morphologisch sehr gut bekannt, ermangelt bis heute ausreichend klarer pathophysiologisch-klinischer Korrelate, sieht man von vergleichenden Enzymstudien ab (Vagacs und Brücke). Sinagowitz, Kessler und andere haben allerdings am Hund zeigen können, daß die Leber im Entblutungsschock bei noch normalen Blutdruckwerten, mit anderen Worten also früher als die Niere, anoxische Bezirke erkennen läßt, was für das Synthese- und Entgiftungspotential, etwa für Harnstoffe, Lactat, freie Fettsäuren, aber auch für die Gluconeogenese nicht ohne Belang sein kann. Da zahlreiche Pathologen heute, ähnlich wie früher von der Beatmungslunge, von einer „Intensivleber" sprechen, scheinen weitere gezielte Studien dringend vonnöten, um vielleicht daraus Ansatzpunkte zur Überwindung des derzeitigen therapeutischen Nihilismus zu gewinnen.

Stoffwechsel

Hier ist die Situation ähnlich ungeklärt wie bei der Leber. Einige Referententhemen des heutigen Nachmittags versprechen hier gewisse neue Hinweise. Um mit der klinisch besonders leicht faßbaren, meist auf Lactatüberschuß bestehenden Acidose zu beginnen, so ist festzuhalten, daß diese primär Ausdruck einer intracellulären Stoffwechselfehlsteuerung ist. Die aus diesem Grund empfohlene Gabe eines intracellulär eindringenden Puffers, nämlich von Tris, hat aber die Erwartungen nicht erfüllt. Die meisten Autoren raten heute von einer Pufferung überhaupt ab, solange ein Wert von 7,1 nicht unterschritten wird, zumal, und hier gibt es ganz neue Daten (Klose, Lutz), nach Volumenauffüllung meist rasch spontane Normalisierung eintritt. Man muß allerdings einen eventuell brüsken Lactatauswascheffekt bei einer Kombination von α-Blockade mit Gefäßerweiterung und rascher Volumenauffüllung bedenken, so daß die Kontrolle des Blutgases und des pH natürlich von Bedeutung ist. Inwieweit gleichzeitige β-Blockade (empfohlen von Halmagyi) zur Hemmung der Lactatacidose geeignet ist, bleibt abzuwarten. Die therapeutische Beeinflussung des Stoffwechsels, einschließlich nutritiver Fragen, ist in weiteren Bereichen noch Gegenstand wissenschaftlicher Streitgespräche. Halten wir fest, daß hohes kalorische Substratangebot, also hochprozentige Glucose mit Insulin (hier gibt es zwei große Protagonisten, Allison in Nottingham und Haider hier in Wien) möglicherweise das „sick-cell"-Syndrom bessert, mit anderen Worten, den übermäßigen Natriumeinstrom in die Zelle bremst.

Viel wichtiger erscheint uns aber die Tatsache, daß neueste Untersuchungen zeigen, daß posttraumatisch nicht nur, wie wir alle wissen, Proteinabbau, sondern auch laufende Eiweißsynthese stattfindet, auch wieder vorausgesetzt, daß entsprechende Mengen eventuell speziell adaptierter essentieller Aminosäurelösungen oder leicht verdaulicher Proteine zusammen mit einem hohen Anteil von Energieträgern, in erster Linie Kohlenhydrate, angeboten werden. Es ist daher spätestens ab dem 2. bis 3. Tag entsprechende parenterale Ernährung, später, das konnten wir kürzlich gemeinsam mit Semroth zeigen, auch kombiniert mit Sondergemischen zu fordern.

Gezielte Schockbehandlung und Intensivtherapie haben, wie der ja schon zitierte Slogan vom „Gestaltwandel des Schocksyndroms" zeigt, die Grenzen des Machbaren beim Schwerstverletzten erweitert und die Möglichkeiten operativer Frühversorgung, aber auch eventuell korrigierender Zweit- und Mehrfacheingriffe entscheidend verbessert. Als Preis hierfür haben wir neue Facetten der Schockkrankheit eingehandelt, wie etwa das Lungenversagen oder die Stoffwechselentgleisung, die früher nicht erlebt, uns heute viel zu schaffen machen können. Wann und ob wir etwa mit Hilfe einiger angedeuteter neuer therapeutischer Möglichkeiten eine weitere Grenzverschiebung erreichen, läßt sich derzeit nicht absehen. Unter anderem war es aber auch das Anliegen unserer Ausführungen zu zeigen, daß die klinische Beobachtung nichts von ihrem Wert verloren hat, auch in der Intensivbehandlung und in der späteren Phase der Schockbehandlung. Zum anderen aber sei etwa im Sinne der Thesen von Siegel, Safar und anderen mit Nachdruck hervorgehoben, daß nur die laufende, d.h. fast kontinuierliche Kontrolle und Beurteilung des Effekts unserer therapeutischen Handlungen und zwar jedes einzelnen Handlungsschrittes unter Einsatz aller zur Verfügung stehenden Möglichkeiten die Gewähr bietet, dem vielberufenen Ideal einer titrierten Homoestasetherapie näher zu kommen.

Und dieses, verzeihen Sie bitte, wenn ich nun dem Klinikjargon verfalle, stete „Am Fall-Dransein" bleibt bei aller Würdigung des technischen Fortschritts, auch heute noch unser aller zutiefst ärztliche Aufgabe.

Diskussion

Schmit-Neuerburg, Essen: Ich möchte Ihre Aufmerksamkeit auf ein noch wenig bekanntes Phänomen hinweisen, was wir bei 107 Mehrfachverletzten beobachtet haben, nämlich die primäre Leukocytose, die hohe Granulocytose, die offensichtlich für die Schwere des Lungentraumas signifikant zu sein scheint, bedingt durch die Proteasenausschüttung. Wohl offensichtlich auch ein Parameter für die unmittelbare Lungenschädigung und in diesem Zusammenhang ist es die Frage, ob nicht doch eben die kristalline Kreislaufvolumenersatztherapie insofern günstiger zu bewerten ist, da sie eben einen Verdünnungseffekt hat und außerdem die hochmolekularen Substanzen wahrscheinlich doch weniger aus der Lunge mobilisierbar sind, wenn sie mal eingelagert sind, eingeschwemmt sind, als dies bei kristallinen Substanzen zu erwarten ist.

Steinbereithner, Wien: Der Hinweis die Leukocytose und die Bedeutung der Granulocyten betreffend, ist eine sehr wichtige Ergänzung, auf die im Rahmen dieser ganzen Fragestellung in der Kürze nicht eingegangen werden konnte.

Nun, Kristalloide und Kolloide. Ich glaube, das wir noch fünf Jahre lang ein Weltanschauungsproblem bleiben und Schreiers, obwohl also gerade die deutsche Gruppe um Roth gezeigt hat, daß seine primären Annahmen falsch sind, hat noch immer viele Anhänger. Ich glaube man kann so sagen: Es wurde viel gesündigt dadurch, daß man nur Kolloide gegeben hat. Ich glaube, daß das ein echter Kunstfehler ist und es muß mal vielleicht auch ganz hart gesagt werden, es gibt sehr überzeugende Statistiken, daß 18% der Intensivpatienten iatrogener Natur sind. Und einer dieser iatrogenen Aspekte ist sicher die ausschließliche Kolloidgabe.

Aber umgekehrt jetzt das Kind mit dem Bade auszuschütten und zu sagen nur Kristalloide, halte ich für verfehlt, vor allem, man kommt einfach nicht hin. Es ist sicher gerade für die Diskussion die Erstversorgung betreffend wesentlich, daß man jetzt hier nicht auch zu einem Vorschlag kommt, wo man nur Kristalloide in der Erstversorgung gibt und ich glaube, hier ist der Mittelweg, den Herr Muhr gewiesen hat, das Vernünftigste.

Borst, Hannover: Herr Steinbereithner, Sie haben die Bedeutung des Blutvolumens und dessen Messung herausgestellt. Wir wissen doch alle, daß das Blutvolumen eine relative Größe ist, die sich sehr rasch ändern kann, zum Beispiel in Abhängigkeit von einem möglichen Herzversagen. Und wenn Sie über die laufende Beobachtung des Therapieerfolges sprechen, dann bietet sich doch an, bei solchen Patienten das Herz-Zeitvolumen zu messen, denn darauf kommt es entscheidend an und wir sind ja heute dazu in der Lage, dies relativ einfach, vielleicht einfacher als das statistische Blutvolumen, zu messen.

Steinbereithner, Wien: Ich habe gerade von Herrn Borst diesen Einwand erwartet. Nun, ich darf aber dazu vielleicht folgendes sagen. Wir haben im Tierversuch versucht, das Ganze zu standardisieren und auch atemzeitgetriggert Herz-Zeitvolumen zu messen. Die Streuung, nach unseren Daten zumindest, ist fast so hoch wie die der Blutvolumina, so daß ich durchaus zustimme, daß man das HZV als Überwachungsparameter sehr wohl mit heranziehen sollte, aber ich würde nicht glauben, daß es eine größere Aussagekraft als das Blutvolumen hat, aber darüber kann man diskutieren. Im cardiochirurgischen oder thoraxtraumatischen Krankengut hat es sicher seinen Platz, aber das Blutvolumen wird heute, und das tut mir ein bißchen weh, so abgetan, als ob es nichts wäre, und dann ist die alte Diskussion chromierte Erythrocyten oder Lod 125. Aus unseren Serienuntersuchungen geht ziemlich klar hervor, daß man sehr wohl mit der Blutvolumenkontrolle, und wir haben also gezielte Volumenersatzstudien mit verschiedensten Lösungen vorlegen können, auch bei der 4- bis 5-fach-Messung mit entsprechenden radioaktiven Backgrounds zu recht guten Daten kommt.

Sturm, Hannover: Wir haben die Blutvolumenbestimmung in der Praxis erprobt, haben bei laufender Transfusion und noch anhaltender Blutung keine verwertbaren Ergebnisse gehabt und ich möchte Sie fragen, welche Zielgröße Sie zur Volumensubstitution eigentlich anstreben. Der zentralvenöse Druck ist sicher auch im mittleren Krankenhaus eine gute Größe, glauben Sie aber nicht, daß man auch die HZV-Messung, von der Herr Borst sprach, mit dem Messen des linken atrialen Druckes, also des Wedge-Pressure kombinieren sollte und daher, so wie wir es durchführen, mindestens an einem Zentrum, einem jeden Schwerverletzten einen Swan-Ganz-Katheter legen sollte? Das ist der erste Teil meiner Frage. Der zweite — Sie haben vor Kristalloiden gewarnt, da sie in das Interstitium übertreten. Sie kennen wahrscheinlich die Arbeit von Storb in San Francisco, der nachweist, daß auch Eiweiß ins Interstitium übertritt und ich glaube nicht, daß dies noch eine Glaubensfrage in den nächsten fünf Jahren sein kann, sondern, wie eine große klinische Studie von Lucas in Detroit jetzt gerade gezeigt hat, daß nämlich die Patienten, die mit Albumin behandelt wurden, vier Tage länger beatmet wurden als die der Kristalloidgruppe, und daß die Lungenfunktion und die Blutgerinnung schlechter waren. Deswegen empfehlen wir nicht nur Kristalloide, sondern die Kombination mit Blut bis zu dem von Ihnen erwähnten Haematokrit von 30.

Steinbereithner, Wien: Nun, wenn ich mit dem HZV und dem „Wedgen" beginnen kann. Ich persönlich würde glauben, daß Sie dem Wedge, vorausgesetzt, daß es sich nur um periphere Polytraumata handelt oder/und mit Schädel-Hirnbeteiligung, jederzeit vertrauen können. Im Augenblick, wo Sie eine Thoraxmitbeteiligung haben, wird es sehr fraglich und Sie brauchen vor allem dann eine ganz genaue Kontrolle, wo Sie im Bereich der Lunge im Vergleich zum Herz liegen. Aber ich glaube darüber können wir jetzt nicht im Detail streiten. Nun, zum Blutvolumen. Ich kann nur sagen, das HZV gibt nach unseren Erfahrungen im Fall eines Schockierten genau solche Hausnummern, oder größere, als das Blutvolumen an. Aber ich lasse mich da diesbezüglich gern belehren. Ich weiß, daß gerade Sie, Herr Sturm, auf dem Sektor große Erfahrungen haben.

Nun zu den Kristalloiden. Ich frage mich immer nur wo kommen wir hin, wenn wir zum Beispiel am Unfallort bei einem geschätzten Blutvolumendefizit von 30%—40% des zirkulierenden Blutvolumens 6—8 l Kristalloide infundieren und möglicherweise hier nicht den Druck halten können. Aber ich glaube diese Frage ist nicht ausdiskutiert, obwohl die von Ihnen zitierte Studie dafür zu sprechen scheint. Ich glaube, daß ein Mittelmaß für die Klinik immer noch am günstigsten ist. Ich würde mich nicht getrauen, eine Empfehlung nur auf Blut, das Sie ja nur wesentlich später geben können, basierend, mit Kristalloiden kombiniert, zu geben.

Trentz, Hannover: Sie haben bei der Haemodynamik Befunde vorgestellt, die wir vom hypovolämischen Schock beim Versuchstier her kennen. Unsere Erfahrungen beim schockierten Polytraumatisierten sind völlig anders. Wir haben bei Frühmessungen bei etwa 150 Polytraumen am Anfang immer erhöhte HZV-Werte gefunden, Werte um 10, 12, 15 Liter, und in Übereinstimmung mit Wolff in Basel streben wir Herzindices bei diesen Patienten um 5 Liter an. Sie haben weiter den Pulmonalarteriendruck erwähnt, gaben Steigerungen bis auf das Neunfache an. Das wird man in der Frühphase nie beobachten. Ich würde als Empfehlung geben, sobald der Pulmonalarterienmitteldruck ein Drittel des arteriellen Mitteldruckes überschreitet, daß man das beim Herzgesunden als pathologischen Level ansieht. Und dann noch zur Blutvolumenbestimmung. Sie können zumindest in Deutschland mit Isotopen auf Intensivstationen praktisch nicht messen und da bleibt als bestes doch wohl der Wedge-Pressure, wenn Sie einen Pulmonalarterienkatheter haben.

Steinbereithner, Wien: Ich muß jetzt folgendes dazu sagen. Die hier vorgestellten Fälle von Hannover sind innerhalb 20 bis 30 min untersucht und das ist, zumindest weltweit würde ich beinahe sagen, nicht die Regel und daher wird man eben aus dem phasenhaften Verlauf hier möglicherweise bei der Frühbehandlung zu anderen Schlüssen kommen als bei den Fällen, die nach Stunden erst ins Krankenhaus eingeliefert werden.

Baumgartl, Augsburg: Ich wollte zum Blutvolumen noch kurz etwas sagen. Bei Untersuchungen über Blutersatzmittel, die sich über drei Jahre hinzogen, stand ich nach einem Jahr da und wußte nicht was ich aussagen sollte, weil die Werte so unbestimmt waren und wollte dann nochmal anfangen und versuchte es mit Probanden, denen ich einfach Blut abgenommen habe und dann 24 Std lang kontrolliert habe, was dann passiert.

Die Ergebnisse waren: bei vielen konnte man nach Entnahme von 1500 bis 1800 ccm Blut einen „Blutvolumenverlust" nicht feststellen. Einige hatten sogar nachher mehr zirkulierendes Blut als vorher. Bei ungefähr der Hälfte war der Blutverlust nur zur Hälfte nachweisbar. Insofern war das besonders schön, wenn man das entnommene Blut sofort wieder reinfundiert hat. Da sind Fälle dagewesen, die nach der Entnahme des Blutes keine Volumenabnahme und nach dem Wiedereinführen des Blutes keine Änderung zeigten. Damit sei das ganze Problem umrissen. Es kamen dann Schwankungen des Blutvolumens von Maximum zum Minimum von 4 bis 5 Litern heraus, d.h. also die Gefäßpartie, in der das Blut eingelagert war, das nicht am Kreislauf teilnahm, mußte sich kontrahieren, um das Blut bereitzustellen, andererseits versackte es wieder in diesem Gebiete und ich finde, da liegt auch der Schlüssel; man soll den Blutverlust folglich nach Möglichkeit früh beseitigen.

Frontomaxilläre Verletzungen

H. Kuderna und H. Matras, Wien

Zur Illustration des Themas zunächst ein Fallbericht:

Sch. G., UB 41803/79, 20jähriger Elektriker, als PKW-Lenker unangegurtet gegen einen Baum gefahren, bei der Einlieferung tief bewußtlos, schockiert, ungezielte Abwehrbewegungen auf Schmerzreize, Reflexe gesteigert.

Die linke Gesichtshälfte von der Nase bis zum Ohr aufgerissen, in der Wunde Reste der zertrümmerten Orbita und facialen Kieferhöhlenwand, Reste des Bulbus oculi, Lacksplitter, Glassplitter und Straßenschmutz. Nach Aufklappen der Wunde liegt das blutig inbibierte Chiasma frei sowie der linke, teilweise zerquetschte Frontallappen. Bruchverlauf bis in die Temporalregion wo er die Seite kreuzt, die linke Felsenbeinpyramide liegt frei beweglich in der Wunde, Blutung aus dem linken Sinus cavernosus (Abb. 1).

Nach erfolgreicher Schockbehandlung operativ lediglich Entsplitterung und Fremdkörperentfernung, sowie Entfernung der zerquetschten Gehirnanteile und der Bulbusreste. Nach vorsichtiger Blutstillung Drainage und Verschluß des Endocraniums durch Duraplastik. Exitus letalis 18 Stunden nach dem Unfall.

Solche Fälle kamen noch vor wenigen Jahrzehnten nicht lebend ins Krankenhaus oder wurden dort unter den damaligen Bedingungen nicht mehr operationsfähig. Dieser kombinierte Gehirn-Gesichtsschädel-Verletzungstyp findet sich daher auch nicht in den älteren Einteilungen der Gesichtsschädelfrakturen wie zum Beispiel der nach LeFort. Den Begriff der „frontomaxillären" Verletzung hat erst Pape [7] in jüngerer Zeit geprägt.

Nicht immer muß die frontomaxilläre Verletzung so schwere Folgen haben, wie im beschriebenen Fall, sondern liegt wahrscheinlich den meisten der LeFort III-Frakturen ebenso zugrunde wie viele frontobasalen Frakturen. Rehrmann und Koblin [9] fanden 1971 bei 20% der zentralen Mittelgesichtsfrakturen eine nasale Liquorrhoe, Rowe und Killey [10]

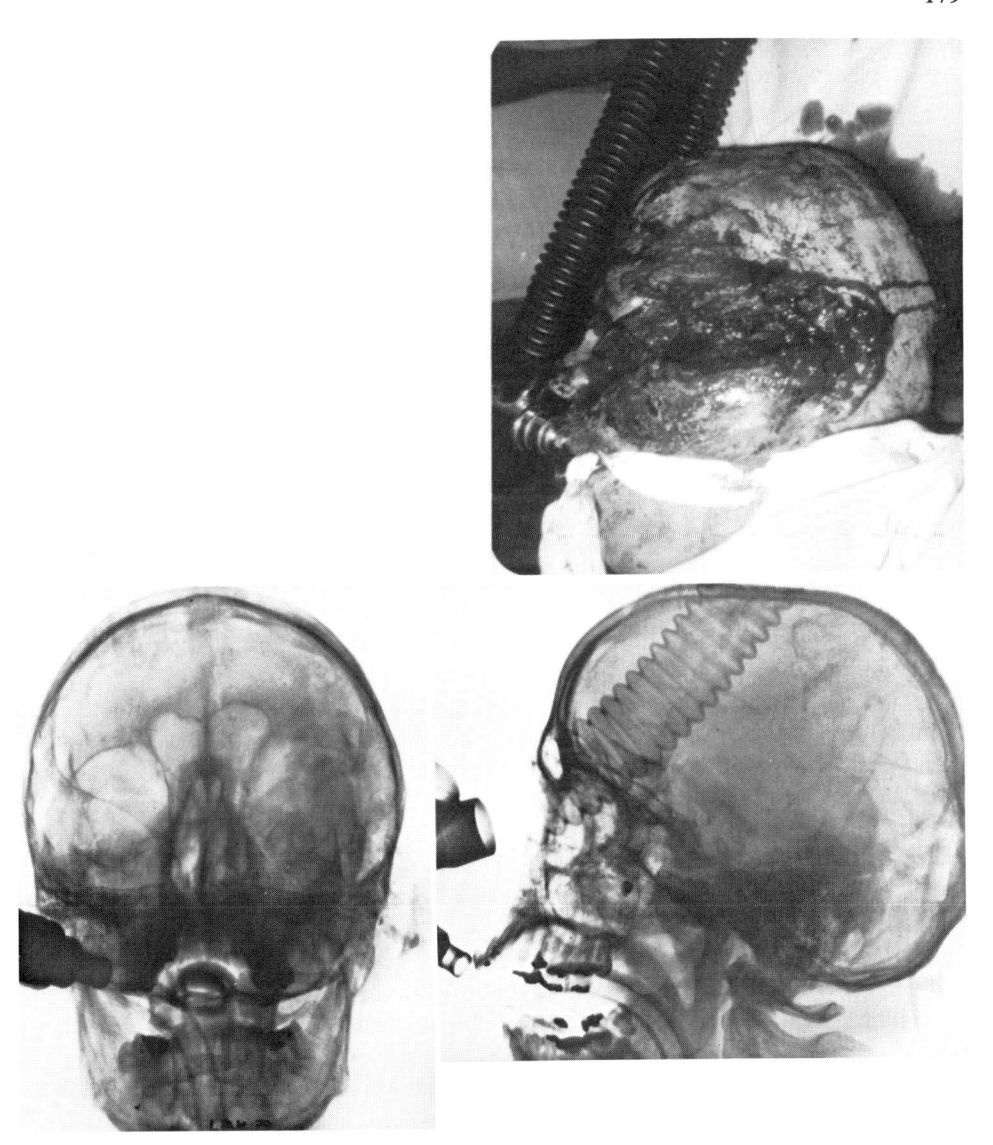

Abb. 1. Offene maxillo-fronto-temporobasale Fraktur mit Zertrümmerung des linken Bulbus oculi, der linken Orbita und lateralen Kieferhöhlenwand, sowie Fortsetzung der Fraktur in das linke Os temporale, Ausbruch der linken Felsenbeinpyramide und Kreuzung zur gegenüberliegenden Seite

sogar bei 25%. Im eigenen Krankengut fanden Scherzer und Wicke [11] 1974 unter 58 frontobasalen Frakturen 14 frontomaxilläre, das sind 24%.

Daß die frontomaxilläre Verletzung im Verhältnis zu ihrer Häufigkeit bis in die jüngste Zeit relativ geringen publizistischen Niederschlag fand, hat seine Ursache auch darin, daß sie Regionen betrifft, für die mehrere Fachdisziplinen zuständig sind. Ihre Erkennung im ganzen Umfang und optimale Versorgung erfordert daher eine nicht vom Konkurrenzdenken getrübte interdisziplinäre Zusammenarbeit.

Das kommt in der neueren Zeit auch in der Literatur zum Ausdruck [4, 5], in der sich immer wieder folgende Schwerpunkte finden:
1. Die Diagnostik, weil Mitverletzungen oft übersehen werden, vor allem wenn die Diagnose unter den Gesichtspunkten nur einer Fachdisziplin gestellt wird.
2. Die Reihenfolge der Dringlichkeit einzelner Behandlungsschritte, weil es sich oft um sehr schwere Verletzungen handelt und dem Patienten primär nicht die an sich optimale definitive Totalversorgung zugemutet werden kann.
3. Der optimale Zugangsweg und technische Hinweise für den jeweiligen Behandlungsschritt.

Die Diagnostik

Die *klinische Untersuchung* konzentriert sich auf

1. das *Gehirn,* dessen Zustand das vordringlichste Problem ist. Die Bewußtseinslage wird laufend kontrolliert und protokolliert [6]. Verschlechtert sie sich und treten Halbseitenzeichen oder Zeichen einer Mittelhirneinklemmung auf, ist eine sofortige operative Intervention notwendig.
2. die Erkennung einer *Liquorrhoe.* Die frontomaxillären Frakturen sind stets zumindest im Schleimhautbereich offene Frakturen und infolge der topographischen engen Nachbarschaft der Nebenhöhlen mit dem Endocranium gleichzeitig prädestiniert für Mitverletzungen der Dura und Entstehung von Liquorfisteln.
Primär ist die Liquorrhoe durch die immer überlagerte Blutung schwer zu diagnostizieren, sekundär verdecken Schleimhautschwellung und Granulation die Fistel oft lange Zeit. Beim Versagen von Provokationstests (Queckenstedt) ist die Fluorescinprobe nach Simon [12] ein wertvolles Hilfsmittel.
3. die *Augen.* Ihre Untersuchung ist durch die meist bestehende Lidschwellung erschwert, jedoch unerläßlich. Besonders beim Bewußtlosen gestattet der Seitenvergleich von Weite und Lichtreaktion Rückschlüsse auf eine intrakranielle Raumforderung, sofern keine direkte Bulbusverletzung besteht. Das Fehlen einer konsensuellen Lichtreaktion auf der unverletzten Seite bei erhaltener konsensueller, jedoch fehlender direkter Lichtreaktion ist ein Hinweis auf Schädigung des N. opticus im Kanal.
Bei Orbitadachfrakturen besteht gelegentlich, bei retrobulbären Blutungen hingegen immer ein Exophthalmus. Ein Enopthalmus ist ein Hinweis auf eine Fraktur des ethmoidalen oder maxillären Orbitawand (Orbitaboden).
Ist der Verletzte bei Bewußtsein, muß er sofort auf Gesichtsfeldausfälle und Doppelbildsehen in allen Blickrichtungen untersucht werden. Das ist sehr wichtig, weil eine sekundär auftretende Amaurose eine Indikation für die operative Opticusdekompression darstellt.
Direkte Bulbusverletzungen zeigen sich meist durch ein Hyphaema an. In jedem Fall sollte der Augenhintergrund gespiegelt werden und der Bulbusdruck gemessen werden.
4. die *Orbitaränder* und das *Jochbein* lassen Stufen und Impressionen palpatorisch erkennen, wenn sie frakturiert sind, das frakturierte *Nasenskelet* ist mobil.

5. die *Kiefer*, die untersucht werden, ob sie in sich stabil sind und ob die Artikulation der Kiefergelenke stimmt, das *Gebiß*, ob die Occlusion stimmt und ob Zähne oder Alveolarfortsatzteile frakturiert oder luxiert sind.
6. die allenfalls vorhandenen *Wunden*, weil sie für die Reihenfolge der Dringlichkeit von Bedeutung sind.

Die *röntgenologische Untersuchung* erfolgt durch

1. die *obligaten Projektionen*, das sind Schädelaufnahmen a.p., seitlich (für den Gesichtsschädel belichtet!), axial und halbaxial (s. Abb. 2). Auf folgende Strukturen ist besonders zu achten: die Hinterwand des Sinus frontalis und den Boden der vorderen Schädelgrube, die Orbitaränder, Jochbeine und Jochbögen, Kieferköpfchen und Alveolarfortsätze, bzw. Zahnreihen einschließlich der Occlusion. Einseitige verschattete Nebenhöhlen weisen auf eine Blutung infolge Fraktur hin.
2. die *Spezialprojektionen* für die Darstellung der Orbita (nach Rhese), der Nebenhöhlen, des Oberkiefers, der Jochbögen, des Nasenbeins, des Unterkiefers und der Unterkieferäste, sowie der Kieferköpfchen. Tangentialaufnahmen lassen Stufenbildungen in der Calvaria erkennen.
3. die *Tomographie,* durch die Fissuren in der Hinterwand des Sinus frontalis und in den Siebbeinzellen noch am ehesten zur Darstellung kommen.
4. die *Carotisangiographie* zur raschen und verläßlichen Darstellung von intracraniellen Blutungen.

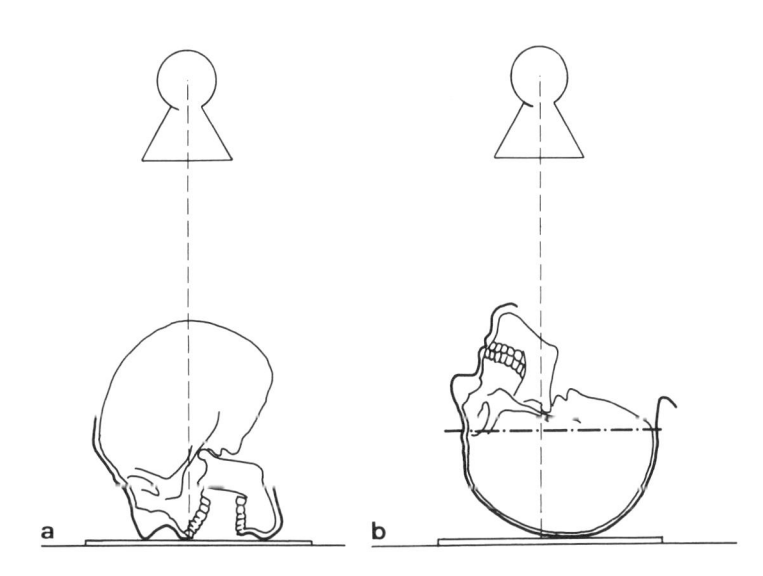

Abb. 2. a Halbaxiale („Gesichts-") Schädelaufnahme: Der Mund ist geöffnet, Nasenspitze, Oberlippe und Kinn berühren die Filmkassette, occipitorostraler Strahlengang senkrecht zur Filmkassette, auf den Scheitelpunkt der Lamdanaht zentriert. b Axiale Schädelaufnahme: Die hintere Scheitelregion berührt die Filmkassette, parallel zu dieser liegt die Linie zwischen Glabella und Protuberantia occipitalis externa (Glabella-Inion-Linie), axialer Strahlengang senkrecht zur Filmkassette, median zwischen die aufsteigenden Unterkieferäste zentriert

5. das *Computertomogramm* erlaubt darüber hinaus die Erkennung und Verlaufsbeobachtung von Hirnkontusionsherden.

Die Operationsindikationen und Reihefolge ihrer Dringlichkeit

Daß die *raumfordernde intrakranielle Blutung* an erster Stelle der Dringlichkeit steht, bedarf keiner Erörterung.

Anders die *Liquorrhoe.* Sie stellt auch dann, wenn im Röntgenbild keine Fraktur zu sehen ist, eine Operationsindikation dar, wenn sie nicht bis zum 3. Tag nach dem Unfall sistiert, wenn sie nach vorübergehendem Sistieren wieder auftritt, wenn (auch ohne Liquorrhoe) nach einem Unfall ein Pneumocephalon oder eine Meningitis auftritt. Andererseits sind Frakturen in der Hinterwand des Sinus frontalis oder im Ethmoid, die über 2 mm klaffen oder eine Stufe zeigen, eine Operationsindikation, selbst wenn sie nicht von einer Liquorrhoe begleitet sind.

Bei gegebener Indikation sollte mit der Operation nicht zugewartet werden, erstens wegen der Gefahr einer aufsteigenden Infektion, zweitens, weil im Falle von Verwerfungen an der Frontobasis die Dura- und Schleimhautrisse meist nicht korrespondieren und es daher bei frühzeitiger Reposition zur spontanen Abdichtung der Frakturen kommt (Hollmann, 1974 [3]).

Obwohl die optimale chirurgische Versorgung der frontomaxillären Verletzung von innen erfolgt, erfordern mehr *Weichteilverletzungen* eine dringliche Versorgung als Frakturen und müssen notfalls vorgezogen werden. Dringlich zu versorgen sind alle Bulbusverletzungen, aber auch alle Verletzungen des Lidapparates und der Canaliculi lacrimales, Gesichtswunden im Bereich der Nasenflügelansätze, der Mundwinkel, des Lippenrotes, perforierende Mundhöhlenwunden, Zungenwunden und natürlich Wunden offener Frakturen. Die infraorbitalen Fettpolster sollten möglichst primär wiederhergestellt werden, große Weichteildefekte in anderen Teilen des Gesichtes können früh sekundär plastisch gedeckt werden. Das Velum palatinum kann auch noch in der 2. Woche ohne Schwierigkeiten repariert werden.

Die Operationsindikationen bei *Frakturen,* die eine Liquorrhoe zur Folge haben, wurde erwähnt. Im Bereich der Orbita ergibt sich die Indikation aus der Bulbusfehlstellung und Doppelbildsehen, im Bereich der Kiefer aus der Bißstörung, im gesamten Mittelgesicht aus ästhetischen Gründen.

Vordringlich aus funktionellen Gründen ist die Opticusdekompression im Kanal. Sie ist etwas umstritten, weil eine Beschädigung des Sehnerven durch Knochensplitter irreparabel ist, eine hämatombedingte Amaurose sich auch spontan zurückbilden kann. Von untergeordneter Tragweite, aber ebenso dringlich ist die Reposition eines luxierten Zahnes oder einer Alveole. Ein Enophthalmus infolge Orbitafraktur kann durch Reposition später als 48 Stunden meist nicht mehr ganz behoben werden. Orbitadachfrakturen, Frakturen des Stirnbeines, des Nasenskelets und vom Typ LeFort III und II sollen bis zum Ende der ersten Woche reponiert sein. Jochbein- und Kieferköpfchenbrüche können ohne Nachteil noch in der zweiten Woche, isolierte Brüche des Infraortibalrandes, der lateralen Kieferhöhlenwand, vom Typ LeFort I und des Unterkiefers ausnahmsweise gelegentlich auch einmal erst in der 3. Woche reponiert und stabilisiert werden.

Ein plastischer Knochenersatz ist zu jedem späteren Zeitpunkt möglich, in der Nähe einer ehedem eröffneten Nebenhöhle sollte man damit jedoch mindestens 6 Monate zuwarten und ausschließlich autologes Material dafür verwenden.

Zugangsweg und operationstechnische Hinweise

Der rhinochirurgische Zugang an der Unterseite der Frontobasis ist für die Versorgung der frontomaxillären Verletzungen nicht geeignet. Wir bevorzugen den Zugang vom Haarlinienschnitt nach Unterberger [14] aus mit Bildung eines „Visierlappens". Er gestattet eine übersichtliche Exposition des Frakturgebietes bis zum LeFort III Niveau. Wunden werden gesondert versorgt und bei der Schnittführung nicht berücksichtigt. Ist eine Craniotomie erforderlich, wird sie vorzugsweise bifrontal angelegt und endet occipital vor der Kranznaht, rostral knapp ober der Stirnhöhle oder in der Fraktur, die osteotomierte Stirnschuppe bleibt ungestielt. Die Dura wird etwas über die Fraktur hinaus von der Basis abgelöst, erhaltene Fila olfactoria werden dabei geschont. Die anschließende intradurale Revision ist obligat. Durarisse werden genäht und extradural mittels Fibrinkleber mit Lyodura überklebt. Die Nebenhöhlenschleimhaut wird nur dann entfernt, wenn sie ausgedehnte Zerstörungen aufweist. In diesem Fall dürfen keine Reste zurückbleiben. Die Verbindung zur Nasenhöhle wird durch Spongiosa oder Muskelstückchen mit Fibrinkleber verstopft. Siebbeinzellen werden so zur Gänze verschlossen, eine verbleibende Stirnbeinhöhle wird über ein Bohrloch in der Vorderwand zur Augenbraue hin drainiert (Abb. 3).

Nach extra- und intrakranieller Reposition der Basisfragmente und Stabilisierung durch Drahtnaht wird ein großer, gestielter Galea-Periost-Lappen gebildet, der extradural über die Frakturzone gebreitet und mit Fibrinkleber direkt auf den Knochen geklebt wird. Am vorderen Umschlagsrand wird er zur Sicherung über Bohrlöcher an den Knochen genäht. Wir verzichten auf Durahochnähte, legen jedoch intradural Laschendrains und extradural ausgiebig Redon-Drains. Dann wird die osteotomierte Stirnschuppe wieder eingesetzt, ohne

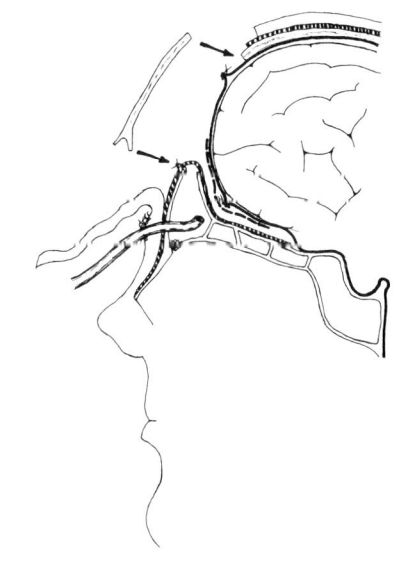

Abb. 3. Die Stirnhöhle ist nach Entfernung der Schleimhaut und dichten Verschluß des Ausführungsganges zur Augenbraue hin fenestiert und drainiert, über ihren eröffneten oberen Pol hinweg ist ein Galeaperiostlappen zwischen Dura und Knochen über die Fraktur hinweg auf der Frontobasis nach occipital geschoben und durch Fibrinklebung am Knochen fixiert, sowie am Umschlagrand durch Nähte in Bohrlöchern

vorne den umgeschlagenen Galea-Periost-Lappen zu quetschen, Bohrdefekte werden durch die bei der Trepanation gewonnenen Bohrspäne und Fibrinkleber aufgefüllt.

Wird ausnahmsweise eine zertrümmerte oder stark verschmutzte Stirnschuppe nicht wieder eingesetzt, kann der Defekt später plastisch verschlossen werden. Primär sollte man jedoch das „frontale Band" (Tessier, 1971 [13]) sowohl als späteren Stützpunkt für die Schädeldachplastik, als auch als oberen Fixpunkt für die Mittelgesichtsaufhängung unbedingt erhalten.

Um den Duraverschluß und die Versorgung der Schädelbasis nicht mehr zu gefährden, muß das Mittelgesicht in einer Sitzung mitreponiert werden. Die Stabilisierung kann provisorisch oder definitiv durch Drahtextension mit Gewicht über einen Rollenzug erfolgen. In jüngster Zeit werden dafür auch verschiedene Fixateurs externes verwendet. Wenn es der Allgemeinzustand zuläßt, erfolgt die Stabilisierung durch innere Drahtaufhängung, wobei in vielen Fällen ein kosmetisch vorteilhafter Zugang durch die Mundschleimhaut möglich ist. Der untere Orbitalrand ist nur auf direktem Wege durch die Haut zugänglich. Der laterale Orbitalrand und der Unterkiefer werden auch verplattet, doch erfordert dies ebenfalls den Zugang durch die Haut. Die Erstellung einer gestörten Occlusion erfolgt durch Schienung und intermaxilläre Fixation für 4 bis 6 Wochen.

Ist das frontale Band gebrochen und nicht tragfähig für eine Mittelgesichtsaufhängung, kann diese an höher oben in die Calvaria eingeschraubte AO-Kleinfragmentschrauben erfolgen. Dazu zwei Fallbeispiele, die gleichzeitig den Zeitplan der einzelnen Behandlungsschritte veranschaulichen:

P.H., UB 3.7703/74, 31jähriger epileptischer Offsethelfer, im Anfall in Druckereimaschine geraten. Spaltung des Mittelgesichtes von der rechten Wange bis zum linken Ohr, Enophthalmus rechts, Bulbusluxation links mit Amaurose, Riß der hinteren Pharynxwand auf 6 cm. Primär Blutstillung, Wundversorgung, kurzzeitige Tamponade. Am 3. Tag Mittelgesichtsextension, am 10. Tag Drahtnähte bei immer noch schlechtem Allgemeinzustand. Am 25. Tag Reposition der Unterkieferfrakturen und als Vorbedingung für eine intermaxilläre Fixation Aufhängung des mittleren Oberkiefers über gekreuzte Drahtschlingen an Schrauben in den Scheitelbeinen, die 5 Wochen belassen wurden (Abb. 4).

K.J. 41616/73, 24jähriger Eisenbahnangestellter fuhr mit Moped gegen abgestellten LKW-Anhänger. Einlieferung bewußtlos, schockiert, mit offener Trümmerfraktur des Stirnbeins mit Hirnaustritt, Trümmerfrakturen beider Orbitadächer und des Mittelgesichtes, sowie Unterkieferbruch rechts. Ein ausgeschlagener Zahn lag in der Trachea. Bei der Entsplitterung der Stirn Blutung aus dem Sinus sagittalis sup., temporärer Herzstillstand. Nach Erholung Debridement, Blutstillung, Duraverschluß mit Lyodura, Aufhängen der Jochbeine mit Drahtschlingen an Schrauben im hinteren Stirnbein. Nach 1 Woche Reposition der Unterkieferfraktur, Schienung und intermaxilläre Fixation für 6 Wochen. Nach einem Jahr Schädeldachplastik nach Woringer mit Refobacin-Palacos (Abb. 5).

Der gebrochene Orbitaboden wird nach einem Vorschlag von Ambos mit Hilfe eines transoral in die Kieferhöhle eingeführten Ballonkatheters aufgerichtet und stabilisiert. Der Ballon wird so weit gefüllt, bis der Enophthalmus behoben ist und bleibt 3–4 Wochen liegen. Die sekundäre Korrektur eines Enophthalmus durch einen über dem Infraorbitalrand eingeschobenen corticospongiösen Span aus der Beckenschaufel ist schwierig.

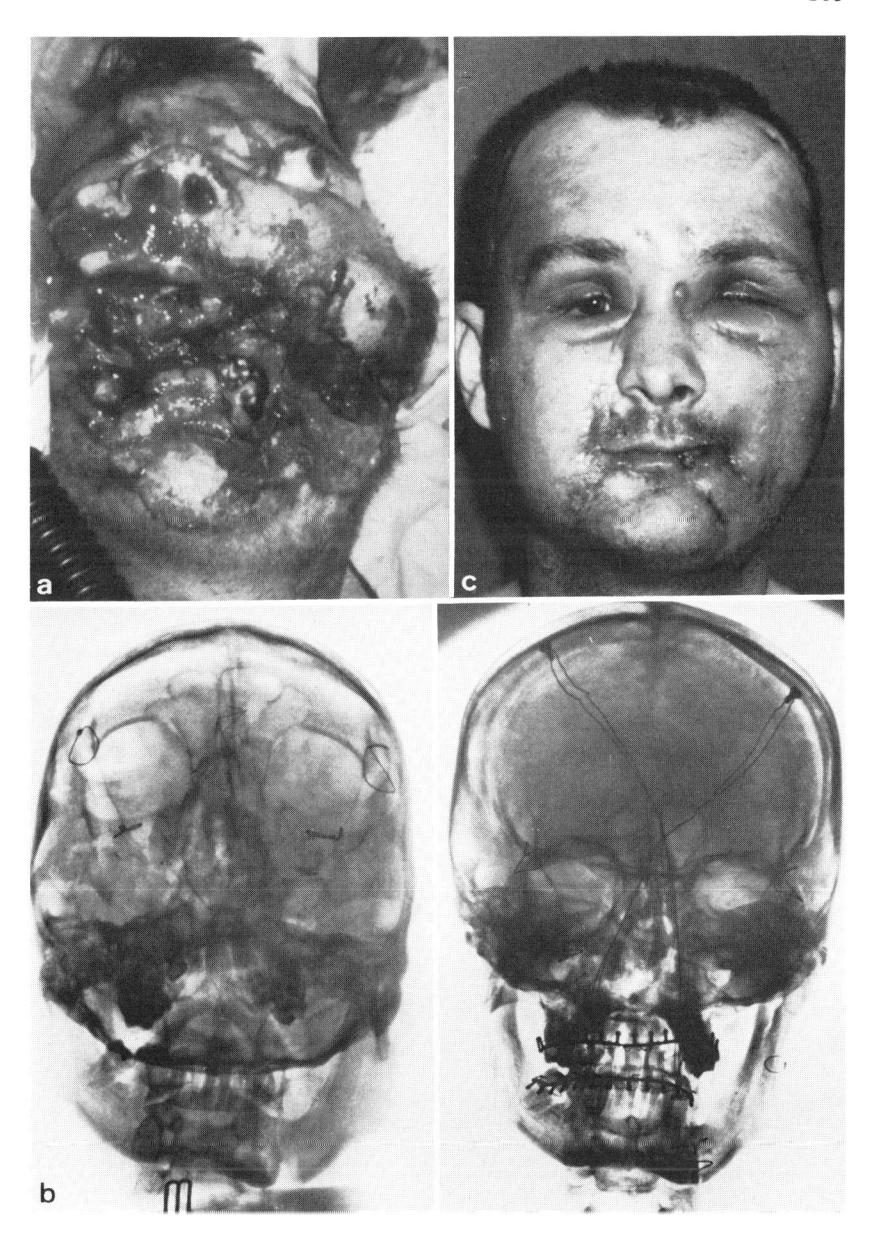

Abb. 4. Quere offene Trümmerfraktur des Mittelgesichtsskelets mit Bulbusluxation und Amaurose links, Enophthalmus rechts und Wunde bis in die hintere Pharynxwand. Die Fraktur endet cranial als LeFort III-Fraktur ohne Liquorrhoe, caudal als Stückbruch in der oberen Zahnreihe. Mandibulafraktur. Primär Wundversorgung und Tamponade. Am 3. Tag Mittelgesichtsextension. Am 10. Tag Drahtnähte im LeFort III-Frakturbereich. Am 25. Tag Reposition der Zahnreihen, Schienung und intermaxilläre Fixation, Aufhängung des gesamten Oberkiefers über gekreuzte Drahtschlingen an Schrauben im Os frontale für 5 Wochen. Klinisches Ergebnis nach Drahtentfernung vor der kosmetischen Korrektur

Abb. 5a–c. Offene Trümmerfraktur des Stirnbeins mit Hirnaustritt, der Orbitadächer, des Mittelgesichtskelets und Mandibulafraktur mit Verwerfung der Zahnreihen und ausgebrochenem Zahn in der Trachea (**a**). Primär osteoklastische Versorgung der Hirnwunde und Aufhängung des Mittelgesichtes seitlich über Drahtschlingen an Schrauben im Stirnbein; nach 1 Woche Reposition der Zahnreihen, Schienung und intermaxilläre Fixation für 6 Wochen (**b**). Nach 1 Jahr Schädeldachplastik nach Woringer mit Refobacin-Palacos (**c**)

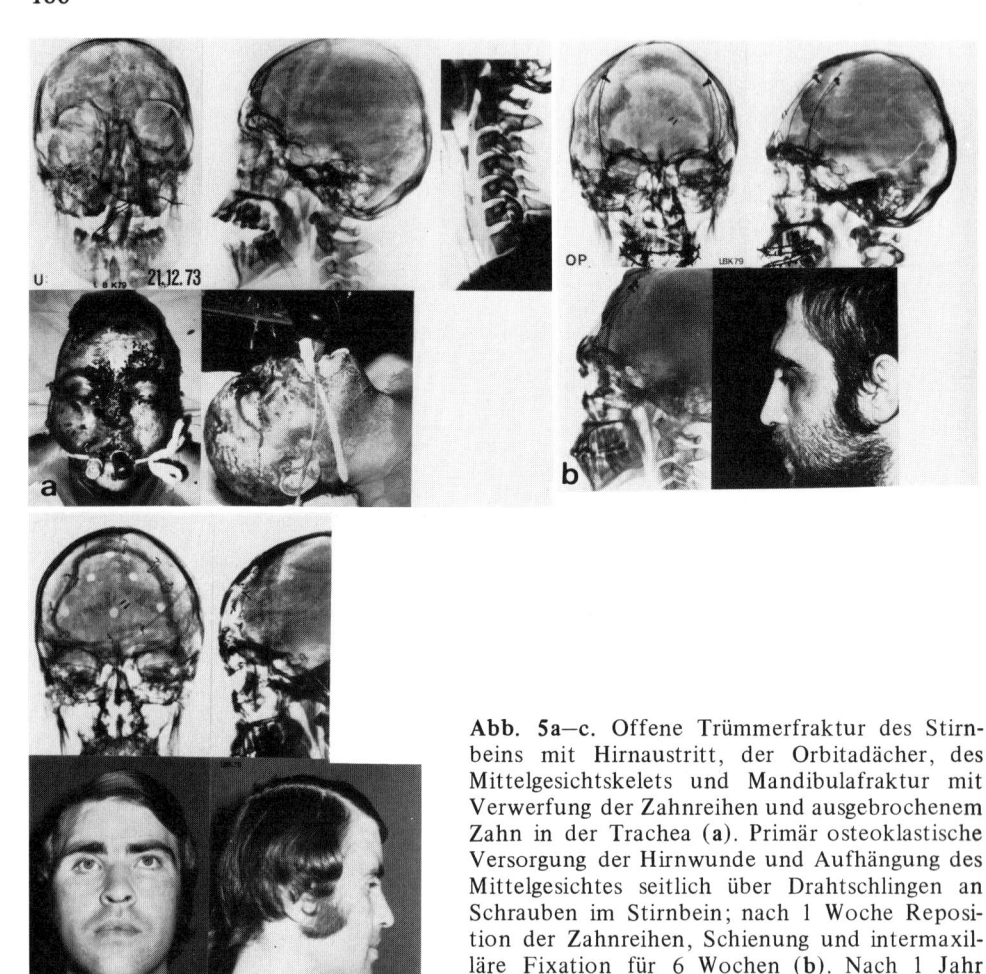

Diskussion

Die gestielte Trepanation der Stirnbeinschuppe macht die Bildung eines ausreichend großen Galea-Periost-Lappens oft unmöglich. Andererseits wurde in keinem Fall vollständig ausgelöster Stirnbeinschuppen eine Resorption oder Infektion beobachtet, weshalb auf das Belassen eines Weichteilstiels verzichtet wird.

Der Verlust des Riechvermögens ist ein schwerwiegender Defekt. Die zarten Fila olfactoria können nach Rabischong bei der Kompression der vorderen Schädelgrube sogar ohne Entstehen einer Fraktur reißen. Sind sie erhalten, ist die Gefahr einer Liquorfistel an dieser Stelle gering.

Die Nebenhöhlen sind nur potentiell infiziert. Werden sie bei der operativen Versorgung breit zur Nasenhöhle drainiert, gelangen die Keime der Nasenhöhle mit Sicherheit näher an die obendrein ja beschädigte Grenze zum Endocranium heran. Wird die Stirnhöhle nach Riedl durch Abtragen der Vorderwand verödet, ist das Ergebnis kosmetisch nicht tragbar, wird sie nach Merville und Derome [5] durch Abtragen der Hinterwand in das Endocranium einbezogen, entsteht eine Meningocele. Die beschriebene Methode ergibt ein kosmetisch einwandfreies Resultat und gewährleistet große Sicherheit. Von 29 zwischen 1972 und 1977 im Unfallkrankenhaus Lorenz Böhler auf diese Weise versorgten Patienten ist es in keinem Fall postoperativ zum Auftreten einer Liquorrhoe oder Infektion gekommen.

Zusammenfassung

Die frontomaxilläre Verletzung ist meist eine sehr schwere Verletzung und wird oft nicht in ihrem vollen Umfang erkannt. Zur Ausschöpfung aller diagnostischen und therapeutischen Möglichkeiten erfordert ihre Behandlung von Anfang an eine integrierte interdisziplinäre Zusammenarbeit. Da die an sich optimale primär definitive Totalversorgung vielen dieser Schwerverletzten nicht zugemutet werden kann, ist die Erstellung eines Zeitplanes nach Dringlichkeit der einzelnen Behandlungsschritte notwendig. Es wird ein Überblick über die Staffelung der Dringlichkeit gegeben. Als Standardzugang wird der Haarlinienschnitt mit „Visierlappen" empfohlen mit bifrontaler Craniotomie und intra- und extrakranieller Reposition und Stabilisierung der Fragmente der Frontobasis. Die Abdichtung der Fraktur erfolgt durch (extradurales!) Aufkleben eines gestielten Galea-Periost-Lappens auf den Knochen in der vorderen Schädelgrube. Verletzte Nebenhöhlenschleimhaut wird möglichst belassen. Muß sie entfernt werden, wird jedoch keine breite Verbindung zur Nasenhöhle geschaffen, sondern die Verbindung verstopft, die Siebbeinzelle verödet, die Stirnhöhle zur Subcutis der Braue hin drainiert. Eine Reihe von Möglichkeiten zur Kieferstabilisierung wird angegeben.

Literatur

1 Böhler J (1957) Operative Behandlung der traumatischen nasalen Liquorrhoe. H Unfallheilk 56: 147
2 Brenner H (1972) Die Carotis- und Vertebralisangiographie beim akuten Schädelhirntrauma. H Unfallheilk 111: 36
3 Hollmann K, Strangfeld P (1974) Die verschiedene Dringlichkeit von Behandlungsmethoden von Verletzungen im Kiefer-Gesichts-Bereich, Kongreßbericht 15. Tagung Österr Ges Chir Linz, S 752
4 Matras H, Kuderna H (1974) Gemeinsame kieferchirurgische und unfallchirurgische Versorgung cranio-facialer Verletzungen. Kongreßbericht 15. Tagung Österr Ges Chir Linz, S 739
5 Merville M, Derome P (1978) Concomittant Dislocations of the Face and Skull. J max tac Surg 6: 2
6 Mifka P (1972) Psychiatrische Gesichtspunkte beim Hirnverletzten im akuten Stadium. H Unfallheilk 111: 24
7 Pape K (1969) Die Frakturen des zentralen Mittelgesichts und ihre Behandlung. In: Reichenbach E (Hrsg) Traumatologie im Kiefer-Gesichtsbereich. München: Johann Ambrosius Barth, S 313
8 Pia H W (1961) Fehler und Gefahren bei der Diagnose und Behandlung gedeckter Hirnverletzungen. Langenbecks Arch Klin Chir 298: 110
9 Rehrmann A, Koblin I (1971) Die Frakturen der Mittelgesichtsknochen in ihrer Beziehung zur Schädelbasis. Langenbecks Arch Klin Chir 329: 548
10. Rowe N L, Killey H C (1968) Fractures of the facial skeleton, 2nd ed. Livingstone, Edinburgh London

11 Scherzer E, Wicke L (1974) Korrelation von Klinik und Röntgenbild bei frischen frontalen und frontobasalen Frakturen. In: Frontale und frontobasale Verletzungen, Symposium Wien
12 Simon H (1970) Die Fluorescinprobe zur Diagnostik der oto- und rhinogenen Liquorfistel. Z Laryng Rhinol 49: 54
13 Tessier P (1971) Chirurgie orbito-cranienne. Minerva Chir 26: 878
14 Unterberger S (1959) Neuzeitliche Behandlung von Schädelverletzungen mit Beteiligung der fronto- und laterobasalen pneumatischen Räume. Z Laryng Rhinol 38: 441

Diskussion

Muhr, Hannover: Bei den fronto-maxillären Verletzungen und der Notwendigkeit einer Langzeitbeatmung bevorzugen Sie Intubation oder Tracheotomie? Und warum?

Kuderna, Wien: Die Tracheotomie. Gerade der letzte Fall hat gezeigt, daß die Tracheotomie unter Umständen ganz rasch durchführbar ist. Es war bei diesem Patienten die erste therapeutische Maßnahme, sonst wären wir ja am Zahn vorbei nicht in die Trachea gekommen. Wir bevorzugen die Tracheotomie deswegen, weil auf andere Weise eine frühzeitige Schienung mit intermaxillärer Fixation schlecht möglich ist.

Muhr, Hannover: Ich glaube, es ist auch die Gefahr der Infektion im Nasen-Rachenraum über den Tubus hinauf in den Duralraum größer.

Kuderna, Wien: Sicher größer als bei der Tracheotomie.

Kutscha-Lissberg, Neunkirchen: Die Hauptindikation oder die Indikation schlechthin bei den fronto-maxillären oder fronto-basalen Frakturen ist noch der Nachweis einer indirekt offenen Fraktur, d.h. wir schließen aus der Liquorrhoe beziehungsweise breit klaffenden Frakturen auf eine offene Verbindung. Ich verstehe daher nicht, daß diese Grundsätze, wenn sich die Liquorrhoe nach drei Tagen schließt, nicht mehr gelten sollen. Wir halten es so, daß der Nachweis einer Liquorrhoe für uns eine absolute Indikation zur Operation ist und dies unabhängig von zeitlichen Faktoren.

Kuderna, Wien: Mit der Liquorrhoe ist das so eine Sache. Am ersten Tag erkennt man die Liquorrhoe meist nicht. Es gibt diese recht uncharakteristische Filterpapierprobe, wo man über einen quantitativen Zuckernachweis im diffundierenden Rand den Nachweis zu führen versucht und das mit dem Serumspiegel vergleicht, wobei der Zucker im Liquor niedriger ist. Aber meistens läßt sich die Liquorrhoe am ersten Tag nicht erkennen und wenn es möglich ist, die Operation wenige Tage oder gar wenn notwendig ist, die Operation um wenige Tage aufzuschieben, dann selbstverständlich unter Antibioticaschutz. Wir haben aber davon keinen Nachteil gesehen und noch nie eine aufsteigende foudroyante Meningitis.

Trauner, Murnau: Ich möchte noch einmal auf die klinischen Zeichen eingehen. Sehr häufig werden die Jochbeinfrakturen übersehen, durch die Schwellung im Verletzungsgebiet. Ein ganz einfaches Zeichen. Der Vergleich der Sensibilität im Bereich des zweiten Astes des N. trigeminus führt einen sofort auf die richtige Fährte. Zweitens bezüglich Blutung aus dem äußeren Gehörgang. Es gibt die Differentialdiagnose Schädelbasisfraktur oder Bruch des Gelenkfortsatzes mit Durchspießung des Gehörganges. Und drittens möchte ich noch auf eine weitere Sache hinweisen. Das ist die Revision der Orbitaböden. Bei den schweren Mittelgesichtsfrakturen scheint es mir immer wichtig zu sein, die Orbitaböden zu revidieren, nur ein Enophthalmus oder die Schwellung im Verletzungsgebiet können das verschleiern.

Thoraxverletzungen [1]

P. Brücke, Linz

Ich werde in dem mir gesetzten Zeitrahmen bei dem großen Themenkreis nur auf einige wenige Kapitel der Pathophysiologie, etwa des Thoraxtraumas, eingehen können. Sie können keine absolute Systematik oder Vollständigkeit von mir verlangen. Weiters werde ich verzichten offene Thoraxverletzungen zu behandeln und ich werde mein Hauptaugenmerk auf Fehler und Gefahren im besonderen richten.

Erlauben Sie mir einige Bemerkungen, die ein Chirurg, der sich diesem Thema widmet, als Voraussetzung mitbringen muß.

Er muß

1. ein Röntgendiagnostiker sein, da vielfach Fehlinterpretationen gerade im Zusammenhang mit dem Thoraxröntgen eines Traumatisierten möglich sind und er seine eigenen Fehler selbst kontrollieren soll.

Er muß

2. mit der Pathophysiologie der Lungenfunktionsinterpretation,
3. der Kreislaufinterpretation, sowie
4. in der Blutgasanalyse und Gerinnungsveränderungen eingehend bewandert sein.

Er muß

5. sein eigener Endoskopiker sein – ich werde auf diese Kapitel später noch zurückkommen.

Er muß

6. ein Chirurg mit ausgedehnter Erfahrung, sowohl in der Lungenchirurgie, als auch in der Herz- und Gefäßchirurgie sein.

Er muß weiters ein Mensch, sowie ja fast jeder Chirurg, mit großem persönlichen Einsatz und besonders viel Geduld sein.

Bevor ich mich der Systematik der Verletzungen widme, einige kleine technische Details, in denen mir immer wieder Fehler begegnen.

---
1 Redigiert nach Tonbandaufzeichnungen der Herausgeber

Die Thoraxdrainage ist ein Punkt bei dem besonders in kleineren Abteilungen, in denen die Drainagen seltener durchgeführt werden, oder auf Intensivstationen, immer wieder Fehler gemacht werden. Fehler bestehen im Kaliber des Thoraxdrains — es werden sehr häufig zur Drainage von Pneumothorax sehr dünne Drains eingelegt, die häufig insuffizient sind. Auch in der Technik der Anlage des Thoraxdrains werden Fehler gemacht — hier wird die Troicartpunktion an vielen Stationen als Routineeingriff auch dann durchgeführt, wenn keine Totalergüsse oder Totalpneumothoraces vorliegen. Weiters kann bei Fehlinterpretationen von Röntgenbildern diese Troicartpunktion zu intrapulmonaler Lage des Thoraxdrains führen, was außerordentlich häufig vorkommt. Im letzten halben Jahr habe ich an mehreren Abteilungen das sechsmal beobachtet.

Die Alternative zur Troicartpunktion ist die Incision und das stumpfe Eingehen mit einer Klemme in den Thorax und dann das zarte Nachführen eines dickkalibrigen Thoraxdrains.

Die Ableitung der Thoraxdrainage ist an Thoraxstationen eine Selbstverständlichkeit und ihr wird mit einfacher Unterwasserableitung sicher genüge getan. Es bedarf jedoch einer fachmännischen Kontrolle. Eine sehr einfache Methode, die ich persönlich für kleinere Spitäler empfehle, da sie zusätzlich noch die Saugemöglichkeiten hat, bietet das Pleurevac-System.

Nun einige Bemerkungen zur Autotransfusion. Diese wird ebenfalls an kleineren Spitälern relativ häufig bei Haematothoraces durchgeführt. Es ist eine potentiell außerordentlich gefährliche Methode, wenn größere Mengen Blut autotransfundiert werden.

Autotransfusion ist am vollheparinisierten Patienten eine selbstverständliche und völlig ungefährliche Methode. Am nichtheparinisierten Patienten werden Aggregate haemolytischen Blutes mittransfundiert, es kann so zu schwersten Veränderungen führen. Sie kommt also in der Thoraxchirurgie nur in sehr seltenen Fällen zur Anwendung. Eine unbedingte Voraussetzung ist eine Filterung des Blutes vor Reinfusion.

Einige Bemerkungen zu einem pathophysiologischen Thema, mit dem ich mich sehr viel beschäftigt habe, nämlich zur Fettembolie.

Sie wird heute bei den meisten Autoren wahrscheinlich zu Recht vernachlässigt, da in keiner Weise, insbesondere beim Polytraumatisierten, Lungenveränderungen auf eine spezielle Noxe und insbesondere nicht auf die Fettembolie zurückzuführen sind. Die Tatsache jedoch bleibt aufrecht, daß bei isolierten Oberschenkelfrakturen tödliche derartige Veränderungen vorkommen.

Ich darf hier auf eine Untersuchung meines verehrten Lehrers Fuchsig zurückkommen, der der Fettembolie als Todesursache doch ein relativ hohes Gewicht gegeben hat. Nun wird sich diese Definition des Todes durch Fettembolie nur bei der isolierten Oberschenkelfraktur und sonst bei keinen anderen Fällen aufrecht erhalten lassen. Daß durch embolisiertes Fett tatsächlich Veränderungen hervorgerufen werden, ist experimentell bewiesen und dieser Pathomechanismus läßt sich heute als gesichert darstellen.

Bei Polytraumen spielen im Zusammenhang mit den Lungenveränderungen zweifellos, neben der Lungencontusion bei den Thoraxverletzungen, die Hypoperfusionssyndrome, die Aspiration, die außerordentlich häufig ist, das uraemisch-cardiogene Lungenbild und auch septische Veränderungen eine ganz wesentliche Rolle.

Kurz sollen nun die einzelnen Verletzungen des Thorax besprochen werden.

Pneumothorax

Der *Pneumothorax* als die einfachste Verletzung. Ich will hier nicht auf den jetzt besonders häufigen iatrogenen Thorax eingehen, sondern auf den durch stumpfes Thoraxtrauma bedingten. Hier gibt sich die Forderung, daß ein Pneumothorax prinzipiell immer drainiert wird, es sei denn, daß es sich um einen ganz schmalen Mantelpneu handelt, welcher keine Tendenz zur Vergrößerung zeigt. Absolute Indikationen bestehen selbstverständlich

1. bei Spannungspneumothorax,
2. beim Totalpneumothorax,
3. beim Rezidiv-Pneumothorax,
4. bei der Zunahme eines Pneumothorax.

Weiters immer bei
5. Kombination mit Flüssigkeitsansammlungen,
6. beim beidseitigen Pneumothorax und
7. bei kleinem Pneumothorax, wenn klinisch und atemphysiologisch eine respiratorische Insuffizienz besteht.
8. beim Beatmungspatient muß selbstverständlich jeder Pneumothorax drainiert werden.

Wann besteht beim Pneumothorax eine *Operationsindikation* in der ersten Phase? Nur dann, wenn durch zwei dickkalibrige Thoraxdrains der Pneumothorax nicht zu beseitigen ist und ein so massives Airleak besteht, das konservativ offensichtlich nicht behoben werden kann.

Der *Haematothorax* — geringe Mengen, insbesonders wenn sie einige Tage nach Thoraxverletzungen auftreten, werden spontan resorbiert — sie können abpunktiert werden. Eine Menge von 500 ml ist im Röntgenbild in der Regel nicht sichtbar. Mäßige Mengen, man spricht von Mengen bis zu 1000 ml, können auf einmal abpunktiert werden. Die Schockbekämpfung steht zweifellos neben der konservativen, eventuellen Drainagetherapie des Haematothorax im Vordergrund.

Bei massivem Haematothorax ergibt sich die Indikation und die Definition dann, wenn über mehrere Stunden mehr als 200 ml Blut abdrainiert werden. Die primäre Drainage kann unter Umständen auf einmal eine große Menge Blut fördern, zum Beispiel 1,5 Liter und anschließend kann die Blutung stehen. Also es ist der Nachweis der kontinuierlichen Blutung ein außerordentlich wichtiger Punkt.

Die Indikation zur Thoracotomie ergibt sich, wenn die (1) Blutung über 200 ml *über mehrere Stunden anhält*, wenn zum Beispiel (2) *in einer Stunde* mehr als *300–500 ml* drainiert werden. Ferner wenn (3) die *Schockbekämpfung* trotz massiver Reanimationsmaßnahmen *erfolglos bleibt* und selbstverständlich wenn durch sequentielles Thoraxröntgen ein (4) Wiederauffüllen des Haematothorax bemerkt wird. Ein zusätzliches höhergradiges Airleak, wie ich es vorhin bereits betont habe, ist an sich eine Operationsindikation.

Eine Bemerkung nur zum posttraumatischen *Chylothorax*, der nur in sehr seltenen Fällen auftritt und mit einer Drainagetherapie meistens austrocknet.

Die *Rippenfraktur*. Bei den Rippenfrakturen steht in erster Linie die Schmerzausschaltung als eine der wesentlichsten Maßnahmen im Vordergrund. Intercostalblockaden, mehrfach am Tag durchgeführt, können hier Wunder wirken. Die Respirationstherapie ist nur bei respiratorischer Insuffizienz angezeigt. Die operative Stabilisation des Thorax, in einer großen Serie von Moore mit Kirschner-Drähten durchgeführt, er hatte keinen Patienten, der an der Respirator mußte, zeigt in meinen Augen doch recht deutlich, daß es sich nicht um ausgedehnteste, schwerste Polytraumen gehandelt hat. Eine größere Serie mit polytraumatisierten, stabilisierten Thoraces ist mir aus der Literatur nicht bekannt.

In Einzelfällen wird man einen derartigen Eingriff vor allem dann durchführen, wenn aus anderen Gründen die Indikation zur Thoracotomie gegeben ist. In der Primärphase, also in den ersten drei Tagen, stellt die Narkose zur Stabilisierung des Thorax bei vorgeschädigtem Herzen eine große Gefahr dar.

Sternumfrakturen können gelegentlich bei paradoxer Atmung zur Operationsindikation führen.

Die relativ häufige *Zwerchfellruptur* bietet diagnostisch manchmal Schwierigkeiten. Die linksseitige Zwerchfellruptur kann mit einer sehr einfachen Methode nachgewiesen werden, indem man im Zweifel prinzipiell ein Thoraxröntgen mit liegender Duodenalsonde, in der ein Bleifaden eingelassen ist, anfertigt. Die Fehllage im Thorax ergibt dann die Diagnose.

Die rechtsseitige Zwerchfellruptur, wesentlich seltener, kann unter Umständen, besonders anfänglich, Schwierigkeiten bieten. Sequentiell durchgeführte Thoraxröntgenbilder in Kombination mit den Leberfunktionsproben können hier zur richtigen Diagnose führen. Die typische Pilzform weist zur Diagnose. Transabdomineller oder transthorakaler Zugang ist Gegenstand der Diskussion. Transthorakaler Zugang wird von uns bevorzugt, da thorakale Mitverletzungen einfacher versorgt werden können. Zusätzliche intraabdominelle Verletzungen, Milzruptur und Verletzungen des Oberbauches, können selbstverständlich von transthorakal mitrepariert werden, insbesondere an der linken Seite. Darmrupturen können von oben ebenfalls erkannt werden und eventuell durch Laparatomie versorgt werden.

Eine von uns in 6 Fällen beobachtete Verletzung war die Kombination einer linksseitigen Zwerchfellruptur mit einer Aortenruptur. Dreimal konnten wir diese Kombinationsverletzungen erfolgreich behandeln.

Verletzungen der Lunge

Indikation zur Thoraxotomie bei Lungenverletzungen ergibt sich
1. aus der massiven Blutung,
2. aus dem massiven Airleak und
3. aus massiver Haemoptyse.

Prinzipiell werden Lungenrisse so konservativ als möglich versorgt. Bestehen zusätzliche Atelektasen, wie in diesem Fall, kann in ein oder dem anderen Fall eine Lappenresektion notwendig werden.

Ösophagusverletzungen

Ösophagusverletzungen, seltene, kleine Risse können durch direkte Naht versorgt werden. Ausgedehnte Zerreißungen können in einzelnen Fällen die collare Ösophagostomie und Gastrostomie mit Rekonstruktion in einer zweiten Sitzung notwendig machen, insbesondere wenn die Diagnostik, was häufig der Fall ist, erst verzögert zustande kommt.

Durch stumpfes Thoraxtrauma kann in seltenen Fällen eine *ösophagotracheale Fistel* entstehen oder eine ösophagobroncheale.

Meist wird eine derartige Fistel erst 8—14 Tage nach Thoraxtrauma klinisch manifest. Das Röntgen ergibt das Ausmaß der Fistel, die Ösophago-Tracheoskopie ergibt die genaue Lage und Ausdehnung. Bei den collar angelegten ösophago-trachealen Fisteln wird der collare Zugang gewählt, bei den ösophago-bronchialen, zum Beispiel in Bifurkationshöhe gelegenen, der transthoracale. Der einfache Verschluß mit Pleurallappeninterposition stellt die Therapie der Wahl dar.

Bronchusverletzungen

Diesem Thema möchte ich mich etwas länger und exakter widmen, da die Diagnostik und Therapie relativ kompliziert sind. Wir können heute von typischen Lokalisationen der Bronchusverletzungen sprechen. In allererster Linie ist hier der linke Hauptbronchus beteiligt, auch der Zwischenbronchus auf der rechten Seite ist relativ häufig Ort der Schädigung.

Diagnostische Schwierigkeiten ergeben sich durch beidseitigen Pneumothorax, geringe Blutung, respiratorische Insuffizienz, meist keine oder nur geringe Thoraxwandverletzung. Es muß in allen diesen Zweifelsfällen die Bronchoskopie sofort durchgeführt werden.

In einigen Fällen präsentiert sich 14 Tage nach dem Trauma der Patient mit einer Total-Atelektase der linken Lunge, was diagnostisch einwandfrei die Hauptbronchusruptur anzeigt. Die Resektion der Bronchusstenose beziehungsweise des verletzten Anteils allein genügt nicht mehr, es muß die atelektatische Lunge mit mehreren Litern Kochsalz ausgewaschen werden, die Resektion und die Reanastomosierung des Bronchus wird meist technisch keine großen Schwierigkeiten bieten. Die ausgewaschene Lunge ist für 24 Std noch ödematös, klärt sich jedoch innerhalb von 24 Std am Respirator einwandfrei.

Worauf ich bei einer Hauptbronchusresektion hinweisen möchte, ist, daß es bei der nicht beatmeten Lunge zu einem großen venösen Shuntvolumen kommt und in einigen Fällen notwendig werden kann, die A. pulmonalis kurzfristig zu klemmen. Dies war gerade gestern knapp vor einem Herzstillstand bei einer 18jährigen Patientin notwendig. Der Erfolg war überzeugend.

Trachealverletzungen möchte ich jetzt nicht mehr behandeln, da die Zeit schon fortgeschritten ist. Hinweisen möchte ich noch auf die Folgezustände nach konservativ behandeltem Haematothorax: auf die Schwartenbildung. Des weiteren möchte ich noch darauf hinweisen, daß intraabdominelle Prozesse, etwa die Milzexstirpation und lokale Pankreatitis zu schweren thoracalen Folgezuständen führen können.

Konservativ behandelte, posttraumatische Haemato-Serothoraces sollen routinemäßig 3 Monate nach Entlassung einer Lungenfunktionsanalyse zugeführt werden.

Wir haben gemeinsam mit Kummer eine Serie von derartigen Fällen untersucht und haben dabei oft schwerste restriktive Veränderungen gefunden. Bei einem Patienten mit einer Schwarte haben wir eine Verbindung zwischen Unterlappen und einem nach Milzexstirpation entstandenen Pankreasabsceß gefunden, der allein durch die Lungenfunktionsdiagnostik erkennbar war.

Diskussion

Schweiberer, Homburg: Herr Brücke, Sie haben die Troikart-Drainage abgelehnt. Ich möchte aus unserer Erfahrung und aus der Erfahrung der Herz-Thorax-Chirurgie doch sagen, daß dies die einfachste Methode ist, um eine Thoraxdrainage anzulegen. Auch die schnellste Methode. Die direkte Stichincision und Einführen mit einer Klemme oder wie immer Sie es machen wollen, ist viel komplizierter. Die Troikart-Drainage ist, glaube ich doch, das beste, was wir haben. Zweitens haben Sie von der Stabilisierung des Thorax gesprochen und

Sie haben mit Recht beim Polytrauma und instabilen Thorax gesagt, daß wir weniger Stabilisierungen durchführen sollen. Beim isolierten Thoraxtrauma meine ich, ist aber die Stabilisierung berechtigt. Hier muß man aber heute sagen, daß die Spickdrahtfixation ad absurdum geführt wird und es die Ribstruts gibt, die eine hervorragende Stabilisierung gewährleisten. Weiters möchte ich meinen, daß wir die Diagnostik der linksseitigen Zwerchfellruptur nicht zu leicht abtun können. Sie ist schon sehr schwierig, sie kann sehr schwierig sein und alleine der kontrastgebende Magenschlauch gibt uns natürlich nicht so ohne weiteres einen sicheren Hinweis. Wir müssen schon noch einige andere Untersuchungen durchführen. Es können auch einige andere Organe eingeklemmt sein, und das muß ausgeschlossen sein. Ich denke nur an das linke Colon, das unter Umständen eingeklemmt sein kann.

Dann haben Sie einen großen Raum der Ösophagus- und Bronchusverletzung gewidmet. Da würde mich interessieren, wie oft das pro Jahr bei Ihnen vorkommt, und als letzte und das als echte Frage gestellt: Wann empfehlen Sie, daß ein durch Drainage und Punktion nicht entleerbarer Haematothorax dann letztlich operativ angegangen werden soll, um die Schwarte zu verhindern?

Brücke, Linz: Eine große Anzahl von Fragen. Zur Thoraxdrainage: ich habe mich vielleicht falsch ausgedrückt, aber ich bin völlig Ihrer Meinung, daß die Thoraxdrainage die bessere Methode ist als die Punktion. Nur bei einem geringen, fünf bis sechs Tage nach einer Rippenfraktur auftretenden Haematothorax werden Sie auch keine Drainage legen.

Schweiberer, Homburg: Die Frage ging um den Troikart! Ich bin nach wie vor der Meinung, daß die Troikart-Drainage die einfachste Methode ist, um eine Thoraxdrainage zu legen.

Brücke, Linz: Das ist richtig. Ich wollte nur auf die Gefahren aufmerksam machen, insbesondere auf nicht-thoraxchirurgischen Stationen. Ihre weitere Frage war betreffend der Häufigkeit der Bronchus- und Ösophagusverletzungen. Wir haben etwa 4 bis 6 derartige Fälle im Jahr, da wir eine Reihe von Unfallkrankenhäusern versorgen. Dies ist sicher keine sehr große Häufigkeit.

Ich habe die Thoraxstabilisation absichtlich etwas links liegen gelassen, habe nur den allgemeinen Stand beim Thoraxtrauma besprochen. Sicher ist eine paradoxe Beweglichkeit bei isolierter Thoraxfraktur eine Indikation. Allerdings sind hier die Kapitel, glaube ich, nicht ganz geschlossen, die Diskussion noch nicht zu Ende. Ich glaube, das waren die Fragen.

Borst, Hannover: Ich bin also auch ein Befürworter der Troikart-Methode, aber man muß eines sagen: es gibt da neuerdings das Torero-Verfahren, daß man zu dem Patienten einfach hingeht und jetzt diesen Spieß beliebig weit hineinsteckt. Ich glaube, wenn man von Fehlern und Gefahren spricht, dann muß man unbedingt darauf hinweisen, daß speziell der Junge und Ungeübte zuerst eine Nadel nimmt und sieht wo er ist, denn erst dann kann er die Torero-Methode in abgewandelter Form verwenden. Wir haben leider in Hannover zwei Patienten verloren, wo man allerdings jetzt sekundär nach Ziehen einer Drainage prompt an die Stelle punktiert hat, wo die äußere Öffnung war, und das war zufällig die Lebergegend mit dem entsprechenden Resultat. Ich kann davor nur warnen und muß den jungen Leuten sagen, sie mögen doch bitte vorher punktieren, damit sie ungefähr wissen, wo sie sind.

Muhr, Hannover: Vielen Dank. Ich glaube auch, es ist wichtig die Lokalisation zu wissen, wo man drainiert und nur noch zur Thoraxstabilisierung. In ausgewählten Fällen, wenn der instabile Brustkorb die einzige Indikation zur Dauerbeatmung ist, dann ist das sicher indiziert.

Herz- und Gefäßverletzungen

H.G. Borst und M. Hruby, Hannover

Dieses Referat umspannt den weiten Rahmen von Diagnostik und Therapie der traumatischen Verletzungen blutführender Organe. Ich sehe meine Aufgabe darin, diejenigen Verletzungen herauszustellen, die der Unfallchirurg in der Notfallsituation erkennen und behandeln, zumindestens aber in einer Art und Weise handhaben muß, daß die endgültige Versorgung durch den Spezialisten folgen kann. Daß ich dabei etwas abstrahieren muß, sei mir eingeräumt. Das venöse Trauma und die heute so häufigen iatrogenen Verletzungen müssen in den Hintergrund treten.

Ich möchte nun im folgenden die Verletzungen der in den Körperhöhlen verlaufenden Gefäßabschnitte von den peripheren Gefäßverletzungen unterscheiden, weil für beide Formen gemeinsame diagnostische und therapeutische Prinzipien gelten.

Im Falle der Herzverletzungen wird Inspektion der Thoraxwand, Perkussion, Auskultation, Röntgenübersichtsaufnahme sowie hämodynamischen Zeichen von Schock plus Stauung in den meisten Fällen klar genug sein, um eine Perikardpunktion und präliminare Entlastung vorzunehmen. Bei der Punktion allein soll man es nicht bewenden lassen, da sie wegen der ausgiebigen Coagelbildung im Herzbeutel erfahrungsgemäß keine klaren Verhältnisse schafft, vor allem was das Anhalten einer Herzblutung anbetrifft. Wir schlagen daher vor, an die Perikardpunktion in der Regel eine infraxyphoidale Fensterung des Herzbeutels durch Sauerbruch-Schnitt mit Einlegen einer Drainage anzuschließen. Gleichzeitig wird der Patient zur eventuell erforderlichen Thorakotomie vorbereitet, die unter Verlängerung des Oberbauchschnittes stets transsternal erfolgt. Bei Fehlen einer Säge kann das Sternum mit dem Lebsche-Messer oder der Gigli-Säge gespalten werden.

Die operative Versorgung von Herzverletzungen ist anderswo erschöpfend dargestellt worden, so daß ich hierauf in dem gegebenen zeitlichen Rahmen verzichten darf.

Die Resultate der chirurgischen Behandlung von Herzverletzungen liegen in Abhängigkeit vom Anteil der besonders gefährlichen Schußtraumen heute zwischen 10% und 50%. Wir selbst haben in Hannover nur eine begrenzte Erfahrung mit Herzverletzungen gewinnen können, wobei iatrogene Traumen — Perforationen mit Herzkatheter oder Herzschrittmachersonden — weit überwiegen und sich meist unschwer beheben ließen. Außerdem wurden 3 Patienten mit Herzklappendefekten elektiv im subakuten Stadium erfolgreich operiert.

Das Thema Herzverletzungen möchte ich nicht verlassen, ohne eine Bemerkung über das differentialdiagnostisch wichtige Syndrom der Herzkontusion. Diese kann von akuten schwerwiegenden kardiovasculären Symptomen, kardigenem Schock, Herzrhythmusstörung bis hin zum totalen Block begleitet sein und in ausgedehntem Infarkt mit späterem Ventrikelaneurysma ausmünden. Jeder Verdacht auf stumpfes Herztrauma muß daher eine spezifizierende EKG- und Enzymdiagnostik auf den Plan rufen — und wenn es dabei nur um spätere Versicherungsansprüche geht.

Unter den häufigen Verletzungen der großen Gefäße des Thorax möchte ich hier nur die Aortenruptur behandeln, wie sie heute zunehmend bei der Erstversorgung diagnostiziert wird. Eine solche Ruptur muß bei jeder Mediastinalerweiterung nach stumpfem Thoraxtrauma angenommen werden, bis das Gegenteil bewiesen ist. Präliminare diagnostische Hilfe bietet dabei ein mit Kontrastmittel gefüllter Magenschlauch, der routinemäßig schon bei der ersten Thoraxaufnahme gelegt werden sollte. Seine Ablenkung soll zur sofortigen retrograden Aortographie führen. Auch nur die geringste Wandunregelmäßigkeit der Aorta im Isthmusbereich, geschweige denn der Befund einer Stufe oder einer Doppelkontur im Lumen erfordert die sofortige Exploration. Die Versorgung geschieht heute unter dem Schutz einer pumpenfreien Kreislaufumleitung, wobei ein vorheparinisierter Schlauch von der Arteria subclavia zur distalen Aorta descendens geführt wird. Ohne Systemheparinisierung läßt sich die ein- oder durchgerissene Aorta meist End-zu-End rekonstruieren.

Wir haben in den letzten Jahren 6 aufeinanderfolgende Patienten mit akuter Aortenruptur ohne Todesfolge innerhalb weniger Stunden nach dem Unfall versorgt. Eine Paraplegie bei gleichzeitiger Brustwirbelfraktur dürfte präoperativ bereits bestanden haben.

Zwei seltene Aortentraumen nach Stürzen auf den Rücken beim Skifahren möchte ich hier nur kurz erwähnen, weil sie primär nicht erkannt worden sind, man aber an diese Verletzungsform denken muß:

Bei einem Patienten handelte es sich um ein Marfan-Syndrom, wobei die Aorta zum Isthmus bis in die Beckenetage disseziert und nach 3 Jahren zu einem riesigen thoracoabdominalen Aneurysma geführt hatte. Der andere Kranke dissezierte seine ganze Aorta und entwickelte eine Aorteninsuffizienz. Er wurde 6 Wochen stationär vorbehandelt und dann erfolgreich unter Wiederanheftung des Aortensegels und Ersatz der Aorta ascendens behandelt.

Verletzungen der Gefäße des Bauchraums können ebenso wie die des Thorax in solche unterschieden werden, wo es zur Blutung in die freie Höhle kommt und andere, die den Retroperitonealraum betreffen. Im ersteren Fall erhärtet in aller Regel die klinische Untersuchung den Verdacht auf Blutung. Das gleichzeitig diagnostische und therapeutische Prinzip besteht in der Exploration bei penetrierendem Trauma bzw. Punktion und Drainage mit eventuell nachfolgender Laparotomie bei stumpfer Verletzung. Im Einzelfalle wird dann zu entscheiden sein, ob man das blutende Gefäß bzw. beschädigte Organ erhalten muß und kann. Die Varianten der gefäßrekonstruktiven Verfahren an den großen Bauchgefäßen lassen sich aber hier nicht im einzelnen schildern.

Wesentlich unübersichtlicher gestalten sich die Diagnostik und Therapie bei Verletzungen der retroperitonealen Gefäße. Palpation und Punktion des Abdomens können unergiebig sein, auch können Flanken- oder inguinale Hämatome fehlen, so daß der Chirurg bei vorliegendem Schockzustand vorwiegend aus dem mutmaßlichen Unfallmechanismus heraus seine Operationsindikation ableitet. Zum Unterschied zur Diagnostik an den Gefäßen der freien Bauchhöhle muß bei vermutetem retroperitenealem Schaden ähnlich wie bei mediastinaler Gefäßverletzung eine retrograde Aortographie gefordert werden.

Die Laparotomie erfolgt wie bei Gefäßtraumen der freien Bauchhöhle stets durch medianen Schnitt, der bei Bedarf nach lateral auch in den Thorax hinaus erweitert werden kann. Im Prinzip ist jede retroperitoneale Blutung und selbstverständlich ein pulsierendes Hämatom zu explorieren, wobei oft Maßnahmen getroffen werden müssen, um den Aortenblutstrom unterbrechen zu können. Im suprarenalen Bereich erfolgt dies je nach Lage der Blutungsquelle durch Anschlingen der Aorta subdiaphragmal oder die Bursa omentalis hindurch, wobei die Abklemmung höchstens 30 min anhalten darf. Als Alternative zur Abklemmung kann man auch einen Aorten-Ballonkatheter einführen. Im infrarenalen Bereich ist die Aortenabklemmung technisch, und was die Abklemmungszeit anbetrifft, weniger problematisch. Aortenverletzungen lassen sich entweder durch tangentiale Abklemmung und Naht oder durch Kunststoffflickenplastik reparieren. Die Rekonstruktion der Aortenäste erfolgt in der Regel End-zu-End, jedoch haben wir z.B. an den Nierenarterien Venentransplantate mit ähnlich gutem Erfolg verwandt.

Die Gefährlichkeit retroperitonealer traumatischer Arterienverletzungen wird durch unsere Erfahrungen erhärtet: 5 von 6 Kranken mit solchen Verletzungen, die gleichzeitig ein Polytrauma erlitten hatten, verstarben. Interessanterweise verloren wir von 9 weiteren Patienten mit iatrogenen retroperitonealen Gefäßverletzungen nur 2. Besonders lehrreich für den Unfallchirurgen war ein Fall von Arteria-iliaca-Erosion durch eine Palakos-Krause nach Hüftgelenkplastik, ein akutes Arteria iliaca communis-Trauma bei Hüftgelenkersatz und zwei akute Verletzungen der selben Arterie links bei Bandscheibenoperationen.

Traumatische Verletzungen der Extremitätengefäße rufen je nach Erscheinungsform zwei Möglichkeiten des diagnostischen und therapeutischen Vorgehens auf den Plan: Im einfacheren Fall der spritzenden Blutung und/oder offensichtlicher akuter Ischämie sind Erkennung und Freilegung zur Blutstillung synonym. Häufig aber lassen sich Blutungsquelle und Grad der Ischämie aufgrund der klinischen Untersuchung einer massiv traumatisierten Extremität nicht ohne weiteres erhärten und eine sofortige Exploration ist daher wenig aussichtsreich. Infolgedessen fordern wir bei jedem krytpisch verlaufenden Extremitäten-Gefäßtrauma zunächst eine orientierende Diagnostik mit der Dopplersonde, an die sich dann in der Regel die Serienangiographie anschließen muß. Nur ein technisch perfektes Angiogramm erlaubt korrekte Lokalisation des Schadens und die Erkennung der Verletzungsart — Kontrastmittelaustritt, Kompression, Thrombus oder AV-Fistel — so daß die gezielte Freilegung dann folgen kann. Diese ist mit einer gegebenenfalls gleichzeitig notwendigen unfallchirurgischen Versorgung so abzustimmen, daß das zusätzliche Operationstrauma minimal bleibt.

Das operative Vorgehen an den Extremitätengefäßen umfaßt bei freier Blutung zunächst einmal die lokale Kompression oder die mit Recht nur sparsam zu verwendende Abschnürung mit dem Tourniquet. Das Gefäß wird sodann durch ausgiebigen, sorgfältig geplanten Schnitt freigelegt, so daß man den nichttraumatisierten Gefäßabschnitt proximal und distal sicher darstellen, anschlingen und dann atraumatisch abklemmen kann. Die periphere Strombahn beschickt man mit verdünnter Heparin-Lösung. Glatte Verletzungen der Gefäße kann man gelegentlich mit Direktnaht versorgen, die nach Möglichkeit quer oder diagonal zum Lumen erfolgt. Gefäße mit einem Querschnitt von weniger als 8 mm oder größere Gefäße, bei welchen durch Direktnaht eine Einengung entstehen würde, verschließt man stets mit Venenstreifentransplantaten. Ist die äußere Gefäßwand nicht verletzt und befürchtet man daher einen Intimaeinriß mit Aufrollung und Thrombose, so wird das Gefäß immer längseröffnet und zwar in der Weise, daß das Ende der Intimaablösung einwandfrei erfaßt werden kann. Die Intima wird bis zu dieser Stelle reseziert und distal mit transmuralen Stichen sicher fixiert, so daß ein Prolaps in das Lumen entfällt. Der so entstandene Defekt wird mit einem langen Venenstreifentransplantat verschlossen. Bei dünner Restadventitia oder problematischer Fixation der abgelösten Gefäßinnenschicht ist die Resektion der Gefäßstrecke mit End-zu-End-Naht bzw. Interposition von Vene oder Kunststoff vorzuziehen. Kleine Venenstreifen nimmt man aus Seitenästen der Saphena magna, um das Gefäß selbst zu schonen. Veneninterponate lassen sich am besten aus der proximalen Vena saphena gewinnen, wobei man bei zu kleinem natürlichen Lumen zwei Segmente entnimmt, diese längsspaltet und Seit-zu-Seit aneinandernäht. Kunststoff kann problemlos an allen Gefäßen oberhalb des Leistenbandes bzw. der Arteria axillaris und der Carotisgabel benutzt werden.

Bei gleichzeitiger Verletzung von Arterie und Vene versuchen wir immer die Vene mit zu rekonstruieren, statt sie zu ligieren, um auf diese Weise vor allem eine arterielle Flußbehinderung durch Venenstau zu vermeiden.

Es versteht sich, daß bei der Arterienrekonstruktion die 6 Stundengrenze, wenn immer möglich, eingehalten werden muß. Nichtsdestoweniger wird man auch nach diesem Zeitpunkt eine Wiederherstellung, wenn immer möglich, erzwingen, da der Grad der Ischämie in den meisten Fällen nicht genau genug abgeschätzt werden kann. Für die Versorgung solcher Grenzfälle, aber auch bei sonstigen ausgedehnten Gefäßrekonstruktionen an den Extremitäten, wie der Replantation, empfehlen wir die Verwendung des temporären internen Shunts, der die Durchblutung sofort wiederherstellt. Auf die große Bedeutung der Fasciotomie ist von Herrn Echtermeyer bereits hingewiesen worden.

Entscheidend für das Gelingen einer Gefäßrekonstruktion ist die vollständige Deckung des Gefäßes bzw. auch des Interponates mit ausreichend durchbluteten Weichteilen, weil jede freiliegende oder infizierte Arterie früher oder später rupturiert. Hierzu eignen sich Muskel oder gegebenenfalls auch Omentum besser als Haut.

Abschließend möchte ich die in Hannover in den Jahren 1972 bis 1979 bei 71 akuten peripheren Gefäßverletzungen gesammelten Erfahrungen kurz schildern. Bezeichnenderweise haben wir im selben Zeitraum eine gleiche Zahl iatrogener Gefäßverletzungen gesehen, auf die ich hier nicht eingehen kann (Tabelle 1).

Bei den traumatischen Gefäßverletzungen waren die obere und untere Extremität in etwa gleicher Häufigkeit betroffen, gegenüber nur wenigen Verletzungen am Rumpf und an den supraaortalen Ästen. Direkte Traumen waren mit 74% der Fälle weit häufiger als stumpfe Verletzungen (Tabelle 2). Die Rate sekundärer Amputationen betrug 11,3%, wobei Amputationen am Bein doppelt so häufig vorkamen als am Arm. Die Hospitalletalität betrug insgesamt 2,8%, beide Todesfälle ereigneten sich nach Polytrauma (Tabelle 3).

Tabelle 1. Gefäßverletzungen nach Regionen (Hannover 1972–Juni 1979)

Krankengut		
71 Fälle	N	%
Obere Extremität	30	42
Untere Extremität	35	49
Supraaortale Äste	6	9

Tabelle 2. Die Verletzungsart aufgeteilt in direkte und stumpfe Traumen an unteren und oberen Extremitäten (Hannover 1972–Juni 1979)

Verletzungsart		
Direkte Traumen:	Untere Extremität	36%
	Obere Extremität	38%
Stumpfe Traumen:	Untere Extremität	9%
	Obere Extremität	17%

Tabelle 3. Durchgeführte Art der Operation in Prozentangaben (Hannover 1972–Juni 1979)

Durchgeführte Operationen	
Art	%
Veneninterposition	32
E-E Anastomose	25
Flickenplastik	20
Venenbypass	12
Ligatur	8
Übernähung	3
Hospitalletalität	2,8
Sek. Amputationen	11,3

An durchgeführten Eingriffen führte die Veneninterposition vor der End-zu-End-Anastomose und der Venenflickenplastik sowie dem Venenbypass und der Direktnaht.

Eine Erfolgsrate um 90% beweist die Zweckmäßigkeit eines aggressiven, wenn immer möglich, rekonstruktiven chirurgischen Vorgehens bei jeder arteriellen Verletzung.

Diskussion

Tscherne, Hannover: Wie lange besteht die Gefahr einer Sekundärruptur bei einer traumatischen Aortenverletzung? Man hat ja immer die Schwierigkeiten mit der Mediastinalverbreiterung und ist nicht immer gerade in der Lage sie gerade auch beim Polytraumatisierten abzuklären. Wie lange besteht die Gefahr der Sekundärruptur?

Borst, Hannover: Wir wissen, daß etwa 80% der Rupturen sich nach 2 Stunden manifestieren, aber die anderen bilden ein Aneurysma aus und ich glaube nicht, daß jemand sagen kann, wie groß das Risiko der Ruptur eines solchen speziellen Aneurysmas ist. Es ist jedenfalls sicher signifikant höher als bei jedem anderen Aortenaneurysma.

Tscherne, Hannover: Das heißt also, eine Mediastinalverbreiterung ist auch in der dritten oder vierten Woche nach einem Unfall, auch wenn es dem Patienten nicht sehr gut geht, unbedingt durch Aortographie abzuklären?

Borst, Hannover: Das würde ich auf jeden Fall sagen.

Baumgartl, Augsburg: Ich wollte noch zur Herzverletzung etwas hinzufügen, und zwar sollte man bei Herzverletzungen nicht die Zerreißung des Herzbeutels vergessen. Diese Verletzungsfolge ist zwar nicht sehr häufig, aber immerhin ist es wichtig, daß man darüber Bescheid weiß. Die Indikation zur Operation ist bei Herzbeutelzerreißung dann gegeben, wenn das Herz teilweise oder vollkommen luxiert ist. Dies kann sofort nach dem Unfall passieren, so daß da der Kreislauf eben dann darniederliegt und die Kreislaufinsuffizienz zur Operation zwingt. Es kann aber auch so sein, daß die Herzluxation noch Jahre nach der

Verletzung auftritt, wie ich es bei einem Patienten erlebt habe, der nicht auf der linken Seite schlafen konnte, weil dann sein Herz luxierte und dann sein Kreislauf darniederlag. Die dritte Indikation zur Operation ist gegeben bei einem Fall, den ich selbst beobachtet habe, Herr Heberer berichtet auch über einen Fall: bei Blutungen, die aus kleinen Gefäßen des Perikards stammen, die nicht so groß sind, daß in den ersten Tagen operiert werden muß, die aber so lange dauern, daß nach 14 Tagen noch ein erheblicher Blutverlust dadurch resultiert.

Borst, Hannover: Ich stimme überein, es muß sehr selten sein, aber es gibt immer wieder Fälle die publiziert worden sind.

Rehn, Bochum: Zur Mediastinalverbreiterung. Sie ist so häufig bei den Polytraumen, gerade bei den Mitverletzungen des Thorax. Sie würden ja auch differenzieren: 1. erhebliche Verbreiterung, 2. Verdacht auf Verbreiterung usw., denn sonst müßte man also praktisch bei einer hohen Prozentzahl die Aortographie durchführen, denn sie haben sehr oft Blutungen ins Mediastinum usw. ohne Aortenverletzung.

Borst, Hannover: Es fällt auf, daß im deutschsprachigen Raum wenige dieser Verletzungen diagnostiziert und behandelt werden, obwohl wir sicher auch so intensiv verfahren wie zum Beispiel die Amerikaner, und meine Tendenz wäre eher einmal zuviel zu aortographieren als zu wenig. Wir haben auch zum Beispiel in Hannover eine Häufung dieser Fälle in den letzten Jahren gehabt und früher hatten wir eine Häufung dieser Fälle in der Pathologie.

Brücke, Linz: Direkt dazu. Die Mediastinalverbreiterung, die kann ja auch vollkommen fehlen natürlich und es ist zusätzlich ja auch außerordentlich wichtig und nötig, die Pulse an den unteren Extremitäten, an der linken Subclavia zu tasten. Es gibt diese Pseudocoarctatio-Verlaufsform, wo es praktisch zum kompletten Verschluß kommt. Sie haben dann auch noch bei den Herzverletzungen ein riesiges Herz gezeigt. Ich glaube man muß festhalten, daß in der akuten Situation, etwa bei einer Herzruptur, der Mediastinalschatten völlig normal sein kann und sich eine Perikardtamponade nur durch den wesentlich erhöhten Venendruck und ähnliches äußert.

Borst, Hannover: Richtig! Wir finden die radiologische Diagnostik einer Perikardtamponade eigentlich sehr schwierig. Das trifft für die Herzchirurgie zu und auch für die Traumatologie. Man soll sich sicher nicht an der Zeltform oder anderen häufig beschriebenen Dingen festhalten. Es tut mir leid, also dieser Fall war besonders dramatisch, aber er ist vielleicht nicht typisch. Ich glaube, daß man auch hier im Zweifelsfalle auch einmal mehr punktieren sollte als einmal zu wenig.

Schweiberer, Homburg: Herr Borst, wir haben eigentlich recht viele Probleme mit der Diagnostik der Herzkontusion, obwohl wir wissen, daß die Herzkontusion doch keinen unerheblichen Anteil an den posttraumatischen Todesfällen hat. Durch die Untersuchungen von Herrn Glinz wissen wir, daß die Herzkontusion eine recht große Bedeutung hat. Könnten Sie uns zur Diagnostik hier etwas sagen?

Borst, Hannover: Im Bezug auf das EKG würden wir uns einen Kardiologen holen und im Bezug auf die Enzymdiagnostik glaube ich ist es wichtig, daß man wirklich schon in den ersten Stunden, vielleicht schon in der ersten Stunde mit der CKMB-Enzymanalyse anfängt.

Schweiberer, Homburg: Würden Sie so vorgehen, daß wir bei allen Thoraxverletzungen, stumpfen Thoraxverletzungen, doch die CKMB bestimmen sollen, obwohl ja da Muskelverletzungen vorliegen, die unter Umständen Fehlergebnisse bringen?

Borst, Hannover: CB-Enzym noch am allerwenigsten. Ich glaube nicht, daß die Bestimmung bei jeder Thoraxverletzung nötig ist, aber bei solchen, wo mit einem Schlag auf das Sternum oder im Herzbereich gerechnet werden muß.

Tscherne, Hannover: Vielleicht sollte ich noch auf unsere traurigen Erfahrungen bei den Gefäßverletzungen hinweisen. Die Forderungen Lorenz Böhlers, die immer ein bißchen, auch weil sie immer wieder gestellt worden sind, lächerlich vorgekommen sind, die kann ich also heute voll unterstreichen. Nämlich, daß man den Patienten auch klinisch untersucht, und es ist unglaublich, wie häufig eine Ischämie übersehen wird. Daran sollte man denken, daß die Gefäßverletzungen also auch rechtzeitig zur Versorgung kommen können. Wir sehen eine große Zahl von übersehenen Gefäßverletzungen.

Abdominalverletzungen

F. Harder, F. Herkert, U. Steenblock und M. Allgöwer, Basel

Nach schweren Abdominalverletzungen wird das Überleben besonders von folgenden 5 Faktoren bestimmt:

1. Der Zeit, die zwischen Unfall und Kreislaufstabilisierung verstreicht. Damit im Zusammenhang
2. der in den ersten 24 Std transfundierten Blutmenge,
3. der Information, Organisation und Erfahrung der Transport- und Notfallequippen.

Diese 3 Punkte sind direkt beeinflußbar. Gegeben sind dagegen

4. Die Anzahl und Art der Verletzungen sowie
5. das Alter und die Risikofaktoren des Patienten.

Zu Punkt 1, dem Zeitfaktor: Rasche und schonende Transporte, häufig per Helikopter und frühe Information ermöglichen es, daß auch Schwerstverletzte eine vorbereitete Notfallstation noch lebend erreichen.

Zu Punkt 2, der transfundierten Blutmenge: Wenn auch die in den ersten 24 Std transfundierte Blutmenge nicht direkt den weiteren Verlauf bestimmt, so kann sie doch als prognostischer Index gewertet werden. Die Korrelation zwischen der transfundierten Blutmenge und der Mortalität geht aus Abb. 1 hervor. 82 vorwiegend Mehrfachverletzte mit Milzrupturen wurden analysiert. 57 Patienten, die 0–3 l erhalten hatten, weisen eine Mortali-

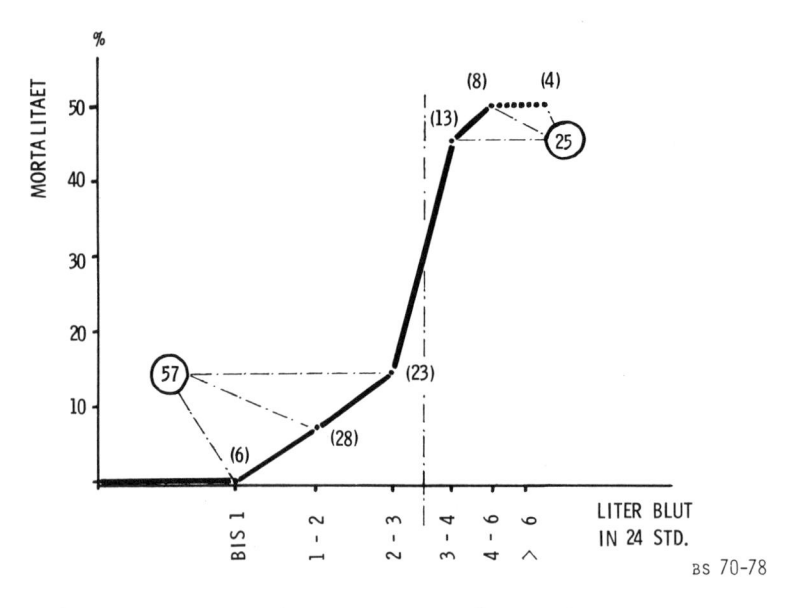

Abb. 1. In den ersten 24 Std nach dem Unfall transfundierte Blutmenge und Mortalität bei 82 Splenektomien wegen traumatischer Milzruptur, vorwiegend bei Mehrfachverletzten. Auf der Abscisse die in den ersten 24 Std transfundierte Blutmenge. In Klammern zu jedem Punkt die jeweilige Anzahl Patienten, die die dazugehörige unten bezeichnete Blutmenge erhalten haben

tät von unter 15% auf. Bei 25 Patienten mit 3 und mehr Litern Blut beträgt die Mortalität das Dreifache.

Zu Punkt 3, der Organisation: Nur eine weiterhin effiziente und koordinierte, hämodynamische, respiratorische und operative Reanimation und Diagnostik können den zunächst gewonnenen Vorsprung halten. Dies erfordert einen chirurgisch erfahrenen Kommandanten und Koordinator auf der Notfallstation.

Zu Punkt 4, der Anzahl Verletzungen: Am Beispiel der Leberverletzungen (Tabelle 1) zeigt diese Aufstellung klar die prognostische Bedeutung der Verletzungszahl. Die Mortalität verdoppelt sich beinahe mit jeder hinzukommenden Begleitverletzung [2].

Beim Schwerverletzten gelingt es nicht immer, normale Kreislaufverhältnisse allein durch Volumenzufuhr vor einem Notfalleingriff wieder herzustellen. Bleibt ein schwerer hypovolämischer Schock wegen abdominaler Blutung bei rascher Volumenzufuhr unbeeinflußt, so besteht eine Indikation zur Reanimationsthoracotomie oder -laparotomie. Es stellt sich die Frage, ob transthorakal links die supradiaphragmale Aorta oder ob transabdominal die subdiaphragmale Aorta abgeklemmt werden soll. Die Notfall-Laparotomie bei prallem Hämatoperitoneum kann bei Wegfall der Tamponade eine zusätzliche Hypotonie mit konsekutivem Herzstillstand herbeiführen. Hier beläßt das Abklemmen der thorakalen Aorta die Tamponade, führt zu einer momentanen Blutstillung und verbesserten Coronarzirkulation. Die Laparotomie erfolgt darauf bei günstigeren Kreislaufverhältnissen.

Tabelle 1. Die Prognose in Abhängigkeit der Anzahl Begleitverletzungen beim Lebertrauma [2]

Begleitverletzungen	n Pat.	† %
Keine	596	4,4
1	457	7,4
2	278	16,9
3	130	25,4
4	81	40,7
5 oder >	48	72,9
Bei Kriegsverletzungen:		x 2

Das unmittelbar lebensbedrohliche Abdominaltrauma stellt aber eine Minderheit dar. Bei 1590 Leberverletzungen [2] mußte die thorakale Aorta 50mal abgeklemmt werden, um den Kreislauf halten zu können. Eine anatomische Leberresektion (Debridement ist dabei ausgeschlossen) war 39mal notwendig. Der Cavashunt nach Schrock wurde 15mal angewandt. Meist bleibt aber Zeit für ein geordnetes diagnostisches Vorgehen.

Diagnostik

Die Grundlage bildet eine wenn notwendig sehr summarische, elementare physikalische Untersuchung. Prellmarken sind zu beachten. Sie können zusammen mit der Unfallanamnese nützliche Hinweise auf zu vermutende innere Verletzungen geben. Einfache Thorax- und Abdominalröntgenbilder sind stets zu verlangen.

Im Grenzbereich zwischen Abdomen und Thorax sind die Zwerchfellkuppen im Thoraxbild zu beachten. Zwerchfellrupturen sind gerade bei der sofortigen Intubation und Überdruckbeatmung anfänglich häufig nicht zu erkennen und machen sich teils erst nach der Extubation bemerkbar. Das Abdomen-Leerbild macht uns auf pathologische Flüssigkeits- und Luftansammlungen, auf Verdrängungen und Frakturen aufmerksam. Die retroperitoneale Ruptur des Duodenums, welche klinisch zunächst sehr symptomarm sein kann, ist möglicherweise an perirenaler Luftansammlung rechts, die sich auch durch Insufflation provozieren läßt und am Verschwinden des Psoasrandes zu erkennen. Eine Milzruptur kann zu einer Magenverlagerung und einer Eindellung der großen Kurvatur führen. Wasserlösliche, perorale Röntgenkontrastmittel können Kardia- und Magenverletzungen aufzeigen, intravenöse, bei der Abdomen-Leerlaufnahme gespritzte über Vorhandensein beider Nieren oder eventuelle Nierenverletzungen orientieren.

Die Peritoneallavage ist eine der ersten diagnostischen Maßnahmen, besonders bei bewußtseinsgetrübten oder äthylisierten Patienten, bei Paraplegie oder Mehrfachverletzten mit Bauchtrauma. Sie läßt sich überall schnell und sicher vornehmen. Ist sie nicht auf Anhieb positiv, so begleiten sie den Patienten bei eventuellen weiteren Abklärungen. Mehrfache vorausgegangene Laparotomien stellen eine Kontraindikation dar. Wir beurteilen die Peritoneallavage nach der Farbe und führen keine Zellzählung durch. 132 konsekutive Peritoneallavagen wurden auf ihre Treffsicherheit hin analysiert. 60 waren auf Anhieb klar positiv und 39 schon bei der ersten Lavage sicher negativ. Bei 33 fraglichen Lavagen folgte eine teils mehrfache Wiederholung. Dabei wurden 9 eindeutig positiv und

24 negativ. Somit ergaben sich insgesamt nach teils mehrfacher Wiederholung der Lavage 69 positive Lavagen und 63 negative. Bei keiner der negativen Lavagen wurde später eine Laparotomie notwendig. Bei den positiven fand sich stets eine Verletzung, die die Laparotomie rechtfertigte. Die Bestimmung der Amylase in der Lavageflüssigkeit scheint uns sinnvoll. Sie muß bei Pankreasverletzungen nicht erhöht sein und kann auch auf eine Duodenal- oder Jejunalruptur hinweisen.

Vermehrt eingesetzt wird die Arteriographie. Besonders bei Verdacht auf Nierenverletzungen ist sie wertvoll.

Scintigraphie, Sonotomographie und axiale Computertomographie können, besonders bei primär nicht erkannten parenchymatösen Verletzungen später zur Diagnose führen.

Indikation

Die Indikation zur Notfall-Laparotomie ist gegeben:

1. Bei bedrohlicher intra- oder retroperitonealer Blutung.
2. Bei penetrierenden, symptomatischen Verletzungen.
3. Bei positiver Peritoneallavage oder Laparoskopie, auch bei noch stabilem Kreislauf.
4. Bei Verdacht auf Perforation eines Hohlorgans, bei Pankreasverletzungen und Zwerchfellrissen.
5. Später zur Drainage von Absceßherden.

Steht die Indikation fest, so betreffen die weiteren Fragen:

1. Die Lagerung.
2. Die Zugänge.

Als Lagerung empfiehlt sich die Rückenlage mit gespreizten Beinen und der Möglichkeit, in Steinschnittlage überzugehen. Es kann so, wenn nötig, ungehindert auf kombiniertem abdomino-perinealem Wege operiert und wirksam pararectal drainiert werden. Die $45°$ Halbseitenlage ist vorzunehmen, wenn die Möglichkeit einer Erweiterung des Abdominaleingriffes in den Thorax besteht, z.B. bei Lungenverletzungen oder Zwerchfellruptur.

Von den Zugängen ist die mediane Laparotomie die schnellste, unblutigste und gibt Einblick auf das gesamte Abdomen. Sie kann in beiden Brusthöhlen sowie durch Sternotomie erweitert werden. Die Mehrzahl der blutenden Abdominalverletzungen kann direkt gestillt werden. Die Aorta ist, wenn nötig, aber auf 2 Wegen zugänglich.

1. Die Aorta abdominalis wird sofort nach Eröffnung des Abdomens gegen die Wirbelsäule komprimiert. Mit wenigen Handgriffen lassen sich darauf Milz, linke Colonflexur, Pankreasschwanz und Magenfundus mobilisieren und en bloc nach medial umschlagen. Nach Einkerben des linken Zwerchfellpfeilers gewinnt man weitere 2–4 cm Länge und kann die Aorta übersichtlich abklemmen. Durch Ablösen des Colon descendens überschaut man so die ganze Aorta abdominalis. Die kreuzende linke Nierenvene, die einer iatrogenen Verletzung ausgesetzt ist, darf zwischen Vena spermatica und Cava ligiert werden. In diesem Zusammenhang sei daran erinnert, daß wenn die Alternative Verblutungstod heißt, die Vena Cava unterhalb der Nierenvene, die Vena mesenterica superior, der linke oder rechte Pfortaderast [3] ligiert werden können. Es sind auch einige Fälle beschrieben, die die Stammligatur überlebt haben.

2. Der zweite Weg zur Aorta führt über eine Erweiterung in den linken Thorax zur supradiaphragmalen Aorta.

Steht die Cavaverletzung im Vordergrund, so bestehen zwei weitere Möglichkeiten:

1. Zugang zu Cava und Aorta caudal der Nierengefäße von rechts her. Die gesamte Cava bis zum Leberhilus läßt sich durch Eröffnung des Retroperitoneums entlang Coecum und Ascendens sowie durch ein weites Kochersches Manöver darstellen.
2. Erweiterung durch Sternotomie, Einführen des Cavashunts nach Schrock [9], welcher ebenso berühmt ist wie selten angewandt.

Einzelne Organverletzungen

Das stumpfe Bauchtrauma ist bei uns häufiger als das penetrierende. Dabei sind am häufigsten Milz, Leber, Nieren, Darm — in dieser Reihenfolge — betroffen. Die übrigen Organe und Strukturen des Retroperitoneums werden wesentlich seltener und bei Einwirkung von sehr hohen Kräften verletzt.

Milz

Von 190 Splenektomien in den Jahren 1972—1976 waren 40 traumatisch bedingt. Die isolierte Milzruptur war dabei relativ ungefährlich. Der Spitalaufenthalt betrug 11 Tage [5]. Ernste Komplikationen blieben aus. Ob der Zustand nach Splenektomie beim Erwachsenen ganz harmlos ist, ist jedoch fraglich. Beim splenektomierten Kind jedenfalls sind foudroyant verlaufende Infekte, vor allem Pneumokokken-Sepsis gehäuft. Eine vor 2 Jahren publizierte Verlaufsstudie [8] an 740 im 2. Weltkrieg nach Trauma splenektomierten Soldaten zeigte eine signifikante Häufung von Todesfällen an Pneumonie und Herzinfarkt. Versuche der Milzerhaltung werden deshalb mehr und mehr erfolgreich durchgeführt. Die kürzlich eingeführte Infrarot-Kontaktcoagulation [4] eignet sich hervorragend zur Stillung von flächenhaften Blutungen an parenchymatösen Organen. Kapselverletzungen können so gestillt und sogar Polresektionen kombiniert mit Kontaktcoagulation durchgeführt werden. Als alternative Methode bei schweren Verletzungen sind kleine Milzgewebsstücke anläßlich der Splenektomie an verschiedenen Orten implantiert worden, z.B. im Omentum. Die Funktion dieses verstreuten Milzgewebes läßt sich wie bei der Splenosis scintigraphisch nachweisen [1] (Abb. 1).

Leber

Die Versorgung der Leberverletzungen kann jeden Schwierigkeitsgrad erreichen. Eine von Walt [10] zusammengestellte Statistik von großen amerikanischen Zentren zeigt, wie selten, allerdings bei mehrheitlich penetrierenden Leberverletzungen, deren Behandlung größere chirurgische Maßnahmen erfordert (Tabelle 2).

Die Arterienligatur wird ganz verschieden gehandhabt. In Louisville, von wo aus sie von Truman Mays besonders propagiert wurde, wurde sie bis 1978 sehr häufig, nämlich in 31%,

Tabelle 2. Häufigkeit von Arterienligatur, anatomischer Leberresektion oder Cavashunt bei Leberverletzungen in 5 amerikanischen Zentren, die jährlich um die 100 Leberverletzungen behandeln. In der ersten Kolonne die jährlich durchschnittlich behandelte Anzahl Leberverletzungen. In der zweiten Kolonne die Häufigkeit der Arterienligatur in %. In der dritten Kolonne die Häufigkeit der anatomischen Leberresektion in %. In der vierten Kolonne die bisher insgesamt durchgeführte Anzahl Cavashunts. Dahinter in Klammer die Anzahl der überlebenden Patienten [9]

	n/J.	Ligatur	Lobectomie	Cavashunt
Baylor	130	0	< 2,5%	15 (7)
Dallas	110	< 1%	1,8%	4 (0)
S. Illinois	110	0	3,5%	3 (1)
Wayne State	100	1,4%	2,6%	8 (0)
Louisville	60	31,0%	1,6%	–

vorgenommen. Die anatomische Leberresektion erreicht höchstens 3,5%. Sie ist fast überall mit einer Mortalität von 50% und mehr beim schweren Lebertrauma verbunden. Der Cavashunt nach Schrock wurde äußerst selten angewandt.

Ergibt die Laparotomie eine Leberruptur, so kann diese nach folgendem Plan angegangen werden:

Manuelle Tamponade und Kompression der Verletzung, während ein eventuell noch bestehendes Volumendefizit behoben und nach weiteren abdominalen Verletzungen gesucht wird. Abklemmen des Leberhilus. Blutet die Leberverletzung dabei stark weiter, so muß eine venöse Verletzung der retrohepatischen Cava vermutet werden. Steht die Blutung aber unter dem Pringle Manöver, so ist an die Arterienligatur zu denken. Zuvor folgen aber das Debridement und die Durchstechungsligaturen. Sind diese ungenügend, so wird selektiv entweder der rechte oder der linke Hepaticaast, bei Verletzung beider Leberlappen auch die Arteria communis, ligiert. Erst wenn all diese Maßnahmen scheitern, muß eventuell zur anatomischen Resektion geschritten werden. Die Arterienligatur ermöglicht meist eine dauernde, zuweilen auch nur eine vorübergehende Blutstillung. Sie kann eine Notfall-Leberresektion ist einen elektiven Eingriff umwandeln oder überhaupt umgehen. Bei wesentlicher portaler oder venöser Beteiligung an der Blutung kann die Arterienligatur versagen. Sie wird bei nicht vorgeschädigter Leber gut ertragen.

Darmverletzungen

Die beim penetrierenden Trauma häufigen Dünndarm- und insbesondere Colonverletzungen sind beim stumpfen Trauma selten. Ein Trend zur primären Versorgung durch Resektion und Anastomosierung auf Kosten der Exteriorisierung der Naht bahnt sich hier an. Die Notwendigkeit einer proximalen Entlastungskolostomie ergibt sich aus dem Grad der Verschmutzung der Bauchhöhle, dem Zeitintervall zwischen Verletzung und Operation und dem Zustand des Darmes und der Anastomose. Bei ganz schweren und vor allem kombinierten Verletzungen kann die temporäre getrennte Einpflanzung beider Darmenden in die Bauchwand notwendig sein. Wie bei allen schweren Verletzungen der Bauchhöhle ist die wirksame Drainage zu beachten, bei einer Verletzung des Rectosigmoids auch die pararectale Drainage. Etwa 1/3 der Rectalverletzungen sind mit Urogenitalverletzungen vergesellschaftet. Außer bei Bagatellverletzungen benötigen wir hier als erste Maßnahme eine doppelläufige proximale Kotableitung, gefolgt von einer gründlichen Spülung des abführenden Schenkels.

Duodenum und Pankreas

Die retroperitoneale Duodenalverletzung kann selbst bei der Laparotomie übersehen werden, falls nicht speziell nach Galleverfärbung, Ödem, Hämatom, Petechien oder Fettgewebsnekrosen gesucht wird. Nach Lucas [7] verläuft die in den ersten 24 Std übersehene Duodenalruptur in 40% tödlich, in nur 11% aber, wenn sie sofort operiert wird. Eine Revision wird durch ein weites Kochersches Manöver vorgenommen. Die Versorgung der Duodenalverletzung richtet sich nach Art und Schwere der Verletzung. Drainage und Dekompression von Magen, Duodenum und eventuell ausgeschlossener Jejunalschlinge sind entscheidend.

Die übersehene Pankreasverletzung ist weniger ernst als die des Duodenums. Ein Hämatom im Pankreaskopfbereich oder in der Bursa omentalis muß aber inspiziert werden. Bei der einfachen Kontusion genügt eine Drainage nach außen. Findet sich eine Gangverletzung oder eine Fraktur des Pankreas über der Wirbelsäule, so ist die distale Pankreatectomie vorzunehmen. Bis zu 80% des Pancreas können ohne Auftreten eines Diabetes reseziert werden [6, 11].

Retroperitoneales Hämatom bei Beckenfrakturen

Die Eröffnung dieser Hämatome kann zu kaum stillbaren Blutungen führen, bei denen auch die Ligatur der Arteria iliaca interna enttäuscht. Neuerdings scheint die selektive transluminale Embolisierung hier auch schwere Blutungen unter Umgehung einer Laparotomie zum Stehen bringen zu können. Zu derartigen Vorgehen ist aber generell zu sagen, daß kreislaufinstabile Patienten zu diesem Zweck nicht einfach „abgegeben" werden dürfen, sondern vom Notfallarzt begleitet werden müssen.

Abschließend seien 5 entscheidende Punkte noch einmal hervorgehoben, welche bei der Versorgung des Schwerverletzten mit Bauchtrauma entscheidend sind:

1. Rasche, schonende Transporte, frühes Einsetzen der Reanimation.
2. Zielstrebige Diagnostik, wobei die einfachen Untersuchungen, welche sofort auf grobe Veränderungen hinweisen, vorwegzunehmen sind.
3. Primäre, meist definitive Versorgung der Verletzungen mit Versuch der Organerhaltung. Eine Ausnahme bildet hier sicher das Pankreas, wo bei Gangverletzungen im Schwanz- und Corpusbereich am einfachsten reseziert wird.
4. Verfügbarkeit wertvoller, teils sehr einfacher technischer Neuerungen wie der kontinuierlichen Peritoneallavage, der Infrarot-Kontaktcoagulation, der Autotransfusion und der Angiographie in Diagnostik und Therapie.
5. Koordinierter Einsatz von Spezialisten nach Dringlichkeit.

Von größter Wichtigkeit für den Chirurgen ist es zu wissen, daß zwei Maßnahmen bei schwerer Abdominalblutung zunächst Ruhe und Übersicht schaffen können: Das Abklemmen der Aorta und die des Ligamentum hepaticum.

Zusammenfassung

Die Prognose des Schwerverletzten mit Abdominalverletzungen hängt in einem großen Maße ab von:

1. dem Zeitintervall zwischen Unfall und Kreislaufstabilisierung,
2. damit im Zusammenhang von der transfundierten Blutmenge,
3. der Information, Organisation und Erfahrung der Notfallequippe.

Zu diesen beeinflußbaren Faktoren fügen sich noch

4. die Art und Anzahl der Verletzungen und
5. das Alter und die Risikofaktoren des Patienten hinzu, welche gegeben sind.

Die entscheidenden diagnostischen und operativen Maßnahmen bei schwerer abdominaler Blutung und den häufigeren Organverletzungen (Milz, Leber, Darm, Duodeno-Pankreas) werden erläutert. Mit der Möglichkeit, die Aorta supra- oder infradiaphragmal sowie den Leberhilus abzuklemmen, verfügt der Chirurg über eine wirksame Möglichkeit, welche zunächst Ruhe und Übersicht bei der Notfall-Laparotomie wegen schwerem Abdominaltrauma schafft.

Literatur

1 Benjamin J T, Korup D M, Shaw A, MacMillan C W (1978) Alternatives to total splenectomy: 2 case reports. J Ped Surg 13: 2, 37–38
2 Defore W W, Mattox K L, Jordan G L, Beall A C (1976) Management of 1590 consecutive cases of liver trauma. Arch Surg 111: 493–497
3 Flint L N, Polk H T (1979) Selective hepatic artery ligation: Limitation and failures J Trauma 19: 5, 319–323
4 Guthy E, Kiefhaber P, Nath G, Kreitmair A (1978) Infrarot-Kontaktkoagulation, klinische Anwendung an Leber und Milz. Langenbecks Archiv 3: 47, 641–642
5 Harder F, Klco L, Tondelli P (1978) Komplikationen nach Splenektomie. Therapiewoche 29: 853–856
6 Jones R C, Shires G I (1971) Pancreatic trauma. Arch Surg 102: 424
7 Lucas C E, Ledgerwood A N (1975) Factors influencing outcome after blunt duodenal injury. J Trauma 15: 10, 839–846
8 Robinette Z W, Fraumeni J F (1977) Splenectomy and subsequent mortality in veterans of the 1939–1945 war. Lancet 2: 127–192
9 Schrock T, Blaisdell F W, Mathewson C (1968) Management of blunt trauma to the liver and hepatic veins. Arch Surg 96: 698
10 Walt A J (1978) The mythology of heptatic trauma – a babel revisited. Am J Surg 135: 12–18
11 Yellin A E, Vecchione T R, Donovan A J (1972) Distal pancreatectomy for pancreatic trauma. Am J Surg 124: 135–142

Diskussion

Schmit-Neuerburg, Essen: Wie oft führen Sie eine Second-Look-Operation, um beispielsweise Dünndarmläsionen oder so etwas zu erkennen, durch?

Harder, Basel: Wir haben gestern von der Second-Operation als systematische Operation bei fraglichen Verhältnissen im Abdomen gehört. Wir führen diese nicht in diesem systematischen Maß durch, sondern nur, wenn Symptome auftreten.

Muhr, Hannover: Was verstehen Sie unter einer fraglichen Lavage beim Schwerverletzten und wie gehen Sie da vor?

Harder, Basel: Verschiedene Zentren führen ja die Zellzählung bei der Lavage durch. Wir führen diese nicht durch, sondern wir halten uns an den optischen Eindruck, an die Farbe, und ich glaube, wenn man die Lavage systematisch wiederholt und nicht nur einmal durchführt, wo ihr Informationswert viel geringer ist, kann man diesen nicht ganz exakten Begriff verwenden.

Sie haben auf einem der Diapositive Röhrchen gesehen. Das linke würde als negativ gelten, das zweite wird als lachsfarben benannt und als fraglich bezeichnet und müßte wiederholt werden, bis es entweder nach rechts oder nach links zuzuordnen ist. Ich glaube, eine exakte Einteilung nach Zellzählung sieht zwar auf dem Papier sehr gut aus, aber in der Praxis ist diese einigermaßen wertlos, weil es auf Durchmischung und auf die Menge ankommt. Wichtig ist der Querschnitt durch die Wiederholung.

Muhr, Hannover: Ja, ich glaube auch, es geht nicht um die Zellzählung, es geht ganz einfach um die Indikation. Das Thema ist ja der Schwerverletzte und der Patient ist dann häufig relaxiert und wird beatmet. Und wann ist nun dann der Zeitpunkt und wie lang würden Sie das Drain zur Lavage liegenlassen?

Harder, Basel: Ja, wir lassen das ohne weiteres 48 Std liegen, wenn es sein muß, wenn wir bis dann nicht klar sind. Lachsfarben bei stabilem Kreislauf, das zweite Röhrchen würden wir beobachten. Bei Versagen oder bei schlechten Kreislaufverhältnissen würden wir da eher laparotomieren.

Tscherne, Hannover: Jetzt habe ich noch eine Frage. Unter welchen Voraussetzungen halten Sie zusätzliche diagnostische Maßnahmen bei der frischen Verletzung für notwendig? Nämlich Computertomographie oder Angiographie. Ist das überhaupt notwendig und unter welchen Voraussetzungen?

Harder, Basel: Die Computertomographie habe ich absichtlich weggelassen, obwohl sie natürlich sehr vielversprechend ist, sie ist aber in vielen Zentren einfach nicht durchführbar oder noch nicht vorhanden. Sie ist sicher auch wichtig bei der Verletzung von parenchymatösen Organen. Ich denke zum Beispiel an Pankreasruptur, die man primär übersehen hat.

Um zum Beispiel hier die Diagnose zu stellen: der Patient könnte dann auch zum Apparat gefahren werden. Andere zusätzliche Untersuchungen, hier denke ich an die Tomographie und an die Arteriographie, die gerade bei Nierenverletzungen wichtig ist, ist Gegenstand folgender Vorträge.

Tscherne, Hannover: Aber für die Beurteilung der eigentlichen Abdominalverletzungen, im Zusammenhang mit der frischen Verletzung in der ersten Phase, kann darauf verzichtet werden? Stimmen Sie mir zu?

Harder, Basel: Ich glaube ja und ich glaube, daß das ganz besonders wichtig ist, daß, wenn man eine Arteriographie für indiziert hält, der Chirurg unbedingt mit dem Patienten zum Angiographen geht, weil dort schon Unfälle passiert sind aufgrund mangelnder Überwachung.

Höllwarth, Graz: Ich bin sehr froh, daß Sie die Splenektomie, die im allgemeinen geübt wird, etwas kritisch beleuchtet haben. In besonderem Maß gilt dies für die Kinder, da die Postsplenektomiesepsisrate wesentlich häufiger ist. Einige Zentren und auch wir selbst, haben in letzter Zeit mit gutem Erfolg einen vorwiegend konservativen, d.h. abwartenden Therapieweg eingeschlagen, ohne Komplikationen, und wenn das Abdomen so akut ist, daß die Laparotomie nicht zu umgehen ist, so ist es relativ einfach und meistens möglich, die Milzverletzung zu nähen, zum Beispiel mit Teflon oder unter Verwendung von lyophilisierter Dura.

Harder, Basel: Die Frage beim Kind ist aktuell, wie lange es beobachtet werden soll. Wie lange hospitalisieren Sie ein Kind mit Milzruptur?

Höllwarth, Graz: Wir hospitalisieren die Kinder drei Wochen.

Urogenitalverletzungen beim Polytraumatisierten

G. Rutishauser, Basel

Eine Mitverletzung der Urogenitalorgane besteht bei etwa 2%–5% der Polytraumatisierten [9]. In der Tat fanden sich unter 375 Mehrfachverletzten, die im Chirurgischen Department Basel behandelt werden mußten, 19 — also 5% — mit einer Verletzung des Urogenitalapparates [12].

Zur Schadenverteilung wird angegeben — und auch das bestätigen eigene Zahlen —, daß Nierenverletzungen mit mehr als 70% anteilsmäßig weit im Vordergrund stehen, gefolgt von den Verletzungen der unteren Harnwege, mit einem Anteil von etwa 20% [9, 11].

Unsere 19 „urologischen" Patienten hatten nun aber natürlich auch recht erhebliche anderweitige Verletzungen und wir wissen ja zudem, daß die Vitalfunktionen des Polytraumatisierten derart beeinträchtigt sein können, daß die Summe der Verletzungsschäden den Gesamtzustand nur unzureichend wiedergibt.

Wenn Sie diese Tatsachen in Rechnung stellen, müßten Sie es als Beispiel röhrenförmig-spezialistischer Gesichtsfeldschrumpfung empfinden, würde ich nun umgehend auf die speziellen Aspekte der urologischen Mitverletzungen des Polytraumatisierten eingehen. Ich müßte dieser Beurteilung beipflichten und ziehe es im Interesse einer wirklichkeitsnahen Verteilung der Gewichte vor, die spezialistischen Einzelheiten etwas abgekürzt zu kommentieren und damit etwas Zeit in eine kurze Analyse der allgemeinen Betreuung von urologisch mitverletzten Polytraumatisierten zu investieren.

Sofern beim Verletzten eine schwere Beeinträchtigung der Vitalfunktionen besteht, ist der Urologe vorerst einmal sicher nicht mehr als einer der verschiedenen mitbeurteilenden Consiliarii, die sich mit Vorteil an ein bei der Betreuung solcher Patienten bewährtes Konzept halten, das lebensrettende Sofortmaßnahmen, spezielle Diagnostik und definitive Behandlung in relativ scharf gegeneinander abgegrenzten Phasen auseinanderhält [12].

Eine erste Phase ist ausschließlich auf die Reanimation ausgerichtet. Alle Aufmerksamkeit gilt dem Kreislauf und der Atmung. Parallel dazu werden offensichtliche und mögliche Verletzungen erfaßt und bewertet. Sind Thorax, Abdomen und Becken betroffen, so interessiert sich der Urologe für Traumamarken in diesem Bereich, für Frakturen am Thorax, am Becken und an der Wirbelsäule, für Blutungen aus der Urethra und natürlich für den Urinbefund.

Wenn entsprechende Hinweise bestehen, so geben 80–100 ml Telebrix 38, zusammen mit der Schocktherapie rasch infundiert, schon bei Gelegenheit der orientierenden Abdomen-Leeraufnahme *erste Auskunft über den Zustand der Nieren.* Sicher zeigt dieses Bild, ob auf der traumafernen Seite ein normales Organ vorhanden ist.

Besteht eine *Urethrablutung*, so klärt ein improvisiertes Urethrogramm mit 20 ml Telebrix 38 zu gleichen Zeit, ob eine Urethra-Ruptur vorliegt und läßt den Gedanken an gefährliche Katheterversuche gar nicht erst aufkommen. Ist die Harnröhre intakt, so gestattet das in die Blase eingeflossene Kontrastmittel häufig auch gleich eine Grobbeurteilung, ob allenfalls eine Blasenverletzung vorliegt.

In der nun gelegentlich notwendigen anschließenden ersten Operationsphase dürfen ausschließlich Maßnahmen getroffen werden, die für eine stabile und definitive Reanimation notwendig sind. Dazu gehört neben Drainagen am Thorax auch die operative Blutstillung im Abdomen und Retroperitoneum, etwa bei einer Nierenzerreißung.

Ein organerhaltender Eingriff an der Niere ist in dieser Phase kaum denkbar, es sei denn, die Abklemmung der Nierengefäße behebt die Schockursache definitiv und die Stabilisierung von Kreislauf und Atmung werde ausnahmsweise so offensichtlich, daß von einer 30–45minütigen Verlängerung des Eingriffs keine Beeinträchtigung der allgemeinen Prognose befürchtet werden muß. Die erste Operationsphase wäre in diesem seltenen Fall ohne ausgesprochene Stabilisierungsphase direkt in die zweite Operationsphase übergegangen.

Es muß nicht besonders betont werden, daß die Entscheidung, in diesem Zeitpunkt einen reparativen Eingriff durchzuführen, schwierig ist und natürlich nur gemeinsam mit dem Anaesthesisten, dem Intensivmediziner und dem Allgemeinchirurgen getroffen werden darf. Fehlentscheide sind auch dann noch durchaus möglich.

Als Beispiel ein 28jähriger, bei der Arbeit verunfallter Mann, mit einer Hüftgelenksluxation, Rippenfrakturen und einem Hämato-Pneumo-Thorax mit Luftemphysem. Die rechte Niere schien intakt. Links was das Hypochondrium verschattet. Die Peritoneallavage ergab blutige Flüssigkeit.

Auf massive Volumenzufuhr sprach der Kreislauf vorerst gut an. Der Patient konnte intubiert und beatmet werden. Nach einer Bülaudrainage normalisierte sich das PO_2, sodaß die Hüftgelenksluxation reponiert werden konnte.

Leider blieb die Kreislaufsituation aber nicht stabil, woraus sich die Indikation zu einer Laparotomie im Rahmen einer ersten Operationsphase ergab. Dabei mußte ein Leberriß tamponiert, die rupturierte Milz exstirpiert und die zertrümmerte linke Niere entfernt werden.

Das Beispiel zeigt, daß im Rahmen der lebensrettenden Sofortmaßnahmen der ersten Operationsphase eigentlich nur die Nephrektomie in Frage kommt.

Stabilisierungs- und Erholungsphase bei diesem Patienten verliefen dann ungestört. Als Traumatologen wird es Sie aber interessieren, daß es 2 Wochen später wegen einer übersehenen Tibiakopf-Fraktur doch noch zu einer zweiten Operationsphase kam.

Hätte die Niere hier vielleicht noch erhalten werden können? Höchstens dann, wenn sich Atmung und Kreislauf so hätten stabilisieren lassen, daß vorgängig der Laparotomie das für die Verletzungsbeurteilung im Abdomen sehr wertvolle Aortogramm hätte durchgeführt werden können, das natürlich auch eine Beurteilung der Gefäß- und Parenchymschäden der Niere gestattet hätte.

Die mit bestenfalls 2 Std angesetzte oberste Toleranzgrenze zur *Versorgung von Nierengefäß-Verletzungen* läßt sich naturgemäß nur unter außerderordentlich glücklichen Umständen einhalten [3]. Erfolgreiche Gefäßrekonstruktionen sind denn auch so selten, daß angesichts unseres übergeordneten Themas „Polytrauma" auf ihre Diskussion verzichtet werden kann.

Erst nach erfolgreicher Stabilisierung der vitalen Funktionen, werden dann also in einer zweiten Operationsphase — möglicherweise parallel mit anderen Verletzungsversorgungen — *geplante reparative Eingriffe an den Nieren und an den Harnwegen* durchgeführt.

Welche diagnostischen Unterlagen sind für die Indikationsstellung notwendig?

Allgemeinuntersuchung, Beachtung von urologisch bedeutsamen Frakturen, die orientierende Urographie und die Aortographie wurden bereits erwähnt. Noch vorher werden aber die Beurteilung des Urins und der Diurese aktuell und damit oft der *Katheterismus*.

Bevor man einen Polytraumatisierten mit Beckenverletzung katheterisiert, ist es gut, sich zu erinnern, daß unauffällige Verhältnisse am Meatus noch keinen Beweis für eine unversehrte Harnröhre darstellen [8].

Die Rectaluntersuchung liefert zusätzliche Informationen: Bei intra-pelvinen Urethrazerreißungen drängt das Hämatom die Stümpfe auseinander, den proximalen mit der Prostata nicht selten weit hinauf in die Höhle des kleinen Beckens.

Im Zweifel ist das Urethrogramm dem Katheterversuch immer vorzuziehen; bestätigt es die Ruptur, so löst eine Punktions-Cystostomie vorläufig das Problem des Harnabflusses und erlaubt die Überwachung der Diurese.

Bei 5%–10% der Patienten mit Beckenfrakturen ist die Blase mitbetroffen [9]. Bringt das Urethrogramm nicht auch in dieser Beziehung Klarheit, so wird ein eigentliches Cystogramm (mit 200 ml Urografin 10%) angeschlossen. Dabei sollte man nie vergessen, nach der Entleerung des Kontrastmittels noch eine weitere Aufnahme anzufertigen.

Rechtzeitig erkannt und versorgt ist die Prognose bei intra- wie bei extraperitonealer *Blasenruptur* gut, während für übersehene Rupturen immer noch eine relativ hohe Mortalität von bis zu 40% angegeben wird. Diese Zahl unterstreicht die Notwendigkeit bei Beckenringfrakturen in jedem Falle Verletzungen im Bereiche der Harnröhre und der Blase in Betracht zu ziehen und auszuschließen.

Zur Versorgung einer Blasenruptur genügt eine zweischichtige Naht mit resorbierbarem 00–000-Material. Entscheidend ist die gute Drainage und die Sicherstellung des freien Harnabflusses durch Katheter und nötigenfalls Cystostomie. Für Letztere benützen wir einen ziemlich festen Plastikschlauch, den wir mit atraumatischem 4/0 Catgut durchstechen und an der Blasenwand fixieren.

Die Versorgung der rupturierten Blase gehört zur Notfall-Laparotomie der ersten Operationsphase.

Urethrarupturen versorgen wir in der zweiten Operationsphase. Der Verzicht auf die Frühversorgung, wie er aus Schweden empfohlen wurde, hat sich nicht bewährt. Das organisierte Hämatom zwischen den Stümpfen bringt bei der sekundären plastischen Operation Wochen bis Monate später unnötige Zusatzprobleme.

Die Versorgung von Urethrarupturen benötigt immer viel Zeit und Ruhe. Bei Verletzungen im bulbo-cavernösen Bereich gelingt manchmal eine primäre Anastomose. Auch eine nur teilweise semizirkuläre Wiedervereinigung der Stümpfe soll akzeptable Spätresultate liefern [6]. Sehr wichtig für das Spätresultat ist die Sekretableitung aus der Harnröhre. Wir legen dazu zwei enggelochte, dünne Plastikschienen über den Operationsbereich und spülen sie vom zweiten Tag an mit Kochsalz- oder Antibiotica-Lösung häufig leicht aus.

Eine Restitutio ad integrum auf Anhieb ist bei schweren Urethrazerreißungen im bulbären und membranösen Abschnitt sicher die Ausnahme. Bei Abrissen im Bereiche des Beckenbodens ist es dasselbe für spätere Korrektureingriffe von Vorteil, wenn die primäre Wiedervereinigung der Urethrastümpfe ausschließlich von einem retropubischen Zugang aus durchgeführt werden kann.

Nun zum Schluß noch zur Frage, welche Nierenverletzungen überhaupt operativ versorgt werden müssen: Sicher ist die notfallmäßige Nephrektomie notwendig bei den rund 5% Patienten mit bedrohlicher Blutung und irreparabler Zerreißung des Parenchyms [5]. 80%– 85% der Verletzten sind aber Kontusionen und kleinere Einrisse des Parenchyms im Bereiche der Kapsel oder des Pyelons, die man abwartend behandeln darf, selbst wenn Kontrastmittelaustritt nachweisbar ist und eine kräftige Hämaturie besteht. Letztere ist kein Maß für die Ausdehnung der Verletzung.

Bei den verbleibenden 10%–15% der Fälle mit größeren Parenchymzertrümmerungen ist die Indikationstellung in den letzten Jahren zu Recht aktiver geworden, weil sich in dieser Gruppe später die große Mehrzahl der Komplikationen, wie Hydronephrosen, Steine, Cystenbildungen und Hochdruck der nicht chirurgischen Therapie manifestieren, die später zur sekundären Nephrektomie Anlaß geben, wobei dann gelegentlich Nieren entfernt werden müssen, die bei einem primären reparativen Eingriff mit hoher Wahrscheinlichkeit hätten erhalten werden können.

Der Zugang zur verletzten Niere erfolgt in Rückenlage von einer medianen Laparotomie aus, um die Nierenarterien vor Eröffnung der das Hämatom komprimierenden Gerotaschen Fascie unter Kontrolle zu haben.

Der Gefäßstiel wird links mit Vorteil mediokolisch (Abb. 1a u. b), rechts nach Mobilisation der Colonflexur (Abb. 2) angeschlungen bzw. mit einer weichen Gefäßklemme verschlossen. Anschließend kann das Hämatom in Ruhe ausgeräumt und je nach Situation eine Teilresektion oder eine Rekonstruktion vorgenommen werden, wenn immer sich die Niere als erhaltenswert erweist [10].

Ureterabrisse sind selten. In der Literatur finden sich vielleicht etwa 150 solcher Beobachtungen [4, 7]. Fast durchwegs handelt es sich um Kinder oder Jugendliche. Die Diagnose ergibt sich in der Regel aus dem Ausscheidungsurogramm; nur äußerst selten ist dazu eine retrograde Darstellung notwendig. Sofern keine Anastomose der Stümpfe bzw. eine Neueinpflanzung ins Pyelon oder in die Blase möglich ist, kommt beim Polytraumatisierten in der Regel nur die Nephrektomie in Frage.

Ein Ärzteteam, das Mehrfachverletzte in der Reanimationsphase betreut und beurteilt, wird sicherlich auch einmal eine ersthaftere urologische Mitverletzung zum Nachteil des

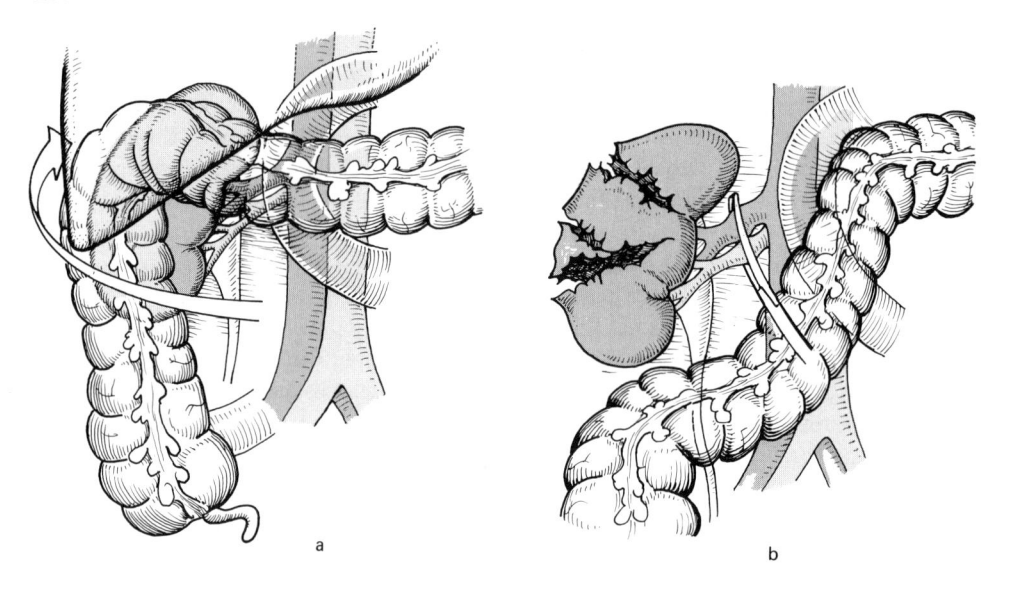

Abb. 1a, b. Zugang zu den Nierengefäßen rechts. Auf der rechten Seite empfiehlt sich zur Gefäßdarstellung die Ablösung der Colonflexur nach unten und medial

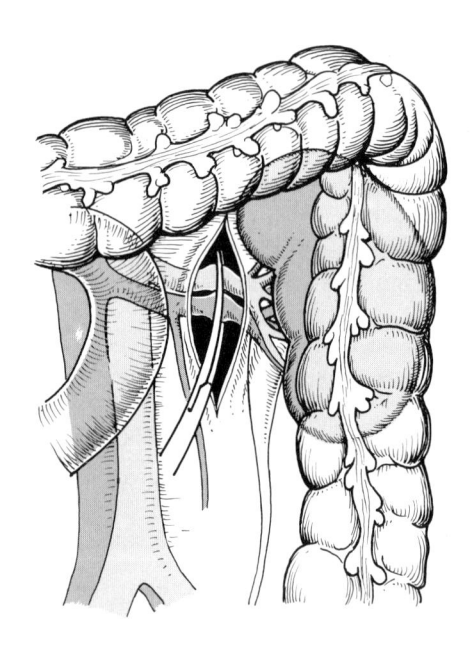

Abb. 2. Zugang zu den Nierengefäßen links. Links ist der direkte Zugang zu den Gefäßen durch eine vertikale Incision des Peritoneums unmittelbar unterhalb des Duodenums und parallel zur Aorta (unter Schonung der Vena mesenterica cranialis) zu empfehlen

Verunfallten vorerst übersehen. Eine wesentlich größere Gefahr für diesen wäre jedoch die allzu frühe Übernahme der Behandlung durch Organfachleute in unserem Falle die vorzeitige „Urologisierung", wenn diese Wortschöpfung erlaubt ist.

Die besten Chancen hat der Patient bei enger, sachbezogener Zusammenarbeit zwischen Allgemeinchirurgen, Intensivmedizinern, Anaesthesiologen und chirurgischen Spezialisten.

Als Teamleiter wird in der Regel der Allgemeinchirurg und/oder der Intensivmediziner funktionieren.

Die Ruhe und Sicherheit, die ein vorbehaltloses und von gegenseitiger Anerkennung getragenes Teamwork vermittelt, bringt optimale Voraussetzungen für das Gelingen auch anspruchsvoller reparativer Eingriffe, wie sie auf urologischem Gebiet die Rekonstruktion der Niere und der ableitenden Harnwege ohne Zweifel darstellen.

Wir sind glücklich, daß im Chirurgischen Department Basel die Voraussetzungen für diese im Interesse des Verletzten nützliche Kollaborationen bestehen und in den meisten Situationen — nicht in allen selbstverständlich, denn auch bei uns arbeiten Menschen — gut funktionieren.

Zusammenfassung

Der Urogenitalapparat ist bei Polytraumatisierten nur in rund 5% der Fälle mitverletzt. Die Prognose des Patienten kann indessen, wenn die Nieren betroffen sind, wegen akuter Blutung und bei Verletzung der unteren Harnwege wegen Urinaustritt mit septischen Folgen, stark beeinträchtigt sein.

Das Konzept der Betreuung Schwerverletzter mit Beteiligung des Urogenitalapparates wird diskutiert. Dabei wird auf einige wichtige diagnostische und therapeutische Besonderheiten in der Beurteilung und Behandlung von Verletzungen des Urogenitalbereiches eingegangen.

Literatur

1. Allgöwer M (1977) Das Bauchtrauma: Verletzungen an Verdauungstrakt und retroperitonealen Organen. Helv chir Acta 44: 63–72
2. Cass A S (1975) Renal trauma in the multiple injured patient. J Urol 114: 495–497
3. Jakse G, Madersbacher H, Flora D (1977) Nierenverletzung und Polytrauma. Helv chir Acta 44: 317–321
4. Jellinghaus W, Schröder F H (1974) Ureterabriß nach stumpfem Bauchtrauma. Urologe A 13: 138–142
5. Karmi S A, Young J D, Soderstrom C (1979) Classification of renal injuries as a guide to therapy. Surg Gyn Ostet 148: 161–167
6. Kreutz G, Bandhauer K (1977) Die Wertigkeit der Urethraverletzungen beim Polytraumatisierten. Helv chir Acta 44: 337–338
7. Laberge J, Homsy Y L, Dadour G, Beland G (1979) Avulsion of Ureter by blunt trauma. Urology 8: 172–178
8. Marberger M, Wilbert D, Ahlers J (1977) Beckenfrakturen ohne klinisch-manifeste Harntraktverletzung. Urologische Spätmobidität. Helv chir Acta 44: 339–343
9. Nagel R, Leistenschneider W (1978) Urologische Verletzungen beim Polytraumatisierten. Chirurg 49: 731–736
10. Rutishauser G, Pupp J S (1978) Die operative Versorgung der verletzten Niere. Atlas ausgewählter urologischer Operationen. Ethicon GmbH
11. Schönberger G, Brien G (1975) Verletzungen der Niere und des Harnleiters. (Übersichtsreferat) Z Urol 68: 289–292
12. Wolff G (1977) Die Urogenitalverletzung beim Polytraumatisierten. Helv chir Acta 44: 307–312

Diskussion

Muhr, Hannover: Darf ich die Diskussion mit folgender Frage eröffnen: Bei welchen Verletzungstypen würden Sie eine Urographie empfehlen?

Rutishauser, Basel: Ich würde eine Urographie dann empfehlen, wenn die Stabilisierungsphase eingetreten ist. Bestehen Hinweise für eine Nierenverletzung, so kann man in aller Ruhe die Diagnose stellen.

Muhr, Hannover: Also auch bei der stumpfen Flankenverletzung ohne Haematurie zum Ausschluß der Arterienruptur?

Rutishauser, Basel: Warum nicht, es ist ja eine einfache Untersuchung.

Muhr, Hannover: Eine andere Frage. Sehen Sie eine Möglichkeit der konservativen Behandlung bei kleinen urographisch nachgewiesenen Extravasaten?

Rutishauser, Basel: Ich glaube, ich habe darauf hingewiesen, daß die Frage, was soll operiert und was soll nicht operiert werden, in der Geschichte dauernden wellenförmigen Schwankungen ausgesetzt ist. Es gibt Argumente für die frühe Operation, die sicher bestechender sind und eben die Argumente, die für eine spätere Operation einschließlich einer allfälligen Nephrektomie sprechen. Kleine Einrisse haben in der Regel keine Folgen. Es kann einmal ein Hämatom calcifizieren, es kann sich eine Hypertonie entwickeln, aber das ist etwas, was man als Rarität bezeichnen könnte.

Wirbelsäulenverletzungen

J. Böhler, Wien

Die Behandlung von Wirbelsäulenverletzungen beim Mehrfachverletzten ist im allgemeinen nicht dringlich, vorausgesetzt, daß keine Lähmungserscheinungen vorliegen. Lediglich Wirbelbrüche mit Teillähmung müssen entsprechend den Grundsätzen der Triage dringlich reponiert werden, um die Medulla zu entlasten.

Diagnostik

Beim Mehrfachverletzten werden Wirbelbrüche noch häufiger als sonst übersehen. Bei gleichzeitigem Schädelhirntrauma werden sogar Lähmungen nicht selten übersehen. Neben der klinischen Diagnostik mit Deformität und lokaler Druckempfindlichkeit über den verletzten Dornfortsätzen steht die Röntgendiagnostik im Vordergrund. Dabei soll die ganze

Wirbelsäule aufgenommen werden, um Mehrfachfrakturen nicht zu übersehen. Vom gebrochenen Wirbel werden dann noch gezielt eingestellte Aufnahmen gemacht. An der Halswirbelsäule sind zusätzlich Spezialaufnahmen erforderlich, und zwar Schrägaufnahmen in 15° zur Darstellung der Gelenkfortsätze, Schrägaufnahmen in 45° zur Darstellung der Intervertebrallöcher und die Spezialaufnahmen für die hinteren Elemente nach Boylston und Abel (Abb. 1). Der fünfte Lendenwirbel wird in der a.-p.-Ebene mit einer Einsichtsaufnahme mit gebeugten Hüftgelenken dargestellt (Abb. 6). Die Tomographie ist zur Diagnostik und zur Verlaufskontrolle von Frakturen des Dens epistrophei wesentlich. Die Myelographie ist mit den neueren Kontrastmitteln wie Metrizamid weitgehend risikolos geworden und wird bei Teillähmungen durchgeführt.

Behandlung

Wirbelbrüche mit Teillähmung

Wie schon erwähnt, ist die Behandlung nur bei Teillähmungen dringlich. Zunächst wird konservativ die Wirbelsäule durch Längszug und nicht durch Hyperlordosierung wieder aufgerichtet, da bei alleiniger Hyperlordosierung die hintere obere Wirbelkante weiter verschoben und dadurch der Druck auf die Medulla verstärkt werden kann. Der Längszug erfolgt mit Gewichten bis zu 100 kg; damit legt sich die hintere obere Wirbelkante meist wieder gut an, und auch starke Verkürzungen können mit dem Längszug ausgeglichen werden. Operative Sofortmaßnahmen erlaubt in der Regel der Allgemeinzustand nicht, sondern diese müssen, wenn notwendig, sekundär durchgeführt werden. Der Reposition

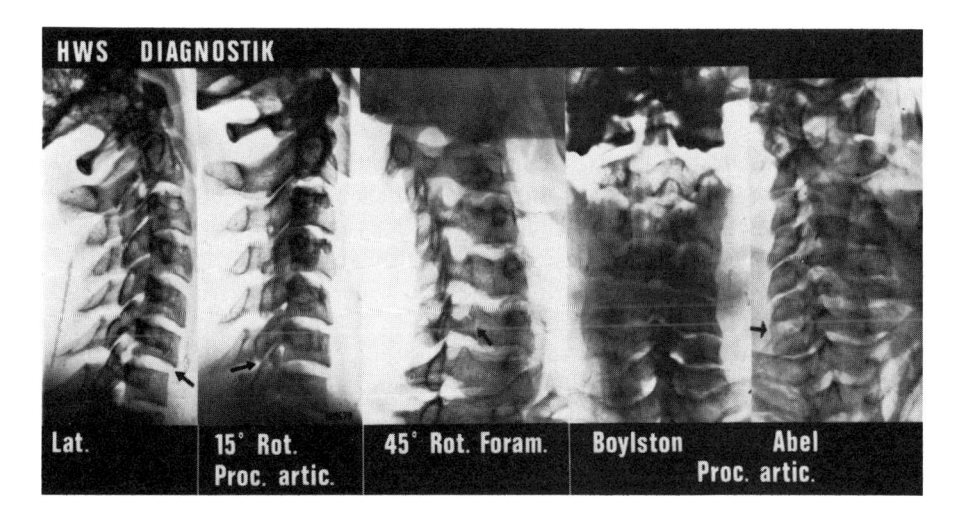

Abb. 1. Spezialaufnahmen für die Halswirbelsäule: 15° Rotation zur Darstellung der Gelenkfortsätze; 45° Rotation zur Darstellung der Foramina intervertebralia; Aufnahmen nach Boylston und Abel zur Darstellung der Gelenkfortsätze und Bogen

im Längszug schließen wir in der Regel eine Myelographie an. Falls diese eine Kompression der Medulla zeigt, soll operativ entlastet werden. Die Kompression kann durch prolabiertes Nucleusgewebe, das röntgenologisch nicht zur Darstellung kommt, hervorgerufen werden. An der Halswirbelsäule ist manchmal die ganze Bandscheibe in den Wirbelkanal hinein disloziert. Mit der Laminektomie können solche vorn liegenden Fragmente nicht erreicht werden; dafür wird aber die Instabilität erhöht, und es kommt zu grotesken Deformierungen, so wie bei dieser bereits ein Jahr alten Wirbelsäulenpseudarthrose mit abnormer Beweglichkeit und nach wie vor einem kompletten Stop im Myelogramm (Abb. 2). An der Halswirbelsäule kann es nach der Laminektomie zur ausgeprägten Schwanenhalsdeformität mit sekundärer Medullakompression kommen. Daher erfolgt an der Halswirbelsäule die Dekomprimierung vom anteromedialen Zugang mit Resektion eines ganzen Halswirbelkörpers, Ersatz dieses Wirbelkörpers durch einen Knochenblock und Plattenstabilisierung. An der übrigen Wirbelsäule wird anterolateral nach Alexander und Riska dekomprimiert und anschließend der Defekt im Wirbelkörper entweder nur mit der resezierten Rippe aufgefüllt oder es wird zusätzlich vorne mit einer Platte stabilisiert, oder nach Auffüllen des vorderen Defektes mit Rippenspänen wird hinten mit Harrington-Stäben zusätzlich stabilisiert.

Wirbelbrüche mit kompletter Querschnittlähmung

Bei ihnen ist die Aufrichtung und Dekompression der Medulla nicht dringlich, da mit einem Zurückgehen der Lähmung nicht zu rechnen ist. Trotzdem soll aber aus statischen Überlegungen eine Reposition der Wirbelsäule erfolgen, da sonst die späte Rehabilitation durch die starke Abknickung der Wirbelsäule und durch Decubitalgeschwüre über den vorstehenden Dornfortsätzen wesentlich erschwert wird. Auch bei diesen Fällen gelingt die Stabilisierung am einfachsten mit Harrington-Stäben. Dadurch kann die Rehabilitation wesentlich früher einsetzen.

Wirbelbrüche ohne Lähmung

Der therapeutische Nihilismus, Kompressionsbrüche der Wirbelsäule nicht so wie alle anderen Frakturen zu reponieren, ist nicht verständlich, wenn man bedenkt, daß die Statik der Wirbelsäule durch eine Abknickung beträchtlich gestört wird. Es kommt, um den Blick nach vorne zu ermöglichen, zu einer beträchtlichen kompensatorischen Hyperlordose vor allem der Lenden- und der Halswirbelsäule, die später zu schweren spondylotischen und spondylarthrotischen Veränderungen führt.

Neben der bewährten konservativen Aufrichtung, Ruhigstellung im Gipsmieder und Übungsbehandlung nach Lorenz Böhler, auf die ich nicht näher eingehen möchte, gewinnt in letzter Zeit auch an der Wirbelsäule die operative Stabilisierung immer mehr an Bedeutung. Dies trifft vor allem für die Halswirbelsäule zu.

Der Berstungsbruch des Atlas nach Jefferson wird mit am Schädel angreifender Extension durch sechs Wochen und anschließender Ruhigstellung im Minervagipsverband durch weitere sechs Wochen behandelt. Die Zeit der Bettruhe kann mit der ambulanten Halo-Extension so wie bei den übrigen Halswirbelsäulenverletzungen wesentlich abgekürzt werden.

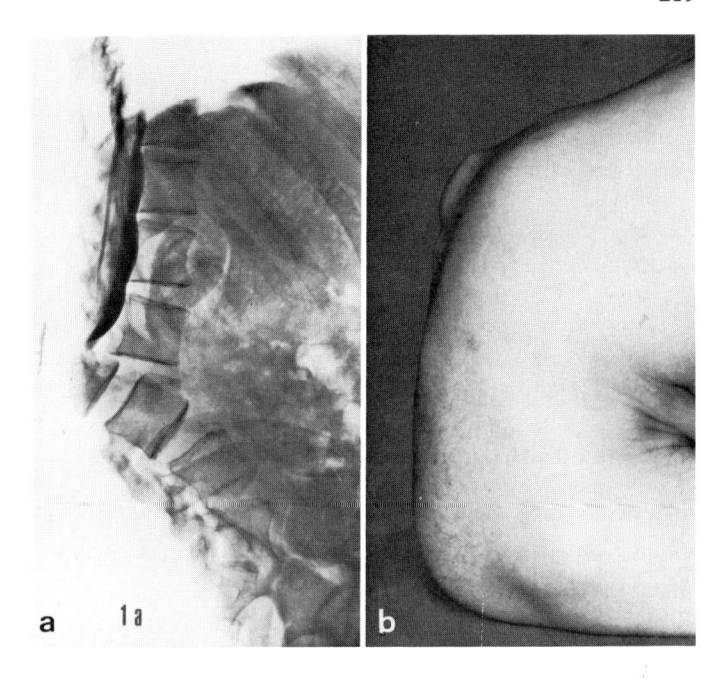

Abb. 2. 1 Jahr alte Pseudarthrose der Lendenwirbelsäule nach Luxationsfraktur L2 und Laminektomie, durch die eine vollständige Instabilität erzeugt wurde

Auch die Gehängtenfraktur des zweiten Halswirbels mit Bruch der Bogenwurzel und Zerreißung der Bandscheibe C2/C3 wird konservativ behandelt. Die operative Behandlung mit direkter Verschraubung der Bogenwurzel von hinten nach Judet oder mit vorderer Fusion der Bandscheibe ist nur ausnahmsweise notwendig.

Die häufigste Fraktur des zweiten Halswirbels ist die Fraktur des Dens epistrophei, die sich konservativ im Zug reponieren und anschließend im Gipsverband weiterbehandeln läßt. Jahna hat gezeigt, daß damit 98% knöchern heilen; allerdings muß die Ruhigstellung im Gipsverband bis zu neun Monaten ausgedehnt werden. Um den Verletzten das beschwerliche Tragen eines Minervagipsverbandes zu ersparen, führen wir vor allem bei älteren Menschen häufig die hintere Spondylodese nach Brooks mit zwei keilförmigen Spänen durch; ebenso empfehlen wir die operative Stabilisierung, wenn bei konservativer Behandlung nach 16 Wochen die Densfraktur noch nicht geheilt ist (Abb. 3).

Pseudarthrosen des Dens epistrophei sollen wegen der unmittelbaren Lebensbedrohung operativ stabilisiert werden. Wir machen immer eine kombinierte vordere und hintere Fusion, wobei von vorne ein Knochenspan in einen Kanal des Dens epistrophei über die Pseudarthrose hinweg eingeschoben wird. Die intraoperative Verwendung eines Bildverstärkers erleichtert das Bohren des Kanals im Dens epistrophei von vorne. Auch sehr ausgeprägte Abknickungen bei Denspseudarthrosen lassen sich im Dauerzug aufrichten und dann operativ stabilisieren.

An der übrigen Halswirbelsäule führen wir die operative Stabilisierung bei neurologischen Ausfälle, bedingt durch Medullakompression oder durch Wurzelirritation bei Gelenkfortsatzbrüchen, durch und auch bei zu erwartender Instabilität, also bei Zerreißung der Band-

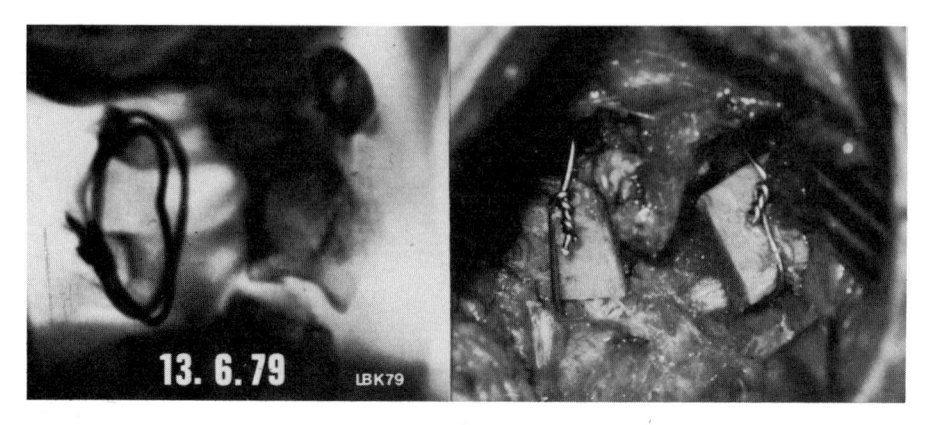

Abb. 3. Hintere Spondylodese C1–C2 mit zwei keilförmigen paravertebralen Spänen

scheibe mit gleichzeitiger Verletzung der hinteren Wirbelelemente, da es sonst zur sekundären Dislokation kommen kann.

Beim alleinigen Einsetzen eines Knochenblocks oder eines Knochendübels nach Cloward kann es wegen der Zerreißung der hinteren Elemente der Wirbelsäule zur neuerlichen Abknickung kommen oder sogar zur Ausstoßung des Knochenspans. Deshalb ist eine zusätzliche Plattenstabilisierung angezeigt, wie wir sie schon vor 15 Jahren durchgeführt haben. Jetzt verwenden wir ausschließlich die H-Platten nach Orozco, bei denen es wesentlich ist, daß die Schrauben auch die Wirkelkörper-Hinterwand mitfassen. Auch verhakte Luxationen können von vorne durch Spreizen der Wirbel und Zurückschieben des luxierten Wirbels reponiert und anschließend stabilisiert werden (Abb. 4).

Brustwirbelsäule

Frakturen der Brustwirbelsäule mit starker Abknickung bei Jugendlichen ergeben für uns eine Indikation zur Aufrichtung und Stabilisierung. Die Aufrichtung gelingt konservativ kaum, die Retention nie. Deshalb müssen diese Frakturen operativ behandelt werden. Die operative Reposition und Stabilisierung erfolgt entweder transthorakal von vorne, wobei das Repositionsergebnis mit eingesetzten Rippenspänen aufrechterhalten wird, oder von hinten mit Harrington-Stäben (Abb. 5).

Auch die seltenen, aber typischen frontalen Luxationsfrakturen der Brustwirbelsäule mit Verschiebung um volle Breite zur Seite werden ebenfalls transthorakal reponiert und mit einer Plattenosteosynthese stabilisiert.

Verhakte Luxationsfrakturen der Thoracolumbalgrenze müssen operativ vom hinteren Zugang aus reponiert werden. Die Teilresektion der Gelenkfortsätze ist nicht notwendig. Durch entsprechendes Spreizen der Intervertebralgelenke lassen sich diese Luxationen operativ gut reponieren. Anschließend wird eine hintere Spondylodese mit Drahtschlingen und intertransversalem Block oder mit Harrington-Stäben durchgeführt. Die Fusion kann aber auch mit Verschraubung der Gelenkfortsätze und intertransversaler Spondylodese erfolgen.

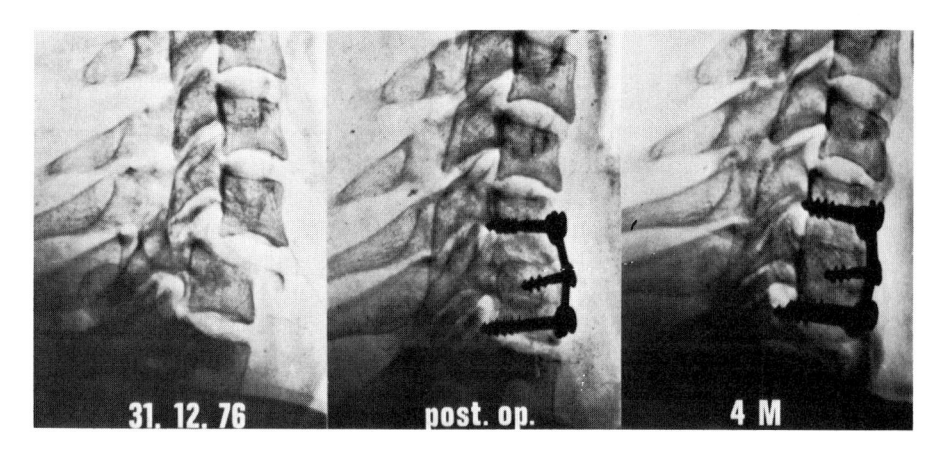

Abb. 4. Verhakte Luxation C5 mit Fraktur des Wirbelkörpers C6. Offene Reposition von vorne, Verblockung mit Knochenspan und H-Platte

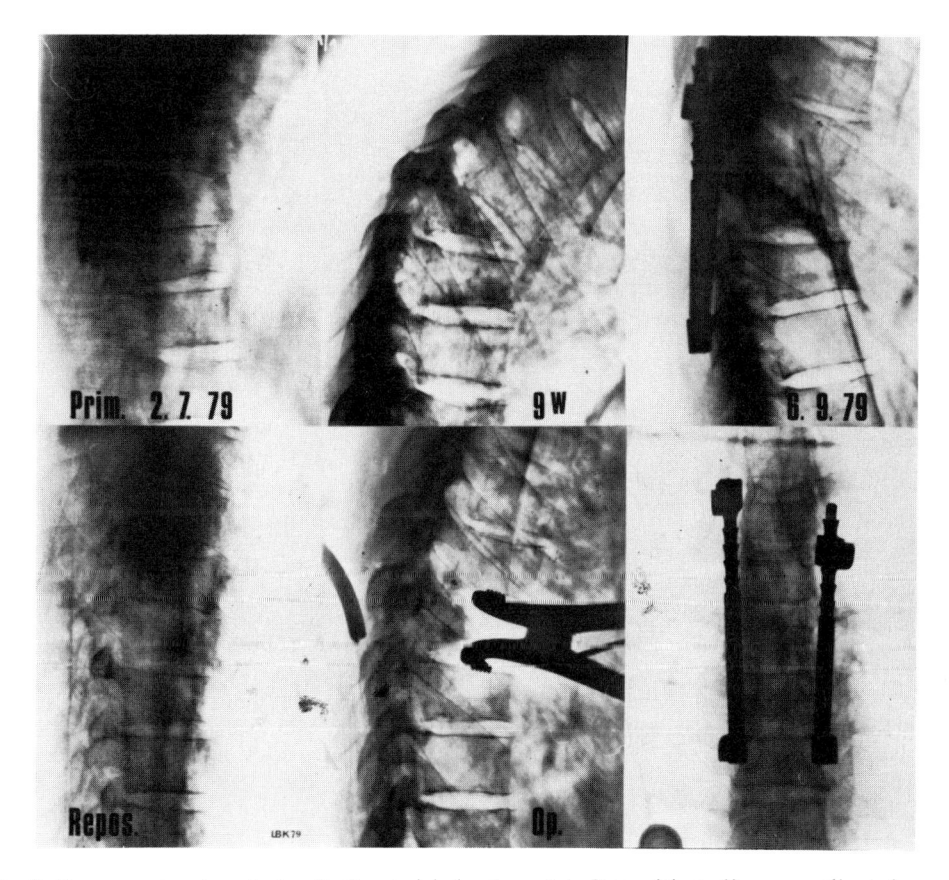

Abb. 5. Kompressionsbruch des 7. Brustwirbels. Auswärts Reposition, die zwar gelingt, im Anschluß daran aber vermehrte Kompression des Wirbelkörpers mit starkem Gibbus. Operative Aufrichtung und Spanverpflanzung transthorakal von vorne und Stabilisierung mit Harrington-Stäben von hinten

Lendenwirbelsäule

Fast alle Lendenwirbelsäulenbrüche lassen sich konservativ aufrichten und auch halten, wobei die neueren, leichten Mieder aus Kunststoff wesentliche Vorteile gegenüber den schweren Gipsmiedern bringen. An der Lendenwirbelsäule ist es vor allem die sekundäre Instabilität, die die Indikation zur Stabilisierung gibt. Diese erfolgt entweder von vorne mit Spänen und Platte oder von hinten mit Harrington-Stäben. Eine weitere Indikation zur operativen Stabilisierung ist die traumatische Spondylolisthese mit Fraktur der Bogenwurzel L5, die sich zwar konservativ reponieren, jedoch nicht im Gipsverband halten läßt. Vom hinteren Zugang werden die Bogenwurzeln verschraubt und zusätzlich eine intertransversale Spondylodese L5–S1 durchgeführt mit anschließender Ruhigstellung im Gipsmieder (Abb. 6).

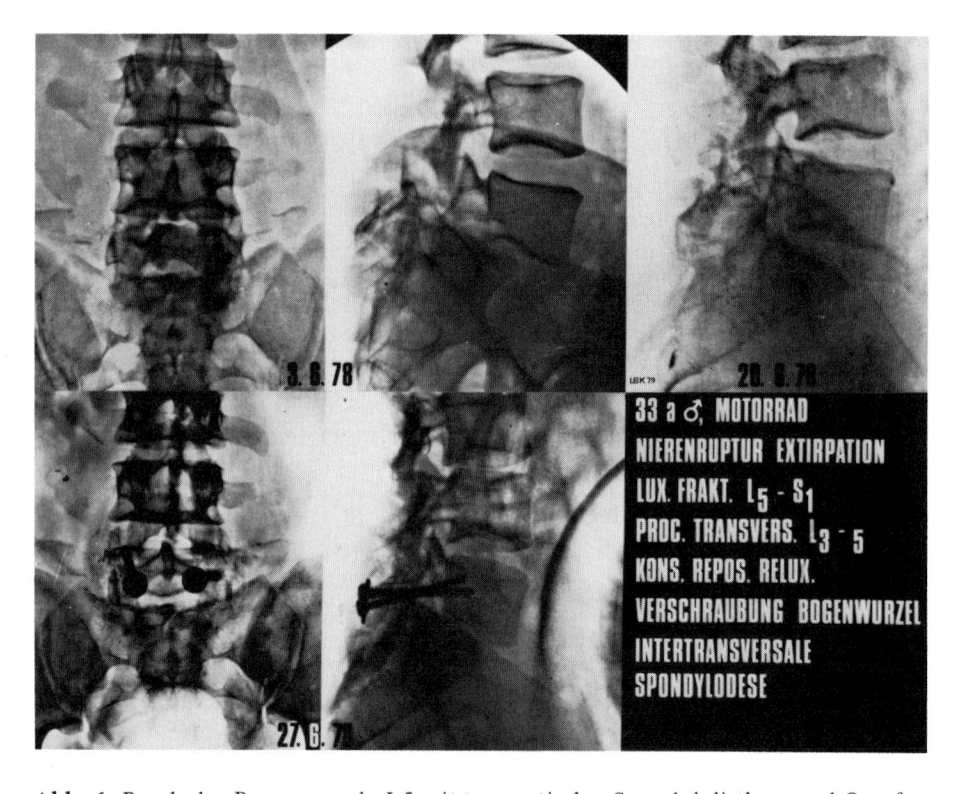

Abb. 6. Bruch der Bogenwurzeln L5 mit traumatischer Spondylolisthese und Querfortsatzbrüchen L3–L5. Nach konservativer Reposition neuerliche Verschiebung; deshalb operative Stabilisierung mit Verschraubung der Interartikularposition und intertransversaler Spondylodese

Zusammenfassung

Die Behandlung von Wirbelsäulenverletzungen bei Schwerverletzten ist nur dringlich, wenn eine Teillähmung besteht. Dann soll möglichst rasch im Längszug reponiert werden. Anschließend wird myelographiert, um eine verbleibende Kompression der Medulla auszuschließen. Eine operative Entlastung kann in der Regel erst sekundär nach Erholung des Allgemeinzustandes durchgeführt werden. Diese erfolgt an der Halswirbelsäule von anteromedial, an der übrigen Wirbelsäule von anterolateral nach Alexander und Riska. Auch Wirbelbrüche bei kompletter Querschnittlähmung sollen reponiert werden, um die Statik der Wirbelsäule wiederherzustellen und um Decubitalgeschwüre über dem Gibbus zu vermeiden, obwohl nicht mit einer Rückkehr der Rückenmarksfunktion zu rechnen ist.

Die operative Behandlung von Wirbelsäulenbrüchen gewinnt zunehmend an Bedeutung. An der Halswirbelsäule versorgen wir alle schweren Verletzungen operativ vom vorderen Zugang mit Knochenblock und H-Platte. An der Brustwirbelsäule sollen bei Jugendlichen Frakturen mit starker Gibbusbildung transthorakal aufgerichtet und stabilisiert werden. Dazu ist auch die hintere Stabilisierung mit Harrington-Stäben geeignet. Verhakte Luxationsfrakturen müssen operativ vom hinteren Zugang reponiert werden; dann wird eine intertransversale Spondylodese angeschlossen. Frakturen der Lendenwirbelsäule lassen sich fast immer konservativ nach L. Böhler reponieren und behandeln. Die Operationsindikation ist gegeben bei sekundärer Instabilität mit Schmerzen und bei der traumatischen Spondylolisthese mit Bruch der Bogenwurzel von L5, wobei die gebrochenen Bogenwurzeln durch Verschraubung und intertransversale Spondylodese stabilisiert werden.

Diskussion

Muhr, Hannover: Sie reponieren die Halswirbelverrenkung auch geschlossen? Wie steht es um die verhakte Verrenkung? Würden Sie die offen reponieren?

Böhler, Wien: Wir versuchen, so wie bei jeder Luxation auch die verhakte Halswirbelsäulenverrenkung geschlossen zu reponieren, und zwar nach dem bekannten Manöver von Watson mit Seitwärtsneigen und Drehen des Kopfes erst nach der einen und dann nach der anderen Richtung. Das Ganze erfolgt unter Bildwandlerkontrolle, und nur wenn die Reposition nicht gelingt, muß die operative Reposition erfolgen. Aber auch nach erfolgter konservativer Reposition einer solchen Luxation schließen wir die vordere Fusion an, weil wir wissen, daß bei einem beträchtlichen Teil eine Instabilität vorliegt, die bestehen bleibt und eventuell zu einer sekundären Verschiebung führen kann.

Muhr, Hannover: Auch ohne neurologische Symptomatik würden Sie von einem hinteren Zugang eine dorsale Reposition und eine dorsale Funktionsstabilisierung nicht durchführen? Ausschließlich von vorne?

Böhler, Wien: Wir machen es eigentlich ausschließlich von vorne. Der Grund dafür ist der, daß der hintere Zugang erstens wesentlich blutiger ist, der vordere Zugang ist viel einfacher, und zweitens, daß man beim hinteren Zugang mit der Drahtschlingenosteosynthese eine Kompression machen muß, die die Intervertebrallöcher verengt. Dadurch kann es zu einem Druck auf die Nervenwurzeln kommen, und meistens ist außerdem noch eine Fraktur der hinteren Elemente vorhanden, so daß man nicht mit der Versteifung eines Segmentes auskommt, sondern zwei Segmente versteifen muß, während von vorne wirklich isoliert nur die betroffene Bandscheibe versteift werden kann. Das sind unsere Gründe, daß wir die vordere Versteifung der hinteren vorziehen.

Muhr, Hannover: Man könnte jetzt, abgesehen vom sicherlich schwierigeren Zugang, einwenden, daß die Plattenstabilisierung nach Roy-Camille, kombiniert mit einem interspinalen Span, der die Kompression der Wurzel verhindert, zum Beispiel bei einer einseitigen verhakten Luxation, ebenfalls sofort eine Funktionsstabilität ergibt, ähnlich der der vorderen Fusion. Voraussetzung ist natürlich, daß keine medulläre oder radiculäre Symptomatik vorliegt, da man die Bandscheibe nicht entfernen kann.

Böhler, Wien: Roy-Camille hat gestern wiederholt darauf hingewiesen, daß es schwierig ist, durch die Bogenwurzel die Schraube einzuführen, und ich glaube, wenn man das vielleicht allzusehr propagieren würde, daß Verletzungen der Wurzel mit dem Bohrer und vielleicht sogar der Medulla doch nicht allzuselten vorkommen würden. Also ich hätte da gewisse Bedenken.

Jahna, Wien: Ich stimme Herrn Böhler zu, daß die reine Luxation der Halswirbelsäule immer unstabil ist. Man kann sie zwar leicht reponieren, aber es kommt fast immer sekundär zu Spätluxationen und man muß sie operieren und stabilisieren. Hingegen glaube ich, daß die instabile Luxationsfraktur vor allem mit Frakturen des Wirbelkörpers und vor allem bei denen ohne Lähmung, ohne weiteres konservativ behandelt werden kann. Man darf sie nur nicht reponieren und primär gipsen, sondern man muß in Kauf nehmen, das gebe ich gerne als Nachteil dieser Methode zu, daß man 4 bis 6 Wochen mit der Crutchfieldzange in reponierter Stellung extendieren muß. Nach dieser Zeit bilden sich schon im Röntgen leichte Spangen und die Patienten bekommen dann ausgedehnte Blockbildungen, die praktisch einer vorderen Fusion gleichkommen.

Aber bitte, als Nachteil muß ich zugeben, daß ich erstens mit der Crutchfieldzange durch 4 bis 6 Wochen reponiert halten muß und zweitens, daß ich im Gips fixieren muß. Aber wenn ich das in Kauf nehme, dann gibt es ausgezeichnete Resultate und es bekommen 70%–80% ausgedehnte Verblockungen, die von einer vorderen Fusion auch röntgenologisch nicht zu unterscheiden sind.

Böhler, Wien: Eine Fusion, ohne Lähmung jetzt also, von der die Rede ist, geht bei uns am vierten Tag nach Hause mit einer Kunststoffkrawatte, der andere hängt 5 bis 6 Wochen in Extension und muß dann noch weitere 6 Wochen einen Minervagips tragen. Wenn ich die Wahl hätte, würde ich ersteres wählen, wenn ich weiß, wer mich operiert.

Muhr, Hannover: Abgesehen davon, handelt es sich um Schwerverletzte, und da ist natürlich die Indikation wesentlich weiter zu stellen, weil 6 Wochen Crutchfieldextension für die Intensivschwestern, was die Pflege anlangt, sicher kein Vergnügen ist.

Jungbluth, Hamburg: Ich habe noch eine Frage. Wir hatten bei der Reposition von Halswirbelsäulen von vorne her gelegentlich Schwierigkeiten, die sich erst dadurch beheben ließen, daß wir von hinten vorgingen. Wie führen Sie die Reposition, insbesondere bei veralteten Luxationsfrakturen durch?

Böhler, Wien: Ja, in gleicher Weise wie bei den frischen, wenn sie sich nicht reponieren lassen. Wesentlich ist, daß man den Wirbelspreizer ganz hinten an der Hinterwand einsetzt und dann, wenn es nicht durch direkten Druck mit dem Finger geht, gibt es ein Repositionsinstrument von Cloward, das wir dann einsetzen und das mit einer Schraubenspindel den oberen Wirbel zurückbringt.

Hierholzer, Duisburg: Ich kann aufgrund unserer Erfahrungen eigentlich nicht bestätigen, daß man zur Fusion an der Halswirbelsäule routinemäßig die H-Platte braucht. Man muß dann allerdings eben nicht nach der Cloward-Technik vorgehen, sondern einen rechteckigen Span einbolzen und ich finde, das ist insofern von Vorteil, als man später keine Metallentfernung vorzunehmen braucht. Wir lassen die Leute auch mit einer Krawatte nach Hause. Ich glaube, daß wir nur in 20% die Platte verwenden.

Böhler, Wien: Die Protrusion des Spans ist relativ selten. Das Herausfallen eines Cloward-Dübels können Sie mit dem eingefalzten Block verhindern. Ich möchte zu bedenken geben, daß, wenn die hinteren Elemente zerrissen sind, zum Beispiel die Bänder, es zur Kippung über diesen Span kommen kann. Das kann ich mit der Platte verhindern. Das Problem der Plattenentfernung besteht für uns nicht, wir haben noch keine herausgenommen; sie stören ja nicht.

Behandlung von Extremitätentraumen beim Schwerverletzten

C. Burri und U. Kreuzer, Ulm

In einem Schwerverletzten sehen wir einen Patienten, der durch ein Trauma in Lebensgefahr gebracht wird und ohne sinnvolle therapeutische Maßnahmen den Unfall nicht überleben würde. In Abhängigkeit vom Unfallgeschehen können dabei isolierte Verletzungen oder aber Kombinationen den betroffenen Patienten zum Schwerverletzten stempeln. Dabei sehen wir folgende Möglichkeiten:
1. Frakturen der Extremitäten;
2. Begleitverletzungen lokal;
3. Kombinationsverletzungen,
    a) Schädel und Extremitäten,
    b) Thorax und Extremitäten,
    c) Abdomen und Extremitäten,
    d) Erweiterte Kombinationen
        − Schädel + Thorax + Extremitäten
        − Schädel + Abdomen + Extremitäten
        − Thorax + Abdomen + Extremitäten
        − Schädel + Thorax + Abdomen + Extremitäten.

Verschiedene Autoren haben sich zur Problematik des Allgemeinzustandes [1, 2, 7, 9, 12, 13, 15, 18, 19, 20], zur Problematik der Schädel-Hirn-Verletzungen beim Polytraumatisierten [4, 6], Thoraxverletzungen [16], Abdominalverletzungen [14] sowie Becken- und Extremitätenfrakturen [3, 10, 11, 17, 21] geäußert. Eine saubere Ergebnisstatistik an 564 polytraumatisierten Patienten geben Klapp, Dambe und Schweiberer [5].

In dieser Arbeit soll vor allem auf die Taktik zur Versorgung von Extremitätenverletzungen bei Schwerverletzten eingegangen werden, die technischen Aspekte der Versorgung können nur gestreift werden.

Zur Behandlung und Wiederherstellung eines Schwerverletzten mit Extremitätenbeteiligung unterscheiden wir in Anlehnung an Wolff [18, 19] fünf Phasen:
1. Die Sicherstellung des Überlebens;
2. lebenserhaltende Eingriffe,
3. Stabilisierung der vitalen Funktionen,
4. die definitive chirurgische Versorgung,
5. Rekonvaleszenz.

In der ersten Phase soll durch Sicherung von Atmung und Kreislauf an der Unfallstelle, auf dem Transport und in der Notfallaufnahme das Überleben gesichert werden [1, 7, 8].

Lebensrettende Operationen umfassen Verletzungen des ZNS mit offenen Hirnverletzungen und Hämatomen [4, 6], der Atmungsorgane [16] und die chirurgische Blutstillung. Traumen mit Eröffnung des Darmes oder von Hohlorganen im Abdomen können sekundär lebensbedrohend werden [14].

In der Stabilisierungsphase soll der Patient durch aktive intensivmedizinische Behandlung in einen Zustand gebracht werden, der die endgültige Versorgung ohne große Bedenken und Einschränkungen ermöglicht. Dabei vermag die Tatsache, daß Narkose und Intensivtherapie mit Beatmung auf der gleichen medikamentösen Basis — allerdings mit quantitativen Unterschieden — beruhen, den verantwortlichen Chirurgen zu beruhigen. Die Stabilisierungsphase schließt Beatmung, Volumensubstitution, Wiederherstellung der Nierenfunktion sowie Sicherung des Zellstoffwechsels und Überwachung der Gerinnung ein.

Die vierte Phase bringt die endgültige chirurgische Versorgung möglichst in einem, oft aber notwendigerweise in zwei oder mehreren Eingriffen. In der Rekonvaleszenz wird die vollständige physische und psychische Wiederherstellung angestrebt. Der Patient soll nach Möglichkeit sein vor dem Unfall bestehenden Lebensgewohnheiten vollständig wiederaufnehmen können.

In Ulm wurden im Jahre 1978 152 intensivpflegebedürftige Schwerverletzte (unter Ausschluß der chirurgischen Wachstation) mit einem Durchschnittsalter von 30,5 Jahren und Gipfel im zweiten Lebensjahrzehnt interdisziplinär behandelt, es lagen 31 isolierte und 121 kombinierte Verletzungen vor. Von den isolierten betrafen achtzehn den Kopf, zwei den Thorax, drei das Abdomen, fünf den Bewegungsapparat, drei waren Verbrennungen.

Die Kombinationsverletzungen (Tabelle 1) wiesen ein weites Spektrum auf, am häufigsten lag mit 32 Fällen die Kombination Kopf/Thorax/Bewegungsapparat, in 17 Kopf/Bewegungsapparat, in 16 Kopf/Thorax/Abdomen/Bewegungsapparat und in 13 Thorax und Bewegungsapparat vor. Bei 101 Patienten fanden sich Verletzungen des Bewegungsapparates, erstaunlich hoch erweist sich die Zahl der Frakturen mit 713, von den 229 Extremitätenbrüchen waren 81 offen (Tabelle 2).

Das erstrebenswerte Ziel der Versorgung Schwerverletzter ist die primäre Endversorgung, da dadurch die intensive Pflegemöglichkeit verbessert und die erhöhte Infektgefahr bei

Tabelle 1. Kombinationsverletzungen

Kopf/Thorax/Abdomen/Bewegungsapparat	16
Kopf/Thorax/Abdomen	4
Kopf/Thorax (Gefäße)/Bewegungsapparat	32
Thorax/Abdomen/Bewegungsapparat	6
Kopf/Thorax (Gefäße)	9
Kopf/Abdomen	4
Kopf/Bewegungsapparat	17
Thorax/Abdomen	3
Thorax (Gefäße)/Bewegungsapparat	13
Abdomen/Bewegungsapparat	5
Kombinierte Extremitäten	7
Verletzungen des Bewegungsapparates insgesamt	101

Tabelle 2. 152 Schwerverletzte mit 713 Frakturen

Schädel	63
Schultergürtel	32
Rippen	327
Wirbelsäule	23
Becken	39
Extremitäten	229
(offene Frakturen 81)	

Sekundärversorgung umgangen werden kann. Der alte Leitsatz „life before limb" behält aber dabei uneingeschränkt seine Berechtigung.

Beispiel: Ein 10jähriger Junge wird von einem Zug überrollt und erleidet eine schwere Zertrümmerung der rechten unteren Körperpartie. An der Unfallstelle und auf dem Transport erfolgen Reanimation, Beatmung und Volumensubstitution, dann als lebenserhaltender Eingriff die Blutstillung mit intraoperativer Stabilisierung und als endgültige Versorgung bereits die Hemipelvektomie.

Im taktischen Vorgehen soll die Stabilisierungsphase vor der endgültigen chirurgischen Versorgung möglichst kurz gestaltet werden, d h , sie kann, und das ist erstrebenswert, intraoperativ liegen. Chirurgen und Anaesthesistenteam stehen dabei in dauerndem Kontakt und fällen die zum weiteren Vorgehen notwendigen Entscheidungen gemeinsam.

In der notfallmäßigen endgültigen chirurgischen Versorgung spielt der Zeitfaktor eine überragende Rolle. Die Operationsdauer soll möglichst kurz gehalten werden, es können zwei OP-Teams eingesetzt werden und die Versorgungsart hat den Umständen entsprechend zu erfolgen, d.h., wir werden auf wenig zeitaufwendige Osteosynthesen zurückgreifen und langwierige plastische Techniken gänzlich zurückstellen. Eine weitere, günstige Möglichkeit bietet eine versetzte Operation, d.h., beispielsweise beim Verschluß einer Thorakotomiewunde kann bereits an den Extremitäten gearbeitet werden. Bedingung für die Versorgung in zwei Teams sind genügend geschulte Operateure und Assistenten, zwei Instrumentierschwestern, zwei Anaesthesisten, Springer, Pfleger und getrennte Instrumentarien (Abb. 4

und 5). Eine unabdingbare Forderung stellt die dauernde oder kurzfristige Kontrollmöglichkeit von Kreislauf, EKG, Hämatokrit, Säure-Basen-Verhältnissen, Urinausscheidung, Osmolarität, Blutzucker und der Blutgerinnung dar.

Der Zeitpunkt der Versorgung von Extremitätenverletzungen hängt ab
— vom Zustand des Patienten,
— der Art der Verletzung,
— und von den „Nebenverletzungen".

Selbstverständlich haben vor der Extremitätenversorgung Verletzungen von Schädel, Thorax und Abdomen den Vorrang, aber auch alleinige Extremitätentraumen können lebensbedrohend werden.

Beispiel: Ein 50jähriger erleidet durch eine schwere Kompression offene Ober- und Unterschenkelfrakturen sowie ein massives Crush-Syndrom (Abb. 1a). Nach adäquatem Plasmaersatz zur Volumensubstitution erfolgt die Intubation und endgültige Versorgung durch bewegungsstabile Osteosynthesen (Abb. 1b). Das Vorgehen bringt eine mäßig eingeschränkte Kniebeweglichkeit bei reduzierter Belastbarkeit und wetterabhängigen Beschwerden (Abb. 1c).

Lokale Begleitverletzungen von Frakturen können das Überleben in Frage stellen, wie beispielsweise die Verletzung der Arteria iliaca interna bei zentraler Hüftgelenksluxation links. In solchen Fällen wird das Überleben durch Plasma- und Bluttransfusionen, Intubation und Ligatur der Arteria sichergestellt. Ist durch diese Maßnahmen die Stabilisierung erreicht, kann sich die Osteosynthese der Beckenfraktur an die Gefäßversorgung unmittelbar anschließen. Die atraumatische Abklemmung einer abgerissenen Arterie kann für den Patienten und seine verletzte Extremität lebenserhaltend sein.

Beispiel: Ein 20jähriger erleidet einen Abriß der Arteria subclavia mit Plexusausriß, subcapitaler Humerusfraktur, Unterarmfraktur und offene Fußverletzung links (Abb. 2a). Nach Infusion, Transfusion und unter Beatmung wird nach Abklemmung der Arterie die Osteosynthese und anschließend die Gefäßrekonstruktion durchgeführt. Intraoperativ kann die Stabilisierung erreicht werden und damit die Möglichkeit zur endgültigen Rekonstruktion im Bereich der offenen Fußverletzung sowie des Unterarmes gegeben (Abb. 2b). Wegen irreparabler Plexusschädigung mußte sekundär die Armamputation durchgeführt werden, vom Bein her ist volle Belastungsfähigkeit gegeben.

Auch Verbrennungen größeren Ausmaßes erweisen sich als lebensgefährdend. Bei Kombination mit Frakturen müssen diese notfallmäßig versorgt werden.

Beispiel: Anläßlich eines Massenauffahrunfalles auf der Autobahn erleidet ein 32jähriger Patient Verbrennungen zweiten und dritten Grades über 35% der Körperoberfläche sowie offene Ober- und Unterschenkelfrakturen links (Abb. 3a). Die Gabe von Plasmaersatz, Albumin und Elektrolytlösung schafft die Voraussetzung zur endgültigen Versorgung der offenen Frakturen durch Plattenosteosynthesen (Abb. 3b). In der Rekonvaleszenz werden Hauttransplantation und physikalische Therapie durchgeführt. Bei kosmetisch unbefriedigendem Ergebnis erlangt der Patient volle Funktion und Belastbarkeit bei Beschwerdefreiheit (Abb. 3b).

In der Versorgungsrangfolge von multiplen Frakturen erlangt die Gefäßverletzung Priorität vor offenen Brüchen, diese vor körpernahen Frakturen und diese wiederum vor

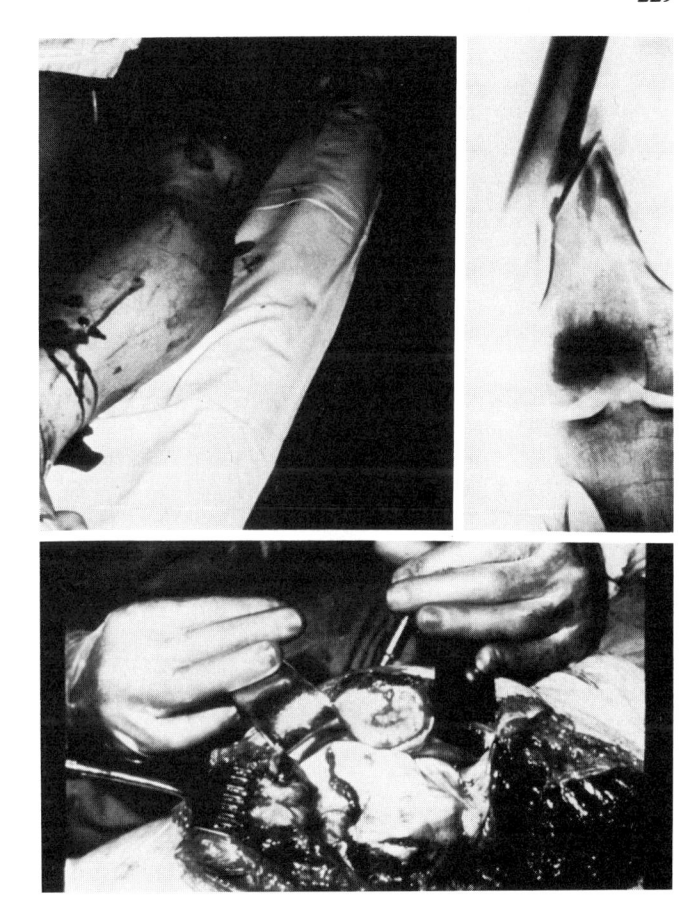

Abb. 1. Crush-Verletzung der linken unteren Extremität mit offener Ober- und Unterschenkelfraktur. **a** Klinischer, radiologischer und intraoperativer Befund

den peripheren Frakturen. Bei Befall beider unteren Extremitäten ist danach zu trachten, die eine möglichst durch Marknagelung zur schnellen Belastbarkeit zu bringen.

Bei Vorliegen der Kombination Schädel und Extremitätenverletzungen hat die offene Hirnverletzung sowie das epidurale Hämatom Vorrang. Die Versorgung der Extremität kann durch zwei Teams oder versetzt erfolgen (Abb. 4, 5, 6). Commotio, Contusio und Schädelfrakturen ohne Zusatzverletzungen bilden keine Kontraindikation zur Sofortversorgung von Extremitätenverletzungen.

Bei der Kombination von schwerem Thorax- und Extremitätentrauma erlangen Pneu-, Hämatothorax, Lungenverletzung, Herz und Verletzungen der großen Gefäße Vorrang. Die Extremität soll versetzt (Abb. 6) oder sekundär versorgt werden.

Beispiel: 23jähriger mit Aortenruptur, Hämatothorax, Oberschenkel-, Unterschenkel- und OSG-Fraktur links. Unter Beatmung und Transfusion erfolgt der lebenserhaltende Eingriff mit Versorgung der Aortenruptur. Nach der Stabilisierungsphase, die in diesem Falle aus

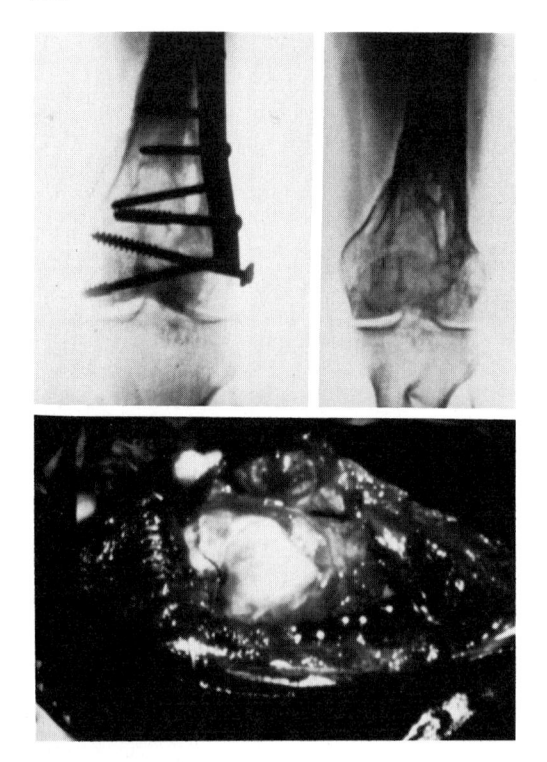

Abb. 1. b Radiologisches und intraoperatives Ergebnis

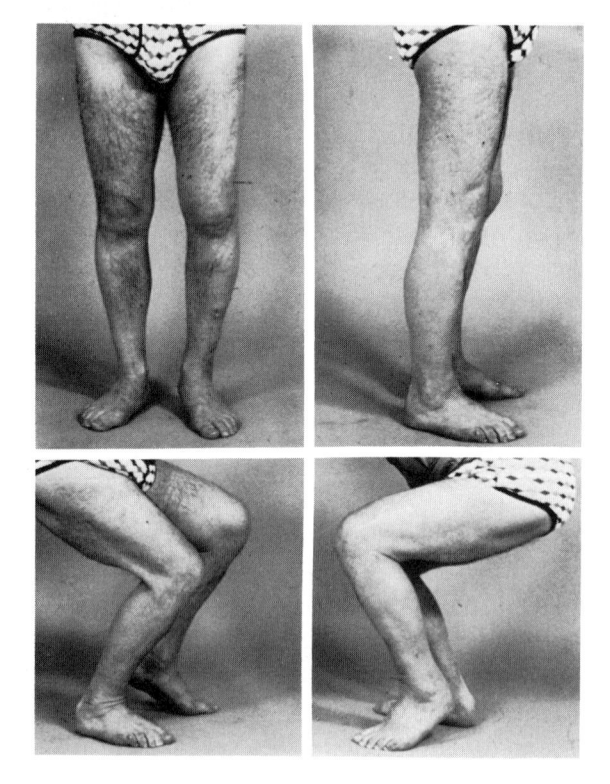

Abb. 1. c Funktionelles Resultat

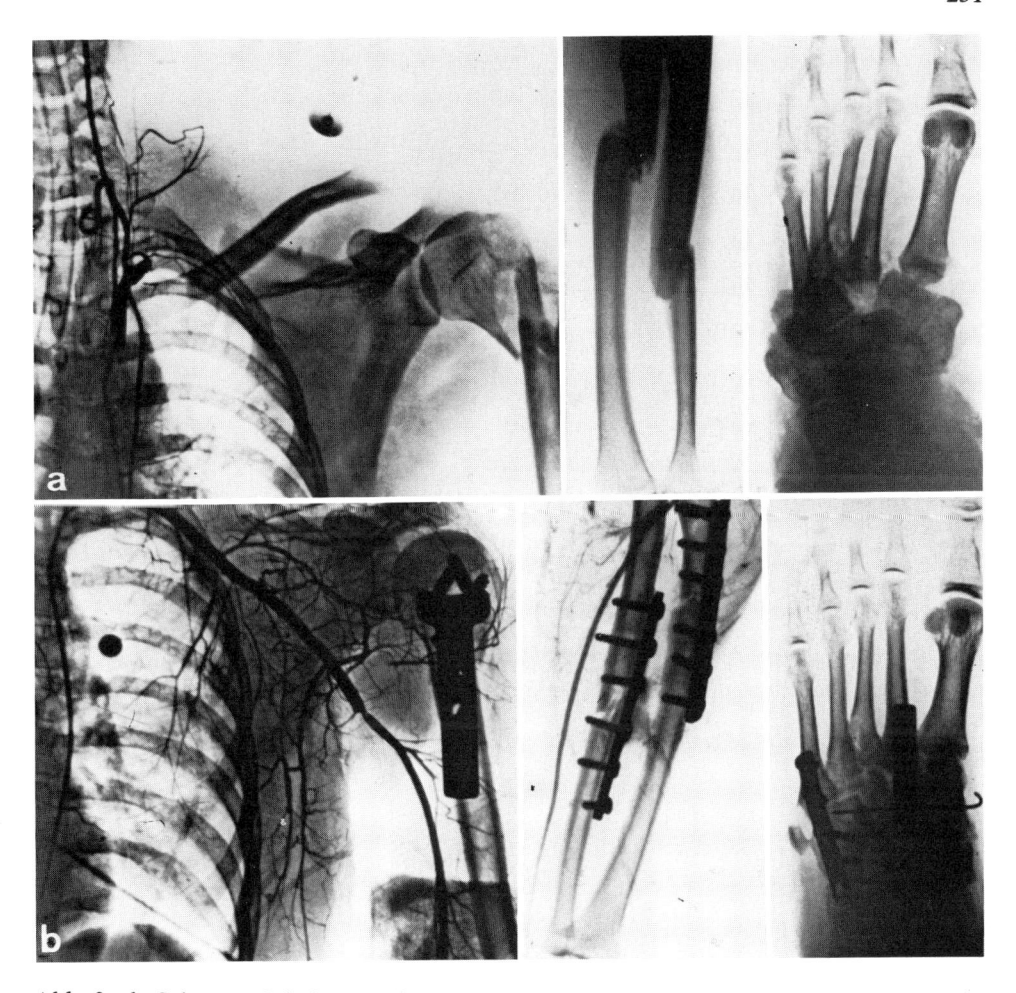

Abb. 2a, b. Schweres Schultergürteltrauma mit Abriß der Arteria subclavia und des Plexus brachialis, Humeruskopffraktur. Daneben Vorderarmfraktur und offene Fußluxationsfrakturen. **a** Unfall-Röntgenbilder mit Angiogramm, **b** Postoperative Röntgenkontrollen

verschiedenen Gründen 16 Tage in Anspruch nahm, erfolgen die Osteosynthesen mit primärer Spongiosatransplantation. Das Ergebnis ist bei guter Beweglichkeit und Belastbarkeit sowie kaum Beschwerden befriedigend.

Bei Pneumo-, Hämato- oder Hämato-Pneumothorax kann nach dem Notfalleingriff der Thoraxdrainage und erfolgter Stabilisierung an den Extremitäten sofort operiert werden.

Beispiel: Ein 24jähriger erleidet anläßlich eines Motorradunfalles Rippenfrakturen mit Hämatothorax, eine drittgradig offene Oberschenkelfraktur rechts und eine zweitgradig offene Unterschenkelfraktur links. Durch Intubation, Volumenzufuhr und Thoraxdrainage kann die Stabilisierung erreicht werden, die Osteosynthesen des Oberschenkels und des Unterschenkels erfolgen primär. Es kann ein befriedigendes Ergebnis erzielt werden, der Patient wird beschwerdefrei.

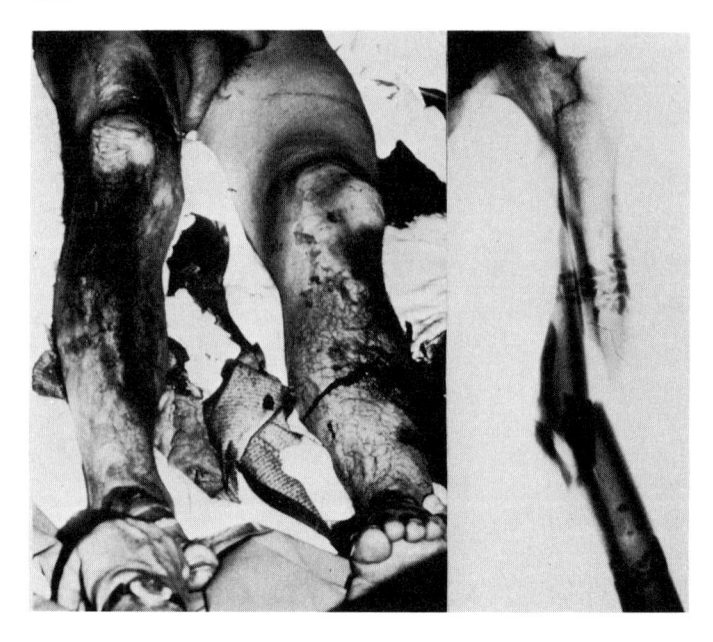

Abb. 3. Verbrennungen 3. Grades, 35% der Körperoberfläche mit offenen Oberschenkel- und Unterschenkelfrakturen links. **a** Zustand bei der Aufnahme, klinisch und radiologisch

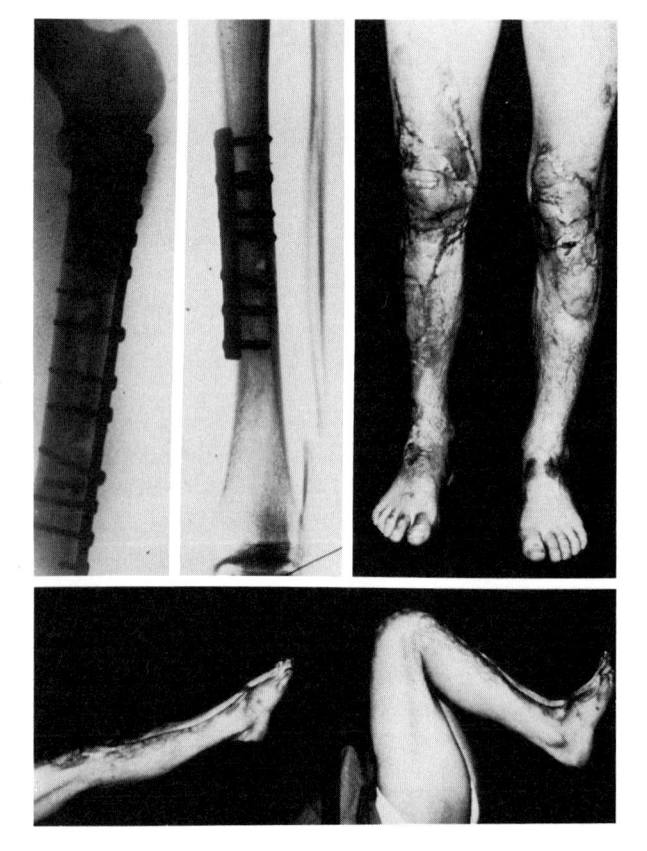

Abb. 3. b Radiologisches und funktionelles Ergebnis

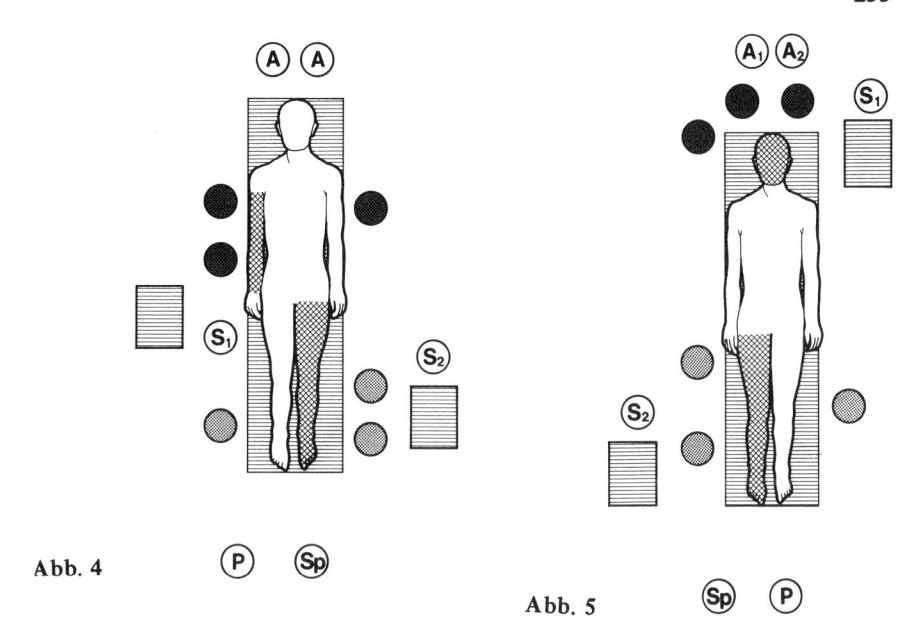

Abb. 4. Operatives Vorgehen beim Schwerkranken in zwei Teams. Beispiel bei der Versorgung des Armes und des Beines

Abb. 5. Operation in zwei Teams bei Kombinationsverletzung Schädel und Extremität

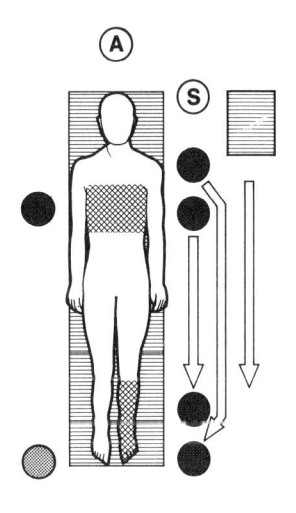

Abb. 6. Versetzte Operation bei Thorax- und Extremitätenverletzung

Bei Vorliegen der Kombination Abdominal- und Extremitätentrauma stehen die Verletzungen von Leber, Milz, Gefäßen, Darm und der Blase im Vordergrund. Bei offener Darmverletzung soll die Osteosynthese nach einem Saalwechsel durchgeführt werden.

Beispiel: Multiple offene Frakturen der Leber- und Milzruptur sowie Pankreaskompression und zahlreichen zusätzlichen Verletzungen bei einer 27jährigen nach PKW-Unfall. Die Primärversorgung erfolgt partiell versetzt, indem nach Intubation, Volumensubstitution die Milz exstirpiert und die Lebereinrisse übernäht werden. Dabei kann die Stabilisierung erreicht werden und erlaubt die versetzte Versorgung der vier offenen Frakturen. Sechs Tage später werden die übrigen Verletzungen operativ angegangen. In der Rehabilitationsphase zusätzlich Hautplastiken, Radialisersatzplastik und Psychotherapie wegen Depression. Das Ergebnis ist mit annähernd freier Beweglichkeit, voller Belastbarkeit und nur geringfügigen Beschwerden erfreulich.

Die Versorgung von erweiterten Kombinationsverletzungen geschieht nach den aufgeführten Richtlinien wie bei den einfachen Kombinationen.

Beispiel: Ein 67jähriger erleidet die Kombination von Schädel-, Thorax-, Abdomen-, Wirbelsäulen-, Becken- und Extremitätenverletzung mit einem Mesenterialabriß als schwerste Traumafolge. Unter Beatmung und Volumenersatz kann die lebensrettende Laparotomie durchgeführt werden, wobei eine Ileumresektion notwendig wird. In der Folge tritt ein abdomineller Wundinfekt auf, der die Stabilisierungsphase auf zwei Wochen ausdehnt, anschließend werden Becken, Oberschenkel und Wirbelsäule versorgt. Das Ergebnis ist befriedigend, der Patient leidet unter geringfügigen Beschwerden.

Beispiel: Ein 20jähriger zeigt die Kombination Contusio cerebri, Thoraxkompression mit Hämatothorax, Leberriß mit Abriß der Arteria hepatica propria, Abriß der Gallenblase und multiplen offenen und geschlossenen Frakturen. Unter Beatmung und Volumensubstitution erfolgt die Lebernaht, Cholecystektomie mit Ligatur der Hepatica propria, wobei die intraoperative Stabilisierung gelingt und die Osteosynthese der offenen Unterschenkelfraktur unmittelbar angeschlossen werden kann. Vier Tage später werden sämtliche übrigen Frakturen osteosynthetisch versorgt. Dies geschieht in zwei Teams, um den Eingriff möglichst kurz zu halten (Abb. 4). Der junge Mann erreicht freie Beweglichkeit, volle Belastbarkeit und geringe Residualbeschwerden.

Nach der chirurgischen Versorgung läuft die Intensivtherapie mit Beatmung weiter, „bis der Patient beweist, daß er spontan atmet". Die Extremitätenversorgung kann nach unserer Ansicht durchgeführt werden, falls der Blutverlust der lebenserhaltenden Eingriffe kleiner als das zirkulierende Blutvolumen des Patienten ist. Ist dies nicht der Fall, dürfen nur kürzeste und absolut notwendige Eingriffe mit einfachen Mitteln durchgeführt werden (Fixateur externe).

Unter den angegebenen Richtlinien führten wir in unserem Krankengut von 229 Extremitätenfrakturen bei 152 Schwerverletzten 89mal die primäre Osteosynthese und 48mal die sekundäre durch, 78 Frakturen konnten konservativ befriedigend versorgt werden.

Der Schwerverletzte mit Extremitätentrauma stellt uns vor individuelle therapeutische Probleme, der für den Patienten verantwortliche Unfallchirurg ist dabei auf die vertrauensvolle und intensive Mitarbeit verschiedener Spezialisten angewiesen. Nur unter Voraussetzung einer sinnvollen und kollegialen Zusammenarbeit können günstige Ergebnisse erzielt werden.

Literatur

1. Allgöwer M (1968) Beurteilung des Allgemeinzustandes und Schocktherapie beim Mehrfachverletzten. Langenbecks Arch Chir 322: 230
2. Burri C (1978) Zirkulation beim Polytrauma. Unfallheilkunde 81: 443
3. Ecke H (1978) Verletzungen des knöchernen Skelets beim Polytraumatisierten. Chirurg 49: 727
4. Frowein R A, Reichmann W, Terhaag D, Rosenberger J (1968) Die Schädel-Hirnverletzung beim Polytraumatisierten. Chirurg 49: 663
5. Klapp F, Dambe L T, Schweiberer L (1978) Ergebnisstatistik von 564 polytraumatisierten Patienten. Unfallheilkunde 81: 459
6. Koslowski L (1968) Behandlungsprobleme bei der Kombination von Schädel-Hirn-Traumen mit Mehrfachfrakturen an den Gliedmaßen. Langenbecks Arch Chir 322: 1085
7. Muhr G, Tscherne H (1978) Bergung und Erstversorgung beim Schwerverletzten. Chirurg 49: 593
8. Peter K (1978) Die Sicherstellung von Atmung und Kreislauf beim polytraumatisierten Patienten. Chirurg 49: 601
9. Prokscha G W, Hartung R, Mack D (1979) Operative Behandlung beim Polytraumatisierten. In: Maurer P C, Fischer F, Scholze H, Theisinger W, Pfohl G (eds) Behandlungsgrundsätze der Chirurgie. F K Schattauer-Verlag, Stuttgart New York, S 73
10. Schmiedt E (1979) Frakturen und Luxationen im Beckenbereich. Unfallheilkunde 82: 331
11. Schmit-Neuerburg K P (1974) Die Mehrfachverletzungen – Besonderheiten der Indikationsstellung zur Knochenbruchbehandlung an den Extremitäten. Langenbecks Arch Chir 337: 435
12. Schweiberer L, Dambe L T, Klapp F (1978) Die Mehrfachverletzung: Schweregrad und therapeutische Richtlinien. Chirurg 49: 608
13. Schweiberer L, Saur K (1974) Pathophysiologie der Mehrfachverletzung. Langenbecks Arch Chir 337: 149
14. Trede M, Kersting K H (1978) Abdominalverletzungen beim Polytraumatisierten. Chirurg 49: 672
15. Trentz O, Oestern H-J, Hempelmann G, Kolbow H, Sturm J, Trentz O A, Tscherne H (1978) Kriterien für die Operabilität von Polytraumen. Unfallheilkunde 81: 451
16. Wassner U J, Zastrow F, Hampel P (1978) Thoraxverletzungen beim Polytraumatisierten. Chirurg 49: 668
17. Weller S (1978) Therapeutische Gesichtspunkte und Behandlungsergebnisse bei Mehrfachfrakturen. Langenbecks Arch Chir 322: 1040
18. Wolff G (1979) Intensivmedizin für Mehrfachverletzte: Möglichkeiten und Grenzen. Schweiz Rundschau Med (Praxis) 68: 35
19. Wolff G, Dittmann M, Frede K E (1978) Klinische Versorgung des Polytraumatisierten. Chirurg 49: 737
20. Wolff G, Dittmann M, Rüedi Th, Buchmann B, Allgöwer M (1978) Koordination von Chirurgie und Intensivmedizin zur Vermeidung der posttraumatischen respiratorischen Insuffizienz. Unfallheilkunde 81: 425
21. Zwank L, Schweiberer L (1979) Beckenfrakturen im Rahmen des Polytrauma. Unfallheilkunde 82: 320

Diskussion

Schmit-Neuerburg, Essen: Ich möchte nur sagen, daß wir die Stabilisierungsphase nach den Empfehlungen von Herrn Wolff immer mehr abkürzen. Wir sehen zu, daß wir möglichst schnell die zweite Operationsphase erreichen. Je früher die Extremitätenversorgung abgeschlossen ist, desto eher bekommt man den Patienten vom Respirator weg. Deshalb ist dieser zweite Operationsabschnitt nach der Stabilisierung möglichst früh anzusetzen, nämlich sobald es vertretbar ist.

Burri, Ulm: Ich hatte gehofft, das gezeigt zu haben.

Böhler, Wien: Herr Burri hat einen Fall mit einer Arterienverletzung und Fraktur gezeigt und hat zuerst die Frakturen stabilisiert und dann die Arterie versorgt. Ich glaube, man muß es umgekehrt machen. Man muß zuerst die Arterie versorgen und dann die Fraktur. Zumindest die Arterie mit einem inneren Shunt provisorisch versorgen. Wir haben nur 6 Std Zeit. Nach 6 Std kann es zu einem Ischämiesyndrom kommen und zum Torniquet-Schock, der unter Umständen zum Tod führt.

Burri, Ulm: Wir haben in Ulm einen annähernd guten Rettungsservice, ähnlich gut wie in Hannover, und der Patient war nach 20 oder 25 min in der Klinik. Die Osteosynthese dauert bei einer so einfachen Fraktur 10–15 min und unter stabilen Bedingungen ist die Gefäßnaht doch sehr viel einfacher. Wir gehen bei komplizierten Frakturen so vor, daß wir die Fraktur praeliminar fixieren, also nicht die ganze Osteosynthese durchführen, sondern nur ganz kurz stabilisieren. Das braucht vielleicht 5–10 min. Anschließend wird die Gefäßversorgung vorgenommen und dann die definitive Osteosynthese. Ich glaube, das ist ein recht vernünftiger Kompromiß.

Böhler, Wien: Hannover, Ulm sind vielleicht Ausnahmesituationen. Ich habe das aus einem ganz besonderen Grund angeschnitten. Ein junger Mann erleidet eine Femoralisverletzung mit Oberschenkelfraktur. Er wird zuerst in eine Abteilung gebracht, von dort wird er auf eine Gefäßchirurgie transferiert und von dort wird er zu uns transportiert, wieder in ein anderes Krankenhaus. Dann wird die Fraktur zuerst stabilisiert und schließlich die Arterie versorgt. Erfolg: er ist knapp am Tod vorbeigegangen und ist amputiert, nachdem erst nach 13 Std das Gefäß wiederhergestellt wurde. Das wollte ich klargestellt haben.

Muhr, Hannover: Dafür möchte ich Ihnen auch sehr danken und ich habe auch schon nach dem Vortrag von Herrn Borst darauf hingewiesen, daß die Ischämie oder die Durchblutungsstörung, also die noch nicht ausgeprägte Ischämie, viel zu oft zu spät diagnostiziert wird.

IV. Symposien

1. Experimentelle Traumatologie

Messung der Knochendurchblutung mit der tracer microsphere Methode unter unterschiedlichen Bedingungen

Kl.-G. Kunze, H. Hofstetter, I. Posalaky und B. Winkler, Giessen

Zahlreiche mikroangiographische Untersuchungen konnten zeigen, daß die Durchblutung der Schaftcorticalis langer Röhrenknochen zu 70%—80% von der Markhöhle her erfolgt und nur zu 20%—30% vom Periost her [1, 2, 3, 5, 7, 9, 10, 11]. Die genannten Untersuchungen geben zwar Auskunft über die Gefäßverteilung im Knochen, nicht jedoch über dessen effektive Durchblutung.

Bei 10 erwachsenen Schäferhunden (26—36 kg) wurde die Durchblutung der Knochen der hinteren Extremität mit der tracer microsphere Methode gemessen [4, 6, 8, 12]. Die radioaktiv markierten Kunststoffpartikel werden dabei über einen Katheter in den linken Ventrikel injiziert; über diesen Katheter werden auch fortlaufend die Kreislaufparameter Puls und Blutdruck gemessen. Bei 5 von 10 Hunden wird die Durchblutung nach Setzen von Quer- und Schrägosteotomien am Femur, sowie nach deren Verschraubung gemessen und nach dem Ausbohren des Markraumes und Deperiostieren der Tibia.

Bei den in dieser Auswertung berücksichtigen Tieren waren die Kreislaufparameter Puls und Blutdruck über die gesamte Versuchsdauer konstant. Als Kontrollorgan wurde die Durchblutung der Nierenrinde ebenfalls bestimmt, sie war über die gesamte Versuchsdauer konstant.

Ergebnisse

Es zeigt sich eine Abnahme der Durchblutungswerte von proximal nach distal sowohl für die Corticalis als auch für die Spongiosa.

Die Corticalis weist im trochanteren Bereich eine Durchblutung von 3,82 ml/100 g x min auf. Die Femurschaftcorticalis von 1,50 ml/100 g x min, d.h. weniger als die Hälfte der trochanteren Corticalis und die Tibiaschaftcorticalis weist eine Durchblutung von 0,93 ml/100 g x min auf, also weniger als ein Viertel der trochanteren Corticalis (Tabelle 1).

Die Femurspongiosa ist mit 13,17 ml/100 g x min durchblutet, die Tibiakopfspongiosa ist mit 7,67 ml/100 g x min durchblutet und die supramalleoläre Spongiosa erreicht mit 4,32 ml/100 g x min noch ein Drittel des Wertes der Femurspongiosa (Tabelle 2).

Nach Setzen von Quer- und Schrägosteotomien am Femur sinkt die Durchblutung der Corticalis proximal der Osteotomie von 1,77 ml/100 g x min auf 1,03 ml ab, das entspricht einer Abnahme der Durchblutung von 42%. Distal der Osteotomie sinkt der Durchschnitts-

Tabelle 1. Durchblutung der Corticalis in ml/100 g x min (Mittelwert ± S$\bar{x}$)

Trochantere Corticalis	3,82 ± 0,70
Femurschaftcorticalis	1,50 ± 0,10
Tibiaschaftcorticalis	0,93 ± 0,08

Tabelle 2. Durchblutung der Spongiosa in ml/100 g x min (Mittelwert ± S$\bar{x}$)

Femurschaftspongiosa	13,17 ± 1,13
Tibiakopfspongiosa	7,67 ± 1,53
Supramalleoläre Spongiosa	4,52 ± 0,95

wert der Durchblutung von 1,67 ml/100 g x min auf 0,56 ml ab, also um 66%, auf ein Drittel des Ausgangswertes (Tabelle 3).

Die Spongiosadurchblutung verringert sich proximal der Osteotomie von 11,15 ml/100 g x min auf 7,16 ml, d.h. um ein Drittel. Distal der Osteotomie sinkt die Durchblutung der Spongiosa von 11,34 ml/100 g x min auf 5,15 ml ab, also um 54%, um mehr als die Hälfte (Tabelle 4).

An der Tibia nimmt die Durchblutung der Corticalis nach Deperiostierung des gesamten Schaftes im deperiostierten Bereich um 38% ab, von 1,08 ml/100 g x min auf 0,67 ml, also um mehr als ein Drittel. Nach Ausbohren der Markhöhle sinkt die Durchblutung der Tibiaschaftcorticalis wesentlich stärker ab, nämlich um ein Viertel von 1,20 ml/100 g x min auf 0,31 ml. Bei Ausbohren der Markhöhle und zusätzlicher Deperiostierung sinkt die Durchblutung von zunächst 1,18 ml/100 g x min auf 0,31 ml ab und nach zusätzlicher Deperiostierung des Tibiaschaftes auf 0,15 ml. Insgesamt nimmt die Durchblutung also um sieben Achtel ab (Tabelle 5).

Dieses Absinken der Durchblutung ist auf der unteren Kurve der Abb. 1 dargestellt:
1. Nach Ausbohren des Markraumes;
2. Nach zusätzlicher Deperiostierung des Tibiaschaftes.

Die obere Kurve der Abb. 1 zeigt die Durchblutung der Femurschaftcorticalis im Bereich von Schrägosteotomien
1. Die Durchblutung der Corticalis sinkt nach dem Setzen der Schrägosteotomien von 1,61 ml/100 g x min auf 0,56 ml/100 g x min ab, also auf ein Drittel des Ausgangswertes.
2. Nach einer interfragmentären Verschraubung mit 3 Zugschrauben geht die Durchblutung weiter zurück, auf 0,41 ml/100 g x min, das entspricht einem Absinken der Durchblutung auf ein Viertel des Ausgangswertes.

Diskussion

Die von uns mit der tracer microsphere Methode gemessenen Durchblutungswerte für den Knochen bestätigen, daß die Durchblutung der langen Röhrenknochen im wesentlichen von der Markhöhle her erfolgt. Ein Ausbohren der Markhöhle verringert die Corticalisdurchblutung wesentlich stärker als ein Deperiostieren des Schaftes. Eine Änderung der Operation von einer Plattenosteosynthese zu einer Nagelung oder umgekehrt bringt den größten

Tabelle 3. Veränderung der Femurcorticalis nach Osteotomien in ml/100 g x min (Mittelwert ± S$\bar{x}$; n = Anzahl der Proben)

	Mittlere Abnahme	Abnahme in %	n
Proximale Femurschaftcorticalis	0,75 ± 0,51	42	26
Distale Femurschaftcorticalis	1,17 ± 0,43	66	36

Tabelle 4. Veränderung der Femurspongiosadurchblutung nach Osteotomien in ml/100 g x min (Mittelwert ± S$\bar{x}$; n = Anzahl der Proben)

	Mittlere Abnahme	Abnahme in %	n
Proximale Femurspongiosa	4,56 ± 3,55	35	18
Distale Femurspongiosa	7,08 ± 4,22	54	22

Tabelle 5. Veränderung der Durchblutung der Tibiaschaftcorticalis in ml/100 g x min (Mittelwert ± S$\bar{x}$; n = Anzahl der Proben)

	Mittlere Abnahme	Abnahme in %	n
Deperiostierung	0,41 ± 0,38	38	31
Ausbohren des Markraumes	0,80 ± 0,45	74	21
Deperiostierung und Ausbohren des Markraumes	0,91 ± 0,58	87	15

Schaden. Insgesamt zeigt sich eine Abnahme der Durchblutungswerte von proximal nach distal sowohl für die Corticalis als auch für die Spongiosa. Die wesentlich besseren Durchblutungswerte für den Femur könnten eine Erklärung dafür sein, daß die Knochenbruchheilung am Femur in vielen Fällen wesentlich komplikationsloser abläuft als die Knochenbruchheilung an der Tibia. Insgesamt hat sich die tracer microsphere Methode als eine brauchbare Methode erwiesen, die Durchblutung des Knochens quantitativ im Experiment zu bestimmen.

Zusammenfassung

Bei der Messung der Knochendurchblutung mit der tracer microsphere Methode hat sich gezeigt, daß die Durchblutungswerte im intakten Knochen sowohl für die Corticalis als auch für die Spongiosa von proximal nach distal geringer werden. Die Durchblutungswerte sinken distal einer Osteotomie stärker ab als proximal der Osteotomie. Das Ausbohren des Markaumes führt zu einer wesentlich stärkeren Störung der Durchblutung als die Deperiostierung des gesamten Schaftes. Im Bereich einer Schrägfraktur sinkt die Durchblutung nach einer Schraubenosteosynthese durch interfragmentär eingebrachte Zugschrauben weiter ab.

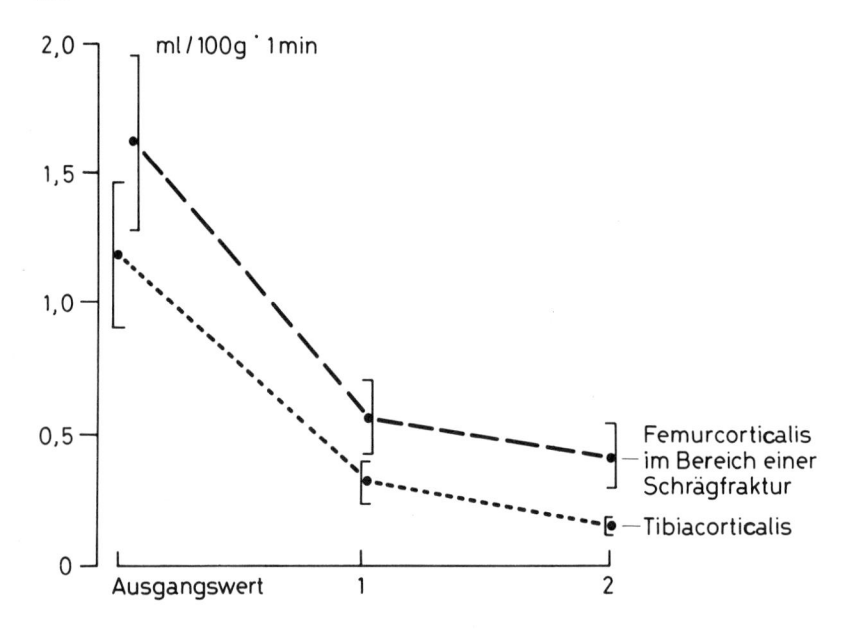

Abb. 1. Abnahme der Corticalisdurchblutung nach Manipulationen am Knochen in ml/ 100 g x min (Mittelwert ± S$\bar{x}$; n = Anzahl der Proben). *Obere Kurve:* Durchblutung der Femurcorticalis im Bereich einer Schrägfraktur (n = 11). *1* Nach Setzen der Schrägfraktur; *2* Nach interfragmentärer Verschraubung. *Untere Kurve:* Durchblutung der Tibiacorticalis (n = 15). *1* Nach Ausbohren des Markraumes; *2* Nach zusätzlicher Deperiostierung

Literatur

1. Berg van de P A (1973) Zur Frage der Blutversorgung des Knochens nach Marknagelung und Verplattung. Bruns Beitr klin Chir 220: 1, 103–109
2. Galle P, Eschberger J, Firbas W, Munk P, Stricker M, Passl R (1979) Makro- und mikroskopische Untersuchungen über die Gefäßversorgung des Oberarmkopfes bei Erwachsenen. Chir Praxis 25: 515–520
3. Harms J, Berg van de P A, Mertz C (1974) Knochenrevaskularisation nach Refobacin – Palacos Füllung. Arch Orthop Unfall-Chir 80: 71–78
4. Kunze Kl-G, Kraus J, Winkler B, Wüsten B (1978) Messung der Knochendurchblutung mit der „tracer microsphere"-Methode. Unfallchirurgie 4: 253–255
5. MacNab I, Haas de W G (1974) The Role of Periosteal Blood Supply in the Healing of Fractures of the Tibia. Clin Orthop 105: 27–33
6. Mischkowsky T, Menzel U, Metzker M, Mittmann U (1979) Hüftkopfdurchblutung beim Hund unter intraartikulärer Druckerhöhung und Entlastung. Langenbecks Archiv Suppl, S 213–216
7. Rhinelander F W (1974) Tibial Blood Supply in Relation to Fracture Healing. Clin Orthop 105: 34–81
8. Rudolph A M, Heymann M A (1967) The circulation of the fetus in utero: Methods of studying distribution of blood flow, cardiac output and organ blood flow. Circ Res 21: 163–184
9. Schweiberer L, Schenk R (1977) Histomorphologie und Vaskularisation der sekundären Knochenbruchheilung unter besonderer Berücksichtigung der Tibiaschaftfraktur. Unfallheilkunde 80: 275–286

10 Schweiberer L, Dambe L T, Eitel F, Klapp F (1974) Revaskularisation der Tibia nach konservativer und operativer Frakturbehandlung. Hefte Unfallheilk 119: 18—26
11 Trueta J (1974) Blood Supply and the Rate of Healing of Tibial Fractures. Clin Orthop 105: 11—26

Osteogenetische Wirkung von Knochenmatrix und Knochengelatine

F.W. Thielemann, D. Veihelmann und K. Schmidt, Tübingen

Eine wesentliche Forderung an Materialien, die zum Defektersatz in der Unfallchirurgie und Orthopädie verwendet werden, stellt ihre osteoinduktive Wirkung dar. Darunter ist der Beitrag zu verstehen, den das Transplantat oder Implantat zur Beseitigung des Knochendefektes durch Neubildung von Knochengewebe leistet. Diese Osteoinduktion wird zurückgeführt auf ein noch hypothetisches „Osteogenin" (Lacroix, 1945) oder „Bone morphogenetic protein or polypeptide" (Urist, 1970), das in der Lage sein soll, mesenchymale Zellen zu veranlassen, sich in Osteoblasten und Osteoclasten zu differenzieren.

Neben autologer Spongiosa ist auch demineralisiertes Knochengewebe in der Lage, diesen Effekt auszulösen.

Versuchsmodell zum Nachweis osteoinduktiver Wirkung

Die Herstellung der Proben erfolgt nach Entnahme des Knochens und mechanischer Reinigung von Periost und Mark durch Entfettung mit einem Chloroform/Methanol Gemisch (1 : 1; 1 h) und anschließender Entkalkung mit 0,6 N HC1 (18°C; 24 hrs).

Waschen in Phosphatpuffer und Wasser entfernte den größten Teil der HC1. Nach Lyophilisation erfolgte die Zerkleinerung in einer Gefriermühle und Aussiebung der gewünschten Teilchengröße von 400—800 μ. Der so vorbehandelte Knochen wird als Matrix bezeichnet. Zur Testung wurde nun allogene Matrix in 50 mg Portionen in die vordere Bauchwand von Ratten implantiert. Der Beobachtungszeitraum nach der Implantation betrug 8 Monate.

Ergebnisse

Enzyminduktion

Bei der Differenzierung mesenchymaler Zellelemente muß die Induktion neuer Enzyme gefordert werden. Der Aktivitätsanstieg der alkalischen Phosphatase stellt hier einen der ersten faßbaren Indikatoren der ablaufenden Differenzierungsvorgänge dar.

Die Aktivität, die nach Homogenisation der Explantate bestimmt wird, zeigt einen initialen Anstieg auf Werte um 15 U/g Explantatgewicht bedingt durch die Differenzierung der eingewanderten Zellen. Im weiteren Verlauf kommt es zu einem leichten Abfall, gefolgt von einem kontinuierlichen Anstieg, gleichzeitig mit einem leichten Anstieg des Explantatfeuchtgewichtes von 80 auf 110 mg. Der nach 6 Monaten gefundene Wert entspricht der Aktivität in spongiösem Knochengewebe.

Mineralisation

Da aufgrund histochemischer Untersuchungen eine Recalcifizierung der Matrix ausgeschlossen werden kann, entspricht das Calcium der neugebildeten mineralisierten Matrix.

Die Bestimmung erfolgt nach Feststellung des Trockengewichtes der Explantate und anschließender vollständiger Hydrolyse der Proben atomabsortionsspektrometrisch (Firschein und Urist, 1972).

Eine kontinuierliche Zunahme des absoluten Calcium-Gehaltes auf Werte um 7 mg/g Trockengewicht ist festzustellen.

Bei der Betrachtung des relativen Calcium-Gehaltes zeigt sich ein interessanter Gesichtspunkt. Es findet sich ebenfalls eine kontinuierliche Zunahme auf Werte um 7% wie bei Spongiosa. Die weitere Zunahme, wie sie absolut gefunden wurde, spiegelt sich hier nicht wieder. Der Wert bleibt vielmehr konstant. Daraus muß auf eine Zunahme der Masse neugebildeten mineralisierten Osteoids geschlossen werden.

Morphologie

In Mammographieaufnahmen zeigt sich eine zunehmende Strahlenabsorption der Explantate entsprechend dem vorher gefundenen Calcium-Gehalt.

Histologisch finden sich nach 10 Tagen leere Osteocytenlacunen in den Implantatpartikeln. Das Implantat ist von einem dichten Rundzellinfiltrat umgeben. Vereinzelt finden sich mehrkernige Riesenzellen, sogenannte Matrixclasten. Dies entspricht der sogenannten Invasionsphase der Induktion. Nach 20 Tagen findet man eine pallisadenartige Ausrichtung der invadierten Zellen, die nun auch schon morphologische Veränderungen erfahren haben. Gleichzeitig beginnt nach färberischen Kriterien die Produktion von Grundsubstanz. Die Zahl der Matrixclasten, die die implantierte Matrix abbauen, hat wesentlich zugenommen. Dies entspricht der sogenannten Induktions- und Differenzierungsphase des Induktionsvorganges. Nach 30 Tagen, 6 Wochen und 8 Wochen findet sich im Prinzip das gleiche Bild. In die neugebildete Grundsubstanz werden zunehmend Zellen eingemauert. In der Umgebung dieser Zellen beginnt histochemisch nachweisbar die Calciumeinlagerung. Der Anteil an implantierter Matrix hat deutlich abgenommen. Vereinzelt sind Chondrocyten in Form von Chondronenarealen nachweisbar. Nach 14 Wochen und nach 6 Monaten findet sich spongiosaartig strukturiertes Knochengewebe mit Fettmark entsprechend den lokalen Anforderungen des Gewebes.

Die Schlußfolgerungen aus dieser Versuchsanordnung waren folgende:
1. Knochenmatrix allogener Herkunft ist in der Lage, auf induktivem Wege Knochenneubildung innerhalb von 30 Tagen auszulösen.

2. Nach einem Zeitraum von 6 Monaten findet sich Knochengewebe, das entsprechend den örtlichen Bedingungen strukturiert ist und physiologischen Umbau zeigt.
3. Die alkalische Phosphatase ist ein sehr früher Parameter, der die osteoinduktive Wirkung von Matriximplantaten zu zeigen vermag.

Auf der Basis dieser Erkenntnisse und den Ergebnissen verschiedenartig extrahierter Matrixzubereitungen stellten wir eine Knochengelatine her. Das Ziel war eine weitere Anreicherung des osteoinduktiven Prinzipes.

Herstellung der Knochengelatine

Dazu wurde mit Calciumchlorid-Lösung ein Teil der Glucoproteine, vornehmlich die AMP, und höhermolekulare nicht kollagene Proteine extrahiert (Iwata und Urist, 1972). Die nachfolgende EDTA-Lösung brachte Sialoproteine, Phospho- und Glucoproteine sowie Calcium in Lösung (Leaver et al., 1975). Mit 8-molarer Lithiumchloridlösung wurde anschließend ein Shrinkage des Kollagens durchgeführt, gleichzeitig ging ein Teil höhermolekularer Proteinpolysaccharidkomplexe in Lösung (Urist et al., 1973).

Eine anschließende Behandlung mit Wasser vervollständigte die Extraktion. Bei diesem Verfahren werden etwa 33% des Trockengewichtes der Knochenmatrix entfernt.

Diese Knochengelatine wurde anschließend nach dem oben angegebenen Schema auf ihre osteoinduktive Wirkung hin getestet.

Nach 17 Tagen zeigt sich im Vergleich zur Knochenmatrix mit einer induzierten Enzymaktivität von 10 U/g Feuchtgewicht nun eine Enzymaktivität von 41 U/g Feuchtgewicht, was einer Steigerung um das über 4fache entspricht.

Damit scheint die Knochengelatine zum jetzigen Zeitpunkt das Implantat mit der höchsten osteoinduktiven Wirkung darzustellen.

Literatur

Firschein H E, Urist M R (1972) Enzyme induction, accumulation of collagen and calcification in implants of bone matrix. Clin Orthop 84: 263–274
Iwata H, Urist M R (1972) Protein polysaccharide of bone morphogenetic matrix. Clin Orthop 87: 257–274
Lacroix P (1945) Recent investigations on the growth of bone. Nature 156: 576
Leaver A G, Holbrook J B, Jones J L, Sheil M T, Sheil I. (1975) Components of the organic matrices of bone and dentin isolated only after digestion with collagenase. Arch Oral Biol 20: 211–216
Urist M R (1970) The substratum for bone morphogenesis. Devel Biol Suppl 4: 125–163
Urist M R, Iwata H, Lecotti P A, Dorfmann R L, Boyd S D, McDowell R M, Chien C (1973) Bone morphogenesis in implants of insoluble bone gelatine. Proc Nat Acad Sci USA 70: 3511–3515

Enzymmuster und pH-Wert im Callus — Histochemisch-histologische Milieustudien am Rattenfemur

R. Heuwinkel, Mainz

Unsere Kenntnisse um die Pathogenese der überschießenden Knochenneubildungen beim Hirnverletzten mit Frakturen der großen Röhrenknochen sind noch lückenhaft. Gehen wir von den heute diskutierten Erklärungsbeiträgen aus (Tabelle 1), so stellen sich unter besonderer Berücksichtigung der lokalen Weichteilverhältnisse im Frakturgebiet folgende Fragen:
1. Wie verhält sich der Gewebs-pH-Wert?
2. Wie wirken pH-verändernde Substanzen lokal auf die Callus-Entwicklung?
3. Wie entwickelt sich das Muster einiger osteogenetisch bedeutsamer Enzyme im Frakturgebiet
   Alkalische Phosphatase   (AP)
   Saure Phosphatase   (SP)
   Adenosintriphosphatase   (ATP)
   Lactatdehydrogenase   (LDH)?

Diese Fragen ergaben sich zwangsläufig aufgrund einer Untersuchungen des Frakturhämatoms hirnverletzter Patienten, wo stark saurer pH und erhebliche Aktivitäten der Alkalischen Phosphatase (AP) aufgefallen waren.

Versuchsanordnung

Operativ gesetzte Ratten-Femurfrakturen wurden in den ersten 3 Wochen beobachtet, der pH gemessen und Gewebeproben des Frakturbereiches histologisch-histochemisch aufgearbeitet. Verglichen wurden folgende Gruppen:

1. Saurer Ionenaustauscher   (SJAT)
2. Alkal. Ionenaustauscher   (AJAT)   1 x intraop. appliziert
3. Lysin-Cl   (Lys)
4. Bicarbonat   (BiC)
5. Pyruvat   (Pyr)   3 Wochen täglich
6. Lactat   Pufferlösung   (Lac)   1 ml perifrakturell
7. Citrat   (Citr)

Als *Vergleichsgruppen* dienten

8. Kontrolltiere   (KO)
9. Vena femoralis-Ligatur   (VF)
10. Hirntrauma (präcentral kontralateral) (HT)
11. Querschnittsläsion ohne und   (RMo)
12. Querschnittsläsion mit Fraktur   (RM + Fr.)

In knapper Form sei nun auf erste, vorläufige Ergebnisse eingegangen:

I. pH-Wert (Abb. 1): Die Gruppen AJAT, BiC und KO erreichen ein mehr alkalisches, die Gruppen VF, SJAT, Lys, HT ein mäßig saures, hingegen die RM-Gruppen ein extrem saures

Tabelle 1. Pathogenetische Faktoren der
überschießenden Knochenneubildung

1. Ödem der Bindegewebssepten
2. Erhöhter venöser Rückstrom
3. Lokale Milieuveränderungen:
   pH, Enzyme, CO_2 (?)

Niveau, das im Zuge der Frakturheilung annähernd beibehalten wird. Die Abb. 2 verdeutlicht, daß die Weichteile der Gruppen Lac, Pyr, Citr ohne Frakturen sich ähnlich wie die der Kontrollfrakturen verhalten, dagegen die Frakturheilung bei Applikation dieser Substanzen deutlich im sauren Bereich verlief.

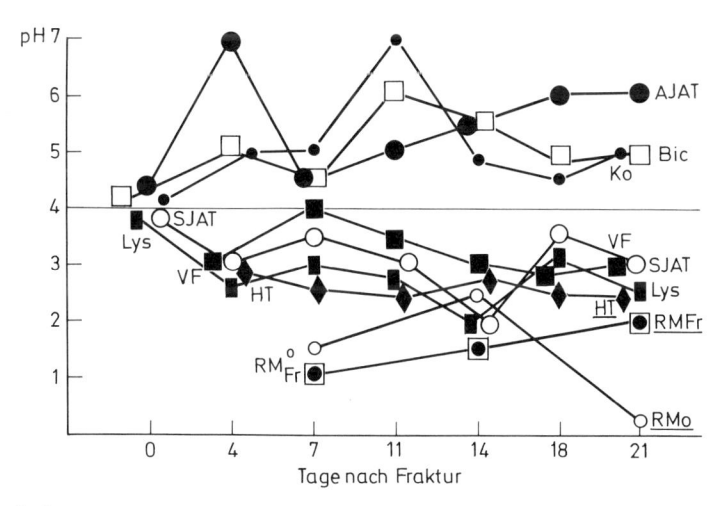

Abb. 1. pH-Wert im frakturnahen Weichgewebe unter diversen Einflüssen (Rattenfemur)

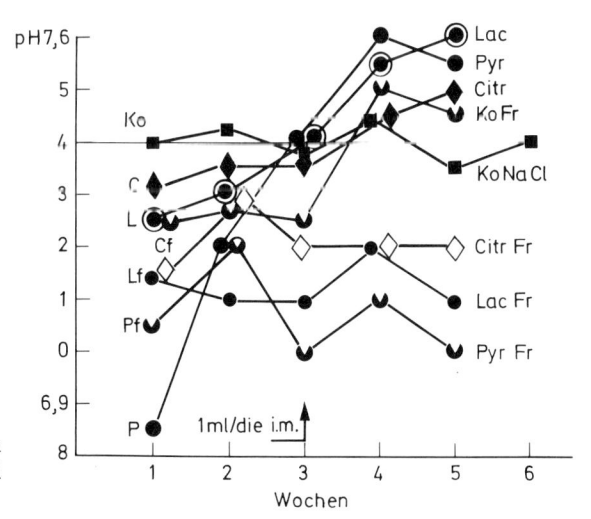

Abb. 2. Weichteil-pH nach Injektion verschiedener Puffer (Oberschenkel Ratte)

II. Röntgen-Befunde: Die Fraktur mit Querschnittsläsion zeigte schon nach 1 Woche eine deutlich sichtbare Callusbildung, also weit vor den anderen Gruppen. Auch die HT-Fraktur war in der 3. Woche schon radiologisch mit kräftigem Callus versehen. Interessanterweise wies aber auch die VF-Fraktur in der 3. Woche starke knöcherne Reaktion auf, sodaß hier ein Einfluß des gestörten venösen Abstromes zu vermuten ist.

III. Histologie: Die stärkste Mesenchymreaktion und früheste Knochenbildung traten bei der RM- und Lysin-Fraktur auf, gefolgt von HT, Lac, Pyr, Citr sowie SJAT und schließlich AJAT. In der Gruppe BiC scheint das Schwergewicht auf der Knorpelbildung zu liegen, während die normal heilende Fraktur mehr periostalen Knochen aufwies.

IV. Histochemie: Im Rahmen dieses Vortrages soll aus Zeitgründen auf die SP und die ATP nicht eingegangen werden. Wichtiger und interessanter ist der Verteilungsmuster der Alkalischen Phosphatase.

Alkalische Phosphatase: Ein relativ gleichmäßiges Ansteigen der Aktivität bis zum Ende der 2. Woche ist in den meisten Gruppen deutlich, stärker und früher bei der Lysin-Fraktur. Die höchsten Intensitäten liegen allgemein im Callusmesenchym und jungen Knochen in der 3. Woche. Auffällig abweichend ist beim HT eine teilweise und spätere, bei den RM-Gruppen dagegen starke und früh einsetzende Quellung der Bindegewebssepten in der degenerierenden Muskulatur; stellenweise scheint das Enzym sogar auszutreten. Auffallend ist weiterhin eine starke AP-Aktivität bei Applikation von Lactat; dies führt uns zum Verhalten der Lactatdehydrogenase.

Lactatdehydrogenase: Nach einer allgemeinen Zunahme folgt in den meisten Gruppen eine leichte Abnahme in den intramusculären Bindegewebssepten nach der 2. Woche bei konstanter Muskelaktivität; bei Lysin bleibt die Aktivität jedoch höher. Bei den RM-Gruppen zeigt sich deutlich mehr Enzym und verlagert sich vom Muskel ins Bindegewebe, wie auch beim HT, wo es sich konstant stärker anreichert bis zur 4. Woche. Besonders interessant ist die zentripetale Aktivitätszunahme zum Ort der Knochenbildung, erkennbar an den vermehrt auftretenden Granula im Cytoplasma der Mesenchymzellen, die praktisch einen LDH-reichen Zellsaum um die Knochenbälkchen bilden. Dieses Bild fand sich auch bei anderen Gruppen des sauren pH-Bereiches, vor allem auch an einer proximalen Epiphysenfuge.

Zusammenfassend erlauben die Experimente folgende vorläufige Aussagen:
1. Je saurer der pH-Wert in den frakturnahen Weichgeweben, desto stärker ist die Mesenchymaktivierung und nachfolgend die desmale Knochenbildung. Dies gilt sowohl unter experimentellen Bedingungen als auch physiologischerweise nach Hirntrauma und Fraktur.
2. Die verstärkte Aktivität der LDH zentripetal zum Ort der Knochenneubildung spricht für die besondere Bedeutung der Milchsäure im Zuge der Osteogenese. Wahrscheinlich tritt Lactat im Rahmen der allgemeinen Ansäuerung vermehrt auf und steht somit vielleicht auch im Zusammenhang mit dem gestörten venösen Abstrom im Frakturgebiet.

Hiermit zusammenhängende Fragen erfordern weitere Untersuchungen, die eingeleitet sind.

Mikroradiographie des Knochens, Technik, Aussagekraft und Planimetrie

K.M. Stürmer, Essen

Einleitung

Die Mikroradiographie ergänzt die üblichen histologischen Methoden und stellt den unterschiedlichen Mineralsalzgehalt innerhalb des Knochens dar. Ein und derselbe Knochenschnitt kann im Durchlicht, in der Fluorescenz und der Mikroradiographie beurteilt werden. Die Mikroradiographietechnik geht auf das Jahr 1913 zurück, als der Franzose Goby Aufnahmen von Insekten und Algen anfertigte.

Methodik

Das folgende Verfahren hat sich bei uns im Routinebetrieb bewährt: Unentkalkte Knochen werden nach eventueller Stückfärbung mit basischem Fuchsin in Methacrylat eingebettet. Anschließend werden Seriensägeschnitte mit einer Fräsmaschine der Fa. Straumann angefertigt. Die Schnittdicke beträgt ja nach Präparatgröße 200–400 μ. Zur Mikroradiographie müssen diese Schnitte auf 60–70 μ heruntergeschliffen werden — und zwar absolut plan, ohne Kratzer oder Verunreinigungen (Stürmer, 1979). Die Schnitte werden mit beidseits klebender Folie auf einen sogenannten Rubinträgerblock geklebt. Nun schraubt man die 3 Rubine soweit über das Niveau der Folie heraus, wie die gewünschte Schliffdicke beträgt. Dies läßt sich auf dem Tiefenmeßtisch mit $\mp 3 \mu$ Genauigkeit erreichen. Der Schleifvorgang selber läuft automatisch auf einer Läppmaschine der Fa. Graessner ab (Abb. 1a). Eine aufgerauhte Glasplatte dreht sich auf dem Läppteller, der Rubinblock läuft gegenläufig in einem Führungsring mit. So werden die Präparate bis zum Aufsetzen der 3 Rubine absolut plan und kratzerfrei heruntergeschliffen. Die Schnitte werden in Hexan abgelöst und mit der fertigen Seite erneut aufgeklebt, um dann beidseitig auf die endgültige Stärke gebracht zu werden.

Die Mikroradiographie wird als Kontaktaufnahme mit Kodak-High-Resolution-Plates, Auflösungsvermögen 2000 Linien pro mm, im Faxitron-Röntgengerät durchgeführt (Abb. 1b). Die Filmplättchen liegen in einer mehrfach durchbohrten Aufnahmeplatte auf einem PVC-Rohr. Eine Haushaltsfolie wird über den Schliff und den Film gespannt und mit einem Ring fixiert. Der Schliff wird dann absolut plan auf den Film gepreßt, indem das PVC-Rohr evakuiert wird. Der Focus-Film-Abstand beträgt bei der Aufnahme 10 cm. Wir belichten jeweils 30 min mit 12–16 KV. Die Filmentwicklung erfolgt streng nach den Vorschriften der Fa. Kodak. Die Knochenschliffe werden danach zur Durchlicht- und Fluorescenzmikroskopie eingedeckt.

Dicke der Knochenschliffe

Die Dicke der zur Mikroradiographie verwendeten Schliffe soll folgenden Anforderungen gerecht werden:

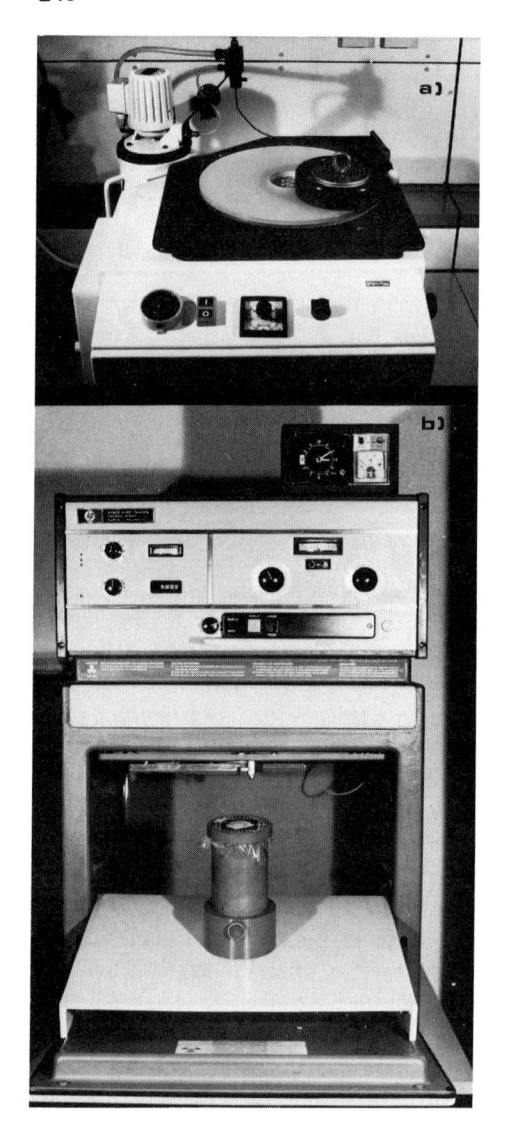

Abb. 1. a Planläppmaschine 3-R-35 der Fa. Graessner-Wentzky. Auf einer aufgerauhten, sich drehenden Glasträgerplatte läuft der mit den Knochenschnitten bestückte Rubinträgerblock in einem Aufnahmering gegenläufig bis zum Aufsetzen der Rubine mit, b Faxitron-Röntgengerät Nr. 805 der Fa. Field Emission Co. (Hewlett and Paackard). Die Aufnahmeplatte auf dem PVC-Rohr (evakuiert) trägt den Kodak-HRP-Film mit dem Knochenschliff

1. Hohe Bildschärfe.
2. Guter Graukontrast.
3. Scharfe und helle Fluorescenz.
4. Optimale Fuchsin-Präparate.

Viele Autoren wählen eine Dicke von 100 μ, weil dies dem mittleren Osteonendurchmesser entspricht. Rahn (1969) empfiehlt zur Fluorescenzbeobachtung 50–70 μ und Frost (1959) gibt für optimale Fuchsinpräparate 75 μ an.

Wir haben uns aufgrund von Testserien zu einer Schliffdicke von 60–70 μ entschieden. Sie ist dünn genug, um scharfe Bilder zu ergeben und sie ist bereits dick genug, um einen schönen Graukontrast zu erhalten (Abb. 2).

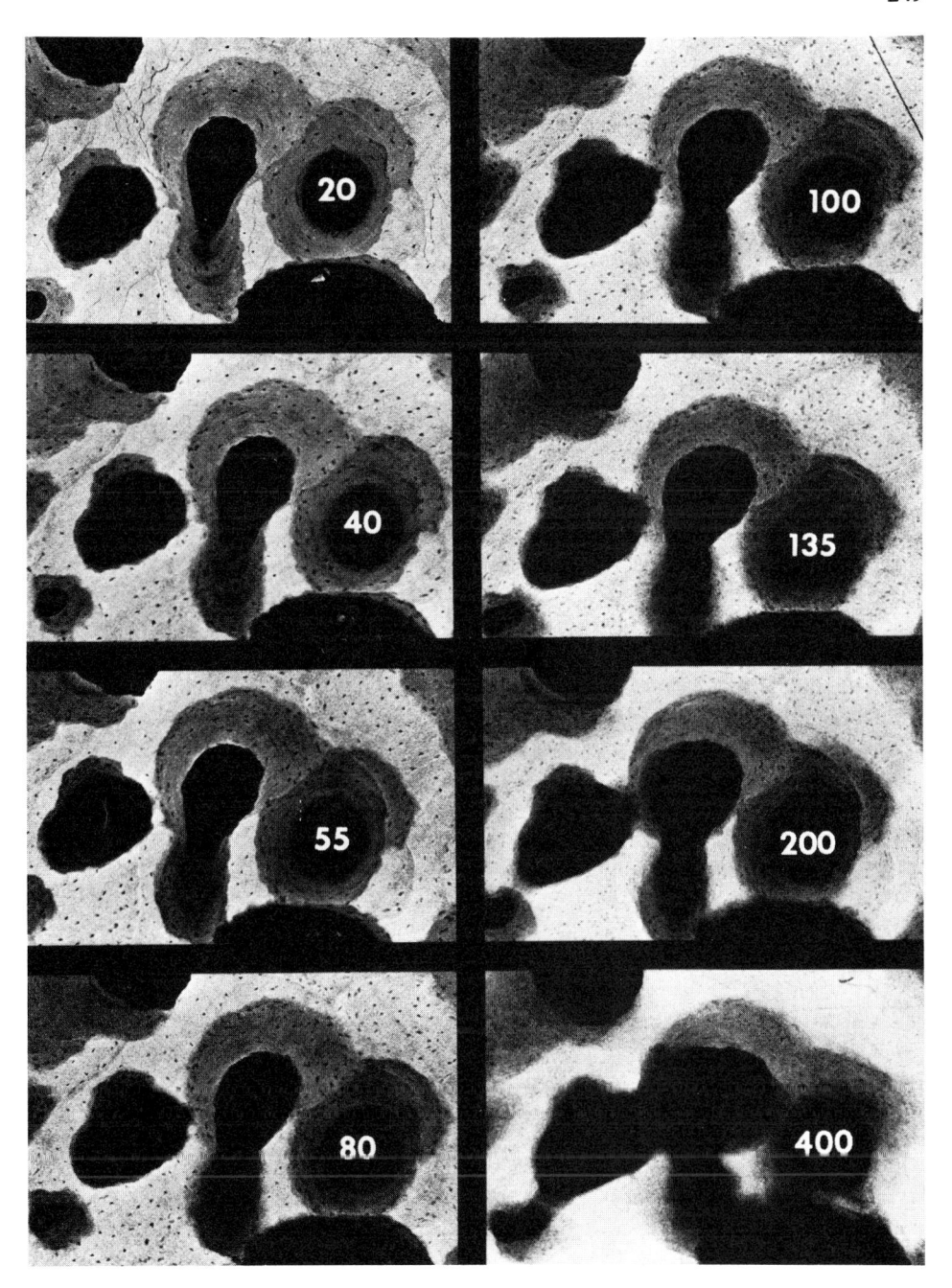

Abb. 2. Verschiedene Schliffdicken ein und desselben Knochenschliffs (menschliche Radiusosteomyelitis) bei jeweils ausgetesteter, optimaler Belichtung, Zahlenangaben in μ. Die Abbildungsschärfe ist bei dünnen Schliffen am besten; der Hell-Dunkel-Kontrast tritt hingegen bei dicken Schliffen am stärksten hervor. Eine Schliffdicke von 60–70 μ stellt einen guten Kompromiß aus beidem dar

Aussagekraft der Mikroradiographie

Der Osteonenaufbau verläuft in 2 Phasen: Die lamelläre Knochenbildung der ersten Phase kann mit Fluorescenzfarbstoffen markiert werden. Es folgt die zweite Phase, in der dann die restlichen 20% des endgültigen Mineralsalzgehaltes eingebaut werden. Man könnte auch von primärer und sekundärer Calcifizierung sprechen. Die Mikroradiographie macht das Stadium zwischen der ersten und zweiten Phase kenntlich, indem solche Osteone strahlendurchlässiger sind und sich dunkelgrau darstellen. Man erkennt im Vergleich mit Fluorescenzmarkierungen, die bis zu 6 Wochen zurückreichen, daß die Mikroradiographie einen längeren Zeitraum in Form von Grauabstufungen erfaßt. Verschiedene Röntgen-dichte Ringe einzelner Osteone zeigen, daß die Calcifizierung selbst innerhalb eines Osteons nicht homogen verläuft.

Hat man Markierungen bis zu 4 Monaten, so wird deutlich, daß die Mikroradiographie diesen Zeitraum nicht mehr sicher erfassen kann. Dunkelgraue Osteone in der Mikroradiographie sind in der Regel nicht älter als 3–4 Monate, entsprechend dem Zeitbedarf für die sekundäre Calcifizierung.

Nun noch einige typische Befunde bei der Mikroradiographie: Knochenresorption erkennt man sehr schön an den mäusefraß-ähnlichen Ausbuchtungen, in denen die Osteoclasten liegen. Der Aufbau des Callus, z.B. bei der Marknagelung, wird im Vergleich mit der Fluorescenz nachvollziehbar. Man sieht in den unteren Callusschichten bereits einige Sekundärosteone.

Die callöse Überbrückung einer Osteotomie: In der Bewegungszone sieht man porösen Knochen, der an ein Bienenwabenmuster erinnert. Nur diese Knochenarchitektur bietet die notwendige ideale Kombination zwischen Elastizität und Festigkeit, um erste Brücken über den Bewegungsspalt zu bauen.

Mikroangiogramme mit Micropaque lassen sich auch in unentkalkten Präparaten sehr gut beurteilen. Die Schnitte sollten allerdings ca. 400 μ dick sein, um die räumliche Struktur zu erhalten. Dasselbe gilt für Mikroangiogramme von Spongiosa.

Planimetrie

Die Mikroradiographie eignet sich ausgezeichnet für eine elektronische Histometrie. Der dunkelgraue, neugebildete Knochen kann z.B. mit dem Mikrovideomat II von Zeiss gut von dem helleren, alten Cortex und den schwarzen, unverkalkten Strukturen unterschieden werden. Die gewünschten Flächen werden elektronisch hell getastet und sofort als Zahlenwert ausgedruckt. Durch diese rasche Flächenerfassung gelingt es, Serienschnitte aus den interessierenden Knochenzonen auszuwerten und so ein Flächenprofil eines bis mehrere Zentimeter langen Knochens aufzuzeichnen. Ergänzend zur statistischen Varianzanalyse konnten wir 14 solcher Flächenprofile im Rechts/Links-Vergleich von verschieden behandelten Spongiosatransplantaten auswerten, insgesamt jeweils 2 x 24 Querschnitte der Hundeulna (Stürmer et al., 1979).

So gelingt es in der experimentellen Unfallchirurgie mit Hilfe der Mikroradiographie von einer qualitativ-subjektiven Auswertung zu quantitativ-reproduzierbaren und statistisch verwertbaren Ergebnissen zu kommen.

Zusammenfassung

Unentkalkte, in Methacrylat eingebettete Knochenschnitte werden mit einer automatischen Planläppmaschine auf 60–70 μ Dicke heruntergeschliffen. Die Mikroradiographie wird unter Vakuumansaugung der Schliffe auf Kodak HRP-Filmen im Faxitron Röntgengerät bei 12–16 KV angefertigt. Testserien ergaben als optimale Schliffdicke 60–70 μ. Neugebildeter Knochen kann in der Mikroradiographie bis zu einem Alter von 3–4 Monaten differenziert werden. Die Darstellung von Knochenresorption, Callusbildung zur Frakturüberbrückung und Mikroangiogrammen des unentkalkten Knochens werden erläutert. Die elektronische Planimetrie von Mikroradiogrammen wird an Beispielen dargestellt.

Literatur

1 Goby F (1913) Un application nouvelle des rayons X, la microradiographie. C R Acad Aci Paris 156: 686
2 Frost H M (1959) Staining of fresh, undecalcified, thin bone sections. Stain Technol 33: 135
3 Rahn B A (1976) Die polychrome Sequenzmarkierung des Knochens. Nova acta leopoldina 44: 249
4 Schenk R (1965) Zur histologischen Verarbeitung von unentkalkten Knochen. Acta anatomica 60: 3
5 Stürmer K M (1979) Vollautomatische Herstellung von Knochenschliffen bei exakter Dickeneinstellung. Acta anatomica 103: 100
6 Stürmer K M, Kehr H, Schmit-Neuerburg S N (1979) Fördern niederfrequentes Magnetfeld und Wechselspannung die Knochenheilung? Experimentelle Untersuchungen zur Frage der Wirksamkeit. Zbl Chirurgie 104: 777

Die Behandlung von Defekten langer Röhrenknochen mit autologer und homologer Spongiosa im Tierexperiment

S. Decker und B. Decker, Bochum

Nach der Entwicklung der modernen Osteosyntheseverfahren kann autologe Spongiosa heute trotz ihrer mangelnden Eigenfestigkeit auch zur Überbrückung von großen Defekten langer Röhrenknochen mit guter Aussicht auf Erfolg eingesetzt werden. Die ausgezeichneten Ergebnisse nach autologer Spongiosatransplantation beruhen auf der hohen osteogenetischen Potenz des spongiösen Knochens, die durch zahlreiche experimentelle und klinische Untersuchungen bewiesen werden konnte (Matti, 1932; Schweiberer, 1970, 1976; Decker et al. 1976 u.a.).

Unsere morphologisch-experimentellen Untersuchungen (Decker et al., 1976), bei denen autologe Beckenkammspongiosa in durch Plattenosteosynthesen stabilisierte Defekte der

Ulna von Boxerhunden transplantiert wurde, haben gezeigt, daß durch die autologe Spongiosaplastik innerhalb von 8 Wochen eine feste knöcherne Überbrückung des Defektes erreicht werden kann. Dabei findet während dieser Zeitspanne ein vollständiger Umbau des Transplantates statt, indem die transplantierten avitalen Spongiosabälkchen von Osteoclasten abgebaut und durch von Osteoblasten neugebildete Knochenbälkchen ersetzt werden.

Dieser Ein- bzw. Umbau des Transplantes beginnt ca. 1 Woche nach Versuchsbeginn mit einer von zahlreichen sinusartig erweiterten Gefässen begleiteten massiven Osteoblastenproliferation, die lichtoptisch sowohl zwischen den transplantierten Spongiosabälkchen wie auch entlang der Grenzzone zwischen Transplantat und Lagercorticalis nachweisbar ist. Im Bereich der Grenzzone finden sich nach 6 bis 8 Wochen Bilder, die den histologischen Befunden bei der primären angiogenen Bruchheilung gleichen. Von Gefässen und Osteoblasten gefolgte Osteoklasten schieben vor und sorgen für eine feste Verzahnung des Implantates mit der angrenzenden Lagercorticalis.

Die beschriebene Knochenneubildung in einem autologen Spongiosatransplantat ist in einem Beobachtungszeitraum zwischen 1 Woche und 8 Wochen nach Versuchsbeginn nachweisbar. Bis zu 1 Woche — 2, 3, 4 und 5 Tage — nach der Implantation finden sich, ebenso wie in der nicht transplantierten Vergleichsspongiosa, nur ganz selten typische Umbauzonen mit knochenbildenden oder -abbauenden Zellen. Auffallend ist jedoch, daß es in der relativ kurzen Zeitspanne von nur 5 Tagen schon zu einer deutlich erkennbaren Vermehrung fibroblastenähnlicher osteogenetischer Stammzellen kommt, die in der Beckenkammspongiosa des erwachsenen Boxerhundes ebenso wie Osteoblasten normalerweise nur sehr selten gefunden werden. Durch mitotische Teilungen dieser zunächst proliferierenden osteogenetischen Zellen scheinen die nach 7 Tagen in so großer Zahl nachweisbaren Osteoblasten zu entstehen, die dann sofort mit der Knochenneubildung beginnen.

Um das Verhalten der knochenbildenden Zellen in dieser frühen Phase nach einer homologen Transplantation studieren zu können, haben wir homologe Beckenkammspongiosa bei Boxerhunden unter sonst gleichen Versuchsbedingungen transplantiert und die Implantate nach 7, 10 und 14 Tagen wieder entnommen.

Die lichtmikroskopische Untersuchung der homologen Spongiosatransplantate, die nach 7 Tagen entnommen wurden, ergab Befunde, die denen nach autologer Transplantation sehr ähnlich sind. Ebenso wie 1 Woche nach der Verpflanzung autologer Spongiosa finden sich zahlreiche Zellen, die alle Merkmale typischer Osteoblasten besitzen. Die Osteoblasten bilden neuen Knochen, der streifen- und fleckförmig regellos im Transplantat verteilt ist. In der Nachbarschaft der Osteoblasten und Gefäße liegen immer zahlreiche osteogenetische Zellen, aus denen die Osteoblasten nach den oben beschriebenen Befunden durch Teilung hervorzugehen scheinen (Abb. 1). Außerdem sind in den homologen Transplantaten bereits nach 1 Woche sowohl an den Oberflächen der verpflanzten Spongiosabälkchen wie auch im Bereich der neugebildeten Knochensubstanz Osteoclasten nachweisbar.

Im Gegensatz dazu zeigen die homologen Transplantate nach 10 Tagen ein vollständig anderes Aussehen. Ein großer Teil der knochenbildenden Zellen läßt Zeichen des Zellunterganges erkennen. Die sowohl für ein autologes wie auch für ein homologes Spongiostransplantat nach 1 Woche charakteristischen Osteoblastenreihen an den Oberflächen der transplantierten Knochenbälkchen und der neugebildeten Knochensubstanz sind größtenteils verschwunden. Demgegenüber sind zahlreiche mehrkernige Osteoclasten zu beobachten, welche den verpflanzten und neugebildeten Knochen abbauen.

Der durch die immunologische Abwehrreaktion des Wirtsorganismus bewirkte Untergang der transplantierten und zunächst proliferierenden osteoblastischen Zellen scheint

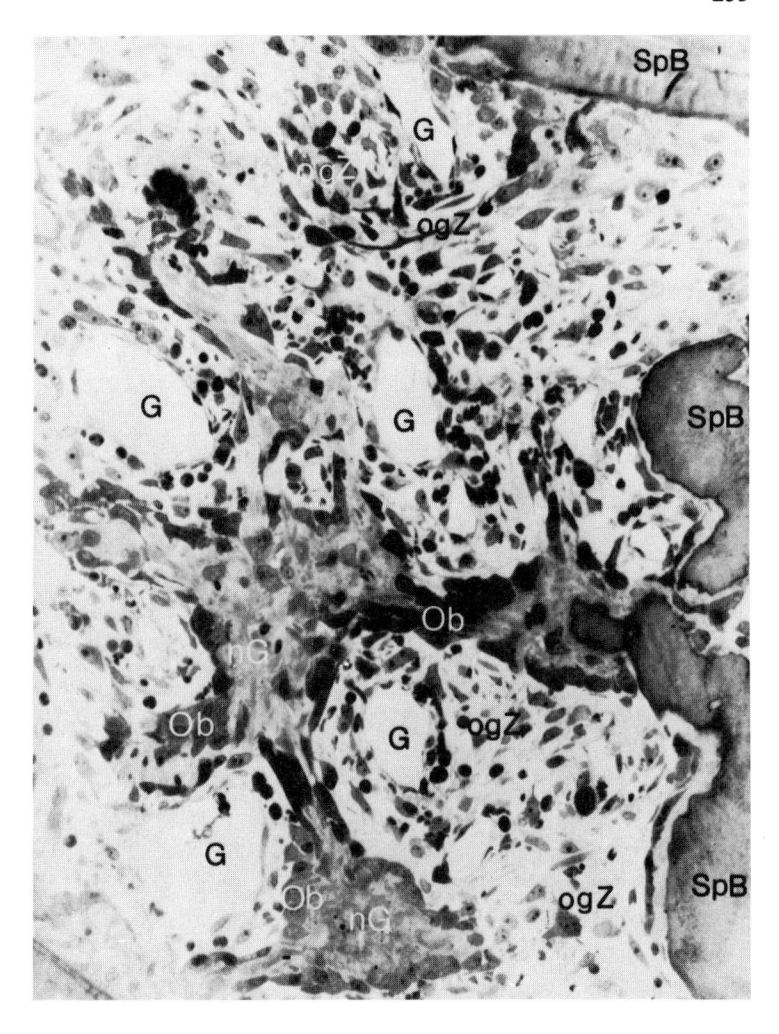

Abb. 1. 7 Tage nach der Implantation homologer Spongiosa in einen durch Plattenosteosynthese stabilisierten Defekt der Ulna des Hundes findet sich ebenso wie in den autologen Transplantaten eine lebhafte Osteoblastenproliferation (Ob) und reiche Vascularisation (G) zwischen den transplantierten Spongiosabälkchen (SpB). Osteogenetische Zellen (ogZ); neugebildetes Osteoid (nG). (Vergrößerung 420fach)

sehr rasch fortzuschreiten. 14 Tage nach der Transplantation homologer Spongiosa waren in dem vorliegenden Material nur noch vereinzelt vitale Osteoblasten und Osteocyten nachzuweisen. Das Gewebe zwischen den von Osteoclasten arodierten Knochenbälkchen zeigt zahlreiche Vacuolen und untergehende Zellen (Abb. 2).

Weiterhin fiel auf, daß die schon nach 10 Tagen in großer Zahl nachweisbaren typischen mehrkernigen Osteoclasten nach 2 Wochen ebenfalls Zeichen des Zellunterganges erkennen lassen. Die durch die resorptive Aktivität der Osteoclasten entstandenen Buchten und Höhlen in der verpflanzten Hartsubstanz sind nach 14 Tagen nicht selten leer, oder es finden sich darin nur noch Zellfragmente (Abb. 2).

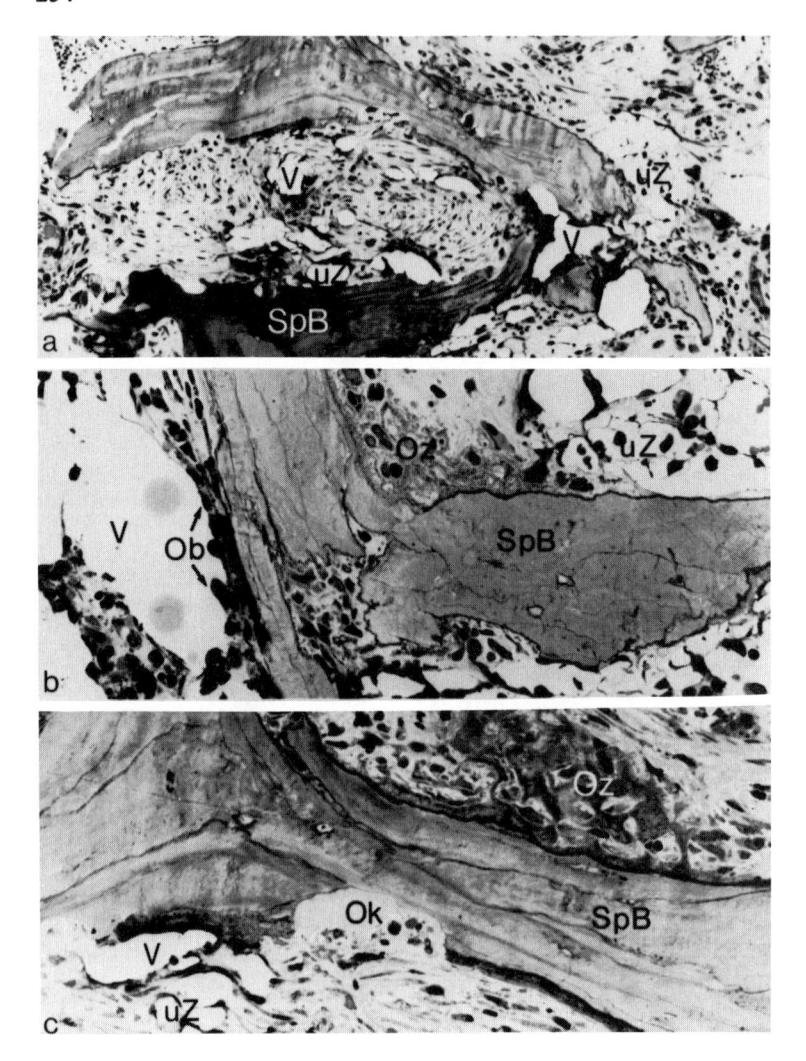

Abb. 2a–c. 14 Tage nach der Implantation homologer Spongiosa in einen Defekt der Ulna des Hundes sind zwischen den transplantierten Spongiosabälkchen (SpB) praktisch keine vitalen Osteoblasten (Ob) oder Osteocyten (Oz) mehr nachweisbar. Es finden sich zahlreiche Vacuolen (V) und untergehende Zellen (uZ). Auch die Osteoclasten (Ok) gehen zu Grunde. (Vergrößerung a 160fach; b 400fach; c 450fach)

In Übereinstimmung mit den Befunden von Chalmers (1959) zeigen die vorliegenden Untersuchungen, daß es wenige Tage nach der Transplantation homologer Spongiosa ebenso wie in den autologen Transplantaten zu einer Proliferation osteoblastischer Zellen mit Knochenneubildung kommt. Die Osteoblastenproliferation wird durch die am 8. Tag beginnende (Chalmers, 1959) und nach 10 bis 14 Tagen schon deutliche (vorliegende Befunde) immunologische Abwehrreaktion des Wirtsorganismus beendet. Daraus ist zu schließen, daß es sich bei den bis zu 1 Woche proliferierenden osteoblastischen Zellen um überlebende osteogenetische Zellen handeln muß, da eine immunologische Abstoßungsreaktion nicht zu erwarten wäre, wenn körpereigene knochenbildende Zellen aus dem Lagergewebe einsprossen würden. Da das histologische Bild der Knochenneubildung in einem homologen Spongiosatransplantat nach 1 Woche praktisch identisch ist mit dem nach autologer Transplantation unter gleichen Bedingungen, sind diese Befunde auch als Beweis dafür anzusehen, daß die oben beschriebenen Regenerationsvorgänge in den autologen Transplantaten als Eigenleistung der verpflanzten Spongiosa aufzufassen sind (Chalmers, 1959; Ham, Harris, 1971).

Zusammenfassend bleibt festzustellen, daß die cellulären Elemente eines frischen homologen Spongiosatransplantates die Verpflanzung in einen artifiziellen Kontinuitätsdefekt eines Röhrenknochens beim Hund im Gegensatz zum autologen Transplantat nicht überleben, sondern durch eine verzögert einsetzende immunologische Abstossungsreaktion des Wirtsorganismus zerstört werden. Aus diesen Ergebnissen kann jedoch nicht geschlossen werden, daß ein späterer Einbau von Teilen der Hartsubstanz des homologen Spongiosatransplantates im Sinne der spätosteogenetischen Phase nach Chalmers (1959) nicht stattfindet. Für einen solchen langsamen Ein- bzw. Umbau sprechen auch die klinischen Ergebnisse von zahlreichen Autoren, die in neuerer Zeit wieder diskutiert werden.

Literatur

Chalmers J (1959) Transplantation immunity in bone homografting. J Bone Joint Surg B 41: 160

Decker S, Rehn J, Düring M V, Decker B (1976) Morphologisch-experimenteller Beitrag zur Kenntnis der Vorgänge bei der Verpflanzung von autologer Beckenkammspongiosa bei Hunden. Arch Orthop Unfall-Chir 85: 303

Ham A W, Harris W R (1971) Repair and transplantation of bone. In: Bourne G H (Ed) The biochemistry and physiology of bone. Vol III. Acad Press, New York London, p 338

Matti H (1932) Über freie Transplantation von Knochenspongiosa. Langenbecks Arch klin Chir 168: 236

Schweiberer L (1970) Experimentelle Untersuchungen von Knochentransplantaten mit unveränderter und mit denaturierter Knochengrundsubstanz. Ein Beitrag zur causalen Osteogenese. Hefte Unfallheilkd 103

Schweiberer L (1976) Theoretisch-experimentelle Grundlagen der autologen Spongiosatransplantation im Infekt. Unfallheilkd 79: 151

Heilungsvorgänge bei Segmentdefekten am Hundefemur

H. Schöttle, H.-U. Langendorff, M. Dallek und G. Delling, Hamburg

Für die Behandlung von segmentalen Defekten an Röhrenknochen bestehen keine allgemein anerkannten Richtlinien oder klinisch und experimentell erprobte Operationsverfahren. Erst in jüngerer Zeit erscheinen vereinzelt Mitteilungen über Untersuchungen, bei denen aber Implantatmaterial den Defekt ausfüllt oder Knochentransplantate in den Defekt eingefügt werden. Hierdurch wird allerdings die Beurteilung der Heilvorgänge erschwert [1, 2, 3, 7].

Wir haben zur Stabilisierung von 2 cm langen Kontinuitätsdefekten am Femurschaft des Hundes die Doppelplattenosteosynthese und in einer zweiten Gruppe die sogenannte Span-Plattenosteosynthese (Abb. 1a, b) verwendet (jeweils n = 12, 14 Hunde 12 Wochen, 10 Hunde 40 Wochen). Bei diesen Stabilisierungsverfahren bleibt der gesetzte Knochendefekt frei von Implantat- oder Transplantatmaterial.

Der massive autologe Corticalisspan, von Lexer mit wechselndem Erfog mit Drahtschlingen am Knochen befestigt, ist nie unter stabilen Bedingungen experimentell erprobt worden. Wir haben die Heilungsvorgänge im Bereich des Defektes und die Umbauvorgänge am Corticalistransplantat röntgenologisch, szintigraphisch, mikroangiographisch und histologisch untersucht (ausführliche Beschreibung der Methodik siehe bei [4, 5]).

Ergebnisse

Nach Herausnahme des Knochenzylinders wird der Defekt zunächst durch aussprießende intramedulläre Gefäße im wesentlichen von proximal her vascularisiert (Abb. 2b). Bereits nach 3–4 Wochen ist Knochenneubildung röntgenologisch nachweisbar. Es bilden sich von der Markhöhle her kegelförmige Regenerate, die entsprechend dem Vascularisationsmuster im proximalen Defektbereich meist größer sind als im distalen (Abb. 2a). Histologisch handelt es sich um ein endostales Geflechtknochengerüst. An der Corticalis des Resektionsstumpfes wird nur wenig neuer Knochen angelagert. Häufig beobachtet man sogar eine Auflösung der vorderen Corticaliskante an der distalen Defektgrenze.

Nach ca. 12 Wochen ist die Knochenneubildung im Defekt weitgehend abgeschlossen. Bei den Doppelplatten-Osteosynthesen kommt es in keinem Fall zur knöchernen Überbrückung. Es verbleiben stets Defektpseudarthrosen.

Unsere Untersuchungen bestätigen, daß die Doppelplatten-Osteosynthese am Schaft von Röhrenknochen nicht zweckmäßig ist. Die Vascularisation des Knochens wird durch die Implantate behindert. Darüber hinaus ist wegen der Umleitung des Kraftflusses über die Implantate die „stress protection" des Knochens besonders stark ausgeprägt.

Bei den Span-Plattenosteosynthesen entstehen in 11 von 12 Fällen feste knöcherne Verbindungen zwischen dem Proximalen und distalen Femuranteil. Bis zur 40. Woche zeichnet sich eine funktionelle Strukturierung des neugebildeten Knochens unter Einbeziehung des Spanes ab (Abb. 2c).

Die näherungsweise bestimmte Knochenneubildung ist bei den Tieren mit Span-Plattenosteosynthese ca. 3fach größer als bei denen mit Doppelplatten. Zur verstärkten medullären

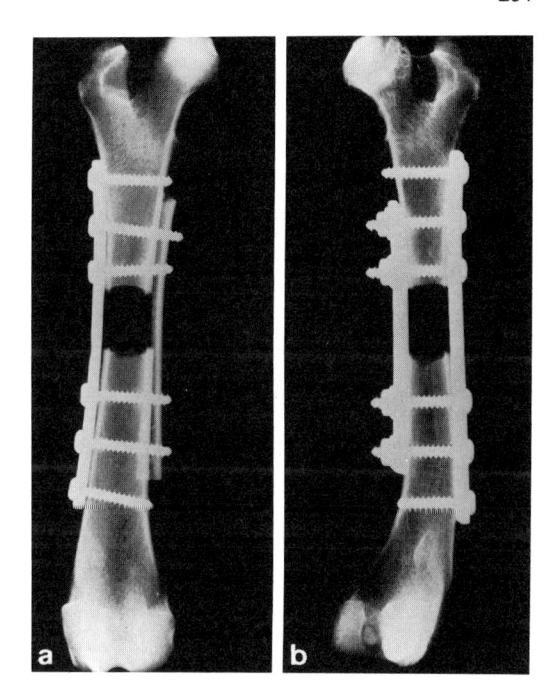

Abb. 1. a Span-Plattenosteosynthese,
b Doppelplatten-Osteosynthese

Osteosynthese lagert sich zusätzlich neugebildeter Knochen hauptsächlich an der endostalen Seite des Corticalisspanes an. Diese Befunde weisen auf die osteogenetische Potenz des autologen Corticalisspanes hin.

Der angelagerte Span wird zunächst vom Knochen und Weichteillager her vascularisiert. Er verbindet sich innerhalb von 12 Wochen durch Bildung von Geflechtknochengerüsten an den Anlagerungsstellen mit den Wirtsknochen (Abb. 2a). Hierdurch wird die hohe Stabilität der Span-Plattenosteosynthese bis zur Ausheilung des Defektes gewährleistet.

Innerhalb von ca. 40 Wochen wird der angelagerte zunächst avitale Span durch Osteolyse und gleichzeitige Osteogenese schleichend durch vitalen Knochen ersetzt. Der Span, durch die gegenüberliegende Platte vor schädlichen Biegekräften geschützt, hält auch während der kritischen Umbauphase den auftretenden Druckkräften Stand. Wahrscheinlich ist die gleichmäßige Druckbelastung von Corticalistransplantaten Voraussetzung für ihre Einheilung.

Die Technik der Span-Plattenosteosynthese schließt die Transplantation autologer Spongiosa in den Defekt nicht aus. Es ist anzunehmen, daß aufgrund ihrer hohen osteogenetischen Potenz die Ausheilung des Defektes beschleunigt wird. Auch kann durch die autologe Spongiosa eine raschere Revitalisierung des Corticalistransplantes erwartet werden [6].

Andererseits wäre für die Einheilung der Spongiosa die durch den Span gewonnene mechanische Stabilität von Vorteil. Die Metallplatte, der Corticalisspan und die Spongiosa könnten sich biomechanisch sinnvoll ergänzen.

Als Indikationen für die Anwendung der Span-Plattenosteosynthese kommen Segmentdefekte am Schaft von Röhrenknochen nach schweren Trümmerfrakturen und nach Tumorresektionen sowie kongenitale Knochendefekte in Betracht.

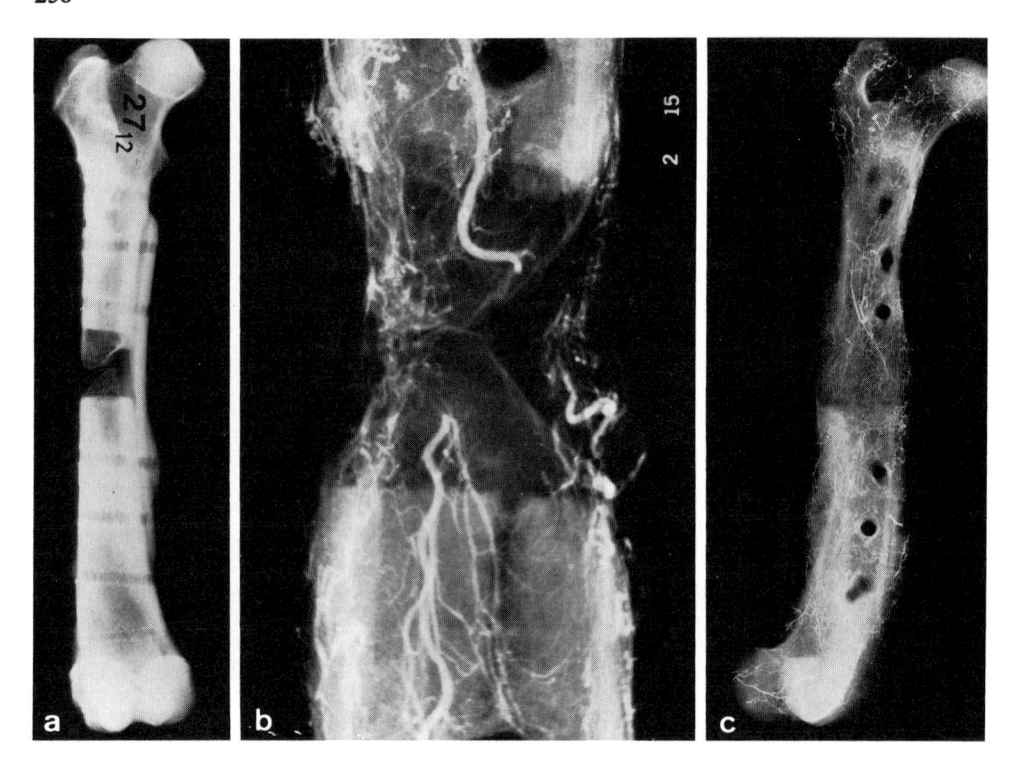

Abb. 2. a Hundefemur 12 Wochen nach Span-Plattenosteosynthese, **b** Vascularisation des Defektbereiches 12 Wochen nach Doppelplatten-Osteosynthese, **c** Knochen-Mikroangiographie 40 Wochen nach Span-Plattenosteosynthese. Neugebildeter Knochen im ehemaligen Defektbereich, bereits in Längsrichtung strukturiert

Literatur

1 Böttger G (1966) Ersatz von Femurschaftanteilen durch homologe Knochentransplantate. Langenbecks Arch Chir 316: 531–537
2 Hutzschenreuter P (1972) Beschleunigte Einheilung von allogenen Knochentransplantaten durch Präsensibilisierung des Empfängers und stabile Osteosynthese. Langenbecks Arch Chir 331: 321–343
3 Schmit-Neuerburg K-P, Wilde Ch-D (1973) Defektüberbrückung an den langen Röhrenknochen. Hefte Unfallheilkd 113: 1–112
4 Schöttle H, Langendorff H-U, Vogel H, Knop J, Ringe J-D (1979) Heilungsvorgänge bei Segmentdefekten an Röhrenknochen. Teil I: Radiologische Befunde. Unfallchirurgie 5: 133–140
5 Schöttle H, Dallek M, Langendorff H-U, Schöntag H, Jungbluth K H (1980) Heilung von Segmentdefekten an Röhrenknochen. Teil III: Histologische und mikroangiographische Befunde. Unfallchirurgie (in Druck)
6 Trentz O (1977) Die Bedeutung spongiöser Knochentransplantate für Revitalisierung und Ersatz devascularisierter Kortikalisfragmente. Habilitationsschrift Hannover
7 Veihelmann D (1973) Beeinflussung des Einbaus homologer Röhrenknochenabschnitte durch Anwendung stabiler Osteosynthese. Zeitschr Orthop 111: 150–153

Der Kreuzbandersatz durch Kohlenstoffasern

R. Neugebauer, L. Claes, G. Helbing, Ulm und D. Wolter, Hamburg

Die Notwendigkeit einer operativen Versorgung von Kniebandläsionen wird heute allgemein anerkannt [1]. Schwierigkeiten ergeben sich vor allem beim plastischen Bandersatz. Im Bereich der Collateralbänder bringen biologische Transplantate in aller Regel eine ausreichende Stabilität, im Bereich der Kreuzbänder kommt es jedoch zu einer sekundären Insuffizienz des Transplantates [6]. Bei bisher verwendeten alloplastischen Materialien kann es ebenso zur Nachdehnung kommen [3].

Kohlenstoffasern sind wegen ihrer außerordentlichen Zugfestigkeit und ihrer guten Biokompatibilität ein für den Bandersatz geeignetes Material. Günstige Ergebnisse in Tierversuchen werden durch erste klinische Resultate bestätigt [4, 5, 7]. Voruntersuchungen haben ergeben, daß Kohlenstoff in Staubform intraarticulär appliziert keine Knorpelschädigung und synoviale Reizung verursacht [2]. Es lag daher nahe, C-Faserschläuche auf ihre Eignung für den intraarticulären Bandersatz zu prüfen. Insbesondere galt es ebenso wie bei den Collateralbandplastiken, eine primär übungsstabile Verankerung zu finden sowie das Einwachsverhalten von Bindegewebe und Faserstrukturen zwischen die Kohlenstoffilamente zu prüfen, da der besondere Vorteil des Materials in seiner Integrationsfähigkeit in Bindegewebsstrukturen zu liegen scheint.

Material und Methoden

Als Kreuzbandalloplastik wurde ein geflochtener Kohlenstoffaserschlauch aus 32 Strängen zu je 1000 Filamenten mit einem Flechtwinkel von 43° verwendet. Durch diese Textur wird die Elastizität des Implantates der des natürlichen Bandes angenähert.

Sechs zweijährige, 50–55 kg schwere Schafe wurden von einem medialen Payr-Schnitt aus am rechten Kniegelenk arthrotomiert. Nach Resektion der beiden Kreuzbänder wurde ein Kohlenstoffaserschlauch implantiert. Bohrkanäle im medialen Tibiakopf und im lateralen Femurcondylus wurden so angelegt, daß das durchgezogene Band in seinem intraarticulären Verlauf dem vorderen Kreuzband entsprach. Die freien Implantatenden wurden mit je einer Schraube und Unterlagscheibe gegen den corticalen Knochen fixiert.

Während der 3monatigen Versuchsdauer konnten die Tiere voll belasten. Zur Fluorochromierung des neugebildeten Knochens wurden abwechselnd Tetrazyklin, Calceingrün und Xylenolorange in 2wöchigen Intervallen intravenös appliziert.

Nach Tötung der Tiere wurden die frei durch das Gelenk ziehenden Bandanteile excidiert und in Formalin fixiert. Paraffinschnitte wurden mit HE und V. Gieson gefärbt. Die implantattragenden Anteile von Tibiakopf und Femurcondylus wurden mit Fuchsin gefärbt und in Metacrylat eingebettet. Knochenschliffpräparate in Längsrichtung als auch senkrecht zum Verlauf des Knochenkanals wurden angefertigt und fluorescenzmikroskopisch begutachtet.

Ergebnisse

Wenige Tage postoperativ belasteten die Tiere die operierten Extremitäten voll und zeigten auf freier Weide ein normales Gangbild. Bei Kontrolluntersuchungen nach 2 Wochen waren alle operierten Gelenke stabil und reizlos.

Die explantierten Kniegelenke waren makroskopisch unauffällig und enthielten normale Mengen Synovia. Bei 2 Tieren fanden sich Kohlenstoffaserbruchstücke reizlos in der Gelenkkapsel eingebettet. Am Knorpel fanden sich keine pathologischen Veränderungen. Die Bandimplantate waren von einer weißlich opaleszierenden Bindegewebsschicht umhüllt.

Die histologische Untersuchung der Präparate aus den frei durch das Gelenk verlaufenden Implantatteilen zeigte bündelförmig angeordnete Kohlenstoffasern, zwischen die septenartig Granulationsgewebe eingewachsen war. Kollagene Fasern zwischen den Kohlenstofffilamenten waren überwiegend längs ausgerichtet. Dazwischen fanden sich Fremdkörperriesenzellen (Abb. 1).

In den Knochenschliffpräparaten war die Masse der Kohlenstoffasern in ihrem transossären Verlauf von Bindegewebe durchwachsen. In den Randbezirken fanden sich die C-Fasern darüberhinaus in neugebildetem Knochen eingeschlossen (Abb. 2).

Beim plastischen Kniebandersatz stellt die Wiederherstellung der Kreuzbandfunktion die größte Schwierigkeit dar. Wegen des freien intraarticulären Verlaufes führen sowohl

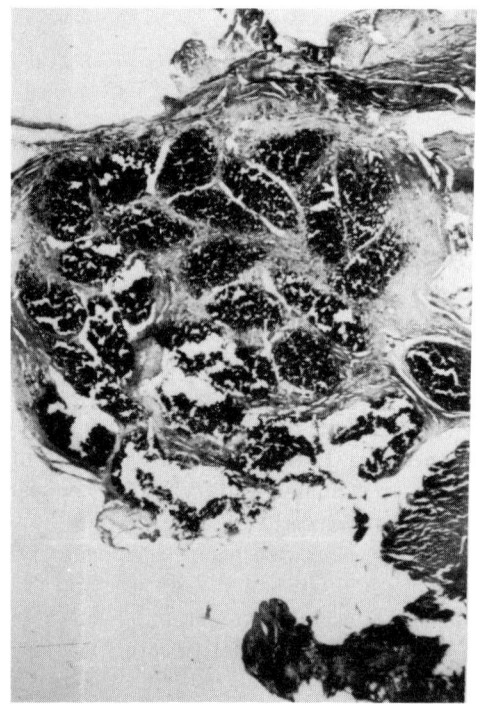

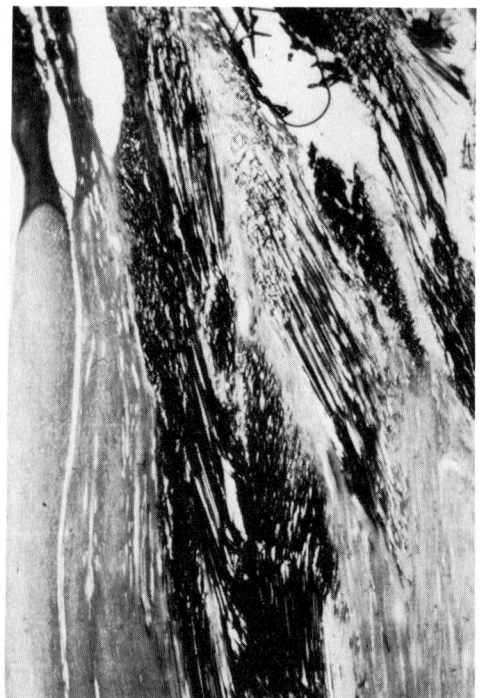

Abb. 1. Histologischer Längs- und Querschnitt des intraarticulär verlaufenden Kohlenstoffimplantates nach 3 Monaten. H.E. (links) und v. Gieson (rechts) 40 x

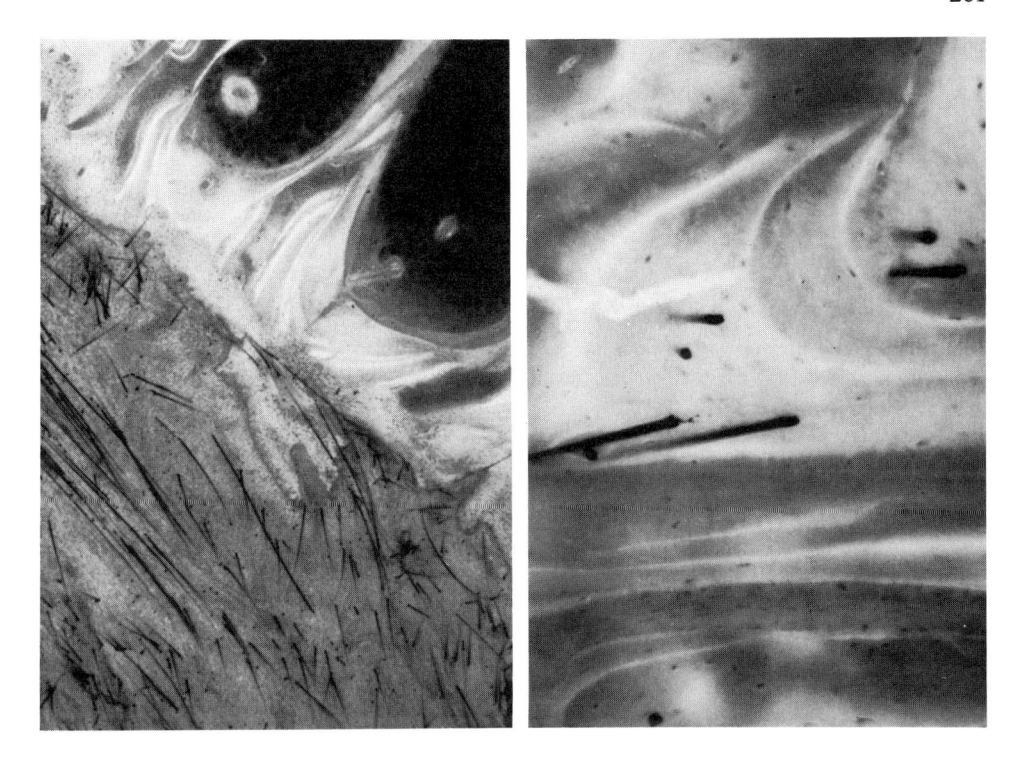

Abb. 2. Fuchsingefärbtes Knochenschliffpräparat 60 μ eines fluorochromierten Knochenkanals mit Einschluß von Kohlenstoffasern. 80 x und 240 x

biologische als auch alloplastische Materialien häufig zu sekundärer Insuffizienz. Kohlenstoffasern haben sich wegen ihrer physikalischen wie biologischen Eigenschaften für den Bandersatz als besonders geeignet erwiesen. Wie die vorliegenden Ergebnisse zeigen, trifft das auch für den Ersatz der Kreuzbänder zu. Besonders hervorzuheben ist die sehnenähnliche Einsprossung von Bindegewebe mit Bildung kollagener Fasern zwischen den C-Filamenten, die in Zugrichtung angeordnet sind. Durch den innigen Verbund zwischen C-Fasern und Bindegewebe entsteht ein auf Dauer belastbares Komposit. Die bisherigen Resultate weisen darauf hin, daß das im Sinne eines Neoligaments proliferierte faserreiche Gewebe die Funktion allmählich übernimmt.

Als besonderer Vorteil für eine klinische Anwendung ist die Möglichkeit der primär übungsstabilen Verankerung mit Schraube und Unterlagscheibe anzusehen, die in Verbindung mit der außerordentlichen Zugfestigkeit der Implantate eine zusätzliche Gipsfixation unnötig erscheinen läßt. Damit sind optimale Voraussetzungen für eine funktionelle postoperative Behandlung gegeben.

Literatur

1. Burri C, Rüter A (1975) Bandverletzungen am Knie. 3. Reisenburger Worshop zur klinischen Unfallchirurgie. Beihefte zur Monatsschrift für Unfallchirurgie, Heft 125, Springer, Berlin Heidelberg New York
2. Helbing G, Burri C, Mohr W, Neugebauer R, Wolter D (1977) The reaction of tissue to carbon particles. First European Conference: Exalution of Biomaterials. Strasbourg France
3. Grood E S, Noyes F R (1976) Cruciate Ligament Prothesis: Strength, Creep and Fatique Properties. J Bone Joint Surg Am 58: 8, 1083—1088
4. Jenkins D H R (1976) Filamentous carbon fibre as a tendon prosthesis. 8th Annual International Biomaterials Symposium, Philadelphia
5. Jenkins D H R (1978) The repair of cruciate ligaments with flexible carbon fibre. J Bone Joint Surg 60 B: 4, Novembre
6. Slocum D B, Larson R L, James St L (1974) Late Reconstruction of ligamentous Injuries of the medial Compartment of the knee. Clin Orthop 100: 23—55
7. Wolter D, Burri C, Fitzer E, Helbing G, Müller A, Rüter A (1978) Der alloplastische Ersatz des medialen Knieseitenbandes durch beschichtete Kohlenstoffasern. Unfallheilkd 81: 390—397

Experimentelle Untersuchung zur Refixation von Kniegelenksbändern

P.-J. Flory, J. Blömer, G. Muhr, Hannover

Angaben über die günstige Refixation abgerissener Bandstrukturen lassen sich nur vereinzelt in klinischen Arbeiten [1], jedoch nicht in tierexperimentellen Untersuchungen finden. Ziel unserer Arbeit war es, eine Aussage zu treffen, nach welcher Refixationsart ansatznahe Bandrisse oder Bandabrisse das biomechanisch und morphologisch günstigste Verhalten aufweisen.

Hierzu wurde bei insgesamt 184 Ratten das mediale Seitenband am Tibiaansatz abgetrennt und verschiedenartig refixiert. In der Gruppe 1 wurde das mediale Seitenband an der Corticalis angelagert, indem der 6-0-Etylonfaden transossär durch den Knochen geführt wurde. Gleichzeitig erfolgte in jeder Gruppe eine statische und eine elastische Verspannung, das heißt, einmal an einer Schraube, das andere Mal an einer Spiralzugfeder.

In der zweiten Gruppe wurde das Band nach Entfernen der Corticalis mit dem Skalpell an die Spongiosa zurückverlagert. In der Gruppe 3 wurde das Band intraossär verlagert (Abb. 1).

Zur temporären Ruhigstellung wurde an der operierten Extremität die Achillessehne reseziert [2]. Die biomechanischen Untersuchungen nach 4, 6 und 8 Wochen wurden am Präparat Femur — mediales Seitenband — Tibia an dieser Zug-Prüf-Maschine durchgeführt [3]. Anhand des Kraftlängenänderungsdiagrammes wurde die maximale Zerreißkraft, die Längenänderung und tan α als Ausdruck des elastischen Verhaltens bestimmt [4].

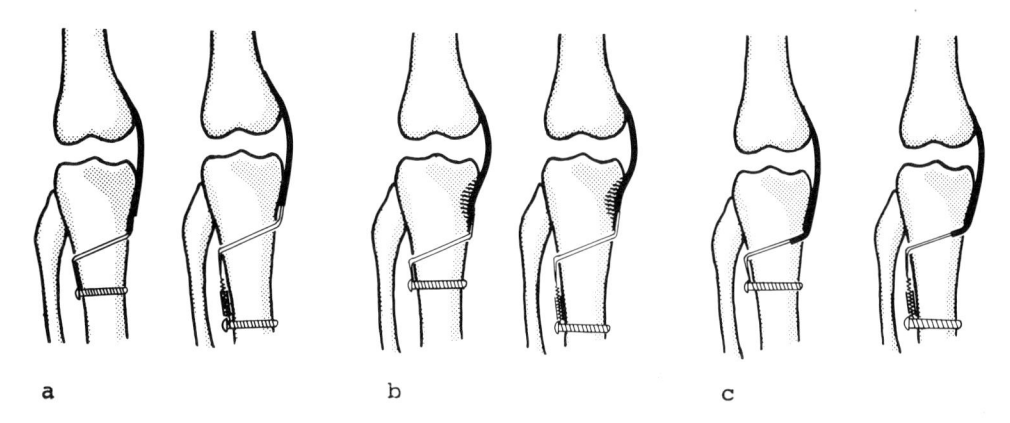

Abb. 1a–c. Schematische Darstellung der Fixations- und Vorspannungstechniken des medialen Seitenbandes am Rattenkniegelenk. **a** Fixation an der Corticalis, **b** Fixation an der Spongiosa, **c** Intraossäre Verlagerung, links die statische, rechts die elastische Verspannung

Beim Vergleich der Refixationstechniken finden sich die höchsten Meßwerte für die Zerreißkraft bei der intraossären Verlagerung des Bandes, wobei signifikante Unterschiede zwischen der intraossären und der corticalen bzw. spongiösen Gruppe bestanden. Keine signifikanten Unterschiede zeigten sich beim Vergleich der corticalen und spongiösen Gruppe, weiterhin keine signifikanten Unterschiede zwischen statischer und elastischer Verspannung (Abb. 2).

Die biomechanischen Aussagen wurden durch die morphologischen Befunde bestätigt. Makroskopisch zeigt sich bei der corticalen Gruppe ein langgestreckter, nur wenig ver-

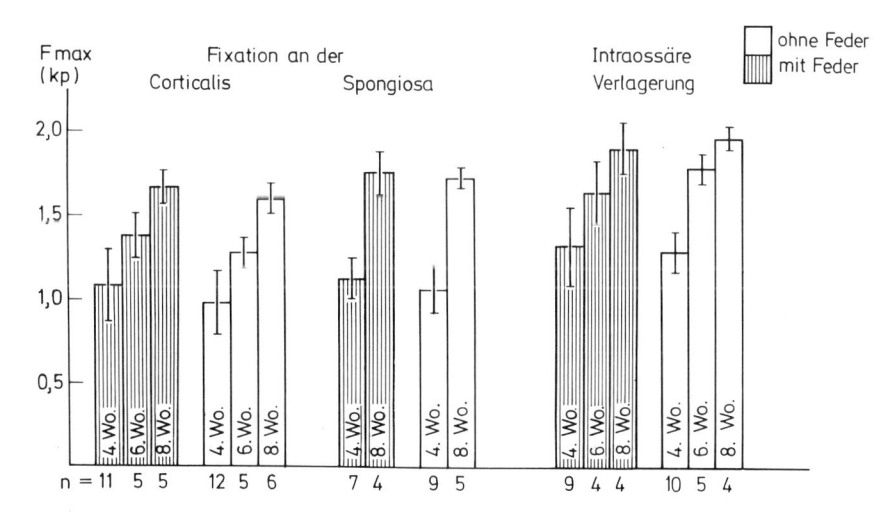

Abb. 2. Graphische Darstellung der Zerreißkraft (F_{max}) für die linke operierte Extremität bei den verschiedenen Fixations- und Verspannungstechniken nach 4, 6 und 8 Wochen

dickter Ansatz. Bei der intraossären Verlagerung war das Band im ganzen Verlauf breiter, der Ansatz erscheint verbreitert mit vermehrter Gefäßinjektion.

Histologisch findet sich in der vierten Woche bei der corticalen Fixation nur spärlich feine Kollagenverbindungen zum Wirtlager. Der Bandstumpf ist größtenteils noch durch ein Fasergewebe vom Knochen getrennt. Anders bei der ossären Verankerung. Hier erscheinen zu diesem Zeitpunkt am Ansatz vermehrt neugebildete Kollagenfasern, die breitflächig direkt in den Knochen einstrahlen.

Nach den Untersuchungen berechtigten sowohl der histologisch nachgewiesene fließende Übergang der kollagenen Fasern in das spongiöse Wirtslager als auch die gemessenen biomechanischen Parameter zu der klinischen Empfehlung, abgelöste Bandstrukturen — soweit technisch durchführbar — an der angefrischten Corticalis oder besser noch in einem knöchernen Kanal zu refixieren.

Literatur

1 Gotzen L, Muhr G, Tscherne H (1976) Ergebnisse der operativen Versorgung frischer und alter Kniebandverletzungen. Vortrag: 40 Tg Dtsch Ges f Unfallheilkd, Berlin
2 Tipton C M, Schild R J, Flatt A E (1967) Measurement of Ligamentous Strength in Rat Knees. J Bone Jt Surg 49-A: 63
3 O'Donoghue D H (1971) Reconstruction for Medial Instability of the Knee. J Bone Jt Surg 53-A: 710
4 Viidik A (1972) Simultaneous Mechanical and Light Microscopic Studies of Collagen Fibers. Z Anat Entwickl-Gesch 136: 204

Neue Erkenntnisse in der experimentellen Gelenkknorpeltransplantation

W. Hesse, H. Tscherne, C.A.J. Paccola, M. Villas Boas und I. Hesse,
Hannover, Sao Paulo und Rio de Janeiro

Einleitung

In Diskussionen wird immer wieder die grundlegende Frage gestellt: Ist die Leistungsfähigkeit der Knorpeltransplantation so zuverlässig, daß man sie mit gutem Gewissen dem Patienten anbieten kann? Die Beantwortung dieser Frage erscheint uns nur möglich über den Weg der Grundlagenforschung, die die Komplexität der biologischen Vorgänge aufzeigt.

Material und Methodik

An den Femurcondylen von 220 Schafen und Kaninchen führten wir autologe und homologe Knorpeltransplantationen durch. Es wurden konservierte und nicht konservierte, osteochondrale und chondrale Transplantate eingesetzt. Ferner wurden ganze Femurcondylen transplantiert. Während die osteochondralen Stücktransplantate keiner besonderen Fixation bedurften, wurden die transplantierten Femurcondylen mit Bohrdrähten und die chondralen Kappentransplantate mit Fibrinkleber der Fa. Immuno fixiert. Der Untersuchungszeitraum betrug bis zu 2 Jahre. Das Gewebe wurde licht- und elektronenmikroskopisch untersucht.

Ergebnisse (Tabelle 1)

Bei allen konservierten homologen Transplantaten waren die Chondrocyten nekrotisch. Die Matrixstrukturen waren teilweise vorübergehend erhalten. Als Ursache für die Zellnekrose der Transplantate sind grundsätzlich 2 Faktoren in Erwägung zu ziehen: Vitalitätsverlust durch Konservierung oder Zelluntergang auf Grund immunologischer Reaktionen. Eine Abklärung ergibt sich aus der Gegenüberstellung konservierter und nicht konservierter homologer Transplantate.

Nach 12 und 24 Monaten zeigten die frischen, d.h. nicht konservierten homologen Stücktransplantate eine unveränderte Schichthöhe und eine normale Dreischichtung. Die Oberfläche wies die für hyalinen Gelenkknorpel typischen Ultrastrukturen auf. Zellorganellen

Tabelle 1. Ergebnisse der Transplantationsversuche bei insgesamt 220 Tieren

Versuchsgruppe	I	II	III	IV	V	VI	VII	VIII
Anzahl der Tiere pro Gruppe	100	23	22	12	13	35	5	10
Vitalität voll erhalten	0	23	15	4	5	15	5	4
Zellnekrose	100	0	7	8	8	20	0	6
Schichthöhe unverändert	0	23	16	5	6	16	5	10
Ersatzgewebe	15	0	0	7	1	17	0	0
Arthrose	85	0	2	5	4	2	0	2
Oberflächenveränderungen	100	2	17	10	8	24	1	8
Lysosomen	–	0	4	8	7	–	0	
normale Fusion	0	23	22	4	5	35	5	9
verzögerte Fusion	100	0	0	8	8	0	0	1
Osteonekrosen	62	0	0	8	0	0	0	1

Gruppe I: konservierte homologe Stücktransplantate;
Gruppe II: frische homologe Stücktransplantate mit postoperativer Entlastung;
Gruppe III: frische homologe Stücktransplantate mit postoperativer Vollbelastung;
Gruppe IV: frische homologe Transplantation eines Femurcondylus mit postoperativer Entlastung;
Gruppe V: frische homologe chondrale Kappentransplantate mit postoperativer Entlastung;
Gruppe VI: autologe Stücktransplantation vom Hüftgelenk auf das Kniegelenk;
Gruppe VII: autologe Reimplantation ganzer Femurcondylen mit sofortiger Fixation;
Gruppe VIII: autologe Reimplantation ganzer Fermurcondylen mit verzögerter Fixation

und Matrix entsprachen vitalen hyalinen Chondrocyten mit normaler Syntheseleitung. Da celluläre immunologische Reaktionen weder bei den frischen noch bei den konservierten homologen Stücktransplantaten beobachtet wurden, ist die Erhaltung der Vitalität als Voraussetzung für den Erfolg dieser Transplantation zu sehen. Die Chondrocytennekrose der konservierten Transplantate läßt sich durch den Vitalitätsverlust erklären, der durch die Konservierung hervorgerufen wird. Die Erhaltung der *Vitalität* gehört damit zu den Prinzipien der Knorpeltransplantation (Hesse u. Hesse, 1979a).

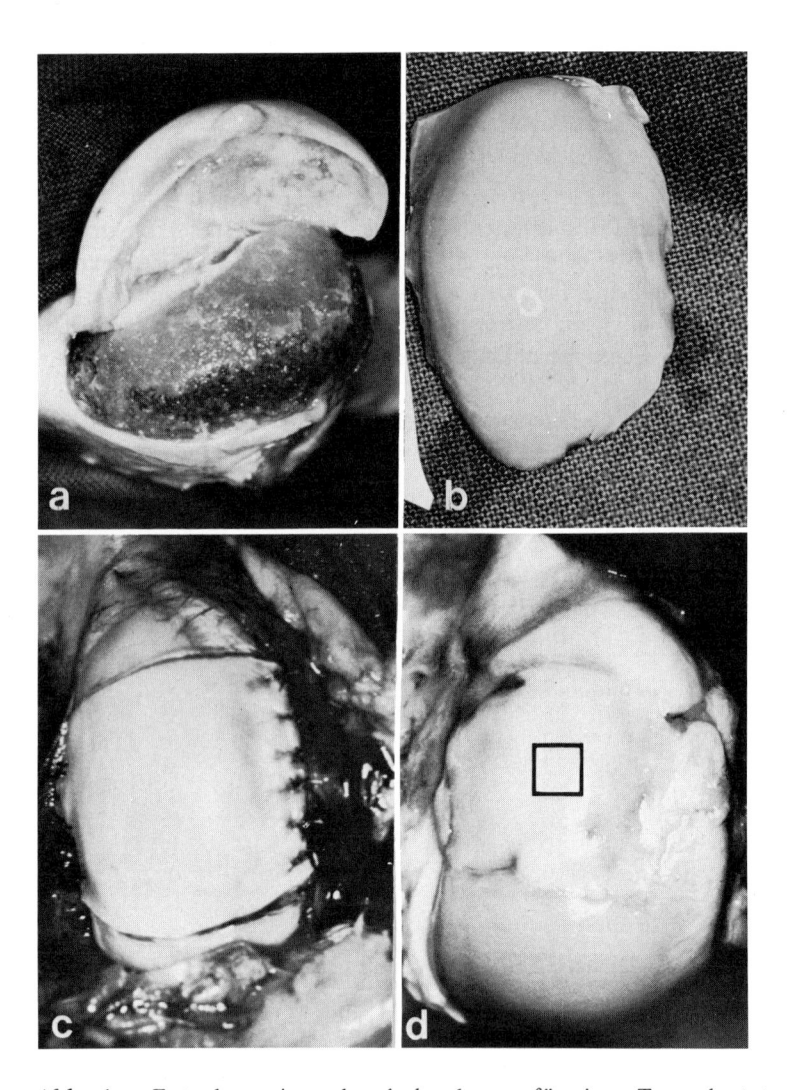

Abb. 1. a Entnahme eines chondralen kappenförmigen Transplantats von einem ganzen Femurcondylus vom Schaf, **b** Oberflächenansicht des entnommenen kappenförmigen Transplantats, **c** Intraoperatives Photo eines frischen homologen chondralen Kappentransplantats, mit Fibrinkleber und Nähten fixiert, **d** Transplantat von Abb. 1c, 6 Monate postoperativ. Während das Zentrum des Transplantates normal aussieht, zeigen die Randbezirke ein unregelmäßiges Relief

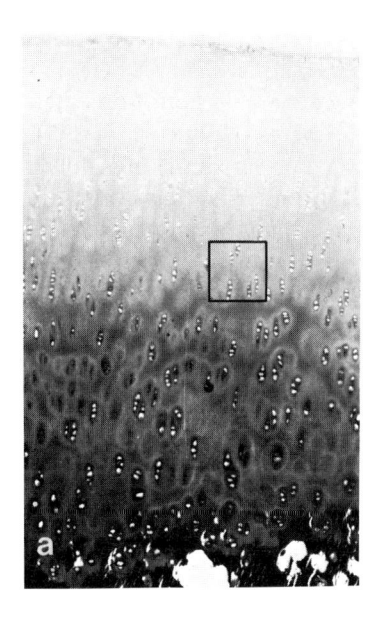

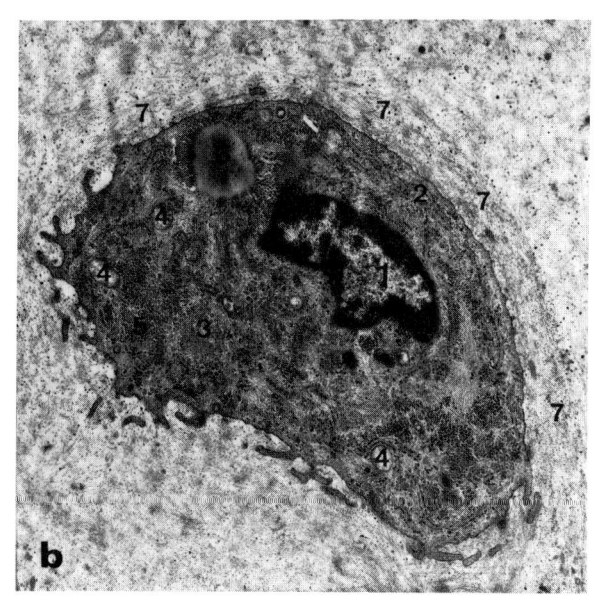

Abb. 2 a Lichtmikroskopisches Aussehen des in Abb. 1d markierten Transplantatbereiches: Schichthöhe, Dreischichtung und Oberfläche des Transplantats weisen keine Veränderungen gegenüber normalem Gelenkknorpel auf, **b** Zelle des in Abb. 2a markierten Ausschnitts: Vitale hyaline Knorpelzelle mit normalen Ultrastrukturen (*1* = Nucleus, *2* = rauhes endoplasmatisches Reticulum, *3* = Golgi-Komplex, *4* = Mitochondrium, *5* = Glykogenansammlung, *6* = Lipidtropfen, *7* = Zellhalo)

Welche Bedeutung hat die *Fixation* der Transplantate für den Erfolg der Transplantation? Bei den osteochondralen Stücktransplantaten war die Fixation problemlos. Die knöcherne Fusion von Transplantat und Lager war nach 4–6 Wochen ausreichend vorhanden. Bei den reinen Knorpeltransplantaten, die mit humanem heterologen Fibrinkleber fixiert waren, war teilweise eine Fältelung des Transplantats als Ausdruck mangelhafter Fixation aufgetreten. Das Transplantat ließ sich in dieser Versuchsgruppe bei der Hälfte der Tiere noch nach 3 Monaten abheben. Lichtmikroskopisch fanden wir über der subchondralen Spongiosa eine Schicht aus vitalen hyalinen Knorpelzellen. Darüber lag eine Schicht mit Rundzellinfiltraten. Die oberflächliche Schicht enthielt teils nekrotische, teils mit zahlreichen Lysosomen versehene Chondrocyten. Bei den Transplantaten, die mit homologem Fibrinkleber vom Schaf fixiert waren, zeigten sich durchschnittlich bessere Ergebnisse. Das Risiko des Ausbleibens oder der Verzögerung der Fusion zwischen Transplantat und Lager ist folglich bei den reinen Knorpeltransplantaten nicht unerheblich. Dies kann zu einer schweren Schädigung des Transplantates führen. Neben der mechanischen Schädigung kommen auch immunologische Reaktionen in Betracht, da die Knorpelzellen unter solchen Bedingungen nicht mehr optimal durch die Matrix geschützt sind. Die vielen Lysosomen aufweisenden Knorpelzellen, die gerade in Transplantaten dieser Versuchsgruppe vorkamen, könnten ein Hinweis dafür sein.

Die *postoperative Be- und Entlastung* hatte einen entscheidenden Einfluß auf den Erfolg der Transplantation. Bei den osteochondralen Transplantaten mit postoperativer, zeitlich begrenzter Entlastung war in der Frühphase ein Matrixverlust feststellbar, der jedoch nach Wiedereinsetzen der physiologischen Belastung reversibel war. Die Transplantate mit sofortiger postoperativer Vollbelastung ließen mechanische Läsionen in Form von Faserabbrüchen und Abschilferungen erkennen, die meist irreversibel waren (Hesse et al., 1979b).

Bei der Transplantation von autologen Stücktransplantaten vom Hüftkopf auf den Femurcondylus waren teils ausgedehnte mechanische Läsionen, teils Umbauvorgänge zu sehen. Ihre Ursache erklärt sich aus *Inkongruenzen und Differenzen des Spaltlinienmusters* zwischen Transplantat und Lager.

Während die autologen Reimplantate in Form ganzer Femurcondylen sehr gute Ergebnisse zeigten, war bei den frischen homologen Halbgelenkstransplantaten der Erfolg unterschiedlich. Die knöcherne Fusion zwischen Transplantat und Lager war gegenüber den frischen homologen Stücktransplantaten stark verzögert. Auf Grund der dadurch länger bestehenden Instabilität der Transplantate kam es teilweise zu Schädigungen. Bei einem Tier hatte sich das Transplantat um 90° gedreht und war größtenteils arthrotisch. Nur bei einigen Tieren dieser Versuchsgruppe war der Transplantatknorpel vital eingeheilt. Daraus kann gefolgert werden, daß bei frischen homologen Transplantaten mit zunehmender *Transplantatgröße* die Einheilung risikoreicher wird.

Schlußfolgerung

Osteochondrale autologe und frische homologe Transplantate können unter optimalen Bedingungen mit gutem Gewissen dem jüngeren Patienten angeboten werden. Erhaltung der Vitalität, stabile Fixation zur raschen Fusion zwischen Transplantat und Lager, zeitlich begrenzte postoperative Entlastung, Beachtung von Kongruenz und Spaltlinienmuster gehören zu den Prinzipien der Knorpeltransplantation. Bei der Fixation rein chondraler Transplantate sollte nur homologer, nicht ein heterologer Fibrinkleber angewendet werden.

Literatur

Hesse W, Hesse I (1979) Die Knorpeltransplantation am Kniegelenk. Experiment – Klinik – Technik. Zentralbl f Chirurgie 104: 1269–1279

Hesse W, Tscherne H, Hesse I (1979) Über die Einheilung nicht konservierter homologer Gelenkknorpeltransplantate im Experiment. Langenbecks Arch Chir Suppl Chir Forum 79: 193–197

Experimentelle Untersuchungen zur Biomechanik der Plattenosteosynthese an der konkaven Knochenoberfläche

N. Haas, J. Hütter und L. Gotzen, Hannover

Einleitung

Die Stabilität der Kompressionsosteosynthesen mit der Platte ist abhängig vom Betrag der Vorspannkraft und der Lage des interfragmentären Kompressionsschwerpunktes. Zur Erlangung stabilitätsgünstiger interfragmentärer Kompression muß am geraden diaphysären Schaftanteil die Platte vorgebogen werden. Experimentell konnte eine erhebliche Stabilitätszunahme durch die Vorbiegung nachgewiesen werden [1, 3, 5].

Von Gotzen et al. [2] wurde der Spannvorgang einer vorgebogenen Platte in 3 Phasen eingeteilt. In der 1. Phase sind Fragmentkontakt und Kompressionsschwerpunkt plattenfern lokalisiert. Die Platte wird kontinuierlich zurückgebogen. Sobald die Vorbiegung ausgeglichen und vollständiger Fragmentkontakt erreicht ist, beginnt die 2. Phase. Mit zunehmender Vorspannkraft verlagert sich der Kompressionsschwerpunkt zur Platte hin. Die 3. Phase schließt sich an, wenn das aus der exzentrisch angreifenden Spannkraft resultierende Drehmoment zum Überbiegen der Platte führt, und dadurch ein plattenfernes Fragmentklaffen eintritt.

Hohe Stabilität läßt sich dadurch erreichen, indem man die Platte in Abhängigkeit von der Fragmentsituation soweit als möglich vorbiegt und so spannt, daß die 2. Phase sicher erreicht wird.

An der konkaven Knochenoberfläche müssen für eine stabile Fragmentfixation dieselben mechanischen Gesetzmäßigkeiten Berücksichtigung finden wie bei der Osteosynthese am geraden Schaftanteil. Wegen der anders gelagerten geometrischen Verhältnisse unterscheidet sich die Anwendung der Vorbiegung.

In dieser Arbeit soll anhand experimenteller Untersuchungen aufgezeigt werden, wie die Platte bei dieser Oberflächengeometrie mechanisch optimal eingesetzt werden kann.

Theoretische Vorbetrachtungen

An der geraden Knochenoberfläche wird beim Spannen die im Mittelsegment winklig vorgebogene Platte elastisch zurückgebogen und dadurch das induzierte Drehmoment kompensiert. An der konkaven Knochenoberfläche erlangt man diese Vorbiegungswirkung, indem die Platte über Fraktur oder Osteotomie zunächst absteht und beim Spannen und Anschrauben an die Knochenoberfläche überbogen wird. Die Differenz der Krümmungswinkel zwischen den beiden mittleren Schrauben vor (γ_1) und nach (γ_2) der Montage, als Differenzwinkel $\triangle \gamma$ bezeichnet, entspricht der Vorbiegung (Abb. 1a).

Für eine stabile Osteosynthese an der konkaven Knochenoberfläche sind zwei Bedingungen zu erfüllen:
a) Die Platte muß einen Differenzwinkel aufweisen. Folgende Applikationsformen bewirken einen Differenzwinkel:

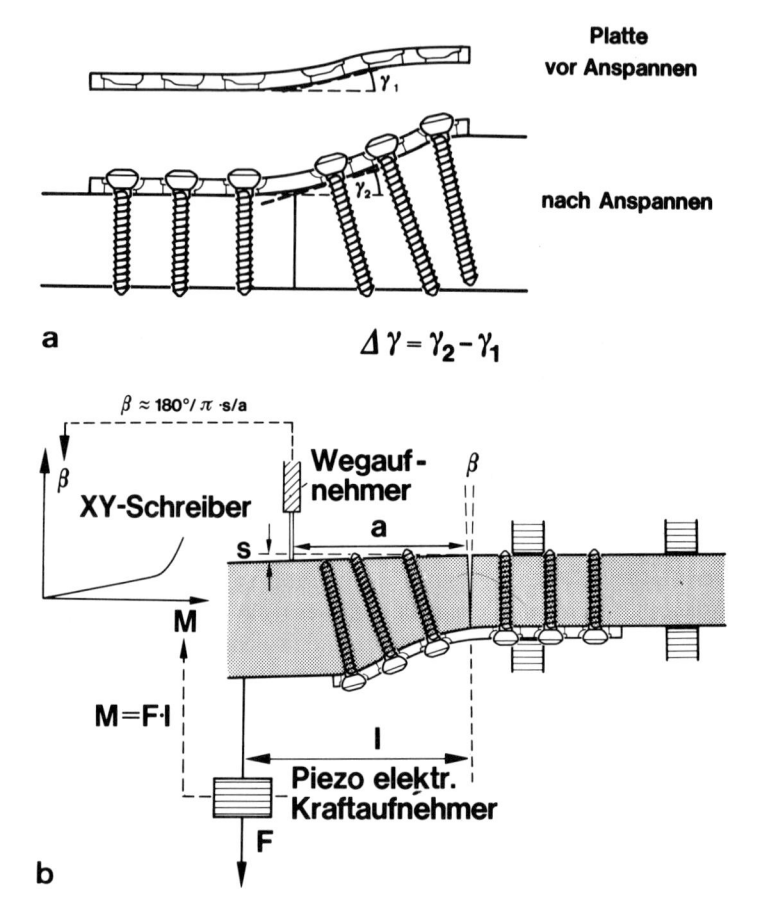

Abb. 1. a Herleitung des Differenzwinkels $\triangle \gamma$ aus den Krümmungswinkels der Platte vor (γ_1) und nach (γ_2) der Montage. Die Krümmungswinkel ergeben sich aus den Plattentangenten an den beiden mittleren Lochbohrungen, **b** Versuchsanordnung zur Erstellung der Biegebelastungsdiagramme. Die Osteosynthesemodelle sind an einem Fragment fest eingespannt, während an dem freien Fragmentende eine kontinuierlich ansteigende Kraft F über einen definierten Hebelarm l angreift. Zugkraft und vertikale Auslenkung s des freien Fragmentes wurden dabei gemessen. Die Registrierung erfolgte mit einem XY-Schreiber, auf dessen Achsen der Auslenkwinkel β und das Biegemoment M ausgezeichnet wurden

- Die Platte in gesamter Länge von der Knochenoberfläche abstehen lassen. Bei diesem Vorgehen hängt die Größe des Differenzwinkels vom Plattenabstand ab. Die vollständig gerade Platte liefert den größten Winkel.
- Die Platte im erweiterten Mittelsegment, welches das Mittelstück und die beiden mittleren Lochbohrungen umfaßt, gerade zu lassen und sie in den angrenzenden Bereichen anzumodellieren. Das für die Stabilität der Fragmentverbindung entscheidende Biegemoment wird allein durch den Plattenkrümmungswinkel zwischen den beiden mittleren Schrauben erzeugt. Ein außerhalb dieses Bereiches vorhandenes Biegemoment wirkt nur auf das proximale oder distale Fragment.

b) Die Platte muß so gespannt werden, daß die 2. Phase erreicht wird. Dazu stehen drei Spanntechniken zur Verfügung:
   – Benutzung eines Spanngerätes,
   – Verwendung einer Spann-Gleitloch-Platte,
   – Ausnutzung der Oberflächengeometrie.

In den folgenden Untersuchungen werden die Auswirkungen der verschiedenen Applikationsformen und Spanntechniken der Platte auf die Biegestabilität der Fragmentverbindung analysiert.

Experimenteller Teil

Material und Methode

Um standardisierte Bedingungen zu erhalten, wurden die Untersuchungen nicht am Knochen, sondern an Modellen aus Plexiglas, die eine Konkavität entsprechend der distalen Tibia aufwiesen, durchgeführt. Die Plexiglasblöcke wurden an definierter Stelle quer durchtrennt. Folgende Montageformen wurden erstellt:
– Schmale DC-Platte mit 0 mm (Platte anliegend), 3 mm, 5 mm und 7 mmm (Platte gerade) Abstand von der Durchtrennungsstelle,
   gespannt mit Spannschrauben, bei 7 mm mit 2 Schrauben, bei den übrigen Abständen mit 1 Schraube.
– Schmale Rundlochschrauben mit den gleichen Abständen,
   gespannt mit Spanngerät,
   gespannt unter Ausnutzung der Oberflächengeometrie.
– Schmale DC-Platte im erweiterten Mittelsegment gerade,
   sonst anliegend,
   gespannt mit 2 Spannschrauben.

Die Osteosynthesemodelle wurden anschließend auf Biegung belastet, wobei der Aufklaffwinkel in Abhängigkeit von dem einwirkenden Biegemoment gemessen wurde (Abb. 1b).

Zu jeder Montageform wurden drei Belastungsdiagramme erstellt, aus denen Mittelwertskurven errechnet wurden.

Auswertung der Ergebnisse

In der Abb. 2a sind die Belastungsdiagramme für die mit den unterschiedlichen Abständen montierten DC-Platten dargestellt. Der Aufklaffwinkel bei vollständig anliegender Platte vergrößert sich proportional zur Biegebelastung. Diese Montageform zeigte bereits beim Spannen mit einer Spannschraube ein Fragmentklaffen. Aus den Kurvenverläufen ist zu ersehen, daß die Biegestabilität mit zunehmendem Abstand der Platte von der Oberfläche größer wird. Die Montageform mit gerader Platte kann mit dem größten Biegemoment belastet werden, ehe es zum Aufklaffen kommt.

Die Belastungskurven für die Rundlochplatten, die mit einem Spanngerät gespannt wurden, weisen einen ähnlichen Verlauf auf (Abb. 2b). Auch hierbei kam es bei anliegender Platte beim Spannen zum Fragmentklaffen. Die gerade Platte toleriert ebenfalls das größte Biegemoment.

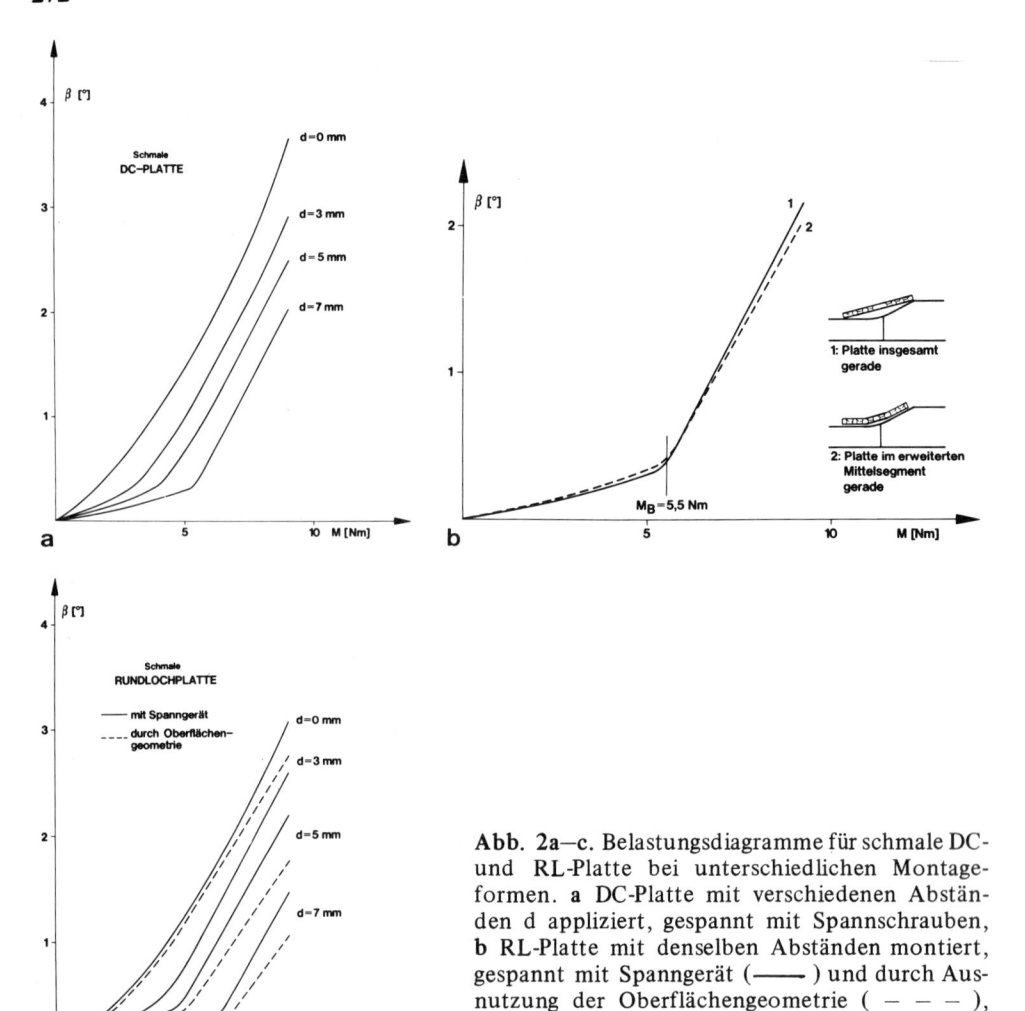

Abb. 2a–c. Belastungsdiagramme für schmale DC- und RL-Platte bei unterschiedlichen Montageformen. **a** DC-Platte mit verschiedenen Abständen d appliziert, gespannt mit Spannschrauben, **b** RL-Platte mit denselben Abständen montiert, gespannt mit Spanngerät (———) und durch Ausnutzung der Oberflächengeometrie (– – –), **c** DC-Platte insgesamt gerade (1) und nur im erweiterten Mittelsegment gerade (2) belassen

Bei einem Plattenabstand von 3 mm und geometrischem Spannen durch Einbringen der Schrauben von peripher nach zentral ist die Vorspannkraft so groß, daß die 3. Phase mit plattenfernem Klaffen erreicht wird. Das Biegestabilitätsverhalten entspricht den Montageformen mit anliegender Platte. Bei 5 mm und 7 mm Abstand liefert diese Spanntechnik mehr Stabilität als bei Verwendung des Spanngerätes oder von Spannschrauben (Abb. 2b).

In der Abb. 2c sind die Belastungsdiagramme der völlig geraden und der im erweiterten Mittelsegment geraden DC-Platte gegenübergestellt. Bei beiden Montageformen stellte sich erst bei einem Biegemoment von 5,5 Nm ein plattenfernes Aufklaffen ein.

Diskussion

An der konkaven Oberfläche ist für die Stabilität der Plattenosteosynthese das Biegemoment entscheidend, welches durch das elastische Überbiegen der Platte beim Anspannen und Anschrauben auf die Fragmentflächen ausgeübt wird. Montiert man die Platte in der Form, daß man sie in ganzer Länge abstehen läßt, wird durch die Vergrößerung des Plattenabstandes und damit Zunahme des einer Vorbiegung entsprechenden Differenzwinkels das wirksame Biegemoment erhöht.

Bis 3 mm Abstand und Spannen mittels Oberflächengeometrie, ein Vorgehen wie es im AO-Manual [4] empfohlen wird, ergibt sich keine Biegestabilität, da dieser Spannvorgang in die instabile 3. Phase führt. Die damit erzeugte Vorspannkraft ist im Verhältnis zum Differenzwinkel zu groß. Spannt man die Platte dagegen dosiert mit dem Spanngerät oder einer Spannschraube, erreicht man die 2. Phase und damit bessere Stabilitätsverhältnisse.

Bei einem Abstand von 5 mm liefern alle drei Spanntechniken nahezu identische Biegestabilität. Bei diesem Abstand ist auch beim geometrischen Spannen der Platte der Differenzwinkel groß genug, um den Verbleib in der 2. Phase zu sichern.

Höchste Biegestabilität erreicht man mit der geraden Platte. Dieses Vorgehen ist jedoch in der Praxis nicht anwendbar, da der Knochen den beim Anschrauben auftretenden Belastungen nicht standhält. Die Platte wird dabei sehr stark gespannt, und hinzu kommt, daß ihre Überbiegung außerhalb der Fraktur oder Osteotomie Biegemomente erzeugt, die keinen Einfluß auf die interfragmentäre Kompression haben.

Wie bereits in den theoretischen Vorbetrachtungen dargelegt wurde, ist das wirksame Platten-Biegemoment nur von den Krümmungswinkeln zwischen den beiden an die Fraktur oder Osteotomie angrenzenden Schraubenlöchern abhängig. Deshalb wurde ein Montageform erstellt, bei der die Platte lediglich im erweiterten Mittelsegment gerade belassen wurde, während sie endständig anlag. In den Stabilitätsuntersuchungen konnte eindeutig nachgewiesen werden, daß mit diesem Vorgehen eine gleichgroße Biegestabilität zu erzielen ist wie mit der völlig geraden Platte.

Zusammenfassend läßt sich feststellen:
1. Die vollständig anliegende mit Spanngerät oder Spannschraube gespannte Platte, sowie mit 3 mm Abstand und geometrisch gespannte Platte liefern keine Biegestabilität.
2. Wirksame Stabilität läßt sich bei einem Plattenabstand von 3 mm dann erzielen, wenn mit Spanngerät oder einer Spannschraube gespannt wird.
3. Die nur im erweiterten Mittelsegment gerade Platte liefert die gleiche hohe Biegestabilität wie die vollständig gerade Platte, ohne zu solch extremen Belastungen von Knochen und Implantaten zu führen.

Literatur

1 Aeberhard H J (1973) Der Einfluß der Plattenüberbiegung auf die Torsionsstabilität der Osteosynthese. Dissertation, Bern
2 Gotzen L, Hütter J, Haas N (1979) Die Kompressionsosteosynthese am Knochenschaft. Biomechanische Untersuchungen zur Plattenvorbiegung und Vorspannung. Unfallchirurgie, im Druck

3 Gotzen L, Haas N, Hütter J, Strohfeld G (1979) Biomechanical studies on AO-plate prebending and tensioning and their effects on fixation rigidity. Vortrag zum „Second Meeting of the European Society of Biomechanics, Straßburg, 13.09.1979
4 Müller M E, Allgöwer M, Schneider R, Willenegger H (1977) Manual der Osteosynthese. Springer, Berlin Heidelberg New York
5 Perren S M, Hayes W C (1974) Biomechanik der Plattenosteosynthese. Medizinisch-Orthop Technik 2: 56

Restmonomergehalt und Monomerabnahme in Knochenzementen nach Langzeitimplantation im menschlichen Körper

P. Kirschner, H.-D. Strube und J. Rudigier, Mainz

Die Implantation von Polymethylmethacrylat in Form eines kaltpolymerisierenden Kunststoffes in den menschlichen Körper zur Verankerung künstlicher Gelenke ist bei kritischer Betrachtung sowohl von den chemischen wie auch physikalischen Eigenschaften des Materials her mit Problemen verbunden. Knochenzement erfüllt nur zum Teil die an ein synthetisches Langzeitimplantat gestellten Anforderungen bezüglich chemischer Stabilität, Erhaltung der physikalischen Eigenschaften im Milieu des Organismus, biologischer Verträglichkeit und fehlender Cancerogenität, um nur einige herauszugreifen.

Der überwiegende Anteil der bisher durchgeführten Untersuchungen bezüglich des Verhaltens chemischer Eigenschaften des Knochenzementes resultiert aus in-vitro-Untersuchungen oder Modellversuchen am Tier.

Material

Die in zunehmender Zahl anfallenden Reoperationspräparate ausgelockerter Hüftendoprothesen an unserer Klinik führten zu der Überlegung, die verschieden lange implantierten Knochenzemente bezüglich ihrer chemischen Werkstoffeigenschaften zu untersuchen und die Ergebnisse mit den bekannten Laborkennwerten zu vergleichen.

Der Nachweis des Restmonomergehaltes an implantierten Knochenzementen erscheint insofern bedeutungsvoll, da sich die mechanischen Eigenschaften mit der Höhe der Restmonomeranteile ändern und außerdem durch die Diffusionsvorgänge Restmonomer eluiert wird, was unter Umständen zur Erhaltung einer in der Implantationsphase durch hohe Monomerabgabe ausgelösten toxischen oder allergischen Reaktion führen kann.

Zur Untersuchung gelangten reoperierte Knochenzemente der Typen CMW und Palacos von 64 Hüftendoprothesenwechseln. Die Implantationszeit lag zwischen 9 und 98 Monaten.

Methode

Es gibt verschiedene Möglichkeiten der Bestimmung sowohl des Restmonomeranteils im Knochenzement wie auch der Monomerabgabe.

Zunächst sei die Möglichkeit erwähnt, durch Bestimmung der Wasseraufnahme in Polymethylacrylat und anschließende Trocknung anhand der Gewichtsdifferenz eine Aussage über die abgegebene Monomermenge zu machen. Die Untersuchung der Wasseraufnahme erfolgte bei Labor und Reoperationsproben unter Lagerung in Ringerlösung bei 60° C durch regelmäßige Kontrolle der Gewichtszunahme bis zu Gewichtskonstanz. Anschließend erfolgte die Trocknung durch Lagerung in Luft bei 60° C.

Bei der Untersuchung der Wasseraufnahme und Trocknung zeigten die Reoperationsproben ein wesentlich verändertes werkstoffspezifisches Verhalten gegenüber den Laborproben. Die prozentuale Gewichtsveränderung bei Reoperationsproben lag zwei- bis dreimal so hoch als bei den Laborproben, was durch Risse und Blasenbildung bei der klinischen Zementverarbeitung bedingt ist. Aus diesem Grund ist die Methode zur Bestimmung der Monomerabgabe weder quantitativ noch qualitativ verwertbar.

Die Bestimmung des Restmonomeranteils der reoperierten Knochenzementproben mittels Gaschromatographie (Gerät Perkin Elmer, 3920) zeigte für die CMW-Proben im Mittel geringfügig niedrigere Werte als für Palacos, wobei in den Doppelbestimmungen große Schwankungsbreiten zwischen Minimal- und Maximalwerten zu verzeichnen waren. Da nur in der CMW-Gruppe genügend Einzelwerte vorlagen, wurde eine lineare Regression/Korrelation errechnet, auf die Anpassung nicht linearer Funktionen wurde bei der kleinen empirischen Basis bewußt verzichtet.

Ergebnisse

Der Bezug des Restmonomergehaltes zur Implantationsdauer für CMW zeigte unter Berücksichtigung der großen Streubreite dennoch eine zeitliche Veränderung der Monomerkonzentration im Sinne einer Abnahme im Polymethylmetacrylat. Unter Zugrundelegung einer Regressionsgeraden von Typ $y = ax + b$ ergibt sich in dem beobachteten Zeitraum zwischen 9 und 98 Implantationsmonaten eine Restmonomerabnahme von 0,0023 Gewichts %/Mon (Abb. 1).

Die Ergebnisse bestätigen die auch in vitro beobachteten geringfügigen Restmonomerangaben aus Knochenzementen über einen langen Zeitraum.

Zusammenfassung

Buchholz, der sich die Resorption von Antibiotica aus Knochenzementen durch die Beobachtung der Restmonomerabgabe zur Infektionsprophylaxe zunutze machte, beschreibt eine Abwanderung der dem Polymethylacrylat zugemischten Substanzen von mehr als 6 Monaten. Dieser Zeitraum muß, zumindest das Restmonomer betreffend, nach unseren Untersuchungen bis auf wenigstens 100 Monate erweitert werden. Die dabei abgeschiedenen Monomermengen sind jedoch so gering, daß aus diesen Konzentrationen keine zelltoxischen Reaktionen zu erwarten sind.

REST-
MONOMER GEW%

○ CMW
◐ CMW *
● CMW INF.

$y = 0{,}44 - 0{,}0023 \cdot t$

IMPLANTATIONSDAUER IN MONATEN

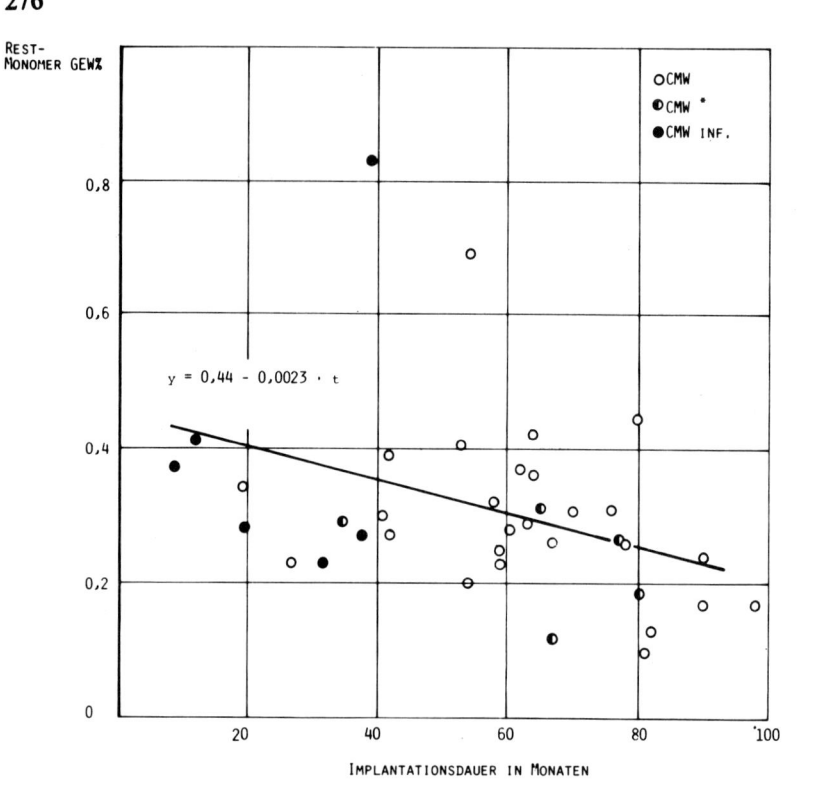

Abb. 1. Restmonomeranteil in Gewichts% bezogen auf die Implantationsdauer bei CMW

Literatur

Buchholz H W, Engelbrecht E (1970) Über die Depotwirkung einiger Antibiotica bei Vermischung mit dem Kunstharz Palacos. Chirurg 41: 511

Charnley J, Follacci M, Hammond D T (1968) The long-term reaction of bone to celfarning acrylic cement. J Bone Joint Surg 50-B: 822

Debrunner H U (1953) Die Verträglichkeit von Polymethylmetacrylat. Z Orthop 83: 557

Henkel G (1961) Über die Höhe der Restmonomerabgabe bei verschiedenen Kunststoffen. Dtsch Zahn-Mund- u Kieferheilkd 35: 377

Mohr H J (1958) Pathologische Anatomie und kausale Genese der durch selbstpolymerisierenden Methacrylat hervorgerufenen Gewebsveränderungen. Zschr Ges Exp Med 130: 41

Wahlig H, Buchholz H W (1972) Experimentelle und klinische Untersuchungen zur Freisetzung von Gentamycin aus einem Knochenzement. Chirurg 48: 441

Tierexperimentelle Untersuchungen zur Restmonomerabnahme in verschiedenen Knochenzementen nach der Implantation

J. Rudigier, B. Kotterbach, H. Scheuermann, P. Kirschner und
G. Ritter, Mainz/Bad Homburg

Monomerbestandteile, die nach der Implantation von Knochenzementen in die Markhöhle gelangen, werden neben thermischen und mechanischen Verursachungsfaktoren auf Grund der bekannten Cytotoxität des Zementmonomers für die primäre Schädigung des knöchernen Implantatlagers mitverantwortlich gemacht [2, 5]. In Reoperationsproben läßt sich noch einige Jahre nach Implantation nicht auspolymerisiertes Restmonomer nachweisen. Daher erscheint auch eine chronisch-toxische Schädigung des Implantatlagers möglich. (Die Konzentrationsangaben schwanken zwischen 0,2 und 0,4 Gewichtsprozent der Zementsubstanz.) Ziel unserer Untersuchungen war es, einen zeitlichen Überblick über die Abnahme des Restmonomergehaltes in implantierten Knochenzementen von der Aushärtung bis zu dem Zeitpunkt zu erhalten, zu dem keine weitere registrierbare Konzentrationsabnahme mehr vorliegt, da nur während der Phase registrierbarer Abnahme der Monomerkonzentration mit einem Einwirken auf das den Zement umgebende Gewebe gerechnet werden kann.

Hierzu lagen bisher lediglich in vitro-Untersuchungen vor [1, 3, 4].

Um eine mögliche Beeinflussung der Restmonomerabnahme durch die den Zementen beigegebenen Kontrastmittel ausschließen zu können, wurden zusätzlich Versuchsserien durchgeführt, bei denen die Zemente keine Kontrastmittel erhielten. Es handelt sich um Zirkondioxid (ZrO_2) bei Palacos und Bariumsulfat ($BaSO_4$) bei CMW-bone cement.

Jeweils in den rechten Femurmarkraum der als Versuchsspecies ausgewählten Kaninchen erfolgte die Implantation von CMW-bone cement und in den linken Palacos über 2 Bohrlöcher mit einer Spritze.

In Abständen von 2 Std bis zu 4 Wochen wurden die Zementplomben nach Tötung der Tiere entnommen und die verbliebene Restmonomerkonzentration gaschromatographisch bestimmt. Beide Zementfabrikate zeigen eine hyperbelartige Abnahme der Restmonomergehalte (Abb. 1).

Es fällt bei CMW-bone cement ein bis zum 7. Tag nach Implantation andauernder Monomergehalt gegenüber Palacos auf; danach verläuft die weitere Monomerabnahme nahezu gleichartig.

Innerhalb der ersten 6 Std nach Zementimplantation ist die Abnahme bei beiden Zementen am ausgeprägtesten. Bei CMW-bone cement vom 2 Std Ausgangswert mit 5,6% auf 4,1% nach 6 Std und bei Palacos zu gleichen Zeitpunkten von 3,5% auf 2,8%; bereits nach 24 Std ist im CMW-bone cement das Restmonomer mit 2,6% auf weniger als die Häfte des 2 Std Wertes abgesunken; in Palacos mit 2% bei niedrigerem 2 Std Ausgangswert etwas weniger deutlich (Tabelle 1). Bereits ab der 2. Woche läßt sich bei CMW-bone cement keine weitere Abnahme gegenüber der 4. Woche mehr nachweisen, bei Palacos nur noch in einem Umfang, der innerhalb der Fehlerbreite liegt.

Zwischen kontrastmittelfreien und kontrastmittelhaltigen Zementen finden sich keine sicheren Unterschiede (Tabelle 2 und 3), so daß ein Einfluß dieser Zementzusätze auf die Restmonomerabnahme weitgehend verneint werden kann. Für die Abnahme des Restmonomergehaltes kommen 2 Mechanismen in Frage. Einmal die sogenannte Nachpolymerisation

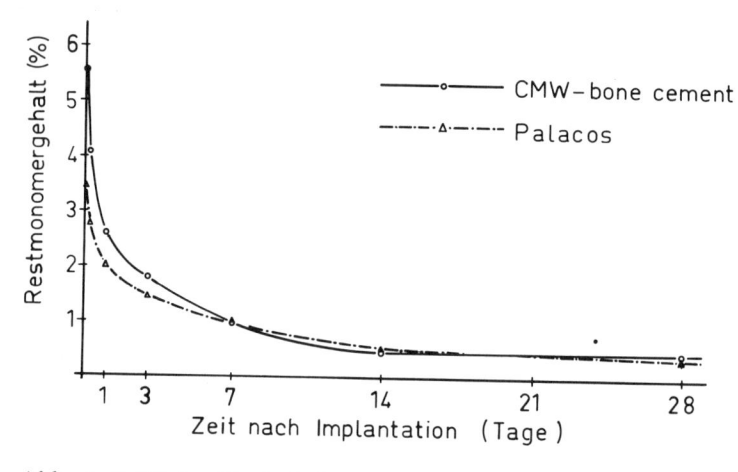

Abb. 1. Zeitlicher Verlauf der Restmonomerabnahme in implantiertem handelsüblichem und kaltpolymerisierendem CMW-bone cement und Palacos

d.h. weitere Monomeranteile werden nach Abschluß des eigentlichen Aushärtungsprozesses in Polymere umgewandelt, zum anderen die Diffusion von Monomer in das umgebende Gewebe. Nur dieser zweite Mechanismus könnte eine cytotoxische Wirkung verursachen.

Um Aufschluß zu erhalten, welchen Anteil dem einen oder anderen Mechanismus an der gemessenen Restmonomerabnahme zukommt, wurden von beiden Zementen heiß vorpolymerisierte Proben, bei denen die Polymerisation ohne Hilfe von Katalysatoren durch Erhitzen durchgeführt und vor Abschluß der Polymerisation durch Abkühlen gestoppt worden war, implantiert und nach 3, 7 und 14 Tagen untersucht. Diese Proben konnten wegen des Fehlens von Katalysatoren nicht weiter polymerisieren, sondern lediglich ihren durch die vorzeitige Abstoppung des Polymerisationsvorganges vorhandenen Restmonomergehalt durch Diffusion in die Umgebung vermindern.

Die entsprechende Graphik (Abb. 2) zeigt eine kontinuierliche Abnahme der Restmonomerkonzentration über 2 Wochen sowohl bei CMW-bone cement — hier um 4% der Aus-

Tabelle 1. Restmonomergehalte in CMW-bone cement und Palacos im zeitlichen Abstand nach der Implantation

Zeit nach Implantation	CMW-bone cement			Palacos		
	x	S	n	x	S	n
2 Std	5,58	0,17	4	3,46	0,31	4
6 Std	4,10	0,29	2	2,77	0,39	2
24 Std	2,60	0,31	10	2,00	0,25	10
3 Tage	1,78	0,33	2	1,46	0,06	2
7 Tage	0,95	0,01	2	0,98	0,13	2
14 Tage	0,44	0,19	10	0,56	0,15	10
28 Tage	0,44	0,01	2	0,37	0,06	2

Tabelle 2. Restmonomergehalte in CMW-bone cement mit und ohne Röntgenkontrastmittel Bariumsulfat im zeitlichen Abstand nach der Implantation

Zeit nach Implantation	CMW-bone cement					
	ohne BaSO$_4$			mit BaSO$_4$		
	x	S	n	x	S	n
2 Std	5,64	−0,28	2	5,52	−0,04	2
24 Std	2,68	−0,31	5	2,53	−0,27	5
14 Tage	0,39	−0,18	5	0,49	−0,22	5

Tabelle 3. Restmonomergehalte in Palacos mit und ohne dem Röntgenkontrastmittel Zirkondioxid im zeitlichen Abstand nach der Implantation

Zeit nach Implantation	ohne ZrO$_2$			mit ZrO$_2$		
	x	S	n	x	S	n
2 Std	3,72	−0,01	2	2,14	−0,19	2
24 Std	2,04	−0,33	5	1,96	−0,15	5
14 Tage	0,53	−0,14	5	0,59	−0,17	5

gangskonzentration — wie bei Palacos, wobei eine deutlich höhere Abnahme von 16% auffällt.

Bei Berücksichtigung der Tatsache, daß die vorpolymerisierten Proben, die den gleichen Restmonomergehalt wie die Implantate handelsüblichen Zementes zum Zeitpunkt von 6 Std nach Implantation enthielten, nur in diesem geringen Umfang Restmonomere ab-

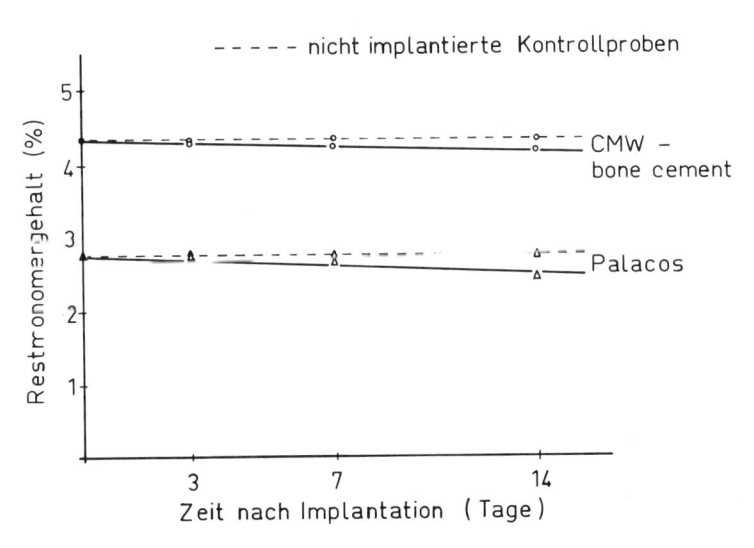

Abb. 2. Zeitlicher Verlauf der Restmonomerabnahme in implantierten heiß vorpolymerisierten CMW-bone cement- und Palacos-Plomben

geben, zeigt sich, daß die Hauptursache des Absinkens der Restmonomerkonzentration in den kaltpolymerisierenden handelsüblichen Zementen (um 90% bei CMW-bone cement und um 80% bei Palacos zwischen 6 Std und 14 Tagen) auf Nachpolymerisation beruhen muß und bereits nach einem Tag nur Restmonomermengen in untoxischen Konzentrationen in das umgebende Knochenlager diffundieren.

Zusammenfassend ist festzustellen, daß nach den hier vorgelegten Untersuchungsergebnissen bereits kurz nach der Implantation von Knochenzementen eine toxische Monomerschädigung unwahrscheinlich ist und spätestens ab der 2. Woche ausgeschlossen werden kann.

Literatur

1 Debrunner H U, Wettstein A, Hofer P (1976) The polymerization of selfcuring acrylic cements and problems due to the cement anchorage of joint prostheses. Engineering in Medicine 2: 294
2 Hullinger L (1962) Untersuchungen über die Wirkung von Kunstharzen in Gewebekulturen. Arch Orthop Unfall-Chir 54: 581
3 Roggatz J (1974) Das Verhalten der Monomere beim Abbinden von Knochenzement. Z. Orthop 112: 970
4 Scheuermann H (1976) Bestimmung des Monomergehaltes von Knochenzementen und Bestimmung der Monomerfreisetzung an wässrige, physiologische Medien während der Verarbeitungsphase und im ausgehärteten Zustand. Ingenieurarbeit, Fachhochschule Fresenius, Wiesbaden
5 Willert H G (1974) Die quantitative Bestimmung der Abgabe von monomeren Methylmethacrylat verschiedener Knochenzemente an das umliegende Gewebe während der Polymerisation. Batelle Information 18: 48

2. Schock

Enzym- und Substratveränderungen im Extracellulärraum im Verlaufe des traumatischen Schocks und seiner Behandlung

J. Andrasina, J. Bauer, L. Janocko, V. Rozdobudkova und V. Blasko, Kosice

Thesis

Seit der Beschreibung des klinischen Bildes des traumatischen Schocks durch H. Fischer (1870) wurde über dieses leider alltäglich vorkommende Geschehen gesagt und geschrieben. Man glaubte seither verschiedene Schockformen erkannt zu haben. Nun weiß man aber heute, daß es pathophysiologisch nur *eine* Schockreaktion gibt. Klinisch manifestiert sie sich unter dem gleichen Bilde. *Ätiopathogenetisch* können hauptsächlich drei Faktoren für das Schockgeschehen verantwortlich gemacht werden: Blutverlust, Schmerz und Beeinträchtigungen des humoral-hormonalen Gleichgewichtes. Sie können sich jedoch gegenseitig beeinflussen, bzw. auslösen.

Grundsätzlich beeinflussen sie, direkt oder indirekt, den gesamten Stoffwechsel. Seine Verfolgung beim Menschen stößt auf Schwierigkeiten. Im dramatischen Schockverlauf ist oft ein gezielter Modellbau ausgeschlossen.

Klinisches Material und Untersuchungen

Wir versuchten dennoch in den letzten Jahren Veränderungen des Intermediärstoffwechsels (Substrate und Enzyme) im Verlaufe des posttraumatischen Schocks zu verfolgen. Hier berichten wir über Veränderungen von Glucose, Milchsäure, Brenztraubensäure, Gesamtlipiden, Triglyceriden und unveresterter Fettsäuren als *Substrate* und von LDH (Milchsäuredehydrogenase), GOT (Glutamatoxalattransaminase), GPT (Glutamatpyruvattransaminase), CPK (Kreatinphosphokinase), CHE (Cholinesterase) und Lipase als *Enzyme* im zirkulierenden Blut (Serum) bei 27 nicht selektierten Probanden, die mit evidenten Zeichen des posttraumatischen Schocks eingeliefert wurden. Katamnestisch zeigte es sich nach Schockbewältigung, daß 7mal der Schmerz, 10mal der Schmerz und massiver Blutverlust und 7mal die Kombination beider Faktoren und Beeinträchtigung des humoral-hormonalen Gleichgewichtes für sein Auslösen verantwortlich gemacht werden konnten.

Blutproben wurden sofort nach Einlieferung (bis zu 2 Std nach dem Unfall), nach 6 und nach 24 Std, ohne Venenstauung entnommen und sofort untersucht. Auf methodische Einzelheiten kann hier leider nicht näher eingegangen werden.

Ergebnisse (Abb. 1)

In der verfolgten Zeitspanne zeigten die *glycidischen* Substratkomponenten (Glucose, Milchsäure, Brenztraubensäure) einen steilen Anstieg, der noch nach 24 Std nicht zu Normalwerten absinkt.

Von den *lipidischen* Substratkomponenten zeigen Triglyceride und freie Fettsäuren eine wesentliche Steigungstendenz, bei erniedrigten und langsam ansteigenden Gesamtlipiden.

Milchsäuredehydrogenase (LDH) als universelle Zellendehydrogenase steigt und bleibt auf hoher Ebene. Die *Transaminasen* (GOT, GPT) zeigen mit ihrer hohen Konzentration vorwiegend das Ausmaß der metabolischen Belastung der Hepatocyten.

Kreatinphosphokinase (CPK) mit ihrem riesigen Aufschwung beweist ihr Mitwirken bei Bildung und Verwertung von ATP als Energiehauptquelle. *Cholinesterase* (CHE) zeigt nicht nur das Ausmaß der Spaltung des Acetylcholins (Neurosynapsen), sondern auch ihre Bedeutung beim Metabolismus von stickstoffhaltigen Substraten. Erhöhte *Lipase* stammt höchstwahrscheinlich aus Fettgeweben, welche als Energiequelle reichlich ausgebeutet werden.

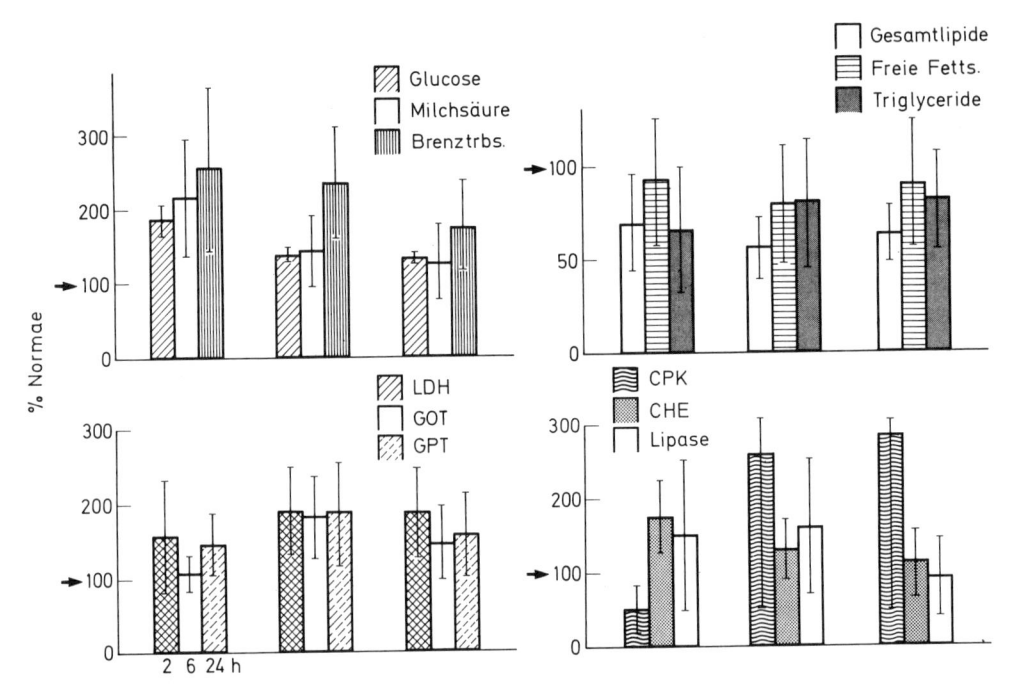

Abb. 1

Diskussion und Schlußfolgerungen

Die beschriebenen Veränderungen von Substraten und Enzymen im Verlaufe des posttraumatischen Schocks werden durch Umstellung des Intermediärstoffwechsels bei steigendem Energiebedarf und anaerob gelenkten Metabolismus verursacht. Bei steigender Konzentration von Milchsäure, Brenztraubensäure und Fettsäuren im Extracellulärraum vertieft sich die Acidose. Die beeinträchtigte Dissoziationskurve für Oxyhämoglobin, bei vermindertem Zirkulationsvolumen, verschlechtert noch mehr die Sauerstoffabgabe in die Gewebe. Bei anaerober Glykolyse sinkt in dieser kritischen Lage wesentlich der Energiegewinn (Abb. 2). Energie, nebst Euinie und optimaler Wasserstoffionenkonzentration (pH) sind Voraussetzungen für optimale Enzymwirkung. Diese wiederum bedingt Deckung des erhöhten Energieumsatzes.

Wie kann man von dieser Sicht aus ätiopathogenetisch einwirken?

Es sind sicherzustellen:

— Blutvolumenersatz (periphäre und zentrale Maßnahmen),
— Wasserstoffionenkonzentrationskorrektur des Extracellulärraumes (THAM),
— optimale Glycidutilisation (statt Glucose oder *neben* Glucose Levulose),
— mehr Zurückhaltung gegenüber Hormontherapie (Steroide, Insulin, Glucagon; inverse Einwirkung möglich).

Dabei sollten die ersten zwei Maßnahmen möglichst sofort (Unfallort, Transport) ergriffen werden.

Abb. 2

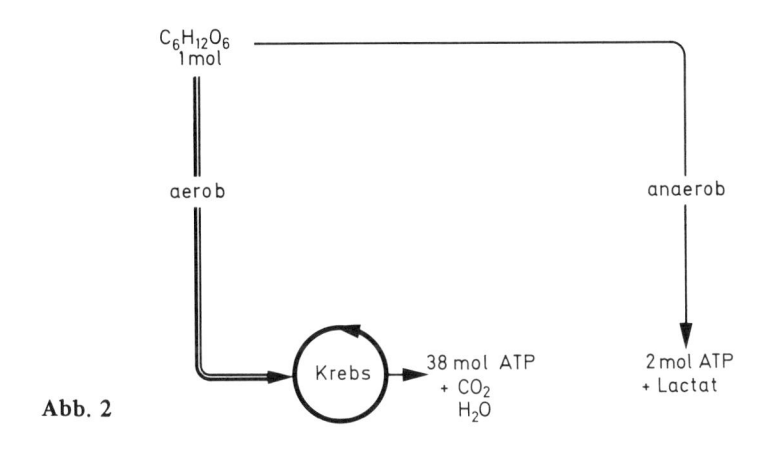

Zusammenfassung

Die Autoren verfolgten nach posttraumatischem Schock bei 27 Patienten Substrat- und Enzymveränderungen im Serum. Sie diskutieren über Ursachen und Folgerungen dieser Veränderungen, sowie über Maßnahmen, die sie beeinflussen können.

Literatur

1 Fischer H (1870) Über Schock. Sammlung klinischer Vorträge Nr. 10. Richard Volkmann. Enke, Stuttgart
2 McGlivery R W (1970) Biochemistry, a functional approach. Saunders, Philadelphia London Toronto

Die posttraumatische Hyperglykämie als Parameter für den Schweregrad des Schocks

D. Holzrichter, A. Knipper, U. Korn und U. Mommsen, Hamburg

Einleitung

Beurteilung und Therapie des Schocks orientieren sich im wesentlichen an kardiovasculären Auswirkungen der sympathoadrenalen Reaktionslage wie Schockindex und Urinausscheidung. Dem im Tierexperiment und in der Klinik beobachteten Blutzuckeranstieg der metabolischen Folge der vermehrten Katecholaminsekretion im Schock ist bisher keine diagnostische Bedeutung beigemessen worden. Wir haben uns die Frage gestellt, ob die posttraumatische Hyperglykämie ebenfalls Rückschlüsse auf den Schweregrad des Schocks zuläßt.

Material und Methodik

Als Schockmodell dient beim Kaninchen (3 bis 4 kg) die volumenmäßig vom Körpergewicht abhängige Entblutung, die pro Zeiteinheit kontinuierlich manuell durchgeführt wird. Nach Prädmedikation mit Ketanest (200 mg) wird in Nembutalnakrose (15 mg/kg) der Blutdruck über einen Carotiskatheter gemesssen. Die Blutentnahmen erfolgen über einen Jugulariskatheter. Bei den Untersuchungen am wachen Kaninchen wird der Katheter am Vorabend gelegt. In einer Vergleichsgruppe wird durch Alloxan-Gabe (100 mg/kg) eine Woche vor dem Versuch eine diabetische Stoffwechsellage erzeugt. Die Ergebnisse werden mittels zweifaktorieller Varianzanalyse statistisch ausgewertet. Zugrunde liegt ein Signifikanzniveau von 5%.

Ergebnisse

Zunächst soll geklärt werden, ob der posttraumatische Blutzuckeranstieg durch die Narkose beeinflußt wird. Bei 10 wachen und 10 narkotisierten Kaninchen wird in 30 min eine Blutmenge entsprechend 3% des Körpergewichts entnommen. Beide Versuchsgruppen zeigen gleichen Blutzuckeranstieg. Auch bei einer Blutentnahme entsprechend 3% des Körpergewichts in 20 min finden wir keinen unterschiedlichen Blutzuckeranstieg. Da die Bewußtseinslage der Tiere bzw. die Narkose den Blutzuckeranstieg nicht beeinflußt, werden die weiteren Untersuchungen in Narkose durchgeführt (Abb. 1).
Bei einer Blutentnahme entsprechend 3%, 2% und 1% des Körpergewichts in 20 min bei je 5 Kaninchen finden wir einen signifikant unterschiedlichen Blutzuckeranstieg [2]. Bei einer Blutentnahme entsprechend 1% des Körpergewichts bzw. 15% des Blutvolumens bleibt der Blutzuckerspiegel konstant. Die Blutentnahme entsprechend 2% des Körpergewichts bzw. 30% des Blutvolumens führt zu einem mittleren Anstieg des Blutzuckers von 30 mg%. Bei einer Blutentnahme entsprechend 3% des Körpergewichts bzw. 45% des Blutvolumens steigt der mittlere Blutzuckerspiegel um 120 mg% an. Nachdem wir feststellen konnten, daß der Blutzuckeranstieg mit der pro Zeiteinheit entnommenen Blutmenge zunimmt, verbleibt die Frage, ob der Blutzuckerspiegel auch im weiteren Verlauf unterschiedlich beeinflußt wird.
Bei je 5 Kaninchen wird eine Blutmenge entsprechend 3% und 1,5% des Körpergewichts entnommen. Auch nach Ende der Entblutung ist der Verlauf der Blutzuckerkurve über einen Beobachtungszeitraum von 2 Std deutlich unterschiedlich.
Für die klinische Anwendung verbleibt zu klären, ob die beobachteten Gesetzmäßigkeiten auch bei einer diabetischen Stoffwechsellage bestehen bleiben (Abb. 2).
Fünf Alloxan-diabetischen und 5 Normaltieren wird eine Blutmenge entsprechend 3% des Körpergewichts in 30 min entnommen. Der Ausgangswert der diabetischen Gruppe liegt von 600 mg%. Die Kurven zeigen einen parallelen Verlauf [1]. In der Kontrollgruppe wird eine Beeinflussung des Blutzuckerspiegels durch unsere Ketanest-Nembutalnarkose ausgeschlossen.

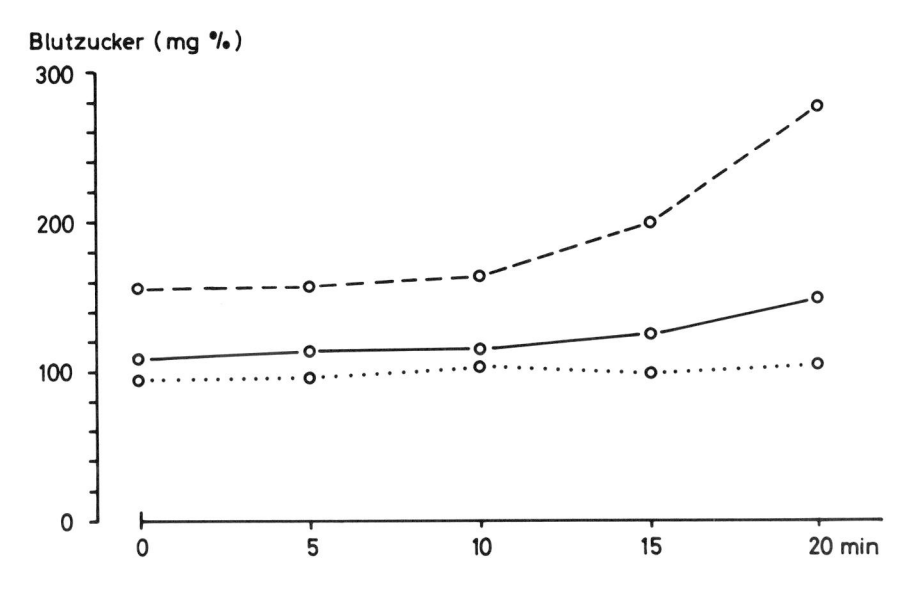

Abb. 1. Verlauf der Blutzuckermittelwerte bei je 5 Kaninchen bei einer Blutentnahme entsprechend 3% (o – – – o), 2% (o———o) und 1% (o · · · o) des Körpergewichts in 20 min

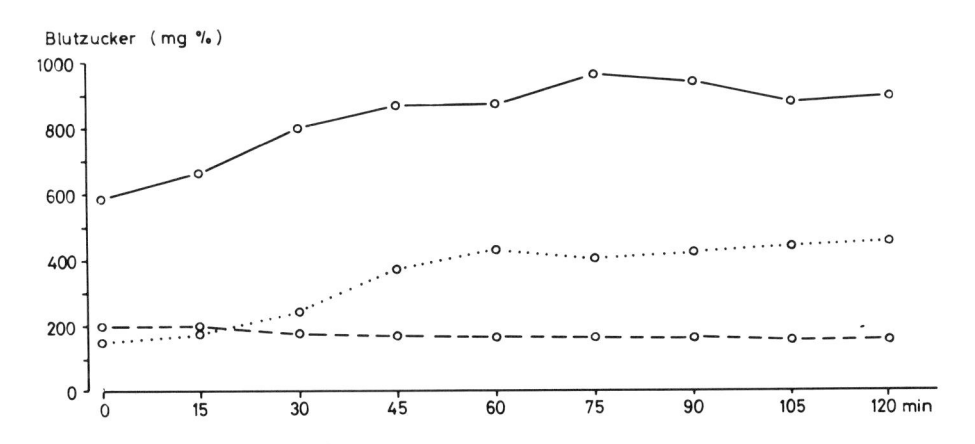

Abb. 2. Verlauf der Blutzuckermittelwerte bei je 5 Kaninchen – Alloxan-Diabetes (o———o), Normaltiere (o · · · o) – bei einer Blutentnahme entsprechend 3% des Körpergewichts in 30 min. Kontrollgruppe (o – – – o)

Schlußfolgerungen

1. Der posttraumatische Blutzuckeranstieg ist unabhängig von der Bewußtseinslage bzw. von der Nembutal-Narkose.
2. Die posttraumatische Blutzuckererhöhung hängt ab von der pro Zeiteinheit entnommenen Blutmenge.

3. Der charakteristische Blutzuckeranstieg überdauert die Phase der Entblutung.
4. Der hämorrhagische Blutzuckeranstieg wird auch durch einen induzierten Diabetes mellitus nicht beeinflußt.

Diskussion

Die Katecholaminsekretion nimmt mit dem Schweregrad des Schocks zu [5]. Während Noradrenalin vorrangig kardiovasculär wirksam ist, hat Adrenalin eine größere metabolische Wirksamkeit. Ausbleibende Blutzuckeranstiege bei Schockversuchen unter Sympatholytica [4] unterstreichen die ursächliche Rolle der Katecholamine für den posttraumatischen Blutzuckeranstieg. Eine vermehrte Gluconeogenese infolge gesteigerter Steroidsekretion scheint demnach für die posttraumatische Hyperglykämie nicht bedeutsam zu sein. Glucagon, das ebenfalls für die Erhöhung des Blutzuckers in Frage kommt, soll im Schock in Abhängigkeit von der Katecholaminsekretion ansteigen [3]. Es darf daher angenommen werden, daß der posttraumatische Blutzuckeranstieg auf eine adrenalinbedingte Glykogenolyse zurückzuführen ist. Da die Blutzuckerkurve auch unter einer Insulinmangelsituation keinen abweichenden, steilen Anstieg aufweist, kann gefolgert werden, daß der Blutzuckeranstieg im Schock durch eine insulinabhängige Utilisation nicht beeinträchtigt wird. Unsere Ergebnisse weisen darauf hin, daß die in der Biochemie seit Jahren bekannten initialen Schritte der Glykogenolyse für die Diagnostik des Schocks verwendet werden können. Somit bietet sich die Verlaufsbestimmung des Blutzuckers als zusätzlicher metabolischer Parameter für den Schweregrad des Schocks an.

Literatur

1 Falckenberg M Dissertation, in Vorbereitung
2 Kraus A Dissertation, in Vorbereitung
3 Russel R C G, Pardy B J, Carruthers M E, Bloom S R (1977) Plasma glukagon levels in haemorrhagic shock. Brit J. Surg 64: 285–289
4 Zierott G (1971) Die Bedeutung der adrenergen Blockade für den Hämorrhagischen Schock. Anästhesie und Wiederbelegung, Bd 52, Springer, Berlin Heidelberg New York
5 Zileli M S, Gedik O, Adalar N, Caglar S (1974) Adrenal medualltary response to removal of various amounts of blood. Endo 95: 1477–1481

Stoffwechseluntersuchungen im traumatischen Schock als zusätzliches diagnostisches und prognostisches Kriterium

J. Hausdörfer, W. Heller, B. Domres und D. Veihelmann, Tübingen

Die gerade heute bei Verkehrsunfällen auftretenden Kombinationsverletzungen wie Schädel-Hirn-Traumen mit Organläsionen und Extremitätenverletzungen werfen bei jedem Fall erneut die Frage der Dringlichkeit und des geeigneten Zeitpunktes für die operative Versorgung auf. Dabei streben wir im allgemeinen eine primäre Versorgung auch der Frakturen an. Doch darf eine Osteosynthese unserer Ansicht nach nur dann durchgeführt werden, wenn der traumatische Schock beherrscht wird. Im Falle eines zur Dekompensation neigenden Schocks gilt der bekannte Satz „life before limb". Jedoch stellt sich auch hier im weiteren Verlauf die Frage, wann der geeignete Zeitpunkt für die operative Versorgung gekommen ist. Außer der Stabilisierung von Blutdruck, Puls und Hämoglobin bzw. Hämatokrit haben wir weitere biochemische Parameter in ihrer Aussagekraft hinsichtlich der Schocksituation untersucht.

Methodik

Es wurden 117 Patienten mit Kombinationsverletzungen und dabei vorwiegendem Schädel-Hirn-Trauma sowie insgesamt 200 Patienten mit
1. Beckenfrakturen,
2. Oberschenkel- und Schenkelhalsfrakturen,
3. Rippenfrakturen,
4. Unterschenkelfrakturen,
5. multiplen Frakturen,

zur Studie herangezogen.

Von den klinisch-chemischen Parametern sollen u.a. folgende hier dargestellt werden.
1. Aus dem Kohlehydratstoffwechsel: Lactat und Pyruvat.
2. Im Hinblick auf das Fettemboliegeschehen aus dem Lipidstoffwechsel die Triglyceride und die β-Lipoproteide.
3. Das Enzymspektrum ist mit der Malatdehydrogenase, der Cholinesterase und der Acetylcholinesterase vertreten.
4. Bei der im Schock in Kombination mit der Fraktur großer Röhrenknochen bevorzugt auftretenden Fettembolie kommt es auch zu Gerinnungsstörungen. Uns lag dabei besonders an der Überprüfung des Neutralfettverhaltens im Blut bei gleichzeitiger Thrombocytenkontrolle.

Bei der Auswertung der schädel-hirn-traumatisierten Patienten werden 39 Patienten mit Commotio-cerebri 68 Patienten mit dem klinischen Erscheinungsbild einer Contusio cerebri gegenübergestellt. Hier geht es also kurz gesagt um den Vergleich verschieden schwerer Traumata im Hinblick auf die Prognose. Die Gesamtzahl der Überlebenden wird mit einer Gruppe von 34 verstorbenen Patienten verglichen.

Ergebnisse und Diskussion

Wie aus Abb. 1 ersichtlich finden wir bei 4 hirnverletzten Patienten mit schwerem Schock einen initialen Schwund der Triglyceride. Abb. 2 läßt auch bei den β-Lipoproteiden in der Regel einen initialen Abfall erkennen. Es handelt sich dabei um die gleichen Patienten.

Der Lactatwert im Blut unterscheidet sich bei Patienten mit einer Contusio cerebri von den bei Patienten mit einer Commotio cerebri am Unfalltag ermittelten Werten statistisch signifikant. Bei letzteren halten sich die Lactatwerte im Normbereich (Abb. 3).

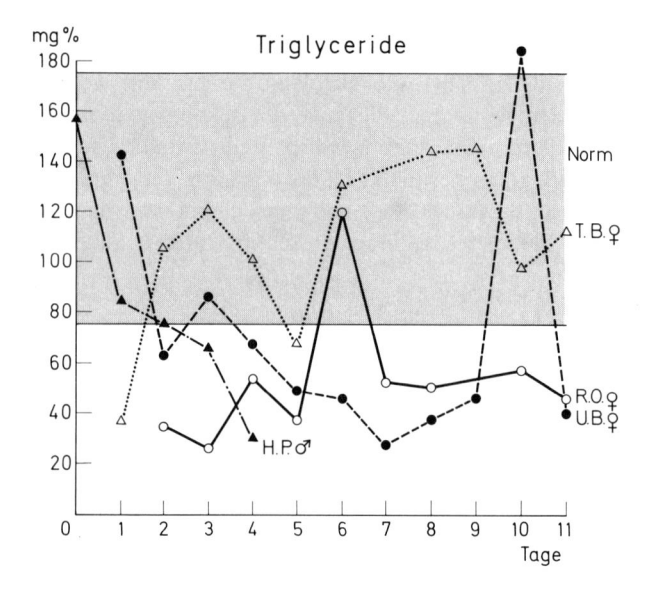

Abb. 1

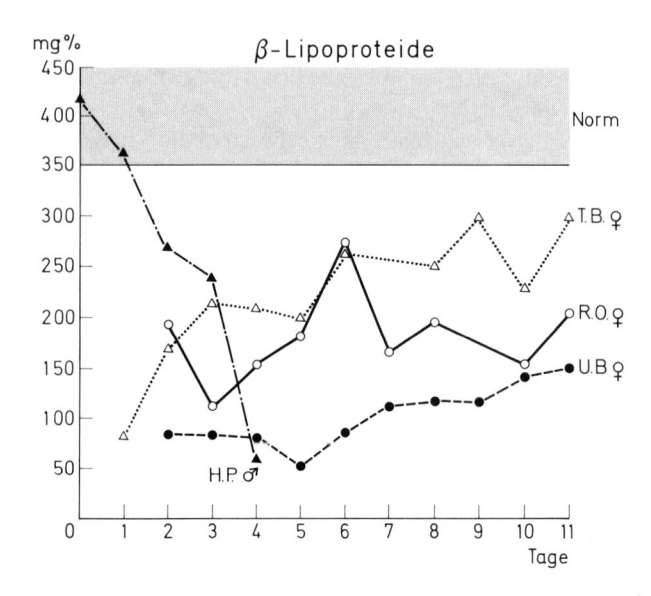

Abb. 2

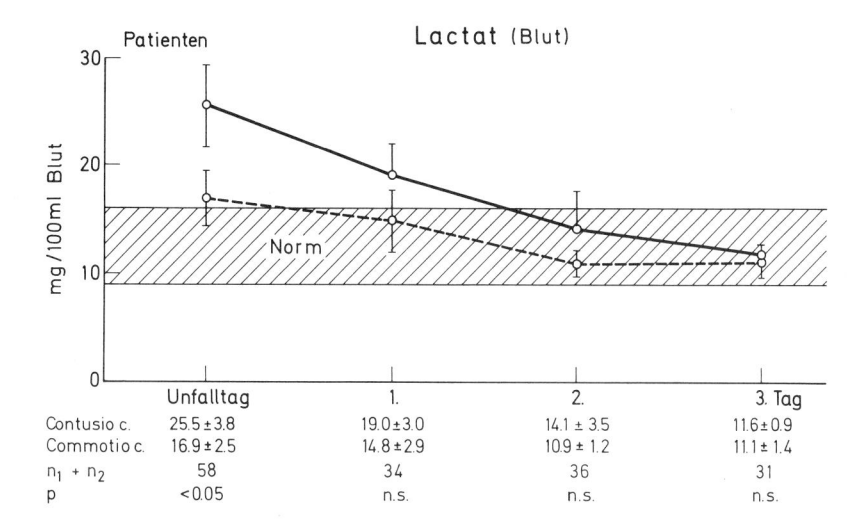

Abb. 3

	Unfalltag	1.	2.	3. Tag
Contusio c.	25.5 ±3.8	19.0±3.0	14.1 ± 3.5	11.6±0.9
Commotio c.	16.9±2.5	14.8±2.9	10.9 ± 1.2	11.1± 1.4
$n_1 + n_2$	58	34	36	31
p	<0.05	n.s.	n.s.	n.s.

Wie aus dem Verhalten des Lactats zu erwarten, erweist sich bei den Patienten mit Contusio cerebri das Pyruvat als stark erhöht (Abb. 4). Für diese Patienten ergibt sich am Unfalltag jedoch ein eindeutiger Lactatüberschuß.

Statistisch gesehen ist während des Untersuchungszeitraumes auch bei der MDH ein signifikanter Unterschied zu erkennen (Abb. 5). Beim Vergleich der cerebral traumatisierten Patienten, die überlebt haben und solchen die verstorben sind, ist der über mehrere

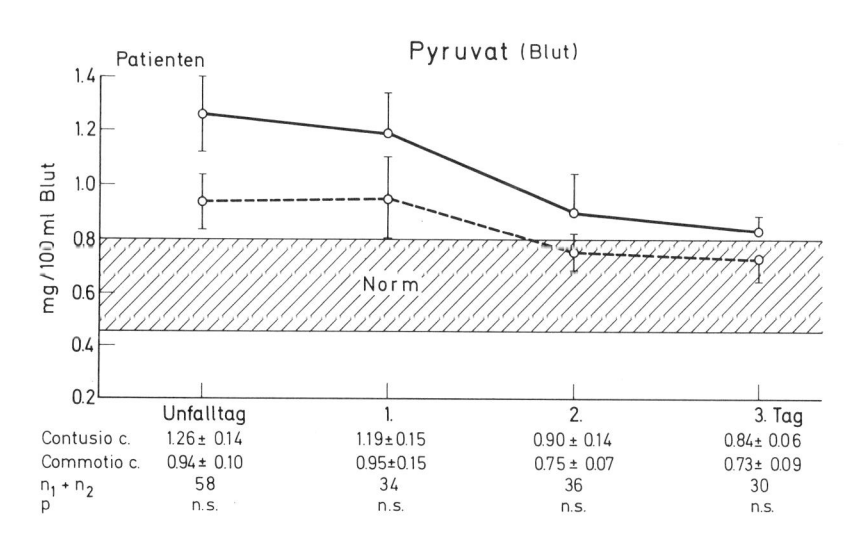

Abb. 4

	Unfalltag	1.	2.	3. Tag
Contusio c.	1.26± 0.14	1.19±0.15	0.90 ± 0.14	0.84± 0.06
Commotio c.	0.94± 0.10	0.95±0.15	0.75± 0.07	0.73± 0.09
$n_1 + n_2$	58	34	36	30
p	n.s.	n.s.	n.s.	n.s.

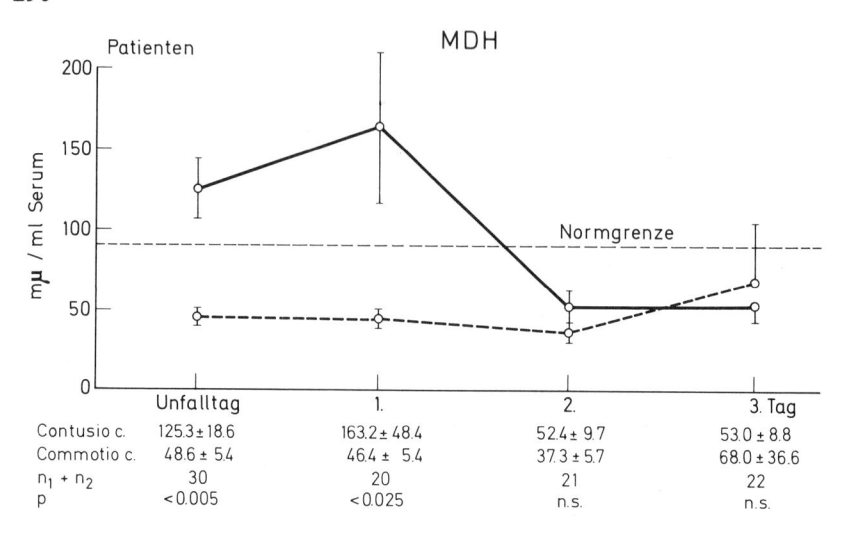

	Unfalltag	1.	2.	3. Tag
Contusio c.	125.3 ± 18.6	163.2 ± 48.4	52.4 ± 9.7	53.0 ± 8.8
Commotio c.	48.6 ± 5.4	46.4 ± 5.4	37.3 ± 5.7	68.0 ± 36.6
$n_1 + n_2$	30	20	21	22
p	<0.005	<0.025	n.s.	n.s.

Abb. 5

Tage nachweisbare Anstieg des Lactats auffällig, der sich statistisch signifikant vom Verhalten des Lactats bei Commotio cerebri unterscheidet.

Tödlich verletzte Patienten weisen anfangs sehr hohe, weit aus dem Normbereich herausfallende Werte auf und kündigen damit einen prognostisch ungünstigen Verlauf an (Abb. 6).

Im Vergleich zu den Pyruvatwerten ergibt sich auch hier wieder ein sehr deutlicher Lactatüberschuß bei den Patienten, die nicht überlebten.

Das Verhalten der Enzyme Acetylcholinesterase und Cholinesterase zeigt eine deutliche Korrelation zur Schwere des Schocks bzw. zum klinischen Bild und eilt diesem in der Regel etwa 8 Std voraus und ist damit von hohem diagnostischem Wert. Anstieg und Abfall dieser Enzyme zeigen einen nahezu parallelen Verlauf. So kommt es meist kurz nach dem Unfall zu einem kurzfristigen Anstieg der Enzyme mit einem Maximum innerhalb der ersten 24 Std dem sich dann ein massiver Abfall anschließt.

Noch deutlicher ist dieser Verlauf innerhalb der ersten 24 Std am Verhalten der MDH zu erkennen, die anfangs einen weit in den pathologischen Bereich gehenden Anstieg zeigt. Das Verhalten dieser Enzyme korreliert ausgezeichnet mit dem klinischen Bild, die Kranken können in der Regel nach dem Wiedererreichen normaler Enzymaktivitäten aus der Intensivpflege entlassen werden.

Bei Patienten mit Frakturen ist durch die Freisetzung von aktiver Gewebsthrombokinase, die nach dem Trauma in die Blutbahn eintritt, eine Thrombocytenagglutination zu erwarten. Damit korreliert ein deutlich meßbarer Abfall der Thrombocytenzahl im Kreislauf. In der Abb. 7 ist das anfänglich parallele Verhalten der Neutralfettkonzentration und der Thrombocytenzahl im Blut festgehalten.

Experimentelle Untersuchungen nach gesetzten Frakturen haben ergeben, daß im Stadium der Fettembolie sich in der Lunge Thrombocytenaggregate, die durch Fett verklebt sind, finden. Auf diese Weise läßt sich auch der initiale Triglycerid- und Thrombocytensturz der Patienten, die die Symptome einer massiven Fettembolie aufweisen, erklären. Die Thrombocyten fungieren hier als Triglyceridfänger. Unsere Untersuchungen ergaben, daß die Zusammensetzung des Serum-Lipid-Status nicht identisch ist mit der Zusammen-

Abb. 6

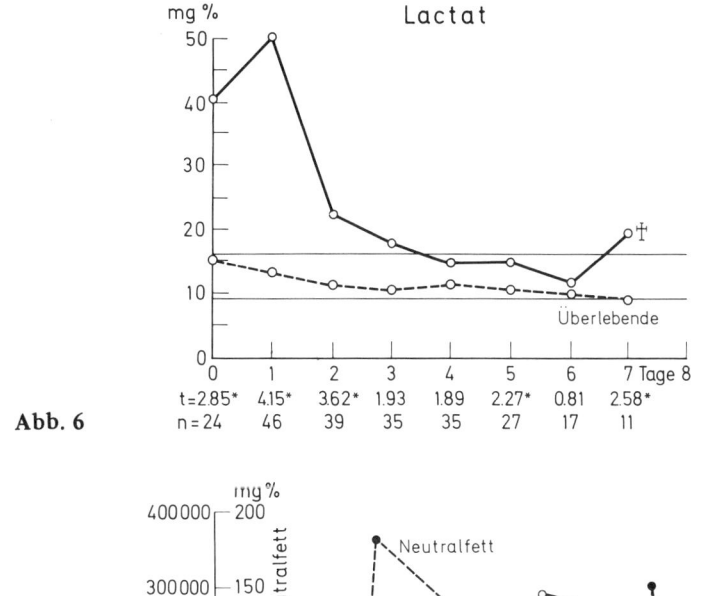

Abb. 7

setzung der Lipide im Frakturhämatom. So fällt der Triglyceridgipfel bei fast allen Patienten mit einer manifesten Fettembolie mit deren Thrombocytenminimum zusammen. Dasselbe läßt sich auch bei Patienten feststellen, die an einer klinisch manifesten und anschließend durch Sektion gesicherten Fettembolie starben.

Zusammenfassung

Es kann gezeigt werden, daß typische Zusammenhänge zwischen biochemischen Parametern und dem Schockverlauf existieren. Sie betreffen insbesondere die Blutgerinnung, den Kohlenhydrat- und Lipidstoffwechsel sowie das Enzymspektrum. Die durch das Trauma bei Frakturen bedingte Freisetzung von Gewebsthrombokinase führt zur Thrombocytenagglutination und damit zur Senkung der Thrombocytenzahl im Kreislauf. Eine zusätzliche Fettembolie verstärkt diesen Abfall.

Die Enzyme Cholinesterase und Acetylcholinesterase sind deutlich vermindert. Die MDH ist am Unfalltag erhöht. Alle dieser Veränderungen korrelieren auch im Hinblick auf den mehr oder weniger hohen Lactatspiegel mit der Schwere des Schocks. Diese Parameter sollten zur Bestimmung des Zeitpunkts einer bevorstehenden Operation bzw. Osteosynthese unbedingt herangezogen werden.

Literatur

1 Hausdörfer J (1977) Schädel-Hirn-Traumen und Enzymveränderungen. Urban und Schwarzenberg, München Wien Baltimore
2 Heller W, Durst J (1971) Das Verhalten der Serumfette nach schweren Frakturen. In: Die posttraumatische Fettembolie. Schattauer, Stuttgart New York
3 Huth K, Karliczek G (1968) Die endotoxin induzierte Hyperlipämie des Kaninchens. In: Huth, K (Hrsg) Verhandlungen der 24. Tagung der Deutschen Gesellschaft für Verdauungs- und Stoffwechselkrankenheiten 1967
4 Huth K (1972) Fettstoffwechselveränderungen bei der experimentellen Fettembolie. In: Lang K, Frey R, Halmagyi M (Hrsg) Pathophysiologische Grundlagen der Intensivpflege. Springer, Berlin Heidelberg New York
5 Klingler M (1968) Das Schädel-Hirn-Trauma. Thieme, Stuttgart
6 Zimmermann W E, Staib J (1970) Schock-Stoffwechsel-Veränderungen und Therapie. Schattauer, Stuttgart New York

Bestimmung des extravasalen Lungenwassergehaltes beim RDS unter Infusion von Dextran 40 und HAES 40 mit der Thermo-Dye-Technik

U. Pfeiffer, H.-M. Fritsche, W. Erhardt, M. Birk und G. Blümel, München

Zur Klärung des Verhaltens der niedermolekularen kolloidalen Infusionslösungen Dextran 40 (Rheomacrodex) und HAES 40 (Expafusion) beim experimentellen „respiratory distress syndrome") wurde das Lungeninsuffizienz-Modell nach Arfors [1] mit Infusion des Fibrinolyseinhibitors Transexamsäure und Thrombin herangezogen. Hierbei stand die Messung des extravasalen Lungenwassergehaltes mittels kombinierter Thermo- und Farbstoffverdünnung — der Thermo-Dye-Technik — im Vordergrund.

Dazu dient der Farbstoff Indocyaningrün als intravasaler Indikator, während die Kälte den ganzen Lungenflüssigkeitsraum durchläuft. Aus den nach Injektion in den rechten Vorhof in der Aorta ascendens gemessenen Konzentrationsverläufen beider Indikatoren lassen sich das Herzzeitvolumen, die mittleren Durchgangszeiten und daraus das extravasale Lungenwasser (EVV) errechnen.

Versuchsaufbau

Zehn Bastardhunde mit mindestens 20 kg Körpergewicht wurden mit Fluanison-Fentanyl/Metomidate (Hypnorm/Hypnodil) anaesthesiert, relaxiert und volumenkonstant in Rückenlage beatmet. Ein Swan-Ganz-Katheter mit Fiberoptik und Thermistor lag in der Arteria pulmonalis, ein genauso ausgestatteter, nur weniger flexibler Katheter in der Aorta ascendens (s. Abb. 1).

Zur Messung von HZV und EVV wurden jeweils 10 ml gekühlter Farbstofflösung (0.2 mg/ml) mittels einer Injektionsmaschine [2] in den rechten Vorhof EKG- und respiratorgetriggert injiziert und die Farbstoff- und Temperaturkurven über die jeweils Katheter in Arteria pulmonalis und Aorta ascendens registriert und on line in einem Minicomputer verarbeitet.

Der Korrelationskoeffizient zwischen in vivo und post-mortal bestimmtem Lungenwasser liegt bei 0.978 für um den extravasalen Herzwasseranteil nicht korrigierte Werte, und bei 0.956 für um den extravasalen Herzwasseranteil korrigierte Werte.

Nach Registrierung der Ausgangswerte unter Luft ($F_iO_2 = 0.21$) und Sauerstoffatmung ($F_iO_2 = 1.0$) erfolgte die zentralvenöse Infusion von 50 mg/kgKG Tranexamsäure über 15 min und daran anschließend 300 NIH/kgKG Thrombin über 30 min. Während weiterer 15 min wurden Messungen mit $F_iO_2 = 0.21$ vorgenommen, sodann erfolgte die Infusion von 1 ml/kgKG Glucose 5.7% und entweder 4 ml/kgKG/h Dextran (n = 5), oder 4 ml/kgKG/h HAES (n = 5) über 6 Std. Messungen erfolgten in 15minütigen Abständen mit $F_iO_2 = 0.21$, nur alle 60 min wurde mit $F_iO_2 = 1$ beatment. Folgende Parameter wurden bestimmt: das Herzzeitvolumen (HZV), der pulmonalarterielle Druck (P_{PA}), der pulmonalcapilläre Verschlußdruck (PCWP), der totale pulmonale Widerstand (TPR), die alveoloarterielle Sauerstoffspannungsdifferenz (A-aDO$_2$), das extravasale Lungenwasser (EVV), das zentrale Blutvolumen (CBV), der plasmakolloidosmotische Druck (COP) und die Differenz aus COP und PCWP.

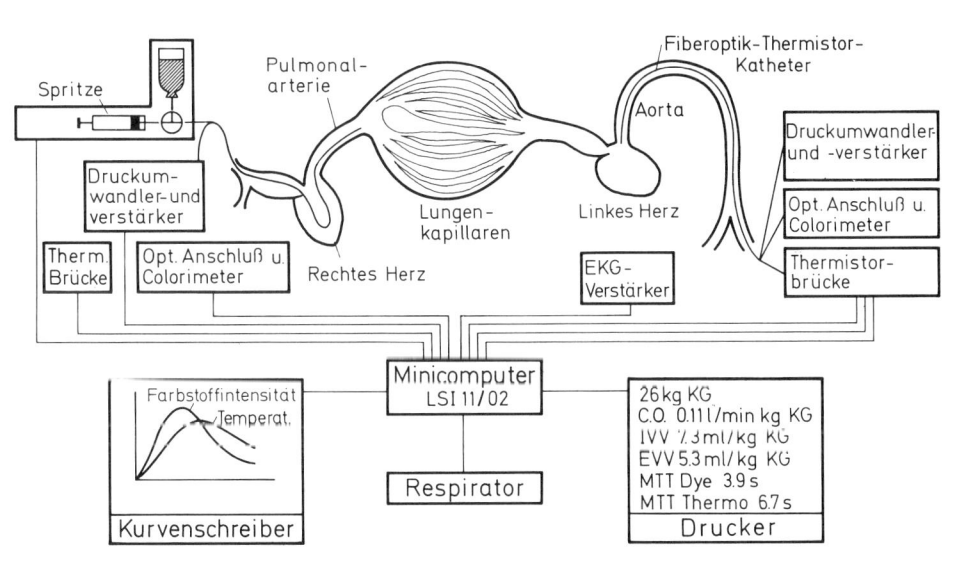

Abb. 1. Blockschaltbild des Meßsystems zur Überwachung des kleinen Kreislaufs und zur Messung des extravasalen Lungenwassers

Ergebnisse

Aufgrund der geringen Fallzahl beider Gruppen von je fünf sind noch keine statistisch signifikanten Aussagen zu treffen, jedoch können damit gewisse Trends aufgezeigt werden:

		VW	nach Thrombin	2 h	4 h	6 h
HZV (ml/min x kg)	HAES	102.1	82.6	79.7	81.6	84.5
	Dext.	102.7	88.2	87.0	96.1	88.6
P_{PA} (mmHg)	H	14.2	18.8	17.3	21.2	20.0
	D	13.8	20.2	18.8	19.7	16.0
TPR (dyn x s x cm^{-5}kg)	H	5092	12942	8759	16923	11432
	D	5306	13802	12336	11521	10167
A-aDO$_2$ (mmHg)	H	156.2	172	229.7	372	376.8
	D	165.3	150.7	295.9	294.2	476.4
EVV (ml/kg)	H	5.3	8.2	14.5	19.1	20.4
	D	5.2	7.7	10.9	13.3	12.3
CBV (ml/kg)	H	10.2	11.1	8.8	8.2	6.6
	D	9.8	9.4	6.7	7.0	6.6
COP-PCWP (mmHg)	H	7.3	9.4	4.2	3.3	2.1
	D	9.5	13.2	10.4	11.2	16.1
COP (mmHg)	H	15.2	15.2	13.3	11.6	11.4
	D	14.3	15.1	16.4	17.5	20.4
PCWP (mmHg)	H	6.1	5.7	8.3	8.6	9.2
	D	6.1	4.9	6.25	6.2	5.0

s. auch Abb. 2

Diskussion

Aufgrund des wesentlich niedrigeren kolloidosmotischen Druckes von Expafusin tritt die erwartete Abnahme des plasmakolloidosmotischen Druckes und des Parameters COP-PCWP ziemlich schnell auf, dagegen steigen diese beiden Parameter unter Dextran kontinuierlich an. Das extravasale Lungenwasser nimmt in der HAES-Gruppe stärker zu als in der Dextran-Gruppe, gleichzeitig ist an der alveolo-arteriellen Sauerstoffspannungsdifferenz als Maß für den Gaswechsel kein Unterschied zu erkennen.

Diese Entwicklungen lassen zwei Hypothesen zu:
1. Der kolloidosmotische Druck des Expafusin ist zu gering, um bei der sich entwickelnden Schocklunge die Flüssigkeitsakkumulation im Interstitium verhindern zu können.
2. Die trotz geringeren Lungenwassergehaltes ebenso schlechte AaDO$_2$ in der Detran-Gruppe kann ein Indiz dafür sein, daß Dextran-Moleküle sich im Interstitium ablagern und eine für Sauerstoff schwer diffundierbare Schicht bilden.

Eine eindeutige Aussage kann über den Parameter COP-PCWP, nach Weil [3] ein Indikator für ein auftretendes Lungenödem, getroffen werden:

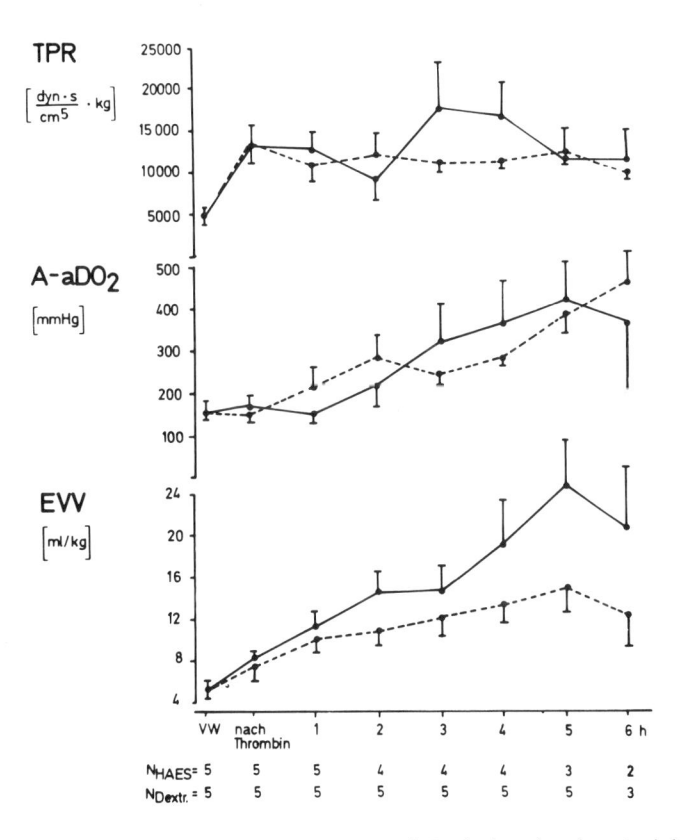

Abb. 2. Zeitlicher Verlauf des totalen pulmonalen Widerstandes (TPR), der alveolo-arteriellen Sauerstoffspannungsdifferenz (A-aDO$_2$) und des extravasalen Lungenwassers (EVV)

Der Parameter COP-PCWP gibt, besonders ausgeprägt bei der Dextran Gruppe, keine Information über das Entstehen oder Nichtentstehen eines Lungenödems bei der Schocklunge (Korrelationskoeffizient EVV/COP-PCWP R = 0 in der Dextran- und r = 0.39 in der HAES-Gruppe).

Zusammenfassung

Das Verhalten von 10% Dextran 40 (Rheomacrodex) und 6% HAES 40 (Expafusin) beim entstehenden „respiratory distress syndrome" wurde an einem Schocklungenmodell mit intravasaler Gerinnung geprüft. Folgende Tendenzen waren ersichtlich:

Unter HAES 40 bildet sich ein stärkeres Lungenödem als unter Dextran 40 aus, jedoch war der Gasaustausch unter Dextran 40 dabei nicht besser, was auf die Bildung einer die Sauerstoffdiffusion beeinträchtigenden Dextranschicht im Interstitium hindeuten könnte.

Literatur

1 Arfors K-E et al (1972) Pulmonary insufficiency following intravenous infusion of thrombin and AMCA (Tranexamic acid) in the dog. Acta Chir Scand 138: 445–452
2 Pfeiffer U et al (1979) Ein vollautomatischer Thermodilutionsinjektor. Biomedizinische Technik 24: 60–61 (Ergänzungsband)
3 Weil M H et al (1977) Calloid osmotic pressure and pulmonary edema. Chest 72: 6 692–693

Der Einfluß der parenteralen Ernährung auf die posttraumatische Veränderung des Phospholipidstoffwechsels der Lunge

A. Lohninger, H. Redl und G. Schlag, Wien

Das pulmonale Surfaktsystem besteht aus Lipiden, Proteinen und Kohlenhydraten. Dipalmitoyllecithin (DPL) ist der wichtigste Phospholipidbestandteil und repräsentiert 41% bis 58% der gesamten Surfaktantlipide [1].

In einer früheren Studie konnten wir zeigen, daß der DPL-Gehalt des Lungengewebes nach experimentellem Trauma bei der Ratte signifikant gegenüber den Kontrollen vermindert war, obwohl der Phospholipidgehalt nur geringe Veränderungen zeigte [3].

In einer weiteren Studie wurde nun der Einfluß unterschiedlicher parenteraler Ernährungsformen auf den Phospholipid- und DPL-Gehalt des Lungengewebes von Ratten nach experimentellem Trauma untersucht.

Methodik

Insgesamt 40 Ratten wurden randomisiert, in zwei Versuchsgruppen unterteilt, traumatisiert und über 7 Tage parenteral ernährt. Zur parenteralen Ernährung wurden L-Aminosäurelösungen in einer Dosierung von 0,20 gN/kg KGW und Tag, Elektrolyte, Spurenelemente, sowie wasserlösliche und fettlösliche Vitamine verabreicht. Als Kalorienträger wurden in der ersten Gruppe Glucose und in der zweiten Gruppe Glucose und Fettemulsion in einer Dosierung von 105 Kcal/kg KGW und Tag infundiert. Der Anteil der Fettemulsion an den zugeführten Kalorien betrug 40%.

Aus dem entbluteten Lungengewebe wurden folgende Bestimmungen durchgeführt:
1. Phospholipide nach Bartlett,
2. Dipalmitoyllecithin absolut,
3. Lecithinspecies relativ,
4. Fettsäuremuster der Phospholipide, des Lecithins und der Triglizeride.

Für die DPL-Bestimmung wurde eine neue, capillargaschromatographische Methode verwendet und mit Hilfe von Dimyristoyllecithin als interner Standard das korrespondierende DPL-Derivat quantitativ ausgewertet [2].

Die Fettsäuremuster wurden nach dünnschichtchromatographischer Vortrennung und Umesterung mit Bortrifluorid-Methanol mit einer DEGS-Säule gaschromatographisch bestimmt.

Ergebnisse

Beim Vergleich der beiden Gruppen konnte in den Lungen der Versuchstiere aus Gruppe I (Glucose als Kalorienträger) ein etwas höherer Phosphilipidgehalt, in Gruppe II (Glucose und Fettemulsion) ein höherer DPL-Gehalt gegenüber der jeweils anderen Gruppe gefunden werden (Abb. 1).

Signifikante Unterschiede zwischen den beiden Ernährungsregimen zeigte der Anteil der Ölsäure und der Linolsäure an den Lecithinfettsäuren.

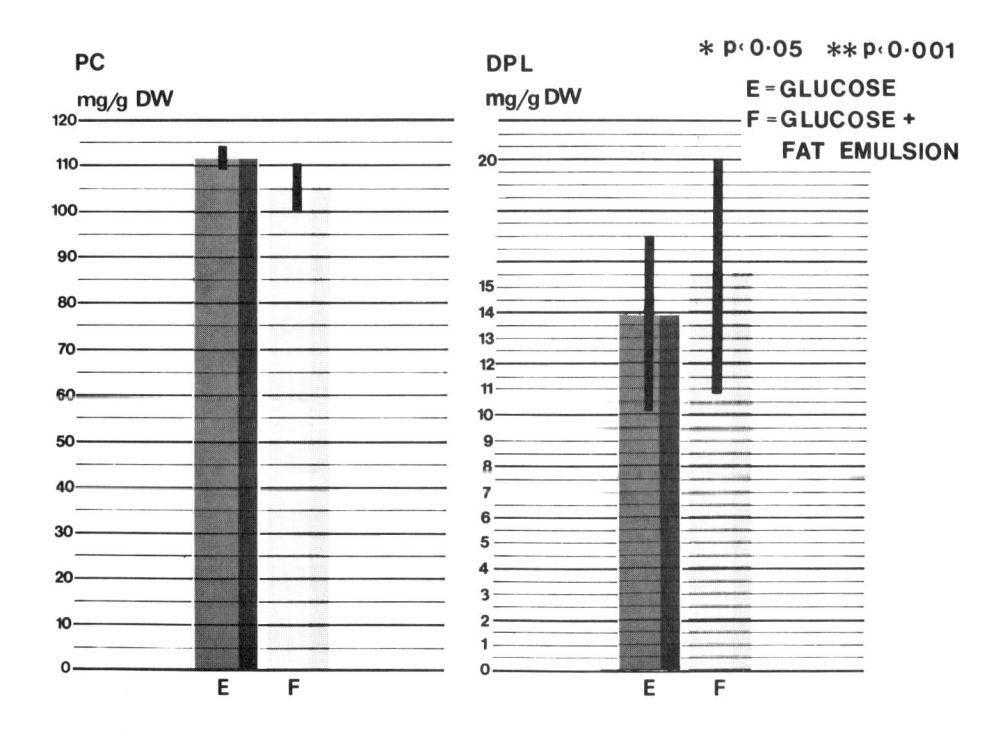

Abb. 1. S. Text

Während bei Glucoseernährung mehr Ölsäure im Lungenlecithin verestert ist, wird die durch die Fettemulsion zugeführte Linolsäure (wichtigste essentielle Fettsäure) in einem signifikant höheren Ausmaß als bei Glucoseernährung in das Lungenlecithin eingebaut (Abb. 2).

Noch eindeutiger ist der Unterschied zwischen den beiden Gruppen in Bezug auf die Linolsäure bei dem Fettsäuremuster der gewebsständigen Triglceride nachzuweisen.

Diskussion

Die Lunge baut sowohl endogen synthetisierte Fettsäuren, als auch aus dem Blutstrom aufgenommene Fettsäuren in endogene Lipide, vor allem in das Lecithin ein.

Als externe Fettsäurequellen kann die Lunge neben den unveresterten Fettsäuren auch zirkulierende Lipoproteine heranziehen. Im Gegensatz zum Fettgewebe, wo die Aktivität der Lipoproteinlipase während des Fastens stark vermindert ist, bleibt die Aktivität des Lungenenzyms unter diesen Bedingungen unverändert [1].

Die Aufnahme der durch die Fettemulsion zugeführten Linolsäure dürfte auch die DPL-Synthese beeinflussen.

Der Einbau von CDP-Cholin in 1,2 Diglyceride ist der wichtigste Syntheseweg für Lecithin in der Lunge. Über die „de novo"-Synthese wird aber nur ein geringer Teil des im Lungengewebe vorhandenen DPL synthetisiert. Die Hauptmenge des DPL wird über den Deacylierungs-Acylierungscyclus oder durch Transacrylierung von 2 Molekülen Lysoleci-

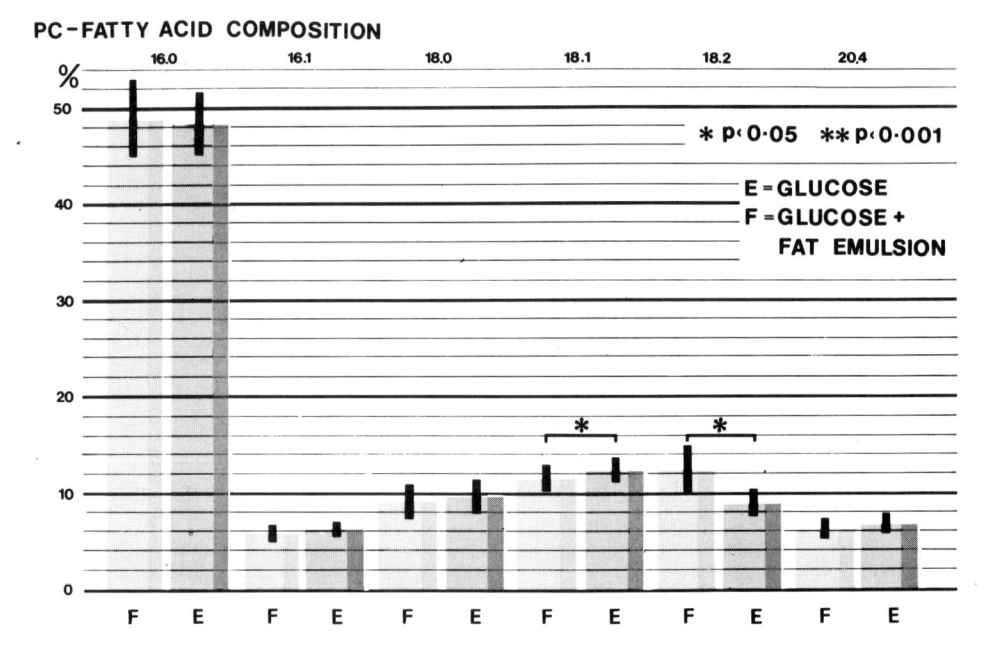

Abb. 2. S. Text

thin gebildet, wobei in beiden Fällen bereits vorhandene ungesättigte Lecithinspecies in gesättigte Lecithinspecies umgebaut werden [1].

Auch die Lamellarkörperchen dürften die Fähigkeit besitzen, ungesättigte Lecithinspecies in gesättigte Lecithinspecies (DPL) umzuformen.

Wie zahlreiche Untersuchungen zeigten, dürften in der Lunge zumindest zwei unterschiedliche DPL-pools existieren [1]. Es ist aber anzunehmen, daß die starke Reduzierung des DPL-Gehaltes im Lungengewebe nach Trauma, auch zu einer Verminderung jenes DPL-pools führt, der für die Synthese des Surfaktantkomplexes verfügbar ist [3].

Ausgeprägte Verminderungen der Linolsäure in Plasmalipiden konnte bei polytraumatisierten Patienten beobachtet werden. Dabei kam es gelegentlich zu einer Abnahme bis zu extrem niedrigen Werten [5, 6].

Sowohl in experimentellen Untersuchungen, als auch in „in vitro"-Studien konnte die Wichtigkeit der essentiellen Fettsäuren für Membranfunktionen und als Ausgangspunkt der Prostaglandinsynthese [4] gezeigt werden. Durch die Zufuhr von Fettemulsionen wurde bei polytraumatisierten Patienten, im unmittelbaren posttraumatischen Verlauf, eine weitere Verminderung der essentiellen Fettsäuren, auch in den Phospholipiden verhindert [5].

In den vorliegenden Untersuchungen konnte gezeigt werden, daß die durch die Fettemulsion zugeführte Linolsäure von den Lungen der Versuchstiere aufgenommen und in endogene Lipide eingebaut wird. Die Ergebnisse lassen auch vermuten, daß durch die Verwendung von Fettemulsionen bei der parenteralen Ernährung neben der Substitution von essentiellen Fettsäuren auch die DPL-Synthese in der Lunge im posttraumatischen Verlauf günstig beeinflußt wird.

Literatur

1 Golde van L M G (1976) Metabolism of Phospholipids in the Lung. Am Rev Resp Dis 114: 977
2 Lohninger A, Nikiforov A (1980) Quantitative Determination of natural Dipalmitoyllecithin with Dimyristoyllecithin as internal standard by capillary gas-liquid-chromatography. J Chromatography (in press)
3 Lohninger A, Nikiforov A, Redl H, Schlag G, Schnells G (1978) Surfactant Constituents of the Lung in Traumatic Schock (Dipalmitoylphosphatidylcholine Determination by GLC-MS) Suppl I, Europ Surg Res 10: 36
4 Rosenthal J, Simone P G, Silbergleit A (1974) Effects of Prostaglandin Deficiency on Natriuresis, Diuresis and Blood Pressure. Prostaglandins 5: 435
5 Tempel G, Lohninger A, Jelen S, Riedl W, Blümel G (1978) Veränderungen der essentiellen Fettsäuren in Plasmalipidfraktionen polytraumtisierter Patienten bei unterschiedlicher parenteraler Ernährung. Anaesthesist 27: 101
6 Troll U, Rittmeyer P (1974) Veränderungen im Fettsäuremuster der Serumgesamtlipide bei Katabolie. Infusionstherapie 3: 230

Plasmaheparinspiegel und Lungenstrombahn im traumatischen Schock

H.-J. Oestern, H. Bartels, M. Barthels, O. Trentz, J.A. Sturm
und H. Hempelmann, Hannover/Gießen

Die Effektivität von Heparin zur Verhütung oder Reduzierung der disseminierten intravasalen Gerinnung wird in der Literatur widersprüchlich beurteilt [2, 3, 5]. Es wurde daher untersucht, welche Auswirkungen intravenöse Heparingaben im standardisierten traumatischen Schock des Hundes auf die plasmatische Gerinnung und die terminale Lungenstrombahn haben. Dazu wurden im Tierversuch die Heparin- und Antithrombin-III-Konzentration im Plasma mittels chromogenen Peptidsubstraten bestimmt.

Material und Methodik

Neunzehn Bastardhunde mit einem Durchschnittsgewicht von 31,6 ± 2,8 kg dienten als Versuchstiere. Ein traumatischer Schock wurde induziert durch ein standardisiertes Knochen-Muskel-Trauma und Entblutung bis auf einen mittleren arteriellen Druck von 40 mmHg. Dieser Druck wurde 5 Std aufrechterhalten, anschließend wurden die Tiere bis zur sechsten Stunde retransfundiert und 7 Std nach der Entblutung getötet. Sieben Hunde erhielten 15 min nach Trauma und Entblutungsbeginn 1.000 I.E. Heparin kg/KG/h. Sieben Hunde erhielten kein Heparin, 5 Tiere ohne Trauma und Entblutung dienten als Kontrolle.

Die Blutentnahmen für die Gerinnungsanalysen erfolgten über einen eigenen Katheter aus der Arteria carotis com. Der Heparinspiegel wurde mit dem chromogenen Substrat S-2222, die Antithrombin-III-Aktivität mit dem chromogenen Substrat S-2238 gemessen. Verwendet wurden kommerzielle Testkits (Firma Kabi). Zusätzlich wurden die aktivierte PTT, die Thrombinzeit, die Gerinnungsfaktoren II und V sowie Hämatokrit und Serumalbumin bestimmt.

Die hämodynamischen Untersuchungen erfolgten mit Swan-Ganz-Katheter und Katheter-Tip-Manometer, elektronenmikroskopische Untersuchungen der Lunge wurden mit der Gefrierbrechungsmethode durchgeführt.

Ergebnisse

1. Gerinnungsanalytische Untersuchungen

Bei allen Tieren, mit Ausnahme der Kontrollhunde, kam es nach traumatischem Schock zu einem signifkanten Abfall des Faktors V im Verlauf von 5 Std, nicht jedoch zu einem Abfall von Serum-Albumin und Faktor II (Abb. 1). Dabei war der Faktor V-Abfall bei den heparinisierten Tieren geringer als bei den nicht heparinisierten Hunden. Beide Befunde sind Hinweise auf eine latente Verbrauchcoagulopathie nach traumatischem Schock. Der Antithrombin-III-Spiegel veränderte sich bei den nicht heparinisierten Hunden während des gesamten Beobachtungszeitraumes nicht signifikant. Lediglich bei den heparinisierten Hunden konnte ein ähnliches Phänomen wie beim Menschen beobachtet werden [1, 4],

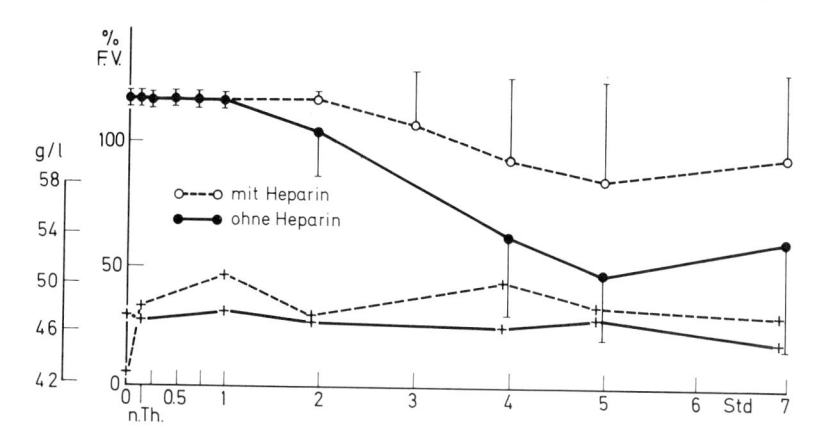

Abb. 1. Faktor V Spiegel im traumatischen Schock mit (○ ——— ○) und ohne Heparin (● ——— ●). Der Albuminspiegel mit (+ — — — +) und ohne (+ ——— +) Heparin verändert sich nicht

nämlich ein leichter, aber statistisch signifikanter Abfall des Antithrombin-III in den ersten 45 min nach Beginn der Heparintherapie. Nach der ersten Stunde unterschied sich der Antithrombin-III-Spiegel nicht signifikant von dem der nicht heparinisierten Hunde und vom Ausgangswert.

Die mittels chronogenem Substrat gemessenen Heparinspiegel (Abb. 2) lagen bei allen 7 Tieren in der ersten Stunde weitgehend einheitlich bei x 0,6 I.E. Heparin/ml Plasma. Anschließend kam es zu einem Anstieg des Heparinspiegels bis auf etwa 1 E. Heparin/ml Plasma.

Die gerinnungshemmende Wirkung des Heparin war ebenfalls mit der aktivierten partiellen Thromboplastinzeit und der Thrombinzeit zu verfolgen, jedoch wiesen beide Tests gegenüber der chromogenen Substratmethode sehr viel höhere Streubreiten auf. Im Gegensatz zum menschlichen Plasma erwies sich im Hundeplasma die Thrombinzeit als empfindlicher und weniger geeignet als die PTT, da sie in 50% der heparinisierten Plasmaproben auf nicht meßbare Werte verlängert war.

2. Elektronenmikroskopische Befunde

Bei den Kontrolltieren ohne Trauma fanden sich im Endothel und Epithel nach 7 Std keine Veränderungen. Bei den nicht behandelten Tieren wurden bereits in den Lungenbiopsien 1 Std nach Trauma im Capillarendothel diskontinuierliche Intercellularverbindungen gefunden. Es wird angenommen, daß Zonulae occludentes in kürzere Bruchstücke (Maculae occludentes) zerfallen sind. Auch in den Biopsien nach 5 Std konnten diese Befunde bestätigt werden. Neben zerfallenen Zonulae occludentes wurden in allen Biopsien auch solche gefunden, die sich von den Kontrollen nicht unterschieden.

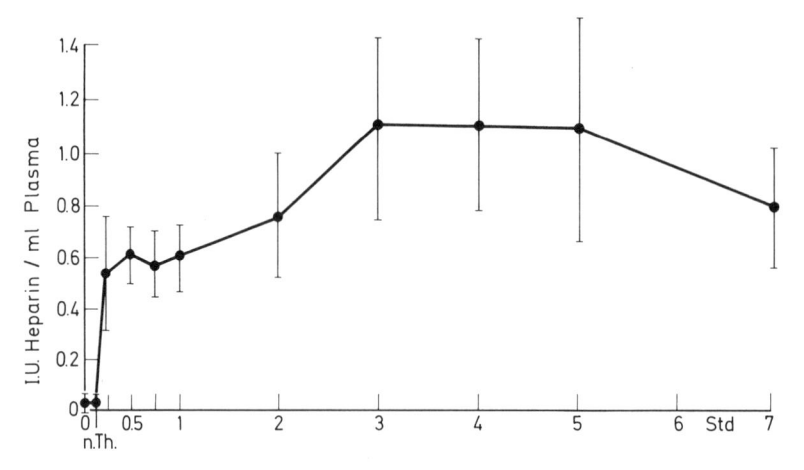

Abb. 2. Plasmaheparinspiegel bei 7 Hunden nach initialer Gabe von 1.000 I.E. Heparin i.v. initial und anschließend 33 I.E./kg/KG/h. Bereits 2 min später (15' nach Entblutungsbeginn) ist ein Heparinspiegel von 0,55 ± 0,22 E/ml erreicht

Im Bereich des Alveolarepithels konnten zu denselben Zeitpunkten im Verlauf einer Zonula occludens keine Diskontinuitäten nachgewiesen werden.

Nach Retransfusion wurden im Alveolarepithel zusätzlich zu normalen auch diskontinuierliche Verbindungen gefunden. Im Endothel wurden die gleichen Befunde erhoben wie für Biopsien in der Schockphase, das heißt, kontinuierliche Zonulae occludentes als auch diskontinuierliche Maculae occludentes.

Im Endothel der mit Heparin behandelten Tiere wurden ebenfalls in der Schockphase nach 5 Std wie auch nach Retransfusion diskontinuierliche Verbindungen festgestellt.

Die Zonulae occludentes im Alveolarepithel der mit Heparin behandelten Tiere zeigten in Abdrücken von Biopsien aus der Schockphase wie auch nach Retransfusion zwar eine Auflockerung ihrer Struktur, jedoch wurden bisher keine diskontinuierlichen Verbindungen festgestellt.

Hämodynamisch fand sich im gesamtpulmonalen Widerstand in der Heparingruppe während der Entblutungsperiode, zu Beginn der Schockzeit und 15, 45 und 60 min nach Retransfusion eine signifikante Erniedrigung.

Zusammenfassung

Unsere Untersuchungen zeigen, daß eine exakte Steuerung von Heparin im traumatischen Schock nur mit Hilfe des Plasmaheparinspiegels durchgeführt werden sollte. Elektronenmikroskopisch wurden bei den Hunden mit und ohne Heparingabe Diskontinuitäten im Endothel, jedoch mit Heparin keine Diskontinuitäten im Alveolarepithel nachgewiesen. Der Gesamtlungenstrombahnwiderstand war in der Entblutungs- wie in der Retransfusionsphase signifikant bei den heparinbehandelten Tieren erniedrigt.

Literatur

1 Barthels M, Hoenecke H J, Poliwoda H, Siedentopf J: Die Bestimmung des Heparin- und Antithrombin-III-Spiegels im Plasma mittels chromogener Substrate. Bredding H K (Hrsg) Prostaglandine und Plättchenfunktion. Schattauer, Stuttgart New York, S 297–308
2 Kloss Th, Bleyl U, Brückner U B, Leinberger H, Metzner M, Saggau W W, Schmier I (1976) Prophylaktische Therapie mit Methylprednisolon und Heparin bei experimentellem Trauma und hämorrhagischem Schock. Langenbecks Chir Suppl: 317–321
3 Malik F B, van der Zee H (1977) Time course of pulmonary vascular response to microembolization. J Appl Physiol 43: 51–58
4 Marciniak E, Gockemann J P (1977) Heparin-induced decrease in circulating Antithrombin III. Lancet II: 581–584
5 Staub N C, Binder A S (1978) Heparin does not prevent increased lung vascular permeability after microemboli. Fed Proc 37: 636

Interstitielle Flüssigkeit und Lymphdrainage der Lunge im septischen Schock

J.A. Sturm, F.R. Lewis, D.D. Trunkey, H.J. Oestern, O. Trentz, Hannover/San Franciso

Nach septischem oder traumatischem Schock muß häufig ein interstitielles Lungenödem beobachtet werden. Faktoren, von denen man annimmt, daß sie ursächlich zu dem Anstieg des extravasculären Lungenwassers (EVLW) beitragen, sind erhöhter pulmonal-mikrovasculärer Druck (MVP), vermehrte Capillarpermeabilität, gesenkter osmotischer Druck im Serum und Teilblockade des pulmonalen Lymph-Flusses. Entsprechend vielfältig sind die therapeutischen Überlegungen zur Minderung des interstitiellen Ödems [4, 5].

Als Beitrag zu diesen Fragen haben wir mit dem Staubschen Schafmodell, das die Gewinnung reiner interstitieller Flüssigkeit der Lunge ermöglicht [1], und mit Messungen des extravasculären Lungenwassers [3] die dynamischen Aspekte von Flüssigkeits- und Proteinverschiebungen im Lungengewebe während des septischen Schocks und der alternativen Therapie mit kolloidalen und kristalloiden Lösungen beobachtet.

Siebzehn Schafe wurden untersucht, davon 5 Kontrolltiere. Sechs wurden nach septischem Schock mit Ringer-Lactat-Lösung (RL), 6 andere mit Plasmaprotein-Lösung (PPL) behandelt. Der efferente Gang des caudalen mediastinalen Lymphknotens wurde nach der Methode von Staub kanüliert. Nach der Injektion von 5×10^8/kgKG lebenden E. coli wurden die Tiere 2 Std im septischen Schock belassen und dann mit RL- oder PPL-Lösung bis zum Erreichen eines linken Vorhofdruckes von +12 cm H_2O therapiert. Das EVLW wurde anhand der Thermo-Green-Doppelindikator-Technik regelmäßig bestimmt. Der systemische Blutdruck, Pulmonalarteriendruck (P_{AP}) sowie rechts- und linksatrialer Druck (P_{RA} und P_{LA}) wurden registriert. In Lymph- und Plasmaproben wurde 30minütig die Protein- und Albuminkonzentration gemessen.

Ergebnisse

Die hämodynamischen Parameter sollen an anderer Stelle dargestellt werden. Die bedeutendste Folge der Sepsis war eine anhaltende, in beiden Gruppen gleich starke Erhöhung des mikrovasculären Druckes (MVP = P_{LA} + 0,4 (P_{AP} − P_{LA})). Dieser bedingte einen konkordanten Anstieg des Lymph-Flusses. Zwischen beiden Größen besteht eine statistisch signifikante Korrelation (Y = 1,4, X − 5,2; R = 0,74; p < 0,01). Bei erhöhtem Lymph-Fluß sank während der Schockphase die Lymph-Protein-Konzentration, so daß der *Netto-Protein-Fluß* vom Gefäßinneren zum Interstitium bei beiden Gruppen nicht sehr stark anstieg (Abfall der Lymph/Plasma-Protein-Ratio).

Deutliche Unterschiede fanden sich in der Behandlungsphase. In der PPL-Gruppe stieg nach zufuhrbedingtem Anstieg der intravasculären Eiweißkonzentration der Proteingehalt der Lymphe sehr rasch an. In der RL-Gruppe sank durch die Therapie die intravasculäre Proteinkonzentration und damit auch der Eiweißgehalt im Interstitium.

Das Lymph/Plasma-Protein-Verhältnis blieb dementsprechend bei beiden Gruppen gleich, eine anhaltende Veränderung des osmotischen Gradienten trat nicht auf.

Der erhöhte Protein-Fluß in der PPL-Gruppe führte im „steady-state" zu einer signifikanten ständigen Erhöhung des Proteingehaltes im Interstitium, wie wir anhand von post mortem-Bestimmungen von Protein im Lungengewebe zeigen konnten. Die erhöhte Proteinkonzentration im extravasculären Raum band vermehrt Flüssigkeit, so daß der Lungenwassergehalt in vivo in der PPL-Gruppe am Ende der Behandlungsphase signifikant höher als in der RL-Gruppe war (Abb. 1). Es besteht eine signifikante Korrelation zwischen EVLG-Gehalt und Protein-Fluß während aller Untersuchungsphasen.

Da sich der Protein-Fluß als Folge der Therapie veränderte, war der von Staub benutzte Quotient Protein-Fluß/MVP als Maß für die Permeabilität [1] nicht verwendbar. Wir haben daher den Begriff „protein conductance" geprägt und darunter alle Einflüsse zusammengefaßt, die auf den transmembranösen Protein-Fluß einwirken (Lymph-Protein-Fluß/MVP x Plasma-Konzentration).

Die Berechnung dieser Permeabilitäts-Quotienten, wie auch die Kalkulation des Filtrationskoeffizienten (K_f) nach der Starling-Gleichung [1] zeigte uns während der Versuchsdauer *keine* Erhöhung der Permeabilität. In Übereinstimmung mit anderen Autoren nehmen wir an, daß diese Schädigung erst später eintritt [2].

Abb. 2 illustriert unsere Ergebnisse: Bei gleichem MVP, damit gleichem Lymph-Fluß, ist der verschiedene Lymph-Protein-Fluß beider Gruppen durch die unterschiedlichen intravasculären Proteinkonzentrationen bedingt. Bei gleicher Lymph/Plasma-Protein-Ratio muß ein angehobener Plasma-Protein-Gehalt zu einer Proteinerhöhung im Interstitium führen und umgekehrt. Parallel zum Proteingehalt verhält sich die EVLW-Menge.

Bei vermehrter Permeabilität, vermehrter Durchlässigkeit der Membranen für Eiweiß, wären diese Effekte noch deutlicher geworden, da sich dann die Lymph/Plasma-Protein-Ratio an den Wert 1 annähert.

Zusammenfassung

1. Der Protein-Fluß im pulmonalen Interstitium ist proportional zu dem mikrovasculären Druck und dem intravasculären Proteingehalt.

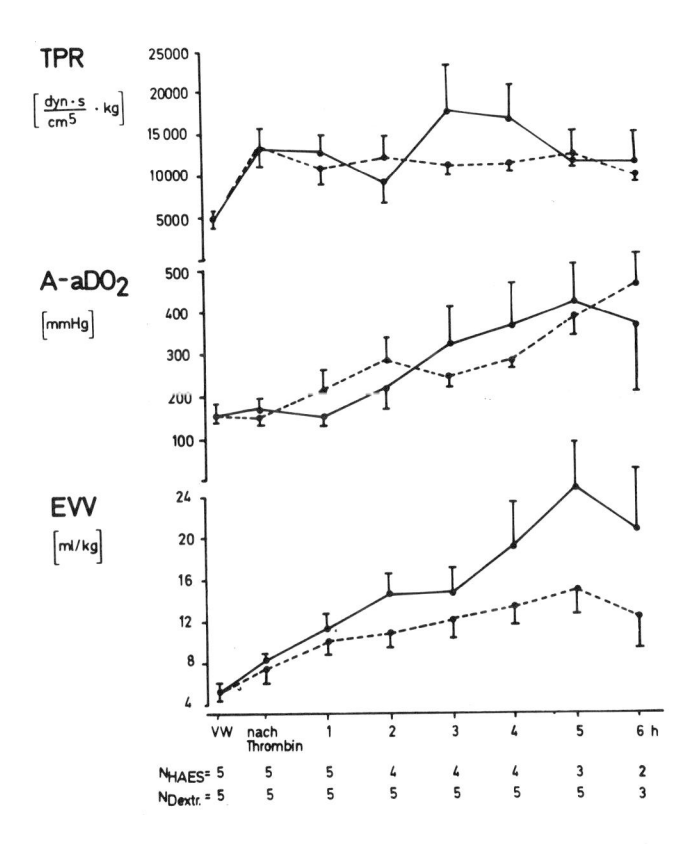

Abb. 1. Extravasculäres Lungenwasser während der Kontroll-, Schock- und Behandlungsphase für alle Gruppen

2. Ein angestiegener Protein-Fluß führt zu einer erhöhten Proteinkonzentration im Interstitium und damit zu einem erhöhten Flüssigkeitsgehalt.
3. Diese Effekte treten bereits bei intakter Permeabilität auf und sind bei Permeabilitätsschäden gesteigert zu erwarten.
4. Eine gesteigerte Permeabilität wurde während der 4stündigen Versuchsdauer nach E. coli-Gabe nicht gefunden.

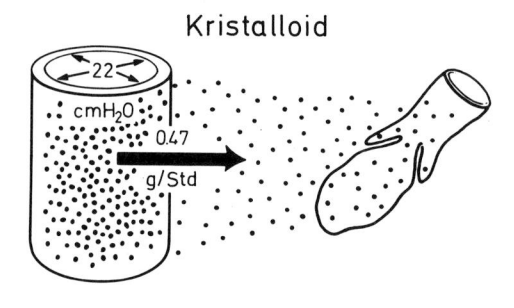

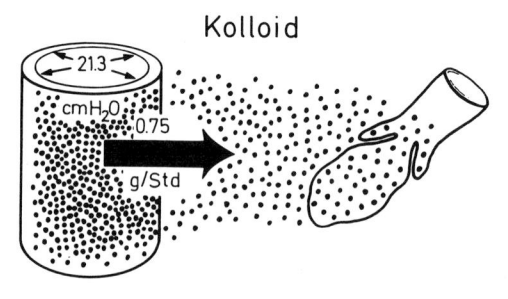

Abb. 2. Schematische Darstellung der Ergebnisse für Wasser- und Protein-Fluß vom intravasculären und extravasculären Raum während der Behandlung mit kristalloiden und kolloidalen Lösungen. Die Pfeile stellen den Protein-Fluß dar. Die Dichte der Punkte repräsentiert die Proteinkonzentration. Der mikrovasculäre Druck ist als Zahl im Capillarlumen aufgetragen

Literatur

1. Brigham K L, Woolverton W C, Blake L H, Staub N C (1974) Increased sheep lung vascular permeability caused by Pseudomonas bacteremia. J Clin Invest 54: 792
2. Gabel J C, Drake R E, Arens J F, Taylor A E (1978) Unchanged pulmonary capillary filtration coefficients after Escherichia coli endotoxin infusion. J Surg Res 25: 97
3. Lewis F R, Elings V I (1978) Microprocessor determination of lung water using thermalgreen dye double indicator dilution. Surg Forum 29: 182
4. Skillman J J, Restall D S, Sulzman E W (1975) Randomized trial of albumins vs. electrolyte solutions during abdominal aortic operations. Surgery 78: 291
5. Weaver D W, Ledgerwood A M, Lucas C E, Higgins R, Bouwman D L, Johnson S D (1978) Pulmonary effects of albumin resuscitation for severe hypovolemic shock. Arch Surg 113: 387

Frühdiagnose und Therapie der Fettembolie beim Kind

R. Kurz, G. Breisach, M. Höllwarth und H. Sauer, Graz

Einleitung

Die Fettembolie oder besser das Fettembolie-Syndrom gilt beim Kind im Vergleich zum Erwachsenen als seltene Folge von Traumen, vor allem nach multiplen Frakturen und ausgedehnten Weichteilquetschungen (Baltenweiler). Die tödliche Gefahr der Fettembolie ist das sogenannte posttraumatische Respiratory Distress Syndrom, u.a. posttraumatische Schocklunge genannt, die auch beim Kind im Falle einer Lungeninsuffizienz innerhalb der ersten Tage nach dem Trauma in Betracht gezogen und gegenüber Pneumonien, Atelektasen und anderen Lungenveränderungen abgegrenzt werden muß (Blaisdell u. Mitarb.).

Patienten und Methode

Um die Realität dieser Gefahr beim Kind genauer zu präzesieren, überwachten wir 154 Kinder zwischen 2 und 15 Jahren, die in einem Zeitraum von 18 Monaten wegen schwerer Verletzungen zur Aufnahme kamen. Davon untersuchten wir 35 Kinder mit Hüft- und Oberschenkelfrakturen sowie Mehrfachfrakturen der langen Röhrenknochen in einer prospektiven Studie. Sie umfaßte:

1. die klinische, radiologische und serochemische Diagnostik mit Klassifikation in sogenannte „major" and „minor" signs (Murray u. Mitarb., Pollak u. Mitarb., Weisz u. Mitarb.).
Als *Hauptsymptome* gelten:
a) Die Ateminsuffizienz mit Dys- und Tachypnoe bei meist negativem Auskultationsbefund. Ein Abfall des arteriellen PO_2 unter 80 torr kann als Frühzeichen gewertet werden. Die verschiedenen Stadien der Lungenveränderungen, von diffus verteilten, feinreticulären Trübungen bis zu dichten, teils konfluierenden Infiltraten sind Spätzeichen.
b) Petechien, meist axillär und
c) Bewußtseinstrübung.
Nebensymptome sind Fieber, Tachykardie, Anämie, Thrombocytopenie und andere Gerinnungsstörungen, Fett in Sputum und Harn, Veränderungen des Fettstoffwechsels, BSR-Beschleunigung und retinale Embolien (Tabelle 1).
Beim Vorliegen eines oder mehrerer Hauptsymptome kann ein manifestes Fettemboliesyndrom angenommen werden, das Vorhandensein mehrer Nebensymptome ohne Hauptsymptome wird als subklinisches Fettemboliesyndrom bezeichnet (McCarthy u. Mitarb.).

2. PNA-Test (Plättchen-Neutrophilen-Aggregations-Test) nach Silbergleit: Das Prinzip dieses Tests ist, daß Strontiumchlorid in vitro die ersten Schritte einer intravasalen Gerinnung induzieren kann, die wiederum in der Frühphase der posttraumatischen Schocklunge eine pathogenetische Rolle spielt (Blaisdell u. Mitarb.). Im Vergleich zu gesunden Personen läßt sich bei Patienten mit thrombotischen Erkrankungen und mit Fettembolie-

Tabelle 1. Diagnostik des Fettemboliesyndroms

	Klinik	Röntgen	Labor
„Major signs"	Ateminsuffizienz Petechien Bewußtsein	Thorax	Art. $PO_2 < 80$ torr PNA-Test ++
„Minor signs"	Fieber Tachykardie Blässe Retinale Embolien		Anämie BSR ↗ Thrombocytopenie (→ DIC) Fett in Harn und Sputum Fettstoffwechsel Veränderungen PNA-Test +

syndrom eine signifikant höhere Anzahl von Plättchen-Granulocyten-Aggregation nachweisen (McIntosh u. Mitarb.), wobei von den 8 Kategorien verschiedener Intensität, die Kategorie 7 und 8 beweisend sind. Der Test läßt beim manifesten Fettemboliesyndrom bereits innerhalb von 24 Std nach dem Trauma pathologische Befunde erkennen (Kurz u. Mitarb.).

Ergebnisse

Von den 35 Kindern mit schweren Knochentraumen entwickelten 3 die typischen klinischen Zeichen des Fettemboliesyndroms mit Lungeninsuffizienz, PO_2 unter 80 torr, dazu Fettröpfchen in Sputum und Harn, Anämie und Thrombozytopenie. Der PNA-Test bot die höchsten Zahlen an PN-Rosetten der oberen Kategorien und unterschied sich signifikant von allen anderen Kindern (Kurz u. Mitarb.).

Von den 32 Kindern ohne manifeste Zeichen zeigten immerhin 14 drei oder mehr unspezifische Symptome („minor signs"). Acht von ihnen hatten ebenfalls einen pathologischen PNA-Test, jedoch weniger ausgeprägt als die manifeste Gruppe. Wir betrachten diese Fälle als potentielle Risikofälle.

Außerhalb dieser prospektiv untersuchten Gruppe fanden wir bei einem 8jährigen Mädchen nach zweizeitiger Milzruptur ein manifestes Fettemboliesyndrom mit hoch positivem PNA-Test. Bei einem 2jährigen Knaben, der kurz nach einem Unfall einer tödlichen Hirnverletzung erlag, wies die Obduktion eine Fettembolie der Lungen nach, die aber für die Todesursache noch nicht in Frage kam.

Daraus ist zu ersehen, daß auch beim Kind schwere Knochentraumen in erster Linie die Gefahr des Fettemboliesyndroms in sich bergen, aber auch jedes andere schwere Trauma ein Risiko darstellt.

Prophylaxe

Für die Prognose entscheidend sind folgende prophylaktische Maßnahmen:
1. Frühe und energische Schockbehandlung,
2. Monitorüberwachung aller Kinder mit schweren Traumen,

Tabelle 2. Prospektive Fettemboliestudie bei 35 Kindern mit schweren Knochentraumen

		Fettemboliesyndrom		
		Manifest	Subklinisch	Ohne Hinweis
Patienten		3	14	18
„Major signs"		3	0	0
„Minor signs"		3	14	0
PNA-Test	++	3	0	0
	+	0	8	0
	normal	0	6	18

3. Frühzeitige O_2-Zufuhr, die den pathogenetischen Mechanismus der posttraumatischen Schocklunge im Frühstadium zu unterbrechen vermag (Baker),
4. Sehr sparsame Flüssigkeitszufuhr nach Behebung des Schocks im Hinblick auf das drohende Lungenödem, exakte Elektrolytsubstitution, Acidosebehandlung,
5. Frühzeitige Stabilisation der Frakturen.

Therapie

Als wirksamste Therapie einer bereits manifesten Lungeninsuffizienz gilt die künstliche Beatmung mit PEEP, sobald der arterielle PO_2 unter 60 torr abfällt, was bei 4 der 5 Fälle mit nachgewiesenem Fettemboliesyndrom notwendig war. Schwer schockierte Patienten sollten sofort beatmet werden. Der Wert von Corticosteroiden, Heparin oder Trasylol ist nicht bewiesen, die Anwendung von Albumin oder Dextran ist nicht allgemein anerkannt (Baker, Blaisdell u. Mitarb.).

Von den 154 schwer traumatisierten Patienten starben 4, keiner jedoch an der Fettembolie.

Zusammenfassung

Auch im Kindesalter muß vor allem nach Mehrfachfrakturen, aber auch nach jedem schweren Trauma an die Möglichkeit eines Fettemboliesyndroms gedacht werden (5 von 154 Patienten). Die Frühdiagnose ist durch genaue Überwachung der Patienten möglich, wobei die Zeichen der Ateminsuffizienz mit Abfall des arteriellen PO_2 die wichtigsten Hinweise geben, und durch einen pathologischen PNA-Test (Plättchen-Neutrophilen-Aggregations-Test) unterstützt werden.

Die klinische Manifestation des Fettemboliesyndroms läßt sich durch prophylaktische Maßnahmen in den meisten Fällen verhindern, die Schocklunge durch frühzeitige Überdruckbeatmung am wirksamsten bekämpfen. Der Tod durch eine Fettembolie sollte heute verhindert werden können.

Literatur

Baltenweiler J (1977) Fettembolie-Syndrom, Klinik und Prophylaxe. Aktuelle Probleme in der Chirurgie: 23. Hans Huber Verlag, Bern Stuttgart Wien

Baker A B (1976) The fat embolism syndrome, result of a therapeutic regime. Anaesth Intens Care 4: 53

Blaisdell F W, Lewis F R (1977) Respiratory distress syndrome of shock and trauma. Posttraumatic respiratory failure. In: Ebert P E (ed) Major problems in clinical surgery. Vol XXI. Saunders, Philadelphia London Toronto

Kurz R, Breisach G, Höllwarth M (1980) Der Platelet-Neutrophil-Aggregationstest beim posttraumatischen Fettemboliesyndrom im Kindesalter (im Druck)

McCarthy B, Mammen E, Leblanc L P, Wilson R F (1973) Subclinical fat embolism: A prospective study of 50 patients with extremity fractures. J Trauma 13: 9

McIntosh M, Silbergleit A (1976) Intravascular paltelet neutrophil aggregation in staging of posttraumatic pulmonary insufficiency. Surg Forum 27: 1776

Murray D G, Rasz G B (1974) Fat embolism syndrome (Respiratory insufficiency syndrome). J Bone Joint Surg 56 A: 1338

Pollak R, Myers R A M (1978) Early diagnosis of the fat embolism syndrome. J Trauma 18: 121

Silbergleit A (1970) A study of platelet leucocyte aggregation in coronary thrombosis and cerebral thrombosis. Thromb Diath Haemorrh Suppl 42 AD: 165

Weisz G M, Schramek A, Abrahamson J, Barzilai A (1974) Fat embolism in children: Test for early detection. J Ped Surg 9: 163

Experimentelle Untersuchungen des linken Ventrikels im hypovolämisch-traumatischen Schock

P. Krösl, H. Redl und G. Schlag, Wien

In einer früheren Studie wurden an zwei Versuchtiergruppen von je zehn gemischtrassigen Hunden (hypovolämischer Schock und hypovolämisch-traumatischer Schock) unter anderem auch Parameter zur Kennzeichnung der myokardialen Kontraktionsfähigkeit gemessen.

Der hypovolämische Schock wurde durch Entzug von 50% bis 60% des vorher gemessenen Blutvolumens, bis ein mittlerer Aortendruck von 40 mmHg erreicht war, erzeugt und nach einer Stunde wurde das entzogene Volumen wieder reinfundiert. Bei der Gruppe des hypovolämisch-traumatischen Schocks wurden zusätzlich noch an beiden unteren Extremitäten die großen Röhrenknochen gebrochen. Die Hunde erhielten als Analgeticum Dipidolor, waren mit Pavulon relaxiert und wurden kontrolliert beatmet. (Über das verwendete Schockmodell wird an anderer Stelle berichtet.)

Die Messung sämtlicher Werte erfolgte vor Schockbeginn, nach 30 min im Schock, nach 60 min im Schock, sowie nach Reinfusion. Neben anderen hämodynamischen Größen wurde der linksventriculäre Druck (LVP), der mittlere Aortendruck (MAP), der mittlere

Pulmonalarteriendruck (MPAP), Herz-Zeit-Volumen (HZV), Herzfrequenz (HF) und der Widerstand des Systemkreislaufs (SVR) bestimmt.

Zur Kennzeichnung der „Kontraktilität" wurden die gebräuchlichen Parameter (dP/dt)max, $(\frac{dP/dt}{P})max = Vpm$ und $(\frac{dP/dt}{iP})max = KI$ aus der Ventrikeldruckkurve und ihrer ersten zeitlichen Ableitung errechnet.

Ergebnisse

Gruppe hypovolämischer Schock: Nach Einleitung des Schocks kam es zu einer massiven Abnahme der oben genannten „Kontraktilitätsindices", die nach Reinfusion keine weiteren Veränderungen zeigten. Gleichzeitig kam es zu einer starken Abnahme des Schlagvolumens (SV), MAP und MPAP bei annähernd gleichbleibendem SVR. Nach Reinfusion kam es zu einem Ansteigen des SV und einer Abnahme der SVR, sowie einer starken Zunahme von MPAP. Die HF blieb während des ganzen Versuchs annähernd konstant.

Gruppe hypovolämisch-traumatischer Schock: Hier zeigte sich eine ähnliche Tendenz der Veränderungen der hämodynamischen Parameter, jedoch waren deutlich andere Verläufe bei den „Kontraktilitätsindices" zu bemerken. KI und Vpm blieben im Schock annähernd gleich den Ausgangswerten, um nach Reinfusion stark abzusinken. (dP/dt)max wurde schon in der Schockphase kleiner, um nach Reinfusion auch deutlich abzusinken.

Obwohl diese Ergebnisse auf Veränderungen der myokardialen Kontraktionsfähigkeit durch das Schockgeschehen, vor allem im hypovolämisch-traumatischen Schock hindeuten, wurde eine eindeutige Interpretation dieser Veränderungen durch die starken individuellen Streuungen und die geringe Anzahl der Meßzeitpunkte, sowie eine gewisse Unklarheit über die Aussagekraft der verwendeten Kontraktilitätsindices in einer stark vom physiologischen Normbereich abweichenden hämodynamischen Situation erschwert.

Dies führte uns dazu, in einer weiteren Studie über den hypovolämisch-traumatischen Schock ein verstärktes Augenmerk auf die Messung und Registrierung von hämodynamischen Parameter und Kontraktilitätsindices zu legen. In diesen Versuchen wurde nach Präparation eine einstündige Stabilisierungsphase abgewartet und dann ein Schock (Schockdauer 3 Std) nach oben genanntem Modell gesetzt.

Während Stabilisierung, Schock und nach Reinfusion wurden alle fünf Minuten für zehn Atemcyclen jeweils ein Wert zu einem bestimmten Zeitpunkt des Cyclus für alle gemessenen hämodynamischen Größen und die aus ihnen abgeleiteten und auf einem Anologrechner errechneten Parameter erfaßt und der aus diesen zehn Cyclen gemittelte Wert als Wert für diesen 5-Minuten-Zeitpunkt im Digitalrechner gespeichert [1].

Sämtliche Versuchsbedingungen wurden standardisiert (einheitlicher zeitlicher Versuchsablauf, einheitliches Tiermaterial, nur männliche Beagle-Hunde, nach Gewicht randomisiert, usw.) und der gesamte Versuchsablauf von unserer Rechenanlage gesteuert [2].

Ergebnisse

Zu Beginn der Schockphase kommt es zu einer starken Verringerung von MAP (Ziel der Entblutung) und LVP, des SV und MPAP, sowie von (dP/dt)max, dagegen zu einem Anstieg von KI und der SVR. Bald steigen MAP, LVP und (dP/dt)max wieder an, während SVR abnimmt.

Während des weiteren Schockverlaufs nimmt (dP/dt)max weiter ab, während KI konstant bleibt. Nach Reinfusion kommt es zu einem Anstieg von MAP, SVR und zu einer weiteren Verminderung von (dP/dt)max, sowie zu einer leichten Abnahme von KI.

Diskussion

Die starke Abnahme von (dP/dt)max am Beginn der Schockphase dürfte aus folgenden Gründen kein eindeutiges Kennzeichen einer Verringerung der Kontraktionsfähigkeit des Myokards zu diesem Zeitpunkt sein:
1. Bei Absinken des MAP auf Werte um 40 mmHg fällt der Zeitpunkt von (dP/dt)max nicht mehr in die isovolumetrische Phase der Ventrikelkontraktion, sondern bereits in die Auswurfphase. Die Bestimmung von (dP/dt)max in der isovolumetrischen Phase ist aber nach Schaper et al. [4] eine Vorbedingung für die Unabhängigkeit von (dP/dt)max von der Nachbelastung, die durch den mittleren Aortendruck repräsentiert wird. Aus demselben Grund kann auch KI zu diesem Zeitpunkt nicht eindeutig bestimmt werden.
2. (dP/dt)max ist stark abhängig von der diastolischen Vordehnung des Ventrikels (Frank-Starling-Mechanismus), für die der enddiastolische Ventrikeldruck (EDP) ein Maß ist. Letzterer nimmt im Schock stark ab, um nach Reinfusion wieder anzusteigen.

Der in der späteren Schockphase wieder angestiegene MAP ermöglicht wieder eine eindeutige Bestimmung von KI und (dP/dt)max in der isovolumetrischen Kontraktionsphase, wogegen natürlich die unter Punkt 2 oben angeführten Einschränkungen für (dP/dt)max weiter gelten. KI sollte jedoch nach Veragut und Krayenbühl [3] weitgehend vordehnungs-(EDP)unabhängig sein. Die gegenüber den Ausgangswerten erhöhten Werte von KI in der Schockphase deuten auf eine kompensatorische Erhöhung der Kontraktilität und ein zu diesem Zeitpunkt noch zu derartigen Kompensationen fähiges Myokard hin.

Bei den Versuchstieren, bei denen keine derartige Erhöhung von KI auftrat, kam es zu einer starken Erhöhung der HF (ein weiterer Kompensationsmechanismus um ein höheres HZV zu erreichen). Das Absinken von KI und (dP/dt)max in der späteren Schockphase und nach Reinfusion dürfte jedoch auf eine verminderte Kontraktionsfähigkeit durch eine Schädigung des Myokards zurückzuführen sein, da es gleichzeitig zu einer Zunahme von HF und EDP zur Aufrechterhaltung eines genügend großen HZV kommt.

Zusammenfassung

Die Bestimmung der Kontraktionsfähigkeit des Myokards während des hypovolämisch-traumatischen Schocks stößt auf erhebliche Schwierigkeiten. Trotz eines sehr großen Aufwands von Meß- und Registriertechnik und sorgfältig standardisierten Versuchsbedingungen kommt es zu einer starken individuellen Streuung der gemessenen und errechneten Werte. Außerdem ist die Aussagekraft vieler in der Literatur angegebenen „Kontraktilitätsindices", besonders bei den im Schock stark veränderten hämodynamischen Bedingungen sehr zweifelhaft (aus diesem Grund läuft derzeit an unserem Institut eine Studie am isolierten Herz-Lungen-Präparat zur Ermittlung der Abhängigkeit dieser Kontraktilitätsparameter von

Vordehnung, Nachbelastung der Herzfrequenz, sowie der eigentlichen — biochemisch bedingten — Kontraktionsfähigkeit des Myokards).

Unsere bisherigen Ergebnisse geben jedoch Hinweise auf eine anfänglich gute Kompensationsfähigkeit des Volumenverlusts im Schock durch den myokardialen Kontraktionsmechanismus. Im weiteren Verlauf dürfte es jedoch zu einer Einschränkung der myokardialen Kontraktionsfähigkeit kommen.

Literatur

1 Krösl P, Redl H, Schlag G (1979) Anwendung von Analog-Rechnern für die Auswertung von hämodynamischen und lungenmechanischen Parametern. Biomedizinische Technik, Bd 24 — Kongreßband, 118
2 Redl H (1979) Hämodynamische, chemische und morphologische Untersuchungen in der Frühphase des experimentellen posttraumatischen Lungenversagens. Dissertation TU Wien
3 Schaper W K A, Lewi P, Jageneau A H M (1965) The determinations of the rate of change of the left ventricular pressure (dp/dt). Arch Kreisl Forschung 46: 27
4 Veragut U P, Krayenbühl H P (1965) Estimation and quantification of myocardial contractility in the closed chest dog. Cardiologia 47: 96

Lokale Magenschleimhautdurchblutung in Ruhe und im hypovolämischen Schock

M. Starlinger, M. Wagner, R. Jakesz, und R. Schiessel, Wien

Akute Ulcerationen der Magenschleimhaut sind häufige und durch Blutungsneigung oft lebensbedrohliche Komplikationen nach hämorrhagischem Schock und schweren Traumen [2]. Ihre Pathogenese ist noch in vielen Einzelheiten ungeklärt. Neben Säurerückdiffusion und Gewebsacidose wird der Mangeldurchblutung wesentliche Bedeutung zugemessen [3].

In der vorliegenden Arbeit wurden folgende *Fragestellungen* untersucht:
— Gibt es regionale Unterschiede in der Magenschleimhautdurchblutung?
— Entsprechende Areale unterschiedlicher Durchblutung anatomisch definierten Regionen?
— Ändert sich die Durchblutungsverteilung im hämorrhagischen Schock zuungunsten bestimmter Regionen?
— Gelingt es, mit der Mikrosphärenmethode eine lokale Ischämie quantitativ zu erfassen?
— Kann zumindest qualitativ eine lokale Ischämie mit radioaktiv markierten Mikrosphären demonstriert werden?

Die Versuche wurden an insgesamt 8 Hunden mit einem mittleren Gewicht von 20 kg in Halothan-Lachgas-Sauerstoff-Narkose durchgeführt. Nach Splenektomie wurden linker Ventrikel und A. femoralis kanüliert. Arterieller Mitteldruck wurde kontinuierlich über

Statham-Elemente registriert. Zur Bestimmung der Magenschleimhautdurchblutung wurden radioaktiv markierte Mikrosphären verwendet. Radioaktiv markierte Mikrosphären (141 Ce, 51 Cr, 85 Sr, 9 μ, 3M, St. Paul, Minn.) verteilen sich nach Injektion in den linken Ventrikel gleichmäßig mit dem Blutstrom und bleiben in den Capillaren stecken. Bei gleichzeitiger Entnahme einer Referenzprobe aus der A. femoralis mit konstanter Geschwindigkeit läßt sich die Gewebedurchblutung in ml/g/min berechnen [1]. Nach Narkoseeinleitung und Splenektomie zunächst eine Stabilisierungsphase von 30 min, am Ende derselben erste Durchblutungsmessung, anschließend bei 4 Hunden Entblutung bis 40 mmHg Mitteldruck; dieser wurde insgesamt 2 Std gehalten, in einstündigen Abständen weitere Durchblutungsmessungen. Bei 4 Kontrollhunden wurde nach dem gleichen Versuchsprotokoll, jedoch ohne Entblutung, vorgegangen. Am Ende jedes Versuches wurde die Magenschleimhaut in 1 cm^2 große Einzelteile zerschnitten und für jedes dieser Schleimhautstückchen die Durchblutung in ml/100 g/min berechnet.

Ergebnisse

Die entsprechend anatomischen Regionen gepoolten Einzelwerte zeigen die geringste Durchblutung pro 100 g Gewebe im Antrum sowie die höchste Durchblutung in proximalen Magenabschnitten (Abb. 1). Im Schock kommt es zu einem drastischen Abfall der Magenschleimhautdurchblutung in allen Magenanteilen, jedoch prozentual am stärksten im Corpus-Fundus-Bereich (Abb. 1).

Zur Überprüfung der Homogenität der anatomisch determinierten Durchblutungsareale wurden mittels Clusteranalyse aller Einzelwerte bei jedem Hund der Schockgruppe Regionen gleichen Durchblutungsverhaltens errechnet (Abb. 2).

Wir fanden eine gute Korrelation der mit beiden Methoden gefundenen Durchblutungsverteilung. Eine lokale Ischämie konnte jedoch nicht nachgewiesen werden. In keinem der Magenschleimhautteilchen wurde ein extremes Absinken der Durchblutungswerte im hämorrhagischen Schock beobachtet. Aus diesem Grund wurden bei Kontrolltieren sowie im hämorrhagischen Schock Autohistoradiographien der aufgebreiteten Magenschleimhaut durchgeführt. Hier fand sich eine völlig homogene Durchblutungsverteilung in Ruhe sowie deutliche ischämische Areale nach hämorrhagischem Schock, die jedoch nie die Größenordnung von 1 cm^2 erreichten (Abb. 3).

Schlußfolgerungen

— Die Magenschleimhautdurchblutung weist regionale Unterschiede auf. Beim Hund sind in Ruhe Fundus und Corpus am besten durchblutet.
— Im hämorrhagischen Schock kommt es zu einem drastischen Abfall der Schleimhautdurchblutung. Dieses Absinken ist prozentual am stärksten im Fundus und Corpus.
— Eine quantitative Erfassung von lokaler Ischämie ist mit der angewandten Methode nicht möglich.
— Autohistoradiographisch läßt sich jedoch das Auftreten von ischämischen Arealen demonstrieren.
— Die Wertigkeit von Durchblutungsmessungen an der gesamten Schleimhaut zur Beurteilung der Rolle von Ischämie in der Genese akuter Ulcera wird dadurch in Frage gestellt.

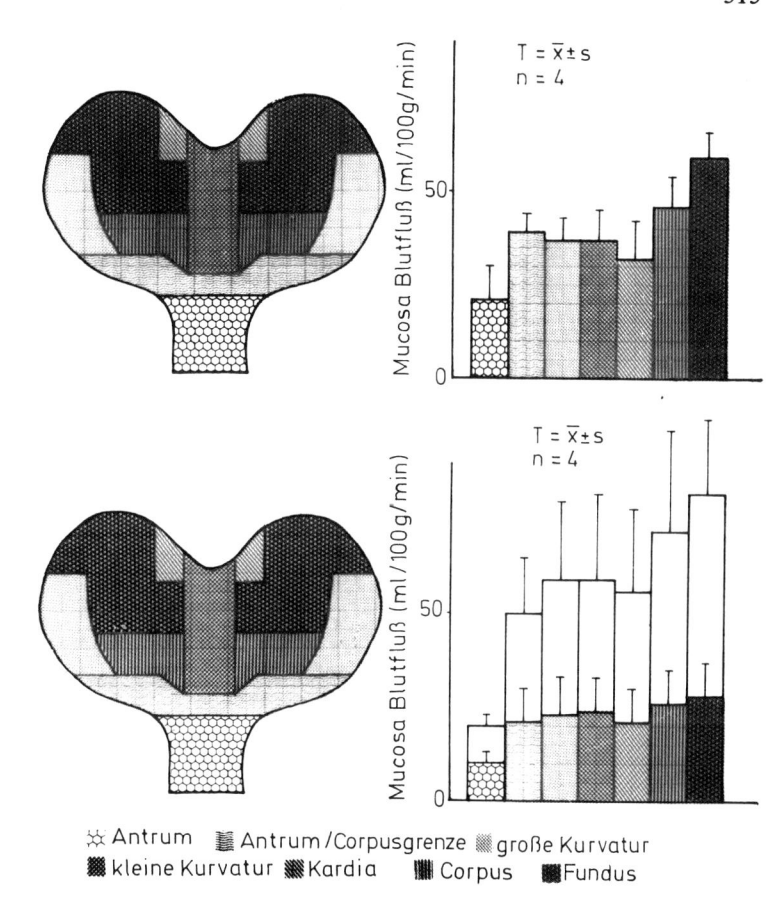

☆ Antrum   ▦ Antrum/Corpusgrenze   ▨ große Kurvatur
▓ kleine Kurvatur   ▩ Kardia   ▥ Corpus   ■ Fundus

Abb. 1. Durchblutungsverteilung in der Magenschleimhaut in Ruhe (oberer Teil der Abb.) sowie nach hämorrhagischem Schock (unterer Teil; die weißen Säulen entsprechen den Kontrollwerten vor der Entblutung, die vollen Säuren entsprechen den Meßwerten nach 2 h Schock)

Literatur

1. Archibald L H, Moody F G, Simons Y F (1975) Measurement of gastric blood flow with radioactive microspheres. J Appl Physiol 38: 1051
2. Schiessel R, Deisenhammer W, Lehr L, Dinstl K, Poigenfürst J, Voill M, Böhmdorfer W (1978) Zur Häufigkeit von Magenschleimhautveränderungen beim Polytrauma. Helv chir Acta 45: 115
3. Shirazi S S, Mueller T M, Hardy B M (1977) Canine gastric acid secretion and blood flow measurement in hemorrhagic shock. Gastroenterology 73: 75

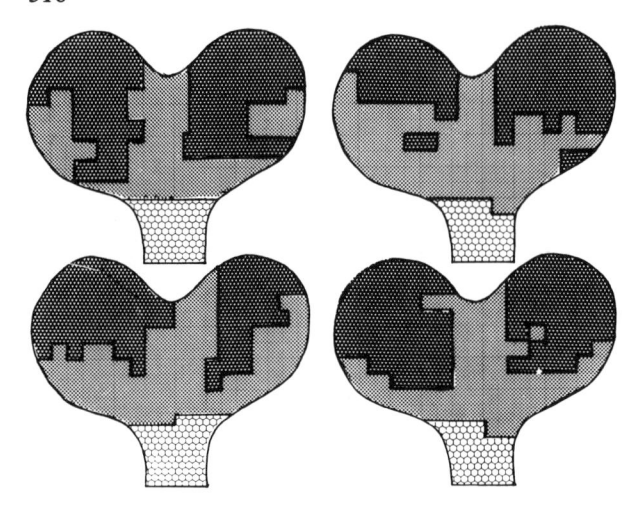

Abb. 2. Durch Clusteranalyse bestimmte Areale gleichen Durchblutungsverhaltens (vier Schocktiere)

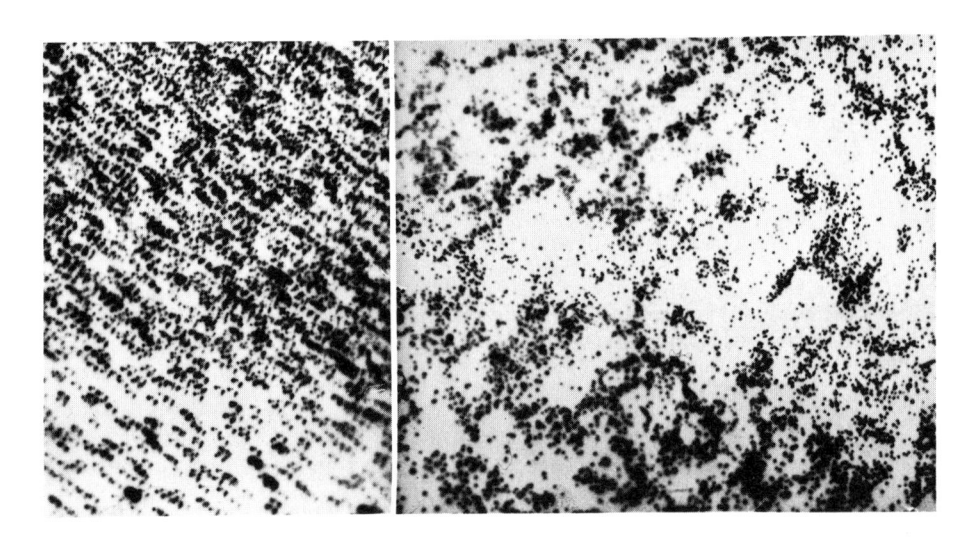

Abb. 3. Autohistographie der Magenschleimhaut nach Injektion von radioaktiv markierten Mikrosphären (links: Kontrolltier; rechts: 2 h Schock). Ausschnitte jeweils von der Antrum-Fundusgrenze

Korrelation von Gerinnungs- und Fibrinolyse-Parameter mit dem Schweregrad einer experimentellen Hypovolämie

B.R. Binder, M. Wagner, A. Smokovitis, M. Starlinger, A. Opitz und M. Maier, Wien

Bei verschiedenen Formen von Schock verursacht durch Hypovolämie oder im Rahmen eines Polytraumas kommt es zu einer Vielzahl von Veränderungen im Gerinnungs- und Fibrinolyse-System [1–5]. So kommt es im Blut zu einem Anstieg der Leukocyten, zu einem Abfall der Thrombocyten, zu einer disseminierten intravasculären Gerinnung und zu einem Anstieg der fibrinolytischen Aktivität; im Gewebe andererseits findet man eine herabgesetzte Fibrinolyse, sowie eine Ablagerung von Thrombocyten. Mit diesen Veränderungen geht eine Verminderung der Gewebeperfusion z.T. ausgelöst durch die Kreislaufregulation bei Hypovolämie, einher, welche als einer der zahlreichen Mechanismen angesehen wird, welche die Gerinnungs- und Fibrinolyse-Veränderungen verursachen. In der vorliegenden Arbeit soll der Versuch unternommen werden, die einzelnen Veränderungen im Gerinnungs- und fibrinolytischen System mit dem Schweregrad einer Hypovolämie zu korrelieren.

Material und Methodik

Untersucht wurden insgesamt 40 Schweine mit einem Gewicht zwischen 25 und 50 kg, wobei das mittlere Gewicht 30 kg betrug. Am Tag vor dem Versuch wurden den Tieren autologe ^{51}Cr-markierte Thrombocyten infundiert. Die Schweine wurden in 2 Gruppen geteilt:

1. 11 Kontrollen, welche unter Pentothal-O_2/N_2O-Narkose nach Legen der Katheter zur Messung von Druck und Flow-Größen, welche anschließend kontinuierlich registriert wurden, durch 3 Std beobachtet wurden. Bei einem Teil dieser Tiere (5) wurden nach der Narkose durch eine Thoraco- bzw. Laparotomie Gewebeproben von Lunge und Leber entnommen.
2. 29 Hypovolämietiere, welche nach einer 1stündigen Stabilisierungsphase nach Narkose und Katherisierung mit 1 ml/kg/min aus der A. carotis entblutet wurden. Bei 15 Tieren dieser Gruppe wurden durch eine Thoraco- bzw. Laparotomie Lungen- und Leberproben vor Beginn der Stabilisierungsphase entnommen. Die Entblutung wurde beendet, wenn ein mittlerer Druck von 50 mmHg erreicht war; anschließend verblieben die Tiere noch durch etwa 90 min in der Hypovolämiephase. Bei allen Tieren wurden die Ureteren katheterisiert und der Harn in 5 min Portionen gesammelt. Arterielle und venöse Blutproben wurden zu folgenden Zeiten gewonnen: Bei den Hypovolämietieren am Ende der Stabilisierungsphase unmittelbar vor Beginn der Entblutung, nach je 250 ml Blutverlust in der Entblutungsphase und in der Hypovolämiephase im Abstand von 25 min. Bei den nicht entbluteten Tieren wurden im Abstand von 25 min beginnend nach der 1stündigen Stabilisierung Blutproben gewonnen.

Aus den Blutproben wurden folgende Parameter bestimmt: Gesamt-^{51}Cr-Aktivität, ^{51}Cr-Aktivität der durch fraktionierte Zentrifugation isolierten Thrombocyten, Thrombocytenzahl im Haemocytometer, Granulocyten, Haematokrit, fibrinolytische Aktivität von

Euglobulinfällungen aus dem hierfür unter Zusatz von Polybrene und EDTA gewonnenen Plasma, Antithrombin und Antiplasma Gehalt mit Hilfe synthetischer Substrate.

Gewebeproben wurden vor Beginn des Versuches aus Intercostalmuskulatur, Haut und dem N. ischiadicus und soweit die Tiere thoraco- und laparotomiert waren auch aus Lunge und Leber entnommen. Nach Versuchsende wurde aus denselben Organen sowie zusätzlich aus Milz, Nieren und Herz Proben genommen. In den Geweben wurde die fibrinolytische Aktivität histochemisch sowie die ^{51}Cr-Aktivität pro Gramm feuchtes Gewebe bestimmt. Das Blutvolumen sowie der relative Anteil der einzelnen Organe wurde aufgrund der für Schweine experimentell festgestellten jeweiligen Prozentsätze am Körpergewicht ermittelt. In den Harnproben wurde Urokallikrein biologisch und bei einer ausgewählten Gruppe von Schweinen die Plasma-Renin-Aktivität radioimmunologisch bestimmt.

Ergebnisse und Diskussion

Sowohl bei den Kontrollen, wie auch bei den Hypovolämietieren kam es zu einem leichten Abfall der Granulocyten zu Beginn des Versuches um etwa 20% von mittleren Ausgangswerten von 6.000/mm^3 bei den Kontrollen und von 7.000/mm^3 in der Hypovolämiegruppe. Anschließend stiegen die Granulocytenwerte rasch an, bei den Kontrollen etwa eine Stunde nach Ende der Stabilisierungsphase und bei den Hypovolämietieren nach etwa 500–750 ml Blutverlust (etwa 30 min nach Beginn der Entblutung). In beiden Gruppen stiegen die Granulocyten im Mittel auf etwa 13.000/mm^3 an und in keiner Gruppe konnte ein signifikanter Unterschied zwischen arteriellen und venösen Werten nachgewiesen werden. Die Granulocytenwerte waren jeweils auf Haematokrit = 30 korrigiert.

Bei den Kontrolltieren blieben sowohl die arteriellen wie auch die venösen Thrombocytenwerte (in der Zählkammer gezählt und aufgrund der ^{51}Cr-Aktivität ermittelt und auf Haematokrit = 30 korrigiert) während des gesamten Versuches konstant. In der Hypovolämiegruppe kam es zu einem deutlichen Absinken der in der Zählkammer ermittelten Thrombocytenwerte sowohl im arteriellen Blut (75% des Ausganges) und noch deutlicher im venösen Blut (55%), wobei während der Hypovolämiephase eine signifikante Differenz zwischen den arteriellen und den venösen Werten bestand (die arteriellen Thrombocyten-Werte bleiben während dieser Phase annähernd gleich, während die venösen Werte weiter absanken). Auch die mittels ^{51}Cr-Aktivität ermittelten Thrombocytenwerte zeigten für die arteriellen Blutproben ein annähernd gleiches Verhalten wie die gezählten Thrombocyten (Absinken auf etwa 80% der Ausgangswerte); die venösen ^{51}Cr-Thrombocytenwerte sanken jedoch parallel mit den arteriellen ab und hierbei konnte keine arterio-venöse Differenz nachgewiesen werden.

Durch Bestimmung der ^{51}Cr-Aktivität als Prozentsatz der den Tieren ursprünglich verabreichten Dosis konnte ermittelt werden, daß zu Beginn der Entblutung sowohl bei den Kontrolltieren wie auch in der Hypovolämiegruppe etwa 34% der Radioaktivität im Blut nachweisbar war; dieser Wert blieb in der Kontrollgruppe bis zu Versuchsende gleich, sank jedoch bei den Hypovolämietieren bei einer durchschnittlichen Entblutung von 13% auf 13% ab, woraus sich eine hypovolämiebedingte zusätzliche Abgabe von etwa 18% der Thrombocyten-Radioaktivität an das Gewebe errechnen läßt. Aufgrund der unterschiedlichen Verteilung der Radioaktivität im Gewebe zwischen Kontrollen und Hypovolämietieren läßt sich errechnen, daß etwa die Hälfte dieser zusätzlich an das Gewebe verlorenen Thrombocyten in der Leber und etwa 1/4 in den Lungen zurückgehalten wird [5].

Bei den Kontrolltieren konnte auch hinsichtlich der anderen bestimmten Gerinnungs- und Fibrinolyse-Parameter keine Veränderung während der gesamten Versuchsdauer nachgewiesen werden. Sowohl der Antithrombin-, wie auch der Antiplasmin-Spiegel blieben während der gesamten Zeit annähernd konstant. Die fibrinolytische Aktivität konnte in den Euglobulinfällungen jeweils nur in Spuren (immer unter 0,5 CTA units/ml, in mehr als 75% mit der angewandten Methodik unterhalb der Nachweisgrenze) nachgewiesen werden. Auch in den Gewebeproben war keine signifikante Veränderung der fibrinolytischen Aktivität feststellbar. In der Hypovolämiegruppe kam es jedoch beginnend im Durchschnitt mit dem Ende der Entblutung zu einem deutlichen Absinken des Antithrombins (60% zu Versuchsende) und des Antiplasmins; zwischen arteriellen und venösen Blutproben trat kein signifikanter Unterschied auf. Auch die Plasminogen Aktivator Aktivität (PAA) stieg in den Euglobinfällungen des Plasmas der Tiere der Hypovolämiegruppe ab einem Blutverlust von etwa 750 ml (etwa 30 min nach Beginn der Entblutung) steil an, wobei zunächst in den arteriellen Blutproben höhere Werte (Mittel 4,5 CTA units/ml) nachweisbar waren. Am Ende der Versuche lagen jedoch die venösen PAA Konzentrationen (Mittel 10,5 CTA units/ml) deutlich über den arteriellen (4,8 CTA units/ml). Da durch Verwendung von Polybrene zur Gewinnung der Plasmaproben eine Aktivierung der Hageman-Faktor abhängigen Fibrinolyse verhindert wird, repräsentieren die hier angegebenen Werte zum überwiegenden Teil die fibrinolytische Aktivität des endothelialen vasculären Plasminogen Aktivators. Mit dem Anstieg der fibrinolytischen Aktivität im Plasma konnte eine Abnahme der PAA in den nach Versuchsende gewonnenen Gewebeproben aus Niere (Nierencortex 80%), Herz (Epicard 80%) und Lunge (80%) nachgewiesen werden, während die Aktivität in Haut, Muskel und Nerv unverändert blieb [4].

Die hier erhaltenen Ergebnisse zeigen ein von keinem der anderen untersuchten Parameter geteiltes Verhalten der Granulocyten. Diese steigen erwartungsgemäß unabhängig und unbeeinflußt von der Entblutung 30 bis 60 min nach Ende der Stabilisierungsphase an, wobei der Anstieg in der Hypovolämiegruppe lediglich etwas früher erfolgt. Offensichtlich stellt die Manipulation am Tier und die unphysiologische Lage einen genügend großen Streß dar um mit einer wahrscheinlich adrenalin-bedingten Mobilisierung der Granulocyten aus dem Randstrom zu reagieren. Das Verhalten der anderen untersuchten Parameter des Gerinnungs- und fibrinolytischen Systems zeigt hingegen ein annähernd gleiches Verhalten. Etwa zum selben Zeitpunkt der Hypovolämie (Verlust von 25% des Blutvolumens) kommt es zu einem Absinken der Thrombocyten im arteriellen und venösen Blut gleichzeitig mit einem Anstieg der PAA. Im Anschluß daran sinken als Zeichen der intravasalen Aktivierung des Gerinnungssystem das Antithrombin und als Zeichen der Plasminbildung das Antiplasmin ab. Als Ursache für den Anstieg der PAA im Blut ist mit hoher Wahrscheinlichkeit Freisetzung von PAA aus dem Gewebe und hier insbesondere aus der Lunge anzusehen. Die Lunge ist auch jenes Organ, welches neben einer Verminderung der Gewebe-Fibrinolyse auch einen beträchtlichen Teil der in das Gewebe gelangten Thrombocyten enthält. In den übrigen untersuchten Geweben ist die zusätzliche Ablagerung von Thrombocyten nicht, oder wie im Falle der Leber nicht nachweisbar, von einer Abnahme der PAA begleitet, bzw. ist eine solche Abnahme nicht mit einem vermehrten Einbau von Thrombocyten verbunden.

Als auslösende Ursache für diese Veränderungen könnte die hypovolämie-bedingte Änderung der Gewebeperfusion angesehen werden. Diese führt in typischer Weise im Falle der Nieren zu einer Erhöhung der Urokallikreinausscheidung im Autoregulationsbereich und der Reininausscheidung unterhalb dieses Bereiches [6]. Die Änderung der Perfusion stellt jedoch sicher nicht den einzigen Mechanismus dar, der während des gesamten Verlaufes der Hypovolämie wirksam ist. Thrombin- und Fibrin-Bildung sowie Gewebe-Hypoxie können ebenfalls an der Freisetzung von PAA aus dem Gewebe und dem verstärkten Abfall der Thrombocyten beteiligt sein.

Zusammenfassung

Bei experimenteller Hypovolämie wurde das Verhalten der Leukocyten, der Thrombocyten sowie von Antithrombin und Antiplasmin und der fibrinolytischen Aktivität in Blut und Gewebe untersucht. Es zeigte sich, daß es unabhängig von der Hypovolämie zu einem Anstieg der Granulocyten kommt, während Hypovolämie zusätzlich zunächst zu einem Absinken der Thrombocyten und einem Anstieg der fibrinolytischen Aktivität im Blut und später zu einem Abfall von Antithrombin und Antiplasmin führt. Die Thrombocyten werden vorwiegend in Leber und Lunge zurückgehalten, während der Plasminogen Aktivator im Blut aus Lunge, Nieren und Endocard stammen dürfte.

Literatur

1 Bergenth S E (1976) On bleeding and clotting problems in posttraumatic states. Crit Care Med 4: 41
2 Saldeen T (1976) The microembolism syndrome. Microvasc Res 11: 227
3 Burghuber O, Binder B, Koch M, Lehr L, Mitsch A, Wagner M (1977) Zur Frage des Verhaltens der Thrombocyten bei experimentellem Volumenmangelschock. Wr Klin Wschr 89: 341
4 Smokovitis A, Starlinger M, Opitz A, Wagner M, Binder B R (1979) Fibrinolytische Aktivität im Gewebe bei experimenteller Hypovolämie. 20 Tagung der Österr Gesellschaft für Chirurgie, Kongreßband
5 Hattey E, Schödl M, Opitz A, Wagner M, Starlinger M, Binder B R (1979) Verhalten von ^{51}Cr-markierten Thrombocyten bei experimenteller Hypovolaemie. 20 Tagung der Österreichischen Gesellschaft für Chirurgie, Kongreßband
6 Maier M, Wagner M, Binder B R (1979) Urokallikrein (UKall) excretion in experimental Hypovolemia. Fed Proc 38: 1263

Diese Untersuchung wurde aus Mitteln der Böhler-Stiftung unterstützt. Für die technische Mitarbeit sei E. Hattey, M. Schrödl sowie Herrn Alt gedankt. Die Tierexperimente wurden in der Abteilung für Experimentelle Chirurgie, Prof. Dr. Gottlob, der I. Chirurgischen Universitätsklinik Wien durchgeführt.

Veränderungen der Immunglobuline und des Faktor 13 bei posttraumatischen Schockzuständen

B. Petracic und L. Zelinka, Koblenz

Die häufigste und gefürchtete Komplikation in der operativen Knochenbruchbehandlung ist die Wundheilungsstörung mit potentieller Möglichkeit zur Entwicklung einer Osteitis.

In unserem Krankengut traten Wundheilungsstörungen bei Polytraumatisierten im Vergleich zu anderen Kranken mit geschlossenen Extremitätenverletzungen um 2,6% häufiger auf (2,3% bei Solitärverletzungen gegenüber 4,9% bei Polytraumen).

Bei Mehrfachfrakturierten ist sicher ein Teil der Ursachen der häufigen Wundheilungsstörungen in schockbedingten polyvalenten metabolischen Veränderungen zu suchen.

Aufgrund mehrerer klinischer Studien ist bekannt, daß die Serumimmunglobuline als einer der Träger der humoralen Abwehrkräfte eine Suppression nach dem Unfall- oder Operationstrauma zeigen.

In klinischen und experimentellen Arbeiten wurde nachgewiesen, daß ein Mangel des fibrinstabilisierenden Gerinnungsfaktors XIII eine Verzögerung der Wundheilung und eine Wundheilungsstörung zur Folge haben kann.

Dies hat uns veranlaßt, im Rahmen einer klinischen Studie die Veränderungen von Immunglobulinen G und M sowie Gerinnungsfaktor XIII bei Verletzten, die sich in einem posttraumatischen Schock befanden, in den ersten 2 Wochen zu untersuchen. Bei Auswertung der IgG und IgM-Werte wurden die Kranken nach klinischen Gesichtspunkten betreffend den Schweregrad der Verletzung unter besonderer Berücksichtigung des Schockzustandes ausgewertet und in 3 Gruppen unterteilt. Dabei haben wir uns das Einteilungsschemas von Schweiberer und Sauer bedient.

In allen 3 Gruppen der Kranken ist zwischen dem 1. und 7. Tag nach dem Unfall eine Suppression der Immunglobulinwerte mit Tiefpunkt am 3. Tag festzustellen. Der Abfall der Immunglobulinwerte betrug zwischen 20% und 30% des Ausgangswertes und lag nur bei 1/3 der Fälle unter der Normalgrenze.

Ein größerer Schwund der Immunglobuline in Abhängigkeit vom Schweregrad des Schockzustandes wurde nicht beobachtet. Die Suppressionsphase bei schweren Schockzuständen dauerte sowohl bei IgG als auch bei IgM-Werten auffallend länger (Abb. 1–4).

Der Gehalt des Fibrinstabilisierenden Gerinnungsfaktors 13 bringt einen Verlust der Aktivität um 50% zwischen dem 1. und 10. Tag nach dem Unfall. Bei Verletzten I. Grades konnte bereits in 7 von 9 Fällen eine Normalisierung des Faktor-XIII-Gehaltes am 3. Tag festgestellt werden. Bei Verletzten II. und III. Grades wurde dies erst zwischen dem 10. und 14. Tag erreicht (Abb. 4 u. 5).

Zusammenfassung

Mit dem Schweregrad der Verletzung und des Schockzustandes wird eine Verlängerung der Suppressionsphase bei Serumimmunglobulinen und des fibrinstabilisierenden Faktors XIII beobachtet. Nur selten haben die Werte der IgG und IgM-Fraktion einen Tiefpunkt unter-

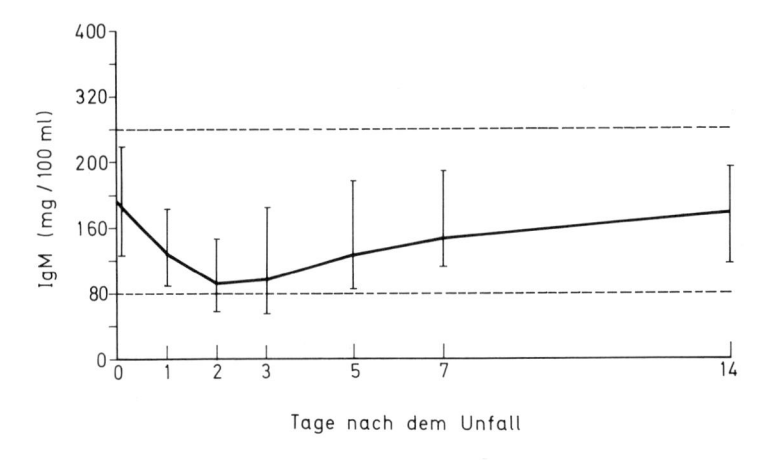

Abb. 1. IgM-Werte bei Polytrauma I. Grades (N 21)

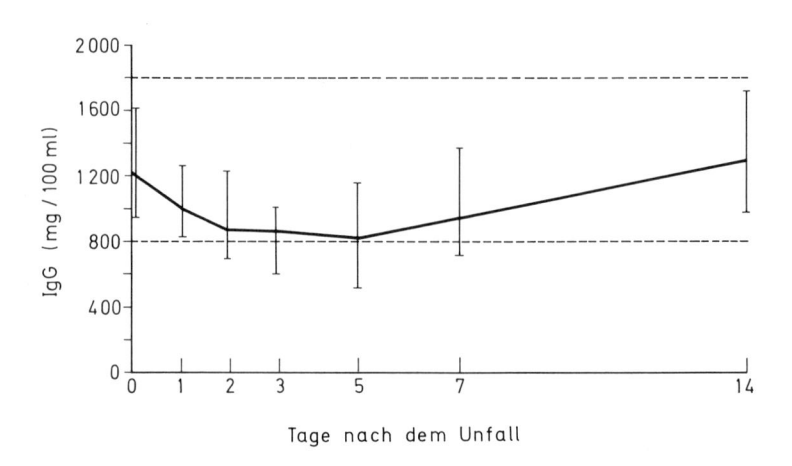

Abb. 2. IgG-Werte bei Polytrauma III. Grades (N 12)

halb der physiologischen Grenze erreicht. Bei Faktor XIII kam es nie zu einem Gehaltabfall unter 50%.

Dies hat uns veranlaßt, die Immunsubstitutionstherapie mit Gammavenin und Gamm-M-Konzentrat nur bei denjenigen Fällen einzuschränken, deren Werte unterhalb der physiologischen Toleranzgrenze lagen oder bei Verletzten, bei denen in der Suppressionsphase eine Operation geplant wurde.

Eine Indikation zur Substitution von Faktor XIII konnten wir nicht ableiten, wobei die kleine Fallzahl sicher unsere Aussage wesentlich schmälert.

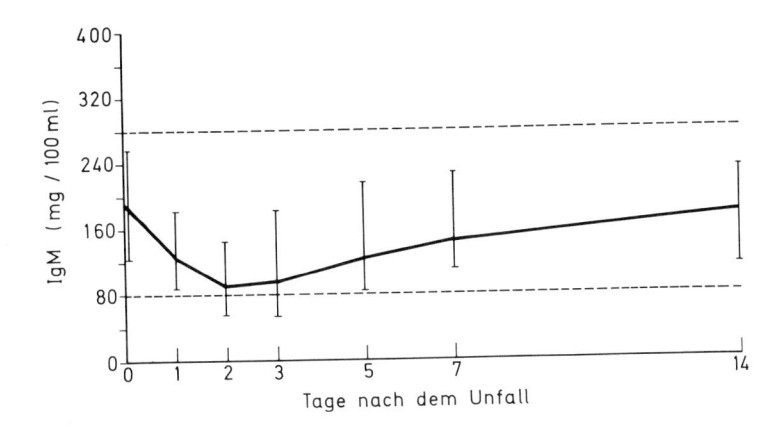

Abb. 3. IgM-Werte bei Polytrauma I. Grades (N 21)

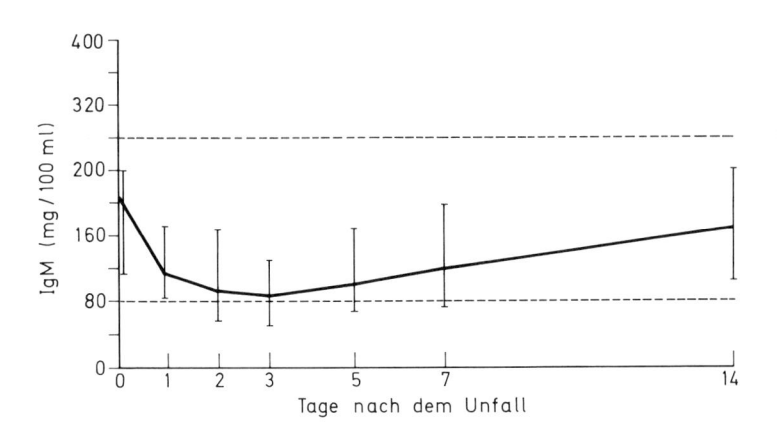

Abb. 4. IgM-Werte bei Polytrauma III. Grades (N 12)

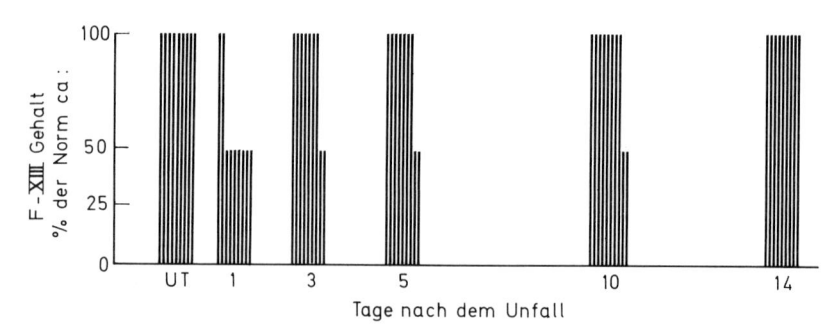

Abb. 5. Veränderungen des F-XIII Gehaltes bei posttraumatischen Schockzuständen (Polytrauma I. Grades; N 9)

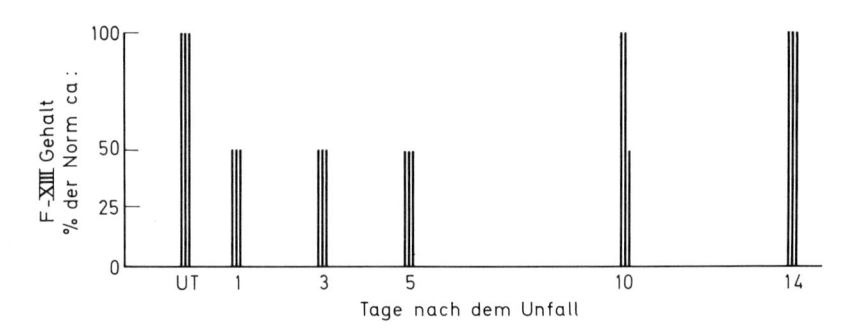

Abb. 6. Veränderungen des F-XIII Gehaltes bei posttraumatischen Schockzuständen (Polytrauma II. und III. Grades; N 3)

Elektronen- und lichtmikroskopische sowie klinisch-chemische
Untersuchungen der Adeno-Hypophyse der Ratte nach
standardisiertem reversiblem hämorrhagischem Schock bzw.
des Menschen nach schwerem hämorrhagischem Schock

K. Leber, H. Flenker und H. Themann, Detmold

Ultrastrukturelle und funktionelle Reaktionen endokriner Gewebe auf Schockeinflüsse sind relativ selten untersucht worden, obwohl schockbedingte Endokrinopathien sich auf klinische Verläufe, insbesondere langfristig, entscheidend auswirken können.

Tierexperimentelles Vorgehen

Nach einem standardisierten Schockmodell von Flenker (1974) wurden 24 männliche, 12 Wochen alte SIV-50-Albinoratten in einen reversiblen hämorrhagischen Schock versetzt. Bei intaktem Kreislauf wurde unter Auslassung von Kontrolltieren die Hypophyse nach 2, 8, 24 und 72 Std entnommen und zur lichtmikroskopischen und elektronenmikroskopischen Untersuchung aufgearbeitet.

Im reversiblen hämorrhagischen Schock der Ratte treten für einen Schockablauf typische Mikrozirkulationsstörungen sowie andere morphologische Veränderungen im endokrinen Parenchym und im vasculären Apparat der Adeno-Hypophyse nur grob-phasenhaft auf. Es kommt zunächst zur stasebedingten Verklumpung von corpusculären Blutbestandteilen, ein endotheliales, pericapilläres und interstitielles Ödem verlängert die Diffusionsstrecke und erschwert die Oxygenierung der endokrinen Zellen. Ferner werden Thromben aus intravasculären Fibrin-Aggregationen und weitgehend regressiv veränderten degranulierten Blutbestandteilen beobachtet. Diese Mikrozirkulationsstörungen treten bedingt durch die Collateralfunktion der sinusoidalen Gefäße unregelmäßig und ungleichzeitig auf. Es kommt zuerst an STH-Zellen in der von der Perfusionsstörung im sinusoidalen Collateralnetz beeinträchtigten Zellgruppe zu intracellulären hypoxischen Schäden. Es handelt sich vor allem um ein massives Ödem des lamellären endoplasmatischen Reticulums, Schwellungen von Mitochondrien, die z.T. mit Cristolyse und Bildung von sogenannten Myelinkörpern einhergehen. Als weitere Zeichen einer hypoxisch bedingten energetischen Insuffizienz werden Zellkernentrundung mit Kernwandhyperchromatose, Humanchromatinverklumpung und Erweiterung des perinucleären Spaltes sowie vereinzelte Parenchymzellnekrosen mit maximalen regressiven Veränderungen und Lyse der Organellen aufgefaßt. Die beschriebenen Abweichungen von der morphologischen und damit wahrscheinlich auch von der funktionellen Norm konnten vorwiegend an STH-Zellen schon in frühen Phasen des Schockablaufs beobachtet werden. Es wurden STH-Zellen beobachtet, in welchen neben leichteren hypoxischen Schäden deutliche Anzeichen einer gesteigerten sekretorischen Aktivität wie z.B. aktiviertem Golgi-Komplex sowie einer maximal gesteigerten Exocytose bestanden. Es wurden wiederholt in Capillaren intraluminäre elektronendichte Gebilde nachgewiesen, die elektronenmikroskopisch nach Größe und Form den intracellulär gelegenen membrantragenden STH-Sekretgranula entsprachen.

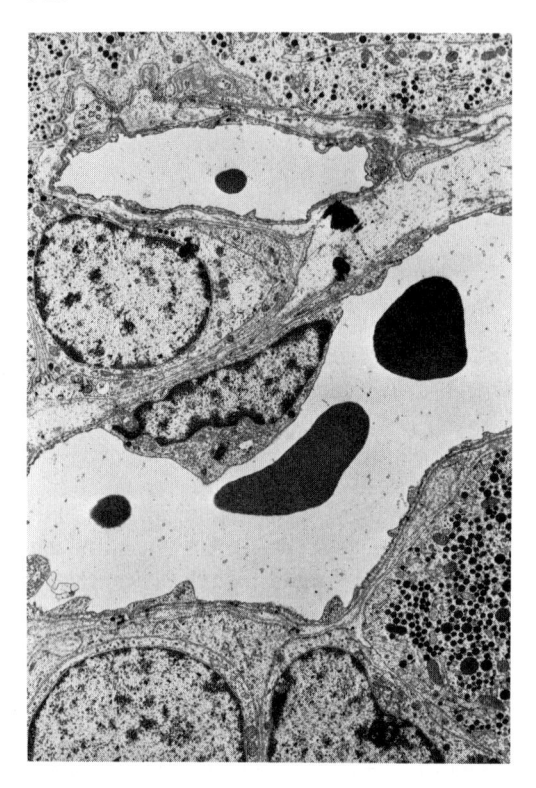

Abb. 1. Kontrolltier, ungeschädigtes Gewebe. STH-Zelle (STH) mit Sekretgranula und ungeschädigten Mitochondrien (M) und Zellkern (N). Anschnitt einer Endothelzelle (End). Capillarlumen (L) mit Eryhtrocyten (E). Vergr.: 1 : 15680

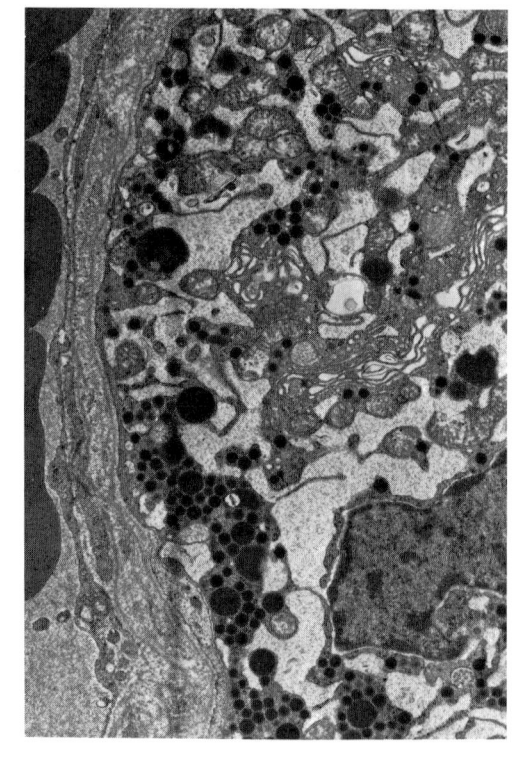

Abb. 2. STH-Zelle 8 Std nach Schockereignis mit Zellkernentrundung (N), perinucleärem Ödem, Kernwandhyperchromatose, geschwollenem endoplasmatischen Reticulum (ER) und intaktem Golgi-Komplex (GO) Stasebedingte Ery-Verklumpung (E). Vergr.: 1 : 11648

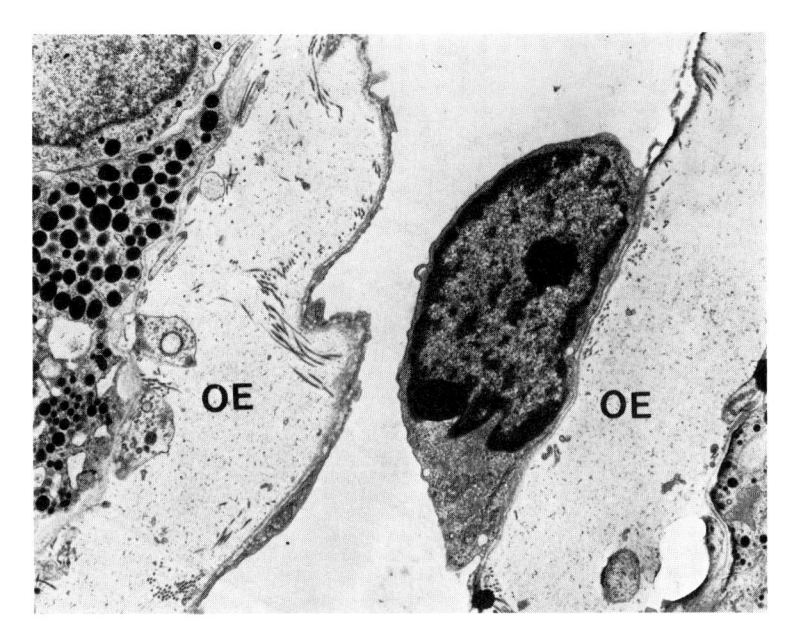

Abb. 3. Massives pericapilläres Ödem (OE) mit Endothelabhebung. Vergr.: 1 : 6720

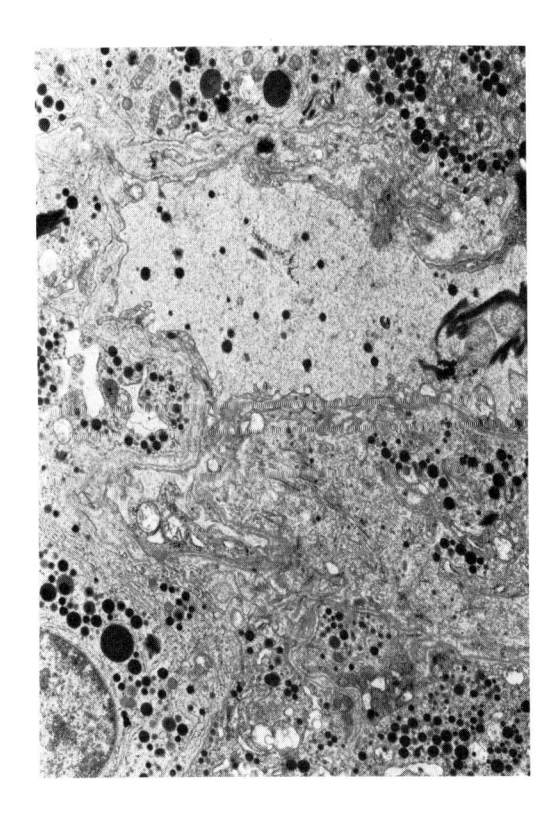

Abb. 4. Nach 8 Std im Capillarlumen (L) den intracellulären STH-Granula (STH) entsprechende Gebilde (G); Vergr.: 1 : 12750

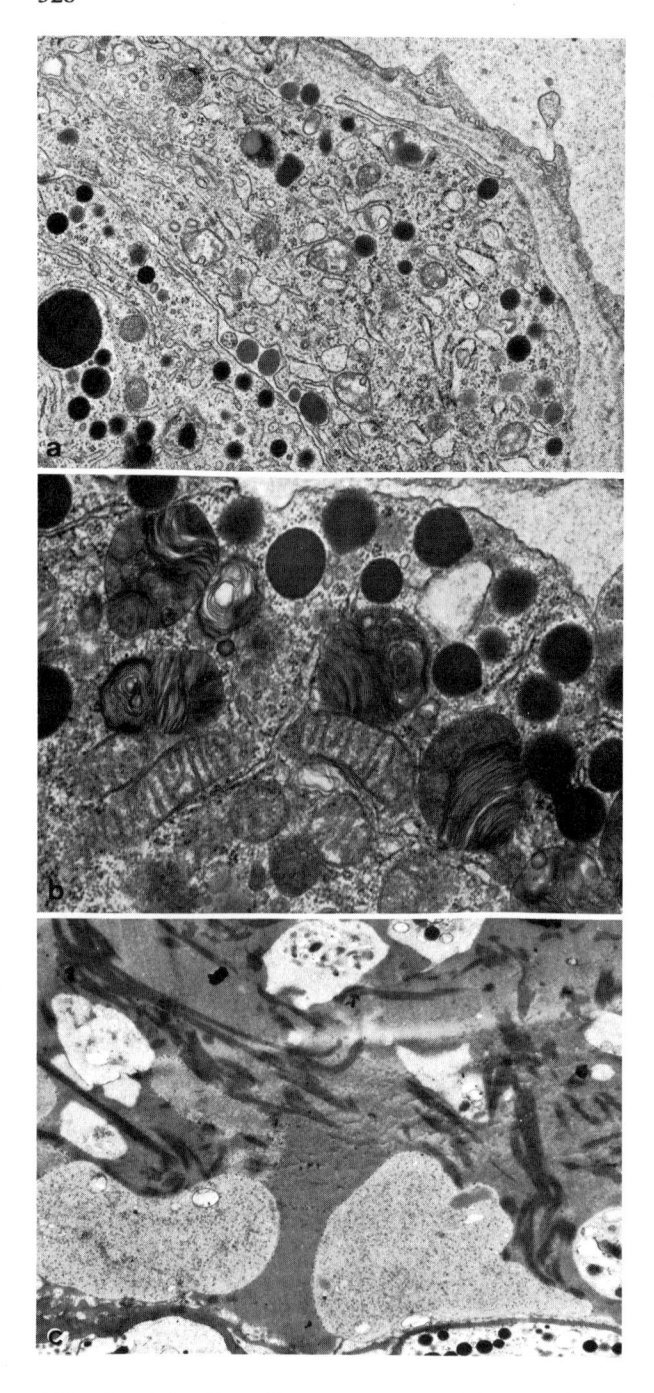

Abb. 5. a Stimulierte Exocytose einer STH-Zelle (STH). An vielen Stellen Ausschleusung mehrerer Sekretgranula in den Intercellularraum. Basallamina (B), Vergr.: 1 : 24850; **b** Sogenannte Myelin-Körper der Mitochondrien (My) als Reaktion auf Hypoxie nach 24 Std, Vergr.: 1 : 17750; **c** In der Spätphase nach 72 Std beobachteter Thrombus aus Fibrinaggregationen (Fi) und regressiv veränderten granulierten Thrombocyten (TH), Vergr.: 1: 6810

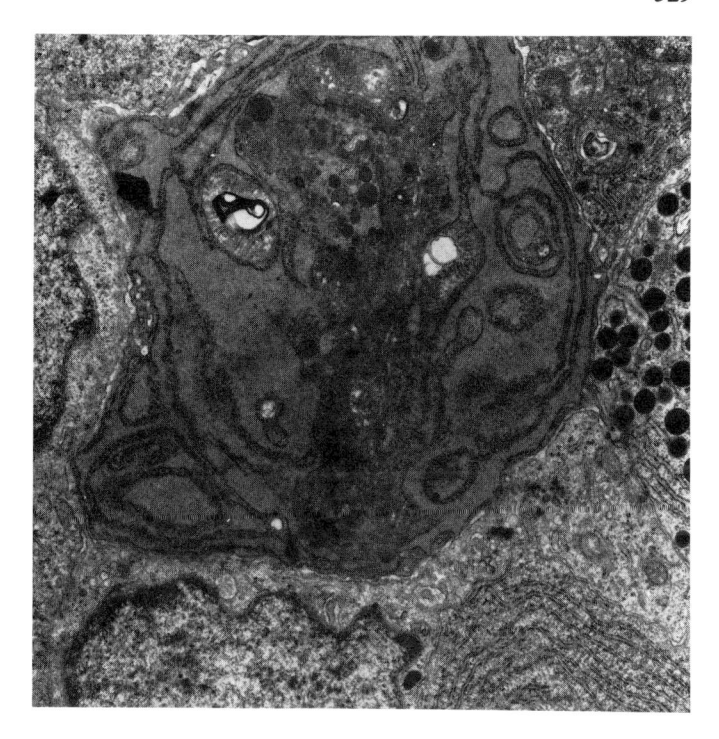

Abb. 6. Einzelne in Lyse begriffene Zelle nach 24 Std; Vergr.: 1 : 5760

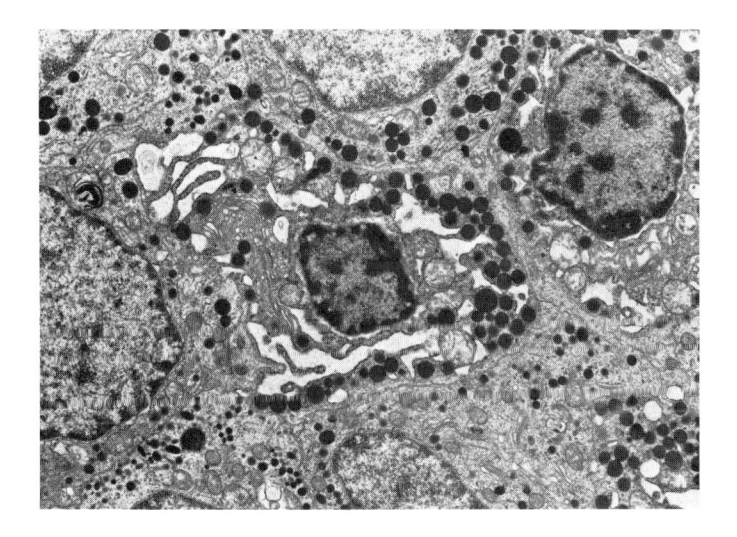

Abb. 7. Nach 24 Std maximal erweitertes endoplasmatisches Reticulum (ER) einer STH-Zelle. Entrundeter Zellkern, weitgehend erhaltene Mitochondrien; Vergr.: 1 : 6720

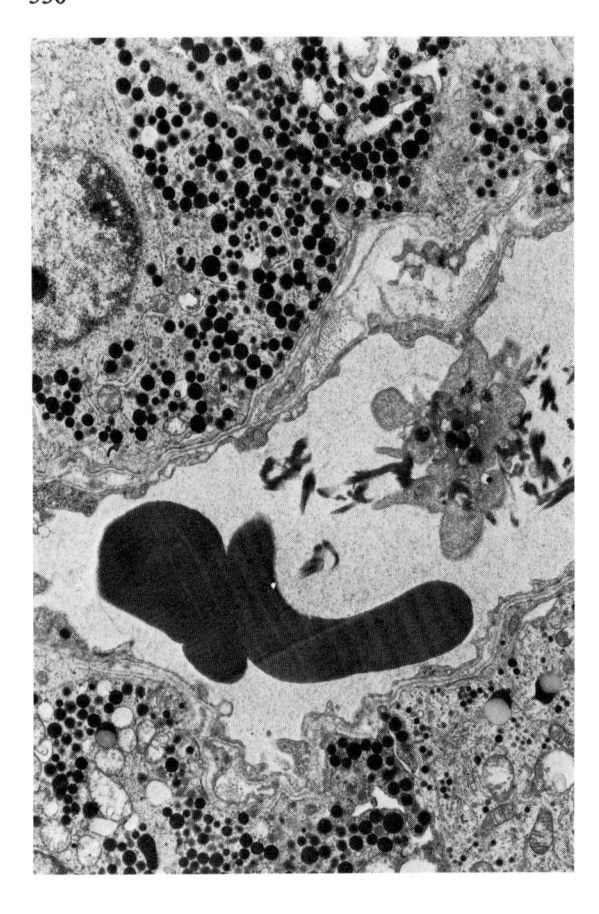

Abb. 8. In der Spätphase nach 72 Std intravasale Gerinnung (TH). Pericapilläres Ödem (OE); Vergr.: 1 : 6720

Klinische Ergebnisse

Aus einer Studie über 825 nicht ausgewählte Hypophysen (Saeger 1978) geht hervor, daß in 20,9% der Fälle anämische Infarkte unterschiedlicher Ausdehnung nachweisbar waren, sowie in 1,8% der Fälle Mikrothromben lichtmikroskopisch beobachtet wurden, die sich bekannterweise häufig durch Autolyse dem mikroskopischen Nachweis entziehen.

Nach anamnestisch nachgewiesenem bzw. wahrscheinlichem Schockereignis waren in bis zu 33,3% der Fälle Narben bzw. Nekrosen sichtbar, welche bei Kombination der Schockerkrankung mit mindestens einem zusätzlichen ätiologischen Faktor die größte, bis zur subtotalen Nekrose des Organs führende Ausdehnung erreichten.

Umfangreichere epidemiologische Studien über das Auftreten von HVL-Insuffizienzen nach schwerer Hämorrhagie liegen bislang noch nicht vor.

Von 12 anhand von klinischen und klinisch-chemischen Parametern diagnostizierten schweren hämorrhagischen Schockzuständen, z.T. mit Verbrauchscoagulopathie, stellten wir in 4 Fällen eine ungenügende Sekretion bzw. Sekretionsstarre für STH innerhalb von 48 Std nach dem Schockereignis fest. In 4 weiteren Fällen wurden Sekretionsspritzen bis zum 5fachen des Normwertes dokumentiert.

Diese einzelnen, nicht repräsentativen Befunde korrelieren mit den tierexperimentell gewonnenen Beobachtungen.

Die Erfassung endokriner Auswirkungen von Schockverläufen ist erschwert durch die im akuten Stadium stattfindenden vielfältigen therapeutischen Bemühungen einschließlich der Applikation von Hormonpräparaten oder das Endokrineum stark beeinflußende Pharmaka.

Die Möglichkeit schockbedingter Endokrinopathien sollte häufiger als bisher in die diagnostischen und therapeutischen Überlegungen einbezogen werden.

Zusammenfassung

Im reversiblen hämorrhagischen Schock der Ratte treten in der Adeno-Hypophyse ungleichzeitige und ungleichförmige Reaktionen fast ausschließlich an den STH-Zellen auf. Hierbei handelt es sich in der frühen Phase um Zeichen der stimulierten Synthese und Hypersekretion und um hypoxische Veränderungen. Intracapillär lassen sich vereinzelt morphologisch den intracellulären STH-Granula entsprechende elektronendichte Gebilde nachweisen. In der späten Phase, nach bis zu 72 Std, werden Einzelzellnekrosen von STH-Zellen beobachtet. Am vasculären Apparat lassen sich die für ein Schockgeschehen typischen Veränderungen der Mikrozirkulation nachweisen. In der Zeitspanne bis 48 Std nach schwerstem hämorrhagischem Schock wurden sowohl isolierte Sekretionsspitzen als auch ungenügendes Sekretionsvermögen und Sekretionsstarre für Wachstumshormon festgestellt.

Da nach Schockereignissen in bis zu 33,3% der Fälle umschriebene Gewebsuntergänge im HVL des Menschen festgestellt wurden, ist öfter als bislang die Möglichkeit schockbedingter Endokrinopathien in die diagnostischen und therapeutischen Überlegungen mit einzubeziehen.

Literatur

Cerchio G M, Moss G S, Popovich P A et al. (1971) Serum insulin and growth hormone response to hemorrhagic shock. Endocrinology 88: 143
Faria L J, Oliveira N R R de (1962) Hypophysennekrose nach Schockzuständen. Beitr Path Anat 127: 213
Flenker H, Greupner E (1974) Reversibler und irreversibler hämorrhagischer Schock bei der Ratte. Methode und Ergebnisse eines standardisierten Modells. Beitr Path 153: 339—352
Kovacs K (1968) Die Adenohypophysennekrose im Tierexperiment. Z Ges Inn Med 23. 229—232
Leber K, Flenker H, Themann H (1977) Die Adenohypophse als Schockorgan — Licht- und elektronenoptische Veränderungen im hämorrhagischen Schock der Ratte. Internationales Schocksymposium der Freien Universität Berlin
Leber K, Flenker H, Themann H (1978) Hemorrhagic shock — Ultrastructural alterations of Adenohypophysis in Rat. 13th Congress Eur Soc Surg Res Helsinki
Leber K, Flenker H, Themann H (1978) Beitrag zur Patho-Physiologie des hämorrhagischen Schocks. Ultrastrukturelle Veränderungen der Adenohypophyse der Ratte. 95 Tag der Dtsch Ges Chir München
Littmann K, Müller-Lissner S (1978) Hypophysenvorderlappeninsuffizienz und hypophysäres Koma. Deutsches Ärzteblatt 7: 349
Sheehan H L, Stanfield J P (0000) The pathogenesis of postpartum necrosis of the anterior lobe of the pituitary gland. Acta Endocrin 37: 479

Themann H, Lee L, Bernardis L, Skeleton F R (1969) Elektronenmikroskopische Untersuchungen der Adenohypophase nach Elektrokoagulation im ventromedialen Hypothalamus der Ratte. Beitr Patho Anat 139: 37–58

Töpfer K (1966) Elektronenmikroskopische Untersuchungen zur Feinstruktur der Adenohypophyse der Ratte. Inaugural-Dissertation Münster

Wright P D, Johnston I D (1975) The effect of surgical operation on growth hormone levels in plasma. Surgery 77: 479–486

Die Modellierung der traumatischen Belastung beim Hunde

M. Klement, Brno

In dem Forschungsinstitut für Unfallchirurgie in Brno, CSSR wurde das Modell der traumatischen Belastung beim Hunde ausgearbeitet (Arbeitsgruppe: Klement, Kusak, Kuba, Novak, Uher, Salansky, Utrata).

Der Grundgedanke der Arbeitshypothese war die Versuchsbedingungen so nahe als möglich dem ätiopathogenetischen und klinischen Bild von typischen Verletzungen anzupassen.

Da der Blutverlust als einer der Hauptfaktoren bei der Entwicklung von schweren Innenmilieuveränderungen bei den Verletzten gilt, wurde das Herbeiführen von Blutverlust als ein Teil des geplanten Modells von Unfallbeschädigung eingesetzt.

Bei dem gewählten Umfang von Blutverlust (85 ml/1 kg, 2,85% des Körpergewichtes oder 30% der zirkulierenden Blutmenge) ist die Beurteilung von der Geschwindigkeit des Blutverlustes notwendig um die Lebensbedrohung des Versuchstieres bei rapider Senkung der Blutzirkulation zu verhindern. Das Modell ist weiter durch einen offen durchgeführten Oberarmbruch charakterisiert. In einigen Serien wurde aus bestimmten Gründen die Ganzkörperbestrahlung mit 300 R durchgeführt.

Um den Einfluß der benützten Belastung definieren zu können, wurden folgende lebenswichtigen Konstanten bewertet (Tabelle 1).

Der Einsatz von Versuchstieren verschiedener Rassen erfolgte nach sorgfältiger methodisch definierter Beurteilung des Gesundheitszustandes der Tiere, um die Resultate der Versuche möglichst am wenigsten zu beeinflussen.

Nach vollbrachter Modellbelastung und nach achtstündiger Untersuchung folgte gleich die Autopsie und Abnahme der Gewebe zur morphologischen Analyse.

Die pathologisch-anatomische Bewertung der Tiere nach dem Versuch kann die eventuell abweichende Reaktion des Versuchstieres auf die traumatische Belastung aufklären.

Zur ganzen Dokumentation wurde ein einziges Formular, das angewandte Computer-Verarbeitung ermöglichte, ausgearbeitet. Für nicht numerische Angaben wurde ein Kodensystem erstellt (Tabelle 2).

Die Modellbelastung wurde in 8 Serien von 6 bewertbaren Versuchshunden verfolgt. Der Verlauf aller verfolgten Lebenskonstanten wurde statistisch bewertet und auf Grund

Tabelle 1

1. Wichtige Lebensfunktionen:
Blutdruck, Pulsfrequenz, EKG, Atemfrequenz, Temperatur, motorische Reizbarkeit, Bewußtsein, Cornealreflex
2. Innenmilieuzustand:
Lactat, Pyruvat, Glucose, Corticosteroide, Blut-pH, pCO_2, pO_2, Standard-Bicarbonat, Oxygenblutsaturation, Gesamtkörperimpedanz
3. Hämatologische Methoden:
Blutvolumen, Blutverlust, Hämatokrit, Hämoglobin, Leukocyten, chemische Erythrocyten-Resistenz
4. Biochemische Methoden:
GOT, GPT, alkalische Phosphatase, Gesamteiweiß, anorganisches Phosphor

Tabelle 2

Durch Kodensystem bearbeitete Angaben:

Art des Versuches
Geschlecht des Versuchshundes
Rasse des Versuchshundes
Gesundheitszustand des Versuchshundes
Ernährungzustand des Versuchshundes
Motorische Aktivität
Bewußtsein
Cornealreflex
EKG

der gewonnenen Ergebnisse wurden die Unterschiede zwischen einzelnen Versuchsserien festgestellt.

In diesem Sinne zeigen typischen Verlauf folgende Konstanten: Blutdruck, Puls, Rectal-Temperatur, acidosebasisches Gleichgewicht, Lactat, anorganisches Phosphor u.a. Bei anderen beobachteten Konstanten (Gesamtkörperwiderstand, motorische Reizbarkeit, Atmungsfrequenz u.a.) war der spezifische Verlauf für einzelne Reihen nicht nachweisbar. Die ausgearbeitete traumatische Belastung im vollen Umfang zeigt binnen 8 Std eine 50% Letalität. Die makroskopische und mikroskopische Obduktionsbewertung der inneren Organe des Versuchstieres zeigte sich als äußerst bedeutungsvoll für die Bewertung von Versuchsverlauf.

Mikrozirkulation und Blutvolumen bei frischer Querschnittlähmung, experimentelle und klinische Untersuchungen

G. Lob, J. Seifert, J. Probst und W. Brendel, München/Murnau*

Im akuten „spinalen Schock" finden sich bei Querschnittgelähmten Kreislaufveränderungen ähnlich denen des „hämorrhagischen Schocks". Wird die Volumensubstitution nach den üblichen klinischen Kriterien durchgeführt, so kann es zu gefährlichen Überinfusionen kommen. In deren Folge können irreversible Lungenödeme auftreten. Um die Pathophysiologie dieser neurovasculären Dysregulation weiter abzuklären, wurden zwei Untersuchungsreihen durchgeführt. Im Tierexperiment wurden vor und nach Durchtrennung des Rückenmarks zirkulierendes Blutvolumen, Herzzeitvolumen und Veränderungen der Mikrozirkulation verschiedener Organe bestimmt.

Bei Patienten mit akuter und chronischer Querschnittlähmung wurde das zirkulierende Albumin- und Erythrocytenvolumen gemessen. Aus den vorliegenden Daten lassen sich Verbesserungen bei der Behandlung des spinalen Schocks ableiten.

Material und Methode

Die Tierversuche wurden unter Chloralhydratnarkose (360 mg/kg KG) durchgeführt. 1. Gruppe: Nach Kanülierung der linken Arteria carotis und einer Arteria femoralis wurde mit der sogenannten „microsphere technique" die Durchblutung verschiedener Organe gemessen. (Muskel, Haut, Niere, Milz, Leber, Darm, Lunge.) Zu diesem Zweck wurden radioaktiv markierte Kunststoffpartikel in das linke Herz injiziert. (Polystyrol Partikel; Größe 15u; Markierung: Strontium-85, Jod-125; 3M Company/USA.) Während der Injektion der Partikel wurden Referenzproben aus der Art. fem. entnommen, um Änderungen des Herzzeitvolumens zu erfassen. Am Ende der Untersuchung wurden die Tiere getötet und die Radioaktivität der einzelnen Organe gemessen. 2. Gruppe: Das zirkulierende Blutvolumen wurde mit Cr^{51} markierten homologen Rattenerythrocyten gemessen. Beide Tiergruppen wurden in Kontrolltiere und Tiere mit einer operativ gesetzten Querschnittlähmung (Th7-8) eingeteilt.

Zur Blutvolumenbestimmung wurden bei Patienten Jod^{131} markiertes homologes Humanserumalbumin, Jod^{125} markiertes autologes Humanserumalbumin und Cr^{51} markierte autologe Erythrocyten verwandt.

Es wurden 50 Patienten, 10 mit akuter und 40 mit chronischer Querschnittlähmung untersucht. Die gleichen Messungen wurden zur Kontrolle bei 20 gesunden Freiwilligen durchgeführt.

---

* Mit Unterstützung des Hauptverbandes der gewerblichen Berufsgenossenschaften Bonn

Ergebnisse und Diskussion

Im Tierversuch finden sich unmittelbar nach Durchtrennung des Rückenmarks in Höhe Th7-8 Veränderungen der Durchblutung von Lunge und Niere. Die Lungendurchblutung ist signifikant erhöht, während die Nierendurchblutung signifikant vermindert ist. Da die Messungen sofort nach Eintritt der Querschnittlähmung erfolgten, sind diese Werte auf die neurovasculären Dysregulationen zurückzuführen. Gleichzeitig ändert sich das Herzzeitvolumen nicht, sodaß eine Reduktion des zirkulierenden Blutvolumens anzunehmen ist. Die Messung des Blutvolumens mit Cr^{51} markierten homologen Rattenerythrocyten bestätigt diesen Befund. Es finden sich signifikant niedrigere Werte, die denen des zirkulierenden Blutvolumens im hämorrhagischen Schock vergleichbar sind. Dabei sind die Kreislaufzeiten hoch signifikant verlängert (Tabelle 1 und 2).

Bei Patienten mit Querschnittlähmung wurden ebenfalls stark verlängerte Kreislaufzeiten gemessen. Die Albuminverschwinderate lag bei bis zu 50% pro Stunde also wesentlich über dem Normalwert von 8% pro Stunde. Eine immunologisch bedingte Albuminelimination konnte durch den Vergleich autologes-homologes Humanserumalbumin ausgeschlossen werden. Insgesamt dürften diese Veränderungen auf zwei verschieden schnell zirkulierende Blutkompartiments zurückzuführen sein. Das tatsächliche Erythrocytenvolumen war nicht signifikant vermindert, da die Untersuchung der Patienten natürlich unter der entsprechenden Therapie stattfand (Tabelle 3).

Zusammenfassung

Nach Durchtrennung des Rückenmarks finden sich Kreislaufveränderungen, vergleichbar denen bei hämorrhagischem Schock. Bei Patienten mit akuter und chronischer Querschnittlähmung muß daher eine gezielte Volumensubstitution durchgeführt werden. Diese hat die erhöhte Lungendurchblutung die stark verlängerte Kreislaufzeit und die hohe Albuminverschwinderate zu berücksichtigen.

Tabelle 1. Tierversuch (Ratten) „microsphere technique" Durchblutung von verschiedenen Organen in ml/min pro g Organ x 10^3

	In Narkose n = 5	In Narkose + paraplegie Th7-8 n = 6
Haut	52 ± 13	70 ± 8
Bauchmuskel	84 ± 29	99 ± 21
Pfote	90 ± 28	41 ± 7
Pfote gelähmt	50 ± 14	67 ± 15
Lunge	550 ± 90	791 ± 17
Leber	270 ± 97	313 ± 72
Milz	928 ± 298	776 ± 172
Niere	3921 ± 670	2760 ± 420
Herz	2940 ± 899	3040 ± 66
Dünndarm	682 ± 175	815 ± 167

Tabelle 2. Tierversuch (Ratten) Blutvolumenbestimmung mit Cr^{51} markierten Erythrocyten

	Kontrolle n = 15	Akute Querschnitt- lähmung Th7-8 n = 7	Hämorrhagischer Schock n = 5
Durchmischungszeit Cr^{51}–Ery	0,2 min	8 min	5–8 min
Blutvolumen	69 ± 2,6 ml/kg KG	51 ± 3,5 ml/kg KG	53 ± 4,2 ml/kg KG

Tabelle 3. Patienten mit Querschnittlähmung. Blutvolumenbestimmung mit Cr^{51} markierten autologen Erythrocyten und R^{131}JHSA

		Normalperson n = 20	Patienten mit Querschnittlähmung	
			akut n = 10	chronisch n = 40
Durchmisch- ungszeit	Cr^{51}–Ery R^{131}JHSA	8 min 5 min	75 min > 120 min	22 min 21 min
Verschwinde- rate	Cr^{51}–Ery R^{131}JHSA	0,1%/Std 8%/Std	0,1%/Std > 40%/Std	0,1%/Std 28%/Std
Blutvolumen	Cr^{51}–Ery	68 ml/kg KG	68 ml/kg KG	61 ml/kg KG

Literatur

1. Lenz J, Seifert J, Brendel W, Holle F (1977) Messungen der Magenwanddurchblutung beim Hund mit radioaktiven Microspheres nach trunculärer Vagotomie. Langenbecks Archiv Chirurg Forum Suppl, S 199–202
2. Lob G, Seifert J, Stoephasius E, Probst J (1972) Die Bestimmung des Blutvolumens bei Querschnittgelähmten. Hefte Unfallheilkd 110: 247–250
3. Meinecke F W (1974) Die Verletzungen der Wirbelsäule mit Markschäden. In: Zenker R, Deucher F, Schink W (Hrsg) Chirurgie der Gegenwart., Bd 4, 16, S 1–51. Urban u. Schwarzenberg, München Berlin Wien
4. Meyer G A, Berman I R, Doty D B, Moseley R V, Gutierrez V S (1971) Hemodynamic responses to acute qudriplegia with or without chest trauma. J. Neurosurg 34: 168–177
5. Ring J, Seifert J, Lob G, Stephan W, Probst J, Brendel W (1974) Elimination Rate of Human Albumin in Paraplegic Patients. Paraplegia 12: 139–144
6. Seifert J, Meßmer K (1971) Validity of blood volume determination in hemorrhagic shock in rats. Europ Surg Res 3: 306–314

3. Arthroskopie

a) Technik

Technische Probleme bei der Arthroskopie

W.D. Schellmann und J. Mockwitz, Peine/Frankfurt/M.

Über den Stellenwert der Arthroskopie bei der Diagnostik von Kniegelenksverletzungen und -erkrankungen wird es nach den Erfahrungen der letzten Jahre kaum noch Zweifel geben. Wie jede andere diagnostische Methode verlangt aber die Arthroskopie ein hohes Maß an Erfahrung. Sie sollte der Klinik vorbehalten und in Vorbereitung, Durchführung und Nachsorge einem großen operativen Eingriff gleichgestellt werden.

Daß auch bei einem größeren Erfahrungsgut technische Probleme auftauchen können, soll im Folgenden dargestellt und Hinweise zur Bewältigung dieser Probleme gegeben werden. Einige dieser Vorschläge gelten unter der Voraussetzung einer Arthroskopie unter Gasfüllung.

Verbesserung der technischen Vorausetzungen

Zur Begrenzung eines allerdings nur sehr selten zu beobachtenden subcutanen Gasemphysems empfielt sich das Anlegen einer Blutsperre, welche im Gegensatz zu einer Blutleere das natürliche Gewebekolorit nicht beeinträchtigt.

Das jeder Arthroskopie vorausgehende Ausspülen des Kniegelenkes kann aus Gründen der Zeitersparnis mit einer Blasenspritze unter Verwendung eines speziellen Ansatzes, die Entleerung des Gelenkes über den Absauger erfolgen.

Zur Absicherung gegen Sterilitätsfehler empfiehlt sich die Verwendung eines im Handel befindlichen dünnlumigen Faltenschlauches. Er sichert den über Hautniveau herausragenden Schaftteil des Trokars gegen jegliche Kontamination ab.

In bestimmten Untersuchungsphasen werden Drehbewegungen der Optik durch die seitlichen Ansatzstutzen samt Schlauchsystem behindert. Ein ebenfalls im Handel befindliches drehbares Zwischenstück gestattet, bei feststehendem Trokar jede gewünschte Drehung der Optik durchzuführen.

Bei Verwendung der heute nahezu obligatorischen Abdeckfolie sollte eine ausreichende große Stichincision angelegt werden. Anderenfalls besteht die Gefahr einer Folienimplantation in das Gelenk.

Kunstgriffe bei Durchführung der Arthroskopie

Beim überwiegend angewandten unteren äußeren Zugang, bei dem der mandrinbewehrte Trokar zwischen Oberschenkelrolle und Kniescheibe nach innen oben in das Gelenk eindringt, passiert es nicht selten, daß der Fettkörper auf größere Strecke aufgefädelt wird. Die späteren Manipulationen in Richtung auf den inneren und äußeren Kniegelenkspalt können dadurch behindert werden. Durch Herabdrängen der Kniescheibe, bei gestrecktem Gelenk, läßt sich gewährleisten, daß der Trokar auf kürzestem Weg und möglichst weit vom Patellaunterrand entfernt eindringt.

Die Inspektion der Hinterhornbereiche wird nicht selten durch nachsickernde Reste der Spülflüssigkeit behindert. Es empfiehlt sich beim Absaugen der Spülflüssigkeit den hinteren Recessus nachdrücklich auszumassieren.

Kontaktbedingte Verunreinigungen der Optik beeinträchtigen oft die Bildqualität. Eine nach teilweisem Absaugen vorgenommene Neufüllung des Gelenkes mit Gas reinigt die Optik nahezu immer.

Der Vorfall von Fettkörperzotten, aber auch frei flottierender Meniscuszungen, behindert gelegentlich die Orientierung erheblich. Mit der tief in die Fossa intercondylica eingeführten $110°$-Optik läßt sich beim Rückführen das Sichthindernis abdrängen.

Die Darstellung der hinteren Meniscusabschnitte wirft nicht selten Probleme auf. Gerade hier ist der Einsatz eines Mitarbeiters unerläßlich. Maximale Ab- bzw. Adduktion bei wechselnder Innen- bzw. Außenrotation des um ca. $40°$ gebeugten Kniegelenkes lassen nahezu jedes Sichtproblem bewältigen.

Die sichere Beurteilung des Meniscus ist ohne Besichtigung seiner Unterfläche nicht möglich. Eine seitlich eingeführte kräftige Peridural-Nadel mit Mandrin ermöglicht die Elevation des freien Meniscusrandes, kann aber auch bei Verdrängung von Sichthindernissen anderer Art sowie zur Beurteilung der Knorpelbeschaffenheit dienen. Freie Körper können mit einer solchen Nadel fixiert und Größenverhältnisse sicher beurteilt werden.

Beim Vorliegen kleiner Knorpelfetzen, kleiner Meniscuszungen, kleiner freier Körper oder Fremdkörper ist der Entschluß zur Arthrotomie nicht immer leicht. Über einen zusätzlich eingebrachten Trokar kann man diese Gebilde mit einer Faßzange und unter Sicht – bei genügender Übung – mühelos entfernen. Der Eingriff dauert nur unwesentlich länger und erspart den Patienten die Arthrotomie.

Die Besichtigung des Meniscushinterhornbereiches kann trotz Aufklappung erschwert sein. Durch kräftigen Druck auf die Kniekehle läßt sich dieser Meniscusabschnitt dem Arthroskop entgegendrängen und besser beurteilen.

Die Zahl der Beispiele über Probleme bei der Arthroskopie und deren Lösung ließe sich beliebig fortsetzen. – Die zur Verfügung stehende Zeit läßt dies aber nicht zu.

Für den erfahrenen Arthroskopiker mögen meine Ausführungen nichts Neues bedeuten. Ich habe aber die Hoffnung, daß dem Anfänger bei der Anwendung einer so leistungsfähigen diagnostischen Methode die eine oder andere Enttäuschung erspart werden kann.

Zusammenfassung

Auch unter der Voraussetzung größerer Erfahrung können bei Durchführung der Arthroskopie technische Probleme auftreten.

Im Vortrag wurden Vorschläge zur Verbesserung der technischen Voraussetzungen gemacht und Kunstgriffe bei der Durchführung der Arthroskopie dargelegt.

Erfahrungen mit der Arthroskopie über einen zentralen Zugang durch das Lig. Patellae unter Benutzung verschiedener Winkeloptiken

A. Wentzensen, U. Holz und H.H. Schauwecker, Tübingen

Die Arthroskopie hat sich in den letzten Jahren zu einem zuverlässigen Verfahren bei der Beurteilung unklarer Kniegelenksbeschwerden entwickelt. Die Technik erscheint ausgereift und standardisiert. Bei der Durchsicht der Literatur stellt man fest, daß manche Autoren keine Angaben zu den von ihnen benutzten Zugangswegen machen. Andere Autoren betonen, daß sie mehrere Zugänge benutzen um ihre diagnostische Treffsicherheit zu erhöhen. Als Standardzugang gilt der von Watanabe 1968 angegebene antero-laterale Zugang.

1976 hat Gillquist erstmals auf einen zentralen Zugang durch das Lig. Patellae hingewiesen.

Eigenes Vorgehen

Wir haben am Leicheknie den antero-lateralen Zugang mit dem zentralen Zugang verglichen und festgestellt, daß letzterer den Vorteil bietet, durch das Plazieren des Arthroskops in der Fossa intercondylaris vorne die beste Position für die Untersuchung des gesamten Gelenkes über einen einzigen Zugang zu erzielen.

In der Zeit vom 1.10.1978–31.8.1979 haben wir 128 Arthroskopien über den zentralen Zugang durchgeführt. Die Untersuchungen erfolgten jeweils in Allgemein- oder Rückenmarksbetäubung und Operationsbereitschaft. Das betroffene Kniegelenk war so gelagert, daß eine Beugung von 90° möglich war.

Einführen des Arthroskops

Nach Folienabdeckung quere Hautincision etwa 1 cm unterhalb der Patellaspitze. Einführen des spitzen Obturators mit einer Drehbewegung durch das Lig. Patellae und Austauschen gegen den stumpfen Obturator. Durchstoßen der Synovia unter gleichzeitiger Streckung des Kniegelenks. Plazieren des stumpfen Obturators in der vorderen Fossa intercondylaris und Einsetzen der 30°-Optik.

Auffüllen des Gelenkes

Das Gelenk wird mit Ringerlösung gespült und anschließend mit CO_2 aufgefüllt, wobei der von uns verwendete Druck bei maximal 80 mmHg liegt.

Mediales und laterales Kompartment

Man blickt nun auf die Fossa intercondylaris mit dem vorderen Kreuzband und der Plica synovialis. Unter Außenrotation und Valgusstreß wird der mediale Meniscus bei einer Beugestellung von etwa 45° inspiziert. Je nach Beschaffenheit des medialen Bandapparates und Weite des Kniegelenkes ist auch die Betrachtung des medialen Hinterhorns möglich.
  In Zweifelsfällen verwenden wir über einen gesonderten Zugang ein Häkchen.
  Die Optik wird etwas zurückgezogen und unter leichter Bewegung die mediale Condylengelenkfläche inspiziert. Auch der mediale Recessus läßt sich von hier aus beurteilen.
  Die Besichtigung des lateralen Meniscus geschieht unter Innenrotation, Varusstreß und Beugung von 45°. Die Beurteilung des lateralen Hinterhornes ist in der Regel nicht schwierig. Der laterale Meniscus kann häufig in seiner gesamten Circumferenz gut überblickt werden. Die Inspektion der lateralen Condylengelenkfläche und des lateralen Recessus schließt sich an.

Femoro-Patellargelenk

Nach Zurückziehen der Optik wird das Femoro-Patellargelenk in Streckstellung eingestellt und besichtigt. Die mediale und laterale Hinterfläche der Patella können ohne Schwierigkeiten betrachtet werden. Die Beurteilung des oberen Recessus erfolgt nach Passieren des Femoro-Patellargelenkes.

Hinteres Kompartment

Unter Sicht erfolgt nun mit der 30°-Optik die Passage zwischen hinterem Kreuzband und medialem Condylus in das postero-mediale Kompartment. Man blickt auf die hintere Kapsel.
  Die 30°-Optik wird jetzt gegen die 70°-Optik ausgewechselt. Durch Drehung nach medial unten sowie leichtes Zurückziehen läßt sich das mediale Hinterhorn einstellen. Durch Innenrotation des Unterschenkels kann die Darstellung verbessert werden. In der Kapsel sind bei ausreichender Gasfüllung der mediale Kopf des M. gastrocnemicus und die Sehne des M. semimembranosus zu erkennen (Abb. 1).
  Die Beurteilung dieser Strukturen ist außerordentlich schwierig und erfordert große Erfahrung. Nach Drehen des Gesichtsfeldes nach lateral und gleichzeitigem Zurückziehen der Optik kommt das hintere Kreuzband am medialen Bildrand zur Darstellung.
  Die Inspektion des postero-lateralen Kompartments erfolgt in gleicher Weise. Auch hier wird zunächst die 30°-Optik unter Sicht in das hintere Kompartment eingeführt und dann gegen die 70°-Optik ausgewechselt. Bei günstigen Verhältnissen ist die Sehne des M. popliteus zu erkennen.

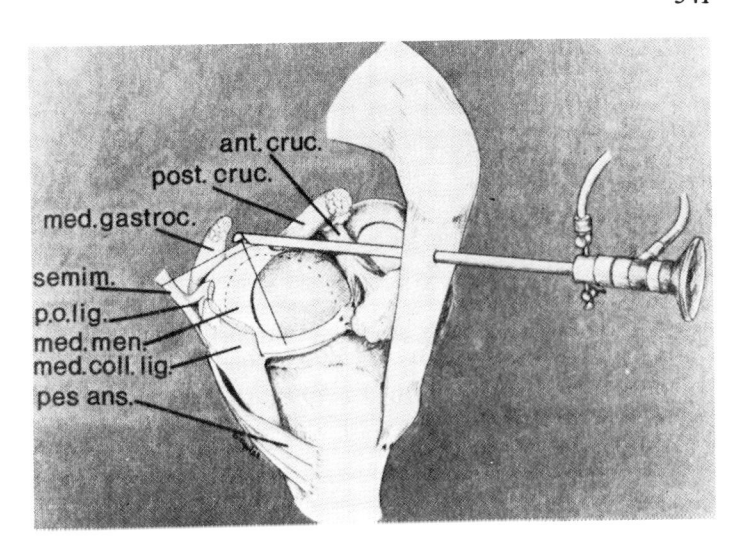

Abb. 1. Das Arthroskop ist zwischen hinterem Kreuzband und medialen Femurcondylus eingeführt. Blickrichtung medial (nach Gillquist)

Zusammenfassung

Aufgrund unserer Erfahrungen sind wir der Auffassung, daß die Arthroskopie über den zentralen Zugang die Möglichkeit bietet, von einem einzigen Zugang aus das gesamte Gelenk gründlich zu betrachten.

Als Komplikation, die dem Zugangsweg zuzurechnen ist, haben wir zu Beginn unserer Serie einmal eine kleine Aussprengung eines linsengroßen osteochondralen Fragmentes aus der unteren Patellaspitze beobachtet.

Literatur

1. Blauth W, Donner K (1978) Arthroskopie des Kniegelenks. Symposion Kiel
2. Gillquist G, Hagberg G, Oretorp N (1979) Arthroscopic Examination of the posteromedial Compartment of the Knee Joint. International Orthopaedics (SICOT) 3: 13–18
3. Hagberg G (1978) On Arthroscopy of the Knee Joint. Linköping University Medical Dissertations Nr. 57, Linköping
4. Henche H R (1978) Die Arthroskopie des Kniegelenks. Springer, Berlin Heidelberg New York
5. Watanabe M (1978) Present State of Arthroscopy. International Orthopaedics (SICOT) 2: 101

b) Diagnostische Arthroskopie

Arthroskopische Befunde beim ungeklärten blutigen Kniegelenkserguß*

P. Hertel, L. Zwank, L. Schweiberer, Homburg/Saar

Ein Kniegelenkserguß muß aus diagnostischen und therapeutischen Gründen möglichst quantitativ punktiert werden [3]. Das Symptom „blutiger Erguß" ist Anzeichen für eine Verletzung von intraarticulären Strukturen. Im einzelnen können es sein:
Frakturen,
osteochondrale Fragmente,
osteochondrale Fissuren,
chondrales Fragment,
Bandverletzung,
Meniscusverletzung,
Synovialverletzung,
Kapselverletzung.

Wir haben beim blutigen Kniegelenkserguß ein gewisses Schema zur Diagnose der anatomischen Läsion des Knieinnenraumes einzuhalten (s. Schema 1).

Frakturen sind durch Fettbeimengung vermutbar und durch gezielte Röntgendiagnostik nachzuweisen.

Bandverletzungen werden klinisch durch die körperliche Untersuchung diagnostiziert. Da Bandverletzungen bereits nach wenigen Stunden durch einen Muskelspasmus maskiert sein können, sollte bei entsprechendem, durch Anamnese und Palpationsbefund erhärtetem Verdacht, eine Untersuchung in Narkose bzw. Spinalanaesthesie erfolgen. Auch bei ausgeschaltetem Muskeltonus kann allerdings eine isolierte vordere Kreuzbandverletzung nicht entdeckt werden.

Erweist sich bei der Untersuchung in Anaesthesie der Bandapparat als stabil, wird unmittelbar die Arthroskopie angeschlossen. Bei dorsalen Instabilitäten, die immer durch einen Riß des hinteren Kreuzbandes verursacht sind, wird in jedem Falle arthroskopiert: Der seltene femorale Ausriß des hinteren Kreuzbandes sowie weitere Knieinnenverletzungen können ausgeschlossen werden (der mittlere und distale Anteil des hinteren Kreuzbandes wird von dorsal freigelegt).

In 62 Fällen, bei denen die Ursache eines blutigen Kniegelenksergusses nach diesem Schema weder durch körperliche Untersuchung (inklusive Untersuchung in Anaesthesie) noch durch Röntgendiagnostik gefunden werden konnte, erbrachte die Arthroskopie die in Tabelle 1 aufgeführten Diagnosen. Besondere Beachtung verdient die häufige Verletzung des vorderen Kreuzbandes, die sich primär ohne Verletzung weiterer Bandstrukturen nicht an einer Instabilität nachweisen läßt. Erst sekundäre Schäden (Meniscusriß, Bandlockerung) führen zur Diagnose. In einem relativ hohen Prozentsatz der Wahlmeniscektomien wird bei systematischer Inspektion der Intercondylenregion ein alter Riß des vor-

---

* Der Firma Wolf GmbH, D-7134 Knittlingen sind wir für technische Unterstützung sehr dankbar

Schema 1

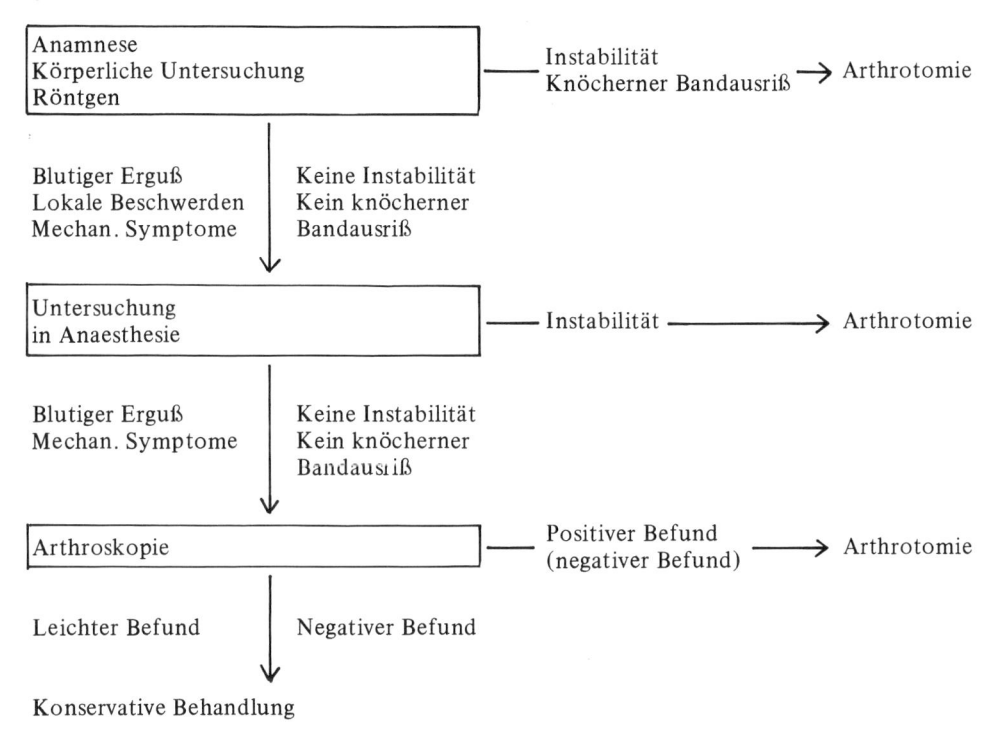

```
┌─────────────────────────┐
│ Anamnese                │ ─── Instabilität
│ Körperliche Untersuchung│     Knöcherner Bandausriß ──→ Arthrotomie
│ Röntgen                 │
└─────────────────────────┘
         │
Blutiger Erguß      Keine Instabilität
Lokale Beschwerden  Kein knöcherner
Mechan. Symptome    Bandausriß
         ▼
┌─────────────────────────┐
│ Untersuchung            │ ─── Instabilität ──────────→ Arthrotomie
│ in Anaesthesie          │
└─────────────────────────┘
         │
Blutiger Erguß      Keine Instabilität
Mechan. Symptome    Kein knöcherner
                    Bandausriß
         ▼
┌─────────────────────────┐
│ Arthroskopie            │ ─── Positiver Befund ───────→ Arthrotomie
│                         │     (negativer Befund)
└─────────────────────────┘
         │
Leichter Befund     Negativer Befund
         ▼
Konservative Behandlung
```

deren Kreuzbandes entdeckt (Tabelle 2). Bei Patienten, die längere Zeit nach einem Kniegelenkstrauma, bei dem ein blutiger Erguß abpunktiert wurde, zur Arthroskopie kommen, zeigt sich häufig ein alter Riß des vorderen Kreuzbandes (Tabelle 3). Eine typische Kombinationsverletzung des Kniegelenkes nach Innenrotationsdistorsion mit nachfolgendem Kniegelenkserguß ist in Abb. 1 und Abb. 2 dargestellt. Derartige Verletzungen sind nur arthroskopisch zu diagnostizieren.

Tabelle 1. Haemarthros unklarer Genese (n = 62)

Knorpelverletzung	25
Meniscusverletzung	8
Vordere Kreuzbandruptur	11
Partielle Bandverletzung	21
Synovialverletzung	19
Keine Verletzung gefunden	4
	88
Operation notwendig	28
Operation vermieden	34
	62

Tabelle 2. Diagnose einer vorderen Kreuzbandverletzung anläßlich der Meniscektomie (n. Zippel, 1973)

4,7%	Zippel (1964)
6,0%	Hofmann (1936)
7,0%	Weisbach (1939)
10,0%	Spira (1933)
20,0%	Wittek (1933)

Tabelle 3. Arthroskopische Befunde bei 9 Patienten mit Beschwerden nach früherem ungeklärtem Haemathros (12/76–9/79–231 Arthroskopien)

Vorderer Kreuzbandriß	6
Außenmeniscusriß	2
Innenmeniscusriß	1
Osteochondrale Patellafraktur	1
Chondromalacia Patellae	1
Knorpelkontusion	1
	13

Die Sicherheit der arthroskopischen Diagnostik ist in Tabelle 4 dargestellt. In 24 von 28 Fällen, die nach der arthroskopischen Klärung eines blutigen Kniegelenksergusses arthrotomiert wurden, war eine korrekte Diagnose gestellt worden. In 4 Fällen wurden während der Arthrotomie weitere Läsionen entdeckt.

Für die Arthroskopie beim blutigen Kniegelenkserguß sind folgende Gesichtspunkte besonders hervorzuheben:

1. Ein zentraler Zugang durch das Lgt. patellae ermöglicht unter Verwendung der Winkeloptik Einsicht in sämtliche Winkel und Höhlen des Kniegelenkes [1]. Ausgenommen davon ist lediglich in einigen Fällen der postero-mediale Anteil des Innenmeniscus sowie die peripheren dorsalen Anteile der Femurcondylen. Bei klinischem Verdacht auf eine Läsion in diesem Bereich soll vor der Probearthrotomie nicht zurückgeschreckt werden.
2. Bei Entfernung der teilweise geronnenen Blutcoagula ist häufig eine ausgedehnte Spülung notwendig.
3. Die regelmäßige Verwendung eines Tastinstrumentes (stumpfer, leicht angewinkelter Haken) erleichtert die Beurteilung der Meniscushinterhörner, der Kreuzbandführung, der Knorpeloberflächen und die Identifizierung von Blutcoagula. Die Einschätzung der Größenverhältnisse wird erleichtert.
4. Von einem streng schematischen Vorgehen sollte man sich auch nicht nach dem Entdecken einer definierten Läsion abbringen lassen. Mehrfachläsionen sind möglich (Tabelle 2).
5. Bei Korbhenkelrissen und chondralen Frakturen ist eine arthroskopisch kontrollierte Operation möglich, ohne das Gelenk durch eine übliche Arthrotomie zu eröffnen [2].

Mit dem geschilderten Weg kann eine weitgehend sichere Primärdiagnostik von Kniebinnenverletzungen betrieben werden. Sie ermöglicht eine causale Therapie und hilft, Spätschäden, wenn nicht zu vermeiden, so doch angemessen zu deuten. Die arthroskopische

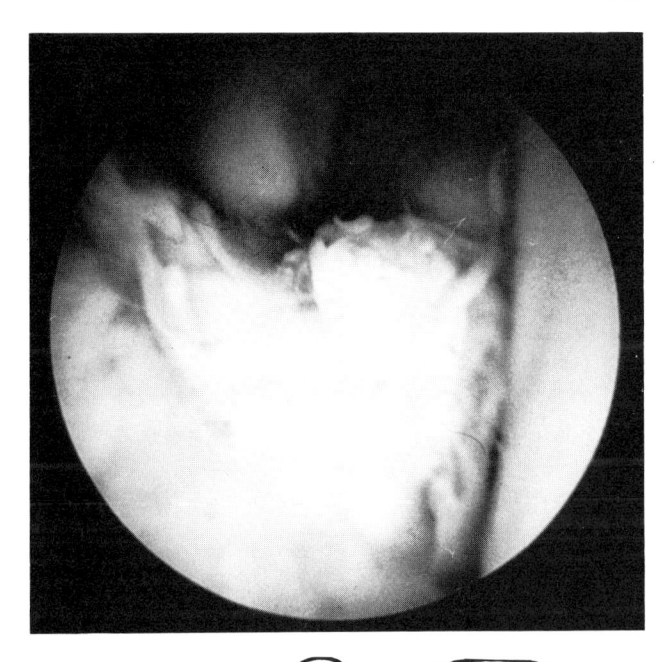

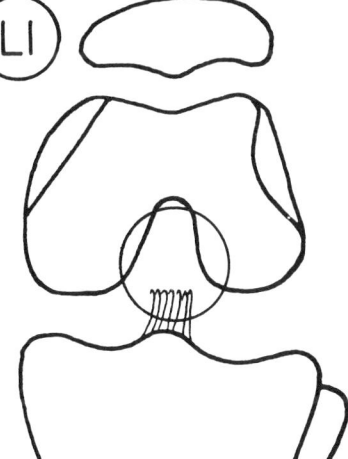

Abb. 1. B.M., 26 J. – Distorsionstrauma des li. Kniegelenkes beim Fußballspiel 5 Tage zuvor. Haemarthros. Darstellung der Intercondylenregion mit Teilriß des vorderen Kreuzbandes

Diagnostik eines ungeklärten blutigen Kniegelenksergusses ist für Patient und Arzt nützlich, so aufwendig sie auch erscheinen mag. Der Tutor als therapeutischer Reflex auf einen blutigen Kniegelenkserguß ist eine ungewisse Reaktion für ungewisse Zeit bei ungewisser Verletzung. Die Schwierigkeiten einer allgemein verbreiteten Anwendung der arthroskopischen Diagnostik eines ungeklärten blutigen Kniegelenksergusses liegen klar auf der Hand.

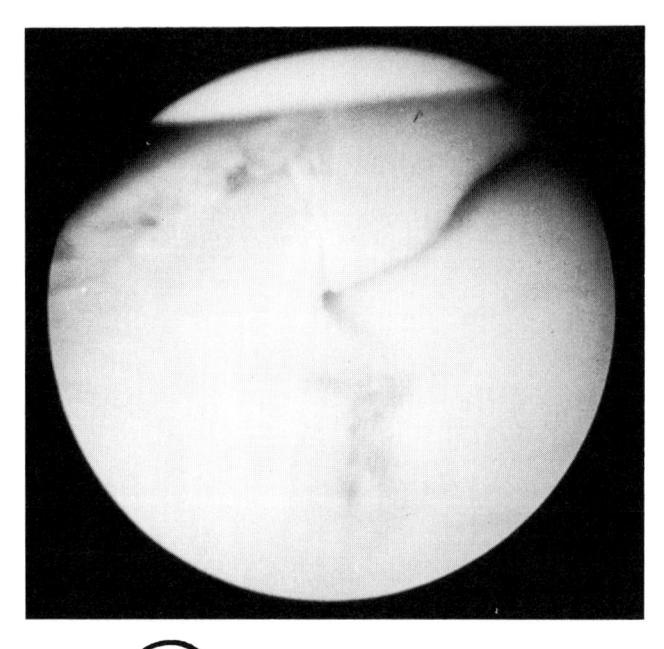

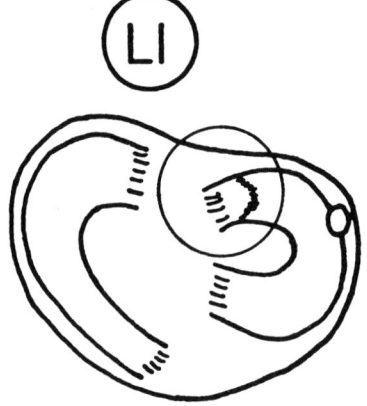

Abb. 2. B.M., 26 J. – Einstellung des Hinterhorns des li. Außenmeniscus. Es liegt ein kompletter Radiärriß vor

Tabelle 4. Diagnostische Sicherheit der Arthroskopie (62 Fälle mit ungeklärtem blutigem Kniegelenkserguß)

Sofortige Arthrotomie (28)	
Diagnose korrekt (+)	24
Diagnose inkorrekt (+)	0
(−)	4
Keine Arthrotomie (34)	
Blutungsquelle sicher	25
Blutungsquelle unsicher	9
	62

Literatur

1 Gillquist J, Hagberg G, Oretorp N (1977) Arthroscopy in acute injuries of the knee joint. Acta Orthop Scand 48: 190–196
2 O'Connor R (1977) Arthroscopy. J B Lippincott Company, Philadelphia Toronto
3 Puhl W, Dustmann H O, Schulitz K P (1971) Knorpelveränderungen bei experimentellem Haemarthros. Z Orthop 109: 475–486
4 Zippel H (1973) Meniskusverletzungen und -schäden. Johann Ambrosius Barth, Leipzig

Kniegelenksarthroskopie

H. Rudolph und H. Dölle, Rotenburg (Wümme)

Wir haben vom Oktober 1977 bis August 1979 406 Arthroskopien bei 213 Männern und 193 Frauen durchgeführt. Der jüngste Patient war 5 Jahre, der älteste 82 Jahre alt.

Grundsätzlich arthroskopieren wir in Operationsbereitschaft im aseptischen Operationssaal, und nach vorheriger eingehender Aufklärung des Patienten wird, entsprechend dem Befund, sofort anschließend operiert. Bei der Arthroskopie gehen wir wie folgt vor (Tabelle 1).

Lagerung des Patienten auf geradem Op-Tisch in Allgemeinnarkose oder regionaler Leitungsanästhesie und Blutleere im aseptischen Operationssaal. Lokalanästhesie wurde bisher nicht angewandt. Nach Desinfektion des zu untersuchenden Beines und Abdecken mit Tüchern und Folie wird die Einführungsstelle am äußeren oder inneren oberen Absatz des Ligamentum patellae durch Stichincision mit dem Skalpell durch Folie und Haut markiert, anschließend der obere Recessus mit einer Kanüle punktiert und das Kniegelenk mit 50 bis 100 ml Ringer-Lösung aufgefüllt. Beim Bestehen eines Haemarthros oder eines trüben Kniegelenkergusses wird so lange gespült, bis die Spülflüssigkeit klar zurückfließt. Dann wir das Arthroskop durch die Incision eingeführt und an Lichtleitkabel und CO_2-Arthromat angeschlossen. Die Inspektion des mit CO_2 oder Ringer-Lösung – bei sehr stark getrübten Ergüssen oder frischen Verletzungen mit Haemarthros bevorzugen wir Ringer-Lösung – aufgefüllten Kniegelenkes erfolgt in der Reihenfolge: Mediale Kniegelenkshälfte, Kreuzbandregion, laterale Kniegelenkshälfte und retropatellare Gelenkfläche. Bei fraglichem oder unsicherem Befund, besonders wenn es um die Prüfung der Festigkeit von Bändern oder Meniscus, aber auch der Knorpelbeschaffenheit geht, wird neben dem Arthroskop nach kleiner Stichincision eine Manipulationssonde eingeführt, mit der die Knieinnenstrukturen geprüft werden können. Falls der Befund fotografisch dokumentiert wird, decken wir das Op-Feld mit einem großen Schlitztuch ab, wobei nur das Ocular der Optik herausschaut, und setzen den unsterilen Fotoapparat auf das Okular auf.

Beim Fotografieren besteht nach unserer Ansicht die größte Gefahr einer Kontamination des Op-Feldes mit Keimen. Eine Desinfektion oder Sterilisation des Fotoapparates halten wir einerseits für recht unzuverlässig und andererseits wegen der unvermeidbaren

Schädigung der empfindlichen Apparatur nach kürzerer oder längerer Zeit für zu kostspielig und damit unvertretbar.

Das Tuch wird nach dem Fotografieren zusammen mit Fotoapparat, Arthroskop und allen Zuleitungen zum Untersucher hin und gleichzeitig mit dem entsprechenden Füllmittel entfernt. Die Stichincision selbst wird durch eine Hautnaht versorgt, dann ein Kompressionsverband mit Schaumgummi und elastischer Binde angelegt und das Bein für 12 Std hochgelagert. Wir führen Arthroskopien grundsätzlich stationär durch, was bei alleiniger Arthroskopie einen stationären Mindestaufenthalt von 24 Std erfordert.

Nun zur Indikationsstellung (Tabelle 2). Wir führen grundsätzlich vor jeder Arthrotomie des Kniegelenkes die Arthroskopie durch, des weiteren bei allen Kniegelenksverletzungen, vor allem auch bei Ergüssen und Verdacht auf Knochen-, Knorpel-, Band- oder Meniscusläsion.

Bei schweren Tibiakopffrakturen ist dies selbstverständlich nicht notwendig, da hier von vornherein eine großzügige Freilegung des Kniegelenkes erforderlich ist. Weitere Indikationen sind alle länger bestehenden Kniegelenksbeschwerden, vor allem wenn diese durch konservative Therapie nicht gebessert werden können. Sehr wertvoll ist die arthroskopische Beurteilung in der Heilverlaufskontrolle nach operativer oder auch bei konservativer Therapie, zum Beispiel nach Gelenkstoilette, Knorpel- oder Knochentransplantationen, gequetschten oder stark degenerativ veränderten Menisci oder auch bei schwerer Synovialitis. Transarthroskopische Eingriffe sind eine weitere Indikation. Wir selbst nehmen aber nur ausnahmsweise transarthroskopische Probeexcisionen aus der Synovialis vor.

Kontraindikationen (Tabelle 3) sind das Fehlen geeigneter aseptischer Räume und eine unzureichende Erfahrung des Untersuchers. Gerinnungsstörungen und frische Verletzungen mit Haemarthros innerhalb der ersten Stunden nach Trauma erlauben fast nie eine akzeptable Übersicht im Gelenk. Bei schwerster Gonarthrose ohne jegliche operative Konsequenz halten wir die Arthroskopie ebenfalls für nicht indiziert. Hautläsionen im Kniebereich sowie schmierige Wunden bilden ebenfalls, wie bei jeder Arthrotomie, eine Kontraindikation.

Unter den heute unbestrittenen Vorzügen der Kniegelenksarthroskopie ist besonders die direkte und sehr gute Übersicht des Knieinnenraumes mit seinen gesamten Stukturen hervorzuheben, die von keiner klinischen oder röntgenologischen Untersuchungsmethode, auch nicht in Kombination, erreicht werden kann.

Tabelle 1. Methodik der Kniegelenksarthroskopie

1. Rückenlagerung des Patienten auf geradem Op-Tisch in Narkose und Blutleere.
2. Desinfektion des Beines und Abdecken mit Tüchern und Folie.
3. Markierung der Einführungsstelle durch Stichincision mit Skalpell.
4. Punktion des oberen Recessus, Auffüllen und evtl. Spülung des Kniegelenkes mit Ringer-Lösung.
5. Einführen des spitzen Trokar und anschließend der Optik (Lumina SL mit $170°$ und $100°$ Blickrichtung – 3,4 mm) durch die Trokarhülse (4,5 mm).
6. Anschluß des Arthroskops nach Wruhs mit Lichtleitkabel und CO_2-Arthromat.
7. Inspektion des mit CO_2 oder Ringer-Lösung aufgefüllten Kniegelenkes.
8. Falls notwendig periarthroskopisches Einführen einer Manipulationssonde (Überprüfung von Menisci, Knorpel, Bändern etc.).
9. Farbfotografische Dia-Befunddokumentation (Rolleiflex SL 35 M).
10. Entfernung von Füllmittel und Arthroskop.
11. Eine Hautnaht, Kompressionsverband, Ruhigstellung des Kniegelenkes für 12 Std.

Dies spielt eine bedeutende Rolle bei einer anschließend durchzuführenden Operation bezüglich Op-Taktik, Schnittführung, Beurteilung der Dauer des Eingriffes etc.

Voraussetzung ist selbstverständlich, daß der Untersucher über die dementsprechende Erfahrung verfügt und nicht mit falsch verstandenem Pioniergeist und ohne Kontrolle auf Kosten seiner Patienten Erfahrungen sammelt. Es gibt heute genügend Kliniken, wo man diese Untersuchungstechnik erlernen kann. Weiterhin ist als außerordentlich positiv zu werten, daß es sich bei der Arthroskopie um einen kleinen und schonenden Eingriff bei niedriger Fehldiagnosen- und Komplikationsrate handelt, daß eine farbfotografische Befunddokumentation möglich ist, wie die Möglichkeit transarthroskopischer Eingriffe. Nachteile sind unzweifelhaft eine geringe Verlängerung der Operationsdauer bei von vornherein vorgesehener Arthrotomie, die größere Infektgefahr bei Verwendung eines Fotoapparates sowie das wegen der erforderlichen Asepsis aufwendige räumliche, technische und personelle Vorgehen.

Bei entsprechender Erfahrung ist die Komplikationsrate gering (Tabelle 4). Einer unserer Patienten, bei dem nachfolgend eine Arthrotomie mit Meniscusresektion durchgeführt

Tabelle 2. Indikationen zur Kniegelenksarthroskopie

1. Vor jeder Arthrotomie
2. Knieverletzungen mit Verdacht auf Knochen-, Knorpel-, Band-, Meniscusläsion (Ausnahme: Tibiakopftrümmerbrüche)
3. Unklare Kniegelenksbeschwerden
4. Therapieresistenz, -mißerfolg bei konservativer Behandlung
5. Heilverlaufskontrolle nach operativer und während konservativer Behandlung
6. Transarthroskopische Operationen

Tabelle 3. Kontraindikationen zur Kniegelenksarthroskopie

1. Unzureichende Voraussetzungen (Instrumente, Op-Räume, Personal)
2. Gerinnungsstörungen
3. Schwerste Gonarthrosen ohne operative Konsequenz
4. Hautläsionen

Tabelle 4. Komplikationen bei 406 Arthroskopien

	n	%
1. Infektionen		
Ohne nachfolgende Arthrotomie	0	—
Mit nachfolgender Arthrotomie	1	0,2
2. Gesetzter Knorpelschaden		
Ohne Korrekturerfordernis	15	3,7
Mit Korrekturerfordernis	0	—
3. Kapselrisse durch zu hohen Füllungsdruck		
Mit Ringerlösung	4	1,0
Mit CO_2	0	—
4. Falschnegative Diagnose	2	0,5
5. Falschpositive Diagnose	9	2,2

wurde und der sich am nächsten Tag post operationem eine schwere Infektion der Atemwege zuzog, bekam 5 Tage später ein Kniegelenksempyem, welches zur Arthrodese führte. Erwähnenswerte und zu korrigierende Knorpelschäden durch Trokar oder Arthroskop sahen wir nicht, dagegen kam es durch zu hohen Fülldruck mit Ringer-Lösung in 4 Fällen zu einem Kapselriß und Austritt der Lösung in die Weichteile.

Ein Gewebeemphysem bei CO_2-Insufflation haben wir bisher nicht beobachten können. Falschnegative Diagnosen wurden in 2 Fällen, falschpositive Diagnosen in 9 Fällen gestellt. Seit der Benutzung der Manipulationssonde haben wir jedoch keine unangenehme Überraschung mehr erlebt.

Der Stellenwert der Arthroskopie bei der Diagnostik von traumatischen und nicht-traumatischen Kniegelenkschäden

J. Mockwitz, J. Tamm und W.-D. Schellmann, Frankfurt/M. und Peine

Um zum Stellenwert der Arthroskopie in der Diagnostik der traumatischen und nicht-traumatischen Kniegelenksschäden eine begründete Aussage machen zu können, haben wir insgesamt 588 Arthroskopien ausgewertet, die vom 25.4.1975 bis 31.8.1979 an der Berufsgenossenschaftlichen Unfallklinik Frankfurt/Main durchgeführt und durch Befundprotokolle, endoskopische Fotos, Operationsberichte und histologische Untersuchungsergebnisse dokumentiert sind.

Die Ergebnisse der klinischen Untersuchung, der Röntgenuntersuchung, der Arthrographie und Arthroskopie wurden dann, soweit als möglich, mit dem intraoperativen Befund und mit dem weiteren klinischen Verlauf verglichen.

Zum besseren Vergleich haben wir vier Basisdiagnosen gewählt:

Meniscusschäden	278	=	47%
Posttraumatische Knorpelschäden	69	=	12%
„Unklare Kniebeschwerden"	142	=	24%
Sonstige	99	=	17%
	588		100%

Diese letztere Gruppe wurde nicht in die Beurteilung miteinbezogen, da es sich im wesentlichen um Kontroll-Arthroskopien bei bereits feststehender Diagnose handelte.

Die klinische Diagnose „Meniscusschaden" wurde insgesamt 110mal durch Kontrastmittelfüllung des Kniegelenkes kontrolliert. Wie die weitere Untersuchung durch Kniegelenkspiegelung bzw. Operation zeigte, war diese Diagnose zu 45,2% richtig und 38,4% bedingt richtig, d.h. die *wesentliche* Erkrankung oder Verletzungsfolge war nicht erkannt worden. In 16,4% erwies sich die arthroskopische Diagnose eindeutig als falsch.

Die Arthroskopie hat in 53% der Fälle die klinische Diagnose eines Meniscusschadens bestätigt, bei den angeschlossenen 162 Arthrotomien erwies sich die arthroskopische Diagnose nur dreimal als falsch bzw. unzureichend (= 1,8%).

Bei 27% der Patienten konnte ein Meniscusschaden endoskopisch ausgeschlossen werden, jedoch wurden andere Schäden als Ursache der Beschwerden nachgewiesen. Ein Fünftel aller mit der klinischen Verdachsdiagnose auf Meniscusläsion endoskopisch untersuchten Patienten boten kein pathologisches Substrat, bei einem weiteren Fünftel bestand keine Operationsindikation, so daß bei insgesamt 42% dieser Patientengruppe die sonst wahrscheinliche sogenannte Probe-Arthrotomie erspart werden konnte.

Ähnlich lagen die Verhältnisse bei klinisch angenommenen Knorpelschäden nach einem Trauma. In 32% der Fälle lag das angeschuldigte Ereignis 4–6 Wochen zurück. Die klinische Diagnose wurde 10mal nicht bestätigt. Nur in 33,3% dieser Patientengruppe ergab sich eine Operationsindikation. Die arthroskopische Diagnose – Flake fracture (5) bzw. schwere Knorpelkontusion (17) – konnte dabei bestätigt werden.

Bei den restlichen Patienten lagen entweder degenerative Veränderungen oder ein, die klinischen Symptome nicht ausreichend erklärender arthroskopischer Befund vor.

Nicht selten konnten Verletzungsfolgen endoskopisch von vorbestehenden Schäden abgegrenzt werden. Hierbei sollte die Bedeutung und Dokumentation durch die Möglichkeit endoskopischer Fotografie oder gezielt entnommener Gewebsproben für feingewebliche Untersuchungen, u.a. auch für gutachterliche Zwecke, nicht unerwähnt bleiben.

Bei 42 Patienten war weder klinisch, röntgenologisch noch arthrographisch die Diagnose ausreichend zu sichern. Diese Patienten wurden mit sogenannten „unklaren Kniebeschwerden" der endoskopischen Untersuchung zugeführt. Auch in 9% der angeschlossenen Arthroskopien fand sich kein pathologisches Substrat, während bei 23% die Ursache der Beschwerden zwar geklärt werden konnte, aber eine operative Therapie nicht indiziert erschien.

In allen übrigen Fällen konnte durch das Ergebnis der Arthroskopie eine gezielte Behandlung, sei es konservativ oder operativ, eingeleitet werden. 35% aus dieser Patientengruppe wurden operiert, zweimal (= 1,49%) erwies sich die arthroskopische Diagnose als unzulänglich.

Unsere hier nur gerafft dargestellten Untersuchungsergebnisse und deren Auswertung glauben wir dahingehend interpretieren zu können, daß wir durch die Arthroskopie 194 Patienten (= 40%) von 489 endoskopisch Untersuchten eine Arthrotomie ersparen konnten, 19 Patienten lehnten die Operation ab.

Durch den bei der Operation erhobenen Befund wurde für die Arthroskopie eine Fehlerquote von 2,2% aufgedeckt.

Für die primäre klinische Diagnose ergab sich aus den Ergebnissen der weiterführenden Untersuchungen eine Fehlerquote von 32%; die häufigsten Fehler betrafen die klinische Meniscusdiagnostik.

Bei der Arthrographie ergab sich aus den endgültigen Befunden eine Häufigkeit der Fehldeutungen von 16,4%, bei 38,4% war die Befunderhebung zwar richtungsweisend, aber nicht eindeutig.

Somit erscheint uns trotz möglicher technischer Probleme, des relativ großen Aufwandes und aller Risiken einer „quasi-Operation" (unsere eigene Komplikationsrate lag bei 0,17%) die Aussagekraft der Arthroskopie der aller anderen diagnostischen Maßnahmen überlegen.

Literatur

Contzen H (1978) Indikationen für die Arthroskopie des Kniegelenkes. Unfallchirurgie 4: 150–152
Henche H R (1974) Indikation, Technik und Resultate der Arthroskopie nach Traumatisierung des Kniegelenkes. Sonderdruck „Der Orthopäde", Band III, S 178
Mockwitz J (1977) Voraussetzung für die Anerkennung eines Knorpelschadens als Unfallfolge. Hefte Unfallheilkd 129: 301–306
Mockwitz J (1978) Komplikationen der Arthroskopie. Unfallchirurgie 4: 242–249
Tamm J (1978) Ergebnisse und Aussagewert der Arthroskopie am Kniegelenk. Unfallchirurgie 4: 153–156
Schellmann W-D, Mockwitz J (1978) Zur Technik der Arthroskopie des Kniegelenkes. Unfallchirurgie 4: 242–245

Kniearthroskopie beim älteren Menschen – Beurteilungs- und Beweismittel bei Knorpel- und Meniscusschäden

I. Scheuer, S. Decker und J. Müller-Färber, Bochum

Arthroskopien des Kniegelenkes haben wir seit 1977 zur Erweiterung der Kniediagnostik über 500mal durchgeführt. Wegen der erforderlichen Kniegelenkdiagnostik bei Bergleuten mit langjähriger Untertagetätigkeit, alten Menschen und vielen frischen und älteren Knieverletzungen sind häufig unklare Kniegelenkbefunde abzuklären, zu behandeln und gutachterlich zu beurteilen.

Bei der in diesem Krankengut meist klinisch, röntgenologisch und arthrographisch nicht sicheren Diagnostik ersetzt die Arthroskopie die oft unbefriedigende und topographisch fehlerhafte Probearthrotomie.

Bei 500 ausgewerteten Arthroskopien lag in 53,6% der Fälle eine unklare Kniediagnose vor (Tabelle 1), d.h. aus den widersprüchlichen Befunden und anamnestischen Angaben ließ sich auch in Verbindung mit der Arthrographie nicht eindeutig die Indikation zur Therapie bzw. Arthrotomie stellen.

Bei 44,4% der Patienten mit unklarem Kniebefund wurde nach der Arthroskopie die Arthrotomie angeschlossen, 55,6% konnte jedoch eine Probearthrotomie erspart bleiben.

180 von 500 Patienten mit klinisch unklarem Kniebefund waren zuvor arthrographiert worden (Tabelle 2).

Nur in 43,3% der arthrographierten Patienten konnte arthroskopisch die Arthrographiediagnose bestätigt werden. Falsch war die vorausgegangene Arthrographie in 33,3%, eine teilweise Bestätigung der Arthrographiediagnose fanden wir arthroskopisch in 23,4% der Fälle. In etwa decken sich unsere Erfahrungen mit den unlängst von Glinz [1] gemachten Angaben.

Diese Zahlen stellen jedoch eine negative Auslese der zuvor arthrographierten Patienten dar, da nur diejenigen Patienten zusätzlich arthroskopiert wurden, bei denen eine Diskrepanz zwischen klinischem Befund und Arthrographiebefund bestand. In 17 Fällen arthro-

Tabelle 1. Klinisch unklare Kniebefunde bei 500 Arthroskopien

		N	
53,5%	„Unklare Knie-Diagnose":	268	
	davon: operiert	119	(44,4%)
	keine Operation	149	(55,6%)

Tabelle 2. 180 Arthrographien durch Arthroskopie kontrolliert

	N	
Arthroskopische Bestätigung	78	(43,3%)
Teilweise Bestätigung	42	(23,4%)
Keine Bestätigung	60	(33,3%)

(Entscheidung: Innen- oder Außenmeniscus-Operation: 17)

graphisch richtiger Diagnose wurde dem Operateur zusätzlich die Entscheidung des Incisionsortes durch vorausgegangene Arthroskopie erleichtert.

Von Bedeutung ist, daß 23,8% aller arthroskopierten Patienten älter als 50 Jahre, mehr als 1/3 der arthroskopierten bis zu 4mal am betroffenen Kniegelenk voroperiert waren. Jedem zweiten älteren Patienten konnte durch vorangegangene arthroskopische Befundklärung eine Probearthrotomie des Kniegelenkes und damit längere stationäre Behandlung mit teilweiser Immobilisierung und sich daraus ergebenden Komplikationsmöglichkeiten erspart werden.

Von Ausnahmen abgesehen, arthroskopieren wir immer in Regional- oder Allgemeinanästhesie sowie in OP-Bereitschaft unter Operationsbedingungen. Vorteil dieses Vorgehens ist gegenüber der Lokalanästhesie, daß der Knieinnenraum bei fehlender musculärer Gegenwehr des Patienten so besser beurteilt werden kann und die Einsicht der Meniscushinterhornbereiche erleichtert ist. Zur Entfaltung des Knieweichteilsmantels füllen wir das Kniegelenk mit Lachgas mit einem Insufflationsdruck von 50–60 mmHg. Über die Vorteile der Lachgasfüllung gegenüber der Verwendung von Kohlendioxyd oder Luft wurde bereits an anderer Stelle berichtet [5]. Nach dem arthroskopischen Eingriff werden insbesondere ältere Patienten immer 1–2 Tage stationär beobachtet, vor allem dann, wenn anamnestisch ein sogenanntes Reizknie oder Reizergüsse des betroffenen Kniegelenkes bekannt sind.

Arthroskopisch ist gegenüber herkömmlichen Untersuchungsmethoden das Ausmaß und der Grad von Knorpel- und Meniscusveränderungen und deren Kombinationsschäden besser beurteilbar [1, 3].

Bei dieser 67jährigen Patientin (Abb. 1) mit klinisch wechselnden, unklaren linksseitigen Kniebeschwerden wurde arthrographisch ein degenerativ veränderter Innen- und Außenmeniscus festgestellt. Röntgenologisch lag eine mittelgradige Panarthrose des Kniegelenkes vor (Abb. 1A). Die Arthroskopie ergab bei nur leicht degenerativen Knorpelveränderungen am Knieaußenspalt sowie leichten Außenmeniscusveränderungen einen hochgradigen Knorpelverschleiß an der Oberschenkelinnenrolle (Abb. 1B: a) sowie der inneren Schienbeinkopfgelenkfläche (Abb. 1B: b) mit mäßiger Auffaserung des freien Innenmeniscusrandes (Abb. 1B: c). Von einer Meniscusentfernung wurde abgesehen, da bei führender

Tabelle 3. Aufschlüsselung von 500 Arthroskopien nach Alter, Geschlecht, Zahl ihrer Voroperationen und versicherungsrechtlichen Stellungnahmen

119	(23,8%)	Patienten älter als 50 Jahre	
Verhältnis:	Männlich	:	Weiblich
etwa:	1	:	1
1/3 der Patienten: bis zu 4mal voroperiert			
Versicherungsrechtliche Stellungnahmen: 89mal (17,8%)			

Innenspaltarthrose die Entfernung des leicht degenerativ veränderten Innenmeniscus die Beschwerden der Patientin eher verschlimmert hätte, der Knorpelzerfall im belasteten Knieinnenspaltbereich beschleunigt worden wäre.

Isolierte, schwere, degenerative Meniscusveränderungen mit hochgradiger Auffaserung des gesamten Meniscus ohne auffälligen zusätzlichen Knorpelschaden sehen wir gelegentlich, beispielsweise auf dem Boden eines Meniscusganglions oder Scheibenmeniscus.

Hochgradige Knorpelveränderungen nach partieller Meniscusentfernung auf dem Boden einer degenerativen Meniscuserkrankung (BK 2101) finden wir am betroffenen Kniespalt erschreckend häufig. Es lassen sich wulstige, funktionell „schlechte" Meniscusreste mit völligem Knorpelabrieb im Bereich des Meniscusrestes von scheinbar „funktionstüchtigen"

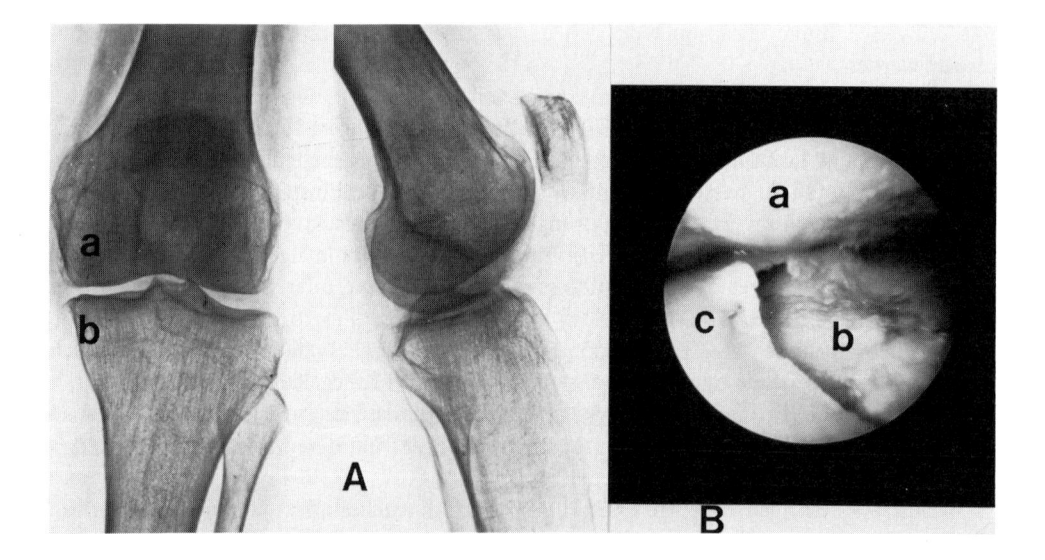

Abb. 1. Linkes Kniegelenk eines 67jährigen Patienten mit wechselnden, unklaren Kniegelenkbeschwerden. **A** Röntgenbilder in 2 Richtungen, **B** Arthroskopische Übersicht des linken Knieinnenspaltes. a Oberschenkelrolle mit Knorpelaufrauhung, b Mediale Schienbeinkopfgelenkfläche mit ausgedehnten Knorpelaufbrüchen und kleinen Defektbildungen, c Übersicht des Innenmeniscus; lediglich der freie Rand ist mäßig degenerativ aufgefasert und zerschlissen

Meniscusresten mit spärlichem Knorpelbesatz an Rolle und Schienbeinkopf im Kontaktbereich des Meniscusrestes differenzieren.

Bei entsprechender Fotodokumentation sind wir der Meinung, daß das angefertigte endoskopische Bild mit zur Klärung von Zusammenhangsfragen als Beweismittel angeführt werden kann [3]. Besonders röntgenologisch negative osteochondrale Frakturen sind zeitlich anhand von Form und Auskleidung der Knorpelrißränder und Mausbetten gut einzuordnen. Bei vorliegenden tiefen Knorpelulcerationen (Abb. 2) an Oberschenkelinnenrolle (Abb. 2B: a) sowie im tragenden Schienbeinkopfanteil 1 Jahr nach Innenmeniscusentfernung mit anerkannter BK 2102 und 25jähriger Untertagetätigkeit ist der jetzt vorliegende therapieresistente chronische Reizzustand des Kniegelenkes bei röntgenologisch nur mäßiger Arthrose (Abb. 2A) sicherlich dem fortschreitenden, hier gezeigten Knorpelzerfall und nicht einer 4 Wochen zuvor erlittenen Kniezerrung zuzuschreiben.

Zusammenfassend stellen wir fest, daß die Arthroskopie sich besonders zur Beurteilung klinisch unklarer Kniebefunde bewährt hat. Vor allem älteren Patienten können überflüssige, möglicherweise dem Gelenk und dem Allgemeinbefinden zusätzlich schadende Eingriffe erspart werden. Die operative Planung bei Knieinnenschäden wird nach vorangegangener Arthroskopie erleichtert. Als Verlaufskontrolle nach früheren Knieeingriffen zur Klärung von gutachterlichen Zusammenhangsfragen kann, falls eine operative Diagnostik indiziert ist, die arthroskopische Fotodokumentation dem Gutachter eine wesentliche Hilfe, die Diagnostik dem behandelnden Arzt sowie dem Patienten von großem Nutzen sein. Bei entsprechender Erfahrung ist mit einer arthroskopischen Aussagesicherheit von über 96% zu rechnen [2, 4, 6].

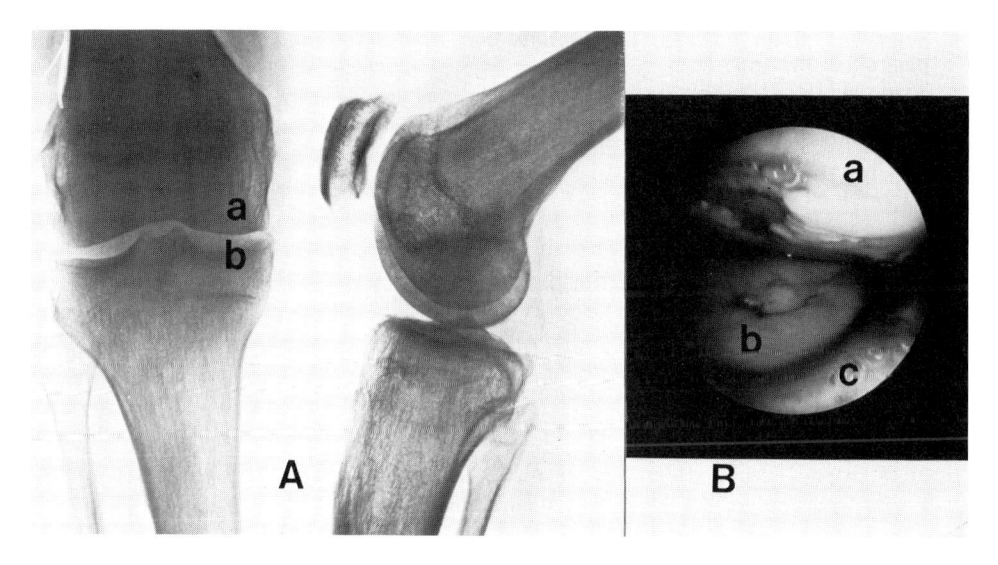

Abb. 2. Rechtes Kniegelenk eines 40jährigen Mannes, 1 Jahr nach Innenmeniscusentfernung (BK 2102). Jetzt Reizzustand nach 4 Wochen zurückliegender Kniegelenkzerrung. **A** Röntgenübersicht in 2 Richtungen, **B** Arthroskopische Darstellung des rechten Knieinnenspaltes. **a** Alte, tiefe Knorpelulcerationen im belasteten med. Oberschenkelrollen-Anteil, **b** Knorpelriefen, Aufbrüche und beginnende Defektbildungen des inneren Schienbeinkopfknorpels, **c** scharfrandiger, unauffälliger Innenmeniscusrandsaum nach Meniscusentfernung

Tabelle 4. Arthroskopische Aussage-Sicherheit

Bei 119 durch Arthrotomie Kontrollierten:

3mal (2,5%) Fehldiagnose
 (Unerfahrener Untersucher)
4mal (3,4%) Teilweise richtige Diagnose

5,9% Unsicherheit der Aussage

Bei 119 zuvor arthroskopierten Patienten fanden wir durch die anschließende Arthrotomie eine Übereinstimmung von Arthroskopie und Operationsbefund in 94,1% der Fälle. In unserem Krankengut waren die 3 Fehldiagnosen ausschließlich auf Anfangsschwierigkeiten sowie den zunächst unerfahrenen Untersucher zurückzuführen.

Literatur

1 Glinz W (1979) Diagnostische Arthroskopie und arthroskopische Operationen; Erfahrungen bei 500 Kniearthroskopien. Helv Chir Acta 46: 25–32
2 Henche H R (1974) Indikation, Technik und Resultate der Arthroskopie nach Traumatisierung des Kniegelenkes. Orthopäde 3: 178–183
3 Henche H R (1978) Die Arthroskopie des Kniegelenks. Springer, Berlin Heidelberg New York
4 Kieser Ch, Rütimann A (1976) Die Arthroskopie des Kniegelenkes. Schweiz med Wschr 106: 1631–1637
5 Scheuer I, Rehn J (1978) Die Technik der Arthroskopie mit Lachgasfüllung. Unfallheilkd 81: 661–663
6 Wruhs O (1972) Orthop Prax 9: 75–78

Arthroskopie bei Chondropathia patellae

H. Zollinger, Zürich

Retropatelläre Knorpelschäden werden mit zunehmender Häufigkeit beobachtet und bereiten im Frühstadium der klinischen Beurteilung und damit häufig auch der Festlegung von Therapie und Prognose erhebliche Schwierigkeiten.

Bandi bezeichnet das Patellarsyndrom seiner diagnostischen Zuverlässigkeit wegen zu Recht als Leitsyndrom der Chondropathia patellae [1]. In 90% unserer wegen klinischer Chondropathie-Zeichen arthroskopierter Patienten fand sich die Diagnose bestätigt, nur in 10% konnte der klinische Verdacht endoskopisch nicht verifiziert werden (Tabelle 1). Wie andere Untersucher [2, 3, 4] finden auch wir in einem erheblichen Prozentsatz unserer

Tabelle 1. Kniegelenksendoskopie 1974 bis 1978 (n = 300)

	Fälle	
Wegen Chondropathia patellae	164	(54,7%)
Klinische Diagnose bestätigt	148	(90,2%)
Klinische Diagnose nicht bestätigt	16	(9,8%)
Klinisch stumme Chondromalacie	62	(20,7%)

Patienten eine klinisch stumme Chondromalacie, diagnostiziert lediglich als endoskopischer Zufallsbefund.

Die Gelenkendoskopie erlaubt eine Beurteilung von Lokalisation, Ausdehnung und Schweregrad retropatellärer Knorpelschäden [5]. Für die Festlegung therapeutischer Konsequenzen haben wir uns bisher an die nach Outerbridge modifizierte Klassifikation der Chondropathie-Schweregrade gehalten: Stadium 1 und 2 als leichte Formen der Chondropathie haben wir grundsätzlich einer konservativen Therapie unterzogen, bei den schwereren Veränderungen im Stadium 3 und 4 haben wir uns in der Regel zu einem operativen Vorgehen entschlossen in der Meinung, dadurch ein Fortschreiten der Krankheit zur Femoropatellararthrose nach Möglichkeit verhindern zu können.

Unklare Folgezustände nach Kniegelenkstraumen stellen ebenfalls eine gute Indikation für die endoskopische Untersuchung dar. Kniegelenkskontusionen sind nach Abklingen der ersten Schmerzphase oft während Monaten beschwerdefrei. Treten nach diesem freien Intervall Schwellungen und Schmerzen auf, stellt sich häufig die Frage nach dem Zusammenhang mit dem durchgemachten Unfallereignis.

Als sicher darf die traumatische Ursache angenommen werden bei Knorpelaussprengungen und umschriebenen ausgestanzten Knorpeldefekten, ebenso bei den recht häufig beobachteten Contre-Coups-Läsionen. Diese imponieren typischerweise als retropatelläre Knorpelaussprengungen mit Knorpelimpressionen auf entsprechender Höhe am Femurcondylus. Auch ältere Knorpelläsionen lassen gelegentlich die traumatische Genese erkennen. Dies gilt insbesondere für Knorpelschädigungen, welche außerhalb der radiologisch eruierbaren gelenkmechanischen Belastungszonen liegen.

Bisher glaubten wir die Frage nach dem richtigen Zeitpunkt operativer Maßnahmen aufgrund des Schweregrades morphologischer Veränderungen beantworten zu können. Dieser Haltung liegt die Hypothese zugrunde, es bestehe ein Zusammenhang zwischen Art und Schweregrad morphologischer Knorpelveränderungen einerseits und der Krankheitsprognose andererseits. Verschiedene Beobachtungen lassen diese Hypothese in Zweifel ziehen:

1. Die Zahl klinisch stummer Chondromalacien ist nach übereinstimmender Meinung erheblich.
2. Nicht selten entwickeln sich primär als leichtgradig und prognostisch günstig beurteilte Chondropathien trotz konsequenter Therapie unaufhaltsam zu Femoropatellararthrosen.
3. Umgekehrt lassen sich auch bei schweren retropatellären Knorpelschädigungen zum Teil spontan Befundnormalisierungen beobachten.
4. Oft fehlt eine Korrelation zwischen dem Ausmaß der Knorpelschädigung und dem Grad der geäußerten Beschwerden. Psychische Faktoren scheinen sich gerade an der Patella als ein die Beurteilung erschwerender Faktor auszuwirken.

Zusammenfassend kann die Arthroskopie als aussagekräftige Methode in der Beurteilung vorab frischer traumatisch bedingter Knorpelschäden des femoropatellären Gleitlagers bezeichnet werden, an der prognostischen Aussagekraft endoskopischer Untersuchungen bei der idiopathischen Chondropathia patellae hingegen sind erhebliche Zweifel anzumelden. Es wird sich weisen, ob die histologische Untersuchung pathologischer Knorpelbezirke in Zukunft ein aussagekräftigeres Kriterium als der morphologische Befund liefern kann.

Literatur

1 Bandi W (1977) Aktuelle Probleme in Chirurgie und Orthopädie 4, Hans Huber, Bern
2 Grueter H (1959) Untersuchungen zum Patellahinterwandschaden. Z. Orthop 91: 486
3 Outerbridge R E (1961) The etiology of chondromalacia patellae. J Bone Joint Surg 43-B: 752
4 Outerbridge R E (1964) Further studies on the etiology of chondromalacia patellae. J Bone Joint Surg 46-B: 179
5 Zollinger H (1977) Indikation und Aussage der Gelenkendoskopie bei der Chondropathia patellae. Z Orthop 115: 617

Die diagnostischen Grenzen der Kniegelenksarthroskopie

R. Jelinek und F. Sellner, Wien

Wir arthroskopierten innerhalb der letzten zwei Jahre 233 Kniegelenke und operierten davon 217 (93%). An Hand dieses Materials versuchten wir, die diagnostische Leistungsfähigkeit und die Grenzen der Arthroskopie zu ermitteln.

Die Arthroskopien wurden von uns im flüssigen Medium mit laufender Durchspülung des Gelenkes durchgeführt, wobei wir bei den meisten Fällen den transligamentären Zugang zum Gelenksinneren durch das Ligamentum patellae bevorzugten.

Die Arthroskopie erwies sich als das einzige aussagekräftige diagnostische Verfahren bei der Beurteilung des Gelenkknorpels, wobei die Lokalisation, Ausdehnung und der Grad von Verletzungen oder Schäden genau beurteilt werden konnten.

Da nach Jakoby bei 24,1% von Meniscusläsionen ein Knorpelschaden, nach Franke bei 54% seiner Arthrotomien als Nebenbefund eine Chondropathia patellae vorgefunden wurden, entschlossen wir uns bei anamnestisch lange zurückliegenden Kniegelenksschäden oder -verletzungen, die Arthroskopie zur Anwendung zu bringen, um beim eventuellen Vorliegen solcher Veränderungen schon präoperativ operationstaktische Maßnahmen planen zu können. Wir glauben, eine bessere Gelenksübersicht mit der Arthroskopie als bei der Arthrotomie zu erzielen, bei der wegen einer kleinen Schnittführung unter Umständen solche Läsionen übersehen und zum Beispiel nach der Meniscektomie deshalb zum vorübergehend ungeklärten Anlaß von postoperativen Beschwerden werden können.

Wir sind deshalb auch der Ansicht, daß die Arthroskopie an Stelle der Probearthrotomie bei unabklärbaren Kniegelenksbeschwerden treten sollte. Pathologische Veränderungen im Bereich des vorderen, sowie des femoralen Ansatzes des hinteren Kreuzbandes, der Fossa intercondylica, des Hoffaschen Fettkörpers, der vorderen und mittleren Meniscusanteile, des Femur- und Tibiacondylenknorpels, ausgenommen der dorsalen Abschnitte, sind mit der Arthroskopie außerordentlich gut zu erkennen. Diagnostische Grenzen sind der Arthroskopie unserer Erfahrung nach in den hinteren Gelenkabschnitten gesetzt.

So stoßen wir auf Schwierigkeiten, wenn die hinteren Abschnitte der Femurcondylenanteile als Ausgangsort freier Körper abgesucht werden sollen, oder wenn der Verdacht auf eine Verletzung des Meniscushinterhornes vorliegt, die arthrographisch nicht nachgewiesen werden kann.

Auf diese Einschränkung der Anwendbarkeit der Arthroskopie haben bereits auch Zollinger, Kieser und Rüttimann verwiesen, die bemerken, daß sie bei Hinterhornverletzungen mitunter nur „die Spitze des Eisberges" zu sehen bekommen.

Gillquist und Oretorp hingegen haben laut ihrer Mitteilung stets eine gute Übersicht über das Hinterhorn mittels des posteromedialen Zuganges.

Wenn ein fester Gelenkschluß vorlag, so konnten wir weder bei extremer Beugung noch Steckung, sowie bei gleichzeitiger Innen- und Außenrotation in verschiedenen Winkeln bei flektriertem Kniegelenk eine Verbesserung der Sicht in den dorsalen Gelenksbereich herstellen.

Ohne Schwierigkeiten gelingt die Darstellung der hinteren Gelenkanteile, wenn eine Kapsel- und Bandlockerung, wie nach unausgeheilten Seitenbandrissen vorliegt. Durch die mögliche Ab- oder Adduktionsbewegung kann dann der Gelenkspaltbereich erweitert werden, so daß die Sicht bis in den dorsalen Gelenksabschnitt unbehindert möglich ist. Dadurch kann auch ohne Gefahr für den Knorpel das Arthroskop ohne Gewaltanwendung vorgeschoben und seitlich bewegt werden, so daß eine gute Übersicht über diesen Gelenksanteil besteht.

Genauso gut läßt sich ein Gelenkseinblick erzielen, wenn eine dislocierte Hinterhornruptur vorliegt, die incarceriert zwischen dem Femur- und Tibiacondyl nach ventral gelagert vorliegt. Der incarcerierte Anteil drängt die Condylenflächen soweit auseinander, daß die Sicht nach dorsal meist gegeben ist und auch der Zusammenhang mit dem Basisanteil einwandfrei nachgewiesen werden kann.

Die Arthroskopie eignet sich außerdem zur Beurteilung von Beschwerden nach Meniscektomie. Auch hier haben wir unserer Erfahrung nach einen guten Einblick bis in die dorsalen Gelenksanteile, wobei uns die nach einer Meniscektomie verbleibende leichte Bandlockerung, durch das Fehlen des Meniscus genügend Raum für die Manipulation mit dem Arthroskop bietet.

Waren diese aufgezählten Voraussetzungen nicht gegeben, dann konnten wir entweder keine oder keine übersichtliche Darstellung der hinteren Gelenksabschnittanteile erreichen. Auch ein dorsaler Zugangsweg brachte keine Sichtverbesserung. Ein weiterer Grenzbereich ist durch das Vorliegen fibröser flächenhafter Adhäsionen gegeben. Hier bestehen schon Schwierigkeiten beim Auffüllen des Gelenkes mit der Spülflüssigkeit. Das Arthroskop läßt sich mitunter an einer lokalen Stelle in das Gelenk einbringen, jedoch ist eine übersichtliche Darstellung des Kniegelenksinneren meist nicht möglich. Zarte Adhäsionsbildungen sind hingegen kein Hinternis, da sie mittels eines eingebrachten Instrumentes unter Sicht durchtrennt werden können.

Wir halten die Arthroskopie für ein ganz ausgezeichnetes Verfahren, wenn Beschwerden nach Kniegelenks-Teilendoprothesen-Implantationen auftreten, die geklärt werden müssen und keine Anzeichen für eine Lockerung der Prothese im Röntgenbild und mit der Szintigraphie nachweisbar ist.

Vor allem erhalten wir aber eine übersichtliche Darstellung des verbliebenen Gelenkknorpels, beziehungsweise erhalten Auskunft darüber, wie sich das umliegende Gewebe gegenüber den implantierten Prothesenanteilen verhält.

Eine nachteilige Wirkung ergibt sich durch die Arthroskopie für den Prothesenträger nicht, der nach 24 Std wieder entlassen werden kann.

Trotz der aufgezählten Grenzbereiche halten wir die Arthroskopie für ein wertvolles diagnostisches Verfahren, das zusammen mit der klinischen Untersuchung, dem Röntgen und den speziellen Röntgenverfahren es uns ermöglicht, in wesentlich mehr Fällen als bisher, eine Diagnose bei Problemknien herbeizuführen.

Wir möchten die Arthroskopie daher als eine empfehlenswerte Standardmethode der Kniegelenksinnendiagnostik bezeichnen.

Der Wert der Stanzbiopsie für die Arthroskopie

W. Berner, W. Hesse, G. Giebel und H. Tscherne, Hannover

Die Arthroskopie als ein endoskopisches Verfahren zur Gelenkdiagnostik gründet sich fast ausschließlich auf die makroskopische Betrachtung der inneren Gelenkstrukturen. Einen wesentlichen Teil der Arthroskopie nimmt die Beurteilung des Gelenkknorpels ein, da dieser durch andere Untersuchungsverfahren meist nicht ausreichend beurteilt werden kann. Bei der Arthroskopie ist bisher die Gewinnung von Knorpelmaterial zur histologischen Untersuchung nicht in befriedigendem Maße möglich. Gerade diese Untersuchungsmöglichkeit muß jedoch bei einer so erheblich aufwendigen Methode wie der Arthroskopie gefordert werden, zumal auch eine bloße Betrachtung der Knorpeloberfläche zur genauen Beurteilung nicht ausreicht.

Bei den bisher angebotenen Instrumenten zur Gewebeentnahme handelt es sich um Probeexcisionszangen, die vor allem Weichteilgewebe, wie z.B. Synovialis, oder sehr oberflächlich Knorpelgewebe erfassen können. Mit dem geringen Knorpelmaterial, das auch nicht alle Knorpelschichten enthält, ist eine histologische Untersuchung kaum durchführbar. Aus diesem Grunde haben wir eine neue Knorpelstanze zur Gewinnung vollständiger Knorpelzylinder entwickelt (Giebel et al.).

Beschreibung des Instrumentes

Die Knorpelstanze (Hersteller: Fa. Storz) besteht aus einem Rohr, welches an einem Ende einen Schneidkopf hat und mit dem anderen Ende in einem Griff eingelassen ist (Abb. 1

und 2). Der Schneidkopf ist konisch angeschliffen, wobei vier messerartige Zacken die Begrenzung bilden. Sie entstehen dadurch, daß die Innenwand des Kopfteiles nicht glatt ist, sondern vier leistenartige Vorsprünge besitzt. Diese bewirken einen festen Halt des Knorpelzylinders in der Stanze. Der gesamte untere Rand des Schneidkopfes ist als Schneidfläche gearbeitet.

Das Rohr hat einen Durchmesser von 3,5 mm, sodaß es durch den Arthroskopschaft paßt. Am Griffende kann man auf das Rohr eine Spitze aufsetzen.

Technik der Gewebeentnahme

Man bringt den interessierenden Knorpelbezirk in eine möglichst gute Stellung zum Gelenkspalt, sodaß man mit der Stanze nahezu senkrecht auf die Knorpeloberfläche auftrifft. Die

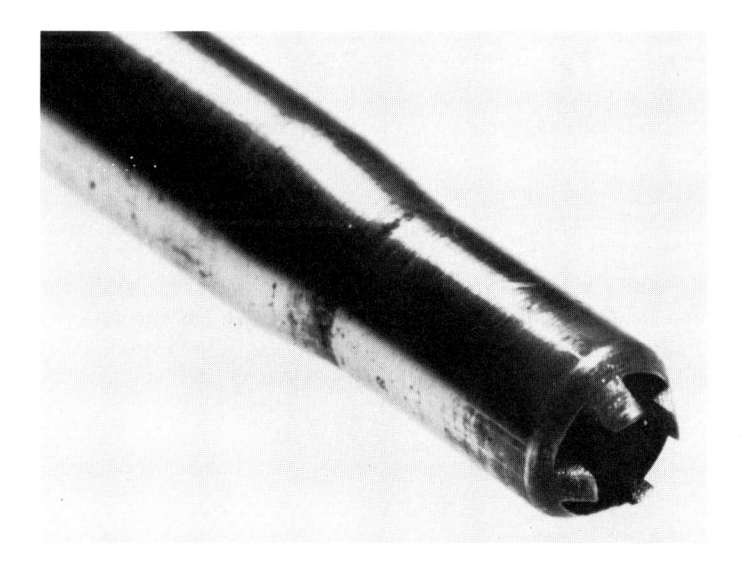

Abb. 1. Knorpelstanze

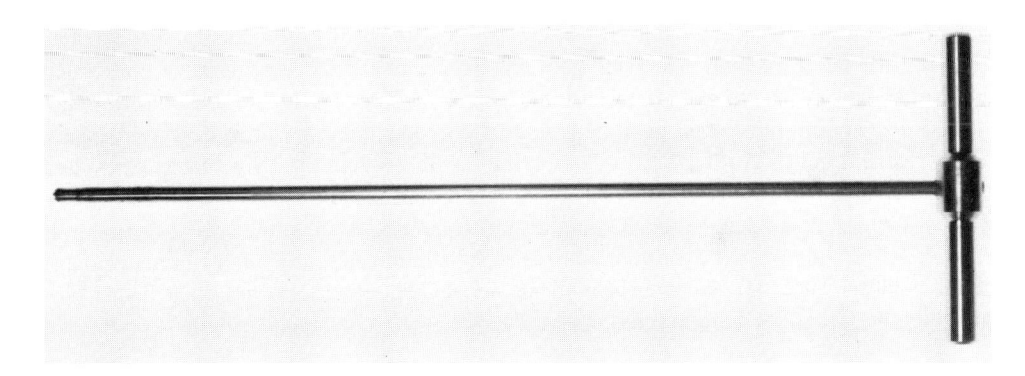

Abb. 2. Der Schneidkopf der Knorpelstanze

Einführung der Stanze kann entweder über den Arthroskopschaft oder über einen erneuten Zugang erfolgen. Im ersten Fall ist der Vorteil des einmaligen Zuganges mit der blinden Punktion nach sorgfältiger vorheriger Einstellung des Schaftes über die fragliche Knorpeloberfläche verbunden.

Ein zweiter Zugang bringt folgenden Vorteil: man kann den Zugangsort möglichst genau senkrecht über dem Entnahmeort wählen und die Knorpelentnahme unter Sicht durchführen.

Nach Einbringen der Knorpelstanze auf die Knorpeloberfläche wird durch Druck der Schneidkopf in den Knorpel bis auf den Knochen gepreßt. Anschließend dreht man die Knorpelstanze um 180° bis 360°, führt einige kreisende Bewegungen mit dem Griff aus und zieht das Gerät zurück. Im Rohr der Knorpelstanze befindet sich der Knorpelzylinder, der durch Flüssigkeit vom Griff her herausgespült wird.

Man erhält einen Knorpelzylinder mit sämtlichen Knorpelschichten. Der Knorpeldefekt im Gelenk ist 3,0 mm im Durchmesser groß und glattrandig. Nachblutungen aus der Spongiosa vom Grund des Stanzloches konnten bisher nicht beobachtet werden. Der Defekt ist so gering, daß er funktionell für den Patienten keine Beschwerden verursacht. Die Knorpelstanzung kann sowohl in Vollnarkose als auch in Lokalanästhesie durchgeführt werden. In letzterem Falle empfiehlt es sich, bei sensiblen Patienten die Gelenkspülflüssigkeit mit einem Lokalanaestheticum zu versetzen.

Komplikationen

Komplikationen können einmal dadurch entstehen, daß die Knorpelstanze nicht senkrecht auf die Knorpeloberfläche gedrückt wird, z.B. bei ungünstiger Zugangswahl. Es kann dann statt zum Einschneiden der Knorpelstanze zum tangentialen Abgleiten mit Rillenbildung in der Knorpeloberfläche kommen.

Schlußfolgerung

Mit der Knorpelstanze ist es möglich, Zylinder zu gewinnen, die den Knorpel in seiner Dreischichtung enthalten. Der Knorpel wird bei diesem Verfahren geschnitten, im Gegensatz zu den bisher verfügbaren Probeexcisionszangen, wo der Knorpel mehr gerissen als geschnitten und kontusioniert wurde. Dabei können falsche positive Befunde erhoben werden, die letztlich nur Folge der mechanischen Schädigung durch die Biopsiezange sind. Auch ist hierbei die Gewinnung der gesamten Schichthöhe des Knorpels nicht möglich gewesen.

Bei den Fräsen, mit denen man auch einen Knorpelzylinder gewinnt, liegt kein eigentlicher Schneidprozeß vor. Hier ist es, wie Vorversuche zeigten, oft schwierig gewesen, den Knorpelzylinder aus dem Verband zu lösen. Man erhält bei diesem Vorgehen auch keine glatten Ränder. Außerdem ist das Risiko des Abrutschens nicht unerheblich.

Mit der Gewinnung der gesamten Knorpelschicht lassen sich nun auch Untersuchungen darüber führen, wie tief ein Knorpelschaden reicht. Dies könnte in manchen Fällen hilfreich für die Wahl des Operationsverfahrens sein.

Literatur

Whrus O (1973) Endoskopisch faßbare Veränderungen des Femur-Patellargelenkes. Z Orthop 111: 525

Glinz W (1976) Arthroskopie beim Knorpelschaden des Kniegelenkes. In: Burri C, Rüter A, (Hrsg) Knorpelschaden am Knie. Hefte Unfallheilkunde 127: 46. Springer, Berlin Heidelberg New York

Henche H R (1978) Die Arthroskopie des Kniegelenkes. Springer, Berlin Heidelberg New York

Blauth W, Donner K (1979) Arthroskopie des Kniegelenkes. Thieme, Stuttgart

c) Arthroskopische Operationen

Arthroskopische Operationen

W. Glinz, Zürich

Unter arthroskopischer Sicht können am Kniegelenk zahlreiche operative Eingriffe vorgenommen werden, die sich allesamt durch eine sehr *geringe Morbidität* und die Möglichkeit der *ambulanten Durchführung* auszeichnen.

Patientengut

Unsere Erfahrungen beruhen auf bisher 110 arthroskopischen Operationen (Tabelle 1). In 67 Fällen wurden freie Gelenkkörper entfernt, 21mal eine — meist partielle — Meniscektomie unter arthroskopischer Sicht vorgenommen. In 10 Fällen erfolgte die Resektion oder Durchtrennung einer hypertrophen Plica synovialis medio-patellaris. Im weiteren erfolgte viermal eine Resektion von ödematösen, eingeklemmten Synoviazotten sowie Knorpelbegradigungen bei umschriebenen Knorpelschäden, die Entfernung von Osteosynthesematerial, die Durchtrennung von Narbensträngen und die Resektion von Kreuzbandanteilen.

Entfernung freier Gelenkkörper

Die arthroskopische Entfernung freier Gelenkkörper gehört heute zur Routine und jeder Chirurg, der arthroskopiert, kann und soll sie vornehmen. Jeder Gelenkkörper, der mit dem Arthroskop eingesehen werden kann, kann auch entfernt werden. Weitaus die häu-

Tabelle 1. 110 arthroskopische Operationen

Entfernung von Gelenkkörpern	67
Operationen am Meniscus	21
Resektion oder Durchtrennung einer hypertrophen Plica synovialis medio-patellaris	10
Resektion von Synoviazotten	4
Knorpeltoilette	2
Entfernung von Osteosynthesematerial	2
Andere (Durchtrennung von Narbensträngen, Resektion von Kreuzbandanteilen)	4

figste Indikation in unserem Krankengut waren singuläre große Körper mit Verkalkung oder Knochenbildung im Kern, wesentlich weniger häufig losgelöste Knorpelfragmente bei Chondromalacie, traumatische Knorpelknochenabsprengungen, synoviale Chondromatose oder Osteochondrosis dissecans.

In drei Fällen wurden Fremdkörper aus dem Kniegelenk entfernt. In der Regel ist der Patient am der Operation folgenden Tag wieder arbeitsfähig.

Kleine Gelenkkörper bis zu einem Durchmesser von 4,5 mm werden mit dem Arthroskop aufgesucht, der Schaft des Arthroskops über den Körper gestülpt und durch den Schaft des Arthroskops *ausgespült*. Voraussetzung dafür ist die Durchführung der Arthroskopie im flüssigen Medium, wie wir sie routingemässig vornehmen. *Größere Körper* werden unter arthroskopischer Sicht mit einer gebogenen Kocherklemme oder eine Spezialzange gefaßt, an die Synovia herangezogen, bis der Widerstand der Gelenkkapsel spürbar wird. Mit dem Messer wird der Schnitt neben der Zange so stark erweitert, daß der Körper herausgezogen werden kann (Abb. 1).

Die Ausspültechnik wurde bei einem Drittel unserer Patienten angewandt (Tabelle 2), während die Extraktion größerer Körper mit der Kocherklemme in rund zwei Dritteln vorgenommen wurde. In zwei Fällen bei multiplen Gelenkkörpern war ein kombiniertes Vorgehen notwendig.

Meniscusoperationen

Bei arthroskopischen Resektionen am Meniscus treten die geschilderten Vorteile gegenüber der Arthrotomie ganz besonders klar zutage. Eine sichere Beherrschung der arthroskopischen Grundtechnik ist aber unabdingbare Voraussetzung, da solche Eingriffe technisch sehr anspruchsvoll sind und zur „hohen Schule" der Arthroskopie gehören. Überdies muß die Art der Meniscusläsion für die arthroskopische Resektion geeignet sein.

Geeignete Meniscusverletzungen sind Korbhenkelläsionen, L-förmige Einrisse des Meniscus vom freien Rand mit Lappenbildung und Längsrisse nahe am freien Rand [3, 5]. Immer wird so weit wie möglich die Rißbildung auch als Resektionslinie benutzt.

Bei einer *Korbhenkelverletzung* wird zunächst mit einer kleinen, durch einen zweiten Zugang eingeführten Schere der Korbhenkelanteil in Fortsetzung des Risses im Vorderhornbereich abgetrennt. Der zu resezierende Meniscusanteil wird nun mit einer Kocherklemme gefaßt. Mit einer kleinen Spezialschere erfolgt die Durchtrennung im Hinterhornbereich [3].

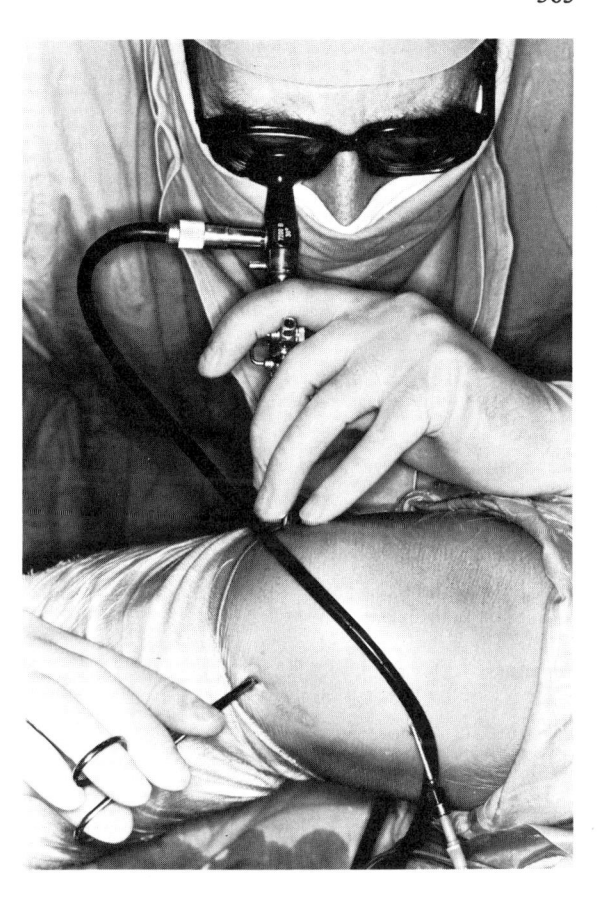

Abb. 1. Entfernung eines freien Gelenkkörpers unter arthroskopischer Sicht mit einer schlanken Kocherklemme, die durch eine zweite kleine Incision ins Kniegelenk eingeführt wird

So haben wir insgesamt *21 Meniscusresektionen* vorgenommen, wobei es sich in 12 Fällen um eine Korbhenkelverletzung, meist in der akuten Blockierungsphase handelte. **Die Operation erfolgte** *ambulant.* Die *Verläufe* sind eindrücklich günstig: Von 17 Patienten überblicken wir den Verlauf mehr als sechs Monate: Eine Woche postoperativ waren 10 von ihnen bereits beschwerdefrei, zwei Wochen nach der Operation 15. Ein Patient wurde fünf Monate nach arthroskopischer Korbhenkelresektion wegen weiteren Beschwerden auswärts arthrotomiert, wobei sich ein normaler Restmeniscus mit zartem Rand ohne Läsion fand. Die durchschnittliche postoperative *Arbeitsunfähigkeit* all dieser Meniscuspatienten betrug 6,8 Tage.

Tabelle 2. Technik bei arthroskopischer Gelenkkörperentfernung

Ausspülen durch den Schaft des Arthroskops	24
Extraktion mit Kocherklemme oder Zange	41
Kombiniertes Vorgehen	2
Total	67

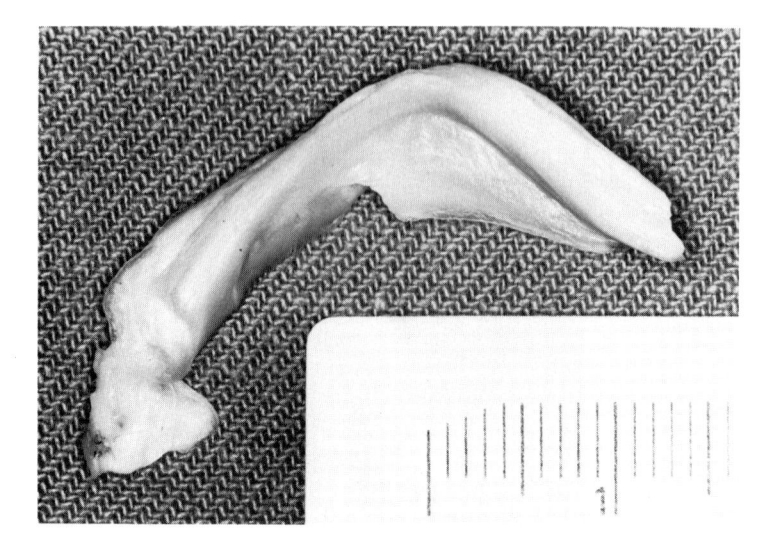

Abb. 2. Arthroskopische Meniscusresektion im Riß bei frischer Korbhenkelläsion des medialen Meniscus bei einem Berufspiloten: Völlige Beschwerdefreiheit 7 Tage postoperativ; nach fliegerärztlicher Untersuchung Wiederaufnahme der Flugtätigkeit 10 Tage postoperativ

Weitere arthroskopische Operationen

Gelenkkörperentfernungen und Meniscusoperationen stehen bedeutungs- und zahlenmäßig im Vordergrund. Dankbar ist bei guter Indikationsstellung auch die *arthroskopische Durchtrennung einer hypertrophen Plica synovialis medio-patellaris*. Diese Plica zieht sich als bindegewebiges Segel in Fortsetzung der Plica alaris medialis von der parapatellaren Synovia. Durch Zug oder durch Einklemmungserscheinungen zwischen Patella und medialer Trochlea kann es zu einer ausgeprägten Schmerzsymptomatik kommen.

Die Operation ist einfach: Durchtrennung der Plica mit einer durch eine separate Incision eingeführten kleinen Operationsschere. Unter 10 Patienten wurden nach diesem Eingriff fünf Patienten beschwerdefrei, in drei Fällen trat eine deutliche Besserung der Schmerzen ein. Bei zwei Patienten blieben die Schmerzen unverändert. Bei beiden lagen noch andere pathologische Befunde im Kniegelenk vor.

Eingeklemmte, ödematöse Synovialzotten werden unter arthroskopischer Sicht mit einer Kocherklemme gefaßt und ebenfalls mit einer kleinen Schere abgetragen.

Ins Gelenk eingeschlagene Kreuzbandanteile können arthroskopisch reseziert werden.
Intraarticuläres Osteosynthesematerial, z.B. kleine Spongiosaschrauben nach Fixierung einer Osteochondrosis dissecans oder einer traumatischen Knorpelknochenausprengung, werden ambulant unter arthroskopischer Sicht entfernt, wobei dem Patienten eine erneute große Arthrotomie erspart bleibt. Die Technik dieses Eingriffes haben wir an anderer Stelle beschrieben [3].

In Anbetracht des geringen finanziellen Aufwandes und des durchwegs günstigen postoperativen Verlaufes bietet sich hier für den in der Arthroskopie geschulten Chirurgen eine ganze Palette neuartiger Behandlungsmöglichkeiten.

Literatur

1 Dandy D J (1978) Early results of closed partial meniscectomy. Brit med J 1: 1099
2 Gillquist J, Hagberg G, Oretorp N (1978) Therapeutic arthroscopy of the knee joint. Injury 10: 128
3 Glinz W (1979) Diagnostische Arthroskopie und arthroskopische Operationen am Kniegelenk. Hans Huber, Bern Stuttgart Wien
4 Glinz W (1976) Arthroskopie beim Knorpelschaden des Kniegelenkes. In: Burri C, Rüter A (Hrsg) Knorpelschaden am Knie. Hefte Unfallheilkunde 127: 46
5 Glinz W (im Druck) Partielle arthroskopische Meniskektomie. Helv Chir Acta
6 O'Connor R L (1977) Arthroscopy. J B Lippincott, Philadelphia Toronto

Arthroskopische Meniscektomie

R.J. Pusey und D.J. Dandy, Cambridge

Die Morbidität im Anschluß an die Meniscektomie ist größtenteils auf eine operative Schädigung der Haut, der Gelenkkapsel, des Subcutangewebes und der Synovialmembran zurückzuführen, weil der Meniscus selbst unempfindlich ist und keine Blutgefäße enthält, theoretisch also durchgeschnitten oder zugeschnitten werden könnte, ohne dabei eine Gelenkreizung hervorzurufen. Die Weichteilschädigung läßt sich auf ein Minimum reduzieren, wenn die Meniscusfragmente mittels einer arthroskopischen Technik entfernt werden, wozu zwei Stichincisionen von ca. je 6 mm Länge erforderlich sind. Es wird über die Frühresultate dieser Technik bei 60 Patienten berichtet.

Sämtliche Gelenke, insbesondere der Meniscus, wurden arthroskopisch untersucht. Mit Sondierungsnadeln, die unterhalb des Meniscus entlang der Gelenklinie eingeführt wurden, wurde der Meniscus angehoben, sodaß seine Unterseite inspiziert und die Unversehrtheit der menisco-synovialen Verbindung festgestellt werden konnte. Nachdem die Anatomie der Meniscusläsion festgestellt worden war, wurden von antero-medial her die Operationsinstrumente eingeführt und sämtliche beweglichen Meniscusfragmente entfernt, bis der verbleibende Rand glatt, intakt und stabil war. Es wurde kein Versuch unternommen, die intakten und unbeschädigten Teile des Meniscus zu entfernen. Es wurden 46 mediale und 14 laterale Meniscusläsionen diagnostiziert und behandelt. Bei 39 der 60 Meniscusläsionen handelte es sich um periphere oder korbhenkelartige Risse und 23 davon waren zum Zeitpunkt der Operation fixiert. Diese Korbhenkelfragmente wurden nach Möglichkeit in einem Stück entfernt, wobei zunächst die rückwärtige Verbindung des Meniscus mit einer Schere durchtrennt wurde und dann nach Loslösen oder Durchtrennen des unteren Ansatzes das Fragment mit einer arthroskopischen Zange oder Guillotine entfernt wurde. Bei den übrigen 21 Patienten handelte es sich um Laschen- oder Zipfelrisse, die mit einer arthroskopischen Stanzzange oder Hypophysenrangeur entfernt wurden.

Die durchschnittliche Operationsdauer betrug 40 min und liegt im Bereich zwischen 10–105 min. Die Entfernung der Korbhenkelfragmente dauert meistens länger, die mittlere Operationsdauer betrug hierbei 42 min, während für die Laschen- oder Zipfelrisse durchschnittlich 36 min benötigt wurden. Die Operationszeit konnte zunehmend verkürzt werden, nachdem man sich mit der Technik und Handhabung vertraut gemacht hatte. Der postoperative Verlauf ist etwas verzögerter als bei der reinen Arthroskopie. Sämtliche Patienten konnten am Operationstag das gestreckte Bein heben und am Operationstag oder am darauffolgenden Tag bei voller Gewichtsbelastung das Knie bis 90° beugen. Ein kleiner Erguß, der 3–4 Tage bestehen blieb, war üblich, und in etwa der Hälfte der Knie war eine Spur von Flüssigkeit vorhanden, wenn die Fäden 10–14 Tage nach der Operation entfernt wurden. Eine Verdickung und Druckempfindlichkeit auf beiden Seiten des Lig. patellae proprium war üblich, sodaß die meisten Patienten in der ersten Woche nach der Operation über Beschwerden beim Durchstrecken klagten. Nach der ersten Woche wurden keine Krücken oder anderweitige Gehhilfen benötigt. Der durchschnittliche Krankenhausaufenthalt betrug 1,2 Tage nach der Operation und lag zwischen 0–4 Tagen. Die durchschnittliche Arbeitsunfähigkeitsdauer betrug bei Patienten mit leichten Beschäftigungen 5,9 Tage, bei denen mit schwerer Tätigkeit, z.B. Arbeitern, 14,1 Tage, sodaß für die Gesamtgruppe die Arbeitsunfähigkeit durchschnittlich 9,6 Tage betrug. Bei Patienten mit degenerativen Veränderungen des Gelenkknorpels oder einer gleichzeitigen Bänderverletzung erfolgte die Heilung langsamer als bei den Patienten, bei denen kein weiterer pathologischer Befund vorlag. Die Notwendigkeit einer Physiotherapie wurde erheblich reduziert. Bei einem Viertel der Patienten mußte nach der Entlassung aus dem Krankenhaus ambulant eine Physiotherapie verordnet werden, wobei bei jedem dieser Patienten durchschnittlich 5,1 Behandlungen erforderlich waren. Eine Physiotherapie war am häufigsten bei den Patienten erforderlich, deren Knie seit mehreren Wochen fixiert gewesen war.

Die Zeichen der mechanischen Dislokation wurden bei allen Patienten behoben, während die Beschwerden bei Belastung bei den Patienten mit degenerativen Veränderungen des Gelenkknorpels unbeeinflußt blieben. Der mittlere Zeitraum zwischen Operation und Nachuntersuchung betrug 6 Monate.

Es traten keine Wundinfektionen auf.

Literatur

Dandy D J (1978) Early results of closed partial meniscectomy. Brit Med J 1: 1099–1101
Jackson R W, Dandy D J: Arthroscopy of the Knee. Grune & Stratton

d) Arthroskopie anderer Gelenke

Die Arthroskopie des oberen Sprunggelenkes

E. Plank und W. Mutschler, Ulm

Die große Anzahl von Verletzungen des oberen Sprunggelenkes durch Sport und äußere Gewalteinwirkungen ist oft von Schädigungen des Knorpels begleitet. Diese werden nicht ausreichend berücksichtigt, da eine direkte Betrachtung der Knorpelflächen bisher nicht möglich war. Die Arthrotomie läßt nur kleine Gelenkareale von Talus, Tibia oder Fibula übersehen. Die guten Erfahrungen in der Endoskopie des Kniegelenks haben uns ermutigt zu überprüfen, wo die Möglichkeiten und Grenzen dieser Methode am oberen Sprunggelenk liegen.

Anhand von intakten anatomischen Kapselbandpräparaten des oberen Sprunggelenkes haben wir die Grenzen der Methode überprüft. Dies ist aufgrund des vorderen und hinteren Recessus möglich, der ein Aufblähen erlaubt. Ventral begrenzt das Sprunggelenk das elastische Stratum fibrosum capsulae articularis talo-cruralis, so daß es den Bewegungsausschlägen bei Dorsal- und Plantarflexion folgen kann.

Ein Fettpolster hinter der synovialen Auskleidung grenzt nach dorsal ab. Die malleolaren Anteile sind eng und erlauben deshalb nicht, sie ganz einzusehen. Es ist möglich, die Talusrolle mit der korrespondierenden tibialen Gelenkfläche ganz einzusehen sowie die ventral gelegenen Regionen der Malleolen zu überblicken, wobei am medialen Malleolus, der stumpfwinklig zur tibialen Gelenkfläche übergeht, der Einblick besser ist als an dem rechtwinklig angrenzenden lateralen. Die synoviale Auskleidung kann makroskopisch beurteilt und gezielt biopsiert werden.

Zur endoskopischen Untersuchung des oberen Sprunggelenkes verwenden wir entweder einen Zugang ventral des Malleolus medialis oder ventral des Malleolus lateralis, jeweils in Höhe des Gelenkspaltes; seltener wählen wir einen dorsalen Zugang. Beim Zugang von ventral medial führen wir das Arthroskop bei Neutralstellung des oberen Sprunggelenkes in Höhe des Gelenkspaltes direkt medial der Sehne des M. tibialis anterior unter Schonung der V. saphena magna in fast horizontaler Richtung in die Gelenkhöhle ein.

Beim ventro lateralen Zugang wird direkt vor dem lateralen Malleolus, ebenfalls in horizontaler Richtung, mit dem Trokar das obere Sprunggelenk punktiert. Eine Verletzung der A. dorsalis pedis einerseits und des N. peronaeus superficialis andererseits ist so weitgehend ausgeschlossen. Nach einer Stichincision der Haut erfolgt mit einem scharfen und stumpfen Obturator die Gelenkpunktion. Den scharfen Obturator führen wir bis an die Gelenkkapsel heran und tauschen diesen zur Perforation ins Gelenk gegen den stumpfen Obturator aus. Nur so lassen sich iatrogene Knorpelläsionen vermeiden. Beim dorsalen Zugang gehen wir lateral der Achillessehne in Höhe des Sprunggelenkspaltes durch den Fettkörper direkt in den hinteren Recessus ein, nachdem wir vorher von ventral mit einer Kanüle den Gelenkinnenraum mit Ringerlactat aufgebläht haben. Die beiden ventralen Zugänge erlauben dank der Winkeloptik einen Überblick auf die kontralateralen Gelenkanteile, wobei 2/3 der Gelenkfläche der Trochlea tali sowie 2/3 der mit der Trochlea tali artikulierenden Tibiagelenkfläche einsehbar sind. Die malleolaren Gelenkflächen sind wegen der Enge des Gelenkspaltes nur auf eine kurze Distanz einsehbar, wobei der Malleolus medialis bei starker Eversion des Vorfußes am Übergang zur horizontalen Tibiafläche einsehbar ist, der laterale bei starker Inversion (Abb. 1a–c). Der dorsale Zugang gestattet bei maximaler Dorsalflexion im Vorfuß einen Überblick in das dorsale Drittel der Trochlea tali. Beim Blick nach cranial gelingt es die dorsalsten Anteile der Tibiagelenkfläche zu überblicken. Neben dieser Technik der Endoskopie kann auch bei der Arthrotomie im Rahmen operativer Eingriffe der Informationswert verbessert werden.

Insbesondere zur Beurteilung des hinteren Volkmannschen Dreiecks und des der Arthrotomie gegenüberliegenden Gelenkraumes ist mit dem Endoskop eine genauere Beurteilung möglich. So können vermutete Läsionen gefahrlos bestätigt oder stufenlose Frakturrepositionen besser kontrolliert werden (Abb. 2a–c). Schwere arthrotische Zustände mit Verschmälerung des Gelenkspaltes und erheblicher Bewegungseinschränkung und Fibrosierung der periarticulären Gewebe erschweren die Untersuchung erheblich und können sie gar unmöglich machen.

Die Technik der Endoskopie des oberen Sprunggelenkes ist nicht schwierig. Eine gute instrumentelle Ausrüstung ist notwendig. Uns stehen zur Untersuchung Geräte mit einem Durchmesser von 2,7 und 4,5 mm mit 0°, 30°, 70° und 120° Seitblickoptik zur Verfügung. Dank der 70° und 120° Seitblickoptik ist es von ventral mit einem einzigen Zugang möglich eine maximale optische Ausbeute zu erreichen.

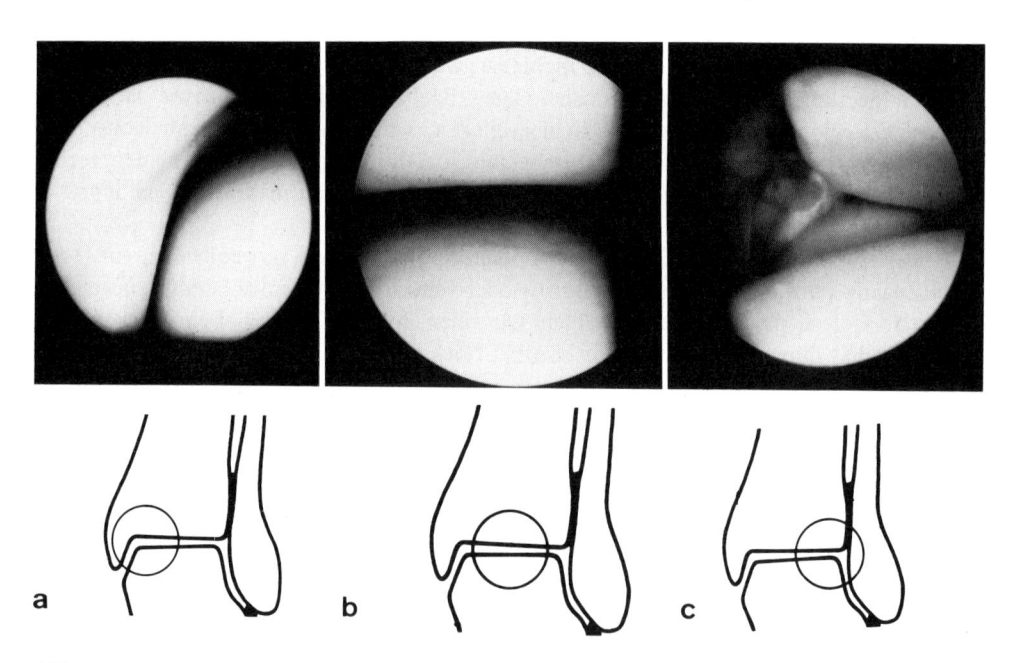

Abb. 1. a Medialer Malleolus, b Blick auf die Talusrolle, c Im Vordergrund die Talusrolle, dahinter der Außenknöchel

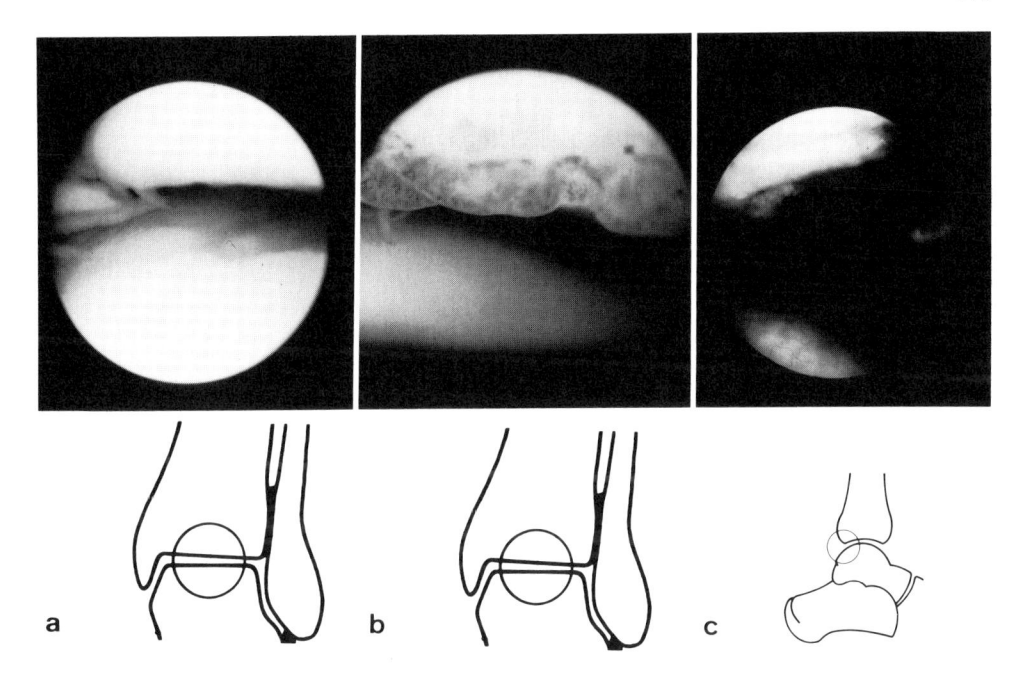

Abb. 2. a Blick auf die Talusrolle bei Osteochondrosis dissecans, **b** Pannusartige Überwucherung der vorderen Tibiakante, **c** Osteochondrale Fragmente des hinteren Volkmannschen Dreiecks

Aufgrund der anatomischen Studien und unserer bisherigen Erfahrungen sehen wir eine Indikation zur Arthroskopie des oberen Sprunggelenkes bei

1. Verdacht auf traumatische Knorpelläsionen;
2. Beurteilung des Knorpelbelages bei Osteochondrosis dissecans des Talus und gelenknahen Knorpelcysten;
3. bei Malleolarfrakturen Typ C oder mit Volkmannschem Dreieck zur Überprüfung und
4. Verlaufskontrolle der hinteren Gelenksanteile nach Operationen wegen Knorpelläsionen.

Literatur

1. Burman M S (1931) Arthroscopy or the direct visualisation of joints. An Experimental Cadaver Study. Joint Surg 13: 669–695
2. Henche H R (1978) Die Arthroskopie des Kniegelenks. Springer, Berlin Heidelberg New York
3. Plank E, Stadat Pour A, Burri C, Zeitler H P (1977) Technik der Arthroskopie des oberen Sprunggelenkes und des Ellengelenkes. Langenbecks Archiv, S 625
4. Wruhs O (1973) Die Arthroskopie. Orthop Praxis Heft 2: 75
5. Wruhs O (1974) Der Informationswert der Endoskopie des Kniegelenkes. Hollinek, Wien

4. Oberarmschaftbrüche

Probleme der Indikationsstellung zur Osteosynthese von Oberarmschaftbrüchen

W. Bandi, Bern

Jede Indikation zu einem operativen Eingriff muß sich auf die zwei folgenden grundsätzlichen Überlegungen stützen:
1. Gewährleistet die vorgesehene Operation mit einem hinreichend hohen Sicherheitsgrad die angestrebte Heilung?
2. Übertrifft sie die Leistungsfähigkeit der konservativen Behandlung in einem so hohen Maße, daß die Risiken möglicher, operativ ausgelöster Komplikationen in Kauf genommen werden dürfen?

Für die Oberarmschaftfrakturen muß demnach gefordert werden, daß durch die Osteosynthese eine knöcherne Konsolidierung in nützlicher Frist und mit voller Funktion der oberen Extremität mit einem so hohen Sicherheitsgrad erreicht wird, daß daneben die für den Oberarm bekannten Risiken der anatomisch komplizierten Zugänge (Lähmungen, Infekt) nicht mehr ins Gewicht fallen, und daß die Gefahr einer Devitalisierung der Fragmente mit verzögerter Konsolidation als minimal bewertet werden darf.

Diese vergleichenden Überlegungen sind um so strenger und verantwortungsvoller durchzuführen, als wir aus eigener Erfahrung und aus der Literatur wissen, daß die meisten Oberarmschaftbrüche bei konservativer Behandlung mit einem funktionell guten Resultat zur Ausheilung kommen, und zwar auch ohne anatomisch genaue Reposition [3, 13].

Durch die in den letzten zehn bis fünfzehn Jahren aufgekommenen Empfehlungen zur Synthese der Oberarmschaftfrakturen und die daraus sich ergebenden Diskussionen fühlen wir uns dazu verpflichtet, die Indikationen neu zu überprüfen. Dank der uns heute zur Verfügung stehenden standardisierten Osteosyntheseverfahren, der besseren Kenntnisse über die Biomechanik der Frakturheilung und schließlich auch dank einer erprobten und schonenden Technik der Frakturfreilegung, halten wir uns auch für berechtigt, die Indikationen zur Osteosynthese etwas weiter zu stellen [1, 7, 8, 15, 17, 18, 19, 20, 22, 25, 27].

Unsere Indikationen beruhen auf folgendem
Krankengut: Oberarmschaftbrüche
— geschlossene 532 (92,5%)
— offene 43 (7,5%)
— total 575

Diese Frakturen wurden in der AO-Zentrale dokumentiert und kamen unter jenen Gesichtspunkten der Indikationsstellung zur Operation, die ich nun darlegen will.

Zunächst seien anhand des Krankengutes die verschiedenen Faktoren der Indikation dargestellt:

Lokalisation und Form der Frakturen

a) Frakturlokalisation   *Geschlossene*   *Offene*
  Metaphyse proximal   181 (31%)   — —
  Schaft   108 (36%)   29 (67,5%)
  Metaphyse distal   194 (33%)   14 (32,5%)
  zusätzliche Luxation der
  anschliessenden Gelenke   8,2%   4,7%

(Als Schaftfrakturen wurden alle Brüche registriert, die zwischen proximaler und distaler Epiphysenfuge lagen, also auch jene, die die Metaphysen betrafen.)

b) Frakturformen   *Geschlossene*   *Offene*
  Biegungsbrüche mit Keil   7,7%   10,4%
  Torsionsbrüche   7,6%   5,6%
  Querbrüche   36,3%   30,3%
  Schrägbrüche   15,8%   13,3%
  Mehrfragmentbrüche   16,2%   24,8%
  Trümmerbrüche   9,8%   13,3%
  Etagenbrüche   6,2%   2,3%

Zusatzverletzungen der Weichteile

a) Lokale   *Geschlossene*   *Offene*
  Muskelverletzungen   2,2%   11,0%
  Sehnenverletzungen   1,3%   2,3%
  Arteria brachialis-Verletzungen 1,1%   13,9%
  Nervenverletzungen   7,3%   23,3%

Mit 7,3% peripherer Nerven-Verletzungen, wovon 70% den Nervus radialis betrafen (siehe Spurling [24]), liegt unsere Statistik im Rahmen der Literaturangaben [8, 10, 27, 28].

Der hohe Prozentsatz der Arterien-, Muskel- und Nervenläsionen ist der direkten Gewalteinwirkung von außen zuzuschreiben und beleuchtet eine wichtige Gruppe knochenfremder Indikationen, die nicht zu vernachlässigen sind.

b) Frakturferne Zusatzverletzungen

Folgende Zusatzverletzungen, die — fernab vom Frakturherd gelegen — die Indikation zur Osteosynthese doch wesentlich mitbestimmen, seien speziell erwähnt. Wir fanden in 7,6% Verletzungen des zentralen Nervensystems, in 5,3% Verletzungen des Thorax.

Frakturferne zusätzliche Erkrankungen

Aus unserem Patientengut sind folgende frakturferne Erkrankungen, welche die Indikationsstellung mitbeeinflußten, zu erwähnen:

- Zentralnervensystem (Parkinsonismus und Morbus Parkinson,
  deliröse Zustände) 4,2%
- Respirationsorgane (Emphysem, Asthma bronchiale) 2,2%
- kardiovasculäre Erkrankungen 9,3%
- Adipositas 3,8%
- traumatischer Schock 1,1%

Aufgrund der eigenen Erfahrungen der letzten zwanzig Jahre und unter Berücksichtigung der Faktoren 1–3 empfehlen wir, die Indikationen
- zur besseren Gliederung der Übersicht
- zwecks klarer Darstellung ihrer verschiedenen Begründungen
- zum Zwecke einer sauberen didaktischen Darstellung in die folgenden drei Gruppen einzuteilen:

Indikationen

1. Unumgängliche (dringende),
2. empfehlenswerte (verzögerte),
3. verhältnisbedingte (relative).

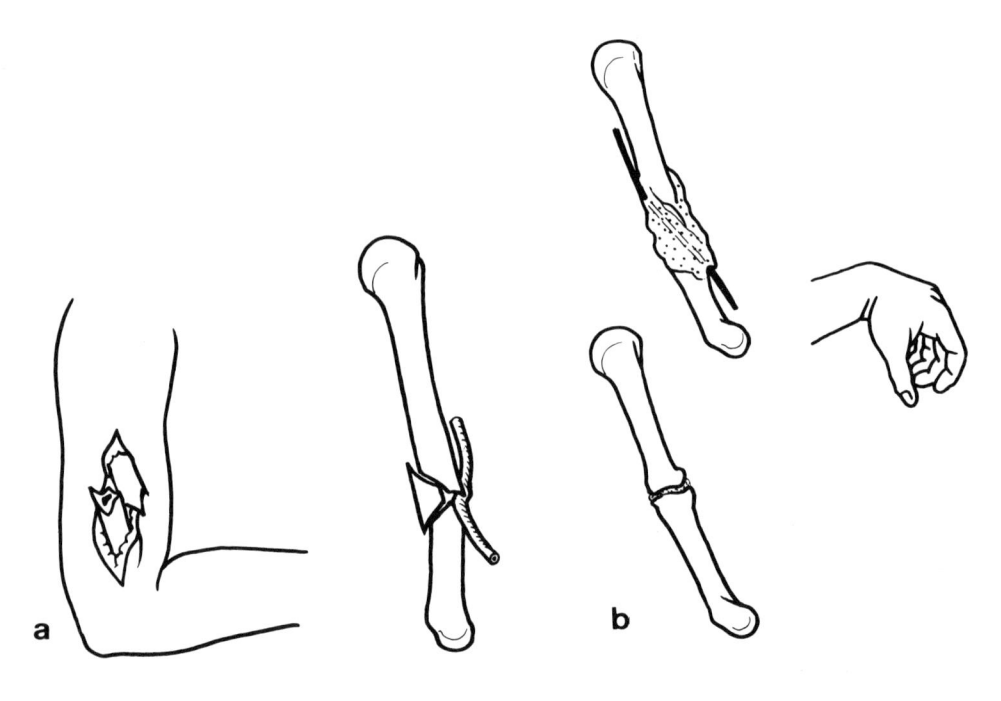

Abb. 1a, b

Unumgängliche (dringende) Indikationen

Diese Gruppe umfaßt vor allem weichteilbedingte Indikationen zur Osteosynthese:
1. Offene Frakturen 2. und 3. Grades,
2. Verletzungen der Arteria brachialis,
3. sekundäre Radialislähmungen,
4. Schaftpseudarthrosen (als einzige Knochenindikation dieser Gruppe [29]).

Empfehlenswerte (verzögerte) Indikationen

In dieser Gruppe sind die eigentlichen frakturbedingten Indikationen enthalten. Sie werden meist verzögert gestellt, nämlich dann, wenn eine schwierige Reposition oder Fixation kein befriedigendes Resultat erreichen läßt, beziehungsweise die Dislokation bei schwer reponierbaren Schräg- oder Mehrfragmentbrüchen, bei fraglicher Interposition usw. [7, 8, 18] rezidiviert.
1. Valgus-Stellung des distalen Fragmentes bei supracondylärer Humerusfraktur mit oder ohne Ulnarisschaden,
2. Schaftfrakturen mit Beteiligung eines benachbarten Gelenkes [1, 19],
3. Oberarmschaft- mit gleichzeitigem Vorderarmschaftbruch,
4. Primäre Radialislähmung, dann, wenn auch vom Knochen aus gesehen eine Indikation besteht [2, 11, 16, 18, 20].

Verhältnisbedingte (relative) Indikationen

In dieser Gruppe wird die Behandlung der Schaftfraktur in Relation zum gesamten Verletzungsbild gesetzt. Danach ist die Operation angezeigt bei:

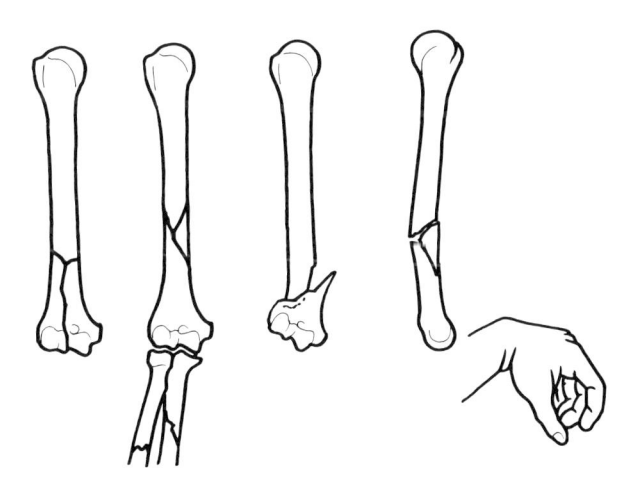

Abb. 2

1. Beidseitigen Humerusschaftfrakturen,
2. Schaftfraktur bei gleichzeitiger neurologischer Affektion (z.B. Hemiplegie der Gegenseite) [19],
3. Mehrfachverletzten mit Rippenserienfrakturen,
4. Schaftfrakturen mit Affektionen der Respirationsorgane, Kreislaufinsuffizienz oder Adipositas.

Bei Trümmerbrüchen des Schaftes ohne Nervenbeteiligung raten wir zur konservativen Therapie wegen der Gefahr der Devitalisierung [18].

Unsere Stellungnahme bei Radialislähmung

a) Sekundäre Radialisparese: Unter sekundären Paresen verstehen wir all jene Lähmungserscheinungen, welche erst unter der Manipulation der Reposition oder während des Heilungsverlaufes aufgetreten, jedoch unmittelbar nach dem Unfall nicht bestanden haben.

Lähmungen, die bei der Reposition auftreten, weisen klar auf eine mechanische Schädigung des Nerven durch die Fragmente hin. Hier halten wir die Indikation zur Osteosynthese auch dann für gegeben, wenn die Reposition in idealer Weise gelungen ist.

Bei der sekundären Parese im engeren Sinne, das heißt bei der Paralyse, die sich während der Konsolidation geltend macht, ist die Revision — und wenn nötig die Osteosynthese —

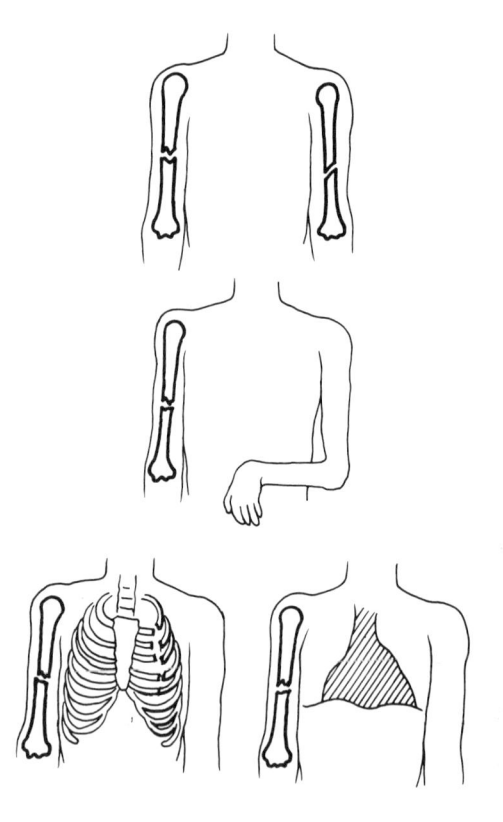

Abb. 3

ebenso dringend angezeigt. Je länger der schädigende Vernarbungsprozeß andauert, um so schwieriger wird es sein, eine schonende, die Nervenfunktion erhaltende Neurolyse durchzuführen [4, 5, 8, 12, 23].

b) Die primäre Radialislähmung: stellt uns vor größere Probleme. Wohl beruht sie in ungefähr 5/6 der Fälle [6, 9, 11, 14, 26] auf Neurapraxie mit guter Prognose; das heißt, die Rückkehr der Funktion ist spätestens nach acht Wochen zu erwarten. Ein Sechstel der Fälle kann jedoch auf einer Schädigung der Achsenzylinder selbst beruhen (Axonotmesis, beziehungsweise Neurotmesis) mit einer entsprechend zweifelhaften, beziehungsweise schlechten Prognose.

Besteht bei der primären Radialisparese auch vom Knochen her gesehen eine (empfehlenswerte) Indikation, so wird die Indikation zur Operation *dringend*.

Besteht vom Knochen her keine Operationsnotwendigkeit, so suchen wir zu entscheiden, ob die Achsenzylinder geschädigt sind oder nicht. Dieser Entscheid ist mit Hilfe eines

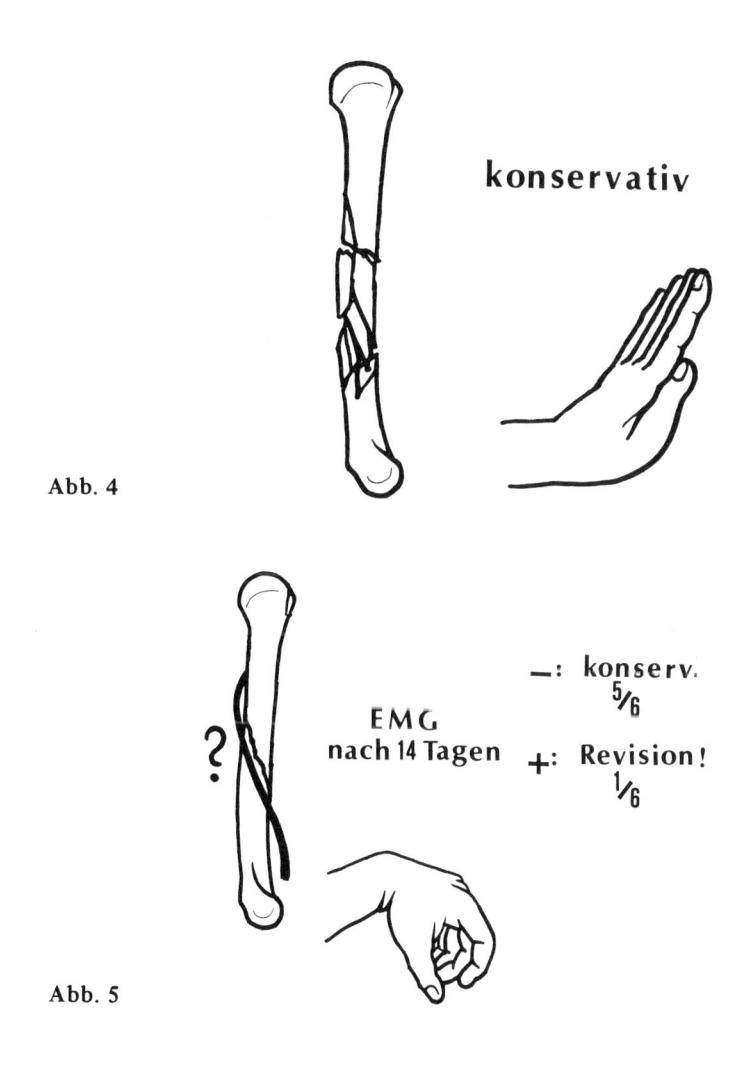

Abb. 4

Abb. 5

Elektromyogramms nach 10–14 Tagen zu stellen. Fehlen Degenerationserscheinungen in der Muskelreaktion, darf ruhig zugewartet werden. Zeigt das Elektromyogramm degenerative Erscheinungen, ist die Indikation zur Revision auch dann gegeben, wenn vom Knochen her eine konservative Behandlung durchführbar wäre. In diesem Falle soll die Osteosynthese unter Beizug eines Neurochirurgen erfolgen [11].

Die nach der angeführten Praxis der Indikationsstellung durchgeführten Osteosynthesen haben am oben dargelegten Krankengut folgende Jahresresultate ergeben:

	Geschlossene	*Offene*	
– gut	92,0%	81,0%	
– Fehlstellungen oder Plattenbruch	0,4%	4,8%	
– Pseudarthrosen (nicht infiziert)	0,4%	0,0%	
– Infekt nach 4 Monaten	0,36%	4,7%	
– Infekt nach 1 Jahr	0,0%	0,0%	
– Lähmungen	1,4% (7,3%)	14,3% (23,3%)	

(Die Prozentwerte in Klammern betreffen die Häufigkeit der Lähmungen zu Beginn der Behandlung.)

Gesamtbeurteilung durch den Arzt nach einem Jahr:

	Geschlossen (N: 250)		*Offen (N: 21)*	
– seitengleich	45,6%	87,6%	29,3%	85,7%
– gut	42,0%		56,4%	
– mäßig	8,6%		0,0%	
– schlecht	3,8%		14,3%	(Lähmungen)

Angesichts dieser Resultate, welche eine Auslese schwieriger Frakturen umfassen, und aufgrund der uns heute zur Verfügung stehenden instrumentellen und operativ-technischen Möglichkeiten glaube ich, auch beim Oberarmschaftbruch, ein aktiveres Verhalten empfehlen zu dürfen.

Literatur

1 Bandi W (1964) Indikation und Technik der Osteosynthese am Humerus. Helv Chir Acta 31: 89–99
2 Böhler J (1973) Wann sollen Oberarmbrüche mit Radialislähmungen operiert werden? Handchirurgie 5: 702–709
3 Böhler L (1964) Gegen die operative Behandlung von Oberarmschaftbrüchen. Langenbecks Arch Chir 308: 465–476
4 Brücke H von (1971) Operative Behandlung von Oberarmschaftbrüchen: Verlagerung des Nervus radialis an die Beugeseite. Akt Traumatol 2: 125
5 Buff H U (1964) Diskussionsbeitrag zu Bandi. Helv Chir Acta 31: 99–100
6 Elies W, Pannike A (1976) Klinisch-neurologische und elektrophysiologische Untersuchungsergebnisse nach Ventralverlagerung des Nervus radialis bei Oberarmschaftfrakturen. Unfallchir 2: 11–14
7 Friedrich U (1974) Indikationen zur konservativen und operativen Behandlung von Oberarmschaftfrakturen. Beitr Orthop 21: 63–69
8 Gronert H-J U, Friedebold G (1971) Konservative und operative Indikation bei Oberarmschaftbrüchen unter besonderer Berücksichtigung der Radialisparese. Akt Traumat Vol 1: 47–53

9. Gurdjian E S, Smathers H M (1945) Peripheral nerv injuries in fractures and dislocations of long bones. J. Neurosurgery 2: 202
10. Gjörgie Fenjö (1971) Fractures of the shaft of the humerus. Acta Chir Skand 137: 221–226
11. Henke R (1977/78) Therapie der Nervenläsionen nach Frakturen und Luxationen der oberen Extremität. 4 Praxis 23: 309–318
12. Klar E, Krebs H (1962) Über die Radialislöhmung bei Oberarmfrakturen. Langenbecks Arch Chir 301: 921–923
13. Möseneder H (1965) Die konservative Behandlung der Oberarmschaftbrüche und ihre Ergebnisse. Mschr Unfallheilk 68: 41–45
14. Mockwitz J, Gottschalk M (1973) Oberarmbrüche mit Speichennervläsion. Hefte Unfallheilkd 117: 385–387. Springer, Berlin Heidelberg New York
15. Müller M E, Allgöwer M, Willenegger H, Schneider R (1977) Manual der Osteosynthese. Springer, Berlin Heidelberg New York
16. Mumenthaler M, Schliack H (1965) Läsionen peripherer Nerven. Thieme, Stuttgart
17. Neugebauer W, Pannike A, Veihelmann D, Heitland W (1976) Komplikationen der operativen Behandlung von Oberarmschaftfrakturen. Unfallchirurgie 2: 103–106
18. Rehn J (1972) Die Behandlung der Oberarmschaftbrüche. Mschr Unfallheilkd 75: 469–479
19. Rüedi Th, Moshfegh A, Pfeiffer K M, Allgöwer M (1974) Fresh Fractures of the Humerus-Conservativ or Operative Treatment? Reconstr Surg Traumat, Vol 14, Tp 65–74. Karger, Basel
20. Sailer R, Boettcher I, Kovacicek St (1969) Beitrag zur Behandlung von Oberarmbrüchen des Erwachsenen. Chirurg 40: 5, 221–223
21. Schnitker M T (1949) A technic for transplant of the muscles spiral nerv in open reduction of fracture of the mid-shaft of the humerus. J Neurosurg 6: 113
22. Scholze H (1970) Indikationsfehler bei der Behandlung von Oberarmschaftbrüchen. Langenbecks Klin Chir 327: 845–846
23. Shaw J, Sakellarides H (1967) Radial nerv paralysis associated with fractures of the humerus. J Bone Joint Surg 49-A: 899–902
24. Spurling R G (1945/44) Early treatment of combined bone and nerv lesions. Bull US Army med Dep 4
25. Therbrüggen D, Al Haddad H, Willenegger H (1977) Die Indikationen bei der Humerusschaftfraktur als umfassendes Problem. Hefte Unfallheilkd 129: 394–396. Springer, Berlin Heidelberg New York
26. Trojan E (1973) Nervenverletzungen durch Frakturen. Hefte Unfallheilkd 117: 377–381
27. Tscherne H (1972) Primäre Behandlung der Oberarmschaftfrakturen. Langenbecks Arch Chir 332: 379–388
28. Vick J (1967) Radialislähmungen infolge Oberarmschaftbruches. Zbl Chir 37: 2535–2537
29. Weller S (1967) Die Behandlung der Pseudarthrosen im Bereiche der oberen Extremität. Hefte Unfallheilkd 94: 54–57. Springer, Berlin Heidelberg New York

Ergebnisse der konservativen Behandlung mit schwerer Gipsschiene und Desault

R. Schedl, P. Fasol und H. Spängler, Wien

An der II. Universitätsklinik für Unfallchirurgie wurden vom 1. September 1965 bis zum 31. Dezember 1977 365 frische Oberarmschaftbrüche behandelt. In 355 Fällen (97,3%) wurde primär konservativ vorgegangen.

Zur Behandlung hat sich uns folgendes Vorgehen bewährt: Am sitzenden Patienten wird eine schwere bis überschwere dorsale Oberarmlonguette angelegt und mit einem gut gepolsterten Bindenverband ähnlich der Desaultschen Bindenführung am Oberkörper fixiert. Wesentlich hierbei ist, daß die Schwere der Longuette im Sinne eines permanenten Längszuges (gleich dem Prinzip des „hanging cast's") wirken kann (Abb. 1). Die Frakturstellung wird wöchentlich kontrolliert; eine nicht tolerable Fehlstellung (etwa über 15°)

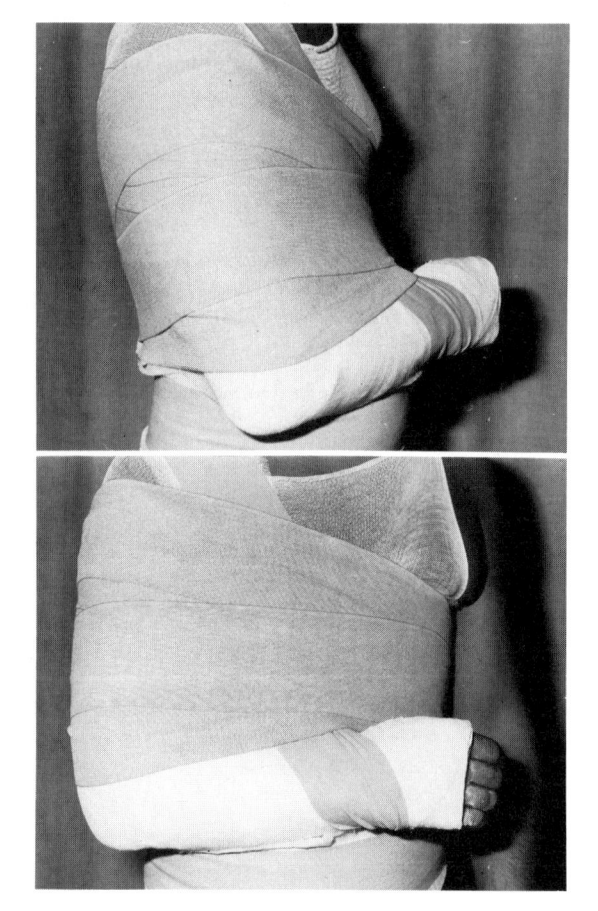

Abb. 1. Fixation mit schwerer Gipsschiene und Desault

korrigieren wir nach 3wöchiger Ruhigstellungsdauer, da sich eine Stellungskorrektur nach diesem Zeitraum leichter halten läßt.

Die Ruhigstellungsdauer wird bei diesem Vorgehen vorerst mit 42 Tagen (6 Wochen) befristet. Nach Konsolidierung erfolgt eine konsequente krankengymnastische Nachbehandlung über 4–12 Wochen. Ist nach drei Wochen eine befriedigende Fragmentstellung, ausreichender Knochenkontakt und beginnender Durchbau nicht erkennbar, so haben wir zu entscheiden, ob die konservative Therapie, z.B. durch Anmodellieren einer U-Schiene fortgesetzt oder eine operative Stabilisierung angestrebt werden soll.

Behandlungsergebnisse

Von 278 Patienten liegen endgültige Ergebnisse vor. In 204 Fällen kam es innerhalb von 42 Tagen zur Bruchheilung, bei weiteren 49 Patienten erst innerhalb von 60 Tagen. In 25 Fällen war eine noch längere Ruhigstellung nötig. Siebzehn dieser Fälle heilten unter konsequenter Fortsetzung der Ruhigstellung bis zu 90 Tagen aus. Nur in 8 Fällen war eine sekundäre operative Stabilisierung erforderlich (Tabelle 1).

In unserem Patientenkollektiv betrug die Heilungsdauer im Durchschnitt 43 Tage. Hinsichtlich der Frakturform konnten wir feststellen, daß lange Schrägbrüche mit 37 Tagen etwas unter, die Querbrüche mit 48 Tagen über dem errechneten Durchschnitt liegen (Tabelle 2). Hinsichtlich der Frakturlokalisation zeigte sich, daß die Brüche im proximalen Schaftdrittel eine schnellere Heilungstendenz (37 Tage) aufwiesen, während bei Brüchen im distalen Schaftdrittel im Durchschnitt eine 49tägige Immobilisation nötig war (Tabelle 3).

Als Frakturheilungsverzögerung betrachten wir eine Konsolidierungsdauer von über 60 Tagen. Dies fanden wir relativ am häufigsten bei Brüchen des mittleren Schaftdrittels und bei Querbrüchen (Tabelle 2 und 3). Weiters war die Altersgruppe des 3. Lebensjahrzehntes am häufigsten von Frakturheilungsverzögerungen betroffen. Diese Tatsache kann zumindest z.T. mit dem relativen Überwiegen der Querbrüche in dieser Altersgruppe erklärt werden.

Bemerkenswert erscheint die Tatsache, daß die Prognose der konservativen Therapie im hohen Alter nicht schlechter wird: Die durchschnittliche Heilungszeit bei unseren Patienten über 70 Jahre betrug 40 Tage.

Endgültige funktionelle Ergebnisse sind 4–12 Wochen nach Gipsabnahme zu erwarten und fallen vor allem dann günstig aus, wenn sich der Patient einer konsequenten und intensiven krankengymnastischen Nachbehandlung unterzieht. Die funktionellen Resultate unseres Kollektivs sind in Tabelle 4 zusammengestellt.

Tabelle 1. Ruhigstellungsdauer

Bis zu N Tagen	Brüche	(%)
42	204	(73,4)
60	49	(17,7)
90	17	(6,1)
Sekundär operiert	8	(2,8)
Insgesamt	278	(100,0)

Tabelle 2. Heilungsdauer und Bruchform

Bruchform	N	Ruhigstellung in Tagen	Verzögerte Bruchheilung	(%)
Querbrüche	67	48	11	(16,4)
Spiralbrüche	65	42	6	(9,2)
Biegungsbrüche	62	41	4	(6,5)
Schrägbrüche	25	37	1	(4,0)
Andere	51	39	3	(5,9)
Insgesamt	270	43	25	(8,9)

Tabelle 3. Heilungsdauer und Lokalisation

Schaftdrittel	N	Ruhigstellung in Tagen	Verzögerte Bruchheilung	(%)
Proximales	65	37	4	(6,2)
Prox. u. mittleres	78	41	5	(6,4)
Mittl. u. distales	11	43	0	—
Mittleres	84	45	12	(15,4)
Prox. bis distales	6	48	1	—
Distales	26	49	3	—
Insgesamt	270	43	25	(8,9)

Tabelle 4. Funktionelle Ergebnisse

	Insgesamt	Sehr gut	Befriedigend	Schlecht
Brüche	270	192	61	17
%	100	71,2	22,5	6,3

Sehr gut =	Volle oder nahezu volle Beweglichkeit im Vergleich zur gesunden Seite
Befriedigend =	Eingeschränkte Beweglichkeit im Schulter- oder Ellbogengelenk ohne subjektive Behinderung
Schlecht =	Einschränkung der Beweglichkeit im Schulter- oder Ellbogengelenk mit störender Behinderung

Zusammenfassung

Unsere Erfahrungen zeigen, daß mit konservativer Therapie die bei weitem überwiegende Mehrzahl (97,2%) von Oberarmschaftbrüchen zur knöchernen Heilung gebracht werden können. Die Bruchheilungsdauer ist bis zu einem gewissen Grad von Frakturform und -lokalisation abhängig. Die funktionellen Endergebnisse hängen im Wesentlichen von der Effizienz der physikalischen Nachbehandlung ab.

Literatur

Böhler L (1964) Gegen die operative Behandlung von frischen Oberarmschaftbrüchen. Langenbecks Chir 308: 465

Frank E (1963) Die konservative Behandlung des Oberarmschaftbruches. Klin Med 18: 257

Poigenfürst J (1972) Diaphysäre Oberarmfrakturen. Zbl Chir 97: 1643

Tscherne H (1972) Primäre Behandlung der Oberarmschaftfrakturen. Langenbecks Arch Chir 332

Technik des Sarmiento-Brace

H. Hackstock, St. Pölten

Grundlagen für Sarmientos konservative Methode (funktionell bracing) sind
1. die Mobilisierung von den einer Fraktur angrenzenden Gelenken stört nicht die Frakturheilung.
2. Motorische Aktivität während der Behandlung fördert die Osteosynthese.
3. Die starre Immobilisierung von Frakturen ist keine Voraussetzung für die Frakturheilung.

Ein wesentlicher Faktor für die Stabilisierung von Schaftfrakturen sind die stabilisiernden Kräfte, die vom Weichteilmantel ausgehen. Sie begründen sich auf dem Prinzip der hydrostatischen Kräfte in einer geschlossenen Röhre. Bei zirkulärer Umhüllung einer Gliedmaße wird die Fraktur durch den Muskelmantel und durch die komprimierenden Kräfte der Muskulatur in reponierter Stellung gehalten. Dadurch werden Verkürzungen ausgeschlossen, Achsenknickungen lassen sich allein aus diesem Prinzip nicht ableiten, können jedoch durch exaktes Anmodellieren der Grenzbereiche vermieden werden.

Das allgemeine Vorgehen in der konservativen Behandlung von Schaftfrakturen des Oberarmes ist die Fixation des Oberarmes nach der herkömmlichen Methode entweder im Desault, bzw. im Gilchristverband. Hierbei werden nach bewährten Grundsätzen die benachbarten Gelenke ruhiggestellt und der Extremität die Möglichkeit gegeben, die Hämatome zu resorbieren. Sobald nun die Schwellungen der umgebenden Gewebe abgeklungen sind, und die Weichteile wieder normale Konsistenz haben, wir der Oberarm mit einem Brace, d.h. mit einer Hülse ruhiggestellt. Diese Hülse fixiert weder Schulter noch Ellbogen, sondern stabilisiert die Frakturstücke durch Kompression des Muskelmantels. Der Sarmiento-Brace muß daher sehr exakt anmodelliert und gegebenenfalls jeweils dem neuen Gewebezustand angeglichen werden. Aus diesem Grunde wird er gespalten angelegt und kann jeden Tag vom Patienten selbst nachgezogen werden. Die benachbarten Gelenke, Ellbogen und Schulter, sollen ab sofort in vollem Umfang bewegt werden.

Die Dauer der Primärbehandlung im Gilchristverband ist etwa 1–2 Wochen. Die Dauer des Sarmiento-Brace ist so wie bei der bisher üblichen konservativen Behandlung 6–8 Wochen ab Unfall. Es tritt durch die Bracingmethode keine Verkürzung der Stabilisierungszeit ein. Eine indirekte Verkürzung der Gesamtbehandlung ist aber durch die wesentlich schnellere Mobilität des Patienten und durch die schneller wiedererreichte Gebrauchsfähigkeit des Armes zu erzielen, da ja der Patient bereits 2 Wochen nach dem Unfall wieder beginnen kann, seine Gelenke zu bewegen. Beim Sarmientobracing haben sich die neuen Kunststoffmaterialen wie Hexelite, Baycast und Orthoplast sehr bewährt. Durch ihr geringes Gewicht und durch die ideale Strahlendurchlässigkeit summieren sich geradezu die Vorteile dieser modernen Behandlung für den Patienten, sodaß er nicht nur die Gelenke frei bewegen kann, sondern zusätzlich durch den leichten Verband überhaupt nicht beeinträchtigt ist.

An der Unfallabteilung St. Pölten haben wir bis jetzt 9 Patienten nach der Bracingmethode behandelt. Probleme haben wir nicht beobachtet. Allerdings ist die Zahl viel zu gering, um über Wert oder Unwert einer konservativen Behandlung etwas aussagen zu wollen, weshalb wir auch auf detaillierte Angaben verzichten.

Die funktionelle Behandlung der Humerusschaftfraktur nach Sarmiento

A. Lehmann und H. Raemy, Fribourg

Einleitung

Das Ziel jeder Frakturbehandlung ist die Restitutio ad integrum, d.h. die Knochenheilung, die normale Beweglichkeit aller beteiligten Gelenke sowie die Weichteilintegrität. Dies erreichen wir bei den Humerusschaftfrakturen in der Regel durch eine konservative Behandlung. Da jedoch nach der üblichen Ruhigstellung dieser Frakturen im Desaultverband oder Hanging cast eine störende Einschränkung der Beweglichkeit, vor allem im Schultergelenk, zurückbleiben kann, haben wir seit einem Jahr die von A. Sarmiento und Mitarbeitern 1977 publizierte sogenannte funktionelle Behandlung übernommen [1].

Methode

Das Prinzip der Behandlung besteht in einer Ruhigstellung der Fraktur zunächst in einem Desaultverband oder in einem Hanging cast für 10–15 Tage. Anschließend, d.h. nach Abklingen der ersten Schmerzen und der Schwellung wird eine Oberarm-Manschette für weitere 6–8 Wochen angelegt.

Die Manschette (Abb. 1) besteht aus verformbarem Orthoplast (Johnson & Johnson) und wird individuell angepaßt. Sie erlaubt eine freie Schulter- und Ellbogengelenksbeweglichkeit. Sie beginnt medial 2,5 cm unter der Axilla und reicht bis 1,5 cm über den Epicondylus ulnaris humeri, lateral von einem Punkt knapp oberhalb des Acromions bis an den

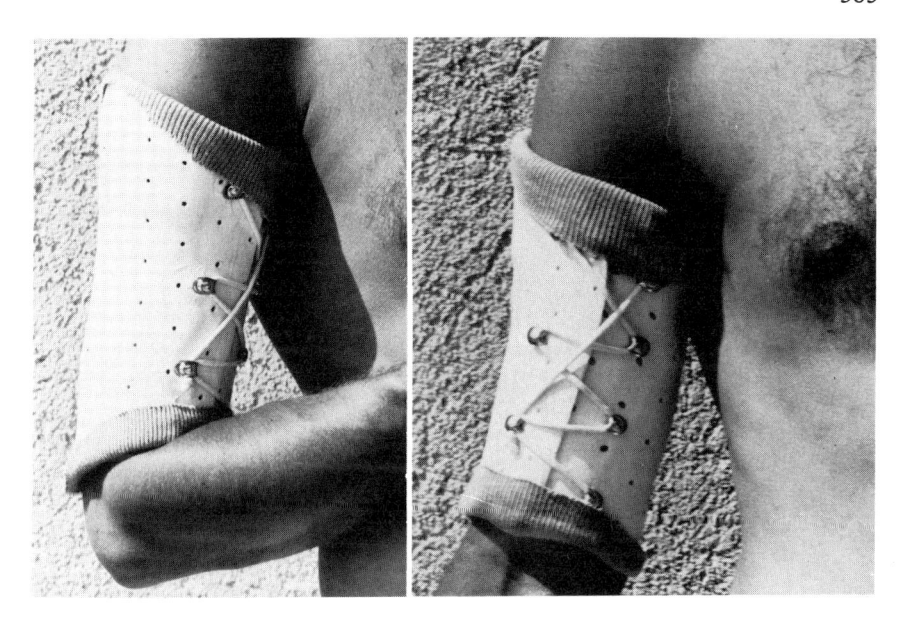

Abb. 1. Oberarmmanschette nach Sarmiento

Epicondylus radialis humeri. Die Manschette ist mit einem Schnürverband ausgestattet und kann zur persönlichen Hygiene leicht abgenommen werden. In den ersten Tagen wird zusätzlich eine Mitella getragen, die Patienten werden jedoch ermutigt, sofort mit aktiven Bewegungen in Schulter- und Ellbogengelenk zu beginnen. Die Manschette wird bis zur klinischen und radiologischen Heilung der Fraktur getragen.

Ergebnisse

Wir berichten über 16 abgeschlossene Behandlungen bei 9 Männern und 7 Frauen mit einem Durchschnittsalter von 52 Jahren (der jüngste Patient 15 Jahre, der älteste 81 Jahre). Wir stellten dabei die Indikation zur Sarmieto-Behandlung weit, auch proximale und distale Schaftfrakturen wurden mit dieser Methode behandelt (Tabelle 1). Die anfängliche Immobilisierung erfolgte mit einer Ausnahme entweder im Hanging cast oder im Desaultverband für durchschnittlich 11 Tage (Tabelle 2). Den Hanging cast bevorzugten wir bei nicht bettlägerigen Patienten. Sie konnten mit ersten Bewegungsübungen für das Schultergelenk schon im Gips beginnen. Die Oberarmmanschette beließen wir im Durchschnitt 6 1/2 Wochen.

In 13 unserer 16 Fälle kam es zu einer unkomplizierten Heilung. Ein Patient zog sich 6 Wochen nach einer Humerusquerfraktur kurz nach Abnahme der Manschette bei einem Bagatellunfall eine Refraktur zu. In 2 Fällen kam es zu einer Sudeckschen Dystrophie.

Das funktionelle Resultat war in allen Fällen befriedigend bis gut (Tabelle 3). Die Arbeitsaufnahme bei den erwerbstätigen Patienten erfolgte im Durchschnitt 10 Wochen nach dem Unfall (Abb. 2).

Tabelle 1. Lokalisation der Frakturen

Meta-diaphysär proximal	6
Rein diaphysär	8
Meta-diaphysär distal	2
Total	16

Tabelle 2

Vorbehandlungsart	Anzahl	Durchschnittliche Dauer
Hanging-Cast	10	9 Tage
Desaultverband	5	12 Tage
Abduktionsschiene	1	7 Tage
Durchschnittliche Dauer der Vorbehandlung		11 Tage

Tabelle 3. Gelenkfunktion bei Abschluß der Behandlung

Schultergelenk	– Abduktion:	symetrisch	9
		Abduktionsausfall (durchschnittlich 60°)	7
	– Elevation:	symetrisch	8
		Elevationsausfall (durchschnittlich 70°)	8
Ellbogengelenk	– Extension:	symetrisch	13
		Extensionsausfall (zwischen 5° und 20°)	3
	– Flexion:	symetrisch	14
		Flexionsausfall (zwischen 10° und 30°)	2

Die Manschette wurde von allen Patienten gut ertragen. Sie fühlten sich in ihren täglichen Verrichtungen nur wenig eingeschränkt. Möglichst früh, d.h. nach Abklingen der ersten Schmerzen aber noch während des Tragens der Manschette, begannen die Patienten mit vorsichtigen, aktiv unterstützten Bewegungsübungen. Das Abnehmen der Manschette zur persönlichen Hygiene erlaubten wir in der Regel 3–4 Wochen nach dem Unfall.

Literatur

1 Sarmiento A et al (1977) Functional Braching of Fractures of the Shaft of the Humerus. J bone Joint Surg 59-A: 596–601

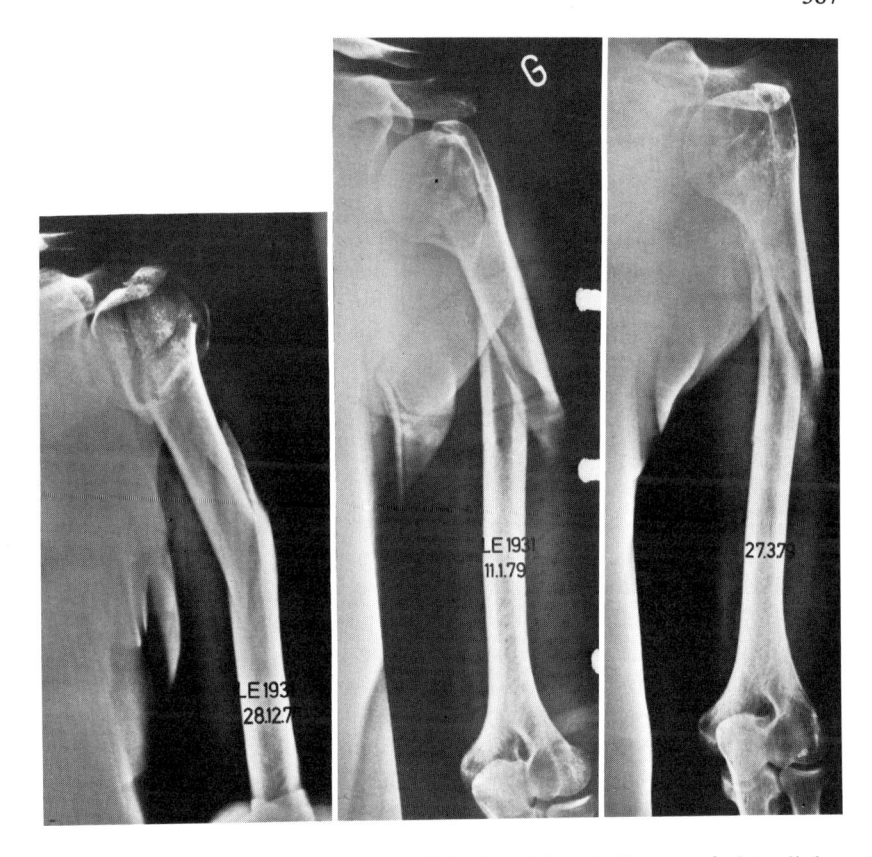

Abb. 2. L.E., 48jähriger Patient. Am 28.12.78 ins Gelenks reichende Humerusfraktur links. Hanging-cast bis zum 11.1.79 dann Sarmiento-Manschette bis zum 25.2.79. Abschlußkontrolle am 27.3.79: Ellenbogengelenksbeweglichkeit Flexion-Extension 160-0-0°, Abduktions bzw. Elevation im Schultergelenk 90° bzw. 130°. Arbeitsaufnahme zu 100% als Handlanger am 5.3.79

Technik und Resultate der primär funktionellen Behandlung

G. Specht, Berlin

Die primär funktionelle einerseits und die operative Frakturenbehandlung andererseits sind am Oberarmschaft keine Gegensätze. Beide Methoden wollen genau das gleiche: Die möglichst rasche Wiederbetätigung des Armes ohne die Nachteile der Immobilisation. Die Frage lautet also: Muß zu diesem Zweck die Fraktur in optimaler Repositionsstellung fixiert werden oder nicht.

Technik (Veröffentlicht in: Akutelle Chirurgie 11, 1976)

Die meisten der in Abbildungen gezigten Übungen müssen unter krankengymnastischer Aufsicht, auf jeden Fall unter Beachtung folgender Regeln ausgeführt werden:
1. Das Übungsschema berücksichtigt die Betätigung aller wesentlichen Muskelgruppen und Gelenke. Individuelle weitere Variationen führen erfahrungsgemäß nicht zu Rekorden, sondern zu Fehlergebnissen.
2. Ausgiebige Armbewegungen von Anfang an können schmerzfrei nur mit extendierendem (Zug an den Condylen) und zugleich reponierendem Griff (Druck etwa in Oberarmmitte entgegen Antekurvations- und Adduktionsneigung) ausgeführt werden.
3. Rotationsbewegungen im Frakturbereich (Nackengriff, Hosenträgergriff) müssen bis zum Festwerden vermieden werden. Die Gefahr von Pseudarthrosen wird dadurch vermindert.
4. Der Wille und das Gefühl des Verletzten, selbst einen großen Einfluß auf seine Wiederherstellung zu haben, kann nutzbringend in die Therapie eingebaut werden.

Ergebnisse (299 Frakturen)

Alle Frakturformen können primär funktionell behandelt werden. Erstgradig offene Frakturen wurden 9mal erfolgreich so behandelt. Einundzwanzig Radialisparesen (12 komplette, 6 inkomplette und 3 nur sensible) bildeten sich unter der primär funktionellen Therapie zurück. Die durchschnittliche Behandlungsdauer lag knapp unter 3 Monaten.

Spätresultate der primär funktionell behandelten Oberarmschaftbrüche

M. Vatankhah, H.H. Ucke und B. Fritzenwanker, Lübeck

Die Frakturen des Oberarmschaftes sind überwiegend von einfacher Form [6] und im Gegensatz zu anderen Röhrenknochen ist ihre exakte anatomiegerechte Rekonstruktion nicht erforderlich, da dem Oberarm keine statische Bedeutung zukommt und die Funktion den angrenzenden Gelenke durch eine leichte Fehlstellung nicht beeinflußt wird. Wegen der kräftigen Muskelschicht ist auch nicht mit stärkeren kosmetischen Beeinträchtigungen zu rechnen. Entscheidendes Kriterium für die Leistungsfähigkeit jeder Therapie ist bei Oberarmschaftfrakturen somit das erzielte funktionelle Spätergebnis.

Zur konservativen Behandlung stehen uns heute mehrere Methoden zur Verfügung, von denen die meisten mit fixierenden Verbänden arbeiten. Eine kritische Beurteilung dieser Verfahren zeigt jedoch, daß die angestrebte Ruhigstellung der Fragmente damit nicht gelingt und bei einigen Ellenbogengelenk bzw. Ellenbogen- und Schultergelenk für mehrere Wochen ruhiggestellt werden, so daß Immobilisationsschäden in diesen Gelenken auftreten. Dies gilt nicht für den Sarmiento-Brace [9], bei dem ja Gelenkbewegungen möglich sind, jedoch haften ihm andere Nachteile an (Ödembildung etc.).

Wir bevorzugen von den funktionellen Methoden [2, 5, 8, 9, 11] die primär funktionelle Behandlung, die von Specht beschrieben wurde [10, 11].

Eigenes Krankengut und Ergebnisse

Im Zeitraum von 1968 bis 1979 wurden an der Klinik für Chirurgie der Medizinischen Hochschule Lübeck insgesamt 111 Patienten mit 112 Oberarmschaftfrakturen behandelt.

Zehn Patienten mit pathologischer Fraktur, bei denen ein Primärtumor nachgewiesen wurde, sind in dieser Studie nicht eingeschlossen. Bei den restlichen 101 Patienten handelte es sich um 46 männliche und 55 weibliche Patienten.

Das Durchschnittsalter war 53,4 Jahre. Der jüngste Patient war 17 und der älteste 90 Jahre alt. Bei 39 (38,6%) der Patienten handelte es sich um Verkehrsunfälle, bei 42 (41,6%) um Privatunfälle und bei 20 (19,8%) um Berufsunfälle.

Die Form der Fraktur war bei 34 (33,7%) eine Quer-, bei 32 (31,7%) eine Schräg-, bei 10 (9,9%) eine Spiral-, bei 11 (10,9%) eine Biegungs- und bei 9 (8,9%) eine Stück- sowie bei 5 (4,9%) eine Trümmerfraktur. Bei 20 Patienten (20,8%) lagen Mehrfachfrakturen vor. Primäre Radialisparesen traten bei 6 Kranken auf. Vier Mehrfachverletzte starben während der stationären Behandlung, davon 3 an Lungenembolie und ein Kranker infolge des Polytraumas. Ein weiterer Patient, bei dem die Oberarmschaftfraktur zwei Wochen extendiert wurde, starb ebenfalls an Lungenembolie. Eine Anticoagulation wurde seinerzeit noch nicht durchgeführt. Zwei Patienten wurden nach kurzer stationärer Behandlung entlassen. Ein Kranker wurde nach auswärts durchgeführter primär operativer Behandlung zu uns verlegt. Bei 7 Frakturen mußte wegen starker Dislokation vor der funktionellen Behandlung eine Extension angelegt werden. Einmal wurde die Fraktur bei einem Polytraumatisierten operativ versorgt. Bei den übrigen 85 Patienten, von denen 2 eine offene Fraktur I. Grades aufwiesen, erfolgte die Behandlung der Oberarmschaftfrakturen primär funktionell.

Dreimal kam es dabei zur verzögerten knöchernen Heilung, so daß schließlich eine operative Therapie eingeleitet werden mußte. Eine Sudecksche Dystrophie bildete sich erst nach einem halben Jahr zurück.

Die Dauer der stationären Behandlung betrug im Durchschnitt 18,6 Tage, die Dauer der Gesamtbehandlung 84 Tage.

Zum Zeitpunkt der Nachuntersuchung waren 4 Patienten verstorben, 14 Kranke entweder unbekannt verzogen oder nicht bereit, sich der Nachuntersuchung zu unterziehen. Die mittlere Nachuntersuchungszeit betrug 4,4 Jahre. Das Ergebnis von 69 Frakturen bei 68 Patienten (Tabelle 1) war sehr gut bei 44 (63,8%), gut bei 17 (24,6%), mäßig bei 4 (5,8%) und schlecht bei 4 (5,8%). Die 6 Radialisparesen waren vollständig zurückgebildet.

Diese Ergebnisse zeigen, daß mit der primär funktionellen Behandlung in fast 90% der Oberarmschaftfrakturen ein funktionell gutes Ergebnis erreicht werden kann. Wir halten deshalb die prinzipielle Osteosynthese kurzer Schräg-, Quer- und Biegungsfrakturen nicht für angezeigt [3, 4, 12], zumal auch die Rate an Pseudarthrosen, sekundären Radialisschäden und Infektionen [6] gegen die operative Behandlung spricht. Nur bei weit offenen Frakturen, bei verzögerter Frakturheilung und Pseudarthrosen, bei Polytraumatisierten sowie bei irreponibler Fehlstellung infolge Weichteilinterposition sehen wir eine Operationsindikation. Auch bei Mißlingen der primär funktionellen Therapie sollte nach Ablauf von 8 Wochen die Operation nicht länger verzögert werden, da sonst eine übungsstabile Osteosynthese infolge des Knochenabbaues nur noch sehr schwer erreicht werden kann.

Eine operative Frühexploration des Nervus radialis, bei einer primären Parese können wir nicht empfehlen, da es sich in den allermeisten Fällen um eine Kontusion des Nerven handelt und eine spontane Rückbildung die Regel ist [7]. Dieses wird auch durch unsere Erfahrungen bestätigt.

Zusammenfassung

Im Rahmen einer Nachuntersuchung wurden 68 Oberarmschaftfrakturen, die primär funktionell behandelt wurden, 6 Monate bis 11 Jahre nach dem Unfall nachuntersucht. Das Ergebnis war in 88,4% gut bis sehr gut, mäßig in 5,8% und schlecht in 5,8% der Fälle.

Tabelle 1. Einteilung der Ergebnisse (n = 69)

Sehr gut	Anatomische und funktionell Restitutio ad integrum. Keine Beschwerden	44	(63,8%)
Gut	Bewegungseinschränkung der angrenzenden Gelenke bis 10°. Achsenknickung und Rotationsfehler bis 10°. Keine wesentlichen Beschwerden	17	(24,6%)
Mäßig	Bewegungseinschränkung bis 20°. Achsen- und Rotationsfehler bis 15°. Leichte Beschwerden	4	(5,8%)
Schlecht	Verzögerte knöcherne Heilung. Sudecksche Dystrophie. Bleibende sekundäre Radialisparese. Starke Bewegungseinschränkung. Achsenknickung und Rotationsfehler über 15°. Belastungsschmerz	4	(5,8%)

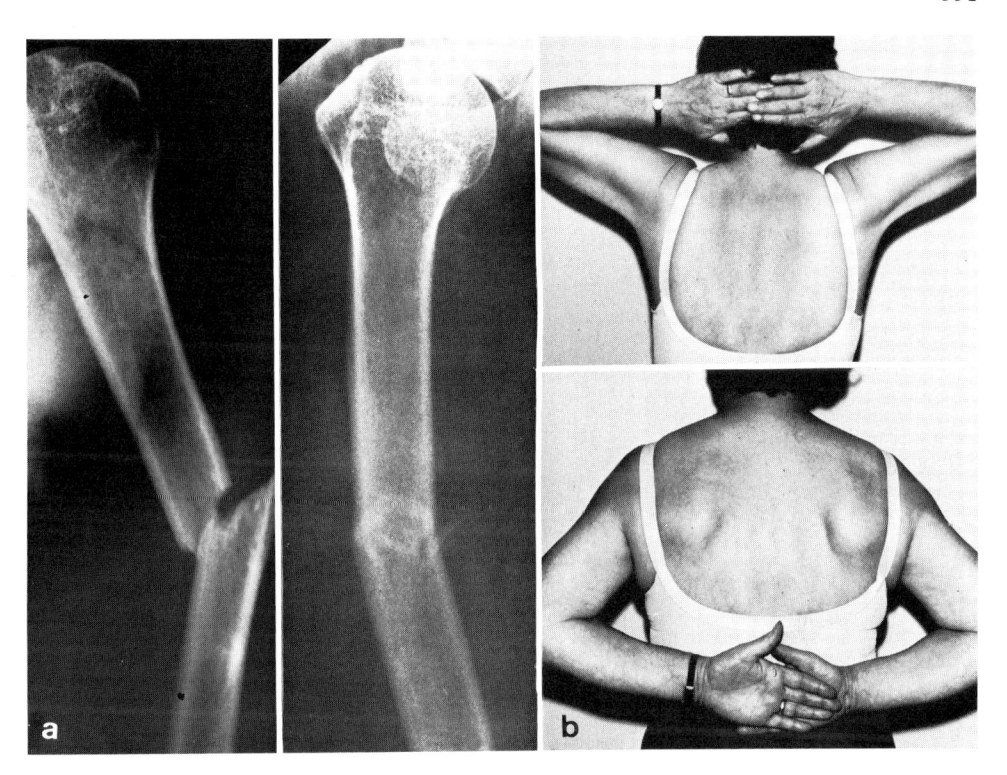

Abb. 1. a Kurze Oberarmschaftschrägfraktur links bei einer 50jähriger Patientin, **b** 3 1/3 Jahre nach primär funktioneller Behandlung (Funktionsbilder)

Es wird empfohlen, die Indikation zur Operation streng nur bei weit offenen Frakturen sowie bei verzögerter knöcherner Heilung und bei irreponiblen Frakturen zu stellen. Ebenfalls wird eine Frühexploration des Nervus radialis bei Paresen nicht für erforderlich gehalten, da diese sich meistens spontan zurückbilden.

Literatur

1. Bohler L (1964) Gegen die operative Behandlung von frischen Oberarmschaftbrüchen. Langenbecks Arch Chir 308: 465–475
2. Caldwell J A (1933) Treatment of Fractures in the Cincinnati General Hospital. Ann Surg 97: 161–176
3. Heimann D, Knabe U H, Kunze K G, Schick J (1974) Resultate unterschiedlicher Therapie von Oberarmschaftbrüchen (100 Patienten) mit besonderer Berücksichtigung der funktionellen Behandlung. Chir Praxis 18: 485–494
4. Kreft R (1976) Die funktionelle Behandlung der Oberarmschaftbrüche. Diss med Lübeck
5. Lucas-Championniere J (1900) Quelles sont les fractures qui peuvent etre traitees sans appareil inamovible par le massage et la mobilisation? Resultats de ce traitement. Ref Zbl Chir 27: 1303

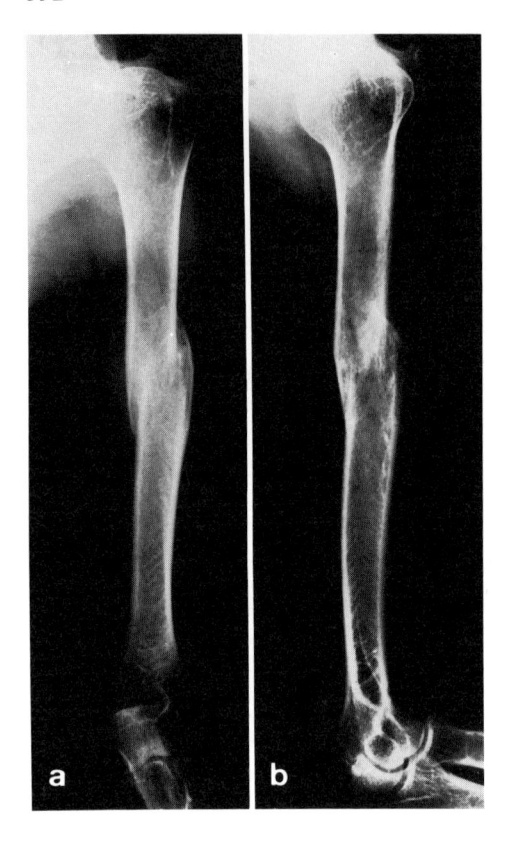

Abb. 2a, b. Röntgenologischer Ausheilungsbefund nach 3 1/2 Jahren

6 Muhr G, Tscherne H, Zeck G (1973) Konservative oder operative Behandlung der Oberarmschaftbrüche. Mschr Unfallheilkd 76: 128–137
7 Mumenthaler M, Schliack (1977) Läsionen peripherer Nerven. Thieme, Stuttgart
8 Poelchen R (1930) Die Behandlung der Frakturen der oberen Extremitäten ohne Fixation, nur mit aktiver Extensionsbewegung. Mschr Unfallheilkd 37: 193–219
9 Sarmiento A, Kinman P B, Galvin E G, Schmitt R H, Phillips J G (1977) Functional Bracing of Fractures of the Shaft of the Humerus. J Bone Joint Surg 5 PA: 596–601
10 Specht G (1970) Diskussionsbeitrag. 103 Tagung der Vereinigten Nordwestdeutscher Chirurgen, Braunschweig 1969. Zbl Chir 95: 69
11 Specht G (1976) Primäre funktionelle Behandlung der Oberarmschaftbrüche. Aktuel Chir 11: 227–234
12 Specht G, Scheibe O, Kreft R (1979) Ergebnisse der primär funktionellen Behandlung von Oberarmbrüchen. Aktuel Chir 14: 249–258

Erfahrungen mit der Bündelnagelung bei Oberarmschaftbrüchen

H.K. Kaufner, B. Gay, C. Trepte und M. Steinhäusser, Würzburg;
B. Friedrich und A. Liebenau, Bremen

Obwohl gerade für Oberarmschaftbrüche die konservative Behandlung noch weitgehend als Methode der Wahl gilt [1], lassen sich bei bestimmten Indikationen durch die operative Behandlung oft bessere Ergebnisse erzielen [2, 4, 5]. Neben der Plattenosteosynthese hat sich uns dabei die Bündelnagelung bestens bewährt.

Krankengut

In den letzten 5 Jahren haben wir 69 Oberarmschaftfrakturen mit Bündelnägeln versorgt. Vierundfünfzig Patienten konnten nachuntersucht werden. Acht Patienten sind verstorben, davon 5 Polytraumatisierte in den ersten Wochen nach dem Unfall und 3 Patienten mit pathologischen Frakturen an ihrem Grundleiden.

Da die Bündelnagelung technisch einfacher und zeitsparender ist als die Plattenosteosynthese und sie darüberhinaus den Patienten sowohl bei der Erstoperation als auch bei der Metallentfernung weniger belastet, entschließen wir uns gerade bei pflegerisch schwierigen und allgemeingefährdeten Patienten immer mehr auch zur notfallmäßigen Bündelnagelung. Dementsprechend waren 39 unserer 69 Patienten polytraumatisiert, davon allein 22 mit schwerem Schädelhirntrauma.

Indikation zur Bündelnagelung

Die Indikation zur Bündelnagelung ergibt sich aus dem Frakturtyp: 16mal lag in unserem Krankengut ein reiner Quer- oder kurzer Schrägbruch im mittleren Schaftdrittel vor, 19mal fand sich ein zusätzlicher Biegungskeil, 28mal fanden sich mehrere kleine Fragmente im Frakturbereich, ohne daß die Fraktur insgesamt den Charakter der Querfraktur verloren hätte. All diese Frakturen stellen für uns eine gute Indikation zur Bündelnagelung dar.

Eine relative Indikation bilden die seltenen Stückfrakturen des Oberarmschaftes, bei denen man dann unter Umständen auch von der üblichen Art der Versorgung abweichen muß.

Nicht indiziert ist für uns die Bündelnagelung bei Frakturen des proximalen und distalen Oberarmdrittels, bei Mehrfragmentbrüchen mit langen Drehkeilen, bei zweit- und drittgradig offenen Frakturen und bei Kontinuitätsunterbrechungen von Nerven und Gefäßen.

Bei operativer Revision wegen einer Radialisparese wird man in der Regel eine Plattenosteosynthese durchführen. Aber auch hier kann im Einzelfall — im Hinblick auf die Gefahr einer Nervenschädigung bei der Metallentfernung — die offene Reposition und anschliessende Bündelnagelung erwogen werden. Wir haben das 7mal mit gutem Erfolg praktiziert.

Nicht indiziert ist die Bündelnagelung wohl auch bei Pseudarthrose. Von zwei hypertrophen Pseudarthrosen, die wir mit Bündelnägeln versorgten, ist nur eine durchgebaut.

Zu erwägen dagegen ist die Bündelnagelung im Rahmen einer Verbundosteosynthese bei pathologischen Frakturen.

Ergebnisse

Nach primärer Bündelnagelung sahen wir zwei Pseudarthrosen; eine weitere Pseudarthrose konnte durch Bündelnagelung nicht zur Ausheilung gebracht werden.

Bei allen anderen nachuntersuchten Patienten sind die Frakturen knöchern verheilt oder im Durchbau begriffen, bei 39 Patienten wurde das Metall inzwischen entfernt.

Nur einmal, bei einer Oberarmstückfraktur, die bei relativer Operationsindikation auch noch eine technisch nicht einwandfreie Osteosynthese erhielt, sahen wir eine postoperative Weichteilinfektion, die zum Abheilen gebracht werden konnte. Leider hat sich gerade dieser Patient später unserer Behandlung entzogen, so daß wir hier kein Spätergebnis haben.

Bei 4 unserer 69 Patienten war eine Nachoperation wegen Nageldislokation notwendig.

Dreimal sahen wir postoperativ eine reversible Radialisparese. Da wir die Bündelnagelung ohne die ursprünglich von Hackethal [3] angegebene Extension durchführen, handelt es sich möglicherweise um Quetschverletzungen des Nerven im Frakturbereich anläßlich der Reposition oder infolge übermäßigen Druckes durch Romanhaken im Bereich der Nageleinschlagstelle. Nach 4 bis 6 Monaten war die Funktion des Nerven jeweils wieder vollständig zurückgekehrt.

Infolge der stets frühzeitig einsetzenden Übungsbehandlung haben wir nur zweimal eine bleibende Bewegungseinschränkung im Schultergelenk gesehen: Einmal bei gleichseitiger Unterarmfraktur und Rippenserienfraktur, das zweite Mal bei einem Patienten mit hoher Plexusläsion.

Dreimal verblieb nach Reoperation wegen Nageldislokation eine Einschränkung der Streck- und Beugefähigkeit im Ellbogengelenk von jeweils weniger als 30°.

Bei einem polytraumatisierten Patienten kam es nach Bündelnagelung einer Oberarmschaftfraktur zu einer völligen Versteifung im Ellbogengelenk. Hier hatten sich ausgeprägte periarticuläre Verknöcherungen entwickelt; eine Verletzung der Gelenkkapsel bei zu distalem Zugang und weit in die Weichteile ragenden Nägeln waren wohl Ursache dieser Versteifung.

Hier, wie auch bei drei anderen Patienten mit bleibender Bewegungseinschränkung im Ellbogengelenk war retrospektiv die Nageleinschlagstelle zu weit distal gewählt worden — sie sollte etwa zwei Querfinger oberhalb der Fossa olecrani liegen.

Zur Vermeidung dieser Komplikation muß intraoperativ vor dem Verschluß der Weichteile unbedingt die Streckfähigkeit des Ellbogengelenkes geprüft werden!

Die Dauer der stationären Behandlung lag bei 17 Patienten, bei denen die Oberarmfraktur einzige Verletzung war, zwischen 2 und 14 Tagen, durchschnittlich bei 9 Tagen. Hinzu kommen 2 bis 4 Tage für die Metallentfernung.

Bei der Entfernung der Bündelnägel, in der Regel ein Jahr post operationem, trat keine Komplikation auf.

Zusammenfassung

Bei 69 Patienten wurden Oberarmschaftfrakturen durch Bündelnagelung versorgt. An Komplikationen sahen wir 3 Pseudarthrosen, davon 1 Pseudarthrose, die nach Bündelnagelung nicht ausgeheilt war. Weiterhin fanden sich 3 (voll reversible) Radialparesen, eine Weichteilinfektion und 4 Nageldislokationen. Vier bleibende Bewegungseinschränkungen im Ellenbogengelenk müssen ebenfalls als Folge der Bündelnagelung bzw. nachfolgender Nageldislokationen angesehen werden.

Bei richtiger Indikationsstellung sind damit die Ergebnisse nach Bündelnagelung sicher nicht schlechter als nach Plattenosteosynthese und besser als nach konservativer Behandlung.

Deshalb empfiehlt sich diese technisch einfache und den Patienten wenig belastende Methode auch als notfallmäßiger Eingriff bei pflegerisch schwierigen und allgemeingefährdeten Patienten.

Literatur

1 Böhler L (1964) Gegen die operative Behandlung von frischen Oberarmschaftbrüchen. Lang Arch Chir 308: 465
2 Brug E, Beck H, Marschner R (1975) Die operative Stabilisierung der Oberarmschaftfraktur mit dem Bündelnagel nach Hackethal. Mschr f Unfallheilkd 78: 245
3 Hackethal K H (1961) Die Bündelnagelung. Springer, Berlin Göttingen Heidelberg
4 Heimel R, Okumusoglu H (1979) Die Bündelnagelung von Schaftfrakturen. Unfallheilkd 82: 206
5 Hofmeier G, Schweiberer L (1967) Die Bündelnagelung bei Unterschenkel- und Oberarmfrakturen. Zbl Chir 92: 2903
6 Ledermann M (1972) Die Bündelnagelung bei bestimmten Typen von Humerusschaftbruch. Helv Chir Acta 39: 697

Die Indikation zur Oberarmosteosynthese beim frischen Oberarmschaftbruch mit Radialislähmung

H. Ecke, Chr. Neubert und O.P. Khandija, Gießen

Die Unfallchirurgie in Gießen hat innerhalb von 11 Jahren 138 Oberarmschaftfrakturen einer operativen Behandlung zugeführt. Die überwiegende Anzahl von ihnen war durch Verkehrsunfälle verursacht (Tabelle 1).

Sie betrafen 21mal das proximale Drittel, 83mal das mittlere und 34mal das distale Drittel. Sechzehn von ihnen waren offen. Sechs Gefäßläsionen wurden vermerkt und in 46 Fällen konnten wir einen Nervenschaden nachweisen (Tabelle 2). Es handelte sich grund-

Tabelle 1. Unfallmechanismus bei 138 operativ behandelten Oberarmschaftfrakturen 1969–1979 (Unfallchirurgische Klinik, Zentr. Chirurgie der Univ. Gießen)

Unfallart	N
Verkehrsunfälle	92
Arbeitsunfälle	10
Häusliche Unfälle	18
Sportunfälle	3
Sonstige Unfälle	12
Pathologische Frakturen	3
Summe	138

Tabelle 2. Unfallchirurgie Gießen. 138 Humerusschaftfrakturen von 1969–1979 operativ behandelt

Lokalisation	N
Proximales Drittel	21
Mittleres Drittel	38
Distales Drittel	34
Gesamt	138

sätzlich mit Ausnahme von 2 früheren Fällen, bei denen eine Nagelung durch einen Rush pin versucht worden war um primäre Radialisparesen oder zumindestens um vorexistente Paresen. Von den insgesamt 46 Nervenlähmungen hatten wir 22 Vollparesen und 24 Teilparesen des Speichennerven. Die Schädigung war 17mal durch Quetschung, 7mal durch Dehnung, 6mal durch Ruptur, 3mal durch Hämatome in der Nervenscheide, 5mal durch Narbenstriktur, 1mal durch eine Durchspießung und 7mal durch einen Plexusschaden zustande gekommen. Klammert man die Plexusschäden aus, so sind von 39 Nervenschäden immerhin noch 9, die eine unvollständige Rückbildung mit einem Dauerschaden haben und 30, bei denen die Schädigung vollständig zurückgegangen ist.

Seitdem wir eine operativ aktivere Therapie hinsichtlich der frischen Oberarmschaftfrakturen mit Teil- oder Vollparesen des N. radialis einnehmen, haben wir gesehen, wie stark der Nerv durch Knochetrümmer und scherenartig scharfe Fragmente beeinträchtigt werden kann (Abb. 1) und besitzen ein vermehrtes Verständnis für ein aktiv-chirurgisches Vorgehen. Bestärkt werden wir hierin durch 5 Patienten, bei denen der Speichennerv an seiner Kreuzungsstelle hinter dem Oberarm in festen Narbensträngen oder in Callus eingebettet war und bei denen sich nach Neurolysen 4mal eine vollständige Rückbildung ergab und einmal eine unvollständige. Solche Sekundärschäden entstehen dann nicht, wenn der leiseste Verdacht auf eine Teilparese bereits zur sofortigen Freilegung und Osteosynthese führt. Aus den vorstehenden Erwägungen geht hervor, daß es sich aus unserer Sicht hierbei um eine absolute Indikation handelt. Auch dann schließlich, wenn der Ausfall des N. radialis auf einen kompletten oder teilweisen Plexusschaden zurückgeht, ist die Osteo-

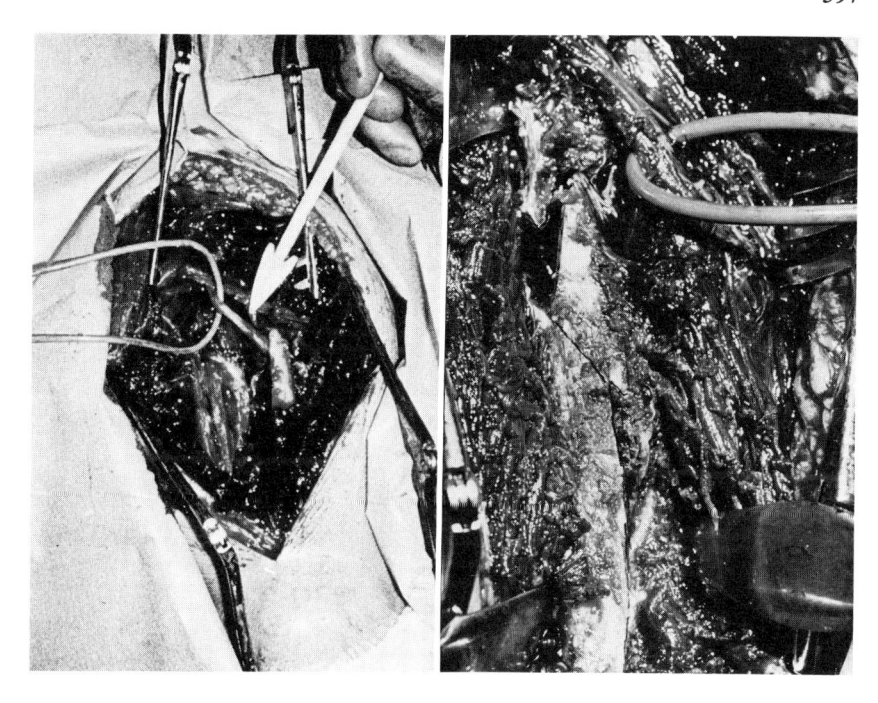

Abb. 1. Die Abbildung zeigt in ihrem linken und in ihrem rechten Teil jeweils einen Operationssitus mit unterschiedlicher Vergrößerung. In beiden Fällen (zwei verschiedene Patienten) wurde der Nerv mit einem Gummischlauch angeschlungen und aus den Trümmern bereits herausgehalten. Es ist unschwer zu erkennen, daß er sich links aber auch rechts in Trümmerstücken eingebettet und auf den scherenartig scharfen Fragmentflächen reitend befunden hat. Bei beiden Patienten war nur eine diskrete sensible Parese des N. radialis nachzuweisen. Wir entschlossen uns dennoch zur sofortigen Operation und zur Osteosynthese und sind der Überzeugung, daß wir mit dieser Maßnahme Spätfälle, bei denen der Nerv von Narben- und Callusgewebe komprimiert wird, vermeiden können

synthese des Oberarmschaftbruches eine wertvolle Hilfe. Selbstverständlich wären einige der Teil- und Vollparesen, die wir durch eine sofortige operative Behandlung in den letzten Jahren, — ausschließlich mit der breiten Oberschenkelplatte, — versorgt haben, bei konservativem Zuwarten ebenfalls vollständig zurückgegangen. Das ist aber kein Argument gegen den sofortigen Eingriff, weil auf der anderen Seite in einer Reihe von 5 Fällen die Neurolyse des N. radialis unter mikrochirurgischen Bedingungen in dem Narben- und Callusgewebe äußerst schwierig wurde und zeitlich ausgedehnte Eingriffe erforderte. Obgleich wir auch in diesen Fällen noch in der überwiegenden Mehrzahl helfen konnten, ist ein solches Vorgehen unseres Erachtens keineswegs anzustreben.

Der nicht eben seltene Einwand, daß man bei der Materialentfernung, sofern es sich nicht um einen Marknagel, sondern um eine Plattenosteosynthese handelt, den Nerven nochmals freilegen müsse und daß hierin eine besondere Gefährdung für den Nerven zu sehen sei, hat bei unseren Patienten insofern keine entscheidende Rolle gespielt, als es weder bei der Erstoperation noch bei der späteren Materialentfernung bei 138 Patienten mit Oberarmschaftfrakturen jemals durch den Eingriff selbst, — also iatrogen, — zu irgendeiner bleibenden Schädigung in diesem Bereich gekommen ist. Freilich sind die Humerusschaftosteosynthesen Eingriffe, die nur Erfahrenen vorbehalten sein sollten.

Zusammenfassung

Die operative Versorgung von Oberarmschaftfrakturen mit primärer, zusätzlicher Teil- oder Vollparese des N. radialis brachte gute Ergebnisse. Aus diesem Grunde kann für eine primäre Operation in diesen Fällen voll eingetreten werden. Die Nervenläsionen bildeten sich postoperativ und nach Befreiung aus den Knochentrümmern, in wenigen Fällen auch aus dem Bindegewebe und dem Callus, in 3/4 der Behandlungsfälle vollständig zurück. In 1/4 wurde eine unvollständige Rückbildung mit Dauerschaden erreicht. Möglicherweise sind aber in dieser Gruppe von 9 Patienten, deren Verletzung zum Teil im Jahre 1978 und 1979 entstand, noch weitere Besserungen denkbar.

Zur Taktik der Versorgung von Oberarmschaftbrüchen

J. Bauer, M. Klima, I. Dundas und M. Urbansky, Kosice

Im Zeitabschnitt der letzten 25 Jahre wurden in der Abteilung für Unfallchirurgie des Fakultätskrankenhauses in Kosice insgesamt 47.942 Patienten versorgt. Davon waren 651 Patienten mit Oberarmschaftbrüchen.

Ihre Aufteilung nach Geschlecht zeigt die Tabelle 1. Was die Versorgung anbelangt, bemühen wir uns immer konservativ auszukommen. In den fünfziger Jahren bedienten wir uns der Abduktionsschiene. Später jedoch verließen wir dieses Verfahren. Wir bemühen uns mit dem Gipsverband nach Perschl zurechtzukommen.

Bei operativem Verfahren bedienten wir uns anfangs der Laneschen Platte, später der endomedullären Fixation mittels Marknagel nach Küntscher. Die Methode nach Hackethal verwendeten wir nur ausnahmsweise.

Seit den siebziger Jahren griffen wir zur Plattentechnik nach der AO.

Was die operativen Indikationen anbelangt, betrachten wir sie als absolut bei gleichzeitiger Schädigung des N. radialis und der regionalen Gefäße.

Pseudarthrosen operieren wir grundsätzlich, hier bewährten sich bei uns die Plattentechnik und Späne.

Auch bei schweren Polytraumen gehen wir operativ vor, um den Patienten besser pflegen zu können.

Tabelle 2 zeigt die Endresultate bei 154 Patienten, die sich zur Kontrolluntersuchung einfanden. Es ist zu entnehmen, daß wir nach konservativem Verfahren bessere Resultate erreichten als beim operativen Vorgehen.

Tabelle 1. Oberarmschaftbrüche (Gesamtzahl 561)

Männer 257 (46%)	Frauen 168 (30%)	Kinder 136 (24%)
Behandlung konservativ	321 – 75%	
Behandlung operativ	104 – 25%	

Tabelle 2. Oberarmschaftbrüche (Ergebnisse 154)

		Gut	Genügend	Schlecht
Konservativ	94	66 – 70,2%	24 – 25,5%	4 – 4,3%
Operativ	60	28 – 46,6%	24 – 40%	8 – 13,4%

Unser Krankengut beweist, daß auch nach konservativer Behandlung der Oberarmschaftbrüche gute Endresultate erzielt werden können. Darum operieren wir nur in Fällen, bei denen konservatives Vorgehen scheitert.

Die Tabelle zeigt zugleich, daß nach operativem Vorgehen schlechtere Resultate erzielt wurden. Man kann es jedoch auch damit erklären, daß operativ schwere Brüche mit begleitenden Nerven- und Gefäßverletzungen versorgt wurden. Es ist ja selbstverständlich, daß wir in diesen Fällen keine perfekten Erfolge erwarten können.

Zusammenfassung

Die Autoren berichten über 561 Versorgungen von Oberarmschaftbrüchen. Sie vergleichen Ergebnisse nach konservativer und operativer Behandlung. Ihrer Erfahrung nach ist der operativen die konservative Behandlung vorzuziehen.

Oberarmschaftfrakturen mit Gefäßläsionen

D. Wolter, E. Plank, W. Mutschler und B. Heyden, Hamburg/Ulm

Bei Verletzungen der Extremitäten führt die augenfällige Symptomatik des Knochenbruches nicht selten dazu, daß eine begleitende Gefäßläsion verspätet erkannt wird. Die Folge davon is in erster Linie die Überschreitung der ischämischen Toleranzgrenze, welche zu schwerwiegenden Komplikationen führen kann. Kombinierte Knochen- und Gefäßverletzungen sind daher nach wir vor mit einer hohen Amputationsrate von 20%–40% belastet.

Frakturen im Bereich der langen Röhrenknochen, insbesondere im Oberarmschaftbereich, zeigen sich als besonders gefäßgefährdend. 95% aller Arterienverletzungen kommen durch direkte Gewalteinwirkung (scharfe oder stumpfe Traumen) zustande. Arterienverletzungen durch stumpfe Gewalteinwirkung können dabei größere diagnostische Schwierigkeiten bieten. Sie sind mit Abstand die am häufigsten übersehenen Gefäßverletzungen. Wenn eine stumpfe Gewalteinwirkung zu einer Arterienverletzung führt, so fehlt häufig eine Wunde oder Zeichen einer stärkeren Blutung. Dagegen lassen sich die typischen klinischen Zeichen eines akuten Arterienverschlusses mit peripherer Ischämie nachweisen.

Differentialdiagnostisch sind an die Kompression der Arterie z.B. durch frakturbedingte Hämatome und die allgemeine Hypozirkulation beim schockierten Patienten zu denken, ein Gefäßspasmus gehört zur seltenen Ausnahme [1, 2].

Kasuistik

Ein 18jähriger Autofahrer wurde im Rahmen eines Verkehrsunfalles aus seinem Fahrzeug geschleudert und zog sich dabei eine drittgradig offene Oberarmschaftfraktur im proximalen Drittel mit Durchtrennung der Arterie und Einriß der Vene sowie eine partielle Plexusschädigung mit Ausfall des Nervus radialis zu. Wegen der stark verschmutzten Wundverhältnisse im axillären Bereich erfolgte in einem ersten Schritt das gesonderte Eingehen auf den Knochen von lateral und die temporäre intraoperative Fixation durch eine 2-Loch-Unterschenkel-DC-Platte. Nach Stabilisierung des Knochens war es ohne Schwierigkeiten möglich, die Versorgung der Wunde vorzunehmen. Dabei erfolgte die Naht der Vena axillaris und die Rekonstruktion der Arterie unter Verwendung eines Venenpatch. Nach Beendigung der operativen Versorgung im Bereich der offenen Wunde und Wechsel der Instrumente wurde die Stabilisierung des Knochens von lateral durch einen Fixateur externe vorgenommen. Nach Anlagen des Fixateur konnte die 2-Loch-Platte entfernt werden. Der postoperative Heilungsverlauf war komplikationslos.

Durch dieses Vorgehen erzielt man einerseits stabile knöcherne Verhältnisse ohne die sperrige Montage eines Fixateur externe und somit gute Voraussetzungen für die Versorgung des Weichteil- und Gefäßschadens. Andererseits ist das spätere Anlegen des Fixateur externe deutlich erleichtert. Nach Entfernen der Metallplatte bleibt weiterhin kein Fremdmaterial in dem infektionsgefährdeten Bereich liegen.

Statistik

Bei der Auswertung von 54 kombinierten Gefäß-Knochenverletzungen vom 1.1.1970 bis 30.6.1978 an der Chirurgischen Universitätsklinik Ulm fand sich in 48,3% die Lokalisation der Verletzung im Bereich der oberen Extremitäten. In 30% war die A. axillaris und A. brachialis betroffen. Die Tatsache, daß 1/3 aller kombinierten Gefäß-Knochenverletzungen im Oberarmbereich lokalisiert ist, kann am ehesten durch die engen anatomischen Verhältnisse von Gefäß und Knochen im Oberarmbereich erklärt werden.

Die Abhängigkeit der Amputationsrate von der Ischämiezeit ist dabei evident. Bei einer Versorgung innerhalb der 6- Std-Grenze kam es zu keiner Amputation der Extremität. Zwischen 7–12 Std mußten ca. 7% und über 12 Std 12,9% der Extremitäten amputiert werden. Das entspricht einer Gesamtamputationsrate von 20%.

In der Hälfte der Fälle erfolgte die Primärversorgung in einem auswärtigen Krankenhaus (48%). Verkehrsunfälle waren in 50%, häusliche und Sportunfälle in 30% und Betriebsunfälle in 20% Ursache der Verletzung.

Diskussion

Bestehen trotz Frakturreposition und Schockbehandlung die Zeichen einer arteriellen Einflußblockade nach Oberarmfraktur weiter, so ist die definitive Klärung der Gefäßsituation durch die Arteriographie (Direktpunktion proximal der vermuteten Verletzungsstelle oder Katheterangiographie von der unverletzten Seite) oder durch die Probefreilegung spätestens 3 Std nach dem Unfallereignis herbeizuführen. Die Sofortmaßnahmen am Unfallort haben zum Ziel, die Blutung durch digitale Kompression, Anlegen eines aseptischen Wundverbandes und Kompression, z.B. durch eine Blutdruckmanschette, zum Stehen zu bekommen. Kontraindiziert sind Manipulationen mit Gefäßklemmen sowie Ligaturen, da erhöhte Infektionsgefahr und zusätzliche Gefäßwandschädigung drohen [2].

Für die definitive Versorgung der Gefäßwunde im Oberarmschaftbereich gilt der Grundsatz, daß die Arterie und Vene in ihrer Kontinuität wiederhergestellt werden sollen.

Wann immer möglich, ist die direkte Naht wegen der günstigeren Spätergebnisse anzustreben. Bei einer langstreckigen Quetschung mit Thrombose oder einem primären Substanzverlust sollte als Gefäßersatzmaterial möglichst eine autologe Vene verwendet werden. Zuvor müssen die geschädigten Segmente reseziert und Ein- und Ausflußbahn desobliteriert werden [1].

Bei kombinierten Arterien- und Venenverletzungen wird die Vene vor der Arterie rekonstruiert. Bei länger dauernden Eingriffen sollte die rasche Revascularisation durch das Einbringen eines Shunt in Erwägung gezogen werden.

Allerdings sollte die Versorgung der V. brachialis lediglich dann vorgenommen werden, wenn eine direkte Naht möglich ist. Bei Ligatur der Vene sollte dies unmittelbar distal der Einmündung eines größeren Seitenastes geschehen, um so die Gefahr emboliefähiger Stagnationsthromben zu vermeiden.

Zusammenfassung

Bei der Kombination von Schaftfraktur und Gefäßläsion erfolgt als erster Schritt die Osteosynthese des Knochens, evtl. unter Kürzung desselben, um eine direkt Gefäßnaht zu ermöglichen. Liegt eine stark verschmutzte Wunde vor, so bietet sich die Stabilisierung des Knochens durch einen gesonderten Zugang an, wobei temporär die Fixation durch eine Minimalosteosynthese durchgeführt werden kann, welche am Ende der Operation durch einen Fixateur externe ersetzt wird.

Bei 54 kombinierten Gefäß-Knochenverletzungen fanden sich in 30% Verletzungen der A. axillaris und brachialis. Die Gesamtamputationsrate betrug 20%, wobei in diesen Fällen die Versorgung erst nach der 6-Std-Grenze durchgeführt werden konnte.

Literatur

1 Vollmar J (1975) Knochenbruch und Gefäßverletzung. Langenbecks Arch Chir 339: 473–477. Springer, Berlin Heidelberg New York
2 Burri P (1973) Traumatologie der Blutgfäße. Huber, Bern

Pathologische Frakturen am Oberarm

H.-G. Breyer und R. Rahmanzadeh, Berlin

Die pathologische Oberarmfraktur bei neoplastischen metastatischen Prozessen stellt eine absolute Operationsindikation dar. Das Behandlungsziel sollte die Erhaltung der frakturierten Extremität sein, um den meist durch das Grundleiden beeinträchtigten Patienten den Verlust des Armes als Gebrauchswerkzeug und damit vorzeitige Abhängigkeit und Pflegebedürftigkeit zu ersparen.

Als Operationsmethoden wählen wir:

1. Die Resektion des tumorbefallenen Knochenabschnittes mit Verkürzung und Stabilisierung durch eine breite DC-Platte.
2. Die vollständige Ausräumung des Tumors, Reposition der Fragmente und Verbundosteosynthese unter Verwendung breiter AO-Platten und Palacos, wobei bei ausgedehnteren Zerstörungen der Corticalis der Markraum weitgehend mit Zement aufgefüllt werden muß. Manchmal bewährt sich auch die zusätzliche Verwendung eines Metallnetzes, wenn die Corticalis weitgehend zerstört ist.
Bei der Wahl des Osteosynthesematerials sollten möglichst die breiten Platten bevorzugt werden. Sie sind außerdem – im Vergleich zur Fraktur – länger zu wählen, da mindestens drei, besser vier Schrauben zu beiden Seiten des ausgeräumten Defektes angebracht werden sollten. Bei gelenknahen Metastasen im proximalen und distalen Schaftdrittel ist die Verwendung von T-Platten zu empfehlen.
3. Der prothetische Ersatz des Knochens bei gelenknahen ausgedehnten Metastasen, die auf den Humeruskopf übergreifen, durch eine isoelastische Humeruskopf-Schaft-Prothese.

In einem Zeitraum von vier Jahren (1976 bis 1979) behandelten wir an unserer Klinik 12 Patienten mit metastatischen pathologischen Oberarmbrüchen, zwei von ihnen mit beidseitigen Frakturen (insgesamt 14 Frakturen). Die Grundleiden und die Lokalisation sind in der Abbildung und der Tabelle dargestellt (Abb. 1, Tabelle 1).

Die En-bloc-Resektion, die nur in den Fällen strenger Begrenzung des Tumors auf den Knochen bei kleineren Metastasen (Durchmesser ca. 3 cm) in Betracht kommt, kam nur bei einer Patientin zur Anwendung. Sie wurde leider durch eine Radialisparese kompliziert.

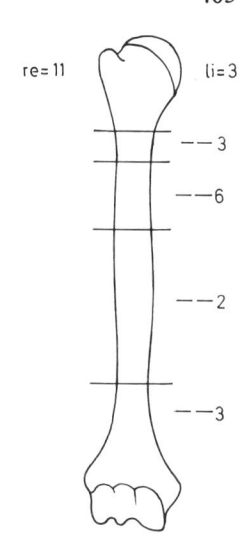

Abb. 1. Lokalisation der Frakturen (n = 14)

Tabelle 1. Grundleiden (12 Patienten)

	n
Mammacarcinom	4
Plasmocytom	3
Bronchuscarcinom	2
Hypernephroides Carcinom	1
Carcinom des Mediastinums	1
Unbekannter Primärtumor (Adeno-Carcinom)	1

Die Humeruskopf-Schaft-Prothese mußten wir bei drei Frakturen verwenden. In der überwiegenden Zahl erfolgte aber die Verbundosteosynthese.

Wir verloren durch die Operation keinen Patienten. Die Überlebenszeit, die durch die Grundleiden bestimmt wurde, lag zwischen drei Wochen und zwölf Monaten.

Die wünschenswerte prophylaktische Operation konnte bei keinem unserer Patienten erfolgen, obwohl die frakturverursachenden osteolytischen Herde Tage bis Monate zuvor durch Röntgenbild oder Szintigramm bekannt waren. Bei den immer vorhandenen multiplen Metastasen konnte aber die zuerst erfolgende Fraktur nicht vorausgesagt werden.

Zusammenfassend läßt sich aus unseren Erfahrungen folgendes sagen:

1. Drohende pathologische Frakturen bei metastatischen Knochenprozessen sollten prophylaktisch dann stabilisiert werden, wenn die Corticalis röntgenologisch zu mehr als 50 Prozent zerstört ist und nicht mehr als zwei Herde gleichzeitig vorliegen.
2. Ist bereits eine Fraktur eingetreten, dann besteht eine absolute Operationsindikation zur Resektion oder Ausräumung des tumortragenden Knochenanteils mit Stabilisierung durch Osteosynthese-Platten mit oder ohne Knochenzement.

3. Der Verbundosteosynthese ist gegenüber dem alloplastischen Ersatz der Vorzug zu geben, weil der operative Eingriff geringer und die postoperative Funktion des Armes besser ist.

Literatur

Grünert A, Ritter G, Walde H-J (1975) Spezielle Verbundosteosynthese für den Oberarm: Experimentelle Untersuchungen und klinische Erfahrungen. Hefte Unfallheilkd 126: 360
Marcove R C, Yang D-J (1967) Survival times after treatment of pathological fractures. Cancer 20: 2154
Müller W, Strube H-D (1977) Indikation zur Behandlung pathologischer Oberarmschaftfrakturen bei Tumoren und tumorähnlichen Befunden. Hefte Unfallheilkd 126: 400
Sim F H, Daugherty T W, Ivins J C (1974) The adjunctive use of Methylmethacrylate in fixation of pathological fractures. J Bone Joint Surg 56 A: 40
Schumacher W, Wendelstein T, Haase W, Knirsch A (1977) Die Indikation zur operativen Versorgung von Knochenmetastasen. Akt Traumatol 7: 395

Nachuntersuchung der operativ behandelten Oberarmschaftfrakturen

I. Straus, B. Korosec und B. Skerget, Ljubljana

In den Jahren 1975–1978 wurden in unserer Klinik 163 Oberarmschaftfrakturen operativ versorgt. Davon haben wir 117 Patienten nachuntersucht. 46 konnten aus verschiedenen Gründen nicht zur Nachuntersuchung kommen. Die durchschnittliche Nachuntersuchungszeit betrug 29 (8–56) Monate nach operativer Versorgung. Es handelte sich um 68 Männer und 49 Frauen im Durchschnittsalter von 40 Jahren (16 bis 88 Jahren). Führende Verletzungsursachen waren der Straßenverkehr 71 (60,7%) und Arbeitsunfälle 16 (13,7%), gefolgt von Sportunfällen 15 (12,8%), häuslichen Unfällen 8 (6,8%) und anderen Ursachen (6%).

In unserem Krankengut überwiegen Schräg- (32,5%), Quer- (28,2%) und Mehrfragmentbrüche (18,8%), gefolgt von Spiral- (12,8%), Stück- (4,3%) und Trümmerbrüchen (3,4%). Am meisten betroffen war das mittlere Drittel (31%) des Schaftes, mit Übergängen zum proximalen (18,8%) und distalen Drittel (17,9%), dann folgten distales Drittel (23,1%) und etwas seltener proximales Drittel (8,5%). 63,2% der Brüche waren isoliert, 36,8% mit anderen Frakturen oder Verletzungen kombiniert. Darunter waren 22 Patienten (18%) Polytraumatisierte. 11 Brüche (9,4%) waren offen. Nebenverletzungen waren bei fast einem Drittel der Patienten vorhanden, davon 3 (2,6%) arterielle und 34 (29,1%) Nervenverletzungen. Am häufigsten war der N. radialis betroffen und nur 4mal der Plexus brachialis und 1mal der N. ulnaris. Wir unterscheiden absolute, relative und empfehlenswerte Indikationen.

Bei unserem Krankengut haben wir uns in fast einem Drittel der Fälle (35 oder 29,9%) wegen mehrerer Gründe zur Operation entschieden. Die meistgestellte isolierte Indikation war der distale Bruch (17%). Zur Zeit der konservativen Behandlung von distalen Brüchen haben wir Rotationsdeformitäten, Ellenbogengelenkseinschränkungen und nicht zuletzt sekundäre Radialisparesen beobachtet. Bei distalen Brüchen haben wir die besten funktionellen Resultate mit geringerer Komplikationsrate erreicht, dank der speziellen Technik mit anatomisch vorgeformten Platten und wenigen erfahrenen Operateuren. Die bevorzugte konservative Therapie konnten wir nicht immer bis zum Ende erfolgreich ausführen. In einem Drittel der operativ behandelten Fällen waren wir gezwungen, primär auf konservative Therapie zu verzichten. Ursache dafür war unsere zweite meistgestellte Indikation: schlechte Reposition und Redislokation (12%). Nur 9,7% Patienten brauchten operative Behandlung wegen starker Dislokation. In Abwesenheit von Radialisvollparesen haben wir 12 Patienten operiert (10,3%). Dabei war nie der N. radialis durchgetrennt, sondern nur kontusioniert und 1mal im Frakturspalt interponiert. Der N. radialis wurde 5mal vorverlagert. Von anderen Indikationen sind noch zu nennen: der komplizierte Bruch 6 (5,1%), verzögerte Bruchheilung und Pseudarthrose 5 (4,3%), Polytrauma und Serienrippenbruch 5 (4,3%), Querbruch (3,4%), Serienbruch der selben Extremität (2,6%), Arterienverletzung (2,6%).

Die Hospitalisationsdauer betrug durchschnittlich 16 Tage bei isolierten Brüchen und 32 Tage bei zusätzlichen Verletzungen. Die durchschnittliche Hospitalisation für alle nachuntersuchten Patienten betrug 3 Tage vor der Operation und 22 Tage nach der Operation. Als Operationsverfahren bevorzugten wir die Plattenosteosynthese. Nur bei 3 Patienten (2,6%) wurde die Osteosynthese nach Hackethal und Küntscher gemacht. In der Mehrzahl der Fälle (52 oder 44,4%) haben wir breite Rundloch- und DC-Platten und etwas seltener schmale (32,5%) und anatomisch vorgeformte Platten (20,5%) für distalen Humerus angewandt. Die Lage der Platte war am distalen Drittel des Schaftes dorsal, am Übergang zum medialen Drittel dorsal (9) und lateral (11), bei anderen Lokalisationen fast immer lateral. Übungsstabilität wurde bei 96,5% der Plattenosteosynthesen erreicht. Insgesamt 12 Patienten brauchten zusätzliche Gipsimmobilisation wegen primärer oder sekundärer Instabilität während der Behandlung. Mit schmalen Platten haben wir uns beim grazilen Skelet anatomischen Verhältnissen adaptiert, aber es ist nicht zu verschweigen, daß wir mit schmalen Platten mehr Probleme bei der Bruchheilung hatten. Die geringe Zahl der bei uns ausgeführten Osteosynthesen nach Hackethal gibt uns kein genaues Bild über den Wert dieser bei bestimmten Indikationen sehr guten Methode.

Neben den gefürchteten Gefahren der Osteosynthesen, verzögerter Bruchheilung, Pseudoarthrosen und Infektionen, besteht am Oberarm noch die Gefahr der intraoperativen Nervenschädigung. In unserem Krankengut haben wir 10 (8,5%) postoperative Nervenausfälle gesehen, davon war 9mal der N. radialis betroffen und 1mal der N. musculocutaneus. Die postoperativen Nervenlähmungen haben sich spontan und ohne zusätzliche neurochirurgische Eingriffe verbessert, und zur Zeit der Nachuntersuchung konnten wir noch 4 sensible Radius-Ausfälle finden, und eine partielle Rückbildung einer motorischen Radialisparese. Die reversiblen Nervenschäden waren für die Patienten nicht immer ganz harmlos, sondern bedeuteten eine Verlängerung der Behandlung und der Arbeitsunfähigkeit. Die große Mehrheit der Brüche heilte ungestört. Die mittlere Bruchheilungszeit betrug 12 Wochen. Eine verzögerte Bruchheilung haben wir bei 4 (3,4%) Patienten und eine Pseudarthrose bei 5 (4,3%) Patienten gehabt. Davon waren 2 Pseudarthrosen infiziert. Eine Pseudarthrose resultierte nach Osteosynthese nach Hackethal, und 4 Pseudarthrosen nach Plattenosteosynthesen. Verzögerte Bruchheilung und Pseudarthrosen traten öfters auf nach Osteosynthesen mit schmalen Platten (5,4%) als nach Breitplattenosteosynthesen (3,8%). Noch häufiger waren die Bruchheilungsstörungen durch intraoperative Fehler bedingt. Jede sechste Osteosynthese mit zu kurzer Platte endete mit verzögerter Bruchheilung oder mit Pseudarthrose. Jede dritte Osteosynthese mit relativ kleinem Defekt (ohne Spongiosa-Anlagerung) oder kleiner Distraktion endete gleich. Bei der Nachuntersuchung war nur eine Pseudarthrose noch vorhanden, und zwar bei einer alten Patienten, die den zweiten Eingriff ablehnte. Alle anderen, einschließlich zwei infizierter Pseudarthrosen, sind knöchern geheilt und blieben von Infektionsrezidiven frei. Von anderen Komplikationen müssen wir noch 3 Plattenausrisse und 7 (6%) Weichteilinfekte nennen. Plattenausrisse traten am osteoporotischen Skelet (2) oder nach Sturz ein.

Bei der Nachuntersuchung untersuchten wir die Gelenksbeweglichkeit, die Extremitätslänge, die Trophik der Muskulatur und die verbliebene Deformität und Nervenschäden. Die Schultergelenkbeweglichkeit ist in Tabelle 1 dargestellt. Seitengleiche Beweglichkeit konnten wir in 72,6% der operierten Patienten feststellen. Unsere 23 über 60 Jahre alten Patienten hatten noch in 56,5% seitengleiche Beweglichkeit im Schultergelenk. Die Ellenbogengelenksbeweglichkeit gemessen nach Neutral-0-Methode ist in Tabelle 2 dargestellt. Freie Gelenkbeweglichkeit des Ellenbogengelenkes fanden wir in 82% der Patienten, freie Drehbeweglichkeit des Unterarmes in 92%. Unterarmdrehbeweglichkeit im Bereich von 60°–0°–60° war noch in 5,1%, im Bereich von 40°–0°–40° in 1,7% zu finden. Kombinationsbewegungen drücken gut die Beweglichkeit der Gelenke und die Gebrauchsfähigkeit der Extremität aus. 96,6% der Patienten konnten Schultergriff, 94% Nackengriff und 93,2% Schürzengriff ausführen. Für ältere Leute sind diese Bewegungen wichtig. Ihre Ausführung macht sie von fremder Hilfe unabhängiger. Kombinationsbewegungen bei unseren Patienten über 60 Jahre waren noch in bemerkenswertem Prozentsatz möglich. So konnte der Schürzengriff von 65% der Patienten ausgeführt werden. Bessere funktionelle Resultate sind bei alten Leuten schwer zu erreichen. Die alten Patienten zeigen nicht immer genügende Zusammenarbeit bei der krankengymnastischen Nachbehandlung. Sie haben oft schon vorbestehende Gelenkseinschränkungen, wegen manchmal stark ausgeprägter Osteoporose ist Übungsstabilität bei

Tabelle 1. Oberarmschaftfrakturen (N = 117)

Einschränkung der Schultergelenkbeweglichkeit		
1. Keine	85	72,6%
2. Bis 1/4	19	16,3%
3. Bis 2/4	9	7,7%
4. Mehr	4	3,4%

Tabelle 2. Oberarmschaftfrakturen (N = 117)

Ellenbogengelenksbeweglichkeit		
1. 10°– 0°–150° (seitengleich)	93	79,5%
2. 0°–10°–130°	19	16,2%
3. 0°–20°–100°	3	2,6%
4. 0°–30°– 80°	2	1,7%

ihnen sehr schwer zu erreichen. Verkürzungen von ein bis vier Zentimeter erfolgten bei 4% der Patienten. In einem Fall haben wir eine Verkürzung von 4 cm wegen der begleitenden Arterienverletzung mit Absicht herbeigeführt.

Achsenfehlstellungen bis 10° fanden wir bei 11% der Patienten. Bei 40% der Patienten trat eine Muskelverschmächtigung von 0,5–2 cm ein. Von den primären Nervenschäden waren bei der Nachuntersuchung noch 2 Plexusläsionen, 1 Ulnarisparese, 4 sensible Radialisparesen und 5 Radialisvollparesen vorhanden. 91% der Patienten waren im selben Beruf tätig. Ein Berufswechsel war in 9% notwendig, aber nicht allein wegen des Oberarmschaftbruches.

Das Osteosynthesematerial haben wir einem Viertel (30) der Patienten entfernt. Es handelte sich hauptsächlich um distale Brüche, wo die Platten die Beweglichkeit hemmten. Bei dieser Lokalisation der Osteosynthese erachten wir die Entfernung der Platten als notwendig.

Obwohl unsere nachuntersuchten Patienten nur einen Teil der gesamten operierten Patienten bilden, konnten wir gute funktionelle Ergebnisse und eine noch annehmbare Komplikationsrate feststellen.

Die günstigen funktionellen Spätergebnisse sind baldigen operativen Eingriffen und zu hohem Prozentsatz erreichter Übungsstabilität zu verdanken. Trotzdem sind wir der Meinung, daß in Anbetracht von „einfacher, ungefährlicher und erfolgversprechender konservativer Behandlung" die operative Behandlung nur in vorsichtig und streng gestellten Indikationen zu empfehlen ist. Heute sind die Indikationen bereits so weit gestellt, daß eine Erweiterung der bisherigen Indikationen nur ausnahmsweise in Frage kommt.

Literatur

1. Bandi W (1964) Indikation und Technik der Osteosynthese am Humerus. Helv Chir Acta 31: 89
2. Böhler L (1964) Gegen die operative Behandlung von frischen Oberarmschaftbrüchen. Lang Arch Chir 308: 465
3. Huber T (1974) Zur operativen Behandlung von Oberarmpseudarthrosen. act traumatol 4: 23
4. Muhr G, Tscherne H, Zech G (1973) Konservative oder operative Behandlung der Oberarmschaftbrüche. Mschr f Unfallheilkd 76: 128
5. Poeplau P, Diny G, u a (1977) Ergebnisse operativ versorgter Oberarmfrakturen und -pseudarthrosen. Hefte Unfallheilkd 129: 104
6. Schauwecker F, Gerhard R, Kelling W (1977) Humerusschaftpseudarthrosen nach konservativer und operativer Behandlung. act traumatol 7: 19
7. Schweiberer L, Poeplau P, Gräber S (1977) Plattenosteosynthese bei Oberarmschaftfrakturen. Unfallheilkd 80: 231
8. Tscherne H (1972) Primäre Behandlung der Oberarmschaftfrakturen. Langenbecks Arch Chir 332: 379

Konservative oder operative Therapie der Oberarmschaftfrakturen

W. Podlatis, S. Decker, J. Müller-Färber und I. Scheuer, Bochum

Die Diskussion über die Wahl des Verfahrens bei der Behandlung frischer Oberarmschaftfrakturen dauert bis in die heutige Zeit an. Obwohl von der Mehrzahl der Autoren die Vorteile der konservativen Therapie betont und anhand von guten Ergebnissen belegt werden (Bürkle de la Camp, 1960; Böhler, 1964; Rehn, 1972; u.a.), beobachteten wir in den letzten Jahren eine zunehmende Zahl von Oberarmschaftpseudarthrosen, die nach zumeist fehlindizierten oder technisch unzureichenden Osteosynthesen entstanden waren.

Eine früher von uns durchgeführte Nachuntersuchung von 65 Oberarmschaftpseudarthrosen, die uns nach auswärtiger Vorbehandlung zugewiesen worden waren, ergab, daß bei 52 Pseudarthrosen eine operative und nur bei 13 eine konservative Therapie vorausgegangen war (Decker, Brunner, 1977). Unter den verschiedenen operativen Behandlungsverfahren waren die Markraumosteosynthesen mit dünnen Nägeln oder Rushpins mit einer besonders hohen Pseudarthrosenrate belastet. Wir registrierten 32 Fälle (Tabelle 1).

Die Nachuntersuchungen der Patienten mit operativ versorgten Oberarmschaftfrakturen ergaben in der Mehrzahl ein sehr gutes Ergebnis. An postoperativen Komplikationen erlebten wir in 4 Fällen passagere Radialisparesen, jedoch keine Infektionen.

Die konservativ behandelten Patienten wiesen ebenfalls überwiegend sehr gute Nachuntersuchungsergebnisse auf. Wichtigste Erkenntnis war, daß in 10 Fällen unter konservativer Therapie nach durchschnittlich 12 Wochen keine knöcherne Durchbauung eintrat (Tabelle 2).

Bei näherer Betrachtung der Fehlschläge konservativer Therapie fand sich, daß in jedem einzelnen Falle die Behandlung zumindest zeitweise durch Gipsruhigstellung – überwiegend Hängegips – durchgeführt worden war. Fehlende Konsolidierung wurde lediglich in der distalen Schafthälfte beobachtet. Der Anteil verzögerter Bruchheilung betrug unter den konservativ behandelten Frakturen 10%, bezogen auf die Frakturen der distalen Schafthälfte sogar 40%. Die hieraus gewonnenen Erkenntnisse haben uns veranlaßt, die Indikation für die konservative und operative Therapie zu überdenken. Dazu war es erforderlich, die Oberarmschaftfrakturen in 2 Gruppen aufzuteilen, nämlich einmal die durch direkte Gewalteinwirkung hervorgerufenen unproblematischen Frakturen der proximalen Schafthälfte mit großen Bruchflächen und zum anderen die Frakturen des distalen Drittels bzw. Direkttraumen der Schaftmitte mit kurzem Bruchlinienverlauf. Der Anteil der Frakturen der ersten Gruppe beträgt etwa zwei Drittel. Allein diese haben die bekannt

Tabelle 1. Pseudarthrosen des Oberarmschaftes nach auswärtiger Anbehandlung (1970–1974)

Konservativ	13	Operativ	52
		Versorgung mit:	
		intramedullären Kraftträgern	32
		Platten	16
		Schrauben, Cerclagen	4

Tabelle 2. Nachuntersuchungen Oberarmschaftfrakturen (1970–1978)

Konservativ	97	Operativ	55
Stationär	52	Nachuntersucht	48
Sehr gut	60%	Sehr gut	60%
Gut	25%	Gut	36%
Befriedigend	5%	Schlecht	4%
Pseudarthrose	10%	(2 primäre irreversible Radialisparesen)	
Ambulant	45		
Mit knöcherner Konsolidierung abgeschlossen			

günstige Prognose und der operative Behandlungsweg kann, wenn nicht bestimmte Gründe dazu zwingen, zugunsten der alleinigen Ruhigstellung im Desaultverband in der Regel vermieden werden.

Diese Aussicht und die Tatsache, daß Mißerfolge nach Osteosynthesen allgemein häufig sind, darf jedoch nicht Anlaß für eine undifferenzierte konservative Behandlung aller Oberarmschaftfrakturen sein. Gerade die Frakturen der distalen Hälfte erweisen sich bei der konservativen Behandlung als äußerst problematisch. Der Anteil von 40% verzögerter Bruchheilung und die ermutigenden Ergebnisse der Plattenosteosynthese weisen hier den Weg.

Diese Ergebnisse waren Veranlassung 152 Oberarmschaftfrakturen aus den Jahren 1970 bis 1978 nachzuuntersuchen. 97 davon wurden einer konservativen Therapie unterzogen. 45 auf ambulantem Wege und 52 nach stationärer Aufnahme. Operativ versorgt wurden 55 Frakturen. Unter diesen befanden sich 37 Stück-, Quer- und kurze Schrägbrüche und 18 Spiralbrüche, diese fast ausschließlich im distalen Drittel. Insgesamt waren 89% der operativ behandelten Frakturen distal der Schaftmitte lokalisiert.

Die augenblicklich geübte konservative Behandlungsart ist zunächst die alleinige Ruhigstellung im Desaultverband, da wir die Erfahrung gemacht haben, daß die Fragmente des am Körper anliegenden Oberarmes sich bei unproblematischen Frakturen immer in gewünschter Stellung ausrichten. Die Methode der Ruhigstellung durch primären Hängegips oder Brustarmgips ist verlassen, sekundäre Ruhigstellung durch Gips-U-Schiene oder Hängegips lediglich bei Frakturen der distalen Hälfte indiziert.

Die operative Versorgung wird von uns grundsätzlich durch Verplattung vorgenommen. Wir bevorzugen wegen der besseren Stabilität die breite selbstspannende Oberschenkelplatte, falls nicht bei zartem Knochen die Verwendung der schmalen Platte aus Dimensions-

Tabelle 3. Indikation zur operativen Versorgung von Oberarmschaftfrakturen

Absolut	Empfehlenswert
1. Gefäßverletzungen	1. Offene Frakturen
2. Radialisparesen	2. Distale Schaftfrakturen
3. Defektbrüche	3. Quer- und kurze Schrägbrüche der Schaftmitte
4. Unzureichende reponible Brüche	4. Serienfrakturen des Armes
	5. Polytrauma

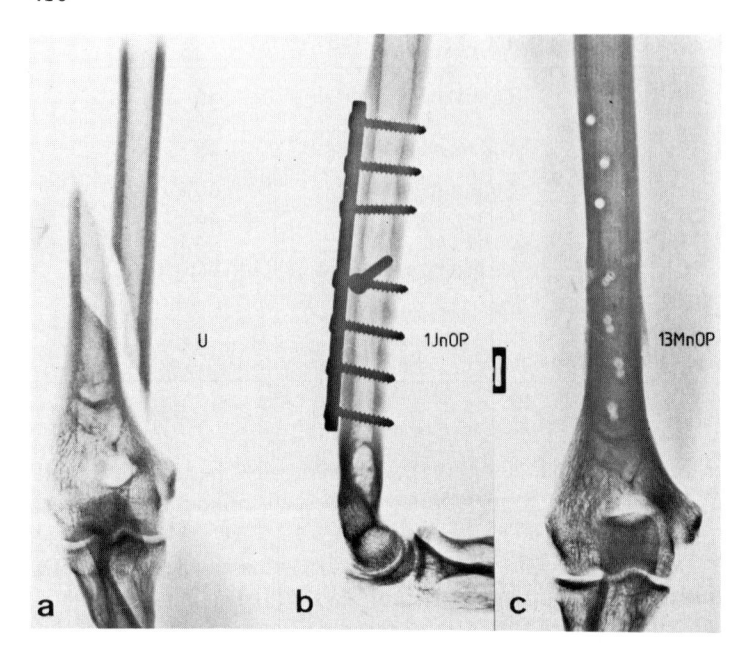

Abb. 1a–c. 21jähriger Mann, durch häuslichen Unfall einen langen Spiralbruch des distalen Schaftanteiles zugezogen. Beispiel für eine empfehlenswerte Indikation zur operativen Versorgung, da hier erfahrungsgemäß die konservative Behandlung häufig fehlschlägt. **a** Unfallbild vom 1.10.1975, **b** Primärversorgung mit breiter DC-Platte und Zugschraube, **c** Nach Metallentfernung 13 Monate nach OP beschwerdefrei und einwandfreie Funktion

gründen angezeigt ist. Längere Drehkeile werden durch Zugschrauben gefaßt. Falls keine Zugschrauben eingebracht sind, wird die Fraktur immer durch Spannen der Platte unter Druck gesetzt.

Die Indikation zur Osteosynthese sehen wir gegeben bei der Verletzung der Arteria brachialis, bei Radialisparesen, bei Defektbrüchen, bei unzureichend reponiblen Brüchen und bei distalen Schaftfrakturen, in der Regel auch bei offenen Frakturen, Serienfrakturen des Armes, Polytrauma und häufig bei Quer- und kurzen Schrägbrüchen der Schaftmitte.

Wir sind der Meinung, daß über den Rahmen der bisher üblichen Indikation hinaus die operative Versorgung aller Frakturen des distalen Drittels und der kurzen Schrägfrakturen der Schaftmitte anzustreben ist, um derartige Fehlschläge der konservativen Behandlung

Abb. 2a–d. 28jähriger Mann mit Polytrauma durch Verkehrsunfall. Konservativ behandelter Schrägbruch des distalen Schaftanteiles, verzögert und in Varusstellung ausgeheilt. Hier hätte die lege artis durchgeführte Plattenosteosynthese sicherlich bessere Dienste geleistet. **a** Unfallbild vom 16.9.1975. Ruhigstellung im Desaultverband für 2 Wochen, **b** Nach weiterer insgesamt 3monatiger Ruhigstellung zunächst im Hängegips und später im Oberarmrundgips klinisch fest, **c, d** Ausheilung 4 Jahre nach Unfall mit Varusfehlstellung und Verkürzung sowie endgradiger Bewegungseinschränkung

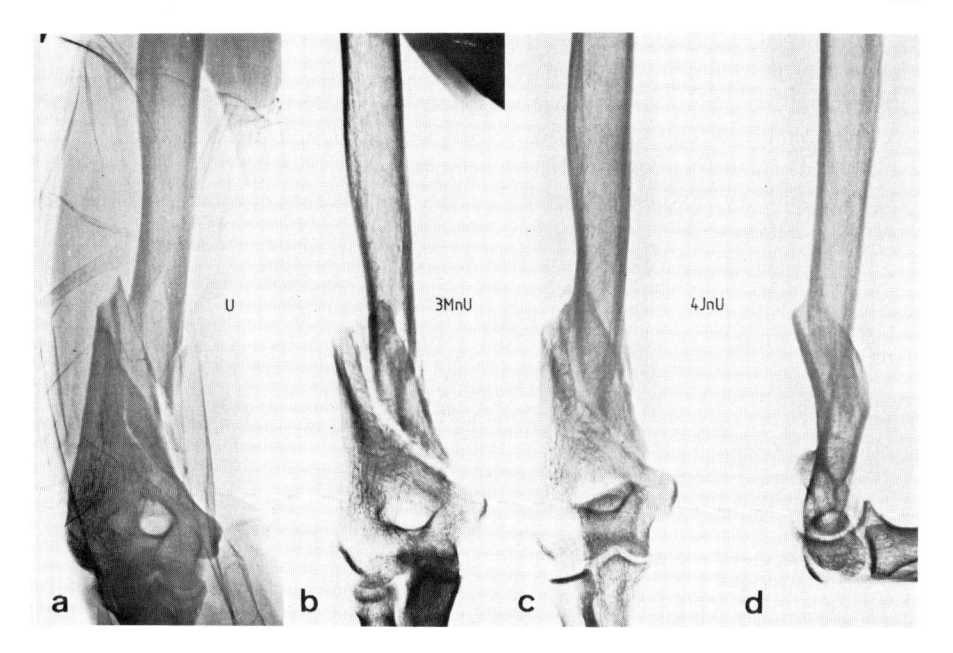

Abb. 2 a–d

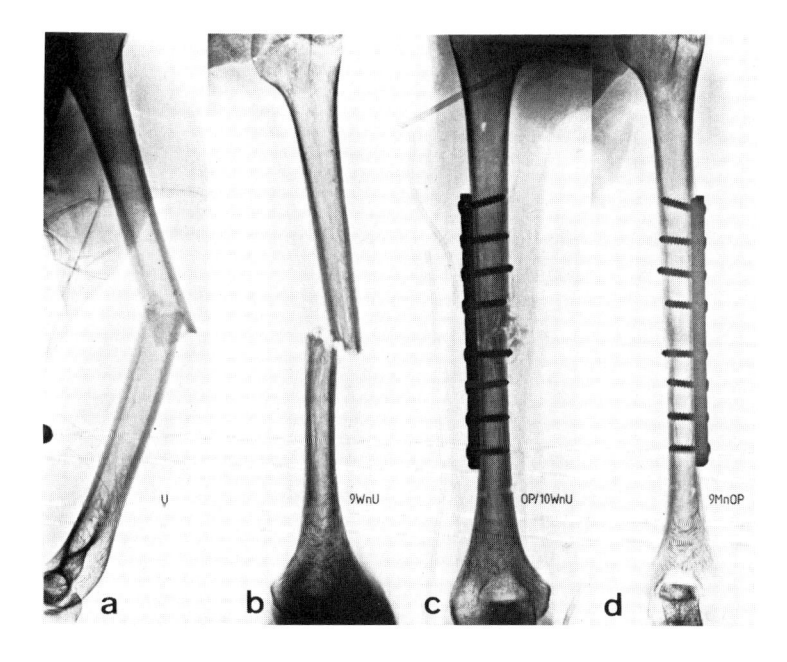

Abb. 3a–d. 20jährige Frau mit Querbruch in Schaftmitte durch Sportunfall. Verzögerte Bruchheilung wegen ungenügender Ruhigstellung im Gipsverband (Hebelwirkung), **a** Unfallbild vom 7.4.1976. Ruhigstellung im Desaultverband für 4 Tage, **b** Nach 6wöchiger Ruhigstellung im Hängegips und nochmals Desaultverband funktionelle Behandlung; nach 9 Wochen weder röntgenologisch noch klinisch Konsolidierung, **c** 10 Wochen nach Unfall wegen Pseudarthrose Druckplattenosteosynthese und Spongiosaanlagerung, **d** Ausheilung 1 Jahr nach OP

zu vermeiden. Die Methode der Wahl ist die Verplattung unter den Richtlinien der AO, die hinsichtlich der Stabilität jeder anderen überlegen und mit einer geringen Pseudarthrosenrate behaftet ist. Um die gravierenden Komplikationen nach Oberarmosteosynthesen auszuschließen, sind jedoch prinzipiengetreues Vorgehen, Routine in der Durchführung derartiger Eingriffe, die Identifikation des Nervus radialis immer unter Bereitstellung eines Nervenreizgerätes und die Dokumentation des Nervenverlaufes zur implantierten Platte unabdingbare Voraussetzung.

Literatur

Bandi W (1964) Indikation und Technik der Osteosynthese am Humerus. Helvet Chir Acta 31: 89–99
Böhler L (1964) Gegen die operative Behandlung von frischen Oberarmschaftbrüchen. Langenbecks Arch Chir 308: 465
Bürkle de la Camp H (1960) Die einfachste Frakturenbehandlung einschließlich Extension. Langenbecks Arch Chir 295: 271
Decker S, Brunner B (1977) Fehlindikation bei Markraumosteosynthesen an den oberen Gliedmaßen. Unfallheilkd 80: 257
Rehn J (1972) Die Behandlung der Oberarmschaftbrüche. Mschr Unfallheilkd 75: 469–479

Ursachen von Pseudarthrosen nach konservativer Behandlung von Humerusschaftfrakturen

W. Deisenhammer, M. Wagner und A. Opitz, Wien

Pseudarthrosen des Humerusschaftes nach konservativer Behandlung werden meist durch lokale, selten durch allgemeine Faktoren (Störungen im Hormon-, Vitamin- oder Mineralstoffwechsel) verursacht.

Nach L. Böhler ist die Pseudarthrose des Humerusschaftes meist eine Behandlungsfolge. Als Ursachen sieht er 1. die Distraktion, 2. die ungenügend lange Ruhigstellung, 3. die unzureichende Ruhigstellung und 4. häufige Stellungskorrekturen. F. Schauwecker bezeichnet Frakturen mit kurzem Bruchlinienverlauf besonders in Schaftmitte als bekannt ungünstige Frakturform für die konservative Behandlung. Die Interposition von Weichteilen spielt nach E. Beck eine untergeordnete Rolle in der Entstehung von Pseudarthrosen (Tabelle 1).

Tabelle 1. Ursachen für Pseudarthrosen nach konservativer Behandlung von Humerusschaftfrakturen (I. Univ. Klinik für Unfallchir. Wien)

1. Allgemeine Faktoren
   Hormon-, Vitamin-, Mineralstoffwechselstörung

2. Örtliche Faktoren
   a) Distraktion
   b) Ungenügende Ruhigstellung
   c) Häufige Stellungskorrekturen
   d) Kurzer Bruchlinienverlauf
   e) Interposition von Weichteilen

An der I. Universitätsklinik für Unfallchirurgie in Wien wurden in den Jahren 1971–1978 202 Humerusschaftfrakturen konservativ in der von J. Poigenfürst berichteten Technik behandelt; es wird 2 Wochen im Gipsdesault, weitere 6–8 Wochen mit U Schiene ruhiggestellt. Bei 8 Patienten (4%) kam es zu einer Pseudarthrose. Weitere 6 Fälle wurden von auswärtigen Krankenhäuser zugewiesen (Tabelle 2).

Alters- und Geschlechtsverteilung zeigt die Tabelle 3. Zehn der vierzehn Fälle waren lange Schräg- oder Spiralbruchformen und zwar achtmal im proximalen und zweimal im distalen, nie aber im mittleren Drittel. Eine optimale Reposition ließ sich in keinem dieser Fälle erzielen, vielmehr war nach der Reposition das spießförmige Fragment bei meist geringer Verkürzung und Achsenknickung verschieden weit vom Humerusschaft abstehend (Abb. 1). Rückblickend müssen wir annehmen, daß in all diesen Fällen eine Muskelinterposition mit Verhakung des Fragmentes vorlag, was aber primär zu wenig beachtet wurde.

Tabelle 2. Ursachen für Pseudarthrosen nach konservativer Behandlung von Humerusschaftfrakturen (I. Univ. Klinik für Unfallchir. Wien)

Eigenes Krankengut

Konservativ behandelte Fälle	n = 202	
Davon Pseudarthrosen	n = 8	(= 4%)
Von Auswärts zugewiesene Pseudarthrosen	n = 6	
Gesamtzahl der Pseudarthrosen	n = 14	

Tabelle 3. Ursachen für Pseudarthrosen nach konservativer Behandlung von Humerusschaftfrakturen (I. Univ. Klinik für Unfallchir. Wien)

Patientenalter, 52,9a (26–83)

20	30	40	50	60	70	80
2	3	1	2	2	3	1

Geschlechtsverteilung

Weiblich	Männlich
11	3

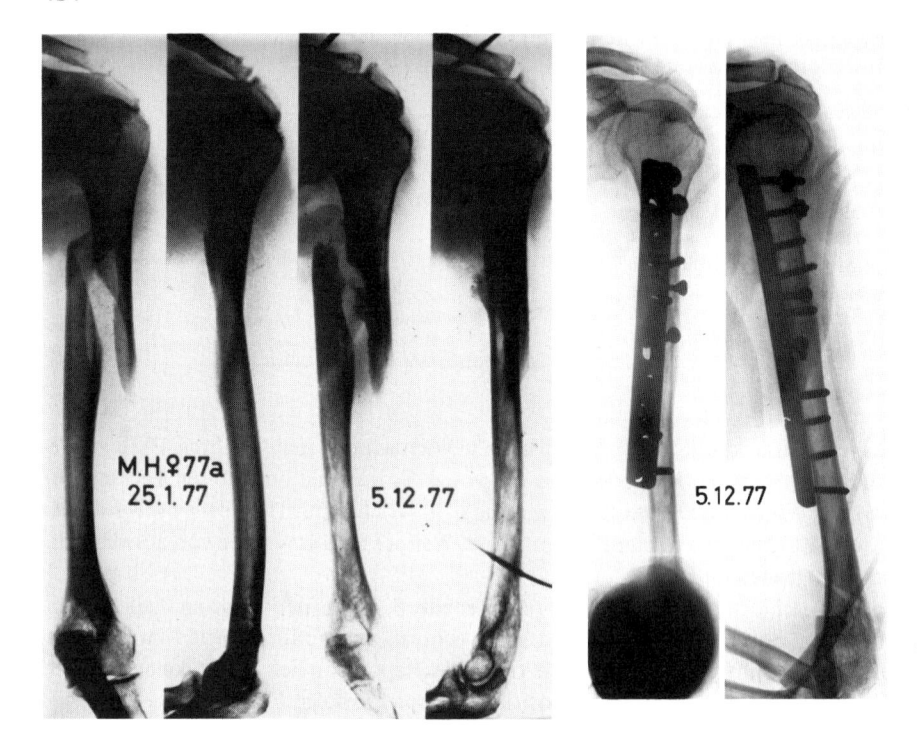

Abb. 1. Links das Unfallbild einer 77jährigen Patientin mit einer Spiralfraktur im proximalen Schaftdrittel mit offensichtlicher Muskelinterposition. Das rechte Bild zeigt nach 11 Monaten eine atrophe Pseudarthrose (die Patientin konnte sich erst zu diesem Zeitpunkt zur Operation entschließen). Intraoperativ fand sich Bindegewebe im Bruchspalt interponiert

In 4 Fällen lag eine Quer- bzw. kurze Schrägfraktur vor, davon dreimal im mittleren Schaftbereich (Abb. 2) — entsprechend der Literatur eine für die Entstehung von Pseudarthrosen häufige Lokalisation —, und einmal im distalen Drittel bei einem polytraumatisierten Patienten, der wegen eines Schädelhirntraumas auf der Intensivstation lag und aus pflegetechnischen Gründen nicht genügend ruhiggestellt werden konnte (Abb. 3).

Erwähnenswert ist der Fall einer 33jährigen Patientin bei der ein Stückbruch, nämlich ein Querbruch im mittleren Drittel und ein langer Schrägbruch im distalen Drittel vorlag. Letzterer ließ sich in der oben beschriebenen Weise nicht optimal reponieren. Die proximale Fraktur heilte spontan, distal entwickelte sich eine Pseudarthrose (Abb. 4).

Zehn Patienten wurden operiert, davon 7 mit langen Schrägbrüchen. Jedesmal fand sich Bindegewebe im Bereich des abstehenden spießförmigen Fragmentes interponiert, dem ein ursprüngliches Muskelinterponat entsprechen haben dürfte.

Zusammenfassung

In unserem Krankengut fanden wir folgende Ursachen für die Entstehung von Pseudarthrosen bei konservativer Behandlung von Humerusschaftfrakturen:

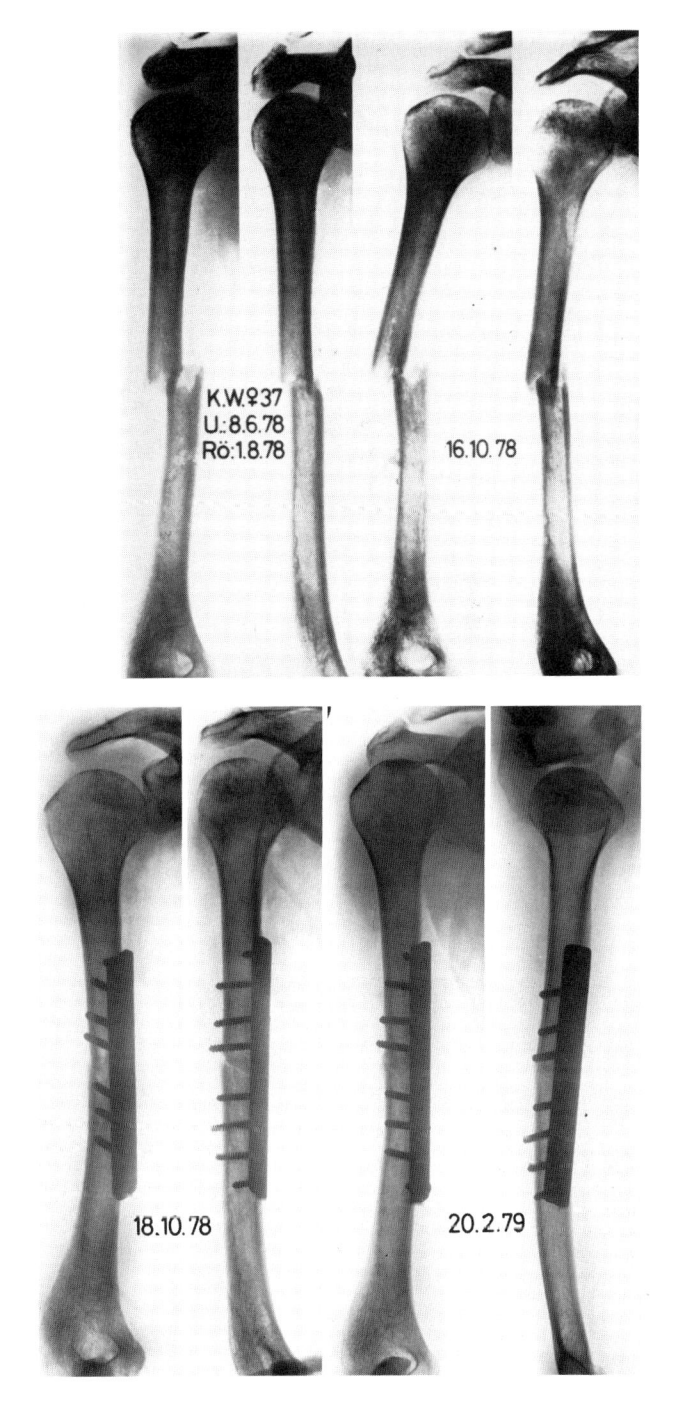

Abb. 2. Von auswärts zugewiesene 51jährige Patientin mit einer Querfraktur im mittleren Schaftdrittel. Nach 2 Monaten (linkes Bild), bzw. 4 Monaten (rechtes Bild) keine knöcherne Konsolidierung. Achtzehn Wochen nach dem Unfall wurde eine Osteosynthese durchgeführt

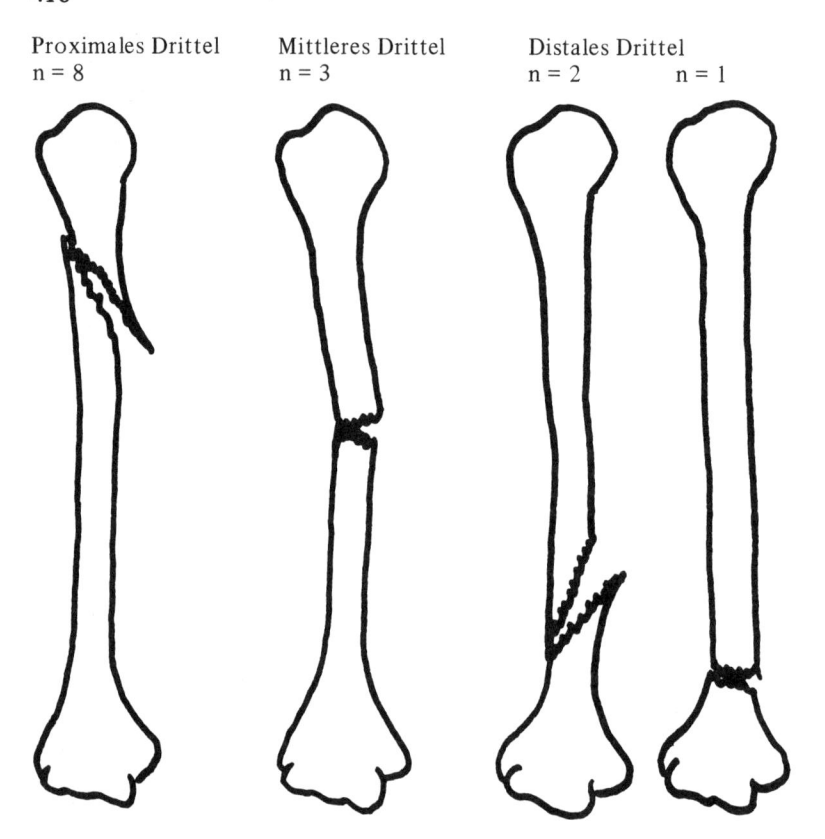

Proximales Drittel Mittleres Drittel Distales Drittel
n = 8   n = 3   n = 2   n = 1

Abb. 3. Ursachen für Pseudarthrosen nach konservativer Behandlung von Humerusschaftfrakturen

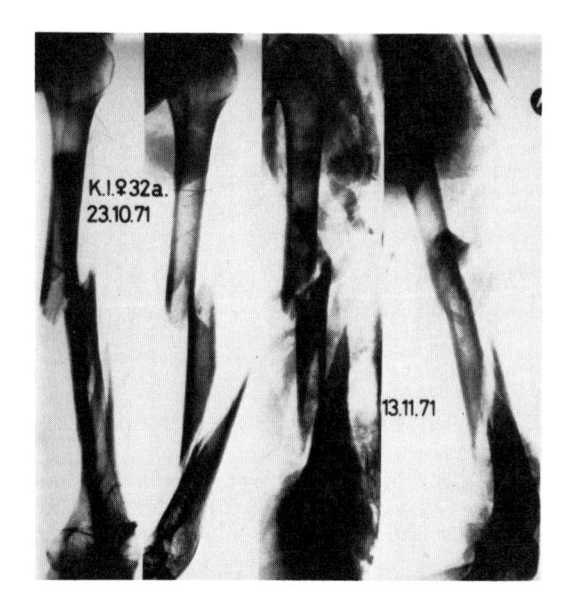

Abb. 4. (Legende s. nächste Seite)

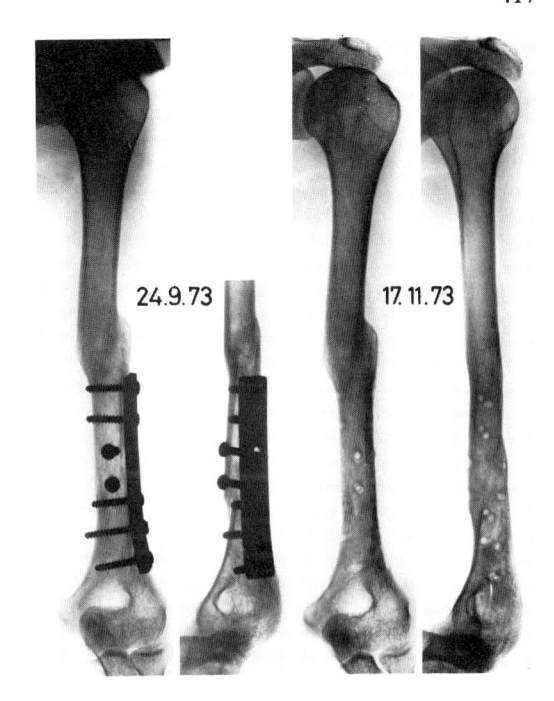

Abb. 4. 32jährige Patientin mit einer Stückfraktur im mittleren und distalen Humerusschaftdrittel. Umseitig das primäre Unfallbild und 3 Wochen nach dem Unfall mit U-Schiene ruhiggestellt. Die proximale Fraktur kam spontan zur Ausheilung, distal entwickelte sich im Bereich der langen Schrägfraktur eine Pseudarthrose, die 20 Wochen nach dem Unfall durch eine Osteosynthese versorgt wurde

1. Am häufigsten traten im Gegensatz zu Angaben in der Literatur Pseudarthrosen bei langen Schräg- bzw. Spiralfrakturen vorwiegend im proximalen, seltener im distalen Drittel auf, wenn sich die Achsenknickung wegen der Muskelinterposition nicht optimal beseitigen ließ. Diese Brüche sind an den Röntgenbildern nach dem ersten Repositionsversuch zu erkennen.
2. Bei Frakturen mit kurzem Bruchlinienverlauf im mittleren Schaftdrittel, sowie
3. Bei ungenügender Ruhigstellung (z.B. aus pflegetechnischen Gründen) entstanden ebenfalls Pseudarthrosen. Im zweiten und dritten Punkt decken sich unsere Erfahrungen mit denen der Literatur (Tabelle 4).

Tabelle 4. Ursachen für Pseudarthrosen nach konservativer Behandlung von Humerusschaftfrakturen (I. Univ. Klinik für Unfallchir. Wien)

Ursachen im eigenen Krankengut

1. Lange Schräg- oder Spiralfrakturen vorwiegend im proximalen, seltener im distalen Schaftdrittel mit Muskelinterposition
2. Quer- oder kurze Schrägfrakturen im mittleren Schaftdrittel
3. Ungenügende Ruhigstellung bei Intensivpatienten

Literatur

Beck E (1973) Pathogenese und Behandlungsergebnisse der Oberarmschaftpseudarthrose. Zbl Chir 98: 1048
Böhler L (1968) Die Verhütung der Pseudarthrosen. Hefte Unfallheilkd 94: 77
Poigenfürst J (1972) Diaphysäre Oberarmfrakturen. Zbl Chir 97: 1643
Poigenfürst J, Wagner M, Deisenhammer W (1978) Indikation zur Osteosynthese bei Oberarmschaftfrakturen. Vortrag Conferentia Traumatolog. Budapest, 14.–17. 6. 1978
Schauwecker F, Gerhard R, Kelling W (1977) Humerusschaftpseudarthrosen nach konservativer Behandlung. act traumatol 7: 19

Fehlerhafte Frakturbehandlung als Ursache der Oberarmschaftpseudarthrose

U. Pfister, Tübingen

Über die Indikation zur konservativen und operativen Behandlung der frischen Oberarmschaftfraktur herrscht heute weitgehende Übereinstimmung. Dagegen läßt sich in beiden Hauptgruppen eine Vielfalt von Behandlungsmethoden finden, die auf sehr unterschiedliche Auffassung über die beste Therapiemethode schließen läßt.

Ein wesentliches Kriterium des Behandlungserfolges ist die knöcherne Ausheilung. Die Tatsache, daß es nach der Literatur bei 0,6–7,4% der Fälle zur Ausbildung einer Pseudarthrose kommt, mag z.T. ihre Ursache in der Art der Fraktur selbst haben, zum anderen ist aber die Entstehung durch ein unsachgemäßes Behandlungsverfahren nicht auszuschliessen. Schließlich kann die Pseudarthrose aber auch als Folge einer nicht konsequenten Anwendung eines an sich geeigneten Behandlungsverfahrens eintreten.

Um den Einfluß der Primärversorgung auf die Pseudarthrosenentstehung näher abzuklären, wurden die in den Jahren 1970 bis 1978 in der BG-Unfallklinik Tübingen behandelten Oberarmschaftpseudarthrosen zurückverfolgt. Zur Auswertung kamen 98 Pseudarthrosen, die mit einer Ausnahme als Folgen einer auswärts durchgeführten Erstbehandlung entstanden waren. Die Lokalisation der Frakturen geht aus Tabelle 1 hervor.

Auffällig hoch ist dabei der Anteil der Quer- und kurzen Schaftfrakturen (Tabelle 2).

Eindeutig ablesbar ist auch, daß die offenen Frakturen im Hinblick auf die Pseudarthrosenentstehung weitaus gefährdeter sind und daß der Anteil der primären Nervenlähmungen mit 12 Radialis- und 6 inkompletten Plexusschädigungen höher als normal war. Tabelle 3 zeigt die Art der Primärversorgung. Zunächst wird ersichtlich, daß unter den konservativen Behandlungsverfahren Thoraxabduktionsgips, Hängegips, passagere Extension und Abduktionsgips die höchste Pseudarthrosenrate stellen. Sehr wenige Pseudarthrosen entstanden nach Ruhigstellung im Desaultverband. Diese Zahlen können zwar sicherlich z.T. auf eine häufige Anwendung der erstgenannten Verfahren hinweisen, sie zeigen aber u.E. auch eine gewisse Tendenz auf. Ohne die Möglichkeit, bei nicht absoluter Ruhigstellung die eintretende Resorption im Bruchspalt durch Verkürzung aufzufangen, ist die knöcherne Ausheilung der Fraktur gefährdet. Der Hängegips und die Extension sind ebenso wie der

Tabelle 1. Frakturlokalisation am Oberarmschaft

Proximales Drittel	7
Übergang zum mittleren Drittel	5
Mittleres Drittel	53
Übergang zum distalen Drittel	24
Distales Drittel	8

Tabelle 2. Frakturtyp

Querfraktur	
Kurze Schrägfraktur	69
Kleiner Biegungskeil	
Länge Schräg- und Torsionsfraktur	
Mehrfragmentfraktur	
Langer Biegungskeil	29
Stückfraktur	

Tabelle 3. Primärversorgung

Hängegips oder Thorax-Abduktions-Gips	25
Extension und Abduktions-Gips	13
Desault-Verband	2
Rush-pin ohne oder mit Cerclagen	9
Marknagel ohne oder mit Cerclagen	17
Bündelnägel	3
Plattenosteosynthese	27

Abduktionsgips mit seiner längenmäßigen Fixierung der Fragmente offenbar nur unsichere Therapiemethoden für die frische Fraktur.

Erschreckend hoch ist die Zahl der Pseudarthrosen nach operativer Erstversorgung. Dies besonders dann, wenn man auch noch zusätzlich die mit 15 Fällen außerordentlich hohe Rate durch die Operation verursachten Nervenschädigungen und die fünfmal nach der Erstversorgung eingetretene Osteitis betrachtet.

Beim Vergleich der einzelnen operativen Verfahren ist zunächst der hohe Anteil an Pseudarthrosen und Nervenschädigungen (17 bzw. 5) nach Marknagelung auffällig. Dies obwohl sicherlich die Marknagelung gegenüber der Verplattung heute in den Hintergrund getreten ist. Der Marknagel erfüllt am Oberarm nicht die Bedingungen, die man an eine stabile Osteosynthese stellt. Die Markhöhle ist zur Nagelung nicht in dem Maße wie am Femur oder Tibia geeignet, besonders die Rotationsstabilität kann nicht gewährleistet werden. Rush-pin und Cerclagen sind im Regelfall zur Versorgung ungenügend, sie haben wie der Marknagel die üblichen Risiken einer Operation ohne den Vorteil einer stabilen Osteosynthese zu gewährleisten. Bei 21 durch Marknagel oder Rush-pin versorgten Frakturen kam es zu insgesamt 8 Paresen, eine Zahl, die für sich spricht.

Während so bei der Marknagelung und beim Rush-pin die von uns untersuchten Pseudarthrosen in der Regel der Methode selbst zuzuschreiben sind, ist dies bei den 27 Pseudarthrosen nach Plattenosteosynthesen meist nicht der Fall. Der Ausgang in die Pseudarthrose läßt sich hier fast in jedem Fall auch nachträglich noch durch technische Fehler bei der Erstversorgung begründen.

Bei den 27 Fällen kam die Pseudarthrose viermal im Gefolge eines Infektes zustande. In der Hälfte der Fälle (13mal) wurden schmale 6-Loch-Platten verwendet. In fast allen Fällen war die Platte an einem Fragment nur mit 2 Schrauben befestigt. Nur in sehr wenigen Fällen zeigte sich im Röntgenbild ein Spannloch neben der Platte, ein Zeichen dafür, daß mit den hauptsächlich verwendeten Rundlochplatten keine Kompressionsosteosynthese durchgeführt worden war.

Nur in 2 unserer 27 Fälle läßt sich aus den Bildern bei der Aufnahme nicht erklären, wie die Pseudarthrose zustande kam. Zu diesem deprimierenden Ergebnis kommt noch hinzu, daß mit 7 postoperativen Paresen, darunter einer kompletten Läsion aller drei Nerven die Zahl der Nervenschädigungen nach Plattenosteosynthesen sehr hoch ist.

Fazit der Untersuchungen an unserem sicherlich negativ ausgelesenen Krankengut ist die Forderung, die Oberarmschaftfraktur nur bei strenger Indikationsstellung zu operieren. Die Oberarmschaftfraktur ist eine Domäne der konservativen Behandlung, wobei der von Böhler immer wieder nachdrücklich vertretenen Ruhigstellung mit der Möglichkeit einer Verkürzung der Vorzug gegeben werden muß. Wenn operiert wird, so sind Rush-pin und Marknagel nicht die geeigneten Verfahren. Die Plattenosteosynthese ist sicherlich die optimale Methode, dies allerdings nur dann, wenn sie auch technisch richtig und nicht nur verbal im Sinne der AO ausgeführt wird. Beweis dafür ist, daß alle 98 bei uns behandelten Pseudarthrosen durch eine sachgemäße Osteosynthese zur Ausheilung gebracht werden konnten.

Die Verlagerung des Nervus radialis nach volar

A. Opitz, W. Deisenhammer, M. Wagner, Wien

Technik

Der N. radialis ist im mittleren Drittel des Oberarmschaftes durch die Fixierung in einem engen, osteomusculären Kanal für mechanische Schädigungen durch Frakturen, Narbenbildung oder intraoperative Verletzung besonders anfällig. Vor allem bei Metallentfernungen kann durch die Verlagerung des N. radialis diesen Komplikationen teilweise ausgewichen werden.

Die Methode wurde 1948 erstmals von Schnitker beschrieben und danach von Nigst und Brücke mit Erfolg angewandt [1, 3, 5]. Der N. radialis wird dabei langstreckig freipräpariert und durch die Fraktur von dorsoradial nach medial volar verlagert. Die Endpunkte der Mobilisierbarkeit liegen dabei proximal in Höhe des Ansatzes des M. latissimus dorsi am Humerus und distal am Abgang der motorischen Fasern zum M. brachioradialis. Zwischen diesen Punkten gehen vom Hauptstamm des N. radialis nur die beiden sensiblen

Äste für die Streckseite der oberen Extremität und die motorischen Äste für den M. triceps ab (Abb. 1 und 2). Ischämische Schäden sind auch bei ausgedehnter Mobilisierung des Nerven nicht zu erwarten, weil nach den Untersuchungen von Sunderland u.a. die Ernährung der Nervenfasern über ein intraneurales Gefäßnetz erfolgt [6].

Während die sensiblen Nervenäste sich vom Hauptstamm über weite Strecken abpräparieren lassen, gelingt dies bei den motorischen Ästen nicht in gleicher Weise. Die Lager der Abzweigungspunkte dieser Triceps-Äste ist für die Änderung der Verlaufsrichtung des N. radialis von wesentlicher Bedeutung.

An der medizinischen Hochschule Hannover wurden von Pahlow die Verzweigungen des N. radialis an 38 Leicharmen präpariert und die Verlagerungsmöglichkeit überprüft [4].

Es zeigte sich, daß die ein bis zwei Äste zur Versorgung des caput longum des M. triceps im Durchschnitt 13,5 cm vor dem Durchtritt des Nerven durch das Septum intermusculare radiale vom Hauptstamm abgehen, mehrere kurze Äste zum radialen und die Äste zum ulnaren Muskelkopf mit durchschnittlich 9,2 bzw. 8,8 cm vor dieser Durchtrittstelle aber bereits in einem Bereich liegen, der mit der Verlagerung des Nervenhauptstammes an eine andere Stelle zu liegen kommt. Dabei sind noch Variationen in Bezug auf Zahl, Abzweigungspunkt und Länge dieser Muskeläste zu berücksichtigen. Liegt die Fraktur proximal der Abzweigungspunkte dieser Muskeläste, so vergrößert sich noch die Gefahr, die Nervenfasern bei der Verlagerung durch Spannung zu schädigen.

Material

An der I. Universitätsklinik für Unfallchirurgie Wien und im Krankenhaus Mistelbach wurde der N. radialis bisher 6mal bei Humerusverplattungen verlagert. Bei keinem unserer Pa-

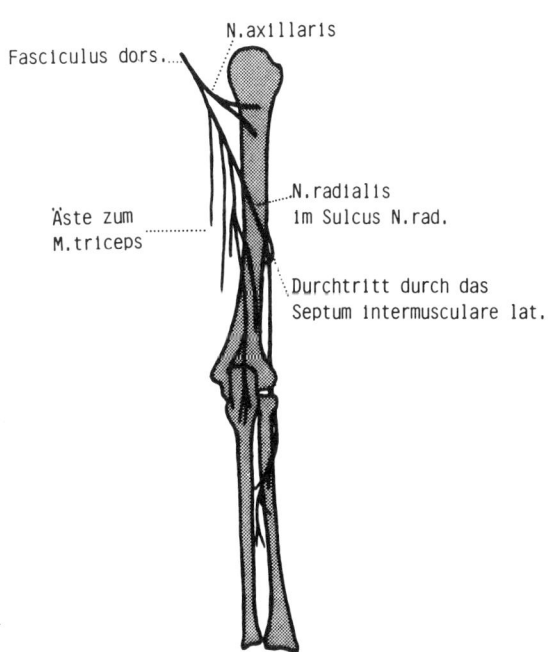

Abb. 1. Verzweigung der motorischen Äste des N. radialis

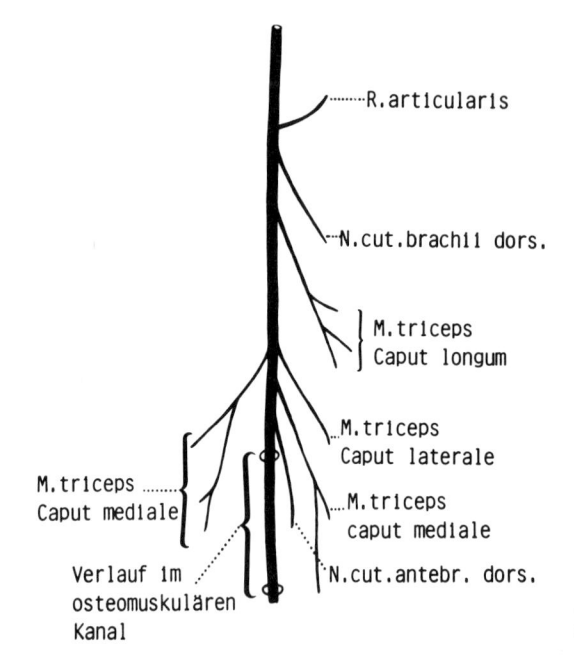

Abb. 2. Die Äste des N. radialis am Oberarm

tienten bestand präoperativ eine Nervenlähmung, die Operationsindikation ergab sich aus der Frakturform und -lokalisation, die eine Radialis-Spätlähmung befürchten ließ. Einmal lag ein offener Defekt-Trümmerbruch vor. Ein polytraumatisierter Patient starb an anderen Verletzungen und ein Patient konnte zur Nachuntersuchung nicht erreicht werden. Die übrigen 4 Patienten wurden klinisch, röntgenologisch und elektrophysiologisch achtzehn Monate bis 9 Jahre nach der Verletzung untersucht [2].

Ergebnisse

Bei einem unserer 6 Patienten trat vier Tage nach der Operation eine komplette Radialislähmung auf, die sich aber wieder innerhalb von 6 Wochen vollständig zurückbildete. Die Ursache für diese Lähmung konnte nicht eindeutig geklärt werden.

Ein zweiter Patient erlitt 2 Monate nach der ersten Verletzung bei einem Sturz einen Bruch des proximalen Humerus durch die Schraubenlöcher. Bei ihm bewährte sich die anläßlich der ersten Operation durchgeführte Verlagerung des N. radialis besonders, weil hier die Platte ohne Gefahr, den Nerven zu verletzen, ausgetauscht werden konnte (Abb. 3 und 4).

Bei der Nachuntersuchung bestand bei keinem der Patienten ein sensibler oder motorischer Ausfall. Auch in der Erregbarkeit des M. extensor digitorum und im Elektomyogramm des M. triceps ergaben sich keine Anzeichen für eine Leitungsbehinderung im Hauptstamm oder für eine partielle Denervation des M. triceps.

Bei dem Patienten, der den offenen Trümmer-Defektbruch erlitten hatte, war es, offenbar als Folge des direkten Traumas, zu einer narbigen Umwandlung eines großen Teiles des radialen Muskelkopfes gekommen.

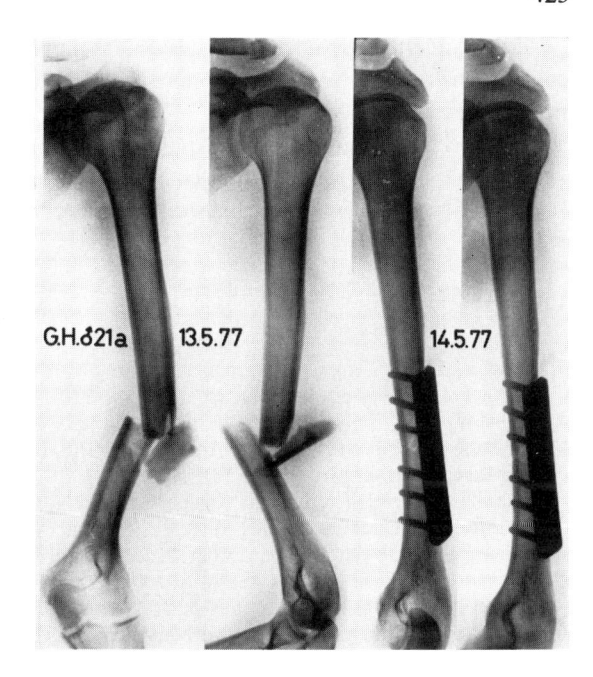

Abb. 3. Austausch der Kompressionsplatte wegen neuerlichem Oberarmbruch 2 Monate nach der Osteosynthese bei verlagertem N. radialis

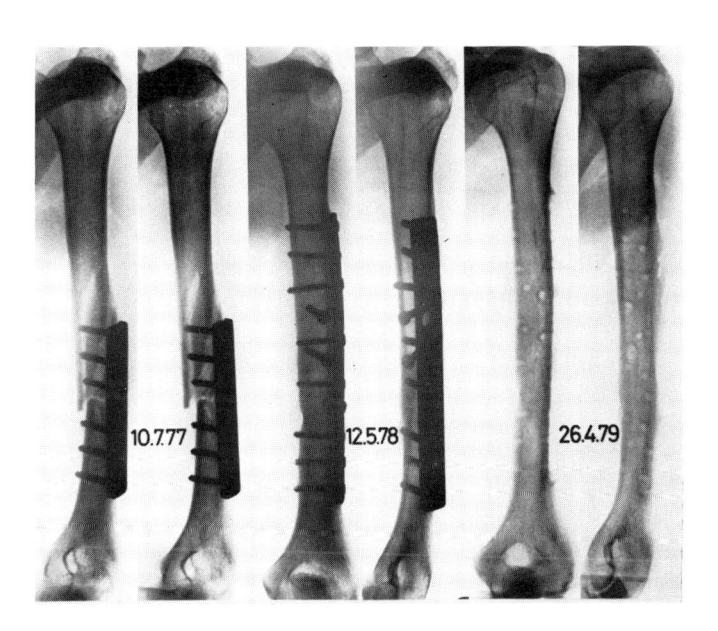

Abb. 4. S. Legende zu Abb. 3

Die von uns mit diesem Verfahren versorgten Humerusfrakturen waren in der Nähe der Schaftmitte lokalisiert, hier gelingt die Verlagerung des N. radialis ohne besonders ausgedehnte, die Knochenenden devitalisierende Ablösung von Muskelansatzflächen.

Die Frage, ob bei Verplattung einer Humerusfraktur der N. radialis verlagert werden kann, hängt also von der Bruchform, der Lokalisation und vom Verzweigungsmuster des Nerven ab und ist damit präoperativ nicht zu beantworten.

Die geänderte Verlaufsrichtung ist nicht nur bei der Metallentfernung von Vorteil, sondern auch, wenn bei einem Trümmer- oder Defektbruch die Anlagerung von Spongiosa notwendig ist.

Es sprechen also verschiedene Argumente für die Verlagerung des N. radialis nach volar. Die Vorteile dieses Verfahrens dürfen aber nicht um den Preis des Verlustes eines Teiles der sensiblen oder motorischen Radialisfunktionen erkauft werden.

Literatur

1 Brücke H v (1971) Operative Behandlung von Oberarmschaftbrüchen: Verlagerung des Nervus radialis in die Beugeseite. act traumatol 2: 125
2 Elies W, Pannike A (1976) Klinisch-Neurologische und elektrophysiologische Untersuchungsergebnisse nach Ventralverlagerung des Nervus radialis bei Oberarmschaftfrakturen. Unfallchirurgie 2: 11–14
3 Nigst H (1955) Die Chirurgie der peripheren Nerven. Thieme, Stuttgart
4 Pahlow E U Über die Verlagerung des Nervus radialis bei Oberarmschaftbrüchen. Unfallchirurgie Klinik der Medizinischen Hochschule Hannover (unveröff Unters)
5 Schnitker M T (1949) A technique for transplant of the Musculospiral Nerve in open reduction of fracture of the midshaft of the humerus. J Neurosurg 6: 113
6 Sunderland S (1968) Nerves und Nerve Injuries. Livingstone, Edinburgh

5. Ellenbogenfrakturen im Kindesalter

Die Bedeutung der Kollagenfasertextur der distalen Humerusepiphyse für die Verlaufsrichtung der Condylenfrakturen

K.H. Jungbluth, M. Dallek und U. Mommsen, Hamburg

Während Abbrüche des Condylus radialis und Abrißfrakturen des Epicondylus ulnaris typische Verletzungen im Kindesalter darstellen, werden Brüche des Condylus ulnaris nur vereinzelt beobachtet. Von 154 distalen Oberarmfrakturen der Jahre 1963 bis 1972 betrafen 18% den Condylus radialis und 12% den Epicondylus ulnaris. Frakturen des Condylus ulnaris wurden in diesem Zeitraum nicht gesehen. Dazu muß allerdings bemerkt werden, daß sich dieser Verletzungstyp radiologisch bis zur Ausbildung der Trochleakerne im zweiten Lebensjahrzehnt überhaupt nicht nachweisen läßt.

Bei den *Abbrüchen des Condylus radialis* handelt es sich um Gelenkfrakturen vom Typ Aitken III [1]. Der Frakturverlauf reicht von radial proximal unter Bildung eines metaphysären Spornes nach distal ulnar mehr oder weniger weit in die Trochlea hinein [3]. Die Bruchlinie kreuzt dabei weit ulnar die germinative Schicht des Epiphysenknorpels und vermag in der Trochlea persistierende Epiphysenschäden zu setzen. Ausdruck solcher Schäden ist die Schwalbenschwanz-Deformität am distalen Humerusende. Selten ist der ulnare Anteil des Epiphysenkernes am Capitulum humeri radiale in die Fraktur einbezogen; was aber nichts am generellen Frakturverlauf ändert.

Gleich anderen Autoren konnten wir den Abbruch des Condylus radialis humeri nur durch Adduktion bei gleichzeitiger Supination und Streckstellung experimentell reproduzieren [2].

Die morphologische Gleichförmigkeit der Verletzung weist auf eine strukturelle Prädilektion im Gefüge der distalen Humerusepiphyse hin und veranlaßte unsere Untersuchungen.

Der Kenntnisstand über die Kollagenfasertextur in den Epiphysen und Epiphysenfugen ist erstaunlich gering. Unsere polarisationsoptischen Untersuchungen an Dünnschliffpräparaten konnten einen Verbund von zugfesten kollagenen Faserelementen und druckbelastbaren Knorpelterritorien zeigen, der eine wechselseitige Überführung von Druck- in Zugkräfte und umgekehrt ermöglicht.

So verlassen beispielsweise an der proximalen Tibiaepiphyse die kollagenen Fibrillen annähernd senkrecht zur Fuge den Knochen, behalten diese Richtung in den intercolumnären Septen bei, um dann in ein Arkadensystem überzugehen. Ein Teil der Fasern wendet sich dann wieder in einen mehr axial zur Gliedmaße gerichteten Verlauf, um in den Epiphysenkern einzustrahlen.

Gegenüber diesem Grundschema weist die distale Epiphyse des Humerus einige Besonderheiten auf:

1. Das Kernsystem der Epiphyse ist asymmetrisch angelegt. Im ersten bis zweiten Lebensjahr tritt zunächst der Kern des Capitulum humeri radiale auf, während ulnar die knöchernen Kerne der Trochlea erst etwa im achten bis zehnten Lebensjahr folgen.
2. Das Ligamentum collaterale radiale strahlt mit seinen wesentlichen Faseranteilen direkt in den Condylus radialis ein und ist mit seinen Strukturen im Epiphysenknorpel nachweisbar (Abb. 1).
3. In gekreuzter Richtung zum einstrahlenden Collateralband ist im mittleren Bereich der Epiphyse ein verstärkter Faserzug kollagener Strukturen zu erkennen. Dieser zieht — unter einem Winkel von $20°-30°$ zur Ebene der Epiphysenfuge — in schräger Richtung nach distal ulnar in die gelenknahen Knorpelanteile der Trochlea. Er zieht am Kern des Capitulum humeri vorbei bzw. bezieht dessen Randpartien in den Verlauf ein (Abb. 1 und 2).

Setzt man voraus, daß Frakturen den vorgebahnten Weg geringsten Widerstandes nehmen, ist bei Abbrüchen des Condylus radialis mit einer Ruptur im Faserverlauf des beschriebenen Bündels zu rechnen. Dies trifft nach klinischer und radiologischer Erfahrung zu.

Im Experiment konnte dies insofern bestätigt werden, als bei Spaltungs- und Bruchversuchen an Epiphysen die Fraktur ausschließlich im Hauptverlauf der kollagenen Fasern und der intercolumnären Septen erzeugt werden konnten.

Grundlegend anders sind die morphologischen Voraussetzungen für die *Ausrißverletzung des Epicondylus ulnaris*. Hier strahlt die Masse des collateralen Bandapparates direkt in die Apophyse bzw. in den benachbarten Metaphysenbereich ein. Ulnar überspannt der Collateralbandapparat damit den epiphysären Anteil der Trochlea und findet erst weiter proximal Anschluß. Im Gegensatz zum Condylus radialis bleibt der Condylus ulnaris deshalb in seiner Feinstruktur vom Collateralbandapparat unbeeinflußt (Abb. 1).

Die Ausrißverletzung des Epicondylus ulnaris ist deshalb auf den Apophysenbereich beschränkt, und es folgt in der Regel der Mitausriß eines kleinen schalenförmigen metaphy-

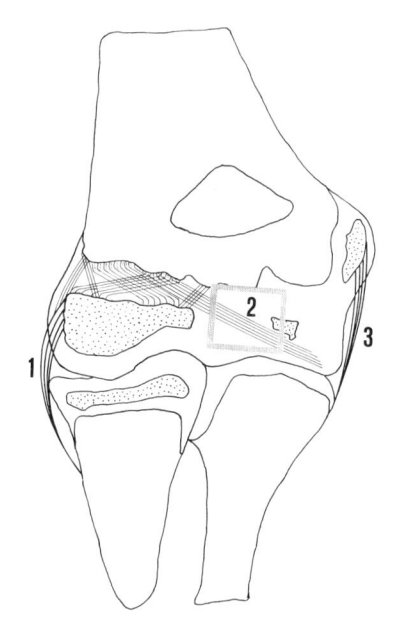

Abb. 1. Verlauf der Kollagenfasertextur im Bereich der distalen Humerusepiphyse (schematische Übersichtszeichnung). 1. Radiales Collateralband; 2. nach ulnar in einem Winkel von $20^{\circ}-30^{\circ}$ zur Epiphysenfugenebene ziehender Faserzug kollagener Fibrillen; 3. ulnares Collateralband

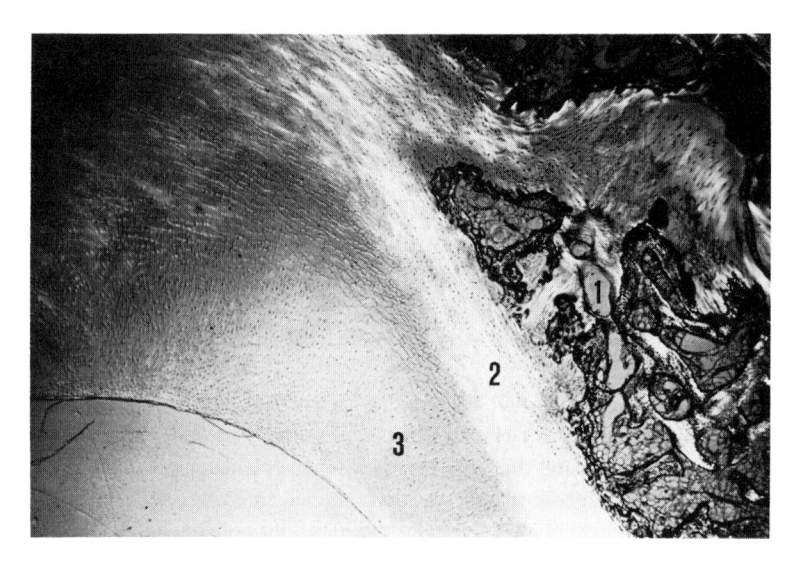

Abb. 2. Verlauf der Kollagenfasertextur im Bereich der gelenknahen Trochlea (Ausschnitt aus Abb. 2). Polarisationsoptische Vergrößerung 10fach. 1. Ulnarer Epiphysenkern; 2. Kollagenfasern; 3. Gelenkknorpel

sären Fragmentes. Zur Mitverletzung der Trochlea kommt es offenbar sehr selten. Ist dies dennoch der Fall, so ist entsprechend der Kollagentextur damit zu rechnen, daß die Ruptur weitgehend lotrecht zur Epiphysenfuge verläuft.

Unsere Untersuchungen der Kollagenfasertexturen am distalen Humerusende zeigen die Besonderheit dieses Skeletabschnittes auf und erklären die gleichförmige Gesetzmäßigkeit der Verletzungstypen auf der Basis morphologischer Befunde.

Literatur

1. Aitken A P (1936) End results of fractures of the fractured distal tibial epiphysis. J Bone Joint Surg 18, 3: 685
2. Jakob R, Fowles J V, Rang M, Kassab M T (1975) Observations concerning fractures of the lateral humeral condyle in childen. J Bone Joint Surg 57B: 430
3. Jungbluth K H (1976) Osteosynthesen am kindlichen Ellenbogengelenk. Z Kinderchir 19: 66
4. Weber B G, Brunner Ch, Freuler F (1978) Frakturbehandlung bei Kindern und Jugendlichen. Springer, Berlin Heidelberg New York

Der posttraumatische Achsenfehler in der Frontal- und Sagittalebene nach Ellenbogenverletzungen im Wachstumsalter. Ursache, Schicksal, primäre Therapie

L. von Laer, Basel

Als häufigste sekundäre Komplikation nach Ellbogenverletzungen im Wachstumsalter werden Achsenfehler in der Frontalebene — der Cubitus varus und der Cubitus hypervalgus — angegeben. Achsenfehler in der Sagittalebene werden seltener geschildert.

Uns sollte eine Nachuntersuchung am eigenen Krankengut Aufschluß über die Häufigkeit und Ursache derartiger posttraumatischer Deformitäten geben. Wir hatten deshalb im Jahre 1976 402 Ellbogenverletzungen aus den Jahren 1960—1975 nachuntersucht.

In 30% (120 Patienten) des Gesamtkrankengutes konnten wir klinisch eine Varisierung der Ellbogenachse beobachten. Zwei Drittel hiervon (82 Patienten) zeigten eine Aufhebung der Ellbogenachse oder einen leichten Cubitus varus bis 5°. Ein Drittel (38 Patienten) wies einen schweren Cubitus varus auf. In 8,3% (30 Patienten) fanden wir Valgisierungen mit und über 10° gegenüber der gesunden Gegenseite. Eine Antekurvationsfehlstellung des distalen Humerusendes mit Diminuierung des Capitulum-Neigungswinkels fanden wir in 8,9% (36 Patienten).

Als hauptsächliche Ursache für Achsenfehler in der Frontalebene fanden wir Rotationsfehler, Wachstumsstörungen und Ernährungsstörungen vornehmlich im Gefolge der drei häufigsten Verletzungen: der supracondylären Humerusfraktur, der Fraktur des Condylus radialis und der Fraktur des proximalen Radiusendes. Achsenfehler in der Sagittalebene konnten wir ausschließlich nach supracondylären Extensionsfrakturen in Form einer Antekurvationsfehlstellung beobachten.

Für Varisierungen (n = 120) war zu 84% der Außenrotationsfehler des proximalen Fragmentes bei supracondylären Frakturen, zu 16% eine Wachstumsstörung im Rahmen radialer Humerustraumatisierungen verantwortlich zu machen. Neben seltenen Ursachen für die Valgisierung der Ellbogenachse (n = 30) wie der radiale Phemister-Effekt, Fehlstellungen des peripheren Fragmentes bei der radialen Condylenfraktur (7%), ulnare Wachstumsstörungen (10%) sowie der Außenrotationsfehler des proximalen Fragments bei der supracondylären Fraktur (24%) war hauptsächlich, d.h. zu 56%, eine mehr oder weniger ausgeprägte Kopfumbaustörung im Rahmen der Fraktur oder nach reinen Traumatisierungen des proximalen Radiusendes zu finden.

Wir konnten eindeutig nachweisen, daß nach supracondylären Humerusfrakturen (n = 183 dislocierte Extensionsfrakturen) ausschließlich der Rotationsfehler für den klinisch sichtbaren Achsenfehler in der Frontalebene verantwortlich zu machen ist. Haben beide Fragmente Kontakt zueinander, so kommt es bei Schrägfrakturen durch gegenseitige Rotation auf direktem Wege je nach Ausmaß und Richtung der Drehung zum mehr oder weniger ausgeprägten Cubitus varus oder valgus.

Bei Querfrakturen geht wohl der direkte Einfluß der Rotation auf die Ellbogenachse verloren, jedoch können hier die Condylenpfeiler schneller voneinander weggedreht werden, so daß die Fraktur nur noch punktförmig auf der Fossa olecrani abgestützt ist. Erst im Rahmen dieser erheblichen, rotationsbedingten Instabilität kann es zum seitlichen Abkippen der Fraktur in den Varus oder Valgus kommen.

Die Wachstumsstörung am distalen Humerus nach radialen Epiphysenfrakturen (n = 54 Frakturen des Condylus radialis) oder auch nach reinen radialen Traumatisierungen besteht nicht in einem partiellen Verschluß, sondern in einer partiellen, passageren Stimulation der Epiphysenfuge. Hierdurch kommt es zum radialen Mehrwachstum und damit zur Varisierung der Ellbogenachse. Das Ausmaß der Varisierung ist bei den Frakturen des Condylus radialis signifikant von der Zeitdauer bis zur Konsolidation abhängig. Liegt diese unterhalb von 5 Wochen, so ist keine klinisch sichtbare Alteration der Ellbogenachse zu erwarten.

Im Rahmen der Fraktur (n = 50 Frakturen des proximalen Radiusendes) und Traumatisierung des proximalen Radiusendes kommt es durch Kompression oder Läsion der kopfernährenden Gefäße zu einer mehr oder weniger ausgeprägten Umbaustörung des gesamten proximalen Radius mit Deformierung von Kopf und Hals. Diese kann zur Funktionsstörung führen (9 Patienten = 18% unseres Krankengutes). Deformierungen mit Funktionsstörungen finden sich signifikant häufiger nach geschlossenen oder offen reponierten Frakturen (8 von 9 Patienten). Bei Konsolidation verbliebene Fehlstellungen werden im weiteren Wachstum stets spontan korrigiert. Dies war in 76% unseres Krankengutes mit Fehlstellungen bis zu 60° der Fall.

Antekurvationsfehlstellungen mit entsprechend verminderter Flexion bei vermehrter Extension waren stets auf eine mangelhafte Rekonstruktion des physiologischen Capitulum-Neigungswinkel von 30°–40° bei der Reposition supracondylärer Extensionsfrakturen zurückzuführen. Im Gegensatz zu den Achsenfehlern in der Frontalebene, die im weiteren Wachstum keinerlei Korrektur erkennen lassen, war in sämtlichen Fällen mit Antekurvationsfehlstellung bei Konsolidation eine Diminuierung und in 70% eine vollständige spontane Korrektur dieser Fehlstellung zu beobachten (114 Antekurvationen bei Konsolidation, 36 bei der Nachuntersuchung).

Die therapeutische Konsequenz aus unserer Untersuchung besteht für die supracondyläre Humerusfraktur neben korrekter Reposition der Fehlstellung in der Sagittalebene vor allem im strikten Vermeiden des ventralen Spornes als Zeichen des Rotationsfehlers. Die Fixation muß dieser Forderung bis zur Konsolidation sicher nachkommen können. Uns hat sich hierfür die percutane, gekreuzte Kirschner-Drahtspickung am besten bewährt.

Für die dislocierte Fraktur des Condylus radialis empfehlen wir die Kompressionsosteosynthese. Nur hierdurch kann die Konsolidationszeit sicher reduziert und damit die Varisierung der Ellbogenachse weitgehend vermieden werden. Undislocierte Frakturen können unter strenger Röntgenkontrolle konservativ behandelt werden.

Bei Frakturen des proximalen Radiusendes versuchen wir die Fähigkeit der spontanen Fehlstellungskorrektur auszunützen und reponieren Fehlstellungen bis zu 60° überhaupt nicht mehr. Wir hoffen damit, die ohnehin prekäre Blutversorgung des Radiusköpfchens zu schonen, die Deformierung kleinzuhalten und die Funktionsstörung zu vermeiden. Fehlstellungen über 60° reponieren wir primär offen und fixieren sie von lateral mit einem dünnen Kirschner-Draht.

Mit diesem Vorgehen bei den wichtigsten Ellbogenfrakturen im Wachstumsalter hoffen wir, die Häufigkeit und das Ausmaß posttraumatischer Achsenfehler in der Frontal- und Sagittalebene signifikant senken zu können.

Verletzungen und Verletzungsfolgen der Wachstumsfugen im Ellenbogenbereich

E. Kolbow und E.G. Suren, Hannover

Von 1972 bis 1976 wurden an der Unfallchirurgischen Klinik der Medizinischen Hochschule Hannover insgesamt 84 Wachstumsfugenverletzungen im Ellenbogenbereich mit Ausnahme der supracondylären Frakturen behandelt. 67 davon konnten im Durchschnitt 4,2 Jahre nach Unfall bezüglich des erreichten Behandlungsergebnisses nachuntersucht werden.

In unserem Krankengut handelte es sich dabei 30mal um Frakturen des Condylus radialis, 19mal um Apophysenabrisse des Epicondylus ulnaris, 15mal um Verletzungen der Radiusköpfchenepiphyse und 3mal um Verletzungen der Traktionsepiphyse am Olecranon.

Verletzungen der Traktionsepiphyse am Olecranon

Die Epiphysenabrißfraktur vom kindlichen Ellenhaken ist sehr selten. Wir fanden in unserem Krankengut nur 3 Fälle unter insgesamt 19 Olecranonfrakturen des untersuchten Zeitraums. In der Regel frakturiert der Ellenhaken weiter distal, ohne die Wachstumsfuge zu tangieren. Diese Verletzung ist bei exakter Rekonstruktion als durchaus gutartig einzuschätzen. Diagnostisch mag sie dann Schwierigkeiten bereiten, wenn der Knochenkern noch nicht sichtbar ist. Wir haben in allen 3 Fällen eine Zuggurtungsosteosynthese durchgeführt, Komplikationen wurden nicht beobachtet. Zum Zeitpunkt der Nachuntersuchung bestand bei allen Patienten ein funktionell seitengleiches und röntgenologisch nicht unterschiedliches Ergebnis.

Abrisse des Epicondylus ulnaris

Wir verzeichneten insgesamt 19 apophysäre Abrisse des Epicondylus ulnaris. Diese Verletzung ging in 16 Fällen mit einer deutlichen medialen Gelenkinstabilität einher. In 5 Fällen war das Fragment interponiert. Nur in 3 Fällen wurde das Gelenk entsprechend dem gering ausgeprägten röntgenologischen Befund als stabil eingestuft. Entsprechend haben wir diese 3 Fälle konservativ behandelt, alle übrigen Fälle wurden operiert. Im Durchschnitt 4 1/2 Jahre nach dem Unfall war nur in einem Fall die Ellenbogenfunktion endgradig beeinträchtigt, dies ist eher auf einen erneuten Unfall mit supracondylärer Oberarmfraktur zurückzuführen. Alle Gelenke waren stabil. Röntgenologisch ließ sich in einem Fall periarticuläre Verkalkung nachweisen. Zwei persistierende Apophysenfugen können als pseudarthrotische Ausheilung ohne klinische Beschwerden aufgefaßt werden.

Verletzungen der Radiusköpfchenepiphyse

Es handelte sich um 13 frische nebst 2 veralteten Epiphysenverletzungen vom Radiusköpfchen, einmal vom Typ Aitken III, alle übrigen vom Typ Aitken I. Die primäre Verschiebung konnte 5mal nach Judet I oder II, 8mal nach Judet III und 2mal nach Judet IV klassifiziert werden. In 3 Fällen bestand eine gleichzeitige Ellenbogenluxation, 2 weitere Patienten hatten einen gleichzeitigen Olecranonbruch. Die 5 Verletzungen Typ Judet I und II wurden konservativ mit 3 Wochen Gips behandelt. Dazu zählt auch die unverschobene Aitken III Epiphysenfraktur. Die 11 übrigen Verletzungen wurden offen reponiert und mittels Spickdrahtosteosynthese fixiert. Die transarticuläre Fixation (3mal) haben wir allerdings zu Gunsten der schrägen transossären gekreuzten Spickdrahtosteosynthese aufgegeben. Anlaß dazu war die bekannte Drahtbruchgefahr trotz gleichzeitiger Gipsruhigstellung. Wir sahen 2 Drahtbrüche, wobei einmal das distale Drahtfragment sogar verbleiben mußte. Seine Plazierung in Radiusschaftmitte zeigt das inzwischen erfolgte Wachstum sehr deutlich.

Die Ergebnisse zum Zeitpunkt der Nachuntersuchung, durchschnittlich 4,2 Jahre nach Unfall, erbrachten funktionell bei 10 Patienten ein gutes seitengleiches Ergebnis. Röntgenologisch fanden wir dreimal periarticuläre Verkalkungen und einen Fall seitendifferenten Wachstums von 3 mm. Die Armachse war dadurch nicht beeinträchtigt.

Von diesen Ergebnissen unterschieden sich wesentlich die 2 veralteten Verletzungen, welche erst sekundär operiert werden konnten. Sowohl die Vorderarmdrehung als auch die Armbeugung waren um $10°-20°$ eingeschränkt. Röntgenologisch zeigten sich beide Radiusköpfchen plumper konfiguriert als normal, Längenunterschiede von annähernd 5 mm zur Gegenseite machten sich in einem Cubitus valgus von $5°$ bemerkbar. Der radioulnare Abstand war knöchern deutlich verringert, was die Einschränkung der Vorderarmdrehung erklärbar macht. Zur Verbesserung der Ellenbogenbeweglichkeit wurde in einem Fall eine Arthrolyse notwendig.

431

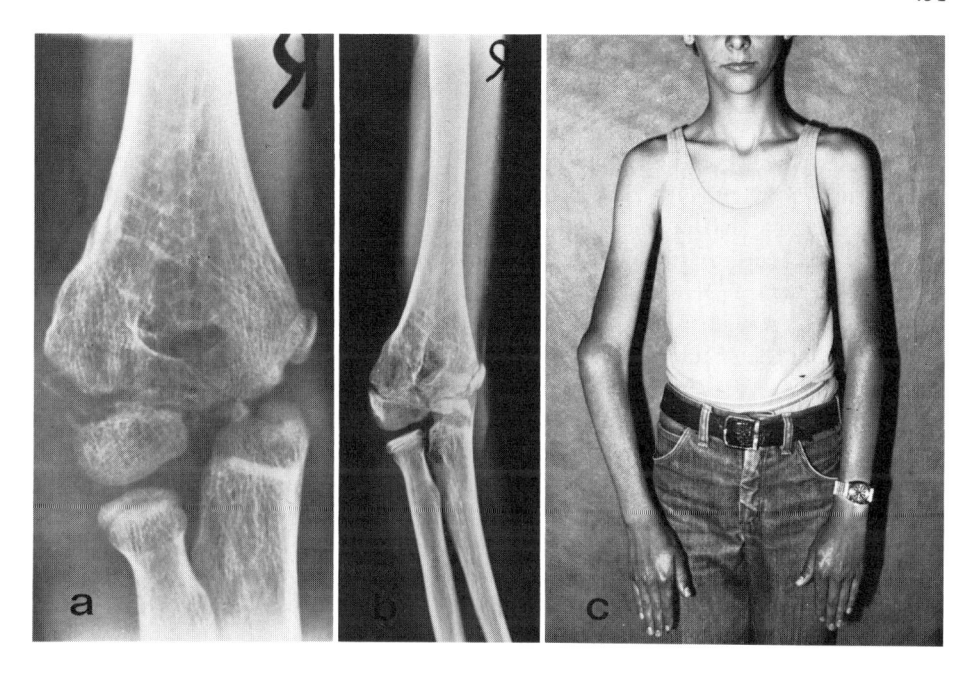

Abb. 1a–c. ♂ T.H. 16.01.68. Unfall 9jähr. mit Condylus-radialis-Bruch rechts (**a**). Vermutl. Vorschaden. Konservative Therapie. Nachuntersuchungsergebnis 3 Jahre später röntgenologisch (**b**) und klinisch (**c**)

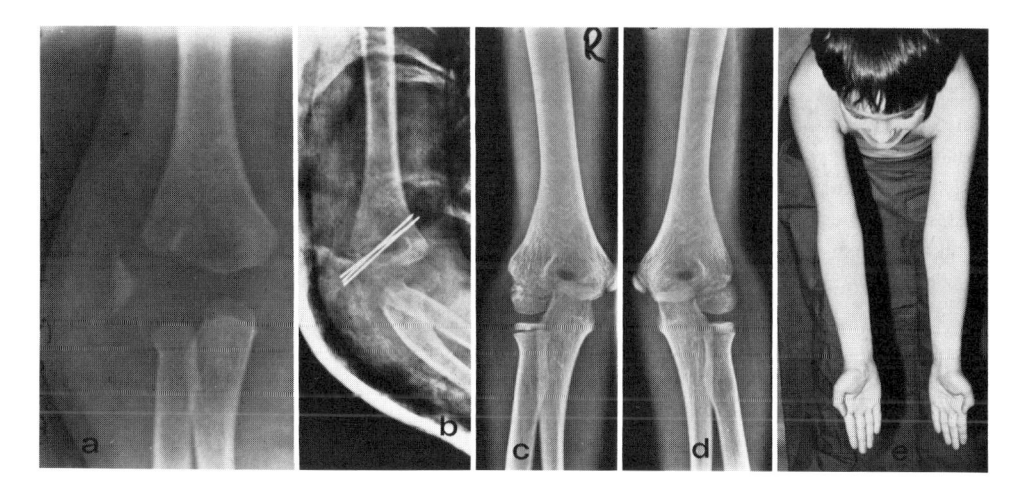

Abb. 2a–e. ♂ P.P. 03.08.69. Condylus-radialis-Bruch rechts 4jähr.. Unfallbild (**a**) und primäre Versorgung (**b**). Nachuntersuchungsergebnis 6 Jahre später röntgenologisch (**c, d**) und klinisch (**e**)

Condylus radialis Frakturen

Insgesamt 30 Fälle bestätigen die statistische Dominanz dieser Verletzung. In der Regel solitär wurden nur 7mal Begleitverletzungen (supracondylärer AO-Bruch, epicondylärer ulnarer Apophysenabriß, Ellenbogenluxation) festgestellt. Das Gelenk wurde in 7 Fällen primär instabil beschrieben, 16mal dagegen als stabil. Die bekannt schwierige Diagnostik dieser Verletzung ließ nur in einem Fall einen sicher unverschobenen Bruch feststellen. Sechsmal bestand eine starke Verschiebung, davon konnte in 3 Fällen schon röntgenologisch eine Fragmentdrehung von 180° festgestellt werden. Konservativ behandelt haben wir 7 Fälle, die restlichen 23 wurden offen reponiert und mit Spickdrähten fixiert.

Die Nachuntersuchung erfolgte durchschnittlich 4,5 Jahre nach Unfall. Funktionell ließ sich in 5 Fällen (konservativ : 1, operativ : 4) eine Einschränkung der Ellenbogenbeweglichkeit feststellen. Diese betraf sowohl die Vorderarmdrehung nach beiden Seiten um 10°–20° und die Beugung und Streckung ebenfalls um 10°–20°. Röntgenologisch zeigte sich gehäuft (16mal) eine auffällige wulstige Verformung des radialen Condylenbereiches im Sinne einer Verbreiterung und eines radialen Längenwachstums, welche allerdings mit einer Achsenverschiebung nicht zu korrelieren brauchte. Dreimal sahen wir die in der Literatur als „Fischschwanz-Deformität" beschriebene Taillenform der Trochlea.

In 3 Fällen konnte ein Cubitus varus von 5° bis maximal 15° festgestellt werden, hieran waren sowohl konservativ (2) als auch operativ (5) behandelte Fälle beteiligt.

Pseudarthrosen traten im eigenen Krankengut nicht auf. Allerdings konnten wir 4 Condylus-radialis-Pseudarthrosen nach auswärts erfolgter konservativer Behandlung beobachten. Alle 4 mußten wegen bestehender funktioneller Behinderungen und zu erwartender Progredienz der Achsenfehlstellung operativ korrigiert werden.

Bei allen vier beschriebenen Verletzungsformen erfolgte die Therapie in der Regel operativ. Konservativ darf sie nur im Falle eines sicher unverschobenen Bruches sein. So erklärt sich das in der Regel bessere Ausheilungsergebnis nach konservativer Behandlung. Eine Ausnahme bildet die Condylus radialis Fraktur, wie überhaupt die vergleichende Wertung unserer Nachuntersuchungsergebnisse eine deutliche Vorrangstellung der radialseitigen Ellenbogenverletzung bezüglich Diagnostik, Therapie und Resultat aufzeigt. Die zu erwartenden Ergebnisse sind um so besser, je früher die kunstgerechte Versorgung erfolgt. Zusammenfassend ergeben sich für den Chirurgen im wesentlichen also Probleme diagnostischer und indikatorischer Art, deren Kenntnis und konsequente Beachtung vor therapeutischen Mißerfolgen bewahrt.

Literatur

1 Baumann E (1965) Spezielle Frakturen- und Luxationslehre. Bd II/1 Nigst H (Hrsg) Ellbogen. Thieme, Stuttgart
2 Cotta H, Puhl W, Martini A K (1979) Über die Behandlung knöcherner Verletzungen des Ellenbogengelenkes im Kindesalter. Unfallheilkd 82: 41
3 Fontanetta P, MacKenzie D A, Rosman M (1978) Missed, Maluniting and Malunited Fractures of the Lateral Humeral Condyle in Children. J Trauma 18: 329
4 Holst-Nielsen F, Ottsen P (1974) Fractures of the Lateral Condyle of the Humerus in Children. Acta Orthop Scand 45: 518

5 Renne J (1974) Zur Therapie frischer, kindlicher Radiusköpfchenfrakturen und -Luxationen. Akt Traumatol 4: 11
6 Weber B G, Brunner Ch, Freuler F (1978) Die Frakturenbehandlung bei Kindern und Jugendlichen. Springer, Berlin Heidelberg New York

Operationsindikation bei Frakturen am distalen Humerusende im Wachstumsalter

M. Wagner, Wien

An der 1. Universitätsklinik für Unfallchirurgie Wien wurden von 1967 bis 1977 312 frische Frakturen am distalen Humerusende bei Kindern und Jugendlichen behandelt. Davon konnten 256 Patienten (etwa 82%) ein bis zehn Jahre nach dem Unfall nachuntersucht werden. Neben dem Bewegungsumfang wurde auf röntgenologische Veränderungen, wie Achsenfehlstellungen, Weichteilverknöcherungen und Wachstumsstörungen besonderes Augenmerk gelegt. Topographie und Altersverteilung der 256 frischen Frakturen am distalen Humerusende gehen aus Tabelle 1 hervor.

Supracondyläre Fraktur

Bei den supracondylären Frakturen (188 Fälle) richtete sich die Behandlung vor allem nach der Dislokation der Fraktur. Die Stadieneinteilung der Brüche wurde in drei Gruppen durchgeführt. Bei der Gruppe 1 (unverschobene Frakturen) stellten wir den Ellenbogen im Oberarm-Gipsverband für drei Wochen ruhig. Bei 39 Brüchen der Gruppe 2 (Verschiebung bis Schaftbreite) wurde bei geringerer Verschiebung und leichter Schwellung reponiert und im Oberarmgips für vier Wochen ruhiggestellt. Die stark verschobenen Frakturen der Gruppe 2 mit ausgeprägtem Frakturhämatom wurden reponiert und percutan mit Bohrdrähten stabilisiert. Siebenundfünfzig Frakturen der Gruppe 3 (Verschiebung über Schaftbreite) wurden mit percutanen Bohrdrähten und anschließender Ruhigstellung für sechs Wochen im Oberarmgips versorgt. Der Gipsverband wurde bei allen Schweregraden bei rechtwinkelig gebeugtem Ellenbogengelenk angelegt und sofort über eine Gummirinne gespalten.

An primären Komplikationen fand sich bei 188 supracondylären Frakturen neben elf offenen Frakturen (5,9%) 17mal eine Nervenschädigung (9%). Primäre Durchblutungsstörungen wurden in sieben von 188 supracondylären Frakturen beobachtet (3,7%).

Es wurde in 78 Fällen die percutane Bohrdrahtosteosynthese, in 11 Fällen von primär offenen Frakturen die blutige Reposition mit anschließender Bohrdrahtfixation durchgeführt. An sekundären Komplikationen (Behandlungsfolge) kam es bei den 78 percutanen Bohrdrahtosteosynthesen dreimal zur Verletzung des Nervus ulnaris. Durch sofortige Korrektur des Bohrdrahtes bzw. Neurolyse konnte jedoch die völlige Wiederherstellung der Nerven-

Tabelle 1. Topographie und Altersverteilung von 256 frischen Frakturen am distalen Humerus im Wachstumsalter (1967–1977)

Altersgruppe (Jahre)	Supracondylär	Condylus		Epicondylus			Gesamt
		Rad.	Uln.	Rad.	Uln.	(Lux.)	
0– 5	49	14	1	–	–		64
6– 9	104	14	1	–	1	(1)	120
10–14	35	15	1	–	21	(7)	72
Gesamt	188	43	3	–	22	(8)	256

funktion erreicht werden. Bei elf Patienten perforierten einer der beiden oder beide Bohrdrähte die Haut während der Gipsfixation; in keinem dieser Fälle trat eine Infektion auf.

Die Ergebnisse von 188 Fällen zeigen bei 79,8% keine Streckbehinderung und bei 69,7% keine Beugebehinderung (Tabelle 2). Neunundvierzig Patienten hatten eine Überstreckbarkeit bis 10° ohne Beugebehinderung. Die Pro- und Supination war nur bei einem einzigen Patienten mit einer schwer offenen Fraktur um ein Drittel eingeschränkt.

Als weiteres Kriterium wurde das Röntgenbild im sagittalen und seitlichen Strahlengang von beiden Ellenbogen herangezogen und der Winkel nach Baumann bestimmt. Dabei hatten 63,6% in der a.-p.-Aufnahme einen beiderseits gleichen Winkel und 31% eine Varusfehlstellung (Tabelle 3). Fehlstellungen in der Sagittalebene wurden durch Vergleich des Humerus-Trochlea-Winkel in der seitlichen Aufnahme festgestellt. Bei 66,3% fand sich keine Differenz, bei etwa 32% fiel eine Antekurvation auf, eine Rekurvation wurde viermal beobachtet.

Indikation zur Bohrdrahtosteosynthese

Aufgrund unserer Erkenntnisse und von Literaturvergleichen erweist sich die Bohrdrahtosteosynthese als günstige Behandlungsmethode bei verschobenen supracondylären Frakturen. Da die konservative Therapie bei auch nur wenig verschobenen Frakturen unbefriedigende Ergebnisse bringt, sollen auch diese Fälle mit percutaner Bohrdrahtosteosynthese stabilisiert werden.

Offene Reposition und Bohrdrahtfixation wenden wir bei primär schwer offenen Frakturen und in jenen Fällen an, in denen durch die gedeckte Reposition kein befriedigendes Ergebnis erzielt werden kann (Repositionshindernis). Keinesfalls darf durch forcierte Repositionsmanöver eine geschlossene Reposition und percutane Bohrdrahtfixation erzwungen werden. Auch jene Fälle mit Durchblutungsstörungen, bei denen sich nach Reposition und Stabilisierung der Fraktur die periphere Durchblutung nicht bessert, müssen revidiert werden.

Operationszeitpunkt

Prinzipiell sollen supracondyläre Frakturen so rasch wie möglich versorgt werden. Offene Frakturen, Frakturen mit Durchblutungsstörungen, primären Nervenschädigungen und Frakturen mit starken Verschiebungen werden an unserer Klinik notfallsmäßig operiert.

Tabelle 2 Klinisches Ergebnis bei 188 supracondylären Humerusfrakturen im Wachstumsalter (1967–1977)

	Streckbehinderung keine	10°	15°	20°	Überstreckung bis 10°	Gesamt	Beugebehinderung keine	10°	15°	20°
Gruppe 1 n = 81										
OA-Gips	48	10	–	–	23	81	60	19	2	–
Gruppe 2 n = 39										
Repo – OA-Gips	11	3	–	–	4	18	5	11	2	–
Percut. B.D.	8	2	2	–	9	21	15	6	–	–
Gruppe 3 n = 68										
Percut B.D.	29	14	2	–	12	57	44	11	2	–
Offene E.D.	5	3	1	1	1	11	7	4	–	–
Gesamt	101 53,7%				49 26,1%	188	131 69,7%			
				79,8%						

Tabelle 3. Röntgenologisches Ergebnis bei 188 Supracondylären Humerusfrakturen im Wachstumsalter (1967–1977)

	Varus 15°	Varus 10°	Varus 5°	Seitengl.	Valgus 5°	Valgus 10°	Valgus 15°	Gesamt	Ante. 20°	Ante. 10°	Ante. 5°	Seitengl.	Rek. 5°	Rek. 10°
Gruppe 1 n = 81[a]														
AO-Gips	–	3	9	61	5	2	–	80	4	11	8	55	2	–
Gruppe 2 n = 39														
Repo + AO-Gips	3	4	9	2	–	–	–	18	3	5	5	5	–	–
Percut. B.D.	3	4	9	15	–	–	–	21	–	2	4	15	–	–
Gruppe 3 n = 68														
Percut. B.D.	3	5	11	38	–	–	–	57	2	5	9	39	2	–
Offene B.D.	–	–	5	6	–	–	–	11	–	–	2	9	–	–
Gesamt	58 31%			122 63,6%	7			187	60 32%			123 66,3%	4	

[a] Ein Fall nicht verwertbar

Frakturen am radialen Condylenmassiv

Der Bruch des radialen Condylus ist die zweithäufigste Bruchform nach der supracondylären Fraktur; in unserem Krankengut sind es 42 Fälle (16,4%). Die Einteilung erfolgt nach Beck in vier Gruppen: die erste Gruppe, unverschobene, und die zweite Gruppe, kaum verschobene Frakturen, wurden konservativ behandelt. Die dritte Gruppe, stark verschobene, und die vierte Gruppe, Frakturen in Kombination mit Luxation, wurden als absolute operative Indikation betrachtet. Nach offener Reposition erfolgt die Fixation mit zwei divergierenden Bohrdrähten, um die Schädigung der Epiphysenfuge möglichst gering zu halten. Da unsere Ergebnisse bei den Fällen der Gruppe 2 (kaum verschobene Frakturen) nicht immer zufriedenstellend waren, stellen wir auch hier in ausgewählten Fällen die Indikation zur Operation — zumal praktisch immer der Operationsbefund eine größere Dislokation aufweist als am Röntgenbild ersichtlich ist. Unter den 42 Frakturen des radialen Condylus fand sich eine primäre Läsion des Nervus medianus.

Bei Frakturen des Capitulum humeri — in unserem Krankengut fand sich nur ein Fall — halten wir einen konservativen Repositionsversuch für gerechtfertigt, erst wenn dieser mißlingt, sollte operiert werden.

Die klinischen Ergebnisse bei Frakturen am radialen Condylenmassiv sind aus Tabelle 4 ersichtlich.

Frakturen des ulnaren Condylenmassivs

Die nächste Gruppe betrifft die Frakturen des Condylus ulnaris, die eher selten vorkommen. Zwei unverschobene Frakturen wurden konservativ behandelt, bei einem dritten Fall war der Condylus nach dorsal und cranial abgebrochen; diese Fraktur wurde offen reponiert und durch zwei gekreuzte Bohrdrähte fixiert.

Als letzte Gruppe der gelenknahen Frakturen, die hier besprochen werden, sind die Brüche des Epicondylus ulnaris zu erwähnen. Diese sind häufiger als die Condylenbrüche und treten meistens in Kombination mit Luxationen auf. Eine absolute Operationsindikation besteht dann, wenn eine Interposition des Fragmentes im Gelenkspalt oder eine primäre Ulnarisparese auftritt. Eine relative Indikation ist für uns eine Diastase über 3 mm, da es ohne Operation in diesem Fall zur Verlagerung der Flexoren nach distal kommt und eine Streckbehinderung im Ellenbogengelenk bestehen bleiben kann; als weitere Spätfolge kann auch eine Irritation des Nervus ulnaris entstehen. Bei kleinen Fragmenten ist die Exstirpation und Reinsertion der Beugemuskulatur die Methode der Wahl, größere Fragmente werden am günstigsten mit einer Zuschraube oder Zuggurtung fixiert — die Gefahr der Pseudarthrose ist trotz exakter Osteosynthese groß, in unserem Krankengut von 21 Fällen trat dreimal (14,3%) eine Pseudarthrose auf.

Die Ergebnisse der Frakturen am ulnaren Condylenmassiv zeigt Tabelle 5.

Schlußfolgerung

Aufgrund unserer Nachuntersuchungsergebnisse stellen wir die Indikation zur Osteosynthese bei Frakturen am distalen Humerusende im Wachstumsalter wie folgt:

Tabelle 4. Klinische Ergebnisse bei 43 Frakturen am radialen Condylenmassiv (1967–1977)

	Gesamt	Beugebehinderung			Streckbehinderung			Drehbehinderung		
		Keine	<10°	>10°	Keine	<10°	>10°	P 10°	keine	S 10°
Condylus rad.										
Gruppe 1 kons.	19	19	–	–	19	–	–	–	19	–
Gruppe 2 kons.	10	7	3	–	8	2	–	–	10	–
Gruppe 3 Op.	7	5	2	–	4	3	–	2	5	–
Gruppe 4 Op.	6	4	2	–	–	4	2	3	3	–
Capitulum hum.	1	–	–	1	–	–	1	–	–	1
Epicondylus rad.	–	–	–	–	–	–	–	–	–	–
Gesamt	43	35	7	1	31	9	3	5	37	1

Tabelle 5. Klinische Ergebnisse bei 25 Frakturen am ulnaren Condylenmassiv (1967–1977)

	Gesamt	Beugebehinderung		Streckbehinderung		Drehbehinderung		
		Keine	10°	Keine	10°	P 10°	Keine	S 10°
Epicondylus uln.								
Kaum verschoben (<3 mm, kons.)	8	8	–	8	–	–	8	–
Stark verschoben (>3 mm, Op.)	10	8	2	8	2	–	10	–
Intraarticulär	4	2	2	2	2	1	2	1
Condylus uln.								
Unverschoben (kons.)	2	2	–	2	–	–	2	–
Verschoben (Op.)	1	1	–	–	1	1	1	–
Gesamt	25	21	4	20	5	1	23	1

Supracondyläre Fraktur (Gruppe 2, 3):
　Bohrdrähte gedeckt
　Bohrdrähte offen
Gelenkfrakturen mit Stufe:
　Bohrdrähte offen
Epicondylus ulnaris (Dislokation > als 3 mm):
　Verschraubung offen
　Zuggurtung offen
　Exstirpation und Reinsertion der Beugemuskulatur
　Die dabei notwendige Gipsfixation hat im Gegensatz zu den analogen Frakturtypen im Erwachsenenalter in Hinblick auf die Beweglichkeit keine Bedeutung.

Zusammenfassung

Von 1967 bis 1977 wurden 312 frische Frakturen am distalen Humerusende bei Kindern und Jugendlichen behandelt. Davon konnten 256 Patienten (etwa 82%) ein bis zehn Jahre nach dem Unfall nachuntersucht werden. Neben dem Bewegungsumfang wurde auf röntgenologische Veränderungen (Achsenfehlstellung, Weichteilverknöcherungen, Wachstumsstörungen und dgl.) besonderes Augenmerk gelegt.

Die Indikation zur Osteosynthese wurde bei allen deutlich bzw. stark verschobenen Frakturen gestellt, wobei bei supracondylären Frakturen der percutanen Bohrdrahtung der Vorzug gegeben wurde. Alle verworfenen Gelenkfrakturen, einschließlich der Abrißbrüche des Epicondylus ulnaris wurden offen reponiert und mit Bohrdrähten stabilisiert bzw. verschraubt oder exstirpiert. Die ausschließliche bzw. zusätzliche Ruhigstellung im Gipsverband für durchschnittlich vier Wochen hat auf das spätere funktionelle Ergebnis im Gegensatz zu den analogen Frakturen bei Erwachsenen keinen Einfluß.

Literatur

Beck E (1966) Brüche des radialen Oberarmkondyls bei Kindern. Arch Orthop Unfall-Chir 60: 340
Böhler J (1959) Gedeckte Bohrdrahtosteosynthese kindlicher Oberarmbrüche. Chir Praxis 3: 397
Laer L von, Herzog B, Jani L (1978) Der Rotationsfehler nach suprakondylären Humerusfrakturen im Kindesalter. Sein Einfluß auf die Entstehung des Cubitus varus oder valgus. Häufigkeit, Prognose, Therapie. Orthop Praxis XIV: 138
Kutscha-Lissberg E, Rauhs R (1974) Frische Ellenbogenverletzungen im Wachstumsalter. Hefte Unfallheilkd 118
Kutscha-Lissberg E, Rauhs R, Wager M (1978) Behandlungsergebnisse von 136 suprakondylären Humerusfrakturen im Wachstumsalter. Z Kinderchir 23: 213
Kutscha-Lissberg E, Rauhs R, Wagner M (1978) Indikation zur Osteosynthese bei Frakturen am distalen Humerusende im Wachstumsalter. Orthop Praxis XIV: 72

Ergebnisse nach operativer Versorgung kindlicher Ellenbogenbrüche

R. Porten und R. Spier, Ludwigshafen/Rhein

Das Ziel bei der Behandlung von Brüchen im Bereich des kindlichen Ellenbogens ist eine exakte anatomische Wiederherstellung, um spätere Funktionsbeeinträchtigungen des Gelenkes zu vermeiden. Daher muß ein Großteil dieser Brüche operativ eingestellt werden.

In den Jahren 1970 bis 1978 wurden an der Berufsgenossenschaftlichen Unfallklinik Ludwigshafen/Rhein 149 kindliche Ellenbogenbrüche operativ versorgt.

Bei 102 Kindern konnte eine Nachuntersuchung durchgeführt werden. Zwischen neun Monaten und acht Jahren nach dem Unfallereignis fand diese statt. Wir stellten dabei fest, je länger das Unfallereignis zurücklag, desto weniger Kinder erschienen zur Kontrolluntersuchung (Tabelle 1).

Das Durchschnittsalter zum Zeitpunkt des Unfalls betrug 10,6 Jahre. Mädchen waren häufiger betroffen als Jungen (Tabelle 2).

Der überwiegende Teil der Brüche am Ellenbogen entstand bei Sportunfällen (Tabelle 3).
Die Indikation zur operativen Behandlung wurde nach folgenden Kriterien gestellt:

1. Offene Brüche.
2. Geschlossene, nicht ausreichend zu stellende Brüche.
3. Brüche in Kombination mit Nerven- und Gefäßverletzungen.

Wir verwenden fast ausschließlich zur Stabilisierung des Bruches den Kirschner-Draht, zuweilen wird zusätzlich eine Zuggurtung angelegt. Eine Plattenosteosynthese findet bei uns keine Verwendung.

Tabelle 1. Ergebnisse nach operativer Versorgung kindlicher Ellenbogenbrüche

Gesamtzahl (1970–1978)	149
Nachuntersuchte Fälle	102
– Supra- und diacondyläre Brüche	40
– Abriß des Epicondylus ulnaris	24
– Brüche des Condylus radialis	11
– Ellenhakenbrüche (isoliert)	5
– Radiusköpfchenbrüche	22

Tabelle 2. Ergebnisse nach operativer Versorgung kindlicher Ellenbogenbrüche

Altersverteilung: Durchschnittsalter 10,6 Jahre

Bis 6 Jahre:	6	Männlich	3	Weiblich	3
Bis 10 Jahre:	40	Männlich	17	Weiblich	23
Bis 14 Jahre:	56	Männlich	20	Weiblich	36

Tabelle 3. Ergebnisse nach operativer Versorgung kindlicher Ellenbogenbrüche

Unfallarten:		
Sportunfälle	36	(35,3%)
Schul- und Kindergartenunfälle	26	(25,5%)
Schulsportunfälle	20	(19,6%)
Verkehrsunfälle	20	(19,6%)

Die operative Versorgung erfolgt in der Regel noch am Unfalltag. Postoperativ wird das betroffene Ellenbogengelenk durch eine dorsale Gipsschiene ruhiggestellt und später, nach Abschluß der Wundheilung, ein Oberarmrundgips angelegt. Die Ruhigstellung erfolgt mindestens 3 Wochen, in besonders gelagerten Fällen bis zu 6 Wochen. Nach Beendigung der Gipsruhigstellung werden die Metallteile nach 3 bzw. 6 Wochen entfernt. Die durchschnittliche stationäre Verweildauer beträgt 5,6 Tage.

Im folgenden wird unser operatives Vorgehen kurz dargestellt und unsere Nachuntersuchungsergebnisse mitgeteilt.

Bei den 102 nachuntersuchten Fällen war keine Pseudarthrose und keine Osteomyelitis aufgetreten. In drei Fällen lag eine offene Fraktur vor. Ebenfalls kam es in drei Fällen zu einer postoperativen Wundheilungsstörung.

Wie aus der Literatur bekannt ist, kommen die supracondylären Frakturen bei Kindern am häufigsten vor. In unserer Operationsindikation richten wir uns nach der Einteilung nach Felsenreich, wobei in der Regel nur Fälle der Gruppe 2 und 3 operativ behandelt werden.

Felsenreich teilt die supracondylären Frakturen in 3 Gruppen ein.
Gruppe 1: Keine oder nur geringe Achsenknickung bei unvollkommen durchgebrochenem Knochen.
Gruppe 2: Achsenknickung, Verschiebung der Fragmente, erhaltener Fragmentkontakt.
Gruppe 3: Verschiebung der Fragmente um Knochenbreite, kein Fragmentkontakt.

Nach der Reposition des supracondylären Bruches wird in die Ellenbeuge eine Bindenrolle eingelegt und der gebeugte Unterarm mit einer Binde am Oberarm fixiert. Die Ellenbogenregion bleibt dadurch frei und das Repositionsergebnis kann so erhalten werden. Nun kann unter Bildwandlerkontrolle die gekreuzte Kirschner-Drahtfixation erfolgen (Tabelle 4).

In der überwiegenden Zahl der Fälle wurde die geschlossene Reposition und Kirschner-Drahtfixation durchgeführt. Die Fehlstellungen sind relativ gering und die festgestellten Bewegungseinschränkungen bedingen erfreulicherweise keine übermäßige Funktionsbeeinträchtigung. Bei den Nervenschäden bestanden diese bereits unmittelbar nach dem Unfall. Jetzt wurden noch sensible Ausfallerscheinungen im Bereich des Nervus ulnaris an der Hand vorgefunden. In einem Fall war es durch den Unfall zu einer Verletzung der Arteria brachialis gekommen, bei dem sich bei der Nachuntersuchung noch eine mäßige Minderdurchblutung des Armes und der Hand im Vergleich zur gesunden Seite zeigte (Tabelle 5).

Die Brüche des Condylus lateralis wurden alle offen eingestellt und durch Kirschner-Drähte fixiert. Die festgestellte Varusfehlstellung von 15° und einmal von 20° wurde von den Kindern als behindernd empfunden. Der Schaden am Nervus ulnaris war durch den Unfall bedingt. Als Restzustand fanden sich sensible Störungen am 4. und 5. Finger (Tabelle 6).

Tabelle 4. Ergebnisse nach operativer Versorgung kindlicher Ellenbogenbrüche

Supra- und diacondyläre Brüche		40
— Offene Versorgung		4
— Geschlossene Versorgung		36
— Fehlstellungen		
Valgus	bis 10°	4
— Bewegungseinschränkung		
Keine		29
Extension/Flexion	bis 10°	7
Flexion	bis 30°	1
Pronation/Supination	bis 20°	3
— Nervenschäden		2
— Gefäßschäden		1

Tabelle 5. Ergebnisse nach operativer Versorgung kindlicher Ellenbogenbrüche

Bruch des Condylus lateralis		11
— Offene Versorgung		11
— Fehlstellungen		
Valgus	10°	1
Varus	10°	2
	15°	1
	20°	1
— Bewegungseinschränkung		
Keine		7
Flexion	15°	2
Pronation	20°	2
— Nervenschaden (N. ulnaris)		1

Tabelle 6. Ergebnisse nach operativer Versorgung kindlicher Ellenbogenbrüche

Bruch des Epicondylus medialis		24
Davon mit Ellenbogenluxation		10
— Geschlossene Versorgung		2
— Offene Versorgung		22
— Fehlstellungen		
Valgus	8°	1
— Bewegungseinschränkungen		
Keine		19
Extension	10°	4
Pronation	20°	1
— Nervenschaden (N. ulnaris)		3

Die Brüche des Epicondylus medialis mußten in fast allen Fällen offen eingestellt werden. Wesentliche Bewegungseinschränkungen fanden sich bei der Nachuntersuchung nicht. Bei den Nervenschäden bestanden bereits 2 Ulnarisläsionen unmittelbar nach dem Unfall, eine trat postoperativ auf. In einem Fall verblieben neben sensiblen auch motorische Ausfallerscheinungen.

Wir haben 5 isolierte Ellenhakenbrüche nachuntersucht, wovon 4 offen und einer geschlossen eingestellt worden war. Bei 3 Brüchen kam nur eine Kirschner-Drahtfixation, bei zweien eine Zuggurtung zur Anwendung. In einem Fall bestand eine Streckbehinderung von 10° im Vergleich zu unverletzten Seite. Nervenschäden wurden nicht beobachtet (Tabelle 7 und 8).

Bei der Indikationsstellung zur Operation der Radiusköpfchenfrakturen haben wir uns nach der Stadieneinteilung von Judet gerichtet.

Stadium 1: Keine oder nur geringe Verschiebung bzw. Kippung.
Stadium 2: Verschiebung bis zur halben Schaftbreite und Kippung bis 30°.
Stadium 3: Unterschiedliche Verschiebung und Kippung zwischen 30° und 60°.
Stadium 4: Vollständige Verschiebung und Kippung zwischen 60° und 90° sowie Zerreißung des Ringbandes.

Wir haben im wesentlichen die Fälle des Stadiums 3 und 4 offen eingestellt und durch eine transarticuläre Kirschner-Drahtfixation stabilisiert. In 5 Fällen war die Radiusköpfchenfraktur mit einem Ellenhakenbruch und in 2 Fällen mit einem Bruch des Epicondylus medialis kombiniert. Nur 10 der nachuntersuchten Kinder waren ohne Bewegungseinschränkung. Die Pronationsbehinderung trat am häufigsten auf. Bei den verbliebenen Nervenschäden handelte es sich um sensible und motorische Ausfälle. Dreimal haben wir einen Bruch

Tabelle 7. Ergebnisse nach operativer Versorgung kindlicher Ellenbogenbrüche

Radiusköpfchenbrüche	22
Kombiniert mit Ellenhakenbruch	5
Kombiniert mit Bruch des Epicondylus medialis	2
Offene Versorgung	
Radiuskopfbruch	21
Ellenhakenbruch	5
Bruch des Epicondylus medialis	2

Tabelle 8. Ergebnisse nach operativer Versorgung kindlicher Ellenbogenbrüche

– Fehlstellungen		
Valgus	bis 10°	3
– Bewegungseinschränkung		
Keine		10
Extension/Flexion	10°	3
Pronation	10°	1
	20°	3
	30°	2
Kombiniert		3
– Nervenschaden (N. radialis, N. ulnaris)		2
– Metallbruch		3

des Kirschner-Drahtes bei der transarticulären Fixation beobachtet, zweimal als Folge eines Gipsbruches und einmal bedingt durch einen schlecht anmodellierten Oberarmgips.

Zusammenfassung

Von 1970 bis 1978 wurden an der Berufsgenossenschaftlichen Unfallklinik Ludwigshafen 149 kindliche Ellenbogenfrakturen operativ versorgt, wovon 102 nachuntersucht werden konnten. Im Vordergrund standen die supracondylären Brüche, die im wesentlichen geschlossen eingestellt und durch Kirschner-Drähte fixiert wurden. Die Brüche des Epicondylus medialis und des Condylus lateralis, die Ellenhaken- und Radiusköpfchenbrüche wurden zum überwiegenden Teil offen eingestellt und in den meisten Fällen auch durch Kirschner-Drähte stabilisiert. Mit Ausnahme der Radiusköpfchenfrakturen waren bei den übrigen Brüchen die bei der Nachuntersuchung gefundenen Fehlstellungen und Bewegungseinschränkungen als befriedigend anzusehen. An verbliebenen Begleitverletzungen der Nerven fanden sich in 7 Fällen eine Reststörung des Nervus ulnaris und in einem Fall eine Störung im Bereich des Nervus radialis. In einem Fall wurde eine Läsion der Arteria brachialis festgestellt, bei dem heute noch eine mäßige Minderdurchblutung des Unterarms und der Hand besteht. Bei der Befragung der nachuntersuchten Kinder ergab sich, daß 86% sich überhaupt nicht oder nur gelegentlich an den Unfall erinnern.

Literatur

Felsenreich F (1931) Kindliche supracondyläre Frakturen und posttraumatische Deformitäten des Ellenbogengelenkes. Arch Orthop Unfall-Chir 29: 555

Blount W P, Schulz I, Cassidy R H (1951) Fractures of the elbow in children. J Amer med Ass 146: 699

Konservative und operative Behandlung von kindlichen Ellbogenfrakturen

B. Simeon, M. Cadalbert und S. Matta, Walenstadt

Frakturen im Bereich des Ellbogens sind im Kindesalter eine häufige Verletzung. Obwohl die konservative Therapie in der Behandlung der kindlichen Ellbogenfrakturen eine vorrangige Stellung einnimmt, sind nach der neuesten Literaturdurchsicht Tendenzen festzustellen, die der operativen Behandlung den Vorzug geben. Dieser Wandel in der Behandlungsart ist auf das Bestreben zurückzuführen, die Komplikationsrate so niedrig wie möglich zu halten, ferner durch eine exakte Reposition und stabile Fixation eine Achsenfehlstellung zu vermeiden. Im Gegensatz zu Achsenfehlstellungen im Diaphysenbereich, die sich „selbsttätig" korrigieren können, sind Fehlstellungen bei supracondylären Humerusfrakturen als häufigste Spätfolge zu beobachten.

Bei Abrißfrakturen des radialen wie ulnaren Condylus sollte der operativen Behandlung der Vorzug gegeben werden, da es sich bei der radialen Condylenfraktur um eine Epiphysenfraktur handelt, die eine exakte Reposition wie stabile Fixation erfordert. Bei der ulnaren Condylenfraktur führt das schlecht reponierte Fragment zu einer Varusfehlstellung. Dislocierte Olecranonfrakturen die gelenkbildend sind, fordern ebenfalls eine exakte Reposition und stabile Fixation, die weitgehend nur durch eine operative Versorgung erreicht werden kann. Für die Behandlung der Radiushalsfrakturen ist der Grad der Dislokation entscheidend, sie richtet sich nach der Typeneinteilung nach Judet.

Material

In einem Zeitraum von 13 Jahren haben wir am Spital Walenstedt 76 Frakturen an kindlichen Ellbogen behandelt, davon 45 Fälle konservativ und 31 Fälle operativ.

Die Frakturen wurden in Anlehnung an die Arbeit von Morger folgendermaßen eingeteilt:

Supracondyläre Humerusfrakturen	44
Epicondylenfrakturen	18
Olecranonfrakturen	7
Radiusköpfchenfrakturen	5
Capitulum humeri Frakturen	2

Die supracondylären Humerusfrakturen wurden noch unterteilt nach Baumann in Typ I (16), in Typ II (14) und in Typ III (4).

Die Frakturen Typ I wurden ausschließlich konservativ behandelt, in Drahtextension, mit Oberarmgips oder im Collarcuff nach Blount.

Frakturen vom Typ II, wenn nicht ideal reponierbar, operative Behandlung, percutane Drahtspickung oder offene Reposition und Stabilisation mit Kirschner-Drähten.

Die Frakturen vom Typ III wurden ausschließlich operativ versorgt und zwar offen reponiert und mit Kirschner-Drähten fixiert.

Die Condylenfrakturen wurden praktisch alle operativ behandelt, auch hier wurde das offene Vorgehen bevorzugt, exakte Reposition der Knochenfragmente, bei Kleinkindern Spickung mit Kirschner-Drähten, bei älteren Kindern Fixation mit Navicularesschrauben. Olecranonfrakturen und Radiusköpfchenfrakturen Typ IV nach Judet wurden ausschließlich offen reponiert, die Olecranonfrakturen mit einer Zuggurtung, die Radiusköpfchenfrakturen transarticulär fixiert.

Nachkontrolle

Es konnten 74 Fälle nachkontrolliert werden. Die Endresultate wurden folgendermaßen bewertet:

Sehr gut: Beschwerdefreiheit, Flexion bzw. Extension höchstens bis 10° eingeschränkt, Pro- und Supination nicht eingeschränkt, röntgenologisch keine Achsenabweichung.

Gut: Flexion und Extension maximal bis zu 20° eingeschränkt, Pro- und Supination nicht eingeschränkt. Achsenabweichung bis zu 10°.

Schlecht: Subjektive Beschwerden. Flexion und Extension über 20° eingeschränkt. Supination ebenfalls eingeschränkt. Achsenabweichung über 10°.

Resultate

Konservativ:	sehr gut	37
	gut	6
	schlecht	2
Operativ:	sehr gut	26
	gut	3
	schlecht	0

Die beiden Fälle mit schlechtem Resultat können nicht der konservativen Therapie an sich angelastet werden, sondern wurden verursacht durch eine falsche Indikationsstellung.

Erster Fall: Ellbogenluxation mit Radiusköpfchenfraktur nach Judet III, eine anatomische Reposition konnte nicht erzielt werden. Sie wurde aber ohne operatives Vorgehen belassen, in der Meinung, die Fehlstellung korrigiere sich von selbst. Als Spätfolge vollständige Einschränkung der Pronation und Supination.

Beim anderen Fall handelt es sich um eine supracondyläre Humerusfraktur Typ III, die durch ein länger dauerndes Repositionsmanöver zu einer starken Schwellung mit Bluterguß und ischämischer Kontraktur führte. Die nachträglich durchgeführte Entlastung mit offener Reposition ergab keine wesentliche Verbesserung der durch falsche Indikation herbeigeführten Komplikationen.

Schlußfolgerung

Aus dieser kleinen Vergleichsstudie können wir folgern, daß das konservative Vorgehen bei Ellbogenfrakturen im Kindesalter ebenso seine Berechtigung hat wie die operative Behandlung. Ob das konservative oder das operative Vorgehen gewählt werden soll, hängt einzig vom Frakturtyp und der exakten Indikationsstellung ab.

Entscheidend für ein tadelloses Resultat ist 1. eine exakte, schonende Frakturreposition und 2. eine stabile Fixation.

Kann dies durch das konservative Vorgehen nicht erreicht werden, darf mit der operativen Behandlung nicht gezögert werden.

Literatur

Buschmann A, Rohde W (1975) Supracondyäre Oberarmfrakturen bei Kindern. Aktuelle Chir 10: 335

Klems H, Weigert M (1975) Die suprakondyläre Humerusfraktur des Kindes. Zur Wahl des Behandlungsverfahrens. Akt Traumatol 5: 117

Kuner E H (1976) Die Osteosynthese bei der kindlichen Fraktur. Langenbecks Arch Chir 342 (Kongreßbericht)

Morger R (1972) Verletzungen am kindlichen Ellbogen. Ostschweiz Säuglings- und Kinderspital St. Gallen. Band 11, 717 (April 1972)
Renne J (1974) Zur Therapie frischer, kindlicher Radiusköpfchenfrakturen und -luxationen. Akt Traumatol 4: 11

Ergebnisse der Nachuntersuchung kindlicher supracondylärer Oberarmbrüche nach konservativer und operativer Behandlung

G. Rona, A. Eltz, H. Kuderna und S. Turek, Wien

Unsere Nachuntersuchungen kindlicher supracondylärer Oberarmbrüche betrifft 405 Patienten zwischen dem 2. und 14. Lebensjahr aus den Jahren 1972 bis 1976. Die Differenz zu der im Programm angegebenen Zahl rührt daher, daß die Unterlagen des Jahres 1971 nicht vollständig zur Verfügung standen. Neun Begutachtungsfälle wurden ausgeschieden, 41 Patienten kamen nach auswärtiger Vorbehandlung zu uns, 8 davon waren operiert.

Die *Unfallursachen* ergaben sich laut Tabelle 1 und beschränkten sich im wesentlichen auf Sturz und Fall.

Geschlecht- und *Seitenverteilung* gehen aus Tabelle 2 hervor. Auffallend war das überwiegen der linken Seite und des männlichen Geschlechtes.

In 23 Fällen bestand eine *Nervenmitbeteiligung* (s. Tabelle 3). Am häufigsten verletzt war der Nervus medianus gefolgt vom Nervus radialis, bedingt durch die typische Frakturverschiebung. In 2 Fällen bestand eine begleitende *Gefäßverletzung* und zwar je eine Interposition und eine Ruptur der Arteria cubitalis.

In 15 Fällen bestanden *Mitverletzungen am Skelet* (s. Tabelle 4).

Tabelle 1. Unfallmechanismen

157	Sturz im Niveau
134	Fall aus Höhe
65	Sturz aus Fahrt
49	Andere

Tabelle 2. Seiten- und Geschlechtsverteilung

	Männlich	Weiblich	Gesamt
Rechts:	89	62	151
Links:	156	98	254
Gesamt	255	160	405

Tabelle 3. Nervenbeteiligungen

Med	8
Rad	6
Uln	5
Med u. Rad u. Uln	2
Rad u. Med	1
Med u. Uln	1
	23

Tabelle 4. Mitverletzungen

Fraktur	Epiphysenlösung
Va.-Schaft	4
Ellenschaft	2
Speichenschaft	2
Speichenschaft u. Ellenköpfchen	1
Ellenschaft u. off. dist. Speiche	1
Dist. Speiche	4
Speichenköpfchen	1
Mittelhand	1

Bruchformen: 21 (knapp 2%) waren Beugungsbrüche, 2 davon Ypsilonfrakturen, 2 weitere waren supra- und diacondyläre Frakturen. 83 waren Fissuren ohne jede Verschiebung, 66 waren Querfrakturen mit minimalen Seitenverschiebungen ohne Achsenfehler. Die restlichen Fälle waren supracondyläre Überstreckungsbrüche mit typischem Verlauf des Frakturspaltes und Verschiebung des peripheren Fragmentes nach dorsal (Gruppe II und III).

Behandlung

Der *Oberarmgips* eignet sich nur für Fissuren und gering verschobenen Frakturen. Er wird bei uns für 3 Wochen befristet. Wegen der Gefahr einer sekundären Verschiebung im Gips (s. Abb. 1) sind regelmäßige Röntgenkontrollen notwendig.

Der *Verband nach Blount* und die *Olecranon-Drahtextension* wurden bei den nachuntersuchten Fällen nicht routinemäßig verwendet.

Alle stärker verschobenen Brüche, die in Narkose reponiert werden müssen, werden durch percutane Bohrdrähte stabilisiert. Die Reposition sowie das Einbohren erfolgen unter Bildwandlerkontrolle. Der mediale Bohrdraht wird im a.p.-Strahlengang angesetzt und unter seitlicher Durchleuchtung vorgebohrt, wobei der Sulcus Nervi ulnaris nicht berührt werden darf und der Bohrdraht von palmar her kommend die Längsachse des Oberarmes kreuzen soll. Postoperativ wird ein Filmulinverband angelegt, am nächsten Tag ein Oberarmgipsverband für 4 Wochen. Die Bohrdrähte werden nach Gipsabnahme in Lokalanästhesie unter Bildwandlersicht entfernt.

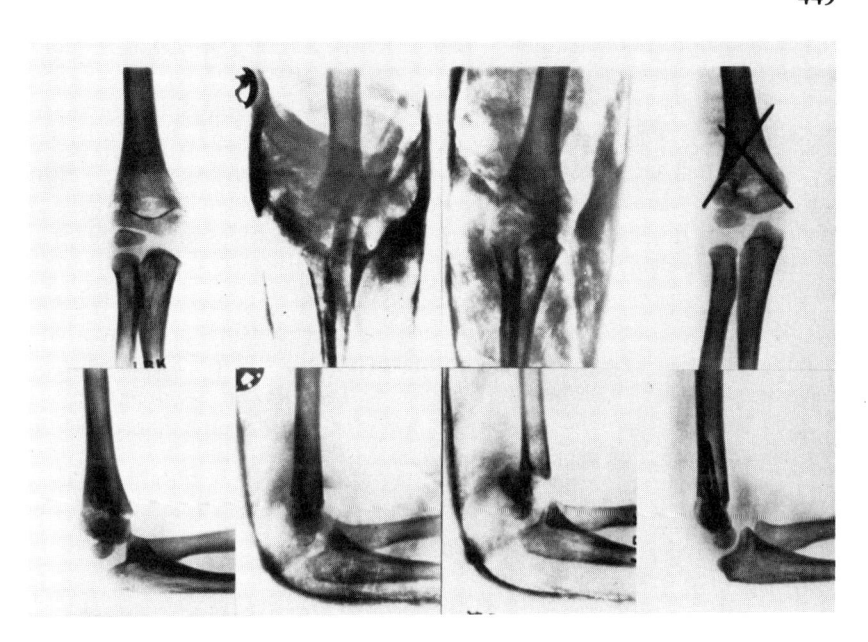

Abb. 1. 6jähriger Knabe, Sturz aus 1 m Höhe auf den rechten ausgestreckten Arm, Überstreckungsbruch mit geringer Verschiebung. Im Gipsverband kommt es nach 4 Tagen zu Verschiebung um fast volle Schaftbreite. Am 5. Tag deshalb Reposition in Narkose und Bohrdrahtstabilisierung

Die Indikation zur *offenen Reposition* stellen offene Frakturen dar, sowie jedes Repositionshindernis. Hingegen sind primäres Fehlen des Radialispulses und primäre periphere Lähmungen keine Indikation für die offene Reposition, wenn sich die Fraktur anatomisch reponieren läßt. Ist dies jedoch nicht möglich, bestehen grobe Durchblutungsstörungen mit ausgeprägter Ischämie oder verschlechtern sich periphere Lähmungen nach der Reposition, muß sofort offen revidiert werden. Bei bestehendem Compartment-Syndrom wird zusätzlich auch eine breite Eröffnung der Fascienlogen am Vorderarm vorgenommen.

Unter den beschriebenen Fällen wurden 7 wegen einer postoperativen *Ulnarislähmung* revidiert, davon 4 auswärts operierte. In einem eigenen Fall hatte sich eine vorbestehende Ulnarislähmung verschlechtert, zweimal war die Lähmung präoperativ nicht diagnostiziert worden. Nur in einem einzigen dieser 7 revidierten Fälle fand sich der Nerv auf dem Bohrdraht reitend, die übrigen wiesen lediglich Hämatome in der engen Fascienloge des Nerven im Sulcus auf.

Ergebnisse

Insgesamt konnten 127 Patienten 36–92 Monate nach dem Unfall nachuntersucht werden. Alle waren knöchern geheilt, keiner zeigte eine Arthrose, eine Bandverknöcherung oder eine Myositis ossificans. Lediglich in einem einzigen Fall mit einer primären kombinierten Radialis-Medianusparese fand sich eine restliche Sensibilitätsstörung bei intakter Motorik.

Alle anderen prä- oder postoperativ festgestellten Paresen, insbesondere alle Ulnarisparesen, wiesen vollständige Remissionen auf.

In keinem der operierten Fälle, bei denen die Fraktur anatomisch reponiert worden war, fanden sich Veränderungen des Humero-cubital-Winkels von mehr als 5°.

Von besonderer Bedeutung ist die Erkennung und Behebung einer Verdrehung, da 2/3 der Fälle mit Varusfehlstellung im Nachuntersuchungsröntgen (alle Fälle mit Varusfehlstellung über 10°) einen Innenrotationsfehler im Repositionsröntgen aufwiesen (Abb. 2).

Die insgesamt gefundenen Fehlstellungen gehen aus Abb. 3 hervor.

Bewegungseinschränkungen waren sehr selten, nach konservativer Behandlung fand sich ein Beuge- oder Streckdefizit bis 10° in 4 Fällen, über 10° in 2 Fällen, nach operativer Behandlung fand sich ein Beuge- oder Streckdefizit bis 10° in 7 Fällen, über 10° in 3 Fällen. In einem einzigen Fall bestand eine echte funktionelle Behinderung. Sechs Patienten klagten über gelegentliche, leichte Beschwerden bei forcierter Sportausübung, Schmerzen wurden in keinem Fall angegeben.

Schlußfolgerungen

Das Hauptargument gegen die percutane Bohrdrahtfixation ist die Gefährdung des Nervus ulnaris. Bei entsprechender Technik ist das Operationsrisiko jedoch vertretbar. Der Vorteil der percutanen Bohrdrahtfixation liegt in der kurzen Dauer des Eingriffes, der geringen Infektionsgefahr, dem sicheren Festhalten des Repositionsergebnisses (Abb. 4), sowie der kurzen stationären Aufenthaltsdauer.

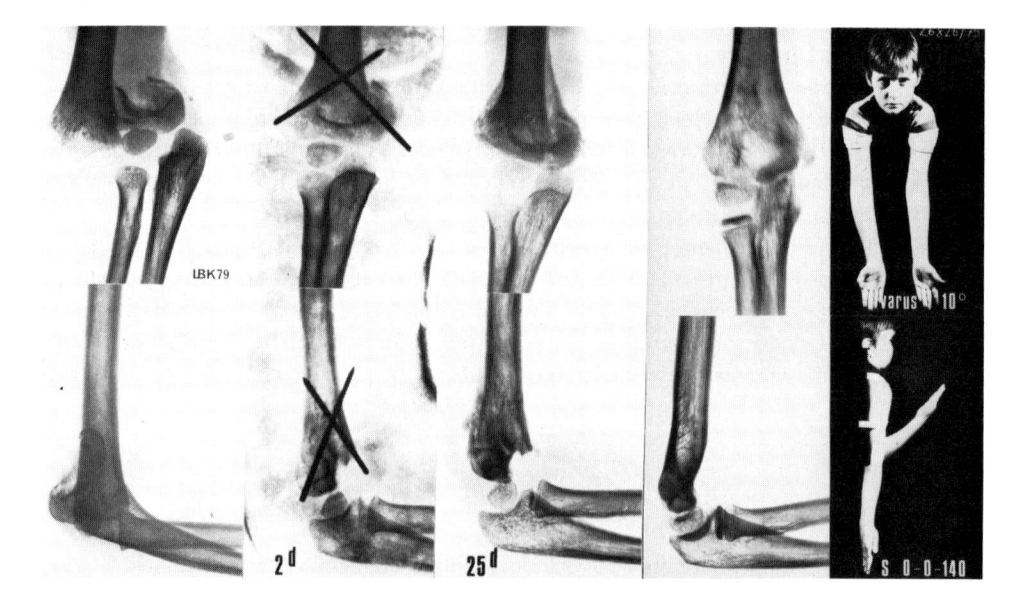

Abb. 2. 5jähriger Knabe, Sturz vom Baum aus 1,5 m Höhe, supracondylärer Überstreckungsbruch. Bohrdrahtstabilisierung nach ungenügender Reposition mit Rotationsfehler. Bei der Nachuntersuchung besteht eine Varusfehlstellung von 10°

451

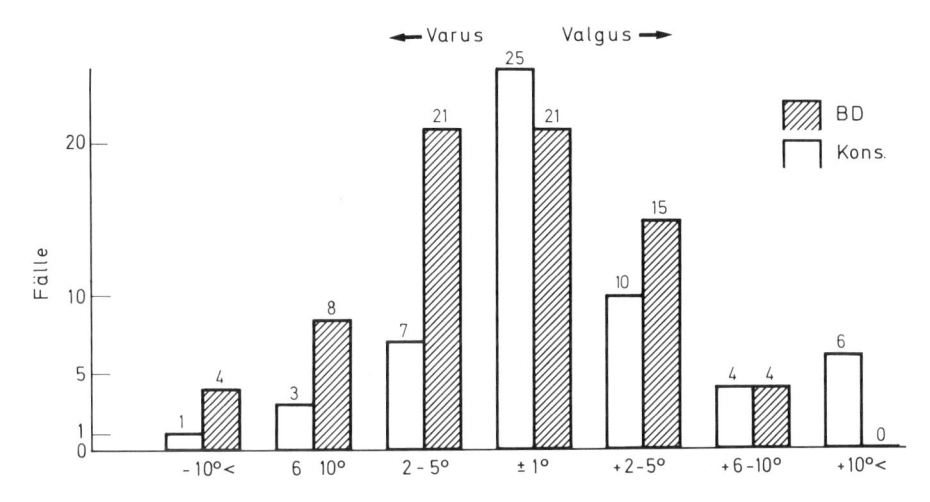

Abb. 3. Änderung des Humero-Cubitalwinkels im Vergleich zur Gegenseite. ← Varus; → Valgus

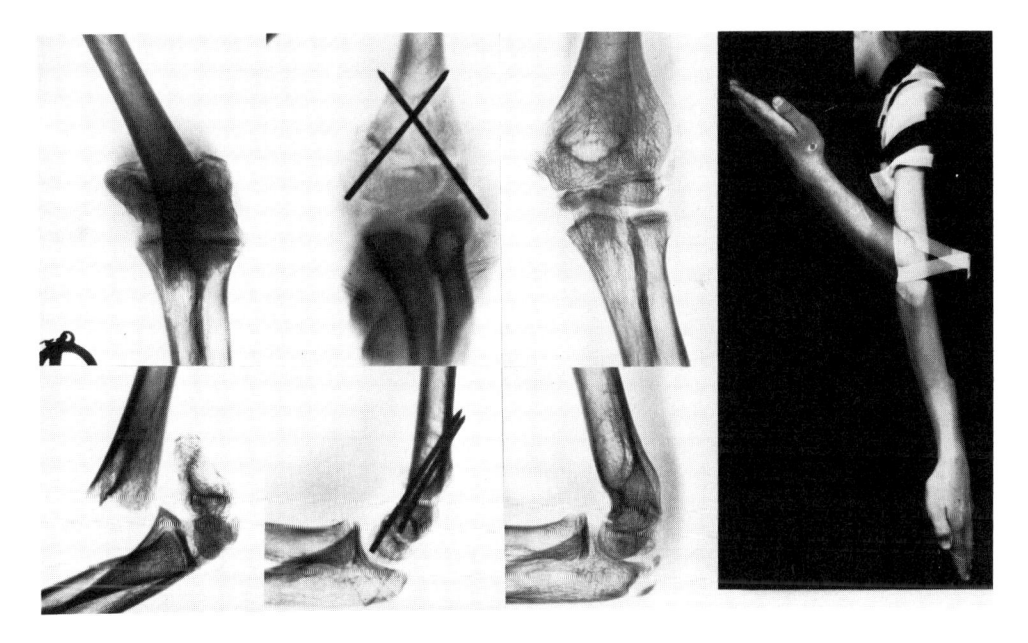

Abb. 4. 10jähriger Knabe, Fahrradsturz, supracondylärer Überstreckungsbruch. Korrekte Reposition und Stabilisierung durch Bohrdrähte die sowohl den Sulcus nervi ulnaris vermeiden als auch von palmar her die Gelenksachse des Humerus kreuzen. Bei der Nachuntersuchung nach 42 Monaten keine Fehlstellung, freie Beweglichkeit

Supracondyläre Frakturen im Kindesalter

M. Höllwarth und D. Hausbrandt, Graz

Von 1973 bis 1977 wurden an der Kinderchirurgie Graz 272 Patienten mit supracondylären Frakturen des Oberarmes behandelt. Davon konnten 185 Kinder 1978 einer Nachkontrolle unterzogen werden. Der Altersgipfel findet sich um das 8. Lebensjahr (Tabelle 1).

Tabelle 2 gibt die Einteilung nach Fehlsenreich mit zusätzlicher Aufschlüsselung in Extensions-, Flexions- und Querbrüche wieder.

Sechzehn Patienten wiesen Begleitverletzungen auf und zwar am Ellbogen 8 Nervenparesen, eine Durchtrennung des Nervus radialis und zwei offene Frakturen und im Armbereich zweimal Frakturen des distalen Radiusabschnittes, 2 Unterarmfrakturen und eine Metacarpalfraktur.

63% der Patienten wurden ambulant behandelt. 37% stationär. Die durchschnittliche Aufenthaltsdauer der stationären Patienten betrug 6 Tage.

Tabelle 3 zeigt die Therapieart bezogen auf die einzelnen Frakturgruppen. In Gruppe 1 und 2 überwiegen die konservativen Behandlungsverfahren, in Gruppe 3 die operative

Tabelle 1

Gesamtzahl	272 Kinder		
Nachuntersucht:	185 Kinder	Frakturen:	188
Männlich	112 (60%)	rechts	76 (40%)
Weiblich	73	links	112

Tabelle 2

	E	Q	F	Summe	
Gruppe 1	27	70	1	98	(52%)
Gruppe 2	29	2	4	35	(19%)
Gruppe 3	51	0	4	55	(29%)
Summe	107 (57%)	72 (38%)	9 (5%)	188	

Tabelle 3

	Gips	Blount	perc. D.	off. D.
Gruppe 1	62	36	—	—
Gruppe 2	15	12	8	—
Gruppe 3	1	2	45	7 (4)
Summe	78	50	53	7 (4)

Therapie. Viermal mußte eine offene Reposition und Drahtung sekundär als Zweiteingriff durchgeführt werden. Die Naht des Nervus radialis erfolgte zweizeitig an der Neurochirurgischen Klinik der Universität Graz.

An *Komplikationen* wurden dreimal postoperative Ulnarisparesen beobachtet. Bei einem weiteren Patienten mit begleitender Radialisparese traten Zeichen einer Volkmannschen Kontraktur auf.

Ergebnisse

Zehn Patienten gaben subjektiv geringfügige Beschwerden an. Bei einem Patienten mit postoperativer Ulnarisparese fanden sich noch Restzeichen dieser Parese. Bei jenem Kind mit Nervus radialis-Durchtrennung kam es nur zu einer inkompletten Restitution. Die klinische Untersuchung der 185 Patienten ergab 116mal seitengleiche Ergebnisse. Seitendifferente Befunde wurden 69mal erhoben, der Prozentsatz liegt dabei bei den operativ behandelten Kindern deutlich höher.

Die radiologische Untersuchung ergab ebenfalls 116mal seitengleiche Befunde, wenn auch die Verteilung etwas unterschiedlich zu den klinischen Ergebnissen war. Der Baumannsche Winkel wurde im Seitenvergleich mit der gesunden Seite gemessen. Bei Patienten mit abgeschlossenem Wachstum wurde der Cubitalwinkel gemessen. Im seitlichen Röntgenbild wurde der Humerus-Trochleawinkel ausgewertet, wobei Ergebnisse zwischen 30° und 50° als normal eingestuft wurden (Tabelle 5).

Im folgenden sollen einige spezielle Probleme der Nachuntersuchung dieser Frakturart des Kindesalters dargestellt werden:

1. Die Bestimmung des Baumannschen Winkels dient bekanntlich zur Feststellung von Varus- und Valgusdeformitäten im Röntgenbild. Sie erfordert jedoch eine sehr exakte Einstellung mit völlig gestrecktem, der Röntgenplatte anliegendem Arm. Bei angehobenem Arm und besonders bei geringen Kippungen nach innen oder außen treten Unterschiede des Baumannschen Winkels bis zu 20° auf. Da das Erkennen derartiger Lagerungsunterschiede im Röntgenbild nicht immer leicht ist, kann vor allem bei Aufnahmen mit gebeugtem Ellbogengelenk, wie sie z.B. nach Gipsentfernung erforderlich sind, eine Fehlinterpretation des Baumannschen Winkels erfolgen.

2. Im seitlichen Röntgenbild werden Re- bzw. Antecurvationsausmaß bestimmt. Bei geschwungenem Humerusschaft läßt sich die Längsachse des Knochens sehr unterschiedlich festlegen.
Dazu kommt, daß die Indikationspunkte für den Humerus-Trochleawinkel und in besonderem Maße für den Diaphysen-Epiphysenwinkel sehr knapp nebeneinanderliegen, was vor allem auch bei einer leicht geschwungenen Epiphysenfugenlinie unterschiedliche Festlegungen erlaubt.

3. Innenrotationsfehlstellungen des peripheren Bruchfragmentes führen häufig zur Abkippung der ulnaren Seite mit Varusfehlstellung. Derartige Rotationsfehler können aber durchaus auch ohne Varus ausheilen, wie wir im eigenen Untersuchungsgut mehrfach feststellen konnten.
Die klinische Erfassung derartiger Rotationsfehler kann mit der Messung eines sogenannten *klinischen Cubitalwinkels* erfolgen. Es handelt sich dabei um den Winkel zwi-

Tabelle 4. Klinische Untersuchung

	Konservative Therapie (n = 125)		Operative Therapie (n = 60)	
Seitengleich	90	(72%)	26	(43%)
Seitendifferent	35	(28%)	34	(57%)
Beugehemmung				
5 bis 15 Grad	11		8	
über 15 Grad	–		2	
Streckhemmung				
5 bis 10 Grad	1		1	
über 10 Grad			2	
50 Grad			1	
Varisierung				
5 bis 15 Grad	11		16	
über 15 Grad	4		6	
Valgisierung				
5 bis 15 Grad	14		5	
über 15 Grad	1		–	
Verlängerung	5		17	
Verkürzung	–		4	

Tabelle 5. Radiologische Untersuchung

	Konservativ (n = 125)		Operativ (n = 60)	
Seitengleich	93	(74%)	23	(37%)
Seitendifferent	32	(26%)	37	(63%)
Baumann' Winkel (Cubitalwinkel)				
0–10 Grad	18		21	
10–15 Grad	4		1	
15–20 Grad	1		1	
20–25 Grad	1		5	
Recurvation	5		12	
Antecurvation	8		6	

schen der ventralen Ebene des proximalen Vorderarmes und der Lotrechten in Pronationsstellung beider Arme.

Da wir diese Möglichkeit der Rotationsmessung erst am Ende unserer Nachuntersuchungsserie entdeckten, können wir über die klinische Relevanz dieses Winkels keine sichere Aussage treffen.

Bei den untersuchten Patienten zeigte sich jedoch, daß Winkelunterschiede über 10° einen guten Hinweis für Rotationsfehlstellungen bieten. Bei einer gesunden Population von 130 Kindern ohne Ellbogenfraktur wurde der klinische Cubitalwinkel mit zwei verschiedenen Meßmethoden geprüft. In über 50% zeigt sich eine völlige Übereinstimmung zwischen beiden Seiten.

Winkelunterschiede über 10° wurden niemals nachgewiesen. Unter Verwendung einer sehr genauen Meßmethode wurden nur 9% Winkeldifferenzen zwischen rechts und links bis zu 5° gemessen. Die Mittelwerte lagen bei 29,2°, die Streubreite bei 8,4°.

Die statistische Auswertung ergab keinen signifikanten Unterschied zwischen beiden Seiten (Student t-Test). Es ist jedoch sicherlich noch notwendig, die Validität des klinischen Cubitalwinkels an einem ausreichend großen Patientengut zu überprüfen.

Da die radiologische Untersuchung des Knochenskelets bei der Nachuntersuchung der supracondylären Frakturen mit einigen Unsicherheiten behaftet ist, halten wir die klinischen Nachuntersuchungsergebnisse, zumal sie mehr am funktionellen orientiert sind als Aussage der Qualitätskontrolle geeigneter.

Tabelle 6 gibt einen Vorschlag für Kriterien zur klinischen Bewertung. Dabei werden erst Seitenunterschiede über 5° verwertet.

Ein Beugedefizit bis zu 15° fällt in die erste Gruppe wegen der geringen funktionellen Relevanz. Dagegen fällt jedes Streckdefizit ausgehend von der Neutral-0-Stellung über 5° sowie jede Varisierung über 5° bereits in die mittlere Gruppe wegen der funktionellen bzw. kosmetischen Störung.

Diesen Kriterien folgend haben wir die nachuntersuchten Patienten aufgeschlüsselt (Tabelle 7).

Tabelle 6. Bewertung

Sehr gut:	Seitengleiche Funktion
	Beugehemmung bis 15 Grad
	Valgisierung bis 10 Grad
	Varisierung bis 5 Grad
Ausreichend:	Streckhemmung bis 10 Grad
	Beugehemmung 15–20 Grad
	Valgisierung 10–15 Grad
	Varisierung 5–15 Grad
Schlecht:	Streckhemmung über 10 Grad
	Beugehemmung über 20 Grad
	Valgisierung über 15 Grad
	Varisierung über 15 Grad

Tabelle 7. Bewertung in %

	Konservative Therapie	Operative Therapie	Insgesamt
Sehr gut	83%	60%	76%
Ausreichend	13%	25%	17%
Schlecht	4%	15%	7%

Behandlungsergebnisse nach supracondylären Humerusfrakturen im Kindesalter

R. Arbogast, B. Gay und B. Höcht, Würzburg

Die vielfältige Problematik der supracondylären Humerusfraktur im Kindesalter — Witt [8] rechnet sie zu den Frakturen mit den schlechtesten Behandlungserfolgen — zwingt immer wieder zu Auseinandersetzungen mit den zahlreichen wechselweise empfohlenen, ständig modifizierten und wieder verlassenen Methoden.

An der Chirurgischen Universitätsklinik Würzburg wurden von 1964 bis 1977 137 Kinder bis zum 14. Lebensjahr mit supracondylären Extensionsfrakturen stationär behandelt. In dem genannten Zeitraum kamen zahlreiche Behandlungsverfahren, gegliedert in konservative, halbkonservative und operative Methoden, zur Anwendung (Tabelle 1).

Achtunddreißig Patienten wurden nach Böhler [4] mit einer dorsalen Gipsschiene in Rechtwinkelstellung im Ellbogengelenk, 2 Patienten nach Felsenreich [5] mit einem Thoraxabduktionsgips, 15 Patienten mit einem Desault-Verband und 15 Patienten mit der von Blount [2] angegebenen Verbandsanordnung behandelt.

Halbkonservative Verfahren kamen 19mal als Olecranon-Drahtextension nach Baumann [1] und 12mal als percutane Spickdrahtosteosynthese, wie sie von Niehans und Böhler [3] angegeben wurde, zur Anwendung. In 31 Fällen wurde eine offene Reposition mit Spickdrahtosteosynthese und in 4 Fällen, bei älteren Kindern, eine Schraubenosteosynthese durchgeführt.

Die Einteilung des Schweregrades der Frakturen nach dem Dislokationsgrad wurde nach Holmberg [6] vorgenommen. Danach mußten nahezu 70% der behandelten Frakturen den Schweregraden III und IV zugeordnet werden, Frakturen also mit Rotationsfehlstellung mit oder ohne Seitverschiebung beim Schweregrad III und Frakturen mit Seitverschiebung um halbe Schaftbreite oder mehr beim Schweregrad IV (Tabelle 2).

Insgesamt konnten 80 Patienten nachuntersucht werden. Die Auswahl der nachzuuntersuchenden Patienten erfolgte so, daß der Erfolg einer Behandlungsmethode über einen

Tabelle 1. Supracondyläre Humerusfrakturen im Kindesalter (bis zum 14. Lebensjahr) 1964—1977 (n = 137)

I.	Konservatives Vorgehen:	
	1. Dorsale Gipsschiene in Rechtwinkelstellung im Ellenbogengelenk	38
	2. Thoraxabduktionsgips	2
	3. Dorsale Gipsschiene in Spitzwinkelstellung im Ellenbogengelenk	1
	4. Fixation im Desault-Verband	15
	5. Methode nach Blount	15
II.	Halbkonservatives Vorgehen:	
	1. Olecranon Drahtextension	19
	2. Percutane Spickdrahtosteosynthese	12
III.	Operatives Vorgehen:	
	1. Offene Reposition und Spickdrahtosteosynthese	31
	2. Offene Reposition und Schraubenosteosynthese	4

Tabelle 2. Einteilung des Schweregrades der Frakturen nach dem Dislokationsgrad (nach Holmberg)

I. Frakturen ohne Verschiebung
II. Frakturen mit Seitverschiebung bis zu halber Schaftbreite
III. Frakturen mit Torsion der Fragmente mit oder ohne Seitverschiebung
IV. Frakturen mit Seitverschiebung um halbe Schaftbreite oder mehr

Schweregrad	I	II	III	IV
n	4	42	46	46

möglichst langen Zeitraum (bis zu 10 Jahren) verfolgt werden konnte. Fehlstellungen in Form einer Veränderung der physiologischen Valgusstellung werden erst nach einigen Jahren deutlich sichtbar, während Bewegungseinschränkungen im Laufe der Zeit eher eine Besserungstendenz zeigen.

Zur Beurteilung der Ergebnisse wurde der von Morger [7] 1963 angegebenen Bewertungsmaßstab zugrunde gelegt. Dieser stellt strenge Anforderungen an funktionelle und kosmetische Resultate (Tabelle 3).

Ergebnisse (Tabelle 4)

Von 13 Patienten, die mit der Verbandsanordnung nach Blount [2] behandelt wurden, zeigten 4 ein ideales, 8 ein gutes und 1 ein genügendes Ergebnis. Stärkere Varusdeformitäten oder gesteigertes Längenwachstum konnte bei diesem Verfahren nicht beobachtet werden.

Nach Behandlung mit dorsaler Gipsschiene fanden wir bei 20 Patienten 5 ideale, 10 gute, 1 genügendes und 4 schlechte Resultate. Die idealen Ergebnisse wurden ausschließlich bei Frakturen erzielt, die dem Schweregrad II zuzuordnen waren. Bei dieser Behandlungsmethode konnte auffallend häufig (70%) eine Beugehemmung festgestellt werden. Nahezu 60% der Patienten wiesen eine zum Teil erhebliche Varusdeformität auf. Zusätzlich bestand in 50% der Fälle eine Zunahme der Armlänge und des Ellenbogenumfanges.

Durch Ruhigstellung im Desault-Verband wurden 4 gute, 1 genügendes und 1 schlechtes Ergebnis erzielt. Pro- und Supinationsbewegungen waren in allen Fällen eingeschränkt. Wie bei der Verbandsanordnung nach Blount, mit der sich dieses Verfahren am ehesten vergleichen läßt, waren Varusdeformitäten sowie Wachstumsstörungen nicht festzustellen.

Tabelle 3. Bewertungsmaßstab der Behandlungsergebnisse nach Morger

Ideal:	Seitengleiche Befunde
Gut:	Bewegungseinschränkung bis $10°$ Änderung des physiologischen Cubitus valgus bis $10°$
Genügend:	Bewegungseinschränkung bis $15°$ Änderung des physiologischen Cubitus valgus um $10°-15°$
Schlecht:	Bewegungseinschränkung von mehr als $15°$ deutliche Gelenkfehlstellung von mehr als $15°$ Seitendifferenz

Tabelle 4. Behandlungsergebnisse mit konservativen Methoden bei supracondylären Humerusfrakturen im Kindesalter

Methode	Nachuntersuchte Patienten — n —	Ergebnisse Ideal	Gut	Genügend	Schlecht
Blount	13	4	8	1	—
Dorsale Gipsschiene	20	5	10	1	4
Desault	6	—	4	1	1

Von 13 nachuntersuchten Patienten, die mit der Olecranon-Drahtextension nach Baumann [1] behandelt waren, wurden 5 ideale, 5 gute und 3 schlechte Resultate erzielt. Die Streckung im Ellenbogengelenk war in allen Fällen frei; auch die Beugung war im Vergleich zur konservativen Gipsfixation nur selten und unwesentlich behindert. In 50% der Fälle jedoch waren die Umwendbewegungen eingeschränkt. Nur in 1 Fall fand sich eine Varusdeformität von 20°. Eine nennenswerte Wachstumstendenz war nicht festzustellen (Tabelle 5).

Die percutane Spickdrahtosteosynthese zeigte bei 8 nachuntersuchten Patienten 2 ideale, 5 gute und 1 schlechtes Ergebnis. Es lagen ausschließlich Frakturen der Schweregrade III und IV vor. Die Streckung war in allen Fällen völlig frei. Im Vergleich zur Olecranon-Drahtextension jedoch fand sich in über 70% eine Beugehemmung. Pro- und Supinationsbewegungen waren nur unwesentlich behindert. Varusdeformitäten waren nur zweimal in geringer Form (weniger als 5°) nachweisbar.

Durch offene Reposition und Spickdrahtosteosynthese wurden bei den 20 nachuntersuchten Patienten 5 ideale, 8 gute, 1 genügendes und 6 schlechte Resultate erzielt. In 4 Fällen der schlechten Ergebnisse bestanden bereits primär zusätzliche Komplikationen wie Gefäßzerreißung bzw. ischämische Kontrakturen. In über 70% war eine Beugehemmung und in 50% eine Streckhemmung festzustellen. 50% wiesen eine Verminderung der physiologischen Valgusstellung auf. In allen Fällen war eine deutliche Zunahme der Armlänge bis zu 2 cm und des Ellenbogenumfanges festzustellen.

Zusammenfassung

Die Behandlung der supracondylären Humerusfraktur im Kindesalter sollte nach unserer Überzeugung, dem kindlichen und wachsenden Organismus entsprechend, zunächst kon-

Tabelle 5. Behandlungsergebnisse mit halbkonservativen und operativen Methoden bei supracondylären Humerusfrakturen im Kindesalter

Methode	Nachuntersuchte Patienten — n —	Ergebnisse Ideal	Gut	Genügend	Schlecht
Olecranon Drahtextension	13	5	5	—	3
Percutane Spickdrahtosteosynthese	8	2	5	—	1
Offene Reposition u. Spickdrahtosteosynth.	20	5	8	1	6

servativ sein, wobei wir der Verbandsanordnung nach Blount heute den Vorzug geben. Beim Auftreten zusätzlicher Komplikationen oder bei wiederholtem Abrutschen stark dislocierter Frakturen sollte sie durch halb konservative oder operative Maßnahmen sinnvoll ergänzt werden.

Literatur

1 Baumann E (1960) Zur Behandlung der Brüche des distalen Humerusendes beim Kind. Chir Praxis 4: 317
2 Blount W P (1957) Knochenbrüche bei Kindern. Thieme, Stuttgart
3 Böhler J (1959) Gedeckte Bohrdrahtosteosynthese kindlicher supracondylärer Oberarmbrüche. Chir Praxis 3: 397
4 Böhler L (1951) Die Technik der Knochenbruchbehandlung. 12 und 13 Aufl. Maudrich, Wien
5 Felsenreich F (1936) Behandlungsergebnisse nach schweren supracondylären Oberarmbrüchen der Kinder im „gefensterten Thoraxabduktionsgips". Chirurg 8: 128
6 Holmberg L (1945) Fractures in the distal end of the humerus in children. Acta Chir Scand Suppl 103, Stockholm
7 Morger R (1963) Ergebnisse nach Ellenbogenfrakturen beim Kind. Arch Klin Chir 304: 633
8 Witt A N, Rettig H (1963) Frakturen und Luxationen im Bereich des Ellenbogengelenkes bei Kindern. Chir Rep Traum 7: 19

Indikationen und Ergebnisse der operativen Versorgung ellenbogennaher Oberarmbrüche im Kindesalter

V. Berndt, K.H. Klemke und K. Furtenhofer, Osnabrück

Die Wahl des optimalen Behandlungsverfahrens bei supracondylären Oberarmfrakturen im Kindesalter verursacht immer wieder Probleme. Wir dürfen im Folgenden unsere Erfahrungen in der Behandlung von 117 Extensionsfrakturen aus den Jahren 1973 bis 1978 darlegen. Vorweg sei schon gesagt, daß die Prinzipien der durchgeführten Behandlungsmaßnahmen sich mit denen, wie sie Magerl und Zimmermann (1978) dargelegt haben, weitgehend decken, da ähnliche Klassifikationen und Behandlungskriterien angewandt wurden.

Die Indikation zur Wahl des Vorgehens, d.h. konservative Maßnahmen oder operative Maßnahmen, richtet sich nach der Klassifikation der Extensionsfrakturen in 3 Typen, wobei Heydenreich (1975) gefolgt wird (Tabelle 1).

Wie der Abb. 1. zu entnehmen ist, wurden vom Typ II 7 von 23 und vom Typ III alle 34 Kinder einer operativen Retention der Reposition zugeführt. Hinsichtlich der Altersverteilung operierter Kinder ergibt sich, daß bei Kindern unter 5 Jahren 7 von 32, zwischen 5 und 10 Jahren 27 von 71 sowie von 10–15 Jahren 7 von 14 Kindern operiert wurden.

Tabelle 1. Klassifikation nach Heydenreich (1975)

Typ I:	Unverschoben, Extensions- oder Flexionsknick
Typ II:	Erhaltener Knochenkontakt, Rotationsverschiebung, Achsenknick
Typ III:	Fehlender Knochenkontakt

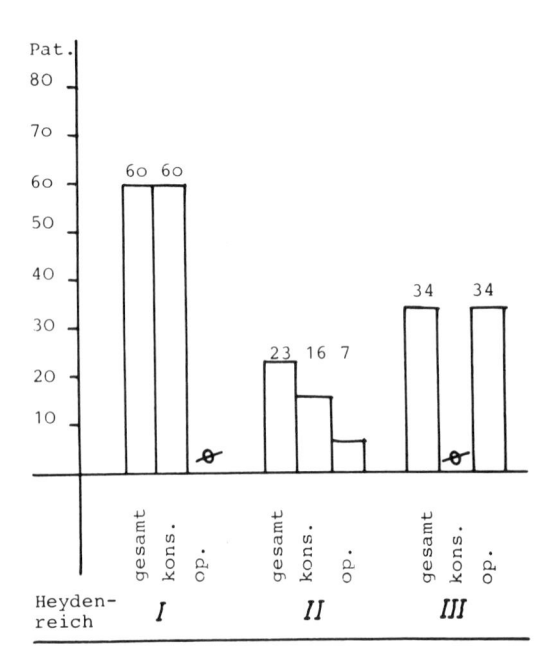

Abb. 1. Klassifikation und therapeutisches Vorgehen bei 117 Kindern mit supracondylären Oberarmfrakturen

Aus diesen Zahlen läßt sich ableiten, daß die Operations-Indikation bei Kindern im späten schulpflichtigen Alter relativ am häufigsten gestellt wurde.

Insgesamt wurden 41 von 117 Patienten (= 35%) einer offenen oder geschlossenen Spickdrahtosteosynthese zugeführt. Die Indikation zum operativen Vorgehen ergab sich zum einen durch nicht mögliche konservative Reposition und Retention und zum anderen bei Vorliegen von Nerven- und Gefäßverletzungen. Beim Typ II wurden 4 und beim Typ III 7 primäre Gefäßläsionen diagnostiziert, wobei in 2 Fällen ein gefäßchirurgischer Eingriff erforderlich wurde. Hierbei handelte es sich in einem Fall um einen neunjährigen Jungen, der eine weit offene Zerreißung des cubitalen Gefäß-Nervenbündels nach Sturz aus einem Kirschbaum aufwies, so daß mit gefäßchirurgischen Maßnahmen ein Veneninterponat erforderlich wurde. Bei einem zweiten Jungen lag eine Intima-Läsion mit lokaler Thrombose vor.

Weiterhin wurden 3 primäre Nervenläsionen diagnostiziert, die bei der Nachuntersuchung noch Residuen aufwiesen.

Neurochirurgische Maßnahmen sind bei den drei Patienten bisher nicht durchgeführt worden (Tabelle 2).

Besonderheiten zur operativen Indikation ergeben sich bei Kindern im höheren Lebensalter, bei denen Bruchformen vom Erwachsenentyp vorliegen und die neben dem supracon-

Tabelle 2. Komplikationen (n = 117)

	n	Primär		Verblieben
Typ I	60	—		—
Typ II	23	Gefäß	4	—
Typ III	34	Gefäß	7	—
		Nerv	3	3

dylären Teil eine transcondyläre T-Sprengung aufweisen. Hier kommen Schraubenosteosynthesen entsprechend dem Erwachsenenalter zur Anwendung.

Nach Reposition erfolgte die Immobilisation beim Typ I in 25 Fällen mit der Blountschen Schlinge. Bei den übrigen Frakturen der Gruppe I sowie den konservativ und operativ behandelten Frakturen der Gruppen II und III wurden nach Beobachtung der Abschwellung unter stationären Bedingungen auf Schienen Oberarmgipse angelegt.

Insgesamt konnten 73 Kinder nachuntersucht werden, von denen 45 konservativ und 28 operativ behandelt wurden. Die Beurteilungskriterien lehnen sich an die Angaben von Heydenreich (1975) sowie Magerl und Zimmermann (1978) an (Tabelle 3).

Unter Beachtung der unterschiedlichen Schweregrade der Frakturen ergibt sich, daß beim operativen Vorgehen schwer reponierbarer Frakturen oder von Frakturen mit Weichteilschäden — überwiegend Typ Heydenreich III — in 75% sehr gute und gute Ergebnisse festgestellt wurden.

Gegenüber dem konservativen Vorgehen (Abb. 2, Tabelle 4) ist trotz der ungünstigeren Ausgangslage der Anteil sehr guter Behandlungserfolge höher. Die Summe sehr guter und guter Ergebnisse bei konservativem Vorgehen ist jedoch in der gleichen Größenordnung (84%).

Unter den 11 Kindern mit Funktionsstörungen über 10° sowohl hinsichtlich Streckung wie auch Beugung als auch Valgus und Varus sowie Behinderung der Unterarmdrehbewegungen zeigt sich, daß die ausgeprägteren Funktionsstörungen die operierten Patienten betreffen (Tabelle 5).

Abweichungen im Bereich unter 10° weisen 32 der konservativ und 9 der operativ behandelten Kinder auf. Auffällig im nachuntersuchten Kollektiv ist die Häufung der feststellbaren leichten Valgus-Fehlstellungen, die die Angaben anderer Autoren mit dem Nachweis der Häufung varisierender Schäden bei supracondylären Frakturen übertreffen.

Im Überblick kann aus dem eingeschlagenen Weg und den erzielten Behandlungserfolgen abgeleitet werden, daß sich für die Behandlung supracondylärer Frakturen im Kindesalter empfielt, die offene oder gedeckte Bohrdrahtosteosynthese dann durchzuführen, wenn

Tabelle 3. Beurteilungskriterien

Sehr gut	I:	kongruent mit Gegenseite
Gut	II:	< 10° Abweichung
Befriedigend	III:	< 20° Abweichung
Schlecht	IV:	> 20° Abweichung

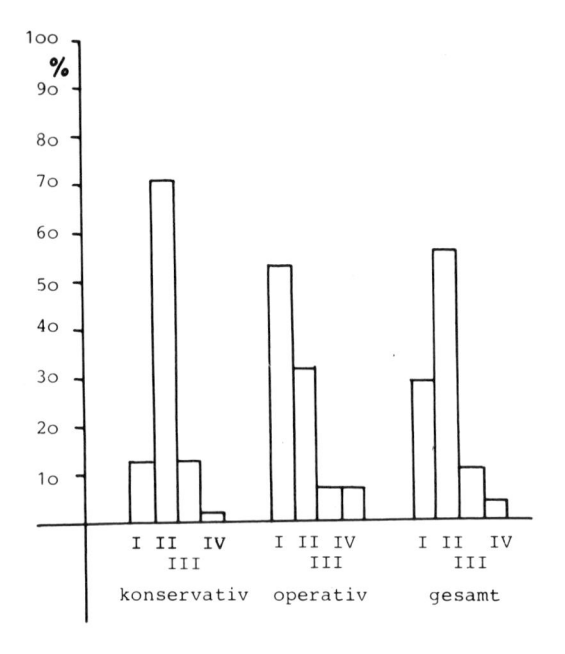

Abb. 2. Klassifikation der Nachuntersuchungsergebnisse von 73 Patienten gemäß dem Schema der Tabelle 3. Kons. Th. 45; Op. Th. 28

Tabelle 4. Nachuntersuchungsergebnisse (n = 73)

	n	%	Konservativ	Operativ
Sehr gut	21	28,8	6	15
Gut	41	56,2	32	9
Befriedigend	8	11,0	6	2
Schlecht	3	4,0	1	2

Tabelle 5. Funktionsstörungen

	Konservativ	Operativ
Beugehemmung	14 (3)	9 (4)
Streckhemmung	1	12 (5)
Pronationshemmung	9 (2)	12 (6)
Supinationshemmung	3	4
Varus	8	6 (3)
Valgus	14 (2)	13 (4)

( ) = Störung $> 10°$

1. eine Retention des Repositionsergebnisses nicht möglich ist,
2. Begleitverletzungen an Nerven und Gefäßen vorliegen,
3. Frakturen mit völliger Zerreißung des Periostschlauches (Typ III) vorliegen.

Literatur

1 Heydenreich K (1975) Behandlungsergebnisse supracondylärer Humerusfrakturen im Kindesalter mit der Baumannschen Extension. Akt Traumatol 5: 105
2 Magerl F, Zimmermann H (1978) Supracondyläre Frakturen. In: Weber B G, Brunner Ch, Freuler F (Hrsg) Die Frakturenbehandlung bei Kindern und Jugendlichen. Springer, Berlin Heidelberg New York

Vergleichende Untersuchungen konservativ und operativ behandelter Abrißfrakturen des Condylus radialis humeri bei Kindern

U. Mommsen, H.-D. Sauer, K.H. Jungbluth und M. Dallek, Hamburg

Einleitung

Mit Ausnahme des Drehfehlers werden Achsenfehlstellungen im Wachstumsalter umso eher ausgeglichen, je jünger die Kinder sind. Im Gegensatz dazu kommt es bei den dislocierten Epiphysenfrakturen mit fortschreitendem Wachstum zu einer Verstärkung der Gelenkdeformität. Gerade der Condylus-radialis-Bruch sieht röntgenologisch bei Kindern bis zum 10. Lebensjahr wegen der Kleinheit des Epiphysenkernes besonders harmlos aus und täuscht über das Ausmaß der Verletzung hinweg. Es handelt sich stets um eine gravierende Epiphysenverletzung, deren Bruchlinie von radial cranial bis weit nach ulnar in die Trochlea reicht. Sie kreuzt dabei die Epiphyse im Bereich des Stratum germinativum. Fehleinschätzungen führen zu Spätschäden, die nur selten durch aufwendige Korrektureingriffe gebessert werden können.

Unsere Nachuntersuchungsergebnisse konservativ und operativ behandelter Frakturen des Condylus radialis humeri sollen auf die Folgen unzulänglicher Behandlung hinweisen.

Krankengut

Von 1974 bis 1976 wurden 12 dislocierte Abrißfrakturen des Condylus radialis humeri operativ versorgt. Sie wurden ausnahmslos am Unfalltag operiert. Das Repositionsergebnis wurde mit Kirschner-Drähten ausnahmsweise mit Kleinfragmentspongiosaschrauben und einem Oberarmgips fixiert. Mit Ausnahme von 2 Kindern wurde durch Arthrotomie und Inspektion der Gelenkrolle intraoperativ das Repositionsergebnis auf anatomisch korrekte Stellung der Fragmente überprüft.

Radiologisch erkennbare Fragmentdislokationen waren postoperativ daher auch nur bei den beiden Patienten zu sehen, bei denen wir glaubten, auf eine Revision des Gelenkes verzichten zu können. Postoperative Verlaufskomplikationen traten nicht auf. Der Gipsverband wurde nach 4 Wochen, das Osteosynthesematerial nach 6 Wochen entfernt. Alle Patienten konnten 3 bis 5 Jahre nach dem Unfall nachuntersucht werden.

In einem zweiten Kollektiv konnten von 27 ausnahmslos konservativ behandelten Patienten der Jahre 1964 bis 1973 24 fünf bis fünfzehn Jahre nach dem Unfall nachuntersucht werden. Dreizehnmal handelte es sich um dislocierte Brüche und 11mal um Fissuren. Alle wurden für 3 bis 5 Wochen in einem Oberarmgipsverband ruhiggestellt. Deutlich dislocierte Brüche wurden noch am Unfalltag in Narkose geschlossen reponiert. In keinem Fall konnte dabei jedoch eine antomisch korrekte Stellung erzielt werden, wie sich bereits radiologisch erkennen ließ. Das Alter der Kinder zum Zeitpunkt des Unfalles betrug bei beiden Patientenkollektiven im Durchschnitt 7–8 Jahre, und mit 70% waren Knaben bevorzugt betroffen.

Nachuntersuchung und Klassifizierung der Behandlungsergebnisse

Die Nachuntersuchung der Ergebnisse wurde in Anlehnung an Morger [3] nach folgenden Kriterien durchgeführt:

Nachuntersuchung

1. Inspektion – Haut, Blutzirkulation, Innervation, Varus- und Valgus-Deformität.
2. Umfangs- und Längenmessung – vergleichend an Ober- und Unterarm.
3. Bewegungsumfänge – vergleichend mit Beugung/Streckung sowie Pro-/Supination im Ellenbogengelenk.
4. Vergleichende Messung der Muskelkraft.
5. Röntgenkontrolle in zwei Standard-Ebenen beider Ellenbogengelenke.

Ergebnis-Beurteilung

Sehr gutes Ergebnis:	Kriterium 1–5 normal und seitengleich.
Gutes Ergebnis:	Abweichung in einem Kriterium, die bis zur Untersuchung dem Patienten nicht aufgefallen war. Objektiv: Varus- oder Valgusdeformität bis $10°$, Bewegungseinschränkung bis zu $10°$.
Genügendes Ergebnis:	Bei fehlender subjektiver Behinderung, also praktisch freier Funktion; objektiv aber Varus oder Valgus bis $15°$, Bewegungseinschränkung bis zu $15°$.
Schlechtes Ergebnis:	Schwerwiegende morphologische und über die genannnten Maßstäbe hinausreichende funktionelle Schädigung.

Ergebnisse

Von 12 operativ versorgten dislocierten Abrißfrakturen des Condylus radialis wurden 10 mit sehr gut/gut und 2 mit genügend bewertet (Tabelle 1). Bei letzteren handelte es

Tabelle 1. Nachuntersuchungsergebnisse operativ und konservativ behandelter dislocierter Frakturen des Condylus radialis im Kindesalter (Klassifizierung nach Morger [3])

	Operativ n = 12	Konservativ n = 13
Sehr gut	4	0
Gut	6	0
Genügend	2	6
Schlecht	0	7

sich um Frakturen, bei denen — wie bereit erwähnt — keine anatomisch korrekte Stellung der Fragmente erzielt wurde (Abb. 1). Bei der Reposition war damals auf eine Arthrotomie verzichtet worden. Im Vergleichkollektiv der konservativ Behandelten konnten bei den dislocierten und geschlossen reponierten Frakturen 6 genügende und 7 schlechte Endresultate festgestellt werden. Die guten und sehr guten Endresultate fanden sich nur bei den nichtdislocierten Frakturen (Tabelle 2).

Diskussion

Unsere Nachuntersuchungsergebnisse zeigen, daß die *konservative* Behandlung nur bei den *nicht*dislocierten Frakturen des Condylus radialis humeri zu guten Ergebnissen führt. Bei *dislocierten* Brüchen stellten wir ausnahmslos schlechte und genügende Endresultate fest. Trotz geschlossener Repositionsmanöver verblieben stets Fragmentverschiebungen, die neben Gelenkdeformierungen häufig (n = 7) zu Pseudarthrosen mit Valgusfehlstellung (Abb. 2) und Bewegungseinschränkungen führten. Die Tatsache, daß wir bei den dislocierten, nicht operativ versorgten Frakturen in einer Vielzahl der Fälle (n = 6) trotz röntgenologisch eindeutiger Epiphysenschädigung funktionell ausgezeichnete Ergebnisse fanden, darf nicht darüber hinwegtäuschen, daß dieser epiphysäre Schaden aufgrund der Gelenkbeteiligung beim Erwachsenen zum Schrittmacher destruierender Arthrosen werden kann. Die gute Funktion allein ist beim Kind kein Maßstab für das endgültige Ergebnis [4].

Bei den *operativ* versorgten Brüchen sahen wir dagegen ausnahmslos gute Resultate mit Ausnahme der erwähnten primär unzureichend reponierten Frakturen.

Unsere operativen Ergebnisse zeigen, daß nur anatomisch korrekte Repositionsergebnisse ungestörtes Wachstum und damit gute und sehr gute Ergebnisse erwarten lassen. Da anatomisch exakte Stellung nur verläßlich auf operativem Weg erzielt werden kann, ist die operative Versorgung derartiger Verletzungen die Methode der Wahl [1, 5]. Eine anatomisch korrekte Stellung läßt sich jedoch nur durch Inspektion der Gelenkrolle einschließlich des ulnaren Anteils sicher überprüfen [2]. Die Arthrotomie ist deshalb unverzichtbarer Anteil der Operation.

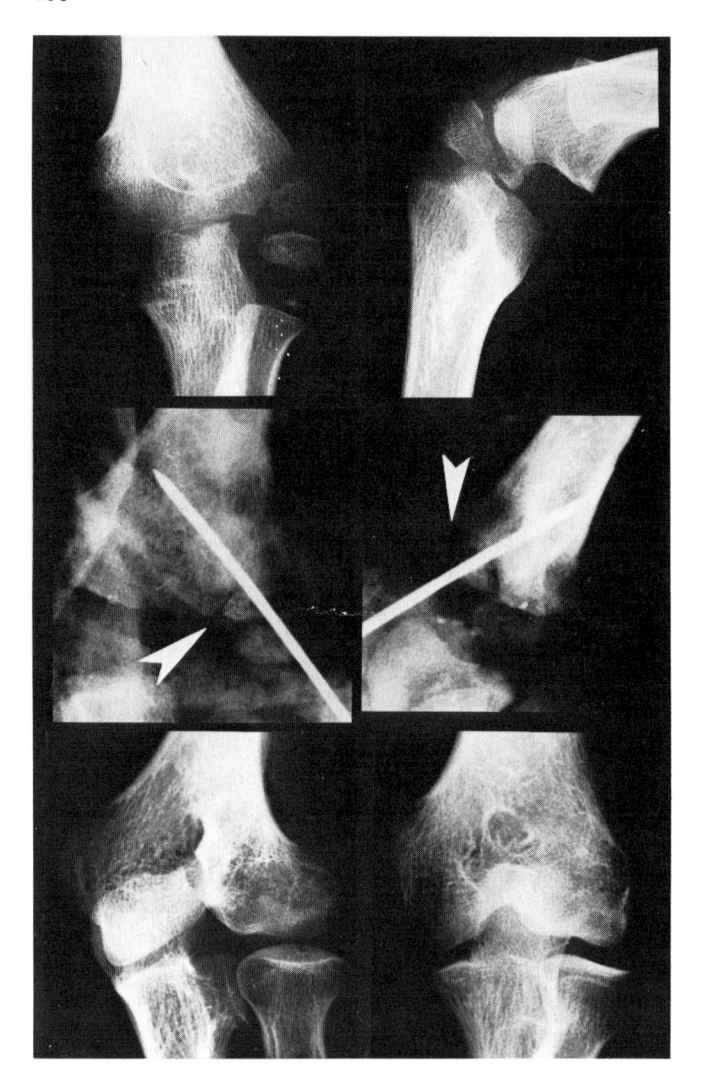

Abb. 1a–c. Verlaufskontrolle einer operativ unzureichend versorgten Fraktur des Condylus lateralis humeri, **a** Condylus-lateralis-Fraktur im Alter von 7 Jahren, **b** Unzureichendes Repositionsergebnis nach operativer Versorgung, **c** Ausheilungsbild nach 9 Jahren: Dachschwalbenschwanzförmige Trochleadeformität, Verplumpung und Verbreiterung des distalen Oberarmes, Cubitus valgus und Verplumpung des Caput radii

Zusammenfassung

Zwölf Patienten mit operativ versorgten dislocierten Frakturen des Condylus radialis humeri werden 24 konservativ Behandelten gegenübergestellt. Bei den operativ versorgten Frakturen fanden sich 10mal gute und 2mal genügende Endresultate. Letztere waren auf mangelhafte Reposition und unzulängliche Operationsverfahren zurückzuführen. Die konservative Behandlung führte bei dislocierten Frakturen zu genügenden und schlechten Endresultaten.

Tabelle 2. Nachuntersuchungsergebnisse konservativ behandelter Frakturen des Condylus radialis humeri im Kindesalter (Klassifizierung nach Morger [3])

	Dislociert n = 13	Nicht dislociert n = 11
Sehr gut	0	6
Gut	0	5
Genügend	6	0
Schlecht	7	0

Es fanden sich schwere Gelenkdeformitäten, Pseudarthrosen, Valgusfehlstellungen und Bewegungseinschränkungen. Bei Brüchen ohne Fragmentverschiebung konnten unter konservativer Therapie ausnahmslos gute Resultate erzielt werden.

Unsere Nachuntersuchungsergebnisse unterstreichen die heutige Forderung, dislocierte Brüche des Condylus radialis humeri möglichst noch am Unfalltag operativ zu versorgen.

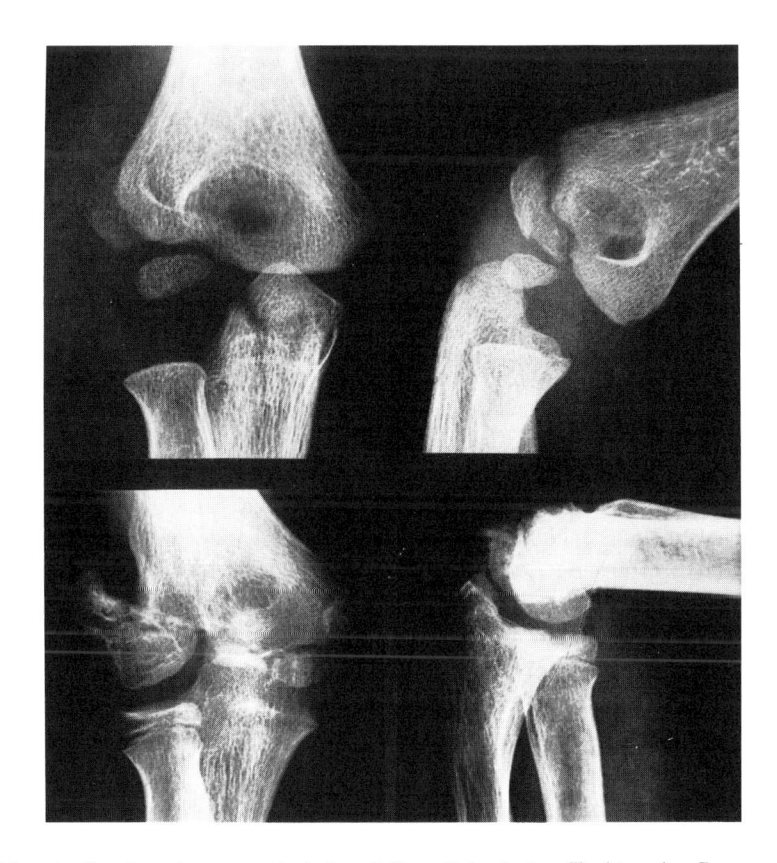

Abb. 2a–b. Verlaufskontrolle einer konservativ behandelten dislocierten Fraktur des Condylus lateralis humeri, a Unfallbild im Alter von 7 Jahren, b Ausheilungsbild nach 5 Jahren: Gelenkdeformität mit Pseudarthrose und Valgusfehlstellung

Im Interesse korrekter anatomischer Stellung, insbesondere des ulnaren Epiphysenanteils, ist bei operativer Versorgung stets eine Arthrotomie angezeigt. Beim Verbleib geringgradiger Fehlstellung sind entsprechend unserer Nachuntersuchungsergebnisse Wachstumsstörungen zu erwarten.

Literatur

1. Ecke H (1975) Diagnose und Prognose von Epiphysenfugenverletzungen. Act Traumatol 5: 97
2. Jungbluth K H (1976) Osteosynthesen am kindlichen Ellenbogengelenk. Z Kinderchir 19: 66
3. Morger R (1963) Ergebnisse nach Ellenbogenfrakturen beim Kind. Langenb Arch Chir 304: 633
4. Rehbein F (1963) Knochenverletzungen im Kindesalter. Langenbecks Arch Chir 304: 539
5. Weber B G, Brunner Ch, Freuler F (1978) Frakturenbehandlung bei Kindern und Jugendlichen. Springer, Berlin Heidelberg New York

Intraarticuläre Ellenbogengelenksverletzungen im Kindesalter: Diagnostik, Therapie und Behandlungsergebnisse

H. Weiß und C.D. Wilde, Essen

Nach Tachdjian liegen bei ca. 40% aller kindlichen Ellbogenbrüche intraarticuläre Frakturen vor, die entsprechend den Angaben von Weber in etwa 80% zur Vermeidung von Wachstumsstörungen oder Gelenkinkongruenzen die offene Reposition und Osteosynthese erfordern. Die primäre oder früh-sekundäre Operation nach Abschwellung ist immer anzustreben. Wegen der zeitlich unterschiedlichen Entwicklung der am Gelenkaufbau beteiligten Knochenkerne sind zur Diagnosesicherung röntgenologische Vergleichsaufnahmen mit dem unverletzten Gelenk unentbehrlich. Die klinische Untersuchung muß neben der Beurteilung des verletzten Gelenkes vor allem auf die frühzeitige Erkennung begleitender Gefäß- oder Nervenverletzungen ausgerichtet sein. Zu den intraarticulären Ellbogenbrüchen zählen folgende Verletzungen:

1. Fraktur des Epicondylus ulnaris
2. Laterale Condylenbrüche
3. T-Brüche des distalen Humerus
4. Radiusköpfchenbrüche
5. Olecranonbrüche

Fraktur des Epicondylus ulnaris

Diese mit etwa 10% nicht seltene Verletzung tritt bevorzugt zwischen dem 7. und 15. Lebensjahr und in etwa der Hälfte aller Fälle als Begleitverletzung einer dorso-radialen Ellbogenluxation auf. Das Ausmaß der Dislokation des erst ab dem 4. Lebensjahr sichtberen Knochenkerns ist unterschiedlich, nicht selten ist der Epicondylus komplett ins Gelenks eingeschlagen. In der Regel ist die Verletzung röntgenologisch durch Vergleichsaufnahmen zu sichern, in seltenen Fällen muß durch Aufklappung des ulnaren Gelenkspaltes im Rahmen einer Narkoseuntersuchung die Verdachtsdiagnose erhärtet werden. Die Behandlung ist grundsätzlich operativ durch radiale Arthrotomie und Fixation des exakt reponierten Epicondylus mit 2 divergierenden, an den Enden umgebogenen Bohrdrähten. Konservativ oder unbehandelt ist die Prognose ungünstig, Gelenkblockierungen und Einsteifungen sind nach kurzer Zeit zu erwarten.

Im eigenen Krankengut wurden 5 Abrißfrakturen des Epicondylus ulnaris ausschließlich operativ behandelt, davon 4 durch Primärosteosynthese, in einem Fall sekundär nach 4 Tagen. Ruhigstellungsdauer bei allen Patienten drei Wochen, Entfernung der Bohrdrähte nach Gipsabnahme. Wachstumsstörungen oder Funktionseinbußen traten in keinem der 5 Fälle auf.

Fraktur des lateralen Condylus

Nach Blount ist diese Fraktur mit 13%–18% neben der kindlichen supracondylären Humerusfraktur die häufigste Ellbogenverletzung. Es handelt sich um eine typische Abscherfraktur, wobei die Frakturlinie stets von metaphysär-radial schräg nach medial ins Gelenk zwischen Capitulum humeri und Trochlea verläuft und einer Epiphysenverletzung vom Typ Aitken III entspricht. Meist ist die Verletzung als Folge der starken Dislokation des Fragmentes röntgenologisch sicher zu diagnostizieren. Tückisch ist diese Fraktur vor allem dann, wenn eine röntgenologisch nicht erkennbare Dislokation zur konservativen Behandlung verleitet und Fehlwachstum durch vorzeitige Verknöcherung der Wachstumsfuge eintritt. Frakturen des Condylus radialis erfordern deshalb ausnahmslos die exakte anatomische Reposition über eine radiale Arthrotomie und sichere Fixation mit Bohrdrähten. Aber auch nach offener Reposition tritt nach Weber in etwa der Hälfte aller Fälle eine leichte Varuskomponente von $2°-12°$ im Verlauf des weiteren Wachstums auf.

Im eigenen Krankengut wurden 7 Kinder im Alter zwischen 4 und 11 Jahren wegen einer Fraktur des lateralen Condylus ausnahmslos operativ am Unfalltag behandelt. Postoperative Komplikationen wurden nicht beobachtet. Nach einem Zeitraum von bisher längstens 3 Jahren war in allen Fällen die Funktion uneingeschränkt, in 2 Fällen fand sich eine Varuskomponente von $3°$ nach einem Jahr, im anderen Fall von $4°$ nach 3 Jahren.

T-Fraktur des distalen Humerus

Diese ausgesprochen seltene, aber schwerwiegende Verletzung entsteht durch Sprengung des Condylenmassivs infolge axialer Stauchung. Die operative Behandlung ist wegen der

Beteiligung der Wachstumsfuge (Typ Aitken III) stets indiziert. Die Operation wird am hängenden Arm in Bauchlage durch dorsale Arthrotomie durchgeführt. Beim Kind genügt zur Darstellung der Fraktur und Reposition die einfache Längsspaltung der Tricepssehne. Nach querer Verschraubung von Trochlea und Capitulum humeri werden die beiden reponierten Gelenkkörper mit gekreuzten Kirschner-Drähten an die Humerusmetaphyse fixiert. Die Verwendung von gekreuzten Schrauben muß wegen der damit verbundenen Schädigung der Wachstumsfuge vermieden werden. Ruhigstellung im Oberarmgipsverband für 6 Wochen, Metallentfernung bei Gipsabnahme.

Im eigenen Krankengut wurde eine T-Fraktur des distalen Humerus bei einem 8jährigen Jungen durch primäre Osteosynthese versorgt. Postoperativer Verlauf komplikationslos, Metallentfernung nach 6 Wochen. Keine Wachstumsstörungen. Nach 3 Jahren besteht ein Streckdefizit von 20° bei röntgenologisch erkennbarer Konturunregelmäßigkeit der radialen und medialen Gelenkfläche. Ein Achsenfehler ist z.Z. nicht erkennbar. Leichte Behinderung beim Sport, ansonsten beschwerdefrei.

Radiusköpfchenfrakturen

Bis auf die extrem seltene Meißelfraktur (Typ Aitken III) liegen etwa zu gleichen Anteilen Frakturen des Radiushalses und Frakturen der Radius-Epiphyse vom Typ Aitken I vor. Die Therapie ist abhängig vom Grad der Dislokation und Kippung der Radiusepiphyse. Dislokationen von mehr als 1/2 Schaftbreite gefährden durch Verletzung von Gelenkkapsel und Periost die der Femurkopfepiphyse ähnliche Ernährungssituation der Radiusepiphyse. Radialkippungen des Radiusköpfchens von mehr als 30° werden nicht durch spontane Wachstumskorrektur ausgeglichen.

Wir stellen deshalb die Indikation zur offenen Reposition bei entsprechender Dislokation oder Radiuskippung von mehr als 30°, verzichten auch bei einer Kippung von 30°–60° auf einen zumeist erfolglosen konservativen Repositionsversuch. Komplette Dislokationen oder Kippungen von 90° erfordern u.E. zum Erhalt der Radiusepiphyse die Sofortoperation. Die Exstirpation der Radiusepiphyse ist als obsolet zu bezeichnen.

Beispiel (Abb. 1): 14jährige Patientin mit kompletter Dislokation der Radiusepiphyse ins Gelenk nach Spontanreposition einer Ellbogenverrenkung. Sofortoperation mit Reposition und Fixation der Radiusepiphyse durch 2 von radial eingebrachte Kirschner-Drähte nach der von Schweiberer empfohlenen Methode. Komplikationsloser Verlauf ohne röntgenologisch erkennbare Ernährungsstörung des Radiusköpfchens. Freie Funktion und regelrechte Gelenkanatomie ohne Fehlwachstum 3 Jahre später.

Im eigenen Krankengut wurden 10 Radiusköpfchenfrakturen behandelt, 2 konservativ, 8 operativ. Die transcondyläre Bohrdraht-Fixation der Radiusepiphyse nach Witt wurde in 4 Fällen vorgenommen, 2mal kam es zu Drahtbrüchen, die zur Entfernung eine erneute Arthrotomie erforderlich machten. Wir haben deshalb diese Methode verlassen. Die Operation erfolgte in 3 Fällen primär, in 5 Fällen sekundär. Bei einer verspätet zugewiesenen stark dislocierten und um 90° gekippten Radiusköpfchenfraktur trat eine Teilnekrose des Radiusköpfchens auf. Die Restepiphyse ist nach 1/2 Jahr gut vascularisiert, die Funktion noch leicht eingeschränkt, das endgültige Resultat noch nicht beurteilbar. In allen übrigen Fällen kam die Radiusköpfchenfraktur ohne Funktionseinschränkung zur Ausheilung, nur in einem Fall fand sich nach 2 Jahren eine leichte Valguskomponente von 4°.

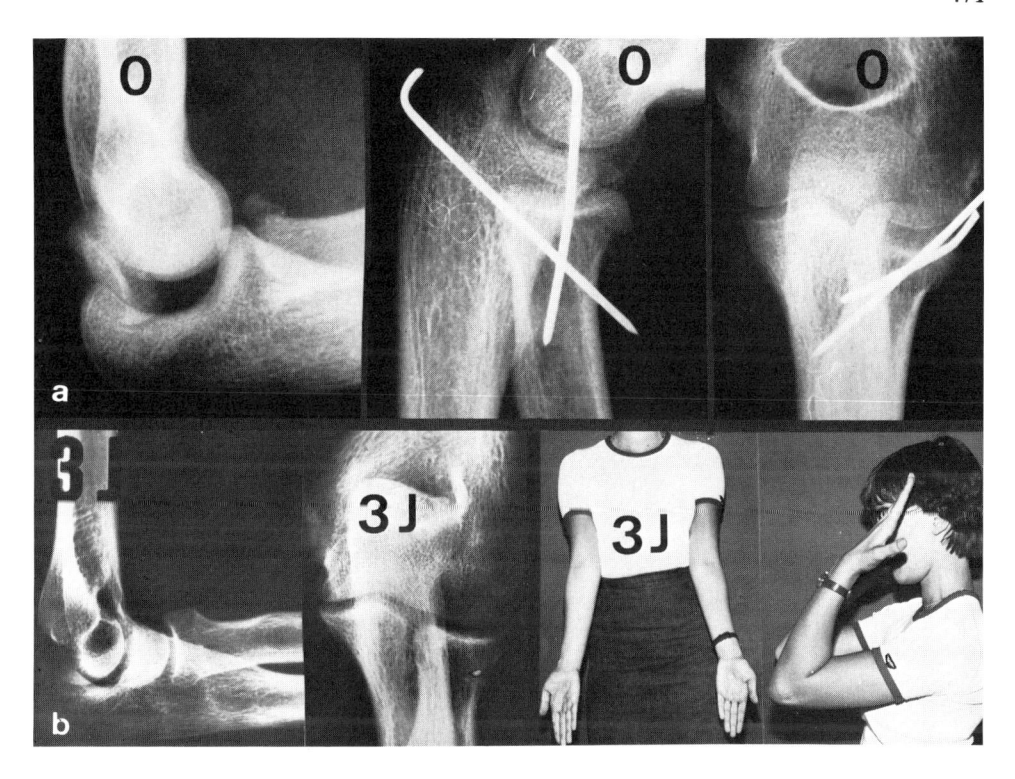

Abb. 1a, b. G.S., weiblich, 14 Jahre. **a** Komplette Luxation der Radiusköpfchenepiphyse ins Gelenk. Offene Reposition und Bohrdrahtfixation am Unfalltag. Verlauf ohne Radiusköpfchennekrose. **b** Nach 3 Jahren regelrechter Röntgenbefund des Ellenbogengelenkes, normal konfiguriertes Radiusköpfchen. Uneingeschränkte Funktion ohne Achsenfehler

Olecranonfrakturen

Bei allen dislocierten Frakturen ist operatives Vorgehen zur Vermeidung von Pseudarthrosen oder callusbedingter Irritation des N. ulnaris angezeigt. Die Zuggurtungsosteosynthese ist Methode der Wahl, gelegentlich kann bei geeigneter Frakturform die Osteosynthese mit einer Drittelrohrplatte erfolgen. Beide Methoden gewährleisten Übungsstabilität. Oft sind Olecranonfrakturen mit Verletzungen am Radiusköpfchen, Epicondylus ulnaris oder ulnarem Seitenband kombiniert und erfordern die operative Mitversorgung unter Verwendung des Boydschen Zugangs.

Beispiel (Abb. 2): 11jähriges Mädchen mit leicht dislocierter Olecranonfraktur und begleitender Radiusköpfchenfraktur (30° Kippung) bei direktem Sturz mit dem Ellbogen auf eine Treppenkante. Osteosynthese der distalen Olecranonfraktur mit Drittelrohrplatte, Aufrichtung und Bohrdraht-Fixation des Radiusköpfchens. Bohrdraht-Entfernung bei Gipsabnahme nach 3 Wochen, Plattenentfernung nach 4 Monaten. Geringer Flexionsverlust von 20° bei ansonsten freier und schmerzloser Funktion sowie röntgenologisch regelrechtem Gelenk- und Achsenbefund nach 3 Jahren.

Im eigenen Krankengut wurden 6 Kinder zwischen 4–11 Jahren wegen einer Olecranonfraktur behandelt. Zweimal bei unverschobenen Brüchen konservativ, in den restlichen 5

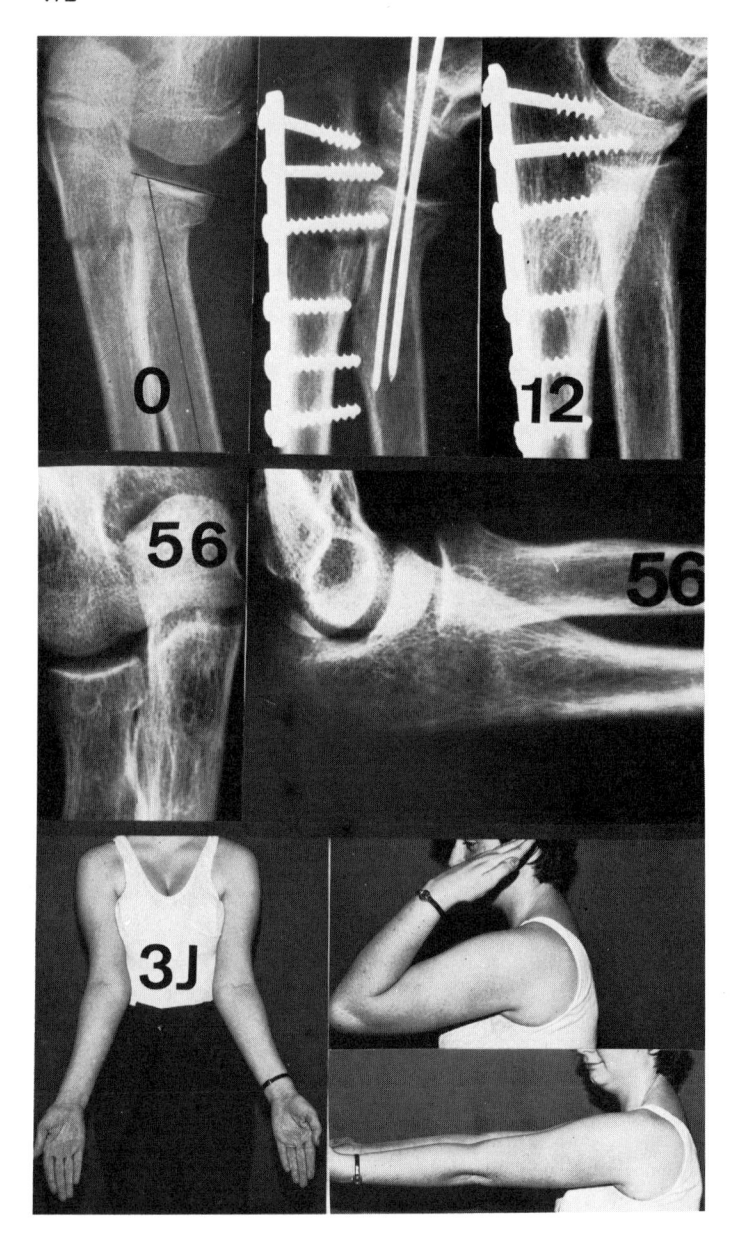

Abb. 2a–c. L.S., weiblich, 11 Jahre. **a** Leicht dislocierte distale Olecranonfraktur mit begleitender Radiusköpfchenfraktur (Radialkippung 30°). Plattenosteosynthese des Olecranon, Aufrichtung des Radiusköpfchens und transcondyläre Bohrdrahtfixation. Entfernung der Bohrdrähte bei Gipsabnahme. Entfernung der Platte nach 16 Wochen. **b** Nach 56 Wochen ist die Epiphysenfuge bereits geschlossen, dennoch kein Fehlwachstum. **c** Nach 3 Jahren keine Seitendifferenz der Armachse. Leicht eingeschränkte Beugung im Seitenvergleich (20°) bei Schmerzfreiheit und voller Gebrauchsfähigkeit

Tabelle 1. Ergebnisse bei 29 kindlichen intraarticulären Ellbogenfrakturen (1975–1978)

Verletzung	Zahl	Konservativ	Operativ prim.	Operativ sek.	Valgus	Varus	Funktionsminderung
Fraktur des Epicondylus ulnaris	5	–	4	1	–	–	–
Fraktur des Condylus lateralis	7	–	7			3° varus 4° varus	
T-Fraktur des distalen Humerus	1		1	–	–	–	20° Extensionsverlust
Radiusköpfchenfraktur	10	2	3	5	4° valgus	–	–
Olecranonfraktur	3	1		2	–	–	20° Flexionsverlust
mit Radiusköpfchen	3	1		2	–	–	
Total	29	4 (13%)	15	10	1	2	2

Fällen offene Reposition und Osteosynthese, wobei 2mal eine begleitende Radiusköpfchenfraktur aufgerichtet und mit Bohrdrähten fixiert wurde. In einem Fall wurde ein Beugeverlust von 20° beobachtet, bei allen übrigen Olecranonfrakturen waren bisher Wachstumsstörungen oder Funktionsverluste nicht zu beobachten.

Zusammenfassung

Intraarticuläre Ellbogenbrüche im Kindesalter erfordern neben einer exakten Diagnosestellung vor allem durch röntgenologische Vergleichsaufnahmen der unverletzten Seite in der überwiegenden Mehrzahl die offene Reposition und Osteosynthese, wobei bis auf wenige Ausnahmen die Bohrdraht-Fixation oder Zuggurtungsosteosynthese infrage kommt. Funktionsbeeinträchtigende Wachstumsstörungen oder Gelenkinkongruenzen werden dadurch vermeidbar. Stark dislocierte Radiusköpfchenfrakturen erfordern wegen der zu befürchtenden Ernährungsstörung der Radiusköpfchenepiphyse die Primäroperation. Seit 1975 wurden 29 Kinder mit intraarticulären Ellbogenfrakturen behandelt (Tabelle 1) in 4 Fällen (13%) erfolgte konservative Behandlung, in allen übrigen war die offene Reposition und Osteosynthese erforderlich. Achsenfehler von mehr als 5° wurden 1–3 Jahre nach erlittener Verletzung nicht festgestellt. Bei Schmerzfreiheit aller Patienten war in 3 Fällen eine leichte, 20° nicht überschreitende Bewegungseinschränkung nachweisbar.

Literatur

1 Blount W P (1955) Fractures in Children. William & Wilkins, Baltimore
2 Tachdjian M O (1972) Pediatric Orthopedics. Vol 2. W B Saunders, Philadelphia London Toronto
3 Weber B G, Brunner Ch, Freuler F (1978) Die Frakturenbehandlung bei Kindern und Jugendlichen. Springer, Berlin Heidelberg New York

Fraktur des Capitulum humeri beim Kind — eine seltene Problemfraktur

L. Schroeder, D. Havemann und H. Harms, Kiel

Vorkommen und Frakturformen

Frakturen des Capitulum humeri sind sehr selten. 1853 beschrieb Hahn erstmals eine isolierte Fraktur bei einem Erwachsenen. In seiner grundlegenden Arbeit über die Entstehung dieser Frakturen unterscheidet Lorenz Böhler (1930) zwischen einem Abbruch des ganzen Oberarmköpfchens mit Dislokation unter Drehung nach ventral (Typ Hahn-Steinthal) und der Abscherung des Knorpelüberzuges allein mit Verschiebung nach dorsal (Typ Kocher-Lorenz).

Bei allen bis dahin beschriebenen Fällen waren diese Frakturformen nur bei Erwachsenen beobachtet worden. Bei Kindern und Jugendlichen ist die Fraktur anscheinend noch seltener. Kutscha-Lissberg und Rauhs fanden unter 155 Ellenbogenverletzungen bei Kindern lediglich *einen* Fall — dem entspricht eine Häufigkeit von 0,2%. Bei Blount und Ehalt fehlen Angaben über das Auftreten.

Wir fanden bei 86 Kindern mit Frakturen des distalen Humerusendes 11 radiale Condylenfrakturen und zwei isolierte Brüche des Capitulum humeri bei einem Mädchen von elf und einem Jungen von acht Jahren.

Unfallmechanismus

Lorenz Böhler (1930) gab an, daß für das Entstehen einer Fraktur des Capitulum humeri ein Cubitus valgus und Überstreckbarkeit vorhanden sein müssen. Für den einen Fall können wir die Überstreckbarkeit bestätigen, eine Valgität des Ellenbogengelenkes war jedoch bei beiden Frakturen nicht vorhanden. Der Sturz auf den gestreckten oder überstreckten Arm führt zum Einwirken von Scherkräften auf das Capitulum mit Abscherung eines Teils oder des ganzen Oberarmköpfchens. Dieser Vorgang kann nur mit einer Luxation des Humero-Radialgelenkes und mit traumatischer Valgisation ablaufen, als dessen Folge Läsionen am ulnaren Bandapparat des Ellenbogengelenkes entstehen.

Fehlen Cubitus valgus und Hyperextension als präformiertes anatomisches Substrat, kommt neben der durch Traumawirkung induzierten Überstreckung und Lastübertragung auf das Humerusköpfchen möglicherweise zusätzlich eine rotatorische Komponente infrage.

Diagnose

Die klinische Untersuchung läßt bei der frischen Verletzung kaum einen Zweifel aufkommen, daß eine Schädigung im Bereich des radialen Gelenkabschnittes vorliegt. Dagegen ist die Deutung des Röntgenbefundes umso schwieriger, je weniger in Abhängigkeit vom Alter die Gelenkstrukturen röntgenmorphologisch differenzierbar sind. Der Knochenkern des Capitulum ist schon — als erster im Ellenbogengelenksbereich — im zweiten Lebensjahr nachzuweisen. Wegen seiner zunächst runden, später ovalären Form sind jedoch Fehlstellungen, vor allem Rotationen, schwer zu diagnostizieren. Vergleichsaufnahmen der

Gegenseite unter exakt eingestellten Aufnahmerichtungen sind daher als unverzichtbar anzusehen.

Hilfreich sein kann der Vergleich der sogenannten Orientierungsachse nach Baumann im anterior-posterioren Strahlengang oder der Vergleich der vorderen Humerusschaftlinie im seitlichen Bild, die das Capitulum in der hinteren Hälfte des Knochenkerns kreuzt. Die Fortsetzung der Linie des Processus coronoides berührt den frontalen Anteil des Ossifikationskernes (Silberstein, 1979).

Bei Frakturen des Capitulum humeri mit Abriß einer metaphysären Lamelle sind Drehungen des Bruchstückes im Vergleich zur gesunden Seite dagegen oft leichter objektivierbar. In unserem Krankengut fanden wir 3 Fälle.

Kasuistik

Die diagnostischen Probleme sollen am Beispiel einer auf das Capitulum humeri beschränkten Fraktur demonstriert werden (Abb. 1).

Der achtjährige Knabe wurde nach einem Sturz auf den gestreckten Arm aufgenommen. Die Röntgenuntersuchung zeigte die Verschiebung des Capitulum. Nicht erkannt wurde jedoch, daß eine erhebliche Drehung des Fragmentes vorlag. Der durchgeführte Repositionsversuch zeigte dann auch, daß keine wesentliche Stellungsverbesserung erzielt wurde. Nach vierwöchiger Ruhigstellung und freigegebener Mobilisation konnte nur ein als miserabel zu bezeichnendes Bewegungsausmaß konstatiert werden. Bei der jetzt durchgeführten operativen Revision stellte sich die Rotationsdislokation des Capitulum um mehr als 90° nach radial- und beugeseitenwärts dar. Die Arthrolyse, Auslösung des Fragmentes und Fixation desselben mit Kirschner-Draht und Zugschraube ergab nach komplikationslosem Verlauf

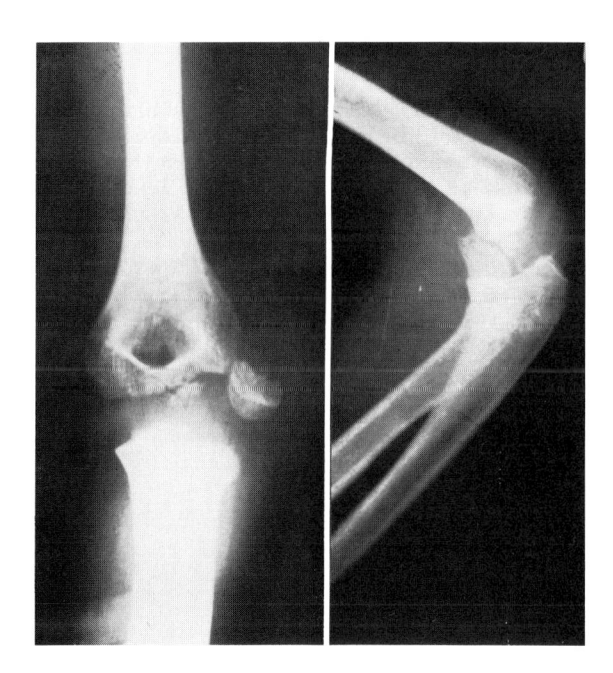

Abb. 1. Isolierte Capitulum humeri-Fraktur beim Kind

ein befriedigendes klinisches und funktionelles Resultat mit einem Bewegungsumfang von 0-5-130°. Wachstumsstörungen waren bei der letzten Nachuntersuchung vier Jahre nach dem Unfall nicht nachweisbar.

Dieser Fall zeigt, daß keine Fraktur beim Kind, besonders beim Kleinkind, so oft Anlaß zur Unterschätzung ihrer Bedeutung, zu Fehldiagnose und zu folgenschweren therapeutischen Versäumnissen gibt wie die am radialen Condylengebiet gelegene (Baumann). Die isolierte Fraktur des Capitulum humeri ist stets eine epiphysäre Lysefraktur und bedarf vor allem deswegen einer operativen Behandlung, aber auch aus Gründen der anatomischen Rekonstruktion des Gelenkes, die Voraussetzung für eine störungsfreie Funktion ist. Eine Resektion des Capitulum humeri halten wir nicht mehr für angezeigt, jedoch kann bei schalenförmigen Abscherungen wie im zweiten Fall demonstriert wird, konservativ vorgegangen werden. Das 11jährige Mädchen verletzte sich durch Absturz vom Reck beim Sport. Der genaue Unfallmechanismus war nicht aufzuklären. Zwei Tage nach dem Unfall Erstuntersuchung. Es wurde in Supinationsstellung ein Oberarmgipsverband für 3 Wochen angelegt. Das funktionelle und röntgenologische Resultat läßt bisher keine Störung erkennen, obwohl es sich um eine epiphysäre Lysefraktur handelt.

Zusammenfassung

Das sehr seltene Vorkommen isolierter Frakturen des Capitulum humeri bei Kindern, Schwierigkeiten in der Analyse der Dislokationen des Kernes das Capitulums und die Beteiligung der Epiphyse des distalen Humerus bedingen erhöhte Aufmerksamkeit, um diese Verletzung nicht zu einer Problemfraktur werden zu lassen. Operative Behandlung ist als obligat anzusehen.

Literatur

Baumann E (1965) Ellenbogen, spezielle Frakturen und Luxationslehre. Thieme, Stuttgart
Böhler L (1930) Der Bruch des Oberarmköpfchens (Fractura capituli humeri) und der Bruch der Oberarmrolle mit dem Köpfchen (Fractura trochleae et capituli humeri), typische anatomisch-konstitutionell bedingte Verletzungen. Arch Orthop Traum Surg 28: 734
Kutscha-Lissberg E, Rauhs R (1974) Frische Ellenbogenverletzungen im Wachstumsalter. Hefte Unfallheilkd, Beiheft 118
Silberstein J M, Brodeur A E, Graviss E R (1979) Some Vagaries of the Capitellum. J Bone Joint Surg 61-A: 244
Steinthal (1898) Die isolierte Fraktur der Eminentia capitata im Ellenbogengelenk. Zbl Chir 25: 17

Die Frakturen des proximalen Radiusendes im Kindesalter

P. Stankovic, Th. Stuhler und Th. Tiling, Göttingen

Das Radiusköpfchen, in erster Linie für die Drehfunktion des Unterarmes um die eigene Achse verantwortlich, wird im Röntgenbild als Knochenkern zwischem dem 5. und 7. Lebensjahr sichtbar.

Die Frakturen des proximalen Radius, zu dem auch Radiusköpfchen und -hals zählen, sind relativ selten und treten in 10% (Beck) bzw. 15% (Daum u. Mitarb.) aller Ellenbogenbrüche auf. Baumann gab die Beteiligung des Capitulum radii bei Frakturen des Articulatio cubiti bei Kindern mit 20% und bei Erwachsenen mit 30% an. Brückner sah sie dagegen häufiger im Kindesalter. Ehalt betont, daß die knöchernen Verletzungen des proximalen Unterarmabschnittes beim Kind wesentlich seltener (18%) sind als die des distalen und mittleren Drittels.

In der Klinik und Poliklinik für Allgemeinchirurgie der Universität Göttingen wurden in der Zeit von 1961–1978 278 Patienten mit Frakturen des proximalen Radius behandelt. Auf die Brüche im Kindesalter entfielen davon 62 Frakturen bzw. 22,3% (Abb. 1). Als Grenze für diese Altersstufe haben wir das vollendete 12. Lebensjahr gesehen, d.h. den Zeitpunkt, zu dem die Sesambeine röntgenologisch sichtbar werden. Der jüngste unserer Patienten war 7 Jahre alt.

Eine deutliche zahlenmäßige Differenz zwischen Knaben und Mädchen konnten wir nicht feststellen. Dieses mag daran liegen, daß 1. die Unfall- bzw. Traumaexposition bei beiden Gruppen annähernd identisch sind und 2. daß in diesem Alter der die Bruchentstehung bei Frauen begünstigende Cubitus valgus noch nicht zum Ausdruck kam (Abb. 2).

Die linksseitige Verletzung mit 64,51% war eindeutig häufiger vertreten.

Bezüglich des Unfallmechanismus konnte fast ausschließlich ein Sturz auf den gestreckten Arm vom Fahrrad, Pferd, Bock, beim Fußball und beim Laufen festgestellt werden.

In der Mehrzahl der Fälle hat es sich um isolierte Läsionen des proximalen Radius gehandelt. War die Gewalteinwirkung erheblich, so entstanden neben der Radiusfraktur weitere ossäre Läsionen im Bereich des Ellenbogengelenkes, d.h. Kombinationsfrakturen. Hierbei waren der Epicondylus 10mal, der Processus coroneideus ulnae 5mal und das Ole-

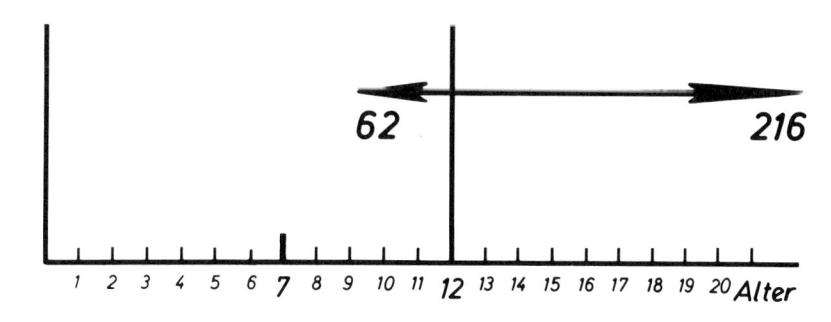

Abb. 1. Frakturen des proximalen Radius 1961–1978 (278 Fälle) (Altersverteilung)

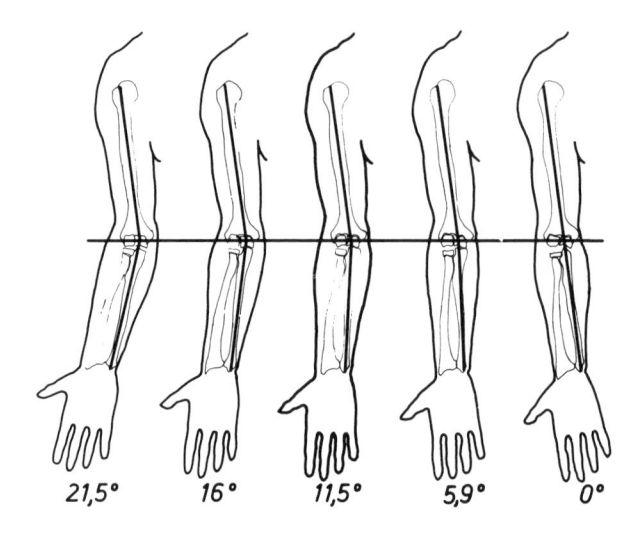

Abb. 2. Schwankungsbreite des Armwinkels (nach T. von Lanz u. W. Wachsmuth)

cranon 15mal frakturiert. In einigen Fällen, im Rahmen einer Kettenfraktur (Fraktur in 2 bzw. in 3 Zeiten) waren der distale Radius, das Olecranon oder sogar der proximale Humerus mitverletzt.

Eine unfallbedingte Läsion des Nervus ulnaris bei isolierten Radiusköpfchenfrakturen bei Kindern sahen wir nicht. Ebenfalls konnten wir keine vermehrte Aufklappbarkeit auf der ulnaren Seite feststellen.

Diagnostisch ergaben sich im allgemeinen keine Schwierigkeiten. Der Druckschmerz im Bereich des Radiusköpfchens sowie die Röntgenaufnahme ermöglichten eine sichere Diagnosestellung.

Die häufigste Bruchform war die Fraktur mit Beteiligung der Epiphyse – Abb. 3, Gruppe 7.

Bei 7 Patienten entstand ein Stauchungsbruch (Abb. 3, Gruppe 8).

Die nicht dislocierten Frakturen wurden konservativ behandelt. Die dreiwöchige Ruhigstellung auf einer dorsalen Oberarmgipsschale ermöglichte eine ausreichende Bruchkonsolidierung. Für anschließende Mobilisation des Gelenkes war selten die Mitarbeit einer Krankengymnastin erforderlich.

War bei dislocierten Brüchen das Repositionsmanöver nach Oppolzer erfolglos, so wurde die Indikation für die operative Versorgung gestellt. Ausschlaggebend war hierbei die Kippung der Gelenkfläche um mehr als 10°.

In 23 von 62 Fällen entschlossen wir uns in Anbetracht der Frakturstellung für die operative Therapie. Zur Freilegung des Bruchspaltes wurde der modifizierte Schnitt nach Kocher benutzt. In 21 Fällen mußte das Ergebnis der offenen Reposition nach Witt durch einen transarticulär geleiteten Kirschner-Draht gesichert werden. Vierzehnmal war eine Unterfütterung – entweder mit Kieler Knochenspan oder in den letzten Jahren nur noch mit Eigenspongiosa erforderlich. Im Anschluß an die Operation wurde das Ellenbogengelenk in einem Oberarmgips ruhiggestellt.

In unserem Krankengut waren keine Fälle vertreten, bei denen man die Exstirpation bzw. den prothetischen Ersatz des Köpfchens hätte diskutieren müssen.

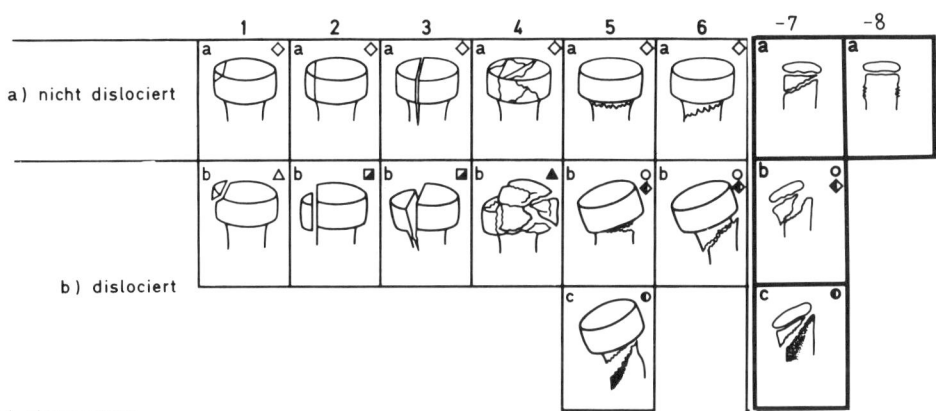

1) Absprengung
2) Randbruch
3) Meißelbruch
4) Trümmerbruch
5) Quer- bzw. subkapitulärer Radiushalsbruch
6) Radiushalsschrägbruch
7) Radiushalsbruch mit Beteiligung der Epiphyse
8) Grünholzbruch

Legende:
◇ konservativ
△ Fragmententfernung
▣ Verschraubung
▲ Entfernung aller Köpfchenfragmente
○ Fixation mit Kirschnerdraht
◉ Osteoplastik und Fixation mit Kirschnerdraht
◆ Reposition, konservativ, geschl. Rep. konservativ.

Abb. 3. Grundtypen der Speichenköpfchen- und Halsbrüche

Sechsundfünfzig Kinder konnten nachuntersucht werden.

Die Auswertung der Endbefunde erfolgte hinsichtlich der Beugung, Streckung, Pronation und Supination des Gelenkes sowie einer evtl. Wachstumsstörung.

Siebenunddreißig Frakturen wurden konservativ, 19 operativ versorgt.

Bei den 24 nicht dislocierten, 5 konservativ gut reponierten, wie bei den 13 operativ exakt korrigierten Frakturen war ein sehr gutes Endergebnis zu verzeichnen (Abb. 4).

Anläßlich der Spätkontrolle fiel allerdings auf, daß bei 5 nicht verschobenen bzw. konservativ oder operativ einwandfrei reponierten Brüchen, die Extension des Gelenkes reduziert war.

Einen postoperativ entstandenen Cubitus valgus bei uneingeschränkter Funktion und völliger Beschwerdefreiheit mußten wir ebenfalls registrieren (Abb. 5).

Belassene schlechte Stellung des Fragmentes, mangelhafte geschlossene oder offene Reposition hatten 9mal eine deutliche Reduzierung der Beweglichkeit zur Folge.

Als das schlechteste Ergebnis zählt die bei einem Patienten um 40° eingeschränkte Streckung, in einigen anderen Fällen war die Rotationsfähigkeit um 30° reduziert.

Zusammenfassung

Im vorliegenden Referat wird die Problematik der Frakturen des proximalen Radiusendes im Kindesalter besprochen. Anhand von 56 nachuntersuchten Patienten werden die Behandlungsmethoden und Ergebnisse demonstriert. Bei nicht dislocierten Frakturen ist die konservative Behandlung indiziert, während bei den dislocierten Frakturen beim Versagen der geschlossenen eine operative exakt anatomische Reposition anzustreben ist.

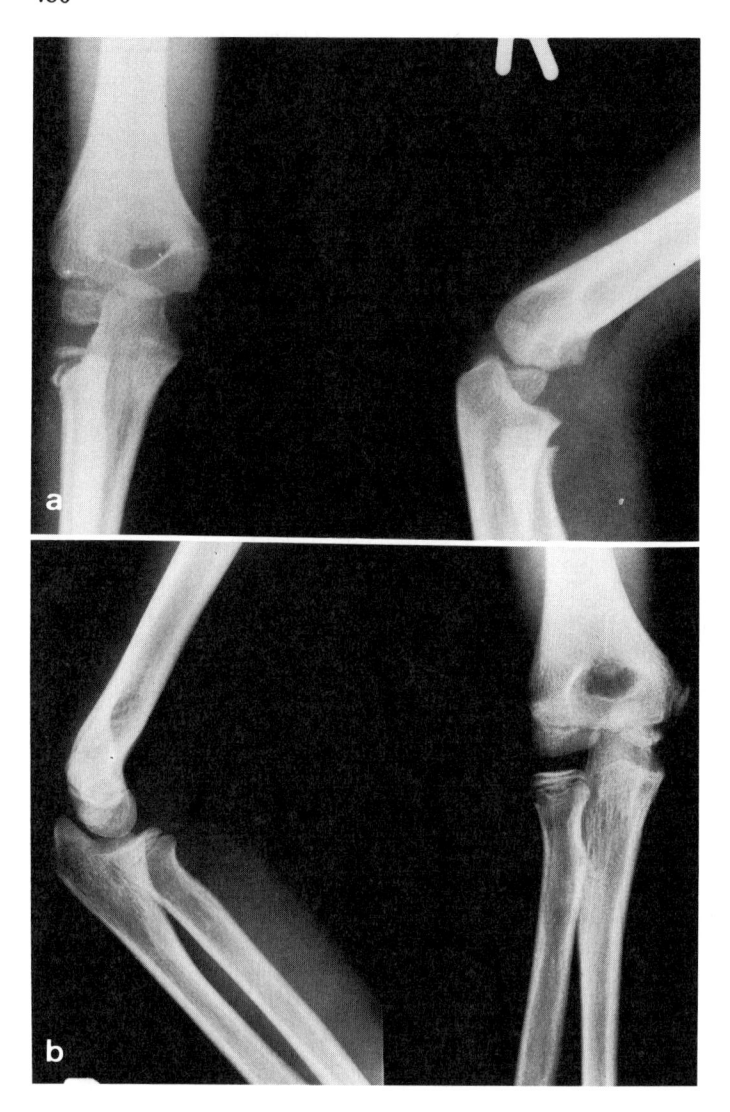

Abb. 4. a ♂, R.U., 7 J. Nicht nennenswert dislocierte Fraktur mit Beteiligung der Epiphysenfuge. Konservative Behandlung, **b** Zustand nach 4 Jahren. Beschwerdefrei. Freie Funktion des Ellenbogengelenkes

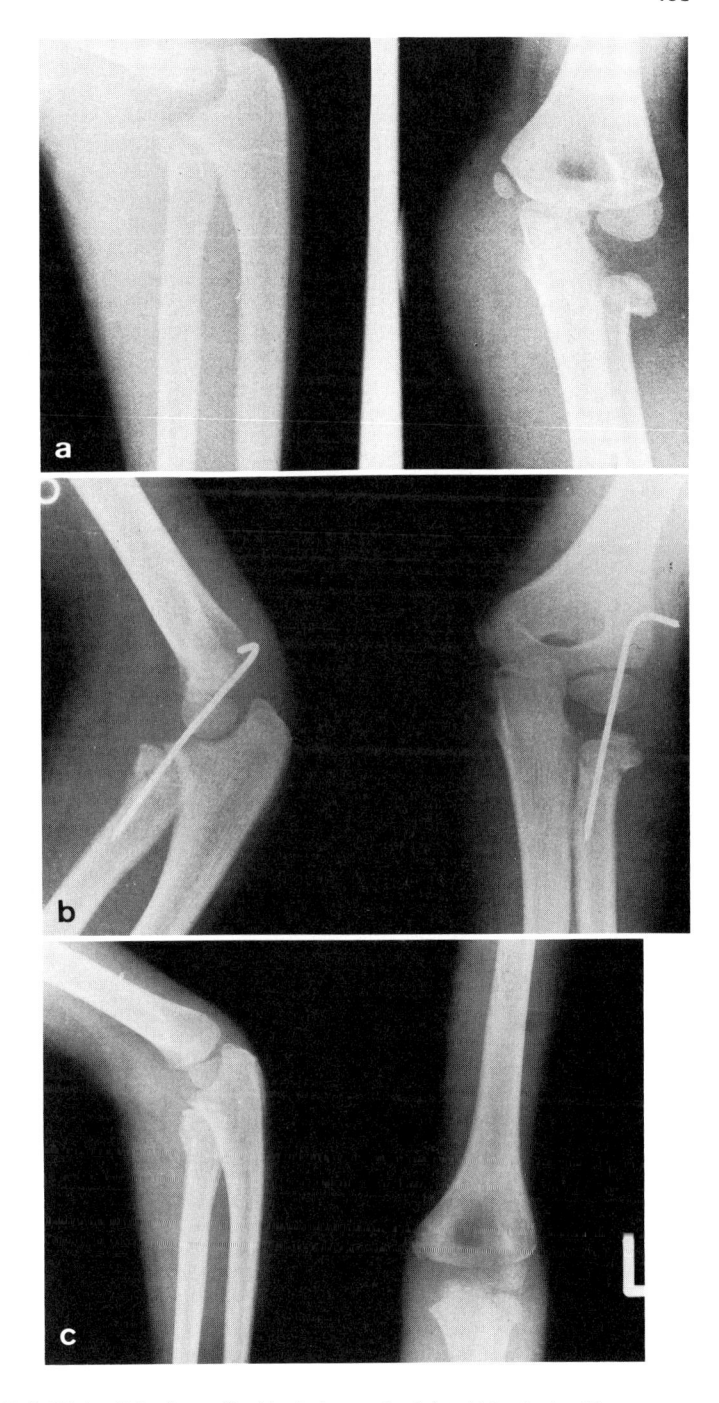

Abb. 5. a Schw.Th., ♂, 7 J. Weit dislocierte Radiushals- und nicht dislocierte Olecranonfraktur, **b** Operative Reposition und Unterfütterung mit Eigenspongiosa. Fixierung mit Kirschner-Draht nach Witt, **c** Zustand nach 3 Wochen. Kirschner-Draht entfernt. Anfang der Übungsbehandlung

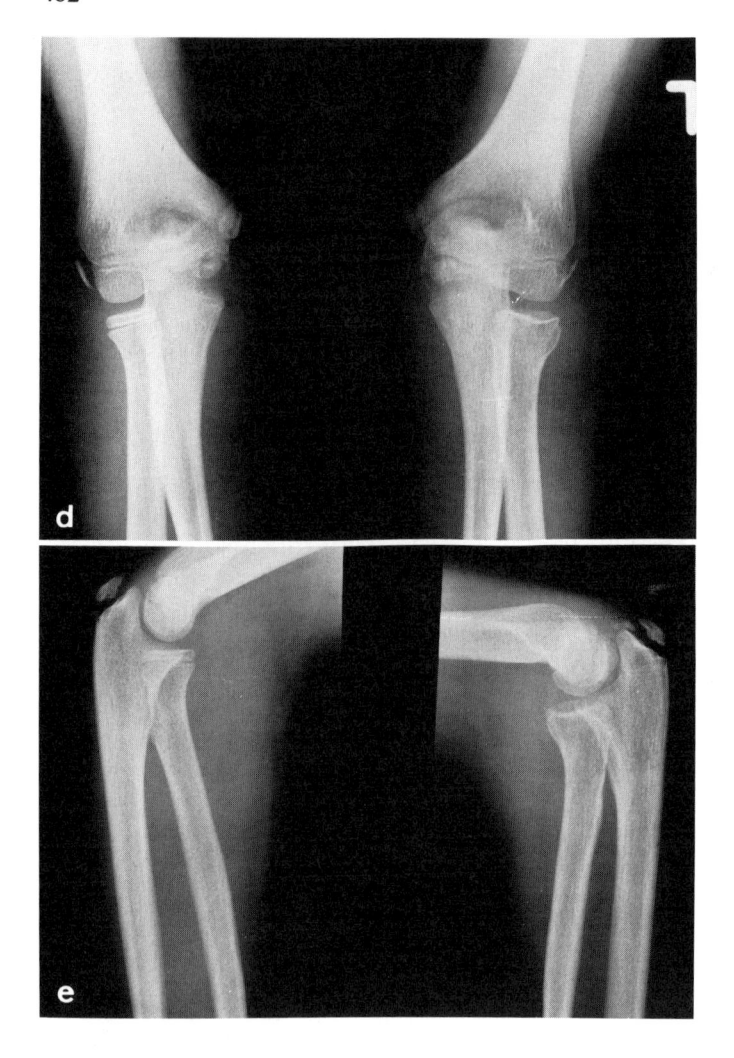

Abb. 5d, e. Zustand nach 4 Jahren. Pat. beschwerdefrei. Epiphysenfuge auf der operativen Seite (L) geschlossen. Cubitus valgus

Literatur

Baumann E (1965) Ellbogen. Thieme, Stuttgart
Beck E (1972) Radiusköpfchenfrakturen. Deutsch-Österreichisch-Schweizer Unfalltagung in Bern
Brückner H (1969) Frakturen und Luxationen. VEB Verlag Volk und Gesundheit, Berlin
Daum R, Grötzinger K-H, Jungbluth K-H (1962) Ergebnisse der konservativen Behandlung von 105 Speichenköpfchenbrüchen. Langenbecks Arch Chir 300: 551–558
Ehalt W (1961) Verletzungen bei Kindern und Jugendlichen. Enke, Stuttgart

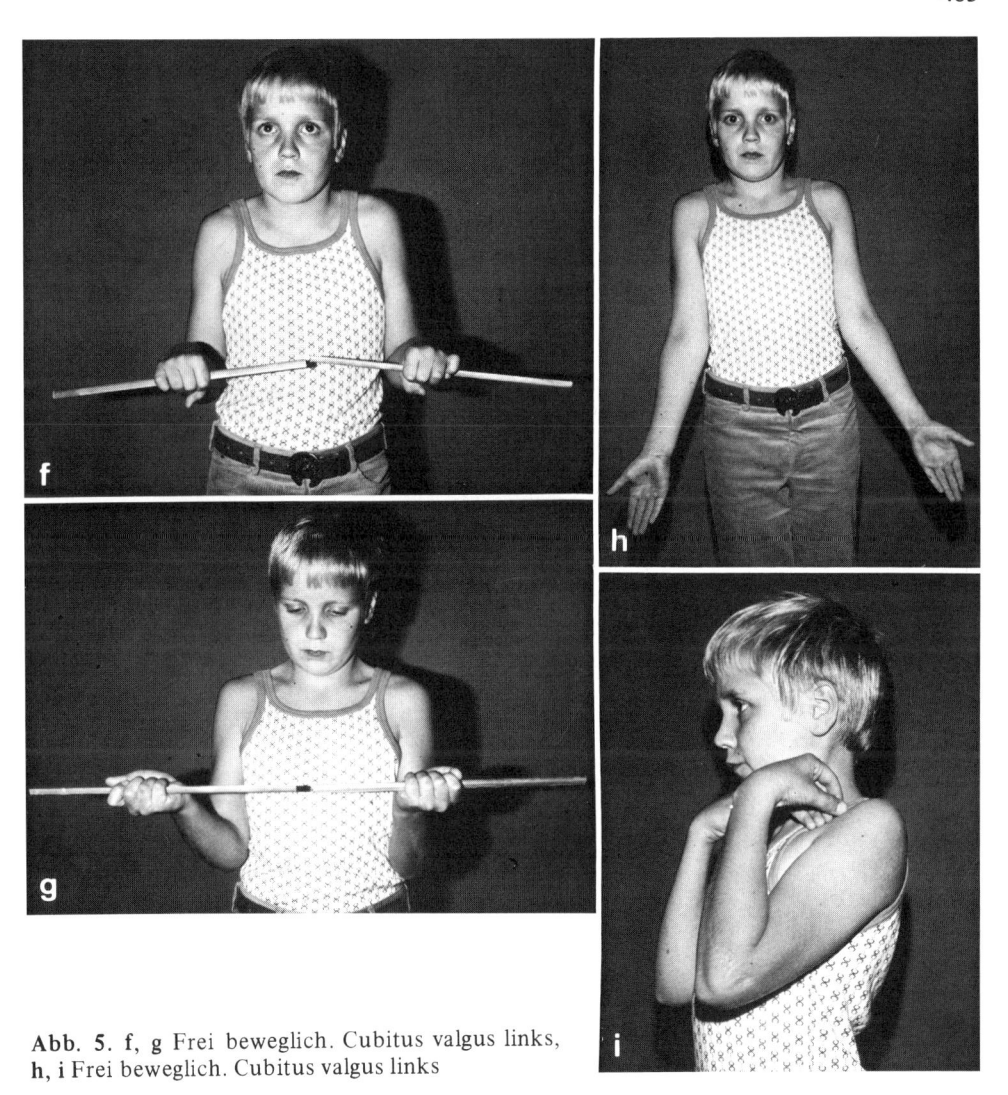

Abb. 5. f, g Frei beweglich. Cubitus valgus links,
h, i Frei beweglich. Cubitus valgus links

Stanković P (1978) Über die operative Versorgung von Frakturen des proximalen Radiusendes. Chirurg 49: 377–381
Witt A N (1963) Die transartikuläre Fixation der Frakturen und Luxationen im Bereich des Humeroradialgelenkes. In: Maurer G (Hrsg) Chirurgie im Fortschritt. Enke, Stuttgart

Korrekturergebnisse nach in Fehlstellung verheilten kindlichen Ellenbogenfrakturen

L. Zichner und W. Heipertz, Frankfurt/M.

Einleitung

Brüche im Bereich des Ellenbogens sind eine häufige Unfallfolge bei Kindern (Baumann, 1965). Je nach Bruchform ist die Reposition der Bruchstücke und ihre Retention schwirig (Weber et al., 1978). Dies kann zur Ausheilung der Frakturen in Fehlstellung führen und alle drei Ebenen betreffen:
1. die Sagittalebene in der Extension-Flexionsachse,
2. die Frontalebene für die Varus-Valgusachse und
3. die Rotation.

Werden Wachstumsfugenanteile durch die Brüche mitverletzt, so wird durch Beeinträchtigung des Epiphysenwachstums gleichfalls eine Fehlstellung resultieren. Auch können durch die Frakturhyperämie hervorgerufene wachstumsbedingte Deformierungen entstehen.

Material

An der Orthopädischen Universitätsklinik Friedrichsheim in Frankfurt/Main wurden seit 1970 22 Patienten mit einer Fehlstellung im Ellenbogengelenk nach supracondylären und condylären Ellenbogenfrakturen im Kindesalter behandelt (Tabelle 1). Bei einer ausgewogenen Geschlechtsverteilung war überwiegend der nicht dominante Arm betroffen (s. auch Cotta et al., 1979). Zum Zeitpunkt des Bruches waren die Kinder 2–12 Jahre, im Durchschnitt 8,3 Jahre alt; die Korrektur erfolgte im Alter von 5,5–30 Jahren, im Durchschnitt von 11,8 Jahren. Das durchschnittliche Intervall zwischen Bruch und Korrektur betrug demnach 3,5 Jahre.

Die Vorbehandlung hatte in anderen Krankenhäusern 18mal in einem Repositionsversuch und Gipsfixation bestanden; 4mal waren Spickungen im Anschluß an die Reposition vorausgegangen. Postoperativ kam es zu Nervenschwächen (Tabelle 2).

Vor der Korrektur der Fehlstellung bestanden folgende Achsenabweichungen (Tabelle 3): Es überwog die Varusdeformität. Die Abweichung in der Frontalebene war häufig mit

Tabelle 1. Patienten mit Ellenbogenfehlstellung

Anzahl			22
♂ : ♀	10	:	12
Rechts : links	5	:	17
Dominante : nicht dominante Seite	3	:	19
Alter zur Zeit des Bruches	2	–	12 A
		∼	8,3 A
Alter zur Zeit der Korrektur	5,5	–	30 A
		∼	11,8 A

Tabelle 2. Form und Behandlung des frischen Bruches

I Supracondylär	19
Condylär	3
II Konservativ	18
Operativ (Spickung)	4
	22

Tabelle 3. Art und Ausmaß der Fehlstellung bei 22 Patienten

Varus	17	20°–40°	~	30°
Valgus	4	15°–30°	~	20°
Flexion	5	20°–40°	~	30°
Extension	4	20°–30°	~	25°
Außenrotation	4	10°–30°	~	20°
Innenrotation	12	15°–30°	~	25°

weiteren Winkelbildungen in der Sagittalebene und/oder Rotation kombiniert. Hier überwog die Innenrotationsfehlstellung. Die Achsenabknickung betrug im Durchschnitt 25°–30° (Abb. 1 und 2).

Zusätzlich (Tabelle 4) fanden sich bei je 2 Fällen Pseudarthrosen bzw. Abrißverletzungen des radialen Epicondylus. Bei einem Kind lag eine Osteogenesis imperfecta tarda vor. Funktionell war das Bewegungsausmaß (Tabelle 5 und 6) für die Beugung bei 17 Patienten, für die Streckung in 14 Fällen beeinträchtigt. Die Umwendbewegungen lagen überwiegend im Normbereich. Lediglich 2 Patienten zeigten eine Einschränkung der Pro- und Supination.

Methode

Der Korrektureingriff bestand jeweils in der Osteotomie des distalen Humerusendes proximal der Fossa olecrani von einem radio-dorsalen Zugang aus. Der Osteotomiekeil wird entsprechend der Deformität gegensinnig entnommen und die Fragmente werden aufeinandergestellt unter Gegendrehung des distalen Bruchstückes zum Ausgleich der Rotationsfehlstellung. Die Fixation erfolgt bei noch offenen Wachstumsfugen mit gekreuzten Kirschner-Drähten, welche percutan eingebracht werden und aus der Haut herausragen. Nach Wachstumsfugenschluß erfolgt die Osteosynthese mit Viertelrohrplatten und entsprechenden Schrauben (Tabelle 7; Abb. 1 und 2).

Die Kirschner-Drähte werden jeweils für 3 Wochen belassen, dann entfernt und der postoperativ gespaltene Oberarmgips geschlossen für weitere 1–3 Wochen belassen. Es schließt sich eine intensive krankengymnastische Übungsbehandlung an (Tabelle 8).

Als postoperative Komplikation trat eine passagere Radialisparese auf.

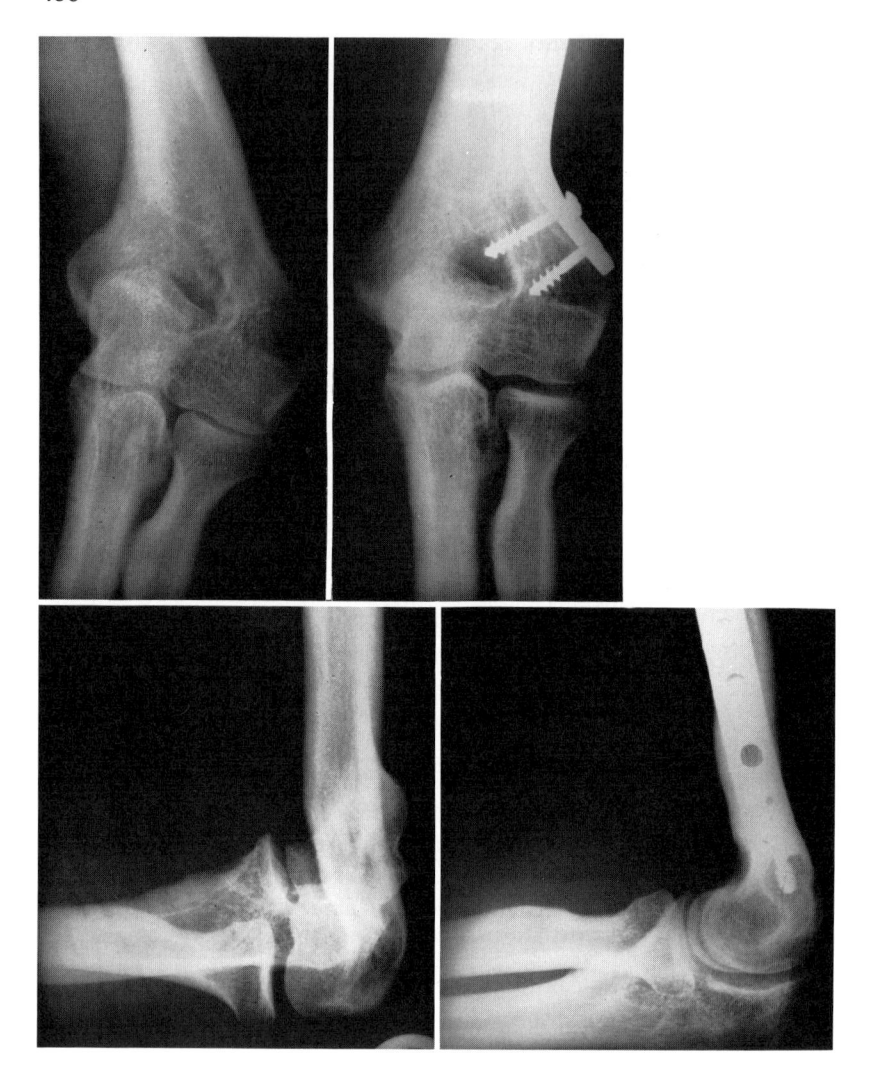

Abb. 1. Zustand nach kindlicher supracondylärer Ellenbogenfraktur links. Fehlstellung in Varus, Flexion und Innenrotation (Patient U.B., 30 Jahre). Röntgen präoperativ und 1 Jahr postoperativ

Ergebnisse

Die Nachuntersuchungen (August 1979) der 22 Patienten erfolgte 1 bis 9,5 Jahre nach dem operativen Eingriff, im Durchschnitt 4,7 Jahre danach. Das Alter der Nachuntersuchten belief sich auf 6,5 bis 32 Jahre, durchschnittlich auf 16,6 Jahre (Tabelle 9).

Die Achsenverhältnisse (Tabelle 10) wurden 16mal seitengleich gefunden. In 2 Fällen war die Achse zwar gerade, wich jedoch vom physiologischen Valgus der Gegenseite ab. In 4 Fällen hatte sich im Laufe des Wachstums erneut eine Varusdeformität eingestellt.

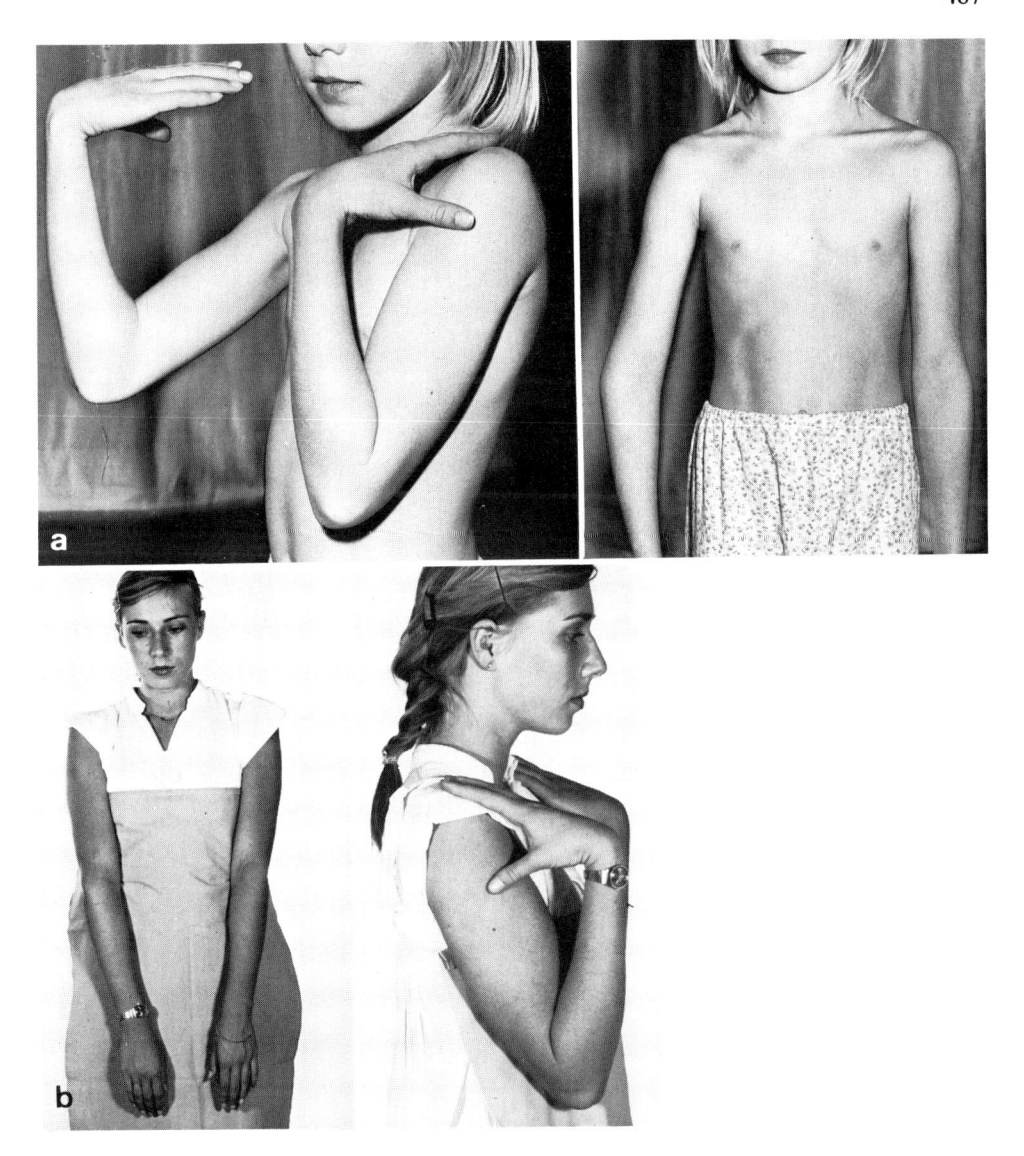

Abb. 2. Zustand nach kindlichem Ellenbogenbruch rechts, in Varus-, Extensions- und Innenrotationsfehlstellung verheilt (Patient V.H., 9 Jahre). **a** präoperativ klinisch; **b** Funktion 9,5 Jahre postoperativ

Tabelle 4. Zusätzliche Befunde

Pseudarthrose	2
Abriß des Epicond. rad.	2
Osteogenesis imperfecta	1
Nervenläsionen	3

Tabelle 5. Bewegungsausmaß Streckung-Beugung: – – vor, —— nach Korrekturosteotomie

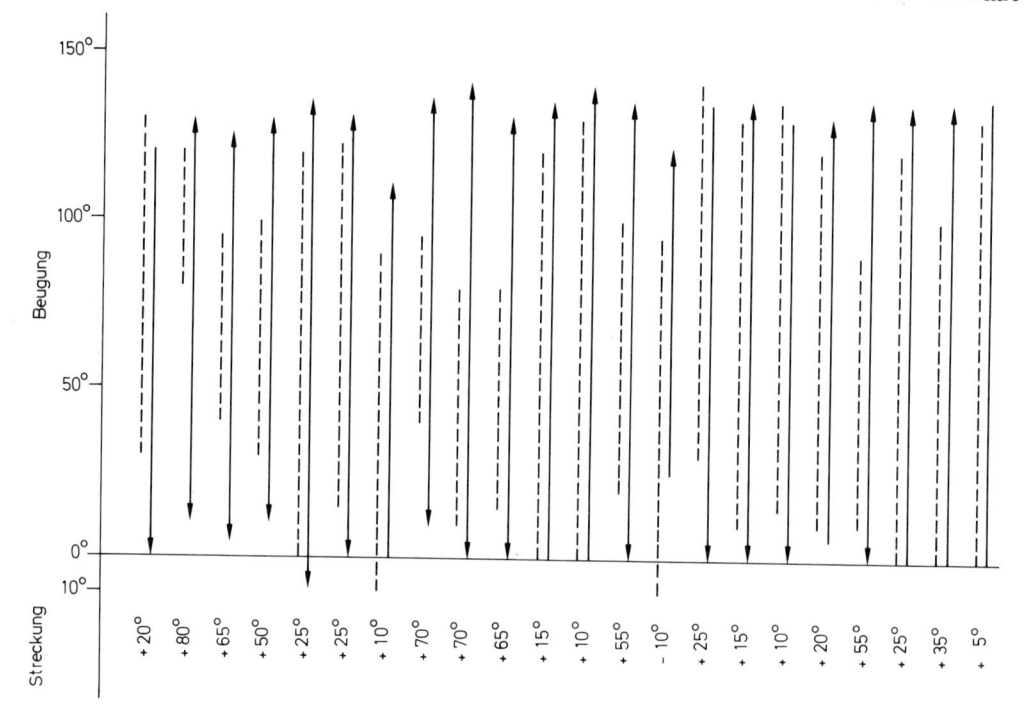

Tabelle 6. Bewegungsausmaß Pro- und Supination: – – vor, —— nach Korrekturosteotomie

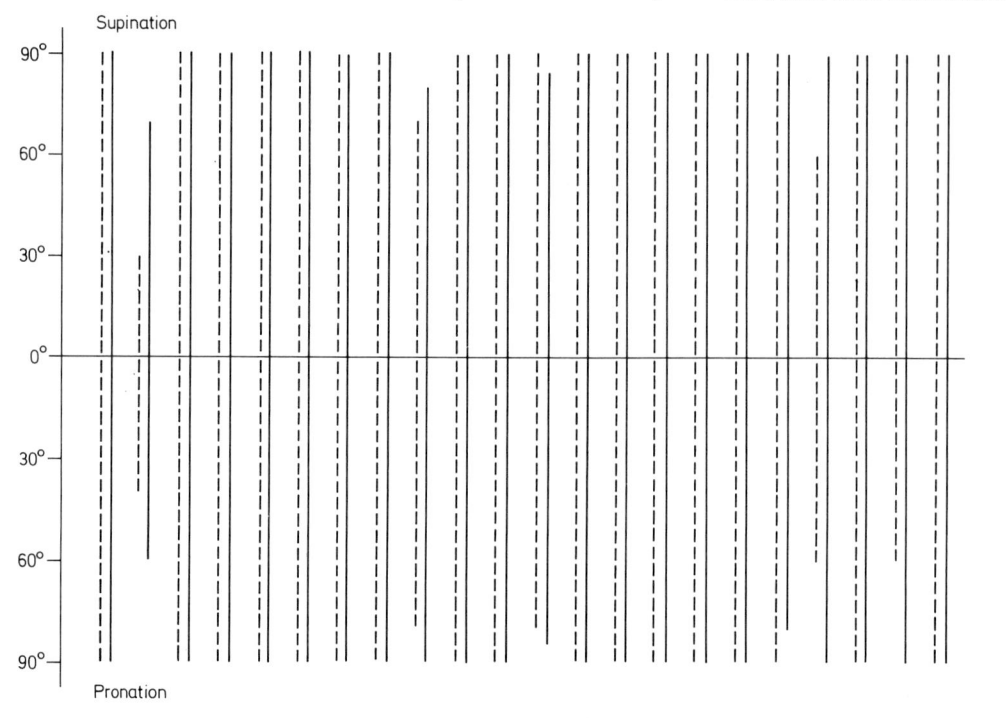

Tabelle 7. Operativer Eingriff

Osteotomie	22
Keil lateral	17
Keil medial	4
Keil dorsal	5
Keil ventral	5
IR der Fragmente	4
AR der Fragmente	12
Art der Osteosynthese	
Spickung	19
Verplattung	3
Zusätzliche Neurolyse	3

Tabelle 8. Nachbehandlung

1. Kirschner-Drahtfixation
    A. Gespaltener Gips für 3 Wochen
    B. Drahtentfernung
    C. Geschlossener Gips 1–3 Wochen
        $\sim$ 2 Wochen
    D. Krankengymnastik
2. Plattenosteosynthese
    Sofortige Krankengymnastik

Tabelle 9. Nachuntersuchung

Persönlich nachuntersucht	20
Durch den Hausarzt kontrolliert	2
	22
Intervall OP-Kontrolle	1,0–9,5 A
	$\sim$4,7 A
Alter bei der Nachuntersuchung	6,5–32 A
	$\sim$16,6 A

In 2 Fällen war sie bedingt durch eine Mitverletzung der Wachstumsfuge. Eine Korrektur wurde jedoch nicht für notwendig erachtet. Drehfehler konnten nicht mehr festgestellt werden (Abb. 1 und 2). Die Bewegungsausmaße waren durchwegs bedeutend gebessert worden. Ein Kind behielt noch eine Streckbehinderung von 25° zurück. Diese ist mechanisch durch einen Kallussporn bedingt. Er wird durch das Humeruslängenwachstum wohl aus dem Gelenkbereich herauswachsen (s. auch Wustmann, 1954). Die Beugung ist in allen Fällen zufriedenstellend. Überwiegend liegt sie im Normbereich. Die Umwendbewegungen des Unterarms sind bis auf einen Fall frei (Tabelle 4 und 5).

Subjektiv klagten 7 Patienten (Tabelle 11) noch über Wetterfühligkeit und 2 über knackende Geräusche bei Bewegungen unter Belastung. Allgemein wurde das Ergebnis

Tabelle 10. Ergebnisse der Nachuntersuchung

Achsenverhältnisse:	
Seitengleich	16
Gerade, aber nicht seitengleich	2
Varusfehlstellung (5°–20°, ~10°)	4

als gut eingeschätzt, doch ist diese Wertung mit Zurückhaltung aufzunehmen, da die Untersuchten zum Teil noch sehr jung sind.

Änderungen der Aktivität, der Händigkeit oder Auswirkungen auf die Berufswahl haben sich nicht ergeben.

Als Indikation zum korrigierenden Eingriff ergab sich nach Krankenblatteintragungen und auf Befragen (Tabelle 12): deutliche Bewegungseinschränkungen in 11 Fällen, Funktionseinschränkungen bei freier Beweglichkeit durch die Gebrauchsminderung bei 4 Patienten; kosmetisch-psychische Gründe waren in 7 Fällen Anlaß, den Eingriff durchzuführen.

Diskussion

Die Nachuntersuchungsergebnisse der Korrektureingriffe nach in Fehlstellung verheilten kindlichen Ellenbogenbrüchen zeigen, daß die Osteotomie des distalen Humerusendes allgemein gute Resultate ergibt für die Funktion des Gelenkes und die Achsenstellung der Extremität.

In vielen Fällen mit mäßiger bis mittlerer Abweichung in der Frontal- und Sagittalebene kann mit einer Korrektur bis kurz vor Wachstumsabschluß gewartet werden, um festzustellen, ob es durch das Wachstum zu einem Ausgleich der Fehlstellung kommt. Liegen jedoch grobe Beeinträchtigungen des Bewegungsausmaßes oder starke Rotations- und Achsenfehlstellungen von mehr als 30° vor, sollte nicht zu lange gewartet werden,

Tabelle 11. Subjektive Ergebnisse

Wetterfühligkeit	7
Krepitation	2
Subjektive Einschätzung	
Sehr zufrieden	18
Zufrieden	4

Tabelle 12. Indikation zur Korrektur

Bewegungseinschränkung (Quantitativ)	11
Gebrauchseinschränkung (Qualitativ)	4
Kosmetik	7

um ein Fehlwachstum der Gelenkkörper zu verhindern und der Weichteilfixation der knöchernen Bewegungseinschränkung vorzubeugen.

Allgemein wird heute anerkannt, daß sich die Drehfehler wie die Fehlstellungen im Diaphysen-Epiphysenwinkel nicht spontan korrigieren (Wustmann, 1954; Magerl, 1973; Kuner, 1977; Weber, 1978; Cotta et al., 1979). Magerl (1973) plädiert daher, korrigierende Eingriffe schon vor Wachstumsabschluß vorzunehmen.

Zusammenfassend ist daher die gelenknahe Korrekturosteotomie des distalen Humerus ein hilfreicher Eingriff zur Behebung von Ellenbogendeformitäten und Bewegungseinschränkungen des Ellenbogengelenkes. Sie ist von Fall zu Fall auch kosmetisch indiziert. Die an 22 Patienten gewonnenen Ergebnisse zeigen übereinstimmend nach Korrektur der Achsendeformitäten eine weitgehende freie Beweglichkeit und gute kosmetische Verhältnisse.

Literatur

Baumann E (1965) Ellenbogen. Spezielle Frakturen- und Luxationslehre. Thieme, Stuttgart
Cotta H, Puhl W, Martini A K (1979) Über die Behandlung knöcherner Verletzungen des Ellenbogengelenkes im Kindesalter. Unfallheilkd 82: 41
Kuner E H (1977) Kindliche Frakturen am distalen Humerus. Unfallmed Tag Landesverbände d Gewerbl Berufsgenossenschaften 32: 211
Magerl F (1973) Supracondyläre Korrekturosteotomien am Humerus bei Erwachsenen. Z Unfallmed Berufskrankh 2: 87
Weber B G, Brunner Ch, Freuler F (1978) Die Frakturbehandlung bei Kindern und Jugendlichen. Springer, Berlin Heidelberg New York
Wustmann O (1954) Die Chirurgie des Ellenbogengelenkes. De Gruyter, Berlin

6. Compartmentsyndrom

Das posttraumatische Muskelkompressionssyndrom, Pathophysiologie und Technik der Dekompression

V. Echtermeyer, P. Godt und G. Muhr, Hannover

Die Muskelgruppen der Extremitäten liegen gemeinsam mit ihren Gefäßen und Nerven in straffen Fascienhüllen und bilden funktionelle Einheiten, sogenannte Compartments. Beim Compartmentsyndrom kommt es innerhalb dieser Fascienlogen zu musculären Mikrozirkulationsstörungen mit zunehmender Funktionseinbuße. Die stark geschwollene Muskulatur hat keine Möglichkeit zur Ausdehnung, unbehandelt endet diese Erkrankung in einer Muskelnekrose.

Pathogenetisch bewirken zwei Mechanismen einen erhöhten Gewebsdruck:
1. Die Volumenzunahme der innerhalb der Fascienloge befindlichen Strukturen und
2. eine Verminderung des Compartmentvolumens durch Kompression von außen.

In beiden Fällen kommt es zu einem erhöhten Gewebsdruck, der zu musculären Zirkulations- und neurologischen Leitungsstörungen führt. Typische Ursachen für die Volumenzunahme sind Blutung, Ödem, Muskelhypertrophie, venöse Stauung, paravenöse Infusionen, aber auch massive Metallimplantate. Volumenreduktionen resultieren aus zu straffer Fasciennaht, engen Verbänden, beispielsweise durch Gipsverbände und Druck von außen.

Daraus wird verständlich, daß Verletzungen oder therapeutische Eingriffe an den Extremitäten zum Compartmentsyndrom führen können.

Makroskopisch und mikroskopisch erkennt man unmittelbar nach Traumen massive Einblutungen in Muskulatur und Subcutangewebe, die bei Zunahme innerhalb kurzer Zeit zum Vollbild des Compartmentsyndroms führen können. Als pathophysiologisches Substrat der Mikrozirkulationsstörung werden vermutet:
1. Ein arterieller Gefäßspasmus als Folge des erhöhten Gewebsdruckes, hauptsächlich aber
2. ein Verschluß der Arteriolen und Capillaren durch äußeren Druck, wobei der periphere Puls aufgrund des in den großen Gefäßen herrschenden höheren Blutdruckes durchaus noch tastbar sein kann,
3. venöse Stauungen führen zu einer weiteren Verminderung der Muskelperfusion.

Ist es — unabhängig von der auslösenden Ursache — erst zu einem ausgeprägten Ödem gekommen, besteht die Gefahr, daß sich ein verhängnisvoller Circulus vitiosus entwickelt: Das induzierte Ödem führt zur Binnendruckerhöhung, was die Muskeldurchblutung vermindert. Folge ist eine zunehmende Acidose mit Vermehrung des Ödems und letztlich die musculäre Ischämie (Abb. 1).

Sind im Vergleich mit gesunder Muskulatur nach zwei- bis vierstündiger Ischämiezeit Nerven- und Muskelschäden noch rückbildungsfähig, so ist nach acht bis zwölf Stunden völliger Durchblutungsstörung eine Regeneration unmöglich, es ist mit neuromusculären Defektheilungen zu rechnen. Spätfolge ist die fibröse, funktionslose, kontrakte Muskelnarbe.

Das Problem dieses Krankheitsbildes liegt in der Schwierigkeit der rechtzeitigen Diagnose. Arterielle Einblutungen oder akute komplette Venenthrombosen bieten im allge-

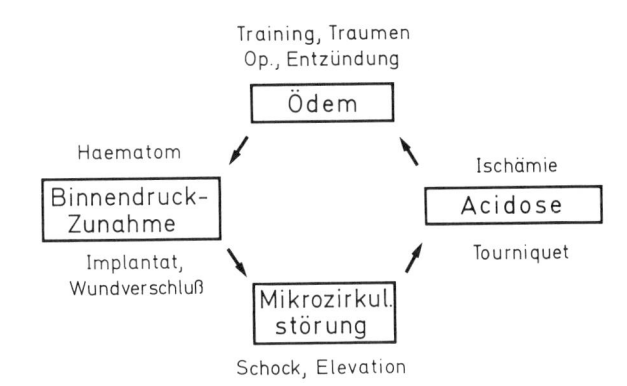

Abb. 1. Circulus vitiosus beim Compartmentsyndrom

meinen keine differentialdiagnostischen Probleme. Die Gefahr der Verkennung eines sich entwickelnden Compartmentsyndroms ist in den Fällen gegeben, wo die Bedeutung ischämiebedingter Schmerzen nicht erkannt oder durch unkontrollierte Analgeticagabe verdeckt wird.

Leitsymptom des drohenden Compartmentsyndroms ist der Schmerz, kontinuierlich und krampfartig im Bereich der geschwollenen Muskulatur, erhöhte Analgeticadosen fordernd und oft nur mit Opiaten kupierbar. Diese Schmerzen verstärken sich bei aktiver Kontraktion, besonders aber bei passiver Dehnung der betroffenen Muskelgruppe.

Zunehmende Schwellung und Druckschmerz über der entsprechenden Loge sind ebenso typisch. Die Muskulatur fühlt sich palpatorisch prall gespannt bis steinhart an.

Trotz Störung der Mikrozirkulation sind die peripheren Pulse oft tastbar, sodaß sie diagnostisch nicht verwertbar sind. Ein im Vergleich zur gesunden Seite fehlender Puls stellt allerdings ein alarmierendes Symptom dar.

Entsprechend der Durchblutungsstörung kommt es zum zunehmenden peripheren Funktionsverlust, der damit ein wichtiges Symptom im Diagnostikrahmen darstellt.

Frühzeitig treten sensible, später motorische Ausfälle der Ischämie auf.

Problematisch wird die Diagnostik beim schwerverletzten oder bewußtlosen Patienten, wo die Erkennung nur durch wiederholte Palpation möglich ist.

Zur Objektivierung und Ergänzung der klinischen subjektiven Befunderhebung sind folgende Untersuchungen möglich:
1. Das Messen des Druckanstieges innerhalb der Fascienloge kann durch verschiedene Methoden geschehen, über die hier noch berichtet werden wird.
2. Vereinzelt wird die pH-Messung in der Muskulatur zur Objektivierung ischämischer Gewebsacidosen herangezogen. Diese Methode ist jedoch ungenau, wir selbst haben keine Erfahrung damit.
3. Die Bestimmung der Kreatin-Phosphokinase, die als Ausdruck einer Muskelnekrose pathologisch erhöht ist, hat eine beschränkte Aussagekraft, da Traumen oder Eingriffe ebenso das Enzym beeinflussen.
4. Das Elektromyogramm eignet sich nicht als therapeutische Entscheidungshilfe beim akuten Compartmentsyndrom.

Differentialdiagnostisch auszuschließen sind:
1. Die akute komplette Venenthrombose, wo die typischen Venendruckpunkte der Extremitäten stark empfindlich, periphere Arterienpulse abgeschwächt oder fehlend sind.

2. Akute Nervenlähmungen treten plötzlich auf und weisen keine Schwellung und keinen Muskeldehnungsschmerz auf.
3. Infekte gehen immer mit allgemeinen Entzündungszeichen einher.

1881 schrieb Volkmann „Ischämische Kontrakturen träten am Vorderarm und der Hand, selten an den unteren Extremitäten auf." Die Kontraktur wurde auf den Knochenbruch zurückgeführt.

Heute hat sich die Häufigkeit auf die untere Extremität verlagert. Prädisponiert ist der Unterschenkel mit der Tibialis anterior Loge als das am häufigsten betroffenen Compartment. Typische klinische Zeichen sind die Sensibilitätsstörung in der ersten Zwischenzehfalte mit konsekutiver Großzehenheberschwäche (Abb. 2).

Die einzig erfolgversprechende Behandlungsmöglichkeit des akuten Compartmentsyndroms besteht in der rechtzeitigen und vollständigen Entlastung der betroffenen Muskellogen durch Fasciotomie. Die Dekompression durch Fascienspaltung ist ein Notfalleingriff, dessen Durchführung jederzeit möglich sein muß.

Die vier Compartimente des Unterschenkels lassen sich durch zwei Hautincisionen entlasten.

Zur Eröffnung des vorderen und seitlichen Compartments wird eine anterolaterale Hautincision 2 cm ventral der Fibula im proximalen und medialen Unterschenkeldrittel vorgenommen. Die Fascien beider Compartimente werden getrennt incidiert und mit einer langen, stumpfen Schere nach proximal und distal gespalten. Es ist auf die Durchtrennung des Ligamentum transversum cruris zu achten, anderenfalls ist die Dekompression unvollständig. Hierzu kann unter Umständen ein zweiter Hautschnitt notwendig sein. Bei Spaltung des lateralen Compartments liegt die Fascieneröffnung im Niveau des Fibulaschaftes. Die Scherenspitzen werden nach distal in Richtung des Außenknöchels vorgeschoben, um eine Läsion des Nervus peroneus superficialis zu vermeiden. Die Länge der Hautincision richtet sich nach den pathophysiologischen Gegebenheiten. Ist der Gewebsdruck innerhalb der

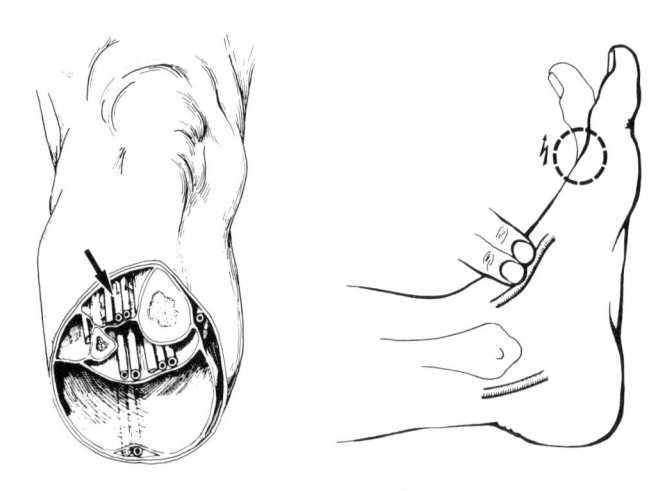

Tibialis-anterior-Loge häufig betroffen!

Abb. 2. Muskellogen des Unterschenkels. Symptomatik beim Tibialis-anterior-Syndrom

Fascienloge nur mäßig, wird die Fasciotomie subcutan durchgeführt. Bei hohem Gewebsdruck mit hervorquellender Muskulatur muß offen fasciotomiert werden.

Die Entlastung des oberflächlichen und tiefen dorsalen Compartments erfolgt über eine gemeinsame posteromediale Hautincision, 2 cm dorsal der tastbaren Tibiahinterkante im distalen Unterschenkeldrittel. Das besondere Augenmerk sollte dem tiefen dorsalen Compartment gelten, dessen Fascie häufig ignoriert wird, sogar in einer neuen Operationslehre. Infolge seiner Weichteilummantelung ist es direkter Palpation nicht zugänglich. Erst im distalen Unterschenkeldrittel wird es von den Muskelmassen des Triceps surae freigegeben und direkt erreichbar (Abb. 3).

Die Entlastung am Oberschenkel erfolgt durch seitliche Längsincision und Spaltung der Fascia lata in typischer Weise wie beim Zugang auf das Femur. Bei entsprechender Symptomatik kann durch denselben Zugang nach Spaltung des Septum intermusculare die Beugerloge entlastet werden.

Am Oberarm wird die Fascia brachii medial über den Canalis brachialis gespalten. Dadurch wird das Gefäßnervenbündel entlastet. Von diesem Zugang aus ist sowohl die Beuge- als auch die Streckmuskulatur erreichbar.

Dieser Zugang läßt sich nach distal auf den Unterarm in dargestellter Form verlängern. Die Spaltung der Fascia antebrachii entlastet die Beugermuskulatur (Abb. 4).

Entsprechend der Situation kann der Unterarm auch solitär dekomprimiert werden. Wesentlich ist die Durchtrennung des Lacertus fibrosus und distal des Ligamentum carpi transversum.

Eine dorsale Entlastung der Streckmuskulatur gestaltet sich einfach durch radialseitige Eröffnung der Unterarmfascie.

Die dekomprimierende Fasciotomie wird wirkungsvoll ergänzt durch Ausräumung vorhandener Hämatome und Debridement erkennbar nekrotischer Gewebe. Der Wundschluß darf auf keinen Fall erzwungen werden. Die Haut wird offen gelassen und nach Abschwellung sekundär verschlossen oder plastisch gedeckt. Dabei bietet sich die sekundäre Hautnaht durch schon primär gelegte Nähte, wie in der hier gezeigten Form, an.

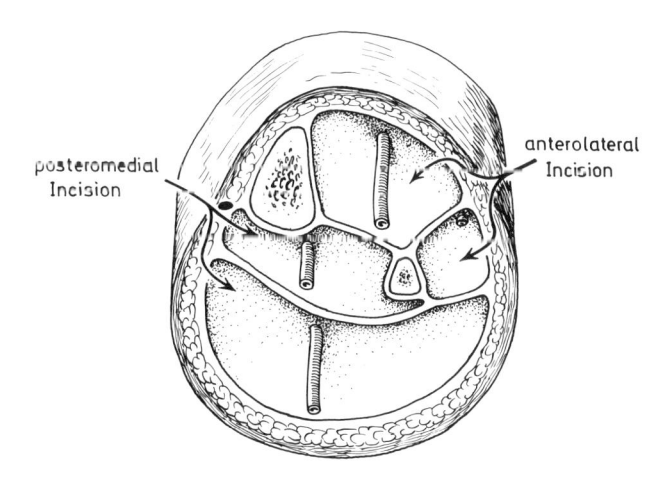

Abb. 3. Zugänge zur Entlastung der Unterschenkel-Compartimente (aus J Bone Joint Surg 59-A; S 185, 1977)

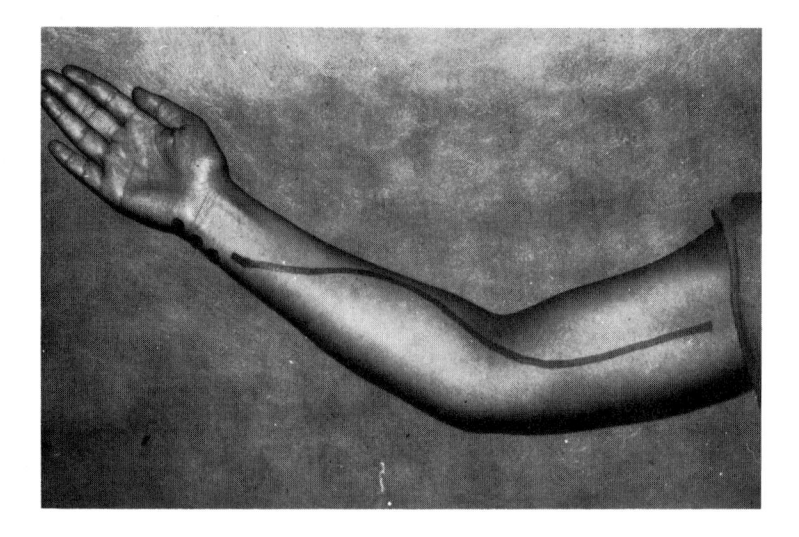

Abb. 4. Zugang zur Entlastung der Muskulatur der oberen Extremitäten

Die ergänzende postoperative Therapie besteht in der Gabe von Antiphlogistika, ggf. von Corticoiden. Die Hochlagerung der Extremität darf nur im begrenzten Rahmen erfolgen (30°), um die Durchblutung nicht zu verschlechtern.

Wir haben die Erfahrung gemacht, daß Kompressionssyndrome an den Extremitäten und hier besonders am Unterschenkel, wesentlich häufiger sind als bisher angenommen. In den letzten 3 Jahren wurden in unserem Krankengut 47 Kompressionssyndrome gefunden. Sechsunddreißig Fälle wurden operativ dekomprimiert, davon 6mal zu spät, d.h. jenseits der 12-Stunden-Grenze.

Die simple Therapie des Compartmentsyndroms setzt eine Diagnose voraus, die trotz der genannten technischen Entscheidungshilfen fast immer klinisch gestellt werden muß. Nur Kenntnis der Erkrankung und häufige persönliche Kontrolle des Patienten schützen vor irreparablen Folgen.

Literatur

1 Campbell R E, Wagoner F H von (1955) Ischemic necrosis of the anterior tibial compartment musculature. Arch Surg 71: 662–668
2 Eaton R G, Green W T (1972) Epimysiotomy and fasciotomy in the treatment of Volkmann's ischemic contracture. Orthopedic clinics of North America 3: 175–186
3 Lanz U (1979) Ischämische Muskelnekrosen. Hefte Unfallheilkd 139. Springer, Berlin Heidelberg New York
4 Matsen F A III (1975) Compartmental syndrome. Clin Orthop Rel Res 113: 8–14
5 Matsen F A III, Clawsen D K (1975) The deep posterior compartmental syndrome of the leg. J Bone Joint Surg 57-A: 34–39
6 Mubarak S J, Owen Ch A (1977) Double-incision fasciotomy of the leg for decompression in compartment syndromes. J Bone Joint Surg 59-A: 184–187

7 Mubarak S J, Owen Ch A, Hargens A R, Garetto L P, Akeson W H (1978) Acute compartment syndromes: Diagnosis and treatment with the aid of the Wick catheter. J Bone Joint Surg 60-A: 1091–1095
8 Reneman R S (1975) The anterior and the lateral compartmental syndrome of the leg due to intensive use of muscles. Clin Orthop Rel Res 113: 69–80

Experimentelle Grundlagen des Compartmentsyndroms

R. Reschauer, P.H. Rehak, R.H. Germann und H. Schiechl, Graz

Zunehmender Druck in den osteofascialen Compartments kann zu Nekrose des komprimierten Weichteilgewebes führen. Die Abhängigkeit dieser Muskelnekrose in Bezug auf Dauer und Ausmaß der Druckerhöhung, die daraus resultierende Indikation zur Fasciotomie und deren gewebsdruckvermindernde Wirkung ist Gegenstand der folgenden tierexperimentellen Untersuchungen [1, 2].

Bei Kaninchen wurde mittels Kirschner-Draht neben intramedullärer Stabilisierung von Ober- und Unterschenkel eine temporäre Arthrodese des Kniegelenkes durchgeführt. Anschließend wurde zur Gewebsdruckmessung ein Perfusionskatheter in die Tibialis-anterior- und Tibialis-posterior-Loge eingebracht. Die Abgrenzung der Compartments konnte durch Kontrastmittelinjektion durch den Katheter röntgenologisch nachgewiesen werden.

Der Perfusionskatheter war über einen Statham-Transducer und Verstärker mit einem Schreiber verbunden. Durch dieses Versuchsmodell wurde es möglich permanente Messung und Registrierung des Gewebsdruckes auch für mehrere Tage vorzunehmen.

Im Ruhezustand wurden sowohl in der Tibialis-anterior- als auch in der Tibialis-posterior-Loge Druckwerte zwischen 3 und 15 Torr registriert [3]. Durch isometrische Muskelzuckungen auftretende Spikes ergaben jedoch Werte bis zu 70 Torr. Diese Werte stehen im Einklang mit den Ergebnissen von Owen, welcher bei isometrischen Muskelkontraktionen am Unterarm des Menschen mit dem Wick-Katheter ähnliche Werte registrierte.

Bei Frakturierung des Unterschenkels kam es im Augenblick der Fraktur zu einem steilen Druckanstieg in beiden Compartments bis ca. 75 Torr, gefolgt von einem sofortigen Abfall auf den Ausgangswert oder geringfügiger Druckerhöhung um ca. 5 Torr in Bezug auf den Normalwert. Anschließende Langzeitdruckmessungen uber mehrere Tage ergaben keine signifikante Druckveränderungen. Wird nach Setzen der Fraktur eine Platte in das vordere Compartment gelegt und die Fascie genäht, so kommt es im vorderen Compartment zu einem Druckanstieg auf 20–35 Torr. Einmal haben wir sogar einen Anstieg bis auf 70 Torr gemessen. Im hinteren Compartment steigt der Druck auf 15–20 Torr. Wird die Fascie gespalten, so kommt es während der Fascienspaltung zu einem steilen Druckabfall, z.T. bis auf 0 Torr und nach der Hautnaht zu einem geringfügigen Anstieg auf ca. 5 Torr.

Wurde nach Setzen der Fraktur durch Anlagen einer Gummimanschette eine venöse Stauung hervorgerufen, so kommt es zu Druckanstiegen bis auf 100 Torr. Eröffnung der Manschette führt zwar zu einem Absinken des Druckes, der Normalwert wird jedoch erst nach Fascienspaltung erreicht.

Um eine Aussage über histologische Veränderungen des Muskels zu ermöglichen, ist es erforderlich, über einen längeren Zeitraum eine definierte Druckerhöhung im Muskel zu erzeugen.

Eine Druckerhöhung im Compartment kann entweder durch Druck von außen oder durch Volumenzunahme des Compartmentinhaltes bei erhaltener Fascie erzeugt werden. Nach Einführen der Perfusionskatheter wurde deshalb ein Ballon [4] in das vordere Compartment eingebracht und anschließend die Fascie vernäht. Durch Füllung des Ballons mit Flüssigkeit wurden über 4, 12 und 24 Std Drucke von 30–40, bzw. 80–120 Torr erzeugt. Wurden mehrere Perfusionskatheter in eine Loge gelegt, so konnte im Ruhezustand eine Druckdifferenz von maximal ± 2 Torr registriert werden. Bei Druckerhöhung ergaben sich jedoch Differenzen von ± 20 Torr. Dies kann als Hinweis verstanden werden, daß in einem Muskel an verschiedenen Stellen verschiedene Druckerhöhungen möglich sind. Die histologische Untersuchung von Muskelfasern ergab nach 4 Std im Vergleich zur gesunden Muskelfaser bis auf gering vermehrte Querstreifung sowohl bei hohem als auch bei niederem Druck kaum eine Veränderung [5].

Nach 12 Std kam es bei hohen Druckwerten zum Auftreten eines interstitiellen Ödems, ferner zu discoider Degeneration, Auflösung der Querstreifung in Granula und vereinzelt scholliger Degeneration.

Nach 24 Std findet sich bei niederem Druck eine interstitielle Leucocytose und eine degenerative Schwellung der Muskelfasern, charakterisiert durch eine zentrale Auflockerung und Abrundung der betroffenen Muskelfasern. Hoher Druck führt zu ausgeprägtem, interstitiellem Ödem, vermehrt scholliger Degeneration, Wellenbildung und Quellung der Muskelfasern, ferner Auflösung der Muskelfasern in einzelne Fibrillenbündel unter Rückgang der Querstreifung und Bildung von Granula.

Im Elektronenmikroskop fanden sich nach 4 Std keinerlei Veränderungen. Nach 24 Std fanden sich Veränderungen einerseits in den Zellorganellen in Form von Quellung der Mitochondrien und Aufsplitterung bzw. vesiculoider Verformung der Membranen und Erweiterung des sarkoplasmatischen Reticulums, andererseits am Grundplasma in Form von Ödembildung.

Auf Grund dieser histologischen Untersuchungen glauben wir sagen zu können, daß jede Druckerhöhung über 40 Torr, welche länger als 4 Std anhält, zu Muskelschäden führt, wobei höhere Drucke naturgemäß schwerere und ausgedehntere Schäden bewirken. Eine Fasciotomie sollte jedoch bei Compartment-Druckerhöhung über 40 Torr in jedem Fall durchgeführt werden.

Zusammenfassung

Nach Registrierung des Gewebsdruckes im Tibialis anterior und posterior Compartment mittels Perfusionskatheter wurden durch histologische Untersuchungen die Muskelschäden bei verschiedenen Druckwerten aufgezeigt und auf die Notwendigkeit der Fasciotomie hingewiesen.

Literatur

1 Rorabeck C H, MacNab I (1975) The Pathophysiology of the Anterior Tibial Compartmental Syndrome. Clinical Orthopaedics and related Research 113: 52–55
2 Whitesides Th E, Haney Th C, Morimoto K, Harada H (1975) Tissue Pressure Measurements as a Determinant for the Need of Fasciotomy. Clinical Orthopaedics and related Research 113: 43–51
3 Reneman R S (1968) The Anterior and Lateral Compartment Syndrome of the Leg. Mouton, The Hague
4 Sheridan G W, Matsen F A (1975) An Animal Model of the Compartmental Syndrome. Clinical Orthopaedics and related Research 113: 36–42
5 Sanderson R A, Foley R K, McIvor G W D, Kirkaldy-Willis W H (1975) Histological Response on Skeletal Muscle to Ischemia. Clinical Orthopaedics and Related Research 113: 27–35

Die Bedeutung der Compartmentdruckmessung in der Beurteilung des Weichteilschadens am Unterschenkel

H. Wissing, Essen

Die Durchblutungsstörung am Unterschenkel durch Erhöhung des Gewebeinnendruckes ist neben der Infektion eine gefürchtete Frühkomplikation bei der konservativen und operativen Behandlung von Unterschenkelfrakturen mit schweren Weichteilschäden. Während der Compartmentischämie, die innerhalb aller von straffen Fascien umschlossenen Gewebsräumen auftreten kann, erst in den letzten Jahren vermehrt Beachtung geschenkt wird, ist die häufigste Form der Durchblutungsstörung am Unterschenkel, das Tibialis-anterior-Syndrom, seit Jahren in der Klinik bekannt und wegen der drohenden Folgeschäden gefürchtet.

Auslösende Ursache ist neben einer Mangeldurchblutung durch Unterbrechung der arteriellen Strombahn die posttraumatische ödematöse Gewebsschwellung innerhalb der Fascienräume nach stumpfer Gewalteinwirkung. Die Behinderung der Mikrozirkulation durch den steigenden Gewebsdruck verstärkt die ödematose Schwellneigung und setzt so einen Circulus vitiosus mit kontinuierlichem Anstieg des Gewebeinnendruckes in Gang.

Das klinische Bild der voll ausgeprägten Compartmentischämie ist beeindruckend durch den Funktionsverlust der betroffenen Muskelgruppen, den brennenden ischämischen Schmerz der funktionslosen Muskeln, den Sensibilitätsverlust und letztlich den fehlenden Nachweis der arteriellen Durchblutung. Unerkannt und unbehandelt führt die Störung zum Verlust der betroffenen Extremität. Milder verlaufene Formen und verzögert therapierte Fälle hinterlassen funktionelle Ausfälle der geschädigten Muskelgruppen aller denkbaren Schweregrade. Wenn die Druckentlastung erst auf dem Höhepunkt der klinischen Symptomatik durchgeführt wird, muß mit bleibenden Schäden gerechnet werden.

Neben der subtilen klinischen Verlaufskontrolle, die die Frühzeichen des brennenden Schmerzes und des Sensibilitätsverlustes im Ausbreitungsgebiet des N. peronaeus profundus als Frühzeichen eines beginnenden Tibialis-anterior-Syndroms erfaßt, bietet *die direkte Messung des Gewebeinnendruckes* alleinige Sicherheit in der Beurteilung der Gefährdung durch eine drohende Compartmentischämie und erlaubt damit die Beurteilung des eingetretenen Weichteilschadens.

Von amerikanischen Autoren sind in den vergangenen Jahren verschiedene Meßverfahren zur aktuellen und fortlaufenden Bestimmung des Gewebeinnendruckes angegeben worden, die für die Erfordernisse der Klinik geeignet sind [1, 2, 6]. Während bei der fortlaufenden Messung elektronische Druckwandler und Mehrkanalmeßgeräte erforderlich sind, haben wir an unserer Klinik das 1975 von Whitesides und anderen angegebene Verfahren zur punktuellen Messung des Gewebeinnendruckes aufgegriffen. Neben einem Quecksilbermanometer benötigt man lediglich einige in der Klinik gebräuchliche Einmalartikel um den aktuellen Druck der gefährdeten Muskellogen zu messen. Über ein im Nebenschluß liegendes Quecksilbermanometer wird der Druck bestimmt, bei dem Flüssigkeit aus einen Schlauchsystem in das anpunktierte Compartment übertritt. In dem Moment, in dem der Flüssigkeitsmeniskus innerhalb des Schlauches zu wandern beginnt, wird der aktuelle Druck des Compartments abgelesen.

Durchgeführte Vergleichsmessungen des Gewebeinnendruckes über einen eingelegten Katheter und Druckmeßfühler zeigten eine für klinische Belange ausreichende Genauigkeit der Druckmessung.

Zur sicheren Beurteilung des Gewebeinnendruckes ist die Punktion aller vier Unterschenkelmuskellogen erforderlich. Die Gefahr einer Kontamination anpunktierter steriler Frakturhämatome ist nicht völlig auszuschließen. Wir stellen die Indikation zur Messung des Compartmentdruckes deshalb nur in den Fällen, in denen eine Entscheidungshilfe für das zu wählende Behandlungsverfahren zu erwarten ist.

Um jegliche Infektionsgefahr zu vermeiden, werden bei Frakturen, bei denen nach den geltenden Richtlinien klare Operationsindikationen bestehen, keine Druckmessungen durchgeführt. Bei geschlossenen Frakturen, deren Grad der Weichteiltraumatisierung auf Grund des klinischen Bildes nicht sicher zu beurteilen ist, messen wir den Compartmentdruck, um festzustellen, ob der Gewebeinnendruck eine abwartende Haltung erlaubt oder den operativen Eingriff im Sinne einer Dekompression und gleichzeitigen Frakturstabilisation erzwingt.

Bleibende Funktionsausfälle durch Gewebeischämie und nachfolgende Umwandlung der betroffenen Muskulatur sind zu erwarten, wenn der gemessene Gewebsinnendruck eine kritische Druckdifferenz von 30 mm Hg zum diastolischen Blutdruck unterschreitet. Ist das Behandlungskonzept nach einmaliger Messung nach Klinikaufnahme noch nicht endgültig festzulegen, wird nach 4–6 Std eine erneute Messung durchgeführt, um die Drucktendenz zu beobachten. Übersteigt der Gewebsinnendruck in einer der 4 Muskellogen am Unterschenkel auch nach einem 4stündigen Intervall zur Erstmessung noch den zulässigen Grenzwert von 30 mm Hg Differenz zum diastolischen Blutdruck, stellen wir die Indikation zur notfallmäßigen Spaltung aller Fascienräume des betroffenen Unterschenkels in ganzer Länge. Da die breite Eröffnung der Unterschenkelweichteile bei nicht stabilisierten Frakturen ein erhebliches Infektionsrisiko birgt, wird bei gestellter Indikation zur Fasciotomie in jedem Falle eine Stabilisation der Fraktur durch Plattenosteosynthese oder Fixateur externe durchgeführt.

Wir haben die Methode der Compartmentdruckmessung nach Whitesides vor 2 Jahren in die Klinik eingeführt und nach den oben angegebenen Kriterien bei 22 Patienten durch-

geführt. Auf die fortlaufende Registrierung der Drucke innerhalb der Compartments haben wir wegen der nicht zu vernachlässigenden Infektgefahr durch die einzulegenden Meßkatheter bewußt verzichtet. Der Binnendruck im nicht geschädigten Gewebe liegt zwischen 0 und 5 mm Hg. In unseren 22 Fällen maßen wir im Mittel folgende Werte:
1. Tibialis-anterior-Loge 29 mm Hg
2. Peroneus-Loge 32 mm Hg
3. Oberflächliche Beugerloge 31 mm Hg
4. Tiefe Beugerloge 35,7 mm Hg.

Die höchsten Drucke treten somit in der tiefen Beugerloge auf. Dies unterstützt die auf Grund von klinischen Beobachtungen gewonnene Vermutung, daß in der tiefen Beugerloge unerkannt Compartmentischämien ablaufen, die zu funktionellen Ausfällen der Zehenbeuger führen.

Von unseren 22 Fällen stellten wir in einem Fall wegen der gemessenen hohen Drucke zwischen 60 und 80 mm Hg bei einem Blutdruck von 120/80 mm Hg die Indikation zur Fascienspaltung und Stabilisation in gleicher Sitzung. Bei 3 Patienten mit deutlichen Kontusionsmarken der Haut, subcutanen Decollements und Spannungsblasen erlaubte uns die Beurteilung des inneren Gewebsschadens durch Messung des Compartmentdruckes die abwartende Haltung durch Einleiten einer konservativen Behandlung in der Extension. Nach Abheilen der Hautschäden konnte die von der Frakturform her gegebene Operationsindikation komplikationslos durchgeführt werden.

In einem Fünftel der von uns durchgeführten Messungen war die Bestimmung des Compartmentdruckes eine wesentliche Entscheidungshilfe zur Bildung eines klaren Therapiekonzeptes.

Während wir vor Einführung der Compartmentdruckmessung vier klinisch relevante Schädigungen durch ein Compartmentsyndrom beobachten mußten, haben wir einen klinisch faßbaren Schaden einer Compartmentischämie nach Einführung dieser einfachen Meßmethode nicht mehr gesehen.

Zusammenfassung

Vor 2 Jahren führten wir an unserer Klinik das von Whitesides 1975 angegebene Verfahren zur aktuellen Messung des Compartmentdruckes im Unterschenkel ein. In 22 Fällen von primär geschlossenen Unterschenkelfrakturen mit schwierig zu beurteilendem Weichteilschaden war durch die Bestimmung des Compartmentdruckes eine wertvolle Entscheidungshilfe zur Bildung eines Therapiekonzeptes gegeben. In einem Fall wurde auf Grund der gemessenen hohen Drucke die notfallmäßige Fascienspaltung und operative Stabilisation, in drei Fällen die von der Frakturform her erforderliche Operation sekundär nach Abheilen des Weichteilschadens durchgeführt. Im Gegensatz zu vier früher beobachteten ischämisch bedingten Funktionsausfällen wurden keine klinisch faßbaren Schäden nach Einführen der Meßmethode beobachtet.

Literatur

Matsen F A III, Mayo K A, Sheridan G W, Krugmire R B jr. (1976) Monitoring of intramuscular pressure. Surgery 79: 702

Mubarak S J, Hargens A R, Owen C A, Garetto L P, Akeson W H (1976) The Wick Catheter Technique for Measurement of Intramuscular Pressure. J B Joint Surg 58-A: 1016
Mubarak S J, Owen C A (1977) Double Incisionsfasciotomy of the leg for decompression in compartment syndroms. J Bone Joint Surg 59-A: 184
Mumenthaler M, Mumenthaler H, Medici V (1969) Das Tibialis anterior Syndrom nach Operation am Unterschenkel. Arch Orthop Unfall Chir 66: 201
Rovabeck C H, MacNab J (1975) The Pathophysiology of the anterior tibial compartmental syndrome. Clin Orthop 113: 52
Whitesides T E, Haney T C, Harada H (1975) Tissue pressure as a determinant for the need of Fasciotomy. Clin Orthop 113: 43

Technik der Gewebsdruckmessungen

W. Schöffmann, R.H. German, R. Reschauer und P.H. Rehak, Graz

Die Gewebsdruckmessung stellt einen wesentlichen Faktor im Rahmen der Diagnose von Compartmentsyndromen dar. Es ist dabei zwischen einfachen Akutmessungen und apparativ aufwendigen Langzeitmessungen zu unterscheiden [1].

Die einfachste Methode der Druckmessung ist die Punktion des Compartments mittels einer Injektionsnadel, die mit einem Steigrohr verbunden ist [2, 3, 4]. Nach Füllen des Systems mit physiologischer Kochsalzlösung muß das Steigrohr soweit angehoben werden, bis der Flüssigkeitsmeniscus nach unten zu wandern beginnt. Nun entspricht der registrierte Druckwert dem Druck im Compartment. Bei einer Erweiterung dieses Verfahrens wird zwischen Steigrohr und Injektionsnadel ein Y-Stück eingebracht (Abb. 1). Am freien Anschluß des Y-Stückes wird eine Spritze befestigt. Man füllt das System in der Weise, daß sich zwischen Y-Stück und Injektionsnadel eine Luftblase befindet. Der Kolben der Spritze wird nun soweit hineingedrückt, bis sich die Luftblase in Richtung Nadel zu verschieben beginnt. Der Druck der Flüssigkeitssäule entspricht wiederum dem Druck im Compartment. Bei beiden Methoden ist zu beachten, daß der 0-Punkt der Flüssigkeitsäule in Höhe der Einstichstelle liegen muß.

Der Einfachheit des Verfahrens stehen Nachteile gegenüber [5]. Um einen entsprechenden Flüssigkeits- und damit Druckausgleich zu gewinnen, ist ein Mindestkaliber der Injektionsnadel erforderlich. Dies führt jedoch zu Dimensionen, die für den interstitiellen Raum zu groß sind. Außerdem verursacht die freie Flüssigkeit vor der Nadelöffnung ein Ödem. Dadurch kommt es zu geringen Fehlmessungen.

Genauere Werte sind mit Wick-Katheter [6] und Perfusionskatheter [7] zu erzielen, die jedoch einen größeren, apparativen Aufwand benötigen. Nach der Anleitung von Scholander, modifiziert nach Hargens werden die Wick-Katheter auf folgende Weise hergestellt: Dexonfäden werden mit Hilfe eines Ethylonfadens in einen Epiduralkatheter hineingezogen. Über ein Luer-Lock-Verlängerungsstück wird der Katheter an einen Druckwandler angeschlossen. Nach Füllen des Systems mit einer Heparin-Kochsalz-Lösung (1 E Heparin auf 20 ml 0,9% NaCl-Lösung) wird kalibriert. Anschließend wird wie bei Einführen eines Subclaviakatheters

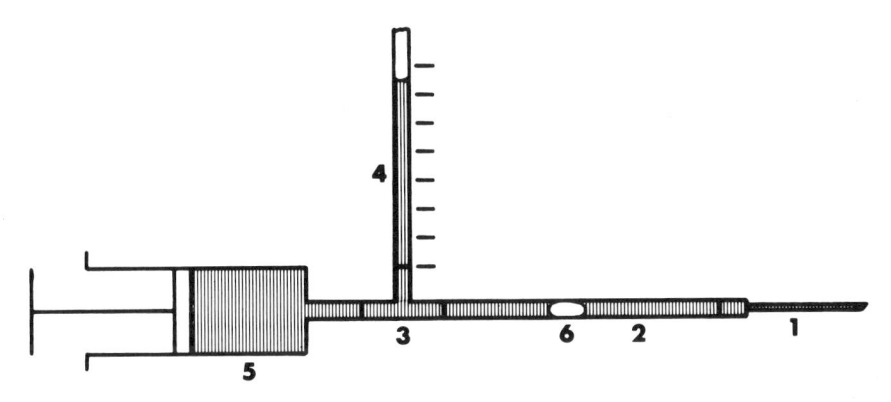

Abb. 1. *1* Nadel; *2* Verbindungsschlauch; *3* Y-Stück; *4* Wassersäule mit Maßstab; *5* Spritze; *6* Luftblase

mit einer Nadel das Compartment punktiert, der Katheter durch die Nadel vorgeschoben und die Nadel wieder zurückgezogen. Die Dexonfäden verteilen sich im interstitiellen Gewebe des Compartments; dadurch kommt es zu einem direkten Flüssigkeitszusammenhang zwischen Weichteilraum und Transducer. Mit dieser Methode können auch kurzzeitige Änderungen des Gewebedruckes registriert werden.

Langzeitmessungen ergaben jedoch nach 4—8 Std einen kontinuierlichen Druckabfall. Mikroskopische Untersuchungen der Katheter zeigten Verklebungen und Ablagerungen an den Dexonfäden [8, 9]. In-vitro-Versuche, bei denen die Dexonfäden über mehrere Tage in Heparin-Kochsalz-Lösung eintauchen, führten zu keinem Druckabfall. Bei Prüfung anderer Fäden kam es zu ähnlichen Ergebnissen. Diese angeführten Gründe machen es erforderlich, für Messungen des Gewebsdruckes über mehrere Tage ein anderes System zu verwenden.

Für Langzeitmessungen über mehr als 6 Std kommt der Perfusionskatheter zur Anwendung. Um einen Perfusionskatheter herzustellen, wird ein Epiduralkatheter an seinem vorderen Ende verschlossen und durch Anbringen seitlicher Öffnungen der Austritt der Perfusionsflüssigkeit ermöglicht. Der Katheter wird über eine Luer-Lock mit einem 3-Wege-Hahn verbunden. Der zweite Anschluß des 3-Wege-Hahnes führt zu einer Perfusionspumpe, die auf eine Rate von 30 μl/h, das heißt ca. 0,7 ml/24 h, eingestellt ist; der dritte Anschluß des 3-Wege-Hahnes führt zum Druckwandler (Abb. 2). Nach Füllen des Systems und Kalibrierung wird der Katheter in gleicher Weise ins Compartment eingeführt. Die Druckänderungen werden im Druckwandler in elektrische Signale umgewandelt. Diese werden nach Verstärkung von einem Schreiber registriert. Neben diesen, auf Flüssigkeitssystemen beruhenden Meßmethoden wurden Gewebsdruckmessungen auch mit Tip-Kathetern durchgeführt. Wegen der geringen Resistenz und der hohen Kosten dieses, für intravasculäre Messungen entwickelten Meßfühlers, wurden keine Langzeitmessungen durchgeführt. Die bei Vergleichsmessungen erzielten Werte entsprachen den Ergebnissen der oben angeführten Methoden.

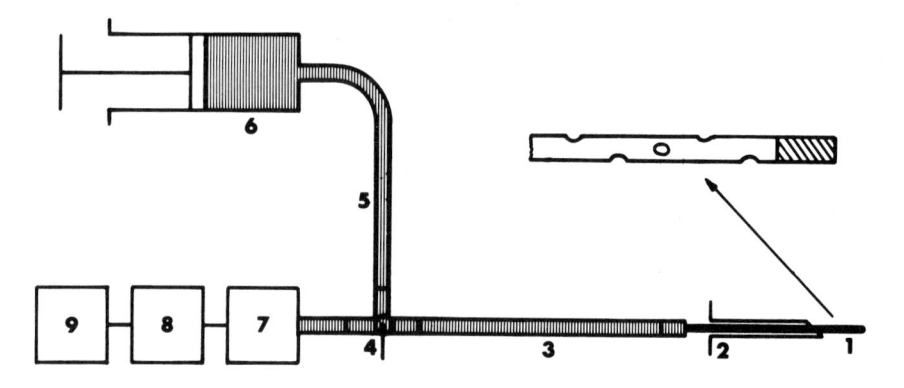

Abb. 2. *1* Meßkatheter; *2* Nadel; *3* Verbindungsschlauch; *4* 3-Weg-Hahn; *5* Verbindungsschlauch; *6* Perfusor (Motorspritze); *7* Druckwandler; *8* Verstärker; *9* Registriergerät

Zusammenfassung

Nach Beschreibung der Technik der Gewebsdruckmessung mit Nadel, Wick-Katheter und Perfusionskatheter werden Vor- und Nachteile der einzelnen Methoden diskutiert.

Literatur

1. Fadnes H O, Aukland K (1977) Protein Concentration and Colloid Osmotic Pressure of Interstitial Fluid Collected by the Wick Technique. Microvascular Research 14: 11–25
2. Fadnes H O, Reed R K, Aukland K (1977) Interstitial Fluid Pressure in Rats Measured with a Modified Wick Technique Microvascular Research 14: 27–36
3. Guyton A C, Prather J, Scheel K, McGehee J (1966) Interstitial Fluid Pressure IV. Its Effect on Fluid Movement through the Capillary Wall. Circulation Research Vol XIX: 1022–1033
4. Guyton A C (1972) I. Compliance of the Interstitial Space and the Measurement of Tissue Pressure. Pflügers Arch (Suppl) 336: 1–20
5. Matsen F A, Mayo K A, Sherridan G W, Krugmire R B (1976) Monitoring of intramuscular pressure. Surgery 79, VI: 702–709
6. Mubarak S J, Hargens A R, Owen C A, Garetto L P, Akeson W H (1976) The Wick Catheter Technique for Measurement of Intramuscular Pressure. J B Joint Surg 58-A: 1016–1020
7. Prather J W, Bowes D N, Warell D A, Zweifach B W (1971) Comparison of Capsule and wick techniques for measurement of interstitial fluid pressure. J Appl Physiol 31: 942–945
8. Reneman R S, Arts T (1977) Tissue Pressure. Bibliotheca Anatomica 15: 92–95
9. Snashall P D, Lucas J, Guz A, Floyer M A (1971) Measurement of interstitial fluid pressure by means of a cotton wick in man and animals: an analysis of the origin of the pressure. Clin Science 41: 35–53

Vergleichende Druckmessungen im vorderen Unterschenkelcompartment nach Frakturen und Operationen am Unterschenkel

C. Werhahn und Th. Schultz, Berlin

Die Extensoren des Fußes und der Zehen mit ihrem Gefäßnervenstrang liegen auf der lateralen Tibiaseite in einem nur begrenzt dehnbaren Schlauch eingebettet, der dorsal durch die Membrana interossea, Tibia und Fibula und ventral durch die Fascia cruris anterior gebildet wird. Nimmt das Volumen des Inhaltes dieser Loge infolge eines Ödems oder Hämatoms zu, steigt der intracompartmentale Gewebedruck an.

Bei ansteigendem Gewebedruck kann der transmurale Druckgradient so stark abfallen, daß die Gewebeperfusion gedrosselt und unter Umständen unterbrochen wird.

Die Abnahme der Gewebeperfusion bei ansteigendem intracompartmentalen Druck geht mit einer Verringerung des Gefäßquerschnittes einher. Hiervon betroffen sind in erster Linie die Arteriolen und Capillaren. Die Engstellung der Widerstandsgefäße erfolgt passiv durch die zirkuläre elastische Wandspannung und aktiv über eine Zunahme des Vasomotorentonus. Mit diesen Regulationsmechanismen kann ein weiterer Abfall des transmuralen Druckes zunächst verhindert werden. Steigt der Gewebedruck so stark, daß der sogenannte kritische zum Verschluß führende Gewebedruck [1] überschritten wird, kommt es zum Arteriolenspasmus, durch den die Strombahn verlegt wird.

Der Gesamtdurchmesser der Strombahn hängt bei einem vorgegebenen Gewebedruck von der Höhe des intravasalen Druckes und dem Vasomotorentonus ab. Die Capillaren kollabieren schon, wenn der lokale Gewebedruck den Capillarendruck übersteigt.

Die Nadelmethode (Abb. 1), erstmalig 1884 von Landerer beschrieben und 1946 von McMaster wieder eingeführt, hat sich zur Messung des Gewebedruckes bewährt. Wir verwenden ein mit physiologischer Kochsalzlösung gefülltes geschlossenes System mit einem Manometer, einem Dreiwegehahn mit aufgesetzter Spritze, einer Kanüle mit einem Durchmesser von 18 Gauge und einem Verbindungsschlauch. Nach Punktion des Tibialis anterior Compartments am Übergang zwischen körpernahen und mittleren Drittel der Fibula 3–4 cm lateral der Tibiavorderkante wird der Nullpunkt bestimmt. Das Prinzip der Messung beruht darauf, den Druck im System dem Druck im Compartment anzugleichen. Der Druckausgleich ist erreicht, wenn infolge einer weiteren Steigung des Druckes im System Flüssigkeit aus dem System in den Muskel übertritt. Jetzt wird der Dreiwegehahn zur Spritze hin verschlossen. Nach kurzer Zeit zeigt das Manometer einen konstanten Wert an, der dem Druck im Compartment entspricht.

In Tierversuchen an Ratten und Kaninchen wurde die Genauigkeit der Meßmethode überprüft. Nach Abklemmen der Vena femoralis in der Lacuna vasorum steigt der Druck von + 3 cm H_2O auf 8 cm H_2O. Die Abweichung von Tier zu Tier beträgt ca. 5%.

An 15 gesunden Normalpersonen wurde als Normalwert in Ruhe im vorderen tibialen Compartment ein Druck von + 9 cm H_2O gemessen.

Routinemäßig messen wir nach größeren Knochenoperationen im Unterschenkelbereich erstmalig 3–4 Std post operationem unter Belassung des Operationsverbandes. Hat der Druck bei der ersten Messung und bei den weiteren Kontrollen an den folgenden 2 Tagen 40 mm H_2O nicht überschritten, führen wir keine weiteren Messungen durch und beobachten den Patienten klinisch. Bei normalem Verlauf nach Plattenosteosynthesen an der Tibia

Muskeldruckmessung mit der Nadelmethode

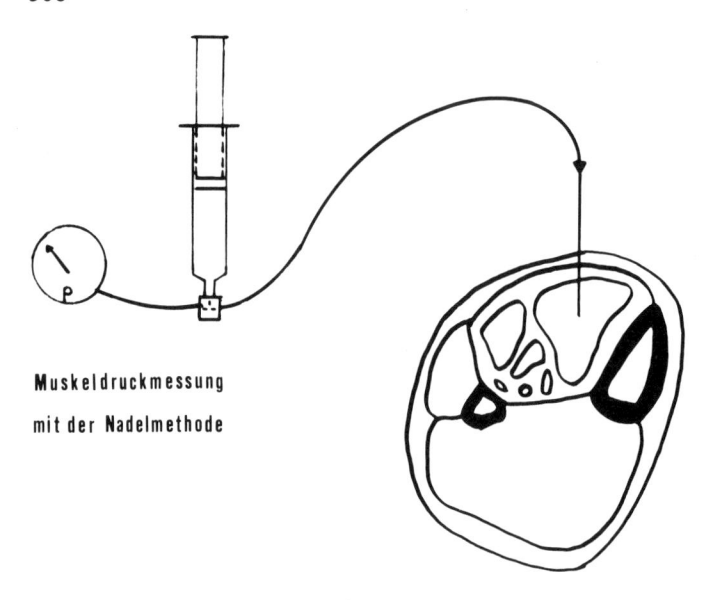

Abb. 1. Schematische Darstellung der Meßmethode: Von links nach rechts Manometer, Dreiwegehahn mit aufgesetzter Spitze und Punktion des vorderen tibialen Compartments

(Abb. 2) liegen die Druckwerte in der ersten postoperativen Phase am höchsten. Schon ab erstem postoperativem Tag fallen die Werte kontinuierlich ab, um gegen den 5. postoperativen Tag nahezu den Normalwert zu erreichen.

Nach einer beidseitigen Tibiakopfumstellungsosteotomie wurden im rechten Compartment in der ersten postoperativen Phase ein bedrohlich hoher Wert von 65 cm H_2O festgestellt. Zehn Stunden postoperativ wurde auf dieser Seite eine Zehenheberschwäche beobachtet. Die Patientin klagte über starke Schmerzen und Paraesthesien im betroffenen Unterschenkel. Da einerseits die Kreislaufverhältnisse stabil waren, die arteriellen Fußpulse deutlich getastet werden konnten, die Nagelprobe eine ausreichende Capillardurchblutung anzeigte und andererseits der Druck im vorderen Compartment 24 Std post operationem auf einen Wert um 50 cm H_2O abgefallen war, nahmen wir von operativen Maßnahmen zur Druckentlastung Abstand. Die infolge eines flüchtigen Compartmentsyndroms entstandene Lähmung bildete sich dann auch innerhalb eines Monats vollständig zurück.

Sinkt bei polytraumatisierten Patienten mit Unterschenkeltrümmerfrakturen der arterielle Mitteldruck ab (Abb. 3), muß man schon bei Druckwerten unter 60 cm H_2O in der Tibialis anterior Loge mit einem Compartmentsyndrom rechnen und sich entsprechend früher zur Fasciotomie entschließen.

Das rechtzeitige Erkennen eines Compartmentsyndroms dürfte bei genauer Untersuchung der Patienten in der Regel keine Schwierigkeiten bereiten. Mit der Nadelmethode kann der lokale Gewebedruck schnell und reproduzierbar gemessen werden. Die Kenntnis des Gewebedruckes und des mittleren arteriellen Druckes erlaubt eine qualitative Beurteilung des transmuralen Druckes und in Verbindung mit der Klinik die Aussage, ob eine bedrohliche Ischämie vorliegt. Der klinische Wert der vorgestellten Methode liegt unserer Ansicht nach darin, daß in kritischen Fällen, wenn z.B. wenige Stunden post operationem eine Zehenheberschwäche festgestellt wird, die Verlaufskontrolle des intracompartmentalen

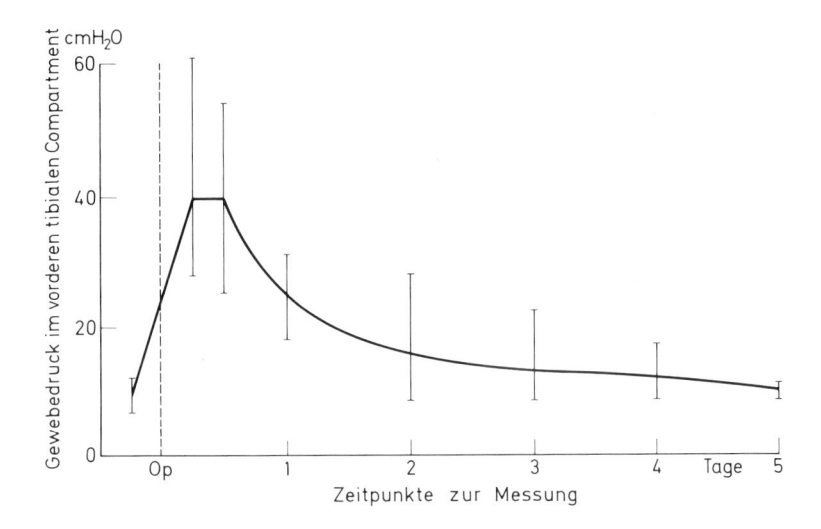

Abb. 2. Verlauf des intracompartmentalen Druckes nach Unterschenkelosteosynthesen. Fällt der intracompartmentale Druck im Anschluß an die erste postoperative Phase ab, besteht keine Gefahr für die Entwicklung eines Anticussyndroms

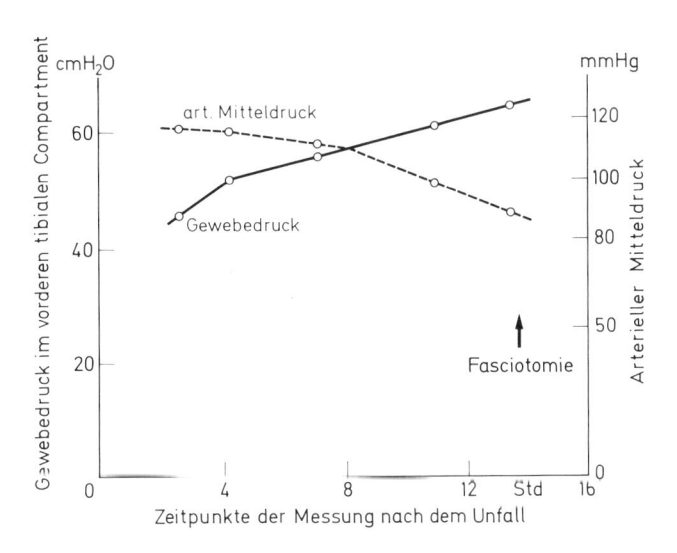

Abb. 3. Sinkt bei polytraumatisierten Patienten der arterielle Mitteldruck ab, muß schon bei einem intracompartmentalen Gewebedruck um 50 cm H_2O mit einem Anticussyndrom gerechnet werden

Druckes eine Tendenzbeurteilung gestattet. Gelingt es mit konservativen Maßnahmen wie Kreislaufstabilisierung, Entfernen aller komprimierenden Verbände, Lagerung der Extremität und medikamentöse Therapie mit abschwellend wirksamen Substanzen den Druck zu senken, können die operativen Maßnahmen zur Druckentlastung, wie die Fasciotomie,

Entlastungsschnitte oder die Scarifikation der Haut mit allen ihren möglichen Folgen, wie lange Hospitalisierung, Infektion und störenden Narbenbildung vermieden werden.

Literatur

1 Burton A C, Yamada S (1951) Relation between blood pressure and flow in human forearm. J. Appl Physiol 4: 329
2 McMaster P J (1946) The Pressure and Interstitial Resistance prevailing in the normal and oedematous skin of animals and man. J ex med 84: 473
3 Landerer A (1946) Zitat bei McMaster. J Exp med 84: 473

Compartment-Druckmessung in der Unfallchirurgie

E. Kober und und H.G. Ender, Wien

In den letzten 2 Jahren haben wir im Lorenz Böhler-Krankenhaus, Wien, bei Verdacht auf ein Ischämiesyndrom in 87 Fällen Druckmessungen durchgeführt. Wir verwenden dabei die einfache Methode von Whitesides, weil sie von jedermann zu jeder Zeit und ohne aufwendige apparative Ausrüstung durchgeführt werden kann. Es wird dabei ein zusammenhängendes System über einen Dreiweghahn hergestellt. An einem Ende des Dreiweghahnes ist der Riva-Rocci-Apparat zum Ablesen des Druckes in mm Hg angeschlossen. Gegenüber ist ein Endteil eines Infusionsbesteckes, welches zur Hälfte mit einer Kochsalzlösung gefüllt ist und mit einer Nadel in das zu messende Compartment gestochen wird. Die Druckregulierung erfolgt mit einer luftgefüllten Spritze am dritten Anschluß des Dreiweghahnes. Mit ihr wird der Druck im System so lang erhöht oder verringert, bis der Meniscus der Kochsalzlösung eine Gerade bildet. Die Meßtechnik ist wahrscheinlich ausreichend bekannt.

Im Gegensatz zu den Empfehlungen von Whitesides führen wir jedoch die Entlastung des Compartments, abhängig vom mittleren arteriellen Druck, bereits bei etwa 30 bis 35 mm Hg durch. Wir beginnen zuerst immer mit einer subcutanen Fascienspaltung und führen anschließend eine Kontrollmessung durch. Wenn der Druck auf 20 mm Hg abgesenkt werden konnte, kann die Entlastung als ausreichend betrachtet werden. Ist dies nicht der Fall, soll man sich auch aus kosmetischen Gründen nicht scheuen, einen großen Entlastungsschnitt durch die Haut zu führen, weil dies allein eine sichere Entlastung gewährleistet. In den meisten Fällen kann nach 3 bis 5 Tagen die Haut sekundär mühelos geschlossen werden.

Wir haben bis jetzt 87 Fälle gemessen, davon 56mal am Unterschenkel, 4mal am Oberschenkel, 8mal bei Fersenbeinbrüchen in den Logen der Fußsohle, 4mal bei Verletzungen der Hand. Wir haben auch bei einer Serie von 15 Schenkelhalsbrüchen den intracapsulären Druck gemessen, diese Fälle sollen jedoch aus der Betrachtung ausgeschlossen sein.

Bei den 56 am Unterschenkel gemessenen Fällen haben wir in 36 Fällen einen erhöhten Druck gefunden. In 25 Fällen haben wir eine Fasciotomie durchgeführt, in 11 Fällen wurden lediglich Kontrollmessungen durchgeführt. Es hat sich dabei gezeigt, daß es auch bei Werten nur wenig über 30 mm Hg oft bis zu einer Woche dauert, bis sich der Druck ausreichend normalisiert. Heute würden wir die Vielzahl dieser Fälle sofort percutan entlasten. Am häufigsten war die vordere Loge mit 22 Fällen betroffen, die hintere Loge war 2mal und die mediale Loge einmal vorwiegend betroffen. Bei den Fasciotomien haben wir 17mal nur 1 Compartment, 7mal 2 Compartments und nur einmal 3 Compartments entlasten müssen. Die Resektion der Fibula zur Entlastung aller Compartments haben wir nie durchgeführt.

Zwölfmal haben wir die Fasciotomie subcutan durchgeführt, 13mal mit einem großen Entlastungsschnitt der Haut, wovon wir 9mal sekundär die Haut nach 4–6 Tagen schließen konnten. Nur 3mal mußten wir ein Dermatom verwenden.

Am Oberschenkel haben wir 4mal eine Entlastung durchführen müssen, wir haben 2mal ein Ödem und 2mal ein Hämatom gefunden. Bei den Hämatomen am Oberschenkel handelt es sich meist um Gefäße, welche durch direktes Trauma direkt am Knochen abgequetscht sind. Es muß dann der Muskel bis zum Knochen mobilisiert und das meist große Hämatom ausgeräumt werden. Geschieht dies nicht, kommt es zu Verkalkungen und zu drastischen Einschränkungen der Kniefunktion.

In der letzten Zeit messen wir bei allen Fersenbeinbrüchen der Gruppe V und VI den Druck in den Logen der Fußsohle sowie an der Medial- und Lateralseite des Fersenbeines. Wir haben dabei immer eine erstaunliche Erhöhung des Druckes gefunden. In 6 Fällen haben wir die Scarifizierung durchgeführt.

Bei Verletzungen der Hand wird unserer Meinung nach zu wenig auf die ausreichende Entlastung der Hohlhand geachtet. Bei Quetschverletzungen kommt es zu erheblichem Anstieg des Druckes, was zu Nervenschädigung und zu ischämischen Schädigungen der kurzen Handmuskulatur führt. Wir haben 4mal in der Hohlhand gemessen und 4mal das Lig. carpi transversum zur Entlastung gespalten. Zweimal wurde sogar durch Gegenincision am Handrücken die Entlastung erforderlich. Sekundär läßt sich dann die Haut immer gut schließen.

Wir messen jetzt routinemäßig bereits bei geringstem Verdacht auf ein Compartment-Syndrom die Druckverhältnisse mit der Methode nach Whitesides. Wir entlasten bereits bei einer Erhöhung des Druckes, abhängig vom mittleren arteriellen Druck, bei etwa 30 bis 35 mm Hg. Die immer durchgeführte Kontrollmessung ergibt eine exakte Aussage über den Erfolg der Entlastung. Der Wert der Methode hat sich bei uns besonders auch als diagnostische Hilfe bei unklaren Fällen und bei bewußtlosen Verletzten bewährt.

Behandlung von Spätfolgen nach Muskelkompressionssyndrom

U. Lanz und H. Schott, Würzburg

Rekonstruierende Operationen nach Fascienlogensyndrom haben drei Ziele:
1. Die Wiederherstellung der Funktion peripherer Nerven,
2. die Beseitigung von Gelenkkontrakturen,
3. den Ersatz verlorengegangener Muskelfunktion.

Unter dem Aspekt des Muskelschadens teilen wir das Fascienlogensyndrom in ein akutes reversibles Stadium und ein zweites irreversibles Stadium ein. Eine rechtzeitige Fasciotomie kann in aller Regel verhindern, daß die akute Muskelischämie zu einer irreversiblen Muskelnekrose wird. Im dritten Stadium schließlich wird die nekrotische Muskulatur durch Narbe ersetzt.

Mit welchem morphologischen Substrat haben wir es zu tun? Typisch ist im zweiten Stadium die gelbe Muskelnekrose. Lediglich bei ganz frischen Nekrosen kann die Muskulatur noch eine blaß-braune Farbe aufweisen. Im dritten Stadium überwiegt die weißliche, sehr derbe Narbe. In ihrem Zentrum kann noch gelbe Nekrose vorhanden sein. Nicht in jedem Fall ist die gesamte Muskulatur nekrotisch. Besonders an den Handbinnenmuskeln kann die interstitielle Nekrose beobachtet werden, bei welcher nur einzelne Muskelfasern zugrunde gehen, die später durch Bindegewebe ersetzt werden. Ein solcher Muskel kann noch eine Restfunktion aufweisen, wenngleich er insgesamt schrumpft.

Wichtigstes Ziel bei der Behandlung ischämischer Muskelnekrosen ist die Wiederherstellung der Nervenfunktion. Dies geschieht durch eine *Neurolyse:* die Nerven müssen aus der Umklammerung durch die Muskelnekrose oder Narbe befreit werden. In den meisten Fällen ist der Nerv nur zweitgradig geschädigt, d.h. es sind zwar die Achsenzylinder zugrunde gegangen, das Nervenbindegewebe ist jedoch intakt. Nach der Neurolyse können deshalb die Nervenfasern im Nervenbindegewebe erneut aussprossen. Die Voraussetzung hierfür ist jedoch, daß der Nerv in gesundem, gut durchblutetem Gewebe zu liegen kommt. Keinesfalls darf der Nerv nach seiner Lösung erneut in die Muskelnekrose zurückgelegt werden. Bei Vernarbung der Nervenhüllen ist eine innere Nervenlösung unter Einsatz des Operationsmikroskops, entweder in Form einer epineuralen oder aber einer interfasciculären Neurolyse, erforderlich. In sehr seltenen Fällen ist der Nerv so ausgedehnt geschädigt, daß eine Regeneration ausgeschlossen ist; in solchen Fällen muß die geschädigte Nervenstrecke reseziert, der Defekt durch autologe Nerventransplantate überbrückt werden.

Bei einer segmentalen Muskelnekrose oder bei der interstitiellen Fibrose kann noch genügend kontraktile Muskelsubstanz vorhanden sein, um eine nutzvolle Funktion der Muskulatur zu erlauben. Die dabei meist vorhandene Kontraktur läßt *Verlängerungsoperationen* notwendig werden. Eine Verlängerung kann einmal durch Desinsertion der Muskulatur an ihrem Ursprung erfolgen, oder aber durch stufenförmige Verlängerungstenotomien. An der Beugeseite des Unterarmes ist es als Sonderfall möglich, die Superficialissehne unter Verlängerung auf die Profundussehnen zu setzen. An der Hand ist bei einer Kontraktur der Handbinnenmuskeln im allgemeinen die Excision der Seitenzügel der Streckaponeurose nach Littler ausreichend. Wichtig für alle Verlängerungsoperationen ist es, daß die Vernarbungsvorgänge weitgehend abgeschlossen sind, da es sonst zu einem Rezidiv der Kontraktur kommen kann.

Ausgedehnte *Muskelnekrosen* oder deren narbige Reste müssen *excidiert* werden. Dies ist insbesondere wichtig, wenn die Nekrose infiziert ist. Ohne die Excision ist eine Infektion in solchen Fällen kaum zu beherrschen. Die Excision der Nekrose erlaubt es, die Nerven in gut durchblutetes Gewebe zu verlagern, zum anderen beseitigt sie die Kontrakturen. Funktionswichtige Muskeln müssen anschließend durch Muskel- oder Sehnen-Transfers ersetzt werden. Reichen die verbliebenen Muskeln nicht mehr aus, alle Gelenke zu bedienen, so muß die Zahl der Gelenke durch Arthrodesen vermindert werden.

Die im folgenden geschilderten Fälle sollen die Anwendung dieser Behandlungsprinzipien verdeutlichen:

Fall 1: W.R., 10jähriger Bub, Zustand nach supracondylärer Humerusfraktur links. 1/2 Jahr danach besteht eine Beugekontraktur des Ellenbogengelenkes sowie eine Teillähmung des N. medianus und N. ulnaris. Es war bereits deshalb eine operative Verlagerung des N. ulnaris am Ellenbogengelenk vorgenommen worden, außerdem war fünf Monate lang elektrisiert worden. Beide Maßnahmen blieben ohne Erfolg. Bei der Operation zeigte sich der wahre Schaden: die Unterarmbeugemuskulatur war im proximalen Viertel vollständig vernarbt, beide Nerven waren in dieser Narbe komprimiert. Die Nerven wurden aus der Narbe gelöst, anschließend auch interfasciculäre Neurolyse unter dem Operationsmikroskop. Die Muskulatur wurde von ihrem Ursprung abgelöst und weiter distal inseriert. Daraufhin kehrte die Nervenfunktion zurück, die Ellenbogenbeweglichkeit normalisierte sich. Für die Fingerbeugemuskulatur war der Ausfall so gering, daß keine weiteren Maßnahmen erforderlich waren.

Fall 2: H.P., 10jähriges Mädchen, Zustand nach supracondylärer Humerusfraktur, welche in einer Vertikalextension behandelt worden war. Es bestand eine Krallenstellung aller Finger. Die Hand war im Medianus- und Ulnarisbereich anästhetisch. Die Finger waren weitgehend unbeweglich. Bei der Operation fand sich die gesamte Unterarmbeugemuskulatur nekrotisch, vom Rand her war sie bereits durch Narbe ersetzt. Es erfolgte Excision der Narben und eine Lösung des N. medianus und ulnaris im ganzen Verlauf des Unterarmes. Zum Ersatz der verlorengegangenen Muskulatur wurde der M. brachoradialis auf die Sehne des M. flexor digitorum profundus und der Extensor carpi radialis longus auf den Flexor pollicis longus transponiert. Danach allmähliches Wiederkehren der Sensibilität und der Funktion der Handbinnenmuskeln. Wegen Insuffizienz der Handgelenkextension, wahrscheinlich infolge einer hier ebenfalls bestehenden ischämischen Muskelschädigung, erfolgte nach Abschluß des Wachstums eine Handgelenksarthrodese. Die Patientin kann die Hand jetzt wieder als Beihand gebrauchen.

Fall 3: L. I., eine 55jährige Frau erlitt bei einem Suicidversuch eine Barbituratintoxikation. Im Koma war sie offensichtlich auf ihrer rechten Hand gelegen. Der erstbehandelnde Arzt beschrieb die Hand erheblich geschwollen, die Haut war in Blasen abgehoben, wie bei einer Verbrennung. Drei Monate hatte sich eine erhebliche Adduktionskontraktur des Daumens und eine Intrinsic-Plus-Stellung des II. und III. Fingers entwickelt. Die Operation ergab einen narbigen Ersatz des M. adductor pollicis. Dieser wurde exstirpiert. Die Funktion des II. und III. Fingers wurde durch Teilresektion der Seitenzügel der Streckapponeurose nach Littler verbessert.

Postoperativ normalisierte sich die Fingerbeweglichkeit, wenngleich der Spitzgriff auch noch durch den Verlust des M. adductor pollicis kraftgemindert blieb.

Fall 4: S.W., ein 25jähriger Mann zog sich bei einem Verkehrsunfall eine Unterschenkelfraktur links am distalen Drittel zu. Die Tibia war mit einer geschlossenen Marknagelung versorgt worden. Nach dieser Operation klagte der Patient über heftige Schmerzen und Gefühlsstörungen in der Fußsohle; in den folgenden Monaten entwickelte sich eine zunehmende Krallenstellung der Zehen.

Die Operation, bei welcher die Tibialis-posterior-Loge eröffnet wurde, ergab eine segmentale Narbe des Flexor digitorum longus und des Flexor hallucis longus. Der N. tibialis war im Nekrosenbereich komprimiert. Es wurde eine Neurolyse ausgeführt. Die Muskelnekrosen wurden excidiert. Auf einen Ersatz der Funktion der Zehenbeuger wurde verzichtet. Nach der Operation normalisierte sich das Gefühl an der Fußsohle. Das Gehvermögen war nicht mehr nennenswert beeinträchtigt.

Fall 5: B.M., ein 8jähriges Mädchen, 3 Jahre nach Tibiakopffraktur, in deren Verlauf es angeblich zu einer Peronaeusparese gekommen war. Bei der Aufnahmeuntersuchung ließen sich keine Nervenausfälle mehr nachweisen, die Zehenstrecker waren intakt, als einziges fehlte die Funktion des M. tibialis anterior.

Eine Probeexcision aus diesem Muskel ergab eine völlige Vernarbung, so daß kein Zweifel mehr daran bestand, daß der Zustand ursprünglich auf ein Tibialis-anterior-Syndrom zurückzuführen war.

Zum Ersatz der verlorengegangenen Muskelfunktion wurde der M. peronaeus longus am lateralen Fußrand durchtrennt und auf das Os metatarsale II transportiert. Zur Stützung der Fußwölbung wurde der distale Stumpf des M. peronaeus longus durch den M. peronaeus brevis motorisiert.

Durch diese Maßnahme konnte eine nahezu normale Fußbeweglichkeit erreicht werden, auch die Statik des Fußes war nicht mehr gestört.

Bei der ischämischen Muskelnekrose geht funktionswichtiges Gewebe unwiederbringlich zugrunde. Trotz aller Möglichkeiten der Rekonstruktion kann deshalb immer nur eine Defektheilung erwartet werden. Umso mehr sollte deshalb das Augenmerk darauf gerichtet werden, derartige katastrophale Zustände durch eine rechtzeitige Diagnose und zielstrebige Behandlung zu verhindern.

Das Tibialis-anterior-Syndrom: plastisch-chirurgische Versorgung von Patienten nach Tibialis-anterior-Syndrom

F. Dirnberger, H.G. Bruck, Wien

Ein Verschluß der A. tibialis anterior oder eine Mangeldurchblutung in ihrem Versorgungsgebiet können zu ischämischen Schäden führen, und zwar Nekrosen im Bereich der Streckmuskulatur des Unterschenkels und je nach Dauer und Ursache der Ischämie auch zur Schädigung der darübergelegenen Haut.

Je nach Ursache der Ischämie und Dauer und Höhe des Druckanstieges im vorderen Tibia-Compartment, können im wesentlichen 3 verschiedene klinische Bilder des TAS unterschieden werden.

1. Der (akute) thromb-embolische Verschluß der A. tibialis anterior führt in seiner Folge zu einer teilweisen bis vollkommenen Muskelnekrose im Versorgungsgebiet. Hautnekrosen sind selten und hängen von der Ausbildung eines Kollateralkreislaufes ab.
2. Das „klassische Tibialis-anterior-Syndrom" wie es als Folge eines raschen Druckanstieges im vorderen Unterschenkel-Compartment entsteht. Blutungen im Gefolge von Tibia/Tibiakopf-Frakturen, Muskelrisse und der Abriß der A. tibialis anterior sind die häufigsten Ursachen.
Muskelschäden stehen im Vordergrund – Hautnekrosen sind selten und treten meist nur als Folge einer zu spät durchgeführten Dekompression oder durch zusätzliche direkte Traumen auf die Haut auf.
3. Die Kompression des vorderen Unterschenkel-Compartments von außen: am häufigsten durch zirkuläre drittgradige Verbrennungen der Haut und durch direkte Quetschung.
Im Vordergrund steht die Schädigung der Haut. Die Muskelschäden treten erst spät – oft nach Tagen – auf, da der Druckanstieg im Inneren des Compartments langsam einsetzt und sie betreffen meist nur die oberflächennahen Muskelschichten.

Der Traumatologe sieht das TAS meist in seiner inzipienten oder akuten Phase. Die Prävention und alle Maßnahmen die eine massive Haut- und Muskelschädigung verhindern, liegen in der Regel in seinen Händen.

Aufgabe des plastischen Chirurgen ist es, die Haut- und Muskeldefekte die nach der primären chirurgischen Intervention und als Folge der ischämischen Nekrose entstanden sind, zu decken. Um eine gute Ausgangssituation dafür zu schaffen und damit eine optimale Rehabilitation bei möglichst kurzer Hospitalisierung, sind die folgenden Richtlinien zum Zeitpunkt der ersten chirurgischen Intervention im Rahmen der Akut-Versorgung zu beachten.

Lage und Länge der Hautincision (Abb. 1)

Die für die Fasciotomie und gefäßchirurgische Operationen notwendige Hautincision soll mindestens 8–10 cm lateral der vorderen Tibiakante erfolgen und mindestens 15 cm lang sein. Das Caput Fibulae kann dafür als Orientierungspunkt dienen. Die Muskelfascie kann danach kulissenartig weiter medial gespalten werden. Die so entstehende Hautbrücke ist ausreichend breit für eine direkte Deckung der lateralen Tibiaseite. Der verbleibende

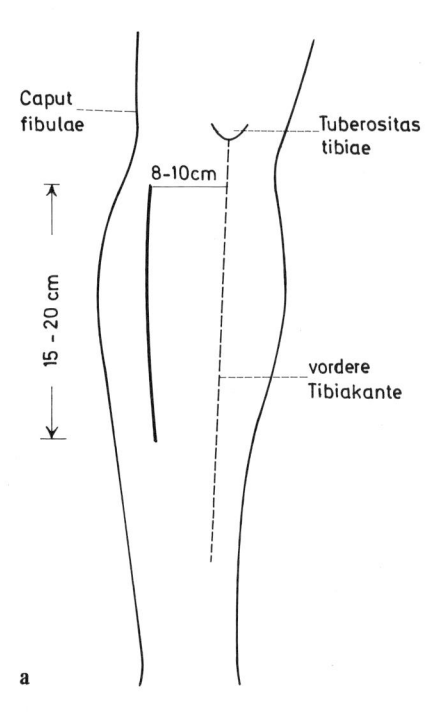

Abb. 1a, b. Lage und Länge der Hautincision

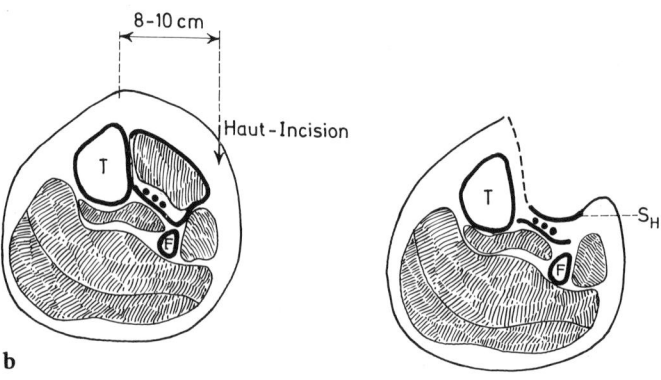

Hautdefekt liegt über der Unterschenkel-Muskulatur und nicht über dem Periost der Tibia und ermöglicht so eine meist problemlose Deckung durch Spalthaut.

Häufig bekommt der plastische Chirurg folgendes Bild zu sehen: Eine Fasciotomie wurde durchgeführt und nekrotische Muskulatur bereits ganz oder teilweise entfernt. Durch eine zu weit medial gelegene Haut-Incision, die meist noch zusätzliche Hautrandnekrose und die natürliche Retraktion der Wundränder liegt die laterale Fläche der Tibia frei. Fascienreste und Sehnenstümpfe bewirken eine verzögerte Wundreinigung, der Wundgrund ist schmierig belegt, oft purulent und das Periost der Tibia ist bereits geschädigt.

Durch eine intensive mechanische Wundreinigung, wobei besonders auf die Erhaltung des Tibia-Periosts geachtet werden muß, versuchen wir in diesen Fällen so bald als möglich eine Deckung mit Spalthaut durchzuführen.

Ein derartiger Hautersatz über dem Tibiaknochen kann natürlich nur von minderer Qualität sein. Größere Defekte mit freiliegenden Knochen erfordern aufwendige Fernlappen-Plastiken (Crossleg). Freie mikrochirurgische Lappenplastiken sind wegen der Gefäßschäden nicht möglich.

Frühzeitige Spalthautdeckung des Restdefektes

Auch nach erfolgreicher Prävention eines TAS ist jeder Versuch, die Hautränder durch direkte Naht, mit Hilfe lokaler Verschiebelappen oder durch „sogenannte Entlastungsschnitte", zu verschließen absolut kontraindiziert. Eine Spalthautdeckung kann bei guter Konditionierung des Wundgrundes schon nach der ersten Woche durchgeführt werden. Die Schrumpfung der Spalthaut führt zu einer Approximation der Wundränder, so daß gegebenenfalls zu einem späteren Zeitpunkt die Narbe excidiert und damit eine kosmetische Verbesserung erreicht werden kann.

Die Konditionierung der Wunde

Eine wesentliche Bedingung für eine frühzeitige Deckung des Defektes ist die frühe und exakte Nekrosenabtragung und die Reduktion der Kontamination. Alle Sehnenstümpfe, nekrotische Muskel- und Fascienreste müssen entfernt werden, da sie sich niemals regenerieren und nur zu einer Verzögerung der Wundreinigung führen. In unseren Händen hat sich besonders die lockere Tamponade der Wundhöhle durch Beta-Isodona getränkte Gazetupfer bewährt.

Um eine zu starke Retraktion der Wundränder zu vermeiden, können diese durch zwei Situationsnähte über die laterale Tibiakante gezogen werden.

Durch diese Maßnahmen ist in der Regel eine Deckung des Defektes – auch bei ausgedehntem Verlust der Muskulatur – innerhalb der ersten zehn Tage möglich. Wir verwenden in der Regel dicke „mesch-grafts", die gut anheilen und relativ bald belastbar sind.

Zusammenfassung

Zu den Aufgaben der plastischen Chirurgie gehört die Deckung von Hautdefekten, die als Folge eines TAS oder im Zuge seiner Prävention auftreten. Diese sind neben der Art und Dauer der ischämischen Schädigung abhängig von der adaequaten primären Versorgung der Patienten bei drohendem oder akutem TAS.

Neben der zeitgerechten Spaltung der Haut und der Fascie zur Dekompression des vorderen Tibia-Compartements ist die richtige Position der Hautincision zur Verhinderung von Folgeschäden wesentlich. Die radikale Nekrosenabtragung und Wundkonditionierung sind Voraussetzung für eine frühzeitige Spalthautdeckung eines Hautdefektes nach TAS.

Literatur

Basset J (1966) Arterial injury associated with fracture. Arch Surgery 92: 13
Colt J D (1965) Early Fasciotomy in anterior tibial syndrome. Am Surg 31: 716

7. Fixateur Externe

Experimentelle Grundlagen zur optimalen Montageform äußerer Spanner

H. Martinek, E. Egkher und B. Wielke, Wien

Der äußere Spanner soll bei einem Minimum an Implantaten ein Maximum an Stabilität gewährleisten. Es kann daher eine Steigerung der Festigkeit nicht durch mehr oder dickere Steinmann-Nägel erfolgen, sondern es sind möglichst wenig Steinmann-Nägel bzw. Schanzsche Schrauben unter Ausnützung mechanischer Gesetzmäßigkeiten so anzuordnen, daß zumindest Übungsstabilität erreicht wird.

Wir haben experimentelle Untersuchungen über die optimale geometische Anordnung der Steinmann-Nägel durchgeführt, aus denen sich Aussagen ergaben, die beim Anlegen eines Spanners berücksichtigt werden sollten.

Methodik

An menschlichen Schienbeinknochen wurden Frakturen gesetzt und mit einem äußeren Spanner in der jeweils zu untersuchenden Anordnung wieder stabilisiert. Das proximale Teilstück wurde fest eingespannt, das distale Teilstück belastet und die dabei auftretenden Bewegungen im Frakturbereich (Verkippung α und Verschiebung x) mit Meßuhren registriert (Abb. 1). Es wurde dann jene optimal stabile Anordnung gesucht, bei der die Messung von α und x einen möglichst kleinen Wert ergab.

Ergebnisse

Aus diesen Untersuchungen lassen sich einige Forderungen herausarbeiten, die intraoperativ beim Aufbau eines Fixateur externe zu berücksichtigen sind und durch deren Beachtung optimale Stabilität erreicht werden kann (Abb. 2).
1. Einem Spanner mit räumlicher Verstrebung ist prinzipiell der Vorzug zu geben gegenüber dem Aufbau in nur einer Ebene. Dies kommt auch in Untersuchungen anderer Autoren zum Ausdruck. Es ist aber sehr wesentlich, auf die richtige Lage der Implantate zueinander und zur Fraktur zu achten. Zwei Schanzsche Schrauben sind möglichst frak-

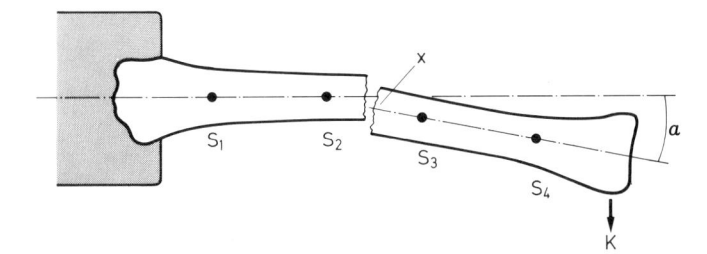

Abb. 1

turnah zu legen, die äußeren Steinmann-Nägel möglichst frakturfern und das zweite Steinmann-Nägel-Paar soll die Distanz zwischen den Schanzschen Schrauben und den äußeren Steinmann-Nägeln annähernd halbieren. Die Plazierung der Schanzschen Schrauben zwischen den Steinmann-Nägeln eines Fragmentes bringt keinen wesentlichen Stabilitätszuwachs und ist zu vermeiden. Optimale Stabilität erreicht man durch 4 Schanzsche Schrauben, das erste Paar möglichst frakturnah, das zweite Paar möglichst frakturfern, die Schanzschen Schrauben zwischen den Steinmann-Nägeln in möglichst großem Abstand zueinander (Abb. 2a). Diese Anordnung ist besonders bei Trümmerzonen im Frakturbereich zu empfehlen.

Muß aus irgendwelchen Gründen auf die räumliche Anordnung verzichtet werden, ist ein Paar Steinmann-Nägel möglichst frakturnah zu legen und auf einen großen Abstand zwischen den äußeren Steinmann-Nägeln und der Fraktur zu achten.

2. Diese unter Punkt 1 angeführte Regel darf bei Frakturen außerhalb der Schaftmitte, also z.B. bei Frakturen im distalen Drittel nicht mehr angewendet werden. Hier soll der Abstand zwischen den Steinmann-Nägeln im proximalen Fragment etwa doppelt so groß sein wie zwischen jenen im distalen Fragment (Abb. 2b).

3. Die Steinmann-Nägel werden durch die einwirkenden Biegekräfte in verschiedenem Maße belastet. Da der am meisten belastete Nagel eine besonders gute Verankerung im Knochen aufweisen soll, ist es auch nicht gleichgültig, in welcher Reihenfolge die Steinmann-Nägel eingebracht werden. Man sollte mit diesem Nagel beim Aufbau des Spanners beginnen, damit ein optimaler Sitz garantiert ist. Bei Frakturen in Schaftmitte wird ein Großteil der Kräfte vom frakturnahen Nagel im proximalen Fragment, bei Frakturen im distalen Drittel vom frakturfernen Nagel im distalen Fragment aufgenommen (Abb. 2c).

4. Eine an und für sich erwünschte interfragmentäre Kompression soll zu keiner bleibenden Verbiegung der Steinmann-Nägel führen. Solange der Steinmann-Nagel nicht plastisch (= bleibend) verformt ist, kann man aus der bestehenden Durchbiegung Rückschlüsse auf das Bestehen eines interfragmentären Druckes ziehen. Ist der Nagel einmal bleibend verbogen, kann auch nach Lockerung des Spanners eine Kompression durch diese plastische Verformung röntgenologisch vorgetäuscht werden. Als grober Richtwert für den Beginn einer plastischen Verformung ist bei einer Einspannlänge von 100 mm eine Durchbiegung von mehr als 2 mm anzunehmen (Abb 2d).

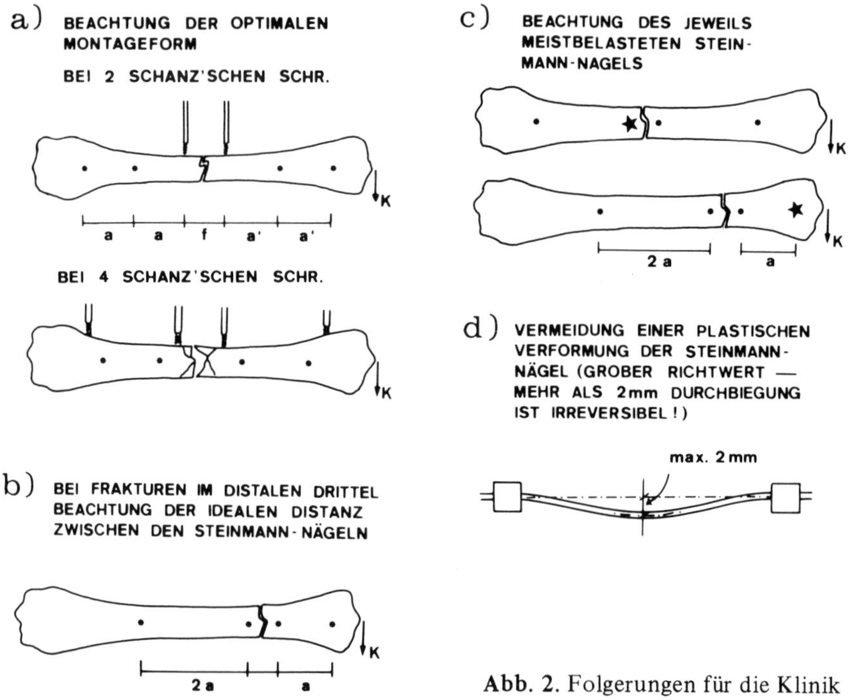

Abb. 2. Folgerungen für die Klinik

Zusammenfassung

In einer experimentellen Untersuchung wurden verschiedene Montageformen äußerer Spanner auf ihre Stabilität gegenüber Biegekräften geprüft und jene operationstechnischen Details herausgearbeitet, deren Beachtung für die Festigkeit der gesamten Konstruktion von großer Bedeutung ist.

Literatur

1 Egkher E, Martinek H, Wielke B (im Druck) How to increase the stability of external fixation units – mechanical tests and theoretical studies. Arch Orthop Traumat Surg
2 Hild P, Hofmann D, Burger H, Kraus J (1977) Festigkeitsuntersuchungen am Fixateur externe unter Biegebeanspruchung. Unfallchir 4: 77–83
3 Labitzke R, Henze G (1978) Biomechanik des Fixateur externe. Unfallheilkd 81: 546–552

Klinisch-experimentelle Untersuchungen zur Stabilität des Fixateur externe

R. Labitze und G. Henze, Essen

Wo sich aus biologischen Gründen die Implantierung von Kraftträgern verbietet, stellt der Fixateur externe das Osteosyntheseverfahren der Wahl dar, wie bei diesem 46jährigen, vielfach verletzten Mann mit drittgradig offener supra- und diacondylärer Femurtrümmerfraktur mit Knochendefekt bei gleichzeitigem Tibiakopf- und subcapitalem Unterschenkelstückbruch.

Nach Längenausgleich des Oberschenkels und Spongiosaplastik aus der zertrümmerten Patella stellt die gelenkübergreifende Konstruktion die gesamte Gliedmaße ruhig, verhindert das Angehen eines Infektes und führt zum knöchernen Abbinden.

Die Art der Kraftaufnahme über die mechanische Einheit: Rahmen plus Knochensäule oder, weit problematischer, nur über das äußere Gestell *ohne* den entscheidenden Stabilitätsgewinn durch das Knochenrohr grenzt die Kompressions- von der Distanzosteosynthese mit Platzhalterfunktion einer Trümmerzone als biomechanisch konträre Montageform ab.

Die mit dem Fixateur erreichte Stabilität drückt sich in der Durchbiegung der Steinmann-Nägel bzw. im Bewegungsausmaß der Frakturenden aus. Wir haben sie als Bewegungsänderung $\triangle$ 1 einer vorgegebenen Distanzstrecke am Modell unter definierter axialer Belastung gemessen.

Die Ergebnisse lassen pauschal die Aussage zu, daß trotz aufwendiger Konstruktion in der Regel lediglich Lagerungsstabilität zu erzielen ist. Das trifft trotz besserer Biegesteifigkeit auch für räumliche Montagen mit Schanzschen-Schrauben zu, die die axiale Belastbarkeit nur um weniger als 1/10 verbessern. Den vielfach geäußerten Optimismus, im äußeren Spanner ein Verfahren zu haben, das die biomechanischen Voraussetzungen einer stabilen Osteosynthese erfüllt, teilen wir nur mit großen Einschränkungen.

Das schwächste Konstruktionselement des Fixateur sind die quer zur Knochenlängsachse eingebrachten Steinmann-Nägel. Ihre hohe Durchbiegung wirkt sich als „Unruhe" im Frakturbereich aus, die mit der Belastung und der Breite des Rahmens zunimmt.

Bei Verminderung der Durchbiegung durch Verwendung von Rohr-Querstangen im Experiment bleibt der Frakturbereich um 2/3 stabiler – statt 3,0 mm verkürzt er sich um 1,1 mm bei jeweils 80 kp Belastung.

Mit den bekannten Montageformen – und da besteht nach Berechnungen und experimentellen Ergebnissen kein Zweifel – kann die Stabilität nicht mehr gesteigert werden, es sei denn, man brächte immer mehr Material ein, was einer Pervertierung des Prinzips, die infektionsgefährdete Frakturzone von Implantaten freizuhalten, gleichkäme.

Es gibt einen Weg, der aus dieser Sackgasse herausführt. Er besteht in der Einführung des Prinzips Zuggurtung in die Fixateur externe-Osteosynthese.

Die Verwirklichung dieses grundsätzlich neuen, zu allen bekannten Konstruktionen differenten Gedankens könnte bedeuten, daß Lagerungsstabilität in Übungs- und möglicherweise in Belastungsstabilität bei Trümmerfrakturen umwandelbar wird. Infektionsverhütung bzw. -ausheilung durch Stabilität, einer der wesentlichen Denkansätze für die Entwicklung des Fixateur, könnte sicherer erreichbar werden.

Der „Zugstangen-Fixateur", wie er genannt werden könnte, entsteht durch Implantierung von vorgespannten Zugstangen, die durch x-förmig gedrehte Schanzsche Schrauben gebildet und am äußeren Rohr über eine Backe eingehängt werden (Abb. 1). Sie halten über ihre eigene Dehnung Bewegungen von der Fraktur fern. Im Experiment umfaßt der Stabilitätsgewinn den außerordentlich hohen Faktor von 10–20. Dafür ein besonders krasses, den Wert beweisendes Beispiel: Bei einseitiger Konstruktion am Oberschenkel beträgt die Verkürzung bei der geringen Last von 15 kp statt 10,35 mm nur noch 0,6 mm!

Sobald das Prinzip experimentell noch eingehender abgesichert ist, werden wir im nächsten Schritt klinische Erfahrungen sammeln.

Folgerungen

1. Eine weitere Steigerung der Stabilität ist durch konventionelle Montageformen mit dem Fixateur externe nicht mehr erreichbar.
2. Der Zugstangen-Fixateur stellt für Distanz-Osteosynthesen einen Stabilitätsgewinn um das 10–20fache in Aussicht.
3. Konstruktiv-technische Verbesserungen, z.B. Ablösung der Steinmann-Nägel, sind erforderlich.
4. Trotz aller Mängel ist der Fixateur externe bei sehr kritischer und eng umrissener Indikation und Gewährleistung einer sorgfältigen Nachbehandlung ein Osteosynthese-Verfahren, das in geübter Hand auch da Rekonstruktionen erlaubt, wo ohne ihn nur die Amputation geblieben wäre. Allgemeine Anwendung ohne Beachtung der biologischen und auf ihn zutreffenden mechanischen Gesetze wird zu den schweren Komplikationen führen, zu deren Verhinderung er entwickelt wurde.

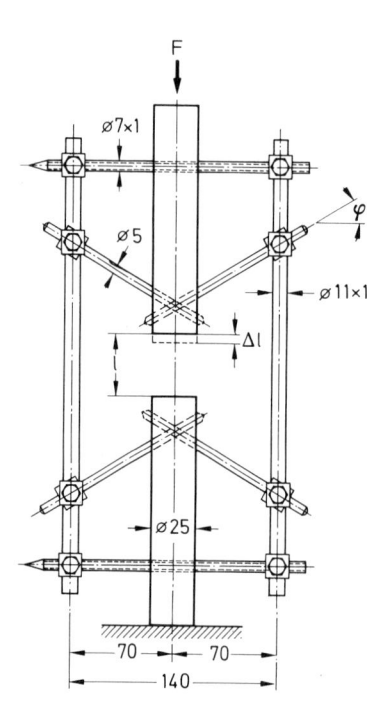

Abb. 1. Zugstangen-Fixateur-externe als Verfahren, die Stabilität von Defekt-Osteosynthesen erheblich zu verbessern

Untersuchungen zur Leistungsfähigkeit des Fixateur externe

D. Hofmann, P. Hild und H. Burger, Gießen

Bei offenen Frakturen dritten Grades sowie bei Infekt- und Defektpseudarthrosen stellt die Stabilisierung mittels Fixateur externe zur Zeit die Therapie der Wahl dar. Ob dieses Osteosyntheseverfahren die Anforderungen hinsichtlich der Stabilität erfüllt oder ob seine Leistungsfähigkeit durch Verbesserung der herkömmlichen Montageformen erhöht werden kann, wurde in Modellversuchen geprüft. Die Festigkeit des Fixateur externe wurde an einem einseitig eingespannten Modell bei Defekt und Kompression am simulierten Bruchspalt durch Belastung am freien Ende auf Biegung und Torsion untersucht. Gemessen wurde die Durchbiegung f in mm mit Präzisions-Normalmeßuhren an verschiedenen Meßpunkten, von denen der Übersichtlichkeit halber in den folgenden Diagrammen nur die repräsentativen Meßpunkte 4 und 6, die rot gekennzeichnet sind, berücksichtigt wurden. Meßpunkt 4 befindet sich direkt unterhalb des Bruchspaltes, Meßpunkt 6 am freien Ende. Verwendet wurden Fixateur externe-Systeme der Firma Synthes.

In Vorversuchen ermittelten wir einen geeigneten Modellwerkstoff, um die Experimente unter standardisierten Bedingungen durchführen zu können. Die Verwendung von Leichentibiae erschien uns wegen der unterschiedlichen Größe und Elastizität der einzelnen Knochen ungünstig. Ein Aluminiumvierkantrohr 25 x 25 x 2 mm aus Al Mg Si 0,5 zeigte unter den gegebenen Umständen ein annähernd gleiches Stabilitätsverhalten wie die Skeletknochen, während die Werte bei Holz und Stahl weniger korrelierten.

Von den untersuchten Standardmontagen erwies sich unter senkrechter Belastung bei Defekt am Bruchspalt der räumliche Fixateur externe mit 2 Schanzschen Schrauben, wie er von Hierholzer und Mitarbeitern vorgeschlagen wurde, den beiden anderen deutlich überlegen. Wie aus der Abb. 1 unschwer zu erkennen ist, bringt der räumliche Aufbau ohne Schanzsche Schrauben keinen wesentlichen Vorteil gegenüber dem Rahmenfixateur externe.

Die Untersuchungen zusätzlicher Montageformen ergaben, daß das möglichst nahe Heranführen der inneren Steinmann-Nägel an den Bruchspalt die Stabilität erhöht. Ein weiterer — wenn auch geringerer — Effekt kann durch das Einbringen von 4 Schanzschen Schrauben erzielt werden. Selbstverständlich läßt sich die im Experiment idealste Montageform in der Praxis nicht immer anwenden. Lage der Fraktur, Knochen- oder Weichteildefekte zwingen hier zu Kompromissen.

Die Durchbiegung der Fixateur externe-Systeme bei seitlicher Belastung war gering. Es mußte allerdings darauf geachtet werden, daß durch die Verwendung von mindestens 2 Steinmann-Nägeln mit Gewinde eine Seitverschiebung ausgeschlossen war.

Gegen exzentrische Belastung — also Torsion — bestand eine größere Anfälligkeit. Hier zeigte sich ebenfalls die Montageform mit bruchspaltnahen inneren Steinmann-Nägeln und mit 4 Schanzschen Schrauben am geeignetsten.

In weiteren Untersuchungen überprüften wir die Durchbiegung der Fixateur externe-Systeme unter Kompression am Bruchspalt. Die Kompression wurde mit Hilfe von Spanngeräten erzeugt und über einen Druckkraftaufnehmer mit DMS-Meßsystem und einen Meßkraftverstärker registriert.

Unter Kompression war die Durchbiegung eindeutig geringer als bei Defekt am Bruchspalt. Was hier für die senkrechte Belastung bei Verwendung eines Rahmenfixateur externe

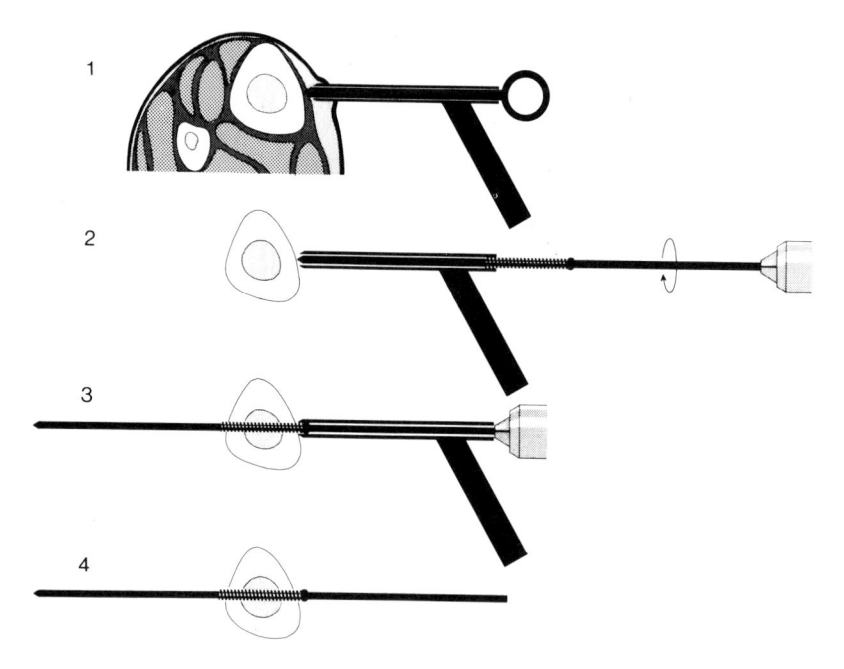

Abb. 1. Einbringen eines Gießener Schraubennagels

aufgezeigt ist, gilt ebenso für die exzentrische Belastung und bei Verwendung der übrigen Standardmontagen.

Bei Vergrößerung der Stützweite — also des Abstandes der beiden seitlichen Rohrstangen — wirkte sich der am Bruchspalt ausgeübte Druck besonders günstig auf das Stabilitätsverhalten aus. Allerdings gab es kritische Werte, nach deren Überschreiten die Kompression eine zusätzliche Verformung der Systeme hervorrief. Über die Steinmann-Nägel, die die schwächsten Systemteile darstellen, wurde in unserer Versuchsanordnung bereits bei einer Kompression von ca. 70 kp die Kraft nicht mehr ausschließlich in axialer Richtung weitergeleitet. Daraus ergibt sich, daß mit dem derzeit zur Verfügung stehenden Material ein zu starkes Komprimieren der Fraktur nicht sinnvoll ist.

Wie vorher bereits erwähnt, ist zur Verhinderung der Seitverschiebung das Einbringen von Steinmann-Nägeln mit Gewinde unerläßlich. Die Praxis zeigt jedoch, daß die herkömmlichen Nägel mit ihrem flachen Gewinde nur wenig Halt bieten; in den durch Resorptionszonen erweiterten Bohrlöchern kommt es zu Gleitbewegungen. Wir haben daher einen modifizierten Steinmann-Nagel, der mit dem Gewinde der AO-Corticalisschraube und einem Anschlag versehen ist, entwickelt. Die Nägel müssen mit einem speziellen Instrumentarium eingebracht werden, außerdem ist noch eine Änderung der bisher erhältlichen Klemmbacken nötig.

Erste klinische Anwendungen von Prototypen des Gießener Schraubennagels zeigten bereits gut Ergebnisse. Diese drittgradig offene Unterschenkelfraktur wurde ober- und unterhalb jeweils mit 2 der neuen Nägel stabilisiert und unter Kompression gesetzt. Für den räumlichen Aufbau wurden 4 Schanzsche Schrauben verwendet. Nach unseren Untersuchungen ist eine Montage, die mehr Festigkeit bietet, derzeit nicht erreichbar.

Grundlagen zur kontinuierlichen Spannungsmessung im Frakturspalt bei Fixateur-externe-Osteosynthese

K.H. Müller, Bochum

Die kontinuierliche Messung der am Frakturspalt bei Fixateur-externe-Osteosynthese wirkenden Kräfte hat zum Ziel, durch definierte und kontrollierte Krafteinleitung die operative Montage mechanisch noch besser abzusichern sowie therapeutischen Einfluß bei Nagellockerung, funktioneller Teilbelastung und Defektpseudarthrosen zu nehmen.

Die bei externer Kompressionsosteosynthese am Bruchspalt einwirkende Druckkraft führt zu Zugkraft in den Rohren, die mit Hilfe der an beiden Rohren angebrachten Dehnungsmeßstreifen (DMS) gemessen werden kann. Durch die DMS können nur die reinen Längenänderungen gemessen werden, so daß Biegemomente auf die Rohre zu vermeiden sind.

Versuche am Knochenmodell

Um einen Fixateur externe zu erhalten, der obige Voraussetzungen erfüllt, wurden zunächst Versuche am Holzmodell mit einem Standardrahmen durchgeführt. Die Kraft wurde in herkömmlicher Weise gefühlsmäßig von 2 Ärzten möglichst gleichförmig über die beiden oberen Doppelbacken auf den Knochenersatz eingeleitet. Die Zugkräfte in beiden Rohren wurden kontinuierlich gemessen und über einen Schreiber aufgezeichnet. Die Ergebnisse zeigten eine ungleiche Kraftaufnahme in beiden Rohren, obwohl unter diesen Versuchsbedingungen eine exakte Symmetrie eingehalten wurde (Abb. 1a). Es kommt nicht nur zu Durchbiegungen der Steinmann-Nägel, sondern die starre Verbindung zwischen Nagel und Backe führt zu erheblichen Biegemomenten, die sich bei hohen Kräften in einer bereits sichtbaren Verbiegung der Rohre äußern. Infolge dieser Durchbiegung durch die starren Übertragungselemente ergibt die Kraftmessung mit Dehnungsmeßstreifen verfälschte und unkorrigierbare Werte. Gleichzeitig fördert die starre Verbindung eine frühzeitige, plastische Verformung der Steinmann-Nägel an den Kanten der Backen (Abb. 1b).

Um unterschiedliche, manuell aufgebrachte Kräfteverteilungen in beiden Rohren zu vermeiden, wurden in einer zweiten Versuchsanordnung (Abb. 1b u. c) zwei Fragmente des Knochenmodells über eine Gewindeschraube kontinuierlich auseinandergepreßt und anschließend wieder entlastet. Gemessen wurde die Wegänderung $\triangle$ 1, die aufgebrachten Druckkräfte F_K zwischen den Holzfragmenten sowie die Zugkräfte in beiden Rohren F_{Rl} und F_{Rr}. Auch unter den verbesserten Versuchsbedingungen wurde eine unregelmäßige, nicht reproduzierbare Kraftverteilung in den Rohren gefunden, wobei insbesondere die Kräfte in den Rohren bei Versuchsende nicht wieder die Ausgangswerte erreichten (Abb. 1c).

Das Ziel, über die gemessenen Rohrkräfte auf die Spannungsverteilung am Bruchspalt schließen zu können, ist nur erreichbar, wenn ausschließlich Zugkräfte in den Rohren wirken und sich ein freies Kräftegleichgewicht im System einstellt. Diese Forderung sollte durch folgende Modifikationen erreicht werden:

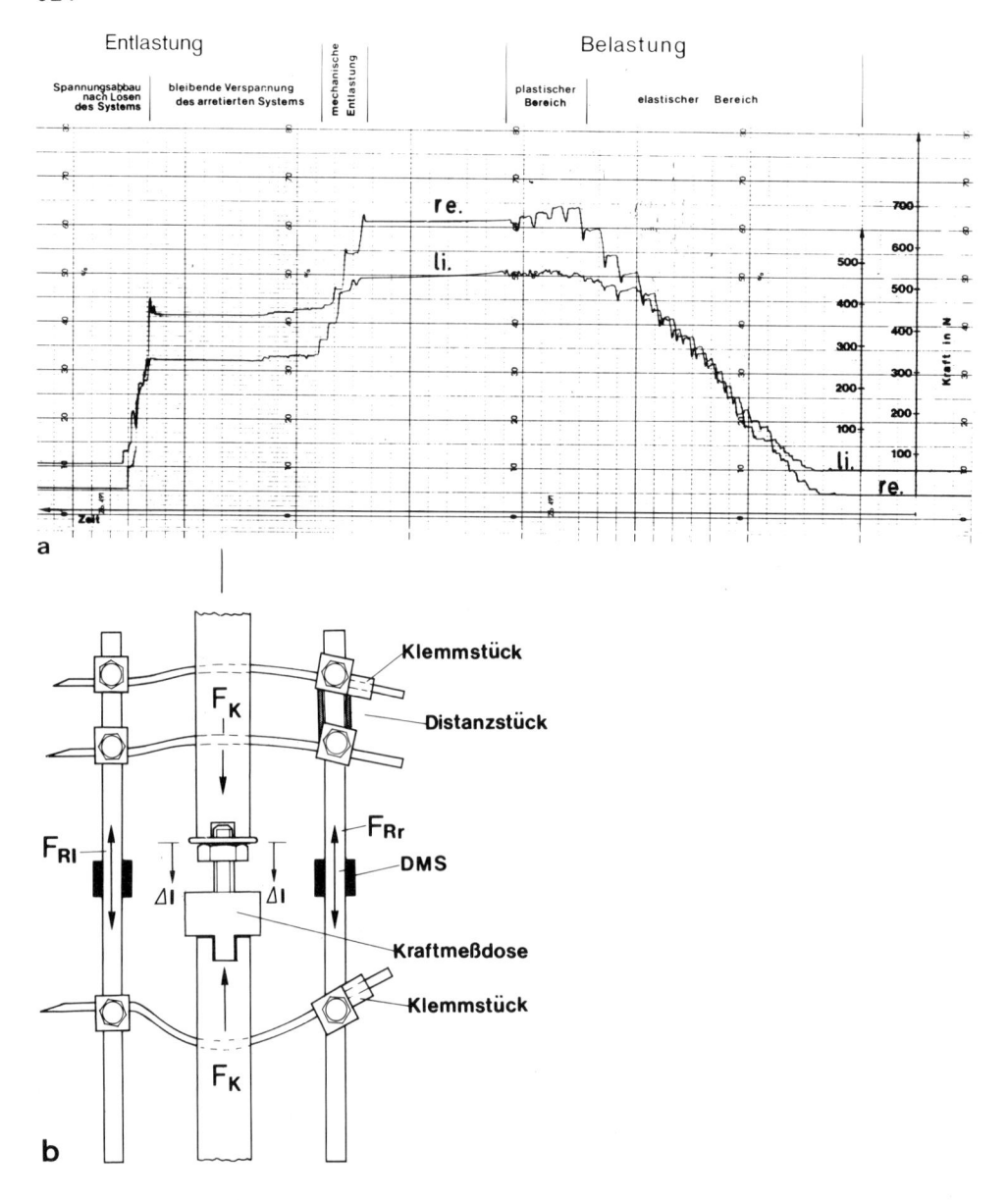

Abb. 1a–d. Versuche am Knochenmodell. **a** Belastungs- und Entlastungsdiagramm für einen Fixateur externe mit 2 schwenkbaren Doppelbacken und 4 schwenkbaren Einfachbacken. Die Belastung wurde manuell von 2 Operateuren aufgebracht. Es entsteht eine ungleiche Kraftverteilung in beiden Rohren. Nach mechanischer Entlastung mit Hilfe des abnehmbaren Druckspanners verbleibt infolge einer Vorspannung eine hohe Kraft in beiden Rohren. Freie Kraftverteilung, d.h. Rückgang auf das Nullniveau tritt erst nach Lösen sämtlicher Übertragungselemente (Nagel/Backe) ein, **b** Versuchsaufbau zur Ermittlung der Kraftverteilung sowie der Reproduzierbarkeit der Messung unter gleichmäßiger Rohrbelastung. Im Teilbild links Darstellung der ersten Versuchsserie unter Arretierung sämtlicher Backen, im Teilbild rechts zweite Versuchsserie mit modifizierter Montageweise

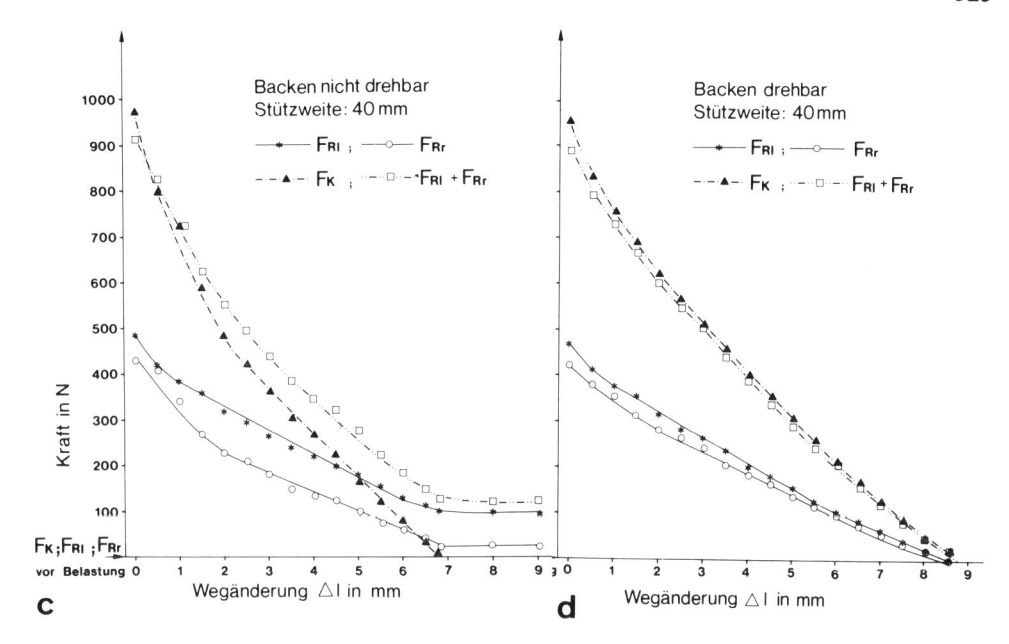

Abb. 1c und d. Darstellung der Kräfte in Abhängigkeit von der Weglängenänderung beim Entlasten: Bei nicht drehbar gehaltenen Backen ungleiche Kraftverteilung ohne Rückgang auf das Ausgangsniveau (c). Bei drehbar gehaltenen Backen nach modifizierter Montageweise seitengleiche, reproduzierbare Kraftverteilung ohne verbleibende Restkräfte (d)

1. Die Steinmann-Nägel werden nicht starr mit den Backen verbunden, so daß die Backen mit dem Nagel in bezug auf das Rohr drehbar bleiben und somit ein Biegemoment auf das Rohr soweit als möglich ausgeschaltet wird. Die notwendige Drehbarkeit der Backen bedingt die ausschließliche Verwendung der schwenkbaren Einfachbacken ohne Rasterung der Backenanteile. Um das Herausgleiten des Nagels aus der drehbaren und unverschraubten Backe zu vermeiden, wurde die Position der Nägel zum Rohr durch äußere Klemmstücke fixiert (Abb. 2).
2. Zur gleichmäßigen Kraftübertragung durch alle Nägel muß der Abstand zwischen den Backen zweier Nägel auf jeder Fragmentseite untereinander konstant gehalten werden. Der Abstand zwischen den schwenkbaren Einfachbacken wurde mit stufenlos verstellbaren, abnehmbaren Distanzstücken fixiert (Abb. 2). Die Distanzstücke sind zwischen den Nägeln auf derjenigen Fragmentseite, über die die Kraft eingeleitet wird, unerläßlich.

Mit der so modifizierten Montageweise wurden die oben beschriebenen Versuche wiederholt. Die Ergebnisse zeigten eine verbesserte symmetrische Kraftverteilung in beiden Rohren, sowie eine reproduzierbare Messung, da die Kräfte beim Entlasten wieder auf ihre Ausgangswerte (Nullniveau) zurückgingen (Abb. 1d). Durch die geänderte und instrumentierte Montageweise ist auch ohne Neukonstruktion der Backen eine reproduzierbare Messung der Kräfte am Bruchspalt ebenso möglich wie die Einstellung einer definierten Kompressionskraft (Abb. 2).

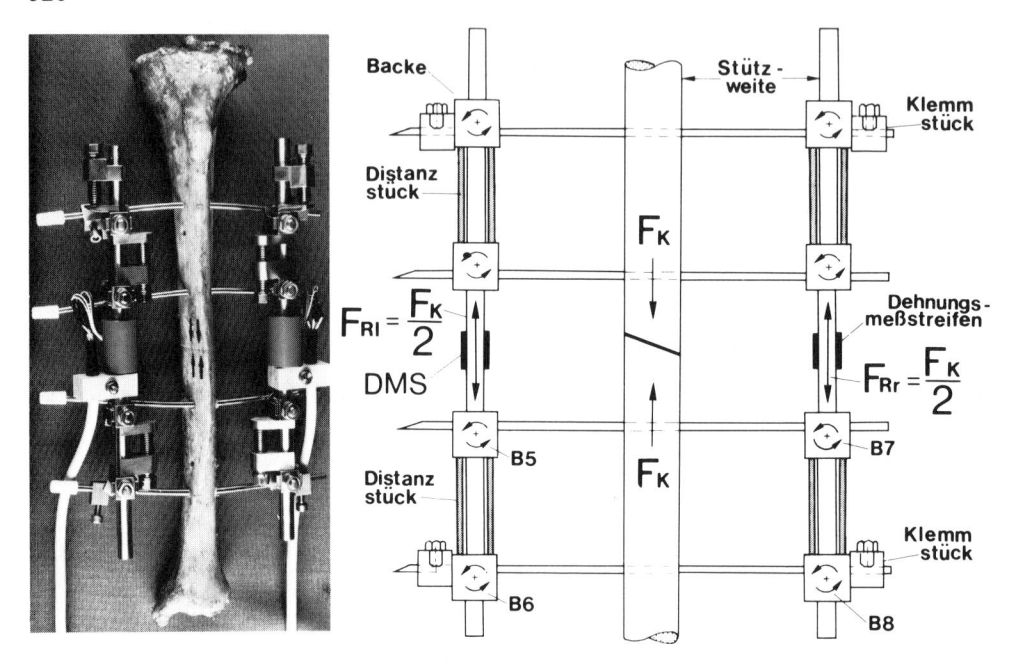

Abb. 2. Versuchsaufbau und schematische Zeichnung eines instrumentierten Fixateur externe mit modifizierter Montageweise an der frisch entnommenen osteotomierten Tibia. Instrumentelle Hilfsmittel: Dehnungsmeßstreifen an beiden Rohren, drehbar gehaltene schwenkbare Einfachbacken, Distanz- und Klemmstücke

Versuche am Knochen

Die am frisch entnommenen gesunden Knochen durchgeführten Versuche sollten klären helfen, ob ein Spannungsabbau auch bei toter Knochenstruktur und nach längerer Belastungsdauer festgestellt wird; ob also unter Ausschaltung vitaler Umbau- und Resorptionsreaktionen der klinisch oft beobachtete Druckabfall werkstoff-, d.h. knochenbedingt durch Relaxation erfolgt. Zu diesem Zweck wurden mit Hilfe des instrumentierten Fixateur externe jeweils ein intakter Knochen, ein querer Osteotomiespalt und ein kurzer Schrägbruch untersucht (Abb. 2). Es wurden beim Spannen nach der oben geschilderten Montageweise bei jedem Belastungsschritt gleiche Kräfte in beiden Rohren eingestellt. Die Belastung erfolgte bei allen Rohren stufenweise bis 1200 N pro Rohr, das entspricht der doppelten Belastung am Bruchspalt. Der Kraftverlauf wurde gegen die Zeit, maximal 14 Tage, beobachtet. Die Ergebnisse zeigten durchweg in den ersten beiden Stunden nach der Belastung eine geringe Kraftabnahme, die jedoch 10% der aufgebrachten Ausgangsbelastung nicht überschritt. Im weiteren Verlauf blieben die Druckkräfte in den Rohren konstant. Nach Abnahme des Systems zeigten sich an den Durchführungen der Steinmann-Nägel, selbst wenn diese plastisch verformt waren, keine Lockerungen oder knöcherne Deformierungen des Kanals.

Die Versuche am toten Knochen ergaben weder einen relevanten Kraftverlust noch eine Nagellockerung. Folglich ist der nach externer Kompressionsosteosynthese am lebenden Knochen zu beobachtende Druckverlust nicht einer Relaxation des Materials (Knochen oder äußeres System) zuzuordnen, sondern auf biologisch-mechanische, an Vitalität gebundene Wechselwirkungen im Nagelkanal zurückzuführen.

Welche Folgerungen ergeben sich mit dem instrumentierten Fixateur externe für die klinische Praxis?

1. Kontrollierte Krafteinleitung: Unkontrolliertes, ungleichförmiges und gefühlsmäßiges Spannen des äußeren Systems führt zu unsymmetrischer Kraftverteilung am Bruchspalt mit der Gefahr von Dislokationen und Bruchspaltklaffungen. Deshalb müssen während des Operationsvorganges die Kräfte meßkontrolliert eingeleitet werden.

2. Sekundäre Kompression (Nachspannen): Während des Heilungsprozesses ist die Kenntnis und Kontrolle der am Bruchspalt angreifenden Kräfte wünschenswert, um einen, den Therapieerfolg gefährdenden Spannungsabfall rechtzeitig zu erkennen. Der Nagellockerung, als einer Hauptursache von Mißerfolgen, kann durch erneute definierte Kompression begegnet werden.

3. Kompression nach Defekt, funktionelle dynamische Teilbelastung: Sekundäre Druckausübung im Bereich einer ehemaligen, aber noch nicht ausgeheilten knöchern ausgefüllten Defektzone fördert durch Stabilitätsgewinn den knöchernen Durchbau. Darüberhinaus eröffnet erst eine bekannte Vorlast die Möglichkeit einer gefahrlosen funktionellen Teilbelastung unter Vermeidung einer Wechsellast mit Nulldurchgang. Die Teilbelastung beschleunigt die biomechanisch-funktionelle Transformierung des Interponates. Je nach Grad der Verfestigung des osteoplastischen Interponats und der Hauptfragmente ist eine individuelle, unterschiedliche Spannung erforderlich, die meßtechnisch kontrolliert werden sollte.

Die Stabilitätsprüfung externer Montageformen durch die unterschiedlichen Untersuchungsgruppen hat derzeit einen gewissen Abschluß gefunden. Nach unseren Vorstellungen soll der oft störende Nachteil der äußeren Konstruktion genutzt werden, indem das äußere Osteosynthesemittel zusätzlich zu einem präzisen Meßinstrument der Frakturbehandlung verbessert wird.

Literatur

1. Boltze W H, Chiquet C, Niederer P G (1978) Der Fixateur externe (Rohrsystem) Stabilitätsprüfung. AO-Bulletin, Frühling 1978
2. Hierholzer G, Kleining R, Hörster G, Zemenides P (1978) External-Fixation. Arch Orthop Traumatol Surg 92. 175
3. Hild P, Hofmann D, Burger H, Kraus J (1978) Festigkeitsuntersuchungen am Fixateur externe unter Biegebeanspruchung, senkrechte und exzentrische Belastung bei Kompression am Bruchspalt. Unfallchir 4: 77
4. Kleining R, Hierholzer G (1976) Biomechanische Untersuchungen zur Osteosynthese mit dem Fixateur externe. Akt Traumatol 6: 71
5. Labitzke R, Henze G (1978) Biomechanik des Fixateur externe. Unfallheilkd 81: 546
6. Müller K H, Stratmann P, Köhler H J, Rehn J (im Druck) Vergleichende Untersuchungen an Explantaten (Backen des Fixateur externe). Unfallheilkd
7. Perren S M, Huggler A, Russenberger M, Allgöwer M, Mathys R, Schenk R K, Willenegger H, Müller M E (1969) The reaction of cortical bone to compression. Acta Orthop Scand (Suppl) 125: 19

Die Grenzen der Fixateur externe-Osteosynthese

R. Kleining, B. Störmer und P.-M. Hax, Duisburg

Die Ergebnisse von Stabilitätsprüfungen verschiedener Fixateur externe-Montageformen haben in letzter Zeit einige Autoren veranlaßt, einige der Schwachstellen der Montage, die Steinmann-Nägel und Schanzschen Schrauben, zu verbessern. Durch eine größere Dimensionierung des in den Knochen eingebrachten Materials soll diese Verbesserung erzielt werden. Das Profil und die Festigkeit des Knochens setzen aber diesem Vorgehen Grenzen. Materialdefekte an den Verankerungsstellen der Steinmann-Nägel und der Schanzschen Schrauben bewirken eine Minderung des axialen Flächenträgheitsmomentes des Knochenquerschnittes und somit eine Herabsetzung des Widerstandsmomentes gegenüber Biegung. An den Stellen des herabgesetzten Flächenträgheitsmoments des Knochenquerschnitts sind in unserem Krankengut sowohl bei liegendem Fixateur externe als auch insbesondere nach Metallentfernung Frakturen beobachtet worden. Es stellt sich somit die Frage, ob die Dimensionierung von zur Zeit gebräuchlichen Steinmann-Nägeln und Schanzschen Schrauben mit einem Durchmesser bis zu 5 mm bzw. 6 mm bereits an eine kritische Grenze angelangt ist.

Bei unserer Stabilitätsanalyse wurden die Flächen metaphysärer und diaphysärer Knochenabschnitte aller langen Röhrenknochen bestimmt. Da bei physiologischer Belastung die Biegungsebene fast aller Röhrenknochen bekannt ist, wurden bei gegebener Krafteinwirkung in den Knochen außerdem der Schwerpunkt des Knochenquerschnittes, die beiden Hauptachsen, d.h. die Achsen mit dem größten und kleinsten Flächenträgheitsmoment und die Winkel zwischen Hauptachsen und dem vorgegebenen Achsenkreuz berechnet. Rechnerisch wurde ebenfalls die Lage der neutralen Faser zu den Hauptachsen ermittelt. Literaturangaben entsprechend wurde für die Stabilitätsanalyse ein Elastizitätsmodul für metaphysäre und diaphysäre Knochenabschnitte von 90 N/mm^2 und von 15000 N/mm^2 gewählt.

Für die Tibia, die Prädilektionsstelle für den Fixateur externe, sollen die Ergebnisse der Stabilitätsanalyse dargestellt werden. Da das Flächenträgheitsmoment eine geometrische Größe ist, muß es für die diaphysären und metaphysären Knochenabschnitte unterschiedlich sein. Die Lage der Hauptachsen für das Flächenträgheitsmoment ist abhängig vom Profil des Knochenquerschnitts und ebenfalls unterschiedlich. Daraus resultiert, daß sich die Richtung der neutralen Faser und die Ebene, in der die neutrale Faser liegt, über die Länge des Röhrenknochens verändern. Profilveränderungen durch Materialdefekte an den Verankerungsstellen für Steinmann-Nägel und Schanzsche Schrauben führen zusätzlich zur Lageveränderung der neutralen Faser des Knochenquerschnitts. Da sich das Widerstandsmoment des Knochenquerschnitts gegenüber Biegung proportional dem Flächenträgheitsmoment und umgekehrt proportional dem Abstand von der neutralen Faser verhält und das Flächenträgheitsmoment des Knochenquerschnitts als Summe der Produkte aller Flächenanteile und deren quadratischen Abstände zur neutralen Faser definiert wird, müssen sich Materialdefekte mit großem Abstand von der neutralen Faser ungünstig auf das Flächenträgheitsmoment und somit auf das Widerstandsmoment auswirken. Die Stabilitätsanalyse hat gezeigt, daß die Richtung der neutralen Faser und die Richtung der Steinmann-Nägel für den dreidimensional verstrebten Fixateur externe am Unterschenkel different sind und nicht in einer Ebene liegen. Daher weisen die Materialdefekte in den einzelnen

Knochenquerschnitten an den Verankerungsstellen der Steinmann-Nägel einen mehr oder weniger großen Bestand zur neutralen Faser auf. Konstruktionsbedingt sind die Abstände der Materialdefekte zur neutralen Faser an den Verankerungsstellen für die Schanzschen Schrauben am größten, da die Schanzschen Schrauben für den Klammerfixateur rechtwinklig zur Ebene der Steinmann-Nägel in den Knochen eingebracht werden. Bei idealer Lage der Steinmann-Nägel, d.h. in Frontalebene durch den errechneten Schwerpunkt des Knochenquerschnitts und entsprechender Lage der Schanzschen Schrauben, ist die Abnahme der Biegesteifigkeit des Knochens an den Verankerungsstellen des Osteosynthesematerials verglichen worden. Die Biegesteifigkeit des Knochenquerschnitts wird definiert als Produkt aus dem Elastizitätsmodul und dem Flächenträgheitsmoment. Für die Knochenquerschnitte an den Verankerungsstellen der Steinmann-Nägel im Bereich der Tibiadiaphyse für Nägel mit Durchmesser von 4–6 mm wurde beispielsweise eine Abnahme der Biegesteifigkeit von 1%–2,9%, an den Verankerungsstellen für die Schanzschen Schrauben mit Durchmessern von 4 mm bzw. 5 mm eine Abnahme der Biegefestigkeit von 23,2% bzw. 53,5% ermittelt.

Diese Ergebnisse dürfen jedoch nicht Veranlassung sein, die „Schwachstelle Steinmann-Nagel" im System des Fixateur externe durch größere Dimensionierung beliebig zu verbessern. Die Aussage ist jedoch erlaubt, daß die Dimensionierung der Schanzschen Schrauben bereits an eine kritische Grenze angelangt ist.

In der operativen Praxis ist eine ideale Positionierung der Steinmann-Nägel mit großer Wahrscheinlichkeit nur selten zu erreichen. Größer dimensionierte Steinmann-Nägel in nicht idealer Lage würden aber entsprechend der Definition des Flächenträgheitsmoments durch größere Abstände des Knochenmaterialdefekts zur neutralen Faser eine gefährliche Abnahme des Flächenträgheitsmoments bedeuten. Biomechanische Untersuchungen zur Fixateur externe-Osteosynthese mit dem dreidimensional verstrebten System haben gezeigt, daß die Hauptaufgabe der Schanzschen Schrauben darin besteht, gegen das Drehmoment eines Fragments um den Steinmann-Nagel bzw. um die gemeinsame Achse mehrerer Steinmann-Nägel einen Moment durch Aufnahme von Druck oder Zug aufzubauen. Dazu sind auch Schanzsche Schrauben in der Lage, die eine geringe Dimensionierung aufweisen. Die rechnerisch ermittelten Werte der Abnahme der Biegesteifigkeit des Knochenquerschnitts an den Verankerungsstellen der Schrauben könnten dadurch vermindert werden.

Zusammenfassend kann gesagt werden: Da operationstechnisch eine ideale Positionierung der Steinmann-Nägel wegen der wechselnden Richtung der neutralen Faser nicht zu erreichen ist, sind einer größeren Dimensionierung der Nägel Grenzen gesetzt. Die bisherigen klinischen Erfahrungen zeigen, daß Steinmann-Nägel mit Durchmessern bis zu 6 mm ausreichend sind. Die Stabilitätsanalyse des Knochenquerschnitts an der Verankerungsstelle für Schanzsche Schrauben deutet darauf hin, daß die Dimensionierung der üblichen Schrauben mit einem Durchmesser von 4–5 mm bereits an eine kritische Grenze angelangt ist. Die Schanzschen Schrauben könnten entsprechend biomechanischen Untersuchungen auch geringer dimensioniert sein.

Der Fixateur externe in der Behandlung infizierter Pseudarthrosen

K. Klemm, Frankfurt/M., und V. Vécsei, Wien

Die infizierte Pseudarthrose ist neben den drittgradig offenen Frakturen die zweite Optimalindikation für eine Osteosynthese mit dem Fixateur externe. Dieses Verfahren ermöglicht die gleichzeitige Therapie der beiden Komponenten der infizierten Pseudarthrose — nämlich der chronischen Osteomyelitis und der nicht eingetretenen knöchernen Konsolidierung der Fraktur —, wobei sich beide Komponenten wechselseitig ungünstig beeinflussen. Die Instabilität fördert den Infekt und die chronische Osteomyelitis mit Sequestrierung verhindert die knöcherne Ausheilung.

Durch Reosteosynthese mit dem Fixateur externe mit Einbringen der Knochennägel außerhalb des Infektbereiches kann bei gleichzeitiger radikaler chirurgischer Revision mit Entfernung von Sequestern und der für die Primärversorgung verwendeten Osteosynthesemittel rasche Beruhigung der chronischen Osteomyelitits erwartet werden. Bei stabiler Reosteosynthese im Infektbereich mittels Platten oder Verriegelungsnagel [1, 5] ist zwar ebenfalls Konsolidierung der Pseudarthrose möglich, jedoch kann Fistelfreiheit auf Dauer erst nach Entfernung der Implantate erwartet werden.

Die Prognose in der Behandlung der schwerwiegenden lokalen Frakturkomplikation ist umso günstiger, je früher der behandelnde Arzt die Diagnose infizierte Pseudarthrose stellt oder deren Ausbildung bei Kenntnis des Verletzungsbefundes, der Schwierigkeiten bei der primären Versorgung und bei kritischer Beachtung des postoperativ erkennbaren Weichteilschadens und der Devitalität von Knochenfragmenten als unabwendbar voraussieht und danach handelt. Es wird leider häufig viel Zeit und Mühe darauf verwendet, freiliegende Implantate und devitale Fragmente durch gestielte Hautplastiken zu decken.

In Abhängigkeit von der Häufigkeit der Frakturlokalisation, dem Verletzungsmechanismus und den anatomischen Gegebenheiten des Weichteilgewebsmantels sind über 90% der infizierten Pseudarthrosen im Bereich der unteren Extremität lokalisiert und davon wiederum am Unterschenkel in drei Viertel der Fälle.

Bei infizierten Pseudarthrosen der unteren Extremität hat sich folgendes operatives Vorgehen bewährt: Die operative Revision mit nachfolgender Reosteosynthese mit dem Fixateur externe wird auf dem Extensionstisch durchgeführt, mit dem die korrekte Achsenstellung der Hauptfragmente nach Sequestrektomie und Entfernung der instabilen Implantate gehalten werden kann und die Einbringung der Knochennägel und die Montage des Fixateur unter Bildverstärkerkontrolle erleichtert wird. Nach Ausräumung der osteomyelitischen Höhle wird diese nach Möglichkeit verschlossen und steril abgedeckt und durch erneute Wunddesinfektion die Kontamination der Bohrlöcher verhindert.

Für die antibakterielle Therapie im infizierten Pseudarthrosenbereich und Implantatlager hat sich die temporäre Implantation von gentamycinhaltigen Kunststoffkugeln, die unter der Handelsbezeichnung Septopal-Kugeln und -Ketten[1] erhältlich sind, bewährt [2, 3, 4]. Durch die sehr hohen lokalen Konzentrationen des Antibioticums, die durch keine systemische Antibioticum-Therapie erzielt werden können, kann bei primärem

---
1 Firma E. Merck, Darmstadt

Wundverschluß Wundheilung wie nach aseptischen Eingriffen erwartet werden. Eine zusätzliche antibiotische Behandlung ist nur in Ausnahmefällen erforderlich.

Septopal-Ketten im infizierten Implantatlager sollten innerhalb von 14 Tagen vor bindegewebiger Einscheidung gezogen werden, während Kugeln im Pseudarthrosenbereich als Platzhalter bis zur nachfolgenden Spongiosaplastik verbleiben. Bei Infektfreiheit im Transplantatlager ist eine weitgehende risikolose Spongiosaplastik möglich. Obwohl die rasche Abtötung der Bakterien unter Einwirkung des Antibioticums aus den Kugeln eine Spongiosaplastik durchaus zu einem früheren Zeitpunkt gestattet, sollte dennoch etwa 4 Wochen gewartet werden, um sicher feststellen zu können, ob die Fragmentenden als Voraussetzung für den Einbau der Spongiosa ausreichend vital sind.

Die Montageform des Fixateur externe richtet sich nach dem Pseudarthrosentyp. Bei quer zur Knochenachse verlaufendem Pseudarthrosenspalt ist eine Rahmen- oder Brückenmontage mit Kompression ausreichend, Defektpseudarthrosen erfordern meist eine dreidimensionale Montage ohne Kompression zur Erzielung ausreichender Stabilität.

Im eigenen Kollektiv fand der Fixateur externe nach Raoul Hoffmann vorwiegend Verwendung. Die Stabkugelgelenke dieses Systems ermöglichen die Einbringung der Knochennägel in jeder gewünschten Ebene und Korrektur von Achsenfehlern ohne Umsetzen der Knochennägel.

In der B.G. Unfallklinik Frankfurt am Main und der 1. Univ. Klinik für Unfallchirurgie Wien wurden 120 infizierte Pseudarthrosen — davon 81 im Bereich des Unterschenkels — mit Fixateur externe reosteosynthetisiert. Im Gesamtkollektiv hatten 39 Patienten dritt-

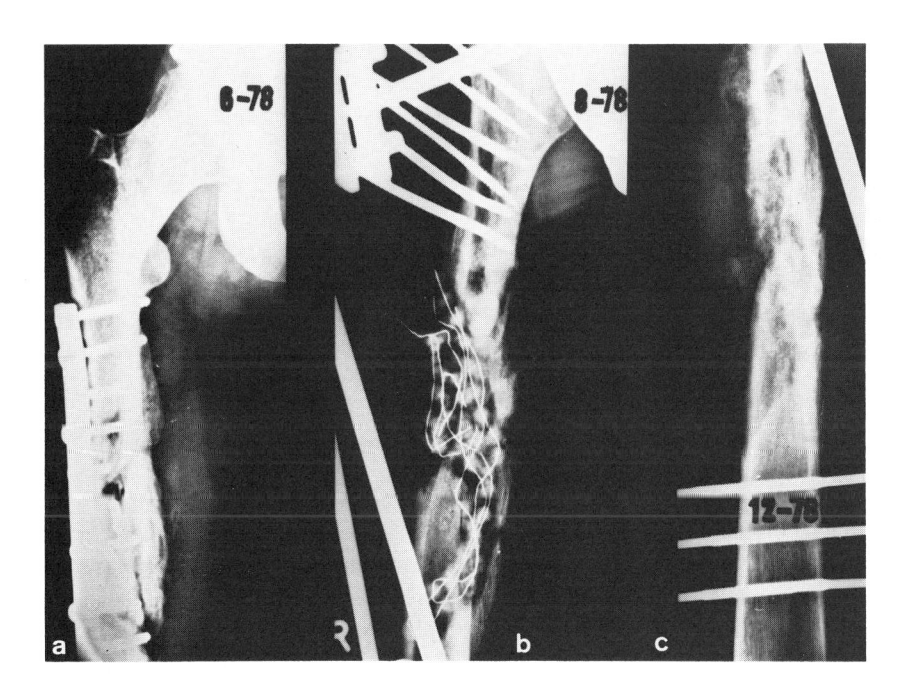

Abb. 1. a 19jähriger Mann, infizierte Pseudarthrose des re. Oberschenkels nach Plattenosteosynthese eines geschlossenen Trümmerbruches, **b** Nach Plattenentfernung und Sequestrektomie Reosteosynthese mit Fixateur externe nach Raoul Hoffmann und Implantation von Septopal-Ketten, **c** Knöcherne Konsolidierung 4 Monate nach autologer Spongiosaplastik

Tabelle 1. Behandlung infizierter Pseudarthrosen — Ergebnisse der B.G. Unfallklinik Frankfurt/M. und I. Univ. Klinik für Unfallchirurgie Wien

Kollektiv und Lokalisation		Primärverletzung		Primärversorgung	
Gesamtkollektiv					
Anzahl der Patienten	120	Frakt. geschlossen	50	Plattenosteosynthese	82
davon Männer	99	Frakt. 1. + 2. gradig offen	31	Nagelosteosynthese	17
davon Frauen	21	Frakt. 3. gradig offen	39	Sonstige	21
Alter 37 Jahre			120		120
Oberarm					
Anzahl der Patienten	7	Frakt. geschlossen	5	Plattenosteosynthese	6
davon Männer	5	Frakt. 1. + 2. gradig offen	1	Nagelosteosynthese	—
davon Frauen	2	Frakt. 3. gradig offen	1	Sonstige	1
Alter 36 Jahre			7		7
Unterarm					
Anzahl der Patienten	4	Frakt. geschlossen	3	Plattenosteosynthese	3
davon Männer	3	Frakt. 1. + 2. gradig offen	—	Nagelosteosynthese	—
davon Frauen	1	Frakt. 3. gradig offen	1	Sonstige	1
Alter 33 Jahre			4		4
Oberschenkel					
Anzahl der Patienten	28	Frakt. geschlossen	20	Plattenosteosynthese	16
davon Männer	25	Frakt. 1. + 2. gradig offen	6	Nagelosteosynthese	8
davon Frauen	3	Frakt. 3. gradig offen	2	Sonstige	4
Alter 39 Jahre			28		28
Unterschenkel					
Anzahl der Patienten	81	Frakt. geschlossen	22	Plattenosteosynthese	57
davon Männer	66	Frakt. 1. + 2. gradig offen	24	Nagelosteosynthese	9
davon Frauen	15	Frakt. 3. gradig offen	35	Sonstige	15
Alter 38 Jahre			81		81

gradig offene Frakturen bei Unterschenkelbrüchen in fast der Hälfte der Fälle erlitten. Setzt man den hohen Anteil der erst- bis drittgradig offenen Frakturen mit 60% in Relation zur Anzahl der primären Plattenosteosynthesen mit nahezu 70%, dann ist sicherlich die Aussage erlaubt, daß in vielen Fällen von offenen Brüchen — vor allem der drittgradig offenen — die Ausbildung einer infizierten Defektpseudarthrose verhindert worden wäre, hätte man sich primär zu einer Osteosynthese mit dem Fixateur externe ohne die Gefahr einer zusätzlichen intraoperativen Schädigung entschlossen.

Im Gesamtkollektiv war die Behandlung bis zum jetzigen Zeitpunkt bei 90 Patienten abgeschlossen. Knöcherne Konsolidierung wurde in 82 Fällen erzielt. Bei 79 Patienten

Ergebnisse

Gesamtkollektiv		Pseudarthrose Konsolidiert	Nicht konsolidiert	Infekt Kein Infekt	Noch Infekt
Behandlung nicht abgeschlossen	30				
Behandlung abgeschlossen	90	82	8	79	11
	120				
Oberarm					
Behandlung nicht abgeschlossen	3				
Behandlung abgeschlossen	4	4	—	4	—
	7				
Unterarm					
Behandlung nicht abgeschlossen	1				
Behandlung abgeschlossen	3	3	—	3	—
	4				
Oberschenkel					
Behandlung nicht abgeschlossen	9				
Behandlung abgeschlossen	19	18	1	17	2
	28				
Unterschenkel					
Behandlung nicht abgeschlossen	17				
Behandlung abgeschlossen	64	57	7	55	9
	81				

konnte die chronische Osteomyelitis in Ruhezustand übergeführt werden, bei weiteren 11 Patienten blieb der Infekt bestehen. Insgesamt 6mal mußte wegen fortbestehender Instabilität und Infektion eine Amputation durchgeführt werden, davon 5mal im Bereich des Unterschenkels.

Zusammenfassend kann gesagt werden, daß der Fixateur externe wie kein anderes Verfahren für die Behandlung infizierter Pseudarthrosen geeignet ist, da mit ihm die gleichzeitige Therapie der chronischen Osteomyelitis und der knöchernen Instabilität möglich ist.

Literatur

1 Götz J, Klemm K, Schellmann W D (1977) Osteosynthese infizierter Femurpseudarthrosen mit dem Verriegelungsnagel. Arch Orthop Unfall-Chir 90: 275–284
2 Klemm K (1979) Gentamycin-PMMA-Kugeln in der Behandlung abszedierender Knochen- und Weichteilinfektionen. Zbl f Chirurgie 104: 934–942
3 Klemm K, Contzen C, Lennert K H (1979) Gentamycin-PMMA-Kugeln bei Knochen- und Weichteilinfektionen – Ergebnisse aus der B.G. Unfallklinik Frankfurt. In: Burri C, Rüter A (Hrsg) Aktuelle Probleme in Chirurgie und Orthopädie 12: 128–132
4 Vécsei V (1979) Klinische Ergebnisse der Lokalbehandlung chirurgischer Infektionen mit Gentamycin-PMMA-Kugeln in Wien. In: Burri C, Rüter A (Hrsg) Aktuelle Probleme in Chirurgie und Orthopädie 12: 153–157
5 Vécsei V (1978) Verriegelungsnagelung. Maudrich, Wien München Bern

Die Anwendung externer skeletaler Fixation in der Behandlung von Frakturen des Humerus

M. Kamhin, M. Michaelson und H. Waisbrod, Tiberias/Israel

Frakturen des Humerusschaftes werden gewöhnlich mit konservativen Methoden behandelt, die den Hängegipsverband, die U-Schlaufe und früher die Schulter Spica einschließen.

Die Häufigkeit der Pseudarthrosen bei diesen Methoden liegt laut Berichten zwischen 5% [3] und 8% [1]. Die Häufigkeit der verzögerten Heilung ist ca. 15% bei geschlossener Behandlung.

Insgesamt ergab sich bei diesen Frakturen eine Häufigkeit der Radialnervlähmung von rund 18% [2, 3].

Im Folgenden beschreiben wir die Anwendung der externen Fixation in 12 Fällen von komplizierten Frakturen des Humerusschaftes. Während der Patient unter Allgemeinnarkose auf dem Rücken liegt, wird der Arm, der ohne Staubinde über der Brust liegt, für die Operation vorbereitet.

Es werden zwei kleine Einstiche proximal und distal der Fraktur auf der Lateralseite des Armes vorgenommen, der in einer neutralen Position mit um 90° gebeugtem Ellbogen gehalten wird. Vier Schanzsche Schrauben werden durch eine Bohrsonde in den Humerus eingeführt, zwei oberhalb und zwei unterhalb der Fraktur, so daß beide Corticales verbunden werden. Unter röntgenologischer Kontrolle wird der Arm manipuliert und zwei externe AO-Klammern werden angelegt, wenn möglich unter Druck.

Der Arm wird nach der Operation in ein Vollarm-Dreieckstuch gelegt. Vierundzwanzig Stunden später wird der Patient ermutigt, alle Gelenke des Armes zu bewegen. Er bleibt eine Woche lang im Krankenhaus und gewinnt währenddessen durch aktive Übungen seine volle Bewegungsfreiheit. Wenn nach dem Röntgenbefund die Fraktur geheilt ist, werden die Vorrichtung zur externen Fixation sowie die Schanzschen Schrauben ohne Anästhesie entfernt.

Zwölf Patienten wurden mit dieser Methode behandelt. Zwei Patienten mit offener Splitterfraktur des Humerus (Kriegsverletzungen); sieben Patienten mit geschlossenen Splitterfrakturen; zwei Patienten, bei denen eine interne Primärfixation erfolglos war; sowie ein Patient mit einer Unterarm-Amputation und einer Humerusfraktur.

Fall 1: Ein 57jähriger Mann wurde mit einer Fraktur des mittleren Drittels des Humerus mit zwei großen Butterfly-Fragmenten eingeliefert. Am Aufnahmetag wurde eine extraskeletale Fixation durchgeführt. Innerhalb einer Woche wurde eine gute Motilität entwickelt. Frakturheilung laut Röntgenbefund wurde in 12 Wochen erreicht.

Fall 2: Ein 70jähriger Mann wurde mit einer Splitter-Fraktur des proximalen Drittels des Humerusschaftes eingeliefert. Es wurde eine externe Fixation durchgeführt, wodurch gute Frakturstellung erreicht wurde. Eine Woche nach der Operation war volle Motilität erlangt. Die Schrauben wurden zehn Wochen später entfernt, nachdem röntgenologische Heilung eingetreten war.

Fall 3: Ein 21jähriger Soldat wurde eingeliefert mit einer offenen Splitterfraktur des ganzen linken Humerus. Nach Excision der Wunde wurde ein Hängegipsverband angewandt. Zwei Wochen später wurde die externe Fixation durchgeführt. Bewegung wurde am zweiten Tag angefangen. Heilung der Fraktur in 12 Wochen.

Frakturheilung wurde immer erreicht in einer Zeit bis 12 Wochen. Wir hatten 3 Fälle von Radialnervlähmungen mit „complete recovery". Ein Fall von „Pin tract infection", der nach Entfernung der Schrauben in drei Tagen heilte.

Wir glauben, daß die äußere skeletale Fixation einen Platz in der Behandlung von Frakturen des Humerusschaftes hat, wenn es sich handelt um:
   a) eine Splitterfraktur;
   b) einen Knochendefekt bei einer offenen Fraktur;
   c) einen großen Hautverlust bei einer offenen Fraktur;
   d) einen älteren Patienten, bei dem Ruhigstellung nicht wünschenswert ist;
   e) das Vorhandensein mehrerer Verletzungen am selben Glied, wenn eine frühe Beweglichkeit benötigt wird.

Table 1. External skeletal fixation in humeral shaft fractures Poria Hospital

Comminution	5
Bone defect in an open fracture (War injury)	1
Large skin loss in an open fracture (War injury)	1
Aged patient (Comminuted)	2
Associated lesion in the same limb	1
Failure of internal fixation	2

Table 2. Complication of E.S.F. in H.S.F. – Poria Hospital

Transient radial PALSY	3
Pin tract infection	1

Literatur

1. Klenerman L (1966) Fractures of the shaft of the humerus. J Bone Joint Surg 48B: 105
2. Mann R J, Neal E (1965) Fractures of the shaft of the humerus in adults. South Med J 58: 264
3. Mast J W, Spiegel P G, Harvey J P (1975) Fractures in the humeral shaft. Clin Orthop 112: 254

Der Fixateur externe von Hoffmann in der Behandlung von Pouteau-Colles Frakturen

S. Boegli, Genf

Die Frakturen mit Berstung der distalen Epiphyse des Radius, die offenen Frakturen des Handgelenks, die Frakturen mit Verkeilung der Radiusepiphyse, wie auch die komplizierten Trümmerfrakturen des distalen Vorderarmes stellen Probleme im Bezug auf die Ruhigstellung.

Im Allgemeinen erhält man ohne größere Schwierigkeiten eine Stabilisation der Fragmente mittels der „Taxis-ligamentaire", ein Ausdruck der durch Vidal von Montpellier geprägt wurde. Unter „Taxis ligamentaire" versteht man eine Traktion der gebrochenen Fragmente mittels ihrer kapsulären und ligamentären Befestigungen. Die Reposition durch die „Taxis ligamentaire" bleibt erhalten, wenn dieser Zug nicht nachläßt. Sobald die Traktion nicht mehr vorhanden ist, entsteht erneut eine Verschiebung der Fragmente.

1944 schlug Böhler vor, mittels Extension diese Frakturen zu behandeln. Zu diesem Zweck wurde je ein Kirschner-Draht proximal respektive distal gesetzt und in einem Gips versenkt. Der distale Draht wurde in den 4 Metacarpalia befestigt und der proximale in der proximalen Elle. In der Folge haben verschiedene andere Autoren diese Technik modifiziert, immer aber unter Beibehaltung des Prinzips.

Erst kürzlich, das heißt im Jahre 1977, hat Vidal die Technik publiziert, welche ich Ihnen darlegen werde. In den Vereinigten Staaten benutzt Dr. Linscheid von der Mayo Klinik ein sehr ähnliches Verfahren.

In unserer Klinik wird diese sehr einfache Methode ebenfalls seit Ende 1977 mit gutem Erfolg angewendet.

Der Fixateur externe von Hoffmann ist ein einfaches und ein sehr wirksames Mittel, um das gesteckte Ziel zu erreichen, das heißt die Frakturstelle durch die „Taxis ligamentaire" festzuhalten. Sie besteht aus zwei Gruppen von drei geschraubten Nägeln, die einen werden im 2. Metacarpale befestigt, die anderen in der Radiusdiaphyse. Diese beiden Gruppen werden durch ein System von Kugelgriffen und einen Gleitstab verbunden. Mit dem Fixateur externe läßt sich verhältnismäßig leicht jederzeit eine gute Reposition erzielen und sekundäre Verschiebungen sind leicht zu korrigieren.

Ergebnisse

In einer Zeitspanne von 2 Jahren, das heißt bis Ende 1978, wurden 240 Frakturen des Handgelenkes an unserer Abteilung behandelt. Nur in 7 Fällen haben wir die Technik mit dem Fixateur externe angewandt, das heißt also in 5% der Handgelenkfrakturen.

Seit Anfang dieses Jahres wird aber diese Technik systematisch an jede Handgelenkfraktur, die instabil im Gips ist, angewendet, das heißt in 15% unserer Fälle.

Wir zeigen Ihnen die Resultate von den ersten 7 Fällen. Die Katamnese beträgt im Mittel 18 Monate. In allen Fällen wurde der Fixateur externe in regionaler Anaesthesie angelegt. Der jüngste Patient war 18, der älteste 80 Jahre alt.

Ein Sturz von einer Leiter, ein Sturz von einem Baum, ein Autounfall waren in 3 Fällen die Ursache der Verletzung, in den restlichen Fällen handelte es sich um banale Unfälle.

In allen Fällen wurde zunächst eine manuelle Reposition mit anschließender Ruhigstellung im Gipsverband versucht. Wegen sekundärer Verschiebung wurde in 6 Fällen der Fixateur externe angelegt. Bei einem Fall wurde diese Methode angewandt, weil ein akutes Carpaltunnelsyndrom auftrat, welches eine notfallmäßige Operation notwendig machte, was eine erneute Dislokation der Fraktur zu Folge hatte. Bei einem Fall war 3 Tage nach Anlegen des Fixateur externe eine Korrektur der Reposition notwendig. Alle unsere Patienten wurden ohne zusätzliche Ruhigstellung im Gipsverband behandelt.

Im allgemeinen wurde der Fixateur nach 6 Wochen entfernt. In keinem Fall wurde eine verzögerte Frakturheilung beobachtet. Bei zwei Patienten trat als Komplikation ein dystrophisches Syndrom mit einer Periarthritis humero-scapularis auf.

Wir haben in unserem Krankengut die Resultate nach den Kriterien von Castaing beurteilt, das heißt einerseits die anatomische Stellung und andererseits das funktionelle Resultat.

Die anatomische Resultate sind:

in 3 Fällen   sehr gut,
in 3 Fällen   gut,
in 1 Fall   zufriedenstellend.

Was die Funktion anbelangt sind die Resultate:

in 2 Fällen   sehr gut
in 4 Fällen   gut,
in 1 Fall   zufriedenstellend.

Der Fixateur externe scheint uns eine gute und einfache Methode zur Behandlung von instabilen Handgelenkfrakturen zu sein.

Die Behandlung sollte unmittelbar nach dem Unfall, das heißt bis zum 5–6 Tag, angewendet sein, sonst ist mit Komplikationen, zumeist mit einer Periarthritis humero-scapularis, zu rechnen.

Stabilisation von Beckenfrakturen mit dem Fixateur externe

D. Havemann und L. Schroeder, Kiel

Der Nutzen der äußeren Fixation bei der Behandlung von Frakturen ergibt sich aus der Stabilisierungsmöglichkeit fern des Frakturortes, frühzeitigem Beginn von funktionellen Behandlungsmaßnahmen, Ausschaltung von frakturbedingten Schmerzen und einer Verbesserung der Pflegebedingungen.

Die Anwendung der äußeren Fixation auch bei Beckenfrakturen wird durch diese Eigenschaften begründet. Vergleicht man jedoch den erzielbaren interfragmentären Druck bei Beckenfrakturen mit dem bei äußeren Stabilisationen an Röhrenknochen erreichten, so kann nach den Untersuchungen Bonnels festgestellt werden, daß nur etwa 1/5 bis 1/4 des an Röhrenknochenbrüchen gemessenen Druckes induziert werden kann. Wesentlich ist aber die durch äußere Fixation hergestellte Stabilisation reponierter Beckenfrakturen, die über die Heilungsdauer eine weitgehend problemfreie Lagerung und Pflege garantiert.

Innerhalb der letzten 11 Jahre hat in dem Krankengut der Chirurgischen Universitätsklinik Kiel bei einer Gesamtzahl von 268 Beckenfrakturen die Häufigkeit der Verletzung jährlich erheblich zugenommen. In Abhängigkeit von Richtung und Größe der einwirkenden Gewalt entstehen in unterschiedlichem Ausmaß totale und partielle Lysen an der Symphyse und der Sacroiliacalsyndesmose neben Frakturen des vorderen oder hinteren Beckenringanteiles.

Indikation

Die Indikation zur externen Stabilisation wird entscheidend bestimmt von der Art und Form der Beckenringverletzung, vom Vorliegen einer Polytraumatisation und von funktionellen Auswirkungen, die sich aus der Beteiligung des überwiegend statisch belasteten dorsalen Segmentes ergeben. Prinzipiell sind Beckenringfrakturen und Lysen der Symphyse und des Sacroiliacalgelenkes dann stabilisationsbedürftig, wenn mit konservativen Maßnahmen nur eine unvollkommene Reposition unter instabilen Bedingungen für die Dauer der Heilung erreicht werden kann. Die Wahl des Behandlungsverfahrens wird erleichtert, wenn eine von diesen Überlegungen ausgehende Klassifikation (Ecke) benutzt wird.

Für die Beckenringverletzungen mit *Ruptur und Dislokation der Symphyse und der Sacroiliacalfuge* (Abb. 1) gilt vordringlich der Einsatz stabilisierender Maßnahmen, da unter konservativen Behandlungsbedingungen zwar bei gleichzeitiger Anwendung von Schwebezug und Extension die Reposition befriedigend gelingen kann, jedoch die zur stabilen Ausheilung der rupturierten dorsalen Bandverbindungen erforderliche Ruhigstellung nicht erzielt wird. Die Wiederherstellung der regelrechten Beckenkonfiguration mit einer niedriggradigen Kompression ist für das funktionelle Heilungsergebnis von ausschlaggebender Bedeutung.

Die *Luxationsfraktur des Beckenringes* (Abb. 1) mit Symphyseolyse und dorsalem parailiosacralem Ringbruch und die vordere Ringfraktur mit Lösung der Sacroiliacalfuge stellt eine Verletzungsform dar, bei der hohe Energien oft direkt auf den Beckenring einwirken. Die Notwendigkeit, eine Stabilisation zu erreichen, ergibt sich aus der meist be-

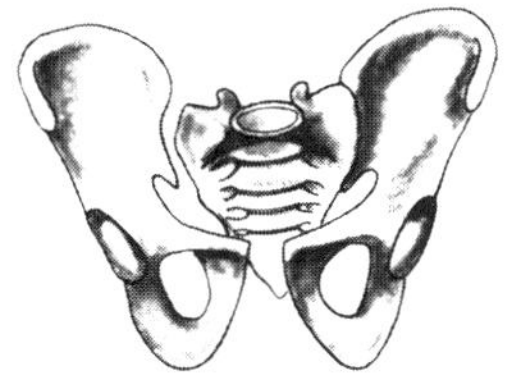	Vordere und hintere Syndesmosensprengung	1
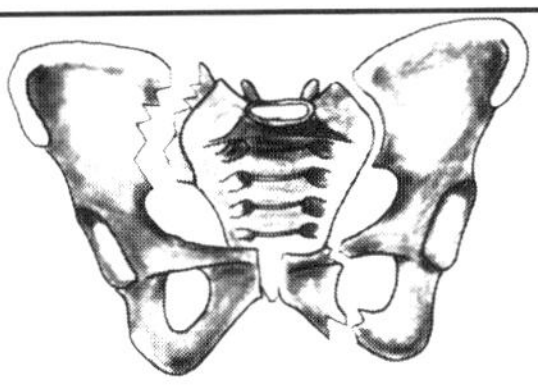	Luxationsfraktur des Beckenringes	2
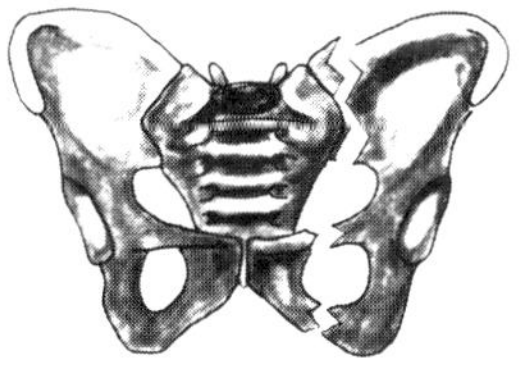	Beckenringfraktur	3

Abb. 1. Klassifikationsschema von Beckenringverletzungen zur Indikation der Stabilisation mit Fixateur externe (in Anlehnung an Ecke und Kraus, 1975)

stehenden Polytraumatisation mit der Erfordernis einer Intensivpflege und der Erhaltung des Repositionsergebnisses unter stabilen Bedingungen.

Dagegen stellt das solitäre Vorliegen eines *vertikalen Beckenringbruches* (Malgaigne-Fraktur, Abb. 1) allein jedoch keine dringliche Indikation zur operativen Stabilisation dar, da unter konservativen Maßnahmen fast immer eine knöcherne Konsolidation eintritt. Wir sehen für den Einsatz von äußeren Fixateuren dennoch eine Anzeige, da bei der nahezu risikolosen Anwendung die simultane Behandlung von Nebenverletzungen, die Pflege und die frühzeitig einsetzende Physiotherapie ganz entschieden verbessert werden.

Technik der Anlage von externen Fixateuren am Becken

Die Anbringung der äußeren Fixateure wird unter der Kontrolle eines Röntgen-Bildwandlers mit sog. C-Bogen unter aseptischen Operationsbedingungen präoperativ anhand der Becken übersichts-Aufnahme geplant.

Zur Reposition unter Einsatz des Röntgengerätes und zur Verbindung mit dem Rohrsystem der AO oder der Verstrebungen des Hoffmann-Apparates werden Schanzsche Schrauben am ventralen und lateralen Anteil des Beckenkammes in den Markraum der Beckenflügel und supraacetabulär am Tuberculum ilicum nach Vorbohrung verankert. Entsprechend den Beckenflügelebenen sind die Schraubenstifte nach lateral geneigt.

Nach den Untersuchungen Bonnels ist mit der Anlage eines Rahmens sowohl im Symphysen- als auch im Sacroiliacalbereich ein höherer Druck (8 bzw. 11 kg) und größere Stabilität zu erzielen. Eine weitere Stabilitätserhöhung kann durch gekreuzte, abgewinkelte

Rohre erzielt werden. Mit Hilfe der Röntgen-Durchleuchtung ist durch manuelle Ausübung von Zug, Druck oder Drehung die frische Beckenfraktur oder die Lyseverletzung gut reponierbar. Auf die Verwendung eines Extensionstisches kann nach unseren Erfahrungen bei frischen Verletzungen verzichtet werden (Abb. 2).

Als Zusatz zu den bisher veröffentlichten Empfehlungen, die Fixateurs externes an der Crista iliaca zu verankern, kann zur verbesserten Kompression besonders des ventralen Beckenringanteiles die Anbringung von Schanzschen Schrauben am Tuberculum ilicum empfohlen werden.

Schlußbetrachtung, Zusammenfassung

In den Jahren 1968–1972 versuchten wir, mittels innerer Osteosynthesen vor allem eine Verbesserung der Behandlungsbedingungen und der Repositionsergebnisse zu erzielen. Nachdem jedoch in 6 Fällen nach Implantation von Platten und Drahtzugnähten bei acht operativ versorgten Frakturen und Symphysensprengungen Infektionen und frühzeitige Lockerungen auftraten, wurde die innere Osteosynthese verlassen. Es wird ein Krankengut von 16 mit Fixateur externe versorgten Beckenringverletzungen überblickt, in dem die Luxationsfrakturen (10 von 16) überwogen, 5 Patienten wiesen dislocierte Beckenringfrakturen auf. Komplikationen von Seiten der Fixateure traten nicht auf, die Verbesserung der Pflegesituation war evident.

Literatur

Albrecht H U, Ganz R (1978) Zur Beckenringsprengung bei Reitunfällen. Akt Traumatol 8: 259

Bonnel F (1975) Biomechanische Betrachtungen über Beckenverletzungen und die Anwendung des Fixateur externe bei Zerreißungen des Symphysen- und des Sacroiliacalgelenkes. Hefte Unfallheilkd 124: 161

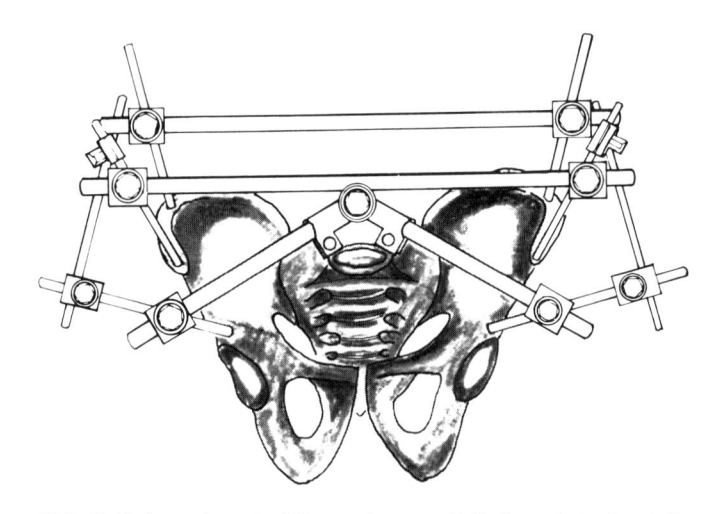

Abb. 2. Rahmenkonstruktionsschema mit Rohrsystem der AO

Becke H, Kraus J (1975) Die mehrfachen Verletzungen des Beckenringes. Unfallchirurgie 1: 81
Friedebold G (1971) Schwere Frakturen des Beckens und der Zeitpunkt ihrer Versorgung. Mschr Unfallheilkd 74: 408
Müller K H, Müller-Färber J (1978) Die Osteosynthese mit dem Fixateur externe am Becken. Arch Orthop Traumat Surg 92: 273
Schweiberer L (1965) Beckenbrüche. Chirurg 41: 55 (1970)
Voigt G E (1965) Untersuchungen zur Mechanik der Beckenfrakturen und -luxationen. Hefte Unfallheilkd 85

Anwendung des Fixateur externe bei Beckenverletzungen

G. Hofmann und J. Probst, Murnau

Anstelle der früheren konservativen Lagerungsbehandlung bei *Symphysensprengungen*, der Repositions-Extensionsbehandlung bei *zentralen Hüftluxationen* und der Osteosynthesen bei *Pfannen- und Pfannenrandbrüchen* benutzen wir seit 1977 bei diesen Beckenbrüchen immer häufiger den *Fixateur externe nach Raoul Hoffmann*. Dabei beobachteten wir folgende Vorteile dieses Systems:

Bei den *Symphysensprengungen* ist der Fixateur externe der Hängematte überlegen, weil seine differenzierte Druckwirkung die zerborstenen Teile gedeckt zusammenführt und nicht nur ungezielt zusammenpreßt. Durch das Einbringen von Schraubengruppen am Beckenkamm oder oberhalb der Pfanne kann nämlich eine gezielte, auf die Knochen einwirkende Kompression angewandt werden. Dadurch gelingt es relativ leicht sowohl beide Symphysenenden einander zu nähern, als auch die Luxation in einem oder beiden Iliosacralgelenken zu beseitigen (Abb. 1).

Wir haben inzwischen 8 Patienten mit Symphysensprengungen mit der äußeren Verspannung versorgt. Dabei ließen sich interessanterweise nicht nur die relativ kurzzeitig bestehenden Rupturen gut beseitigen, sondern auch zwei je 12 bzw. 22 Tage bestehende Sprengungen vollständig und eine 100 Tage alte Diastase nahezu automatisch aufheben. Bei den frischen und relativ frischen Fällen wurde der Fixateur externe nach 2 Monaten, in einem bereits 3 1/2 Monate alten Verletzungsfall nach 3 Monaten wieder abgenommen. In keinem Fall trat danach eine erneute Verschiebung ein, so daß eine fest bindegewebige Überbrückung im Symphysenspalt – auch bei verbleibender Verbreiterung – eingetreten sein muß. Die Patienten waren sämtlich beschwerdefrei an der Symphyse, 2 klagten über mäßige Schmerzen im Iliosacralgelenk. Bei allen Patienten fand sich eine volle oder nahezu volle Beweglichkeit im Hüftgelenk.

Bei *zentralen Hüftluxationen* und den *Beckentrümmerbrüchen* hat sich die Behandlung mit dem Fixateur externe ebenfalls gut bewährt und derjenigen mit Extensionen überlegen gezeigt. Gute Repositionsmöglichkeiten ergeben sich dadurch, daß die Nagelgruppen in der unmittelbaren Nähe der Frakturzonen eingebracht werden und sich somit eine gute Hebelwirkung ergibt. Durch das Anlegen von Dreieckskonstruktionen unter Einbeziehung beider

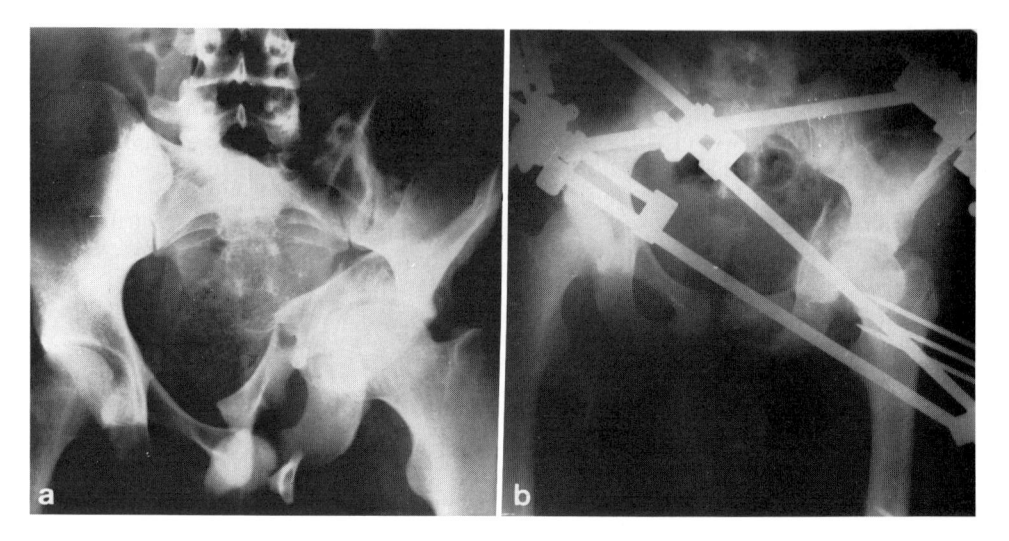

Abb. 1. a 100 Tage alte Symphysensprengung, **b** nach Versorgung mit dem Raoul Hoffmann-Fixateur

Hüftkämme und des Oberschenkels der betroffenen Seite sind zwischen den einzelnen Schraubengruppen sowohl Distraktion als auch Kompression einstellbar (Abb. 2).

Die äußere Verspannung nach Raoul Hoffmann ist so stabil, daß der Patient ohne Gefahr einer Verschiebung im Frakturbereich auch seitwärts gelagert werden kann, wenn etwa ein ausgesprengter Anteil aus dem hinteren Pfannenbereich noch nachträglich operativ wieder angeheftet wird. Auch bei 5 polytraumatisierten Patienten, welche allesamt ver-

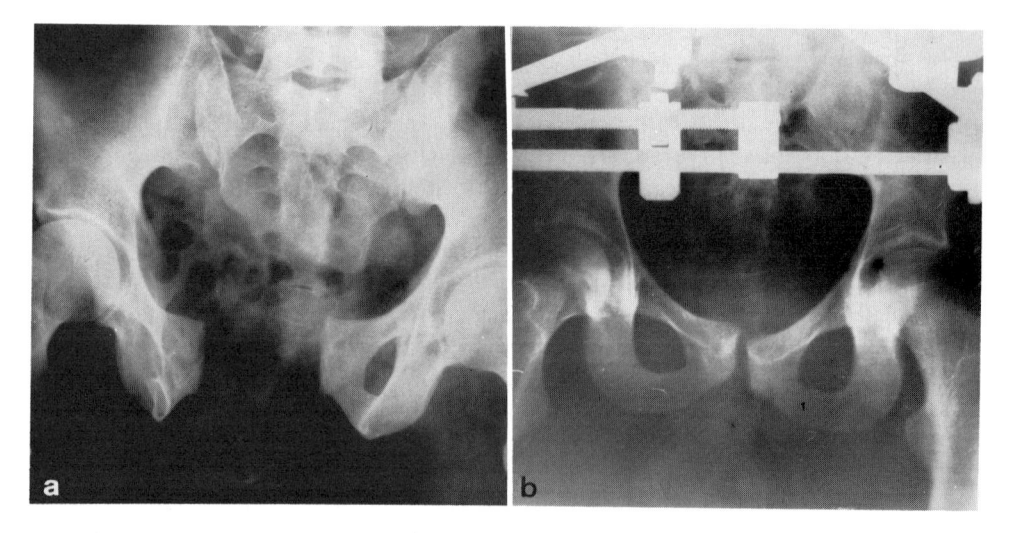

Abb. 2. a Trümmerbruch der linken Beckenhälfte, **b** nach Versorgung mit dem Raoul Hoffmann-Fixateur

Tabelle 1. Fallübersicht 15 mit Fixateur externe nach Raoul Hoffmann behandelte Beckenverletzungen, B.G. Unfallklinik Murnau 1977–1979. S = Geschlecht, A = Alter in Jahren, RMV = Rückenmarkverletzung

Rö.-Nr.	S	A	Verletzungsart	Fixateur externe Anlagetag post traum.	Fixateur externe Liegedauer in Tagen	Nebenverletzungen	Hüftgelenksbeweglichkeit (Endzustand)
59628	m	39	Symphysenruptur	1.	60	—	5/5
50439	w	36	Symphysenruptur	22.	62	—	5/5
6515	m	42	Symphysenruptur	5.	61	—	5/5
50358	m	24	Symphysenruptur	7.	71	Fr. 1. LWK, RMV	4/5
56916	m	41	Symphysenruptur	4.	61	Blasenruptur	3/5
56117	m	46	Symphysenruptur	100.	87	Damm, Weichteile	5/5
59207	m	51	Symphysenruptur	2.	63	Polytrauma	4/5
6569	w	39	Symphysenruptur	12.	61	Fr. Femur	3/5
5622	w	36	Zentrale Hüftlux.	22.	91	Polytrauma	2/5
57350	m	21	Zentrale Hüftlux.	15.	52	Schädel-Hirn-Tr.	4/5
6234	m	31	Zentrale Hüftlux.	6.	93	Polytrauma	3/5
58356	m	22	Zentrale Hüftlux.	15.	63	Polytrauma	4/5
55162	m	22	Zentrale Hüftlux.	6.	54	Polytrauma	3/5
6189	m	51	Fr. Os ilium	9.	60	—	5/5
54199	w	37	Fr. Os ilium	18.	67	—	5/5

spätet in unsere Behandlung kamen, konnten die nicht reponierten zentralen Hüftluxationen und Trümmerbrüche mit dem Fixateur externe noch erfolgreich behandelt werden. Röntgenologisch ergaben sich befriedigende funktionell gute Ergebnisse (Tabelle 1).

In neuerer Zeit verwenden wir den Fixateur externe auch bei einfacheren Brüchen im Beckenbereich, so bei *Beckenschaufelbrüchen* mit zusätzlicher Verschiebung im Ringbereich. Der Fixateur externe verhindert ein weiteres Abgleiten der Frakturstücke. Bei Beckenschaufelbrüchen, die in die Pfanne hineinragen, werden sowohl die Schaufelfragmente anatomisch unter Kompression wieder vereinigt als auch der abgeknickte Pfannenanteil wieder aufgerichtet.

Zusammenfassend ergibt sich, daß der Fixateur externe nach Raoul Hoffmann eine wesentliche Bereicherung der Behandlungmöglichkeiten von Beckenbrüchen bietet. Seine Vorteile sind: Geringerer Operationsaufwand, geringerer Blutverlust, geringe Infektionsgefahr, gute Repositionsmöglichkeiten, differenzierte Anwendungsmöglichkeiten für Kompression, Distraktion und Extension des Hüftgelenkes.

Literatur

Burry F, de Blois G (1965) La Fixation externe des Fractures. Impr Med et Scient Bruxelles
Grosse A (1979) Stabilization of Pelvic Fractures with Hoffmann Fixation. The French Experience. In: External Fixation The Current State of the Art Andrew F. Brooker
Hoffmann R (1938) Rutules aos pour la réduction dirigée, non sanglante, des fractures (osteotaxis). Congrès Suisse de Chirurgie, 1938. Helv Med Acta, p 844–850
Hoffmann R (1950) L'ostéotaxis, Réunion de la Société allemande d'Orthopédie, Sept 1950
Hoffmann R (1959) Ostéotaxis. Enke, Stuttgart
Jenny G, Kempf A, Grosse A, Jung F (1973) Fractures du cotyle. Rev Chir Orthop 59: 219–224
Lannelongue J (1962) Fixateur externe et fractures complexes. Actualités de chirurgie orthopédique de l'hôpital. R Poincaré Masson, Paris, p 81–100
Lambotte A (1931) Le traitement des fractures ouvertes. 40 Congres Francais de Chirurgie, p 759–761
Malgaigne J F (1953/54) Considérations cliniques sur les fractures de la rotule et leur traîtement par les griffes. J Commaossamces. Med Prat 16: 9–12
Rabischong P, Carabalona P, Peguret J (1973) Le fixateur externe dans les disjunctions pubiennnes et sacroiliaques (Etude biomécanique et résultats cliniques). Montpellier Chir XIX 2
Vidal J (1968) Notre expérience du fixateur externe d'Hoffmann. A propos de 46 conservations. Les indications de son emploi. Montpellier Chir 14, 4: 451–460

Die Indikation zur Stabilisierung von Tibiakopffrakturen mit dem Fixateur externe

W. Schwarzkopf, P. Kirschner und C.H. Schweikert, Mainz

Bei offenen Tibiakopffrakturen ist eine Schädigung des umgebenden dünnen Weichteilmantels durch Kontusionen und Hämatombildungen erheblich. Die operative Stabilisierung als zusätzliche Schädigung übersteigt häufig die Reparationsfähigkeit des Gewebes. Die Folgen sind Wundheilungsstörungen, Infekte und Nekrosen.

Indikation

Eine Osteosynthese in diesem Gebiet muß daher möglichst atraumatisch durchgeführt werden. Hinzu kommt, daß Art und Menge des zu implantierenden Osteosynthesematerials begrenzt sind. Statt der sonst am Tibiakopf üblichen Osteosynthese durch Abstützplatten bevorzugen wir bei zweit- und drittgradig offenen Tibiakopffrakturen die Stabilisierung mittels Fixateur externe unter Anwendung einer sogenannten Drei-Punkt-Technik. Hiermit gelingt die Abstützung des Tibiaplateaus bei gleichzeitiger funktionsstabiler Fixierung der Fraktur zum Schaft hin. Die gefährdete Trümmerzone und die geschädigten Weichteile werden von Implantaten ausgespart. Eine zusätzliche Verschlechterung der Vascularisation durch ausgedehnte Denudierung entfällt.

Operationstechnik

Operationstechnisch gehen wir folgendermaßen vor: Nach Reinigung des Verletzungsgebietes und sparsamer Wundexcision werden die Frakturzone im allgemeinen von lateral durch einen S-förmig von der Außenseite des Oberschenkels zur Tibiakante ziehenden Schnitt freigelegt, die Hauptfragmente reponiert und größere Einzelfragmente mit Spongiosazugschrauben adaptiert. Zur Drei-Punkt-Fixation werden zwei Steinmann-Nägel in der Frontalebene parallel und in der Sagittalebene etwas höhenversetzt hintereinander in die Tibiakonsole plaziert und mit zwei weiteren distal der Fraktur in die Tibiadiaphyse eingebrachten Steinmann-Nägel in einem Dreieck verspannt. Die Weichteile werden, wenn möglich, adaptierend verschlossen, ansonsten wird ein zweizeitiger Wundverschluß durchgeführt (Abb. 1).

Kasuistik

Anhand von zwei Beispielen möchte ich mit klinischen Abbildungen und schematischen Zeichnungen Indikationen und Behandlungsverlauf der Stabilisierung von Tibiakopftrümmerbrüchen mit dem Fixateur externe aufzeigen:

23jähriger Mann, der als PKW-Fahrer gegen einen Brückenpfeiler geprallt war. Es lag einen offene Tibiakopftrümmerfraktur links mit Tuberositasabriß und Ausriß der Emi-

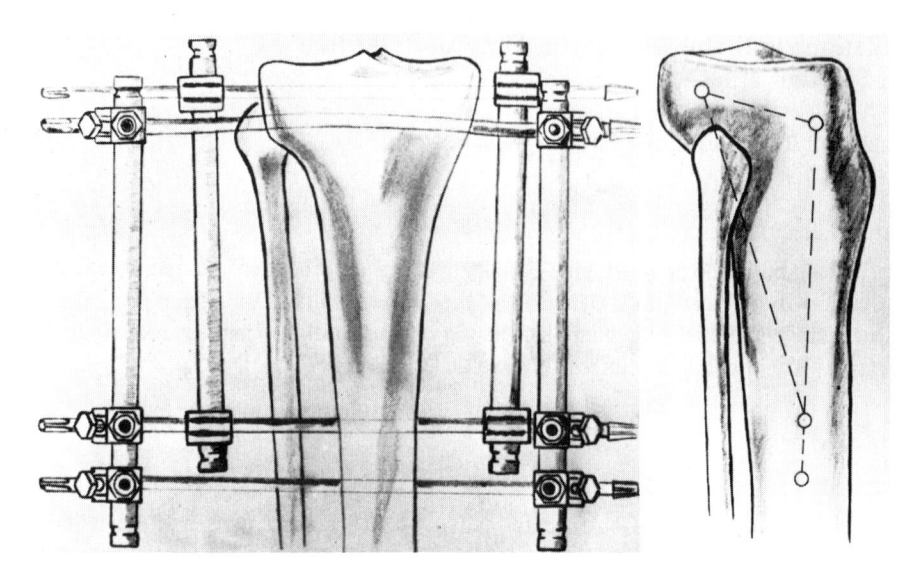

Abb. 1. Prinzip der Stabilisierung von Tibiakopffrakturen mit dem Fixateur externe

nentia intercondylaris vor. Zusätzlich war am gleichen Bein eine Unterschenkelfraktur und eine zweitgradig offene Oberschenkelfraktur vorhanden. Stabilisierung der gespaltenen Tibiakonsole durch Spongiosazugschrauben und Fixation des Kopfes zum Schaft mit Fixateur externe unter Anwendung der Drei-Punkt-Technik bei Miterfassung der gleichzeitig vorliegenden Unterschenkelfraktur. Frühfunktionelle Übungsbehandlung bei primärer Wundheilung. Klinische und Röntgenaufnahmen nach Metallentfernung 11 Monate nach dem Unfall.

42jähriger Mann, der sich beim Abladen einer schweren Eisenplatte einen zweitgradig offenen Tibiakopftrümmerbruch zugezogen hatte. Die bis in die Tibiakonsole hineinreichende Trümmerzone wurde wiederum ohne wesentliche Freilegung der Fraktur mit einem äußeren Spanner nach der Drei-Punkt-Technik stabilisiert. Auf einen primären Wundverschluß wurde verzichtet. Der Weichteildefekt wurde nach 10 Tagen mit einem freien Hauttransplantat gedeckt. Unter früh-funktioneller Übungsbehandlung kam es innerhalb von 12 Wochen zur knöchernen Konsolidierung der Fraktur. Der Spanner wurde nach 4 Monaten entfernt bei voller Belastungsfähigkeit des Beines.

Zusammenfassung

Bei offenen Trümmerfrakturen im Bereich des Tibiakopfes liegt neben der Wiederherstellung der Gelenkfläche die besondere Problematik in der Weichteildeckung des Verletzungsbereiches. Durch die Stabilisierung der Fraktur mittels Fixateur externe unter Anwendung der Drei-Punkt-Technik gelingt die Abstützung des Tibiaplateaus, ohne die noch bestehende Vascularisation zusätzlich zu schädigen und ohne die Infektionsgefahr durch das eingebrachte Osteosynthesematerial zu erhöhen. Darüberhinaus ist durch die funktionsstabile Osteosynthese eine frühzeitige Mobilisierung möglich.

Walcher K (1972) Zur Defektüberbrückung der posttraumatischen und postoosteomyelitischen Pseudarthrose. Act Traumatol 2: 169
Meinhard U, Pfister U (1975) Behandlung von Infektpseudarthrosen des Unterschenkelschaftes. Zbl Chir 100: 689
Schmelzeisen H, u a (1979) Infektpseudarthrosen des Tibiaschaftes. Act Traumatol 9

Der Fixateur externe aus Polymer-Werkstoffen

R. Spier, Ludwigshafen/Rhein

Nach den bisherigen klinischen Erfahrungen gilt für den Fixateur externe aus Polymer-Werkstoffen das Indikationsspektrum, das auch den auf dem Markt befindlichen äußeren Verankerungssystemen zukommt, zumindest soweit sie mehrdimensionale Montagevarianten erlauben. Er wurde bei offenen Frakturen, infizierten Defektpseudarthrosen des Unterarmes, Ober- und Unterschenkels sowie bei Arthrodesen des Knie- und oberen Sprunggelenkes eingesetzt.

Unser Fixateur externe besteht aus 5 kohle- bzw. glasfaserverstärkten Bauteilen, aus denen alle erforderlichen Montagevarianten zusammengesetzt werden können. Die Systemglieder werden über Kugelschnappgelenke miteinander verbunden.

Das Bild zeigt die nun spritzgegossenen Einzelteile in der jetzt endgültigen Farbgebung. Man erkennt den Verbindungsstab und das Schraubenverbindungsteil, das die Knochenschrauben zu Gruppen bündelt. Es trägt die Kugelköpfe, die in die entsprechende Pfanne des Kugelschnappstücks passen (Abb. 1).

Außerdem gibt es einen Kugelstern, der in der Kombination mit den übrigen Teilen alle notwendigen Montagevarianten erlaubt.

Um aus den Systemgliedern eine Systemgruppe bilden zu können, wird zunächst auf den Verbindungsstab das Kugelschnappstück aufgeschoben. Dieses wird mit seiner Pfanne auf den Kugelkopf des Schraubenverbindungsteils aufgeschnappt (Abb. 2). Die Einzelteile sind räumlich gegeneinander zu bewegen, eine „saugende" Haftung verhindert ein ungewolltes Abrutschen. Ist die gewünschte Stellung erreicht, werden die Teile der Systemgruppe durch Anziehen lediglich einer Inbusschraube zueinander fixiert. Die Verschlußkappen dienen als Textil- und Geweberschutz und bewirken eine rutschsichere Befestigung der Verbindungsteile auf den Knochenschrauben.

Nun einige Anwendungsbeispiele. Auf eine Verlaufsdarstellung muß ich aus Zeitgründen leider verzichten. Zunächst Doppelrahmenkonstruktion bei infizierten Pseudarthrosen des Unterschenkels. Acht Systemgruppen wurden mit lediglich 8 Inbusschrauben fixiert. Bei Bedarf können Distraktions- oder Kompressionskräfte über eine abnehmbare Spannvorrichtung aus Metall ausgeübt werden.

Einarmige Stabilisierung bei einer infizierten Defektpseudarthrose der Elle. Beugung und Streckung im Ellenbogengelenk sind frei möglich.

Diskussion

Die vorliegenden Untersuchungsergebnisse zeigen, daß langjährige Defektpseudarthrosen am Unterschenkel selten die Folge eines primären Knochendefektes sind. In den meisten Fällen ist der Knochendefekt die Folge eines drittgradig offenen Etagen- oder Trümmerbruches mit entsprechenden begleitenden Weichteilverletzungen und nachfolgenden Infektionen. Die Anwendung des äußeren Festhalters ermöglicht in diesen Fällen über eine achsengerechte Ruhigstellung des verletzten Unterschenkels die Behandlung des Knocheninfektes und die Überbrückung mittels autologer Spongiosaplastik. Durch langdauernde Behandlungsmaßnahmen kann damit in den meisten Fällen bei erheblicher Defektheilung ein belastungsstabiler Unterschenkel wiederhergestellt werden.

Mit diesen oftmals erheblichen Defekten bei Behinderung durch Teillähmung und Fistelung wird der bestehende Zustand vom Patienten gegenüber einer Amputation und Prothesenversorgung vorgezogen.

Trotz dieser günstigen subjektiven Bewertung muß sicherlich in manchen Fällen beim Zusammentreffen folgender Kriterien die Indikation zur sekundären Amputation gestellt werden:
1. Gravierende Funktionsbehinderungen oder motorische und sensible Ausfälle.
2. Rezidivierende Infekte, massiv anhaltende Fistelungen
3. Instabilität nach mehr als 2 Jahren
4. Analgetika-abhängige Schmerzen.

Zusammenfassung

Die Nachuntersuchung von 31 Defektpseudarthrosen zwischen 2 cm und 18 cm Defektlänge zeigt, daß die Defekte vorwiegend bei Etagen- und Trümmerbrüchen entstanden, welche mittels Plattenosteosynthese vorbehandelt wurden. Nach Anlegen eines äußeren Festhalters kamen 23 Fälle zu belastungsstabiler knöcherner Ausheilung. Dreimal mußte eine Amputation vorgenommen werden und bei 5 Patienten ist bei knöcherner Überbrückung die Behandlung noch nicht abgeschlossen.

Die Nachuntersuchungsergebnisse zeigen, daß nach durchschnittlicher Behandlung von 9 Monaten mit dem äußeren Festhalter und einer anschließenden Stützapparatversorgung für 14 Monate in einer großen Anzahl Defektheilungen mit Fisteln und Nervenschäden resultieren. Subjektiv findet sich bei sämtlichen Patienten eine positive Einstellung zur Erhaltung der Extremität.

Literatur

Kleining R, Hierholzer G (1976) Biomechanische Untersuchungen zur Osteosynthese mit dem Fixateur externe. Act Traumatol 6: 71

Klemm K (1973) Infizierte Defektpseudarthrose. Ther Woche 23: 21, 1861

Stehli W (1967) Zur Behandlung der Defektpseudarthrosen. Praxis: Schweiz Rundschau. F Med 56: 11, 366

Klinische Nachuntersuchungsergebnisse

Der Zeitpunkt der klinischen Nachuntersuchung lag im Durchschnitt bei 44 Monaten. Dabei fanden wir, daß in der Zwischenzeit bei 3 Patienten eine Unterschenkelamputation vorgenommen worden war. Bei 5 Patienten war die Behandlung zum Zeitpunkt der Nachuntersuchung noch nicht abgeschlossen. Diese Patienten befanden sich in ambulanter Behandlung.

Das Gangbild der meisten Patienten war wenig zufriedenstellend, nur 3 der nachuntersuchten Patienten konnten ohne gravierende Restfolgen gut gehen. Das betroffene Bein zeigte im Oberschenkelbereich eine Muskelminderung von 4 cm, am Unterschenkel von 2 cm. Bei sämtlichen Patienten war die Beweglichkeit im Kniegelenk frei, wohingegen kein Patient im oberen Sprunggelenk über die 0-Stellung hinaus dorsalflektieren konnte. Die durchschnittliche Beinverkürzung betrug 3 cm (1–6,5 cm). Bei 14 Patienten fanden sich Fisteln im Bereich des verletzten Unterschenkels. Zwölfmal lag eine Peroneusparese mit motorischen Ausfällen vor.

Röntgenologische Befunde

Zum Zeitpunkt der Nachuntersuchung zeigte sich bei 23 Patienten eine belastungsstabile knöcherne Überbrückung. Eine mäßige bis starke Knochendystrophie bestand in 24 Fällen.

Hinsichtlich der Fehlstellung am betroffenen Unterschenkel sahen wir 6mal eine Rekurvationsfehlstellung, 3mal lag eine Antekurvation vor. Viermal war der Unterschenkel in Valgus- und 2mal in Varusfehlstellung konsolidiert.

Beurteilung der Behandlungsergebnisse durch den Patienten

Hinsichtlich der subjektiven Ergebnisse fanden wir, daß keiner der Patienten dauernd schmerzfrei war. Die meisten Patienten klagten dabei nur über belastungsabhängige Beschwerden. In der Überzahl lag die freie Gehstrecke über 500 m, wobei 30% der Patienten auf die Verwendung eines Gehstockes angewiesen waren.

60% der Patienten waren mit orthopädischem Schuhwerk versorgt. Eine Behinderung durch Teillähmungen oder rezidivierende Fistelung am betroffenen Unterschenkel wurde ebenfalls von 60% der Patienten beklagt.

Sämtliche Nachuntersuchten gaben an, daß eine Änderung von Lebensgewohnheiten seit dem Unfallereignis eingetreten sei. Die Hälfte der Patienten mußte einen Arbeitsplatz bzw. Berufswechsel vornehmen.

Auf die Frage, „Würden Sie in derselben Situation bei Kenntnis des Behandlungsverlaufes heute eine Amputation vorziehen?", antworteten sämtliche Patienten mit nein.

Die Frage, ob im jetzigen Zustand noch eine Amputation gewünscht würde, ist ebenfalls von allen Patienten abschlägig beantwortet worden.

in achsengerechter Stellung mit dem äußeren Festhalter stabilisiert, postoperativ für kurze Zeit mit einem Gips ruhiggestellt und auf Schiene hochgelagert.

Die Sanierung von Infekt und Weichteilen bestimmte in der weiteren Folge den Behandlungsablauf.

Bei blandem Infekt und weitgehend reizlosen Weichteilen wurde dann die knöcherne Überbrückung des Defektes angestrebt. Dabei kamen ausschließlich autologe Spongiosaplastiken und Rippenspanplastiken zur Anwendung.

Erschien der Defekt schließlich ausreichend knöchern überbrückt, wurde bei liegendem äußerem Festhalter mit der Belastung der verletzten Extremität begonnen. Bei weiterem Fortschreiten der knöchernen Konsolidierung und reizlosen Weichteilverhältnissen wurde schließlich der äußere Festhalter entfernt und vorübergehend durch einen Oberschenkelgehgips ersetzt.

Sämtliche Patienten wurden bis zur sicheren belastungsstabilen Überbrückung des Defektes mit einem Gehapparat versorgt und erhielten schließlich nach Abnahme des Apparates das meist erforderliche orthopädische Schuhwerk (Abb. 2).

Nachuntersuchungsergebnisse

Die durchschnittliche Defektlänge der nachkontrollierten Pseudarthrosen betrug 5,5 cm, wobei Defekte zwischen 2 und 18 cm gemessen wurden. Im Mittel mußten sich die Patienten 14,5 Monate einer stationären Behandlung unterziehen, wobei durchschnittlich pro Patient 5 operative Eingriffe notwendig wurden. Eine knöcherne Überbrückung konnte im allgemeinen mit 2 Spongiosaplastiken erreicht werden, während in Einzelfällen bis zu 6 derartige Eingriffe notwendig waren. Die Dauer der Behandlung mit dem äußeren Festhalter betrug im Schnitt 9 Monate (3–24 Monate). Anschließend wurde für 14 Monate (3–21 Monate) ein Stützapparat getragen.

Die durchschnittliche Zeit vom Unfallereignis bis zum Wiedereintritt der Arbeitsfähigkeit betrug für unsere nachuntersuchten Patienten 21 Monate (13–36 Monate).

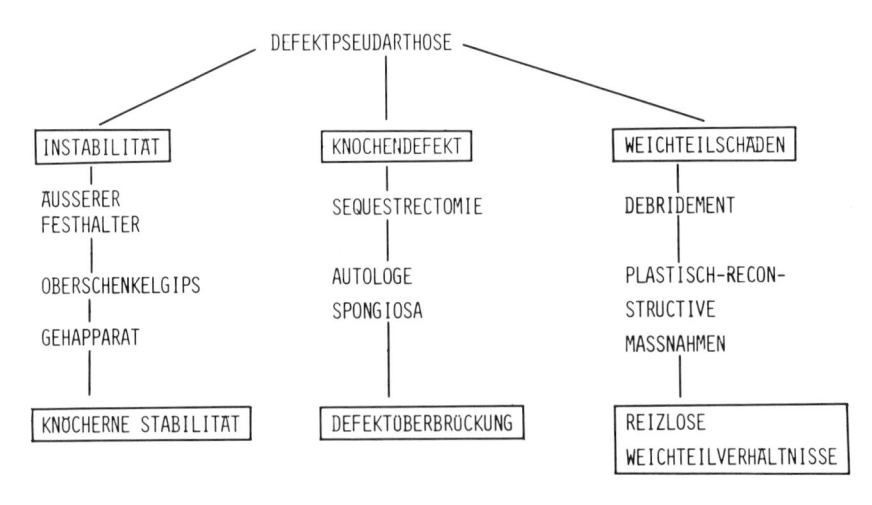

Abb. 2. Behandlungsmaßnahmen bei Defektpseudarthrosen am Unterschenkel

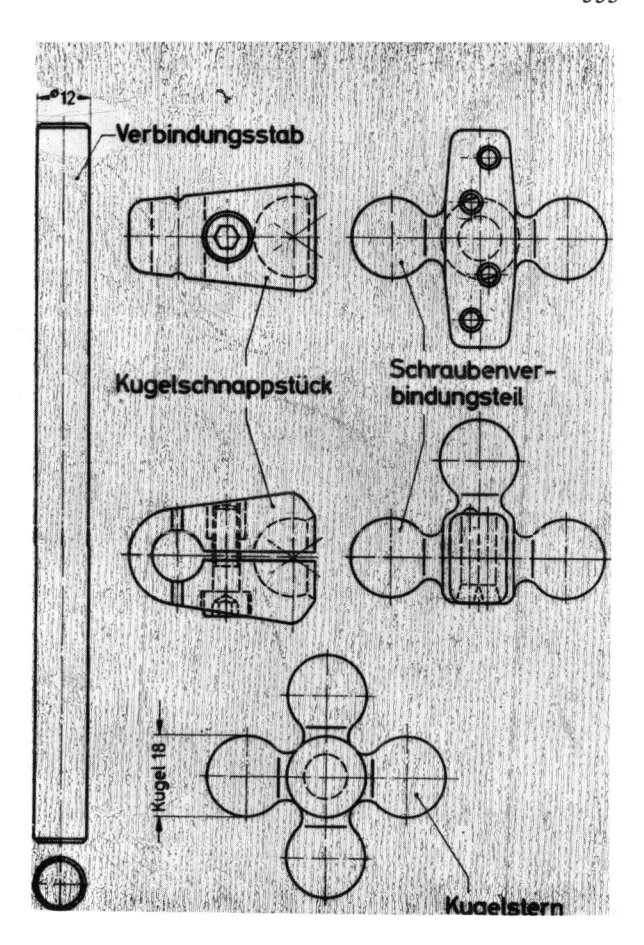

Abb. 1

Hier das Röntgenbild nach chirurgischer Infektsanierung und Gentamycin-PMMA-Ketten-Implantation. Trotz der liegenden Verbindungsstäbe ist die Pseudarthrosenzone gut zu beurteilen.

Montageanordnung am Oberschenkel, ebenfalls bei infizierter Defektpseudarthrose. Über den Kugelstern ist eine zusätzliche Zügelung zur distalen Innenseite möglich. Den Quadriceps durchquerende Knochenschrauben mussen nicht unbedingt eingebracht werden.

Das Röntgenbild nach Einheilung der autologen Spongiosa. Der Infekt ruht, der Patient belastet voll, keine Funktionsbehinderung der benachbarten Gelenke.

Nun noch ein Montagebeispiel bei Arthrodese des oberen Sprunggelenkes. Die nahezu senkrecht aufeinanderstehenden Schraubengruppen durch Tibia und Talus lassen sich über die Stirnkugeln der Schraubenverbindungsteile (in Abb. 1 nicht dargestellt) ohne zusätzliche Verbindungselemente verbinden.

Bei der Konzeption eines Fixateur externe aus Polymer-Werkstoffen waren Steifigkeitsprobleme nicht von vornherein auszuschließen.

Bei der Stabilitätsprüfung der neuen Verankerung und einem Vergleich mit im deutschen Sprachraum gebräuchlichen und bewährten Systemen konnten wir feststellen, daß bei funktionsgerechter Gestaltung und Dimensionierung der Systemglieder aus Polymer-Werk-

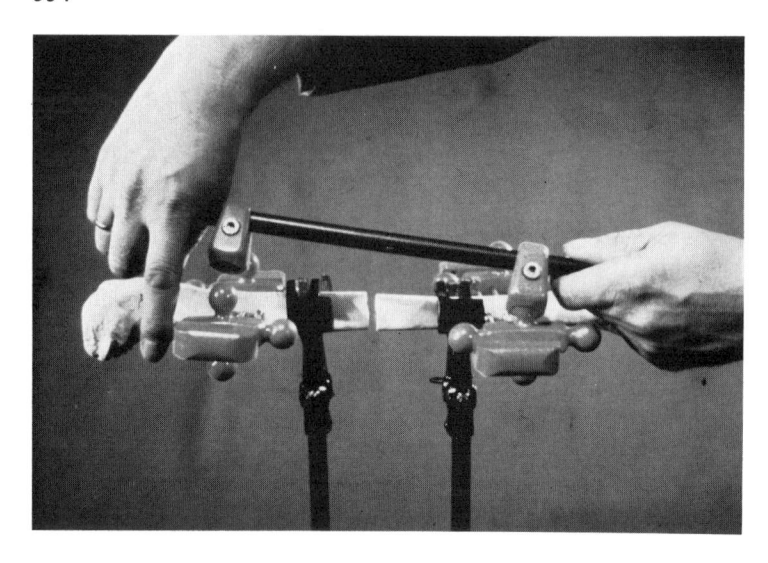

Abb. 2

stoffen unter den verschiedenen Belastungsbedingungen keine wesentlichen Stabilitätsunterschiede bestehen.

Über die Ergebnisse konnte ich im einzelnen vor einem Jahr in Berlin berichten. Daher heute nur eines der Diagramme.

Es zeigt die Abweichung am Prüfspalt bei einer in Richtung der Knochenschrauben einwirkenden Auslenkkraft. Der Fixateur externe aus Polymer-Werkstoffen liegt in guter Nachbarschaft zu dem Rohrsystem — mit D markiert — und demjenigen von R. Hoffmann = E. Man erkennt allerdings auch, daß — zumindest unter der Bedingung: Neutralisation im Bruchbereich — kein Fixateur eine absolute Stabilität gewährleistet. Die Systeme A bis C schneiden ungünstiger ab. Gleiche Tendenzen ließen sich auch bei Auslenkung aus der Frontalebene, bei axialer Belastung sowie Einleitung eines Verdrehmomentes feststellen.

Auch nach unseren klinischen Erfahrungen haben wir keine Stabilitätsbedenken. Die längste Defektstrecke am Unterschenkel betrug 8 cm. Hier das Bild nach autologer Spongiosaplastik bei liegendem Doppelrahmen.

Die Patientin belastet voll. Ein Hülsenapparat wurde nicht getragen.

Ich darf zusammenfassen: Nach nun über 3jähriger theoretischer und klinischer Erfahrung mit dem Fixateur externe aus Polymer-Werkstoffen glauben wir eine äußere Knochenverankerung mit folgenden Eigenschaften vorstellen zu können:
— Leichte Handhabung bei ausreichender, mit bewährten Systemen vergleichbarer Stabilität,
— Möglichkeit vielfältiger, auch drei-dimensionaler Montagevarianten,
— weitgehende Röntgenstrahlentransparenz,
— Wärme- und Formbeständigkeit,
— und last not least: bis zu 70%iger Gewichtsreduktion gegenüber vergleichbaren Systemen.

Abschließend sei erwähnt, daß nun alle Werkzeuge gefertigt und die Einzelteile gegossen sind. Wir hoffen, daß Ihnen dieser Fixateur bald zur Verfügung gestellt werden kann — vielleicht als Einmal-Artikel.

Verwendung des externen Fixateur bei HWS-Verletzungen mit Rückenmarkbeteiligung

M. Aalam, Essen-Kettwig

Für die Fixation der HWS-Frakturen hat heute noch der Minervagips seine Berechtigung. Unabhängig davon, daß der Grad der Immobilisation durch Minervagips von Thompson (1962) und anderen als unzureichend eingeschätzt wird, verbietet sich wegen Decubitusgefahr der Gipsverband bei HWS-Verletzten mit Rückenmarksbeteiligung.

Die gängige Methode der posttraumatischen HWS-Ruhigstellung bei Wirbelverletzungen mit Rückenmarksbeteiligung ist die Crutchfield-Klammer (1965 u. 1966) mit ihren Variationen. Gelegentlich findet zu diesem Zweck auch die Glisson-Schlinge Anwendung. Die Behandlung mit der Kopfextensionsklammer nach Crutchfield und anderen hat berechtigterweise derzeit noch die weiteste Anwendung. Sie gestattet die Lagerung und Drehung des Patienten auf Spezialbetten, bindet den Verletzten jedoch strikt an das Bett.

Zweifelsohne kommt der Einsatz krankengymnastischer und ergotherapeutischer Maßnahmen bei Rückenmarksverletzten in den ersten Stunden der Aufnahme in stationärer Behandlung der Forderung nach frühzeitiger rehabilitativer Aktivität entgegen. Der allgemeinen Mobilisation des Patienten steht jedoch die Kopfextensionsklammer für eine Dauer von 8–12 Wochen im Wege.

1959 berichteten Perry und Nickel von Rancho-Los Amigos in Los Angeles über die Methode der externen Fixation der HWS mit dem sogenannten Halo-Extensionsapparat. Von den letztgenannten Autoren wurde ein Gerät verwendet, das sich in einigen wichtigen Punkten von dem heute verfügbaren Halofixateur unterscheidet. Thompson verwendete 1962 den Haloring, gebrauchte dazu aber eine Gipsjacke. Der heutige Fixateur externe, der von uns Verwendung fand, bietet den Vorteil der Frühmobilisierung des Patienten gegenüber der Extensionsklammer von Crutchfield. Er hat weiterhin durch die feste fellgepolsterte Jacke eine sehr gute Fixation und Führung des Kopfes mit nur sehr geringem Risiko für Druckstellenentstehung.

Wir verwendeten neben der sonst routinemäßig eingesetzten Kopfextensionsklammer bei 10 Patienten mit traumatischen Tetraparesen bis kompletten Tetraplegien den Halofixateur. Bei der Wahl des Zeitpunktes der Mobilisierung warteten wir das Abklingen des spinalen Schocks ab. Mit dem Halofixateur war es möglich spätestens nach der 4. posttraumatischen Woche den Patienten außerhalb vom Bett zu behandeln und voll zu mobilisieren. Mit Crutchfield-Extension behandelte ähnlich Verletzte brauchten eine Bettruhezeit von 10–12 Wochen. Besondere Indikationen für den Einsatz von Fixateur externe bei frischen traumatischen Tetraplegien ergeben sich unseres Erachtens:
a) bei älteren Verletzten zur Abkürzung der Liegezeit,
b) bei HWS-Frakturen der Bechterew-Patienten,
c) bei Hyperextensionsfrakturen, die mit Crutchfield-Extension schlecht zu halten sind.

An spezifischen Behandlungsproblemen sahen wir eine Beeinträchtigung der Krankengymnastik für das Schultergelenk sowie die Gefahr einer Druckstellenentstehung am unteren Rand der Kunststoffjacke. Wir beobachteten einmal eine derartige Druckstelle, die mit konservativen Mitteln zu beheben war. Schließlich lassen sich durch die zu große

Dorsalflexion des Kopfes auftretende Schluckbeschwerden durch Stellungskorrektur leicht beseitigen.

Der Fixateur externe wird auch in der Behandlung von traumatischen Cervicalläsionen andere Methoden nicht voll verdrängen. Unseres Erachtens bildet er jedoch in vielen Fällen der traumatischen Tetraplegie eine interessante Alternative.

Literatur

Crutchfield W G (1966) J Neurosurg 25: 656
Crutchfield W G (1936) Surgery. Gynec Obstet 63: 513
Thompson H (1962) J Bone Joint Surg 44: 655
Perry J, Nickel V L (1959) J Bone Joint Surg 41: 37

Der Minifixateur externe, eine Stabilisierungsmöglichkeit im Bereich der Handchirurgie

G. Asche, Freudenstadt

Die guten Ergebnisse mit dem Fixateur externe von Raoul Hoffmann, mit seinen hervorragenden Variationsmöglichkeiten, legten es nahe, auch für die Handchirurgie einen Fixateur externe des gleichen Bauprinzipes zur Anwendung zu bringen.

Der 1975 von Jaquet entwickelte Minifixateur externe bietet zahlreiche Stabilisierungsmöglichkeiten.

Nur wenige Teile werden für eine stabile Montage gebraucht, die Drehung, Beugung, Streckung, Distraktion oder Kompression ermöglicht. Bislang haben wir den Minifixateur externe für Pseudarthrosen, Arthrodesen und Defektpseudarthrosen in der septischen Chirurgie der Hand mit sehr guten Ergebnissen angewandt.

Die relativ kurze Liegedauer des Minifixateur externe und die damit verbundene selten auftretende Komplikation einer Bohrlochinfektion, seine hohe Stabilität und die gute Bewegungsmöglichkeit der benachbarten Gelenke ermutigen uns, den Minifixateur externe auch bei nichtinfizierten Knochen und Gelenkverletzungen anzuwenden.

Die Stabilisierung einer Daumengrundgliedfraktur mit Kirschner-Drähten erfordert meist die zusätzliche Ruhigstellung mit einem Gipsverband. Die Entstehung einer Pseudarthrose wie in diesem Fall ist nicht selten, da keine Kompressionsmöglichkeit vorhanden ist. Die Stabilisierung der gleichen Fraktur mit dem Minifixateur externe erfordert keine zusätzliche Gipsruhigstellung, ermöglicht die sofortige Bewegung aller benachbarter Gelenke und erlaubt durch Änderungen am gleitenden Kugelgriff eine kontinuierliche Kompression.

Die vorübergehende Ruhigstellung zweier Finger für einen gekreuzten Fingerlappen mit dem Minifixateur externe gewährleistet leichte Wundpflege, gute Überwachung der Durchblutung des Hautlappens bei gleichzeitiger Bewegungsfreiheit der übrigen Finger.

Der Minifixateur externe von Jaquet stellt somit eine große Bereicherung im therapeutischen Vorgehen der Handchirurgie dar.

Literatur

Asche G (1979) Die Verwendung von Gentamycin-PMMA-Miniketten in der septischen Chirurgie der Hand. Lokalbehandlung chirurgischer Infektionen. Aktuelle Probleme in Chirurgie und Orthopädie, Heft 12. Hans Huber, Bern Stuttgart Wien
Asche G, Haas H G, Klemm K (1979) The External Mini-Fixator: Application and Indications in Hand Surgery. In: Brooker A F, Edwards Ch C (Eds) External Fixation. P 105 Williams & Wilkins, Baltimore/USA
Asche G, Haas H G, Klemm K (1979) Erste Erfahrungen mit dem Minifixateur externe nach Jaquet. Akt Traumatol
Klemm K (1977) Gentamycin-PMMA-Ketten — eine Alternative zur Spülsaugdrainage bei Knochen und Weichteilinfektion. Langenbecks Arch Chir 345: 609

8. Mikrochirurgie

Grenzindikationen zur Replantation

B.P. Gaudin und I. Winter, Berlin

Die Indikation zur Replantation oder Revascularisierung ist im Hinblick auf den zu erwartenden funktionellen Erfolg, die individuelle, psychische und soziale Gesamtsituation des Patienten zu stellen.

Durch die intra- und postoperativen Erfahrungen, sowie die Ergebnisse der Rehabilitation der letzten drei Jahre, in denen an der Orthopädischen Universitätsklinik im Oskar-Helene-Heim bei 87 Patienten 104 Replantationen mit einem Erfolg von 81% durchgeführt wurden, haben sich die Indikationsbereiche klar abgrenzen lassen.

Eine absolute Indikation zur Replantation, unter Berücksichtigung des Charakters des Gesamttraumas wie Schnitt- oder Quetschverletzungen, ist dann gegeben, wenn nur durch diesen operativen Eingriff der Spitzgriff wieder hergestellt werden kann. Es ist somit selbstverständlich, daß die Erhaltung des Daumens oder seine Rekonstruktion auch auf Kosten anderer Finger durchgeführt werden muß.

Bei Verlust mehrerer Langfinger ist wegen des größeren Greifvolumens und der Garantie eines besseren Grobgriffes die Replantation des dritten Fingers der des zweiten vorzuziehen.

Eine absolute Indikation zur Replantation bei Verlust eines einzelnen Langfingers, z.B. des Zeigefingers, ist nur bei fehlendem dritten Finger gegeben. Der Verlust des Zeigefingers ist somit keine absolute Indikation zur Replantation, insbesondere bei Zerstörung des MP-Gelenkes. Die posttraumatische Versteifung des Gelenkes bringt immer eine schwere

Funktionsstörung mit sich und ist auch später oder durch primär intraoperativ eingebrachte Prothesen nicht wesentlich zu verbessern.

Eine weitere absolute Indikation liegt ohne Einschränkung der Lokalisation bei Kindern vor.

Trotz dieser klar umrissenen Indikationsbereiche gibt es immer wieder Grenzsituationen, in denen der Replanteur abweichend von den Allgemeinregeln eine Indikation zur Replantation stellen wird.

Es sind in diesem Zusammenhang nicht jene relativen Indikationen zu verstehen, bei denen auf persönlichen Wunsch oder berufsbezogenen Überlegungen die Replantation diskutiert werden kann, sondern diejenigen Situationen, in denen entsprechend den oben genannten grundsätzlichen Richtlinien keine Replantation durchgeführt werden würde.

Anhand der folgenden drei Fälle sollen als Beispiel Grenzindikationen dargestellt werden.

Ein 15jähriger männlicher Patient zog sich beim Sturz aus der Stadtbahn eine schwere Quetschverletzung im Bereich der distalen Handwurzel, der gesamten Mittelhand und im MP-Bereich der Finger zu, die durch ein Rad der Bahn verursacht wurde (Abb. 1a, b). Eine totale Resektion des nekrotischen Gewebes war wegen der Ausdehnung der Verletzung nicht möglich. Sämtliche Gefäße und Nerven, sowie die Beugesehnen mußten nach der Osteosynthese der Skeletanteile rekonstruiert werden. Während des postoperativen Verlaufs kam es zu der befürchteten Nekrose, was die Fragwürdigkeit der Replantation nochmals akzentuierte. Der durch die Entzündung entstandene Defekt wurde mit einem Leistenlappen gedeckt. – Wir konnten den Patienten über 2 1/2 Jahre beobachten. Er ist zum gegenwärtigen Zeitpunkt mit einer Prothese versorgt und trotz der schlechten Funktion mit dem Ergebnis zufrieden, da er durch die freie Beweglichkeit im Handgelenk und einer Minimalfunktion des ersten und dritten Strahles (Abb. 2a, b) sowie der teilweise hergestellten Sensibilität Halte- und Hebefunktionen mit erstaunlicher Geschicklichkeit durchführen kann.

Funktionsverbessernde Maßnahmen, die in der Handsprechstunde wiederholt angeboten wurden, hat der Patient mit dem Hinweis, daß er zufrieden sei und die psychische Belastung eines erneuten Krankenhausaufenthaltes nicht durchstehen würde, nachdrücklich abgelehnt.

Obwohl also bei der schweren Traumatisierung der Hand und der ausgedehnten Quetschung eine Gegenindikation zur Replantation bestand, zeigt dieser Fall, daß bei jugendlichen und intelligenten, rehabilitationswilligen Patienten die Indikationsgrenze weit gesteckt werden kann, im Hinblick auf die gute Adaptionsfähigkeit und den medizinischen Fortschritt.

Wenn, wie oben dargestellt, bei Mehrfachamputationen der Replantation des dritten Fingers der Vorzug gegeben wird, kann die Frage der Replantationswürdigkeit des zweiten Fingers auftreten, zumal wenn eine Zerstörung des MP-Gelenkes des zweiten Fingers vorliegt. Bei einem 36jährigen Patienten erfolgte die Amputation des zweiten und dritten Fingers durch eine Kreissäge. Die Replantation des zweiten Fingers wurde trotz Zerstörung des MP-Gelenkes durchgeführt, um bei einem Miß- oder Teilerfolg bei der Revascularisierung des dritten Fingers eine zusätzliche Sicherheit zu haben. Der weitere Verlauf ergab eine erhebliche posttraumatische Versteifung des zweiten Fingers bei guter Gebrauchsfähigkeit des dritten, sodaß die nachträgliche Amputation des zweiten Fingers auf Wunsch des Patienten durchgeführt werden konnte.

Trotz des wenig befriedigenden Ausganges ist hier die Grenze zur Indikation der Replantation des zweiten Fingers zu Recht überschritten worden. Bei Mehrfachamputationen

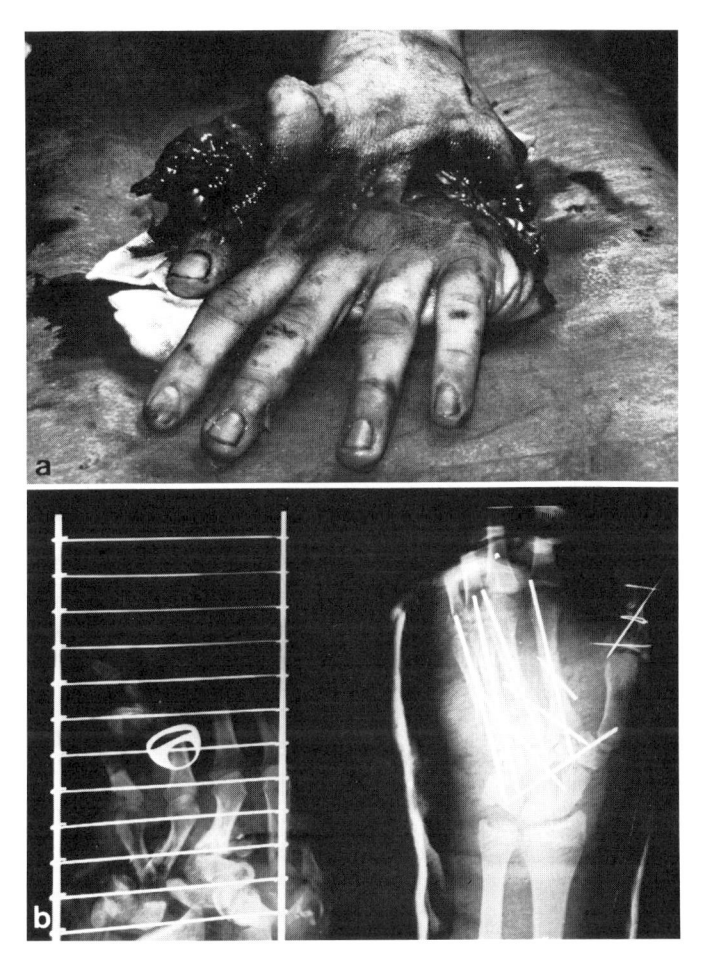

Abb. 1. Schwere Quetschverletzung. **a, b** Röntgenaufnahme: Zertrümmerung und Dislokation Handwurzel- und Metacarpalbereich

ist die Indikation weit zu stellen wegen möglicher Nekrosen und der Schaffung eines autologen Reservoir für evtl. spätere operative, rehabilitive Maßnahmen.

Ein weiteres Problem bezüglich der Indikationsbegrenzung zur Replantation ist das Alter des Patienten. Die Frage nach der Replantation sollte diesbezüglich nur im Hinblick auf die allgemeine Operabilität und den Allgemeinzustand des Patienten beantwortet werden. Grundsätzlich entscheidet die Allgemeinverfassung, also das biologische und nicht das kalendarische Alter des Patienten. So gibt es bezüglich der absoluten Indikation zur Replantation kein Alterslimit, wie z.B. eine Replantation des Daumenendgliedes und die gute Funktionsfähigkeit bei einer schon 79jährigen Patientin zeigte.

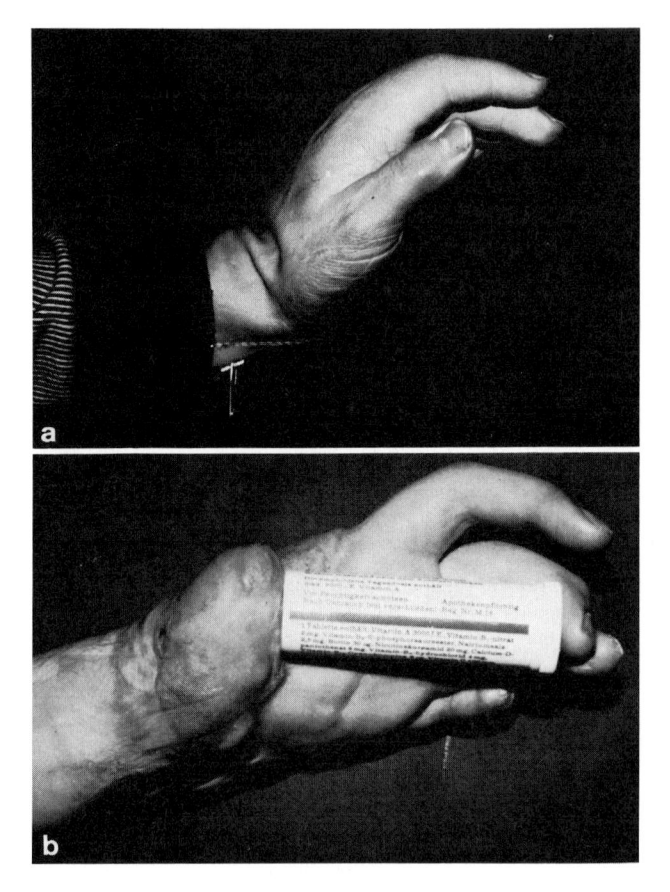

Abb. 2. a Aus kosmetischen Gründen Versorgung mit einer Prothese. Bei freier Beweglichkeit des Handgelenkes Minimalfunktion des I. und III. Strahles; Halte- und Hebefunktionen sind möglich

Die Replantation ganzer Extremitäten – Pro und Contra

A. Berger, M. Kolacny, R. Passl und H. Piza, Eisenstadt

Seit 1974 wurden dem Replantationsdienst im Raume Wien sieben Patienten mit abgetrennten Extremitäten zugewiesen. Zum Unterschied von Mikrotransplantationen sind Makroreplantationen (Biemer, Berger) technisch einfach durchzuführen, jedoch limitieren postoperative Probleme den chirurgischen Erfolg.

Von den sieben zugewiesenen Patienten wurden zwei wegen ihres sehr schlechten Allgemeinzustandes nicht replantiert, zwei wurden erfolgreich replantiert und drei wurden durch die Replantation in eine lebensbedrohliche Lage gebracht. Zwei Patienten verstarben und nur ein Patient überlebte nach Absetzen des replantierten Gliedes.

Ein Fall aus der letzten Zeit hat neuerlich die Problematik der Großreplantation aufgeworfen. Da zunehmend auch außerhalb großer Zentren Replantationen durchgeführt werden, sollen anhand dieses Falles Indikationen und postoperative Problematik der Makroreplantationen neu überdacht werden.

Es handelt sich um eine 15jährige Patientin, der bei einem Verkehrsunfall der rechte Arm durch die Autotür abgequetscht worden war (Abb. 1). Das Mädchen wurde von der Rettung in ein auswärtiges Krankenhaus eingeliefert und befand sich bei der Aufnahme in einem schwer schockierten Zustand. Nach Schockbekämpfung wurde zunächst eine ebenfalls bestehende Ruptur der Harnblase versorgt, danach begann man mit der Replantation des in Höhe des mittleren Oberarmes abgetrennten rechten Armes. Die gequetschten Muskelmassen wurden soweit erkennbar entfernt, der Humerus an beiden Enden um etwa 1,5 cm gekürzt und danach mit einer 6-Lochplatte die Osteosynthese vorgenommen. Die

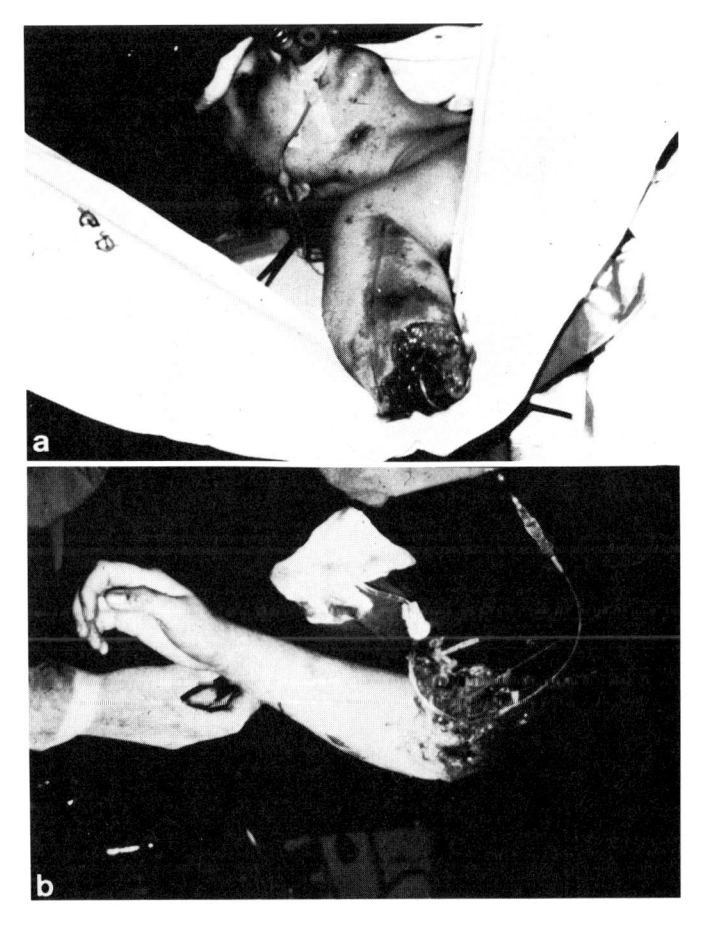

Abb. 1a, b. 15jähriges Mädchen erlitt eine Abquetschung des rechten Armes im proximalen Oberarmdrittel

V. axillaris wurde mittels eines Saphenainterponates in ihrer Kontinuität wiederhergestellt, ebenso die Arterie. Die Operation war komplikationslos, der replantierte Arm gut durchblutet, rosig und warm.

Postoperativ wurde die Patientin antibiotisch abgeschirmt und eine Thromboseprophylaxe mit 8stündlich 5000 E Heparin durchgeführt.

Bei zunächst unauffälliger renaler Funktion stiegen ab dem vierten postoperativen Tag der BUN und das Kreatinin kontinuierlich an. Trotz Verabreichung hoher Dosen von Diuretica entwickelte sich eine Oligo-Anurie. Gleichzeitig verschlechterte sich die Leberfunktion, die Transaminasen und das Bilirubin stiegen an.

Ab dem neunten postoperativen Tag trat als Ausdruck einer Schocklunge eine schwere respiratorische Insuffizienz auf, außerdem entwickelte sich ein toxisch-allergisches Exanthem. Am elften postoperativen Tag wurde die Patientin im Lungenödem (Abb. 2) zur Hämodialyse an die Wiener Universitätsklinik überstellt. Da die schwere respiratorische Insuffizienz auch nach der Dialyse weiterbestand, wurde das Mädchen auf die Intensivstation aufgenommen. Es bestand klinisch und röntgenologisch das Vollbild des Lungenödems. Die Patientin wurde nasotracheal intubiert und volumsgesteuert beatmet. Wegen des bedrohlichen Zustandsbildes entschloß man sich sofort zur Operation (Abb. 3). Es fand sich bei gut durchgängigen Gefäßen in Replantationshöhe eine Nekrosezone von Haut und Muskulatur von 10 cm. Die Gefäße wurden ligiert, die nekrotischen Hautanteile entfernt, der zentrale Stumpf gekürzt und die Wunde offen gelassen (Abb. 4).

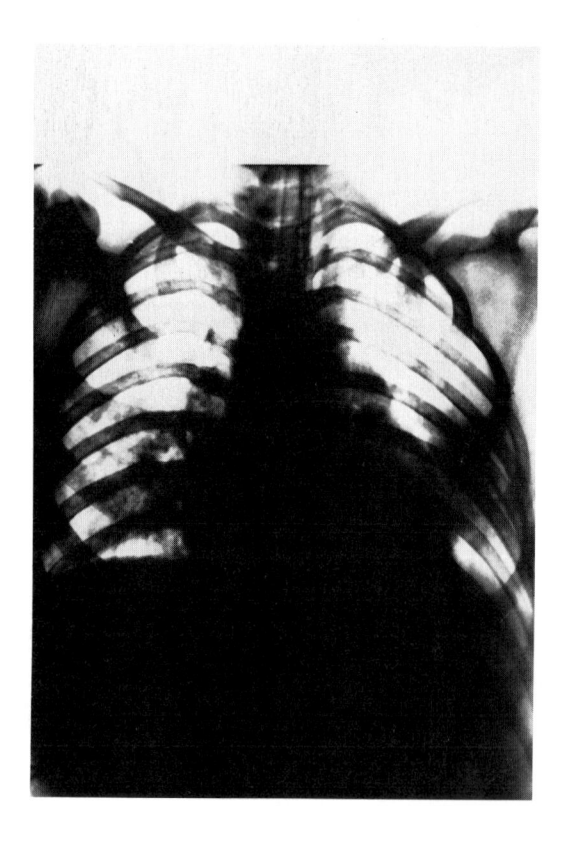

Abb. 2. Lungenröntgenbild vom 11. postoperativen Tag

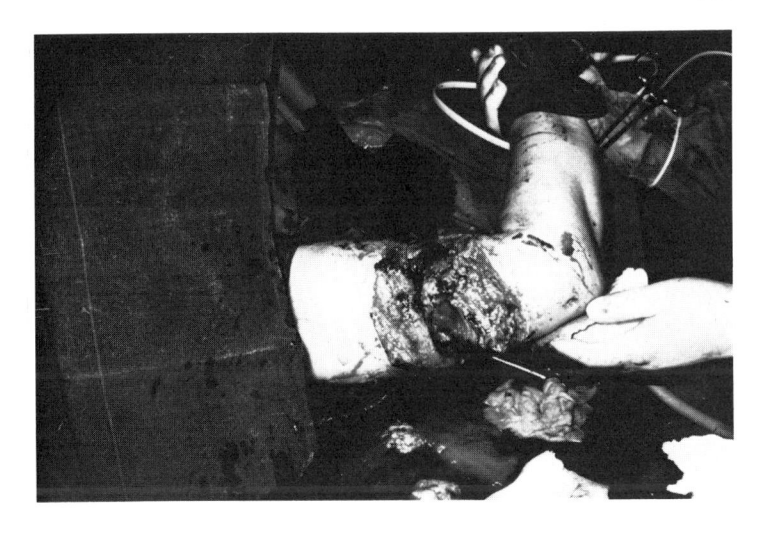

Abb. 3. Replantierter Arm rechts, gut durchblutet, proximale Hautanteile teilweise nekrotisch

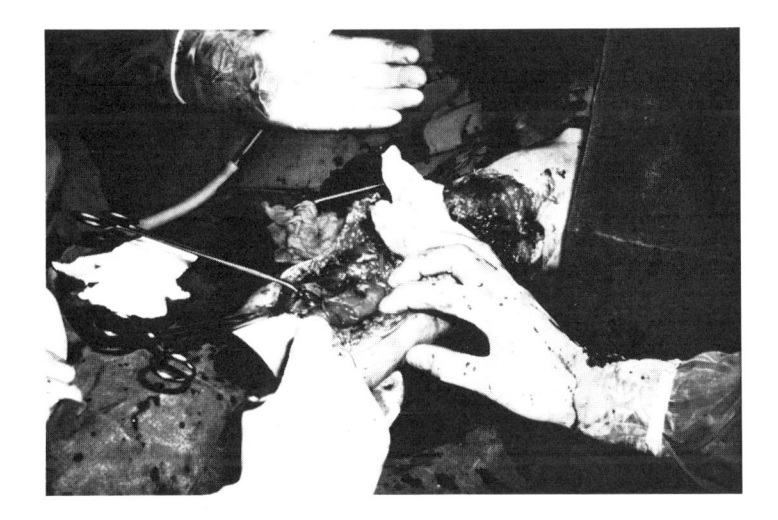

Abb. 4. Deutliche Nekrose im proximalen Stumpf und teilweise auch der distalen Muskulatur

Bereits am darauffolgenden Tag zeigt sich eine deutliche Besserung der Lungenfunktion, bei zunehmenden Harnmengen benötigte die Patientin noch zwei Hämodialysen. Die Patientin konnte am 9. postoperativen Tag wieder auf die Normalstation zurückverlegt werden.

Diskussion

Wie schon eingangs erwähnt, liegt die Problematik der Großreplantation nicht in der chirurgischen Technik, für die die Prinzipien der Knochenbruchbehandlung, der Gefäßchirurgie sowie der peripheren Nervenchirurgie anzuwenden sind.

Die Replantation kleiner Extremitätenanteile, Finger, Mittelhand usw., ist zwar technisch anspruchsvoller, bringt aber nur geringfügige allgemeinmedizinische Probleme mit sich. Gerade diese Probleme aber sind es, die den Erfolg einer Makroreplantation in Frage stellen. Durch die zugrundegehende Muskulatur kommt es trotz guter Durchblutung (bzw. vielleicht wegen dieser?) zur Ausschwemmung toxischer Stoffwechselprodukte, die den Allgemeinzustand beeinträchtigen. Diese Toxinbildung hängt sehr vom Zustand des Amputates ab. Besonders ungünstig sind Quetschverletzungen und eine warme Anoxämie von mehr als vier Stunden. Während andere große Zentren (O'Brian, Owen) eine maximale warme Anoxämiezeit von zwei Stunden fordern, akzeptieren wir vier Stunden warme, bzw. sechs Stunden kalte Anoxämiezeit.

Alle Großreplantationen machen eine intensive postoperative Überwachung nötig, um auftretende Komplikationen frühzeitig zu erfassen. Zwischen dem vierten und dem siebten postoperativen Tag zeigt es sich, ob der Organismus mit den toxischen Abbauprodukten fertig wird oder ob es zu einer schweren allgemeinen Beeinträchtigung kommt. Als empfindlichstes Organ reagiert die Niere, erst im weiteren die übrigen Organsysteme. Ist eine auftretende Verschlechterung nicht nur vorübergehend, so muß man sich aus vitaler Indikation innerhalb von vierundzwanzig Stunden zum Absetzen des replantierten Gliedes entschließen.

Das Wissen um mögliche Komplikationen im Rahmen von Makroreplantationen sollen nun keineswegs die Replantationschirurgie einschränken, sondern ganz im Gegenteil in dieser für den Patienten so entscheidenden Sparte bessere Ergebnisse ermöglichen. Es erscheint uns unerläßlich, diese Fälle großen Replantationszentren zuzuführen, oder sie in Zusammenhang mit diesen zu behandeln, um dem Patienten eine dem heutigen Stand entsprechende optimale Versorgung zu ermöglichen. Da die notwendige penible postoperative Überwachung aller Organsysteme den Rahmen einer Allgemeinstation sicher des öfteren überschreitet, erscheint die Forderung einer postoperativen Betreuung auf einer Intensivstation nicht übertrieben.

Literatur

Malt R A, McKhan Ch F (1964) Replantation of Severed Arms. J of American Medical Association 189: 716–722

Reichert F L (1931) The Importance of Circulatory Balance in the Survival of Replanted Limbs. Bulletin of John Hopkins Hospital 49: 86–98

Malt R A, Remensyder J P, Harris W H (1972) Long-Term Utility of Replanted Arms. Annals of Surgery 176: 334–342

Berger A, Meissl G, Millesi H, Piza H (1976) Replantation amputierter Gewebsteile durch mikrovasculäre Anastomosen (2 Jahre Transplantationsdienst) Bericht der 17. Tagung der Österreichischen Gesellschaft für Chirurgie 208: 460–463

Maurer P C, Hopfner R, Lange J, Heiss J, Bonke St, Duspiva W, Stock W (1978) Gliedmaßenreplantation – Erfahrungen, Technik, Ergebnisse. Kongreßbericht Österr. Chir. Kongreß 1978, S 418–420

Funktionelle Ergebnisse nach Replantationen

L. Zwank, P. Hertel, L. Schweiberer und H. Alayan, Homburg/Saar

Die noch immer zahlreichen Gegner der Replantationschirurgie üben, nachdem die Einheilungsraten undiskutabel hoch sind, insbesondere Kritik an der Funktion. Wir haben deswegen bereits 1 1/2 Jahre nach der Aufnahme eines regelmäßigen Replantationsdienstes die funktionellen Ergebnisse überprüft.

Kleinreplantationen

Nach Kleinreplantationen im Handbereich wurden 54 Patienten nachuntersucht, deren Erstbehandlung zwischen 2 und 18 Monate zurücklag. Bei diesen 54 Patienten wurden 20 Daumen, 82 Finger und 6 Amputationen im Mittelhandbereich replantiert. Insgesamt haben wir seit Mai 1977 257 Kleinreplantationen durchgeführt.

Bei jedem Patienten wurden Handfunktion und Funktion der einzelnen replantierten Finger nach dem vorliegenden Schema bewertet (Schema 1). Die abgetrennten Finger wurden einzeln bewertet, um eine Aussage zu gewinnen über die Funktion in Relation zur Amputationshöhe. Die Beweglichkeit der Langfinger wurde nach dem von Buck-Gramcko vorgeschlagenen Untersuchungsschema zur Bewertung von Beugesehnenverletzungen ermittelt, obwohl darin die knöcherne Verletzung nicht berücksichtigt ist (Tabelle 1).

Zur Bewertung der Daumenfunktion haben wir das in Tabelle 2 dargestellte Schema benutzt (Tabelle 2). Wie vorhersehbar erlangten die replantierten Daumen in allen Fällen eine nützliche Funktion (Abb. 1a–d), während einzelne replantierte Langfinger in vielen Fällen die Gesamtfunktion der Hand nicht verbesserten, in einigen Fällen sogar nach objektiven Kriterien störten – von seiten der Verletzten wurde das Ergebnis nur in zwei Fällen als negativ gesehen (Tabelle 3).

In unserer Untersuchung fanden wir, daß die erreichte Funktion der Finger umso geringer war, je ausgedehnter das Gewebe bei der Abtrennung zerstört wurde. Es spielte für die Funktion keine Rolle, ob die Abtrennung total oder subtotal vorlag, die Einheilungsquote war allerdings bei den subtotalen etwas höher. In dem nachuntersuchten Krankengut überwogen Quetsch- und Ausrißverletzungen (Tabelle 4). Nach Schnittamputationen erreichten die Verletzungen durchwegs eine bessere Funktion als nach Quetschverletzungen und Ausriß. Von 13 in Zone III abgequetschten Zeigefingern hatten z.B. nur 4 eine sehr gute und gute Funktion, bei 2 war die Funktion befriedigend, bei 7 schlecht.

Von 9 Schnittverletzungen des Zeigefingers in Zone III erreichten 3 eine gute bis sehr gute Funktion, 3 eine befriedigende und 3 eine schlechte (Tabelle 3).

Vereinfachend kann man sagen, daß eine umso bessere Funktion zu erwarten ist, je glatter und distaler die Abtrennung war. Sehr negativ wirkt sich die Mitverletzung eines Gelenkes, besonders des Grundgelenkes aus. Nach Zerstörung des Grundgelenkes wurde in keinem Fall eine gute Funktion erreicht.

Unmittelbar nach intensiver Übungsbehandlung waren die gemessenen Funktionswerte häufig besser, als einige Wochen nach Arbeitsantritt. Die subjektive Beurteilung des Ver-

POSTOPERATIVE BEHANDLUNG:

Medikamente: Dextran ☐   Acetylsalizylsäure ☐   Dipyramidol ☐   Antibiotika ☐   Heparin ☐

Beginn der passiven Bewegungsübungen: _____   Beginn der aktiven Bewegungsübungen: _____

Entlassung aus Station - Datum: _____

eingeheilt:	D 1	D 2	D 3	D 4	D 5
	Mittelhand	Handgelenk	Unterarm	Oberarm	unt. Extrem.

Komplikationen: keine ☐   venöse Thrombose ☐   arterielle Thrombose ☐   Revisionen ☐

Entlassung aus Ambulanz - Datum: _____

Komplikationen: keine ☐   Korrektureingriffe: _____

Knochenheilung: fest ☐
　　　　　　　　　Pseudarthrose ☐
　　　　　　　　　Arthrodese ☐

Arbeitsfähig ab - Datum: _____

Minderung der Erwerbsfähigkeit
alter Arbeitsplatz   ja ☐   nein ☐
ähnliche Arbeit ☐   Umschulung ☐

Abschluß-Foto

NACHUNTERSUCHUNG - Datum _____

1. <u>Subjektive Einstellung:</u>   sehr zufrieden ☐   zufrieden ☐
　　　　　　　　　　　　　　　　unzufrieden ☐   OP nochmals erwünscht ☐
　　　　　　　　　　　　　　　　Amputation wäre besser gewesen ☐

2. <u>Objektiver Befund:</u>
   a) <u>kosmetisches Aussehen:</u>   sehr gut ☐   gut ☐
   　　　　　　　　　　　　　　　befriedigend ☐   unbefriedigend ☐
   b) <u>Funktion:</u>
   　Grobgriff: kräftig ☐   mäßig ☐   unvollkommen ☐   nicht durchführbar ☐
   　Spitzgriff: kräftig ☐   mäßig ☐   unvollkommen ☐   nicht durchführbar ☐
   　Moberg-Test: sehr gut ☐   gut ☐   genügend ☐   ungenügend ☐
   　Beweglichkeit: sehr gut   (14 - 15 Punkte)
   　　　　　　　　　 gut   (11 - 13 Punkte)
   　　　　　　　　　 befriedigend   (7 - 10 Punkte)
   　　　　　　　　　 schlecht   (0 - 6 Punkte)
   c) <u>Sensibilität:</u>
   　Hoffmann-Tinel-Test:
   　Heiß-kalt-Unterscheidung:
   　2-Punktediskriminierung: (_____ mm)
   　Ninhydrin-Test: deutlich / schwach / negativ
   d) <u>Röntgenbefund:</u>   in guter Stellung knöchern fest verheilt ☐   Pseudarthrose ☐
   　　　　　　　　　　　　 Fehlstellung ☐   Längenverlust _____ mm ☐

3. Tätigkeit nach Replantation:
   alter Beruf ☐   ähnlicher Beruf ☐   ohne manuelle Tätigkeit ☐
   a) Welche typische Tätigkeit kann nicht mehr durchgeführt werden?

4. <u>Gesamtbewertung:</u>

Schema 1. Darstellung des bei uns angewandten Nachuntersuchungsschemas

Tabelle 1. Untersuchungsschema zur Bewertung der Ergebnisse von Beugesehnenrekonstruktionen nach einem Vorschlag von Buck-Gramcko

Messung an den Langfingern	Punkte
FKHA/Gesamtbeugung	
0 – 2,5 cm/ ≥ 200°	6
2,5 – 4 cm/ ≥ 180°	4
4 – 6 cm/ ≥ 150°	2
> 6 cm/ < 150°	0
Streckdefizit	
0° – 30°	3
31° – 50°	2
51° – 70°	1
> 70°	0
Bewegungsausmaß	
≥ 160°	6
≥ 140°	4
≥ 120°	2
< 120°	0
Bewertung	
Sehr gut	14, 15
Gut	11–13
Befriedigend	7–10
Schlecht	0– 6

Tabelle 2. Untersuchungsschema zur Bewertung der Daumenfunktion

Messung am Daumen	Punkte
Abstand Kuppe D_1–5, MHK	
0–1 cm	6
1–3 cm	4
3–6 cm	2
<6 cm	0
Streckdefizit	
0–3 cm	6
3–5 cm	4
5–6 cm	2
<6 cm	0
Adduktionsdefizit	
0 cm	3
≥0,5 cm	2
0,5–2 cm	1
>2 cm	0
Bewertung	
Sehr gut	14, 15
Gut	11–13
Befriedigend	7–10
Schlecht	0– 6

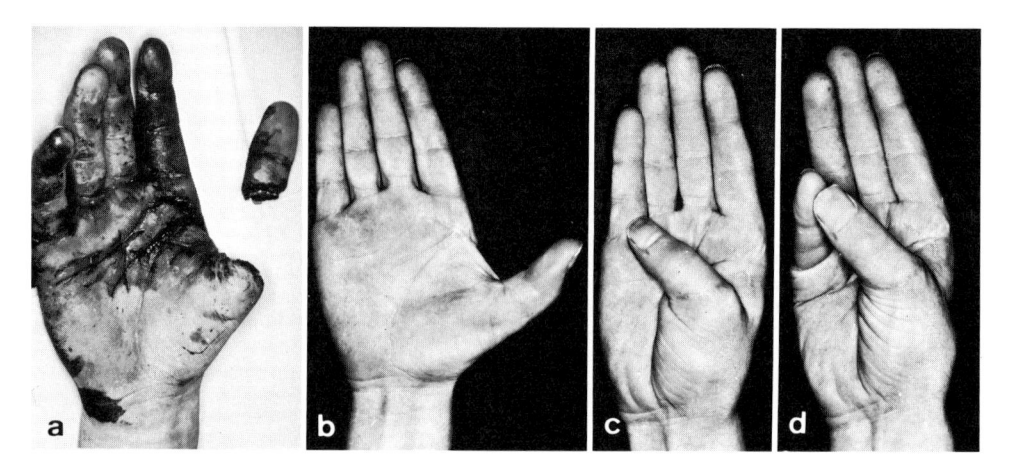

Abb. 1a–d. Totale Daumenamputation eines 20jährigen Schreiners vor und 8 Wochen nach Replantation (Arbeitsfähigkeit)

letzten war meist umgekehrt, nach Eingewöhnung im Arbeitsprozeß wurden Beschwerden und Behinderungen durch die verletzte Hand immer weniger empfunden.

Die Replantationschirurgie hat ganz abgesehen von spektakulären Abtrennungen aller Finger oder gar beider Hände für die Versorgung aller Handverletzungen erhebliche Verbesserungen gebracht. Schwere Mittelhandquetschungen, die ohne Gefäß- und Nervenversorgung früher häufig sekundär amputiert werden mußten oder asensibel und völlig funktionslos waren, können nach Revascularisation und Nervenversorgung wieder eine gute Funktion erreichen (Abb. 2). Nach dem intensiven Training in der Replantation von Fingern ist es uns heute selbstverständlich geworden, auch mehrere Veneninterponate einzusetzen, nur um eine Verbesserung der Durchblutung herbeizuführen. Alle diese Revascularisationen können wir nicht den Replantationsfällen zuzählen, dennoch liegt vielleicht gerade hier die größere Bedeutung dieser Operationstechnik.

Indikation

Unsere Indikationsstellung hat sich nach dieser Untersuchung nicht geändert: Bei Abtrennung einzelner Langfinger überlassen wir weitgehend dem Verletzten die Entscheidung, bei Daumenabtrennungen und Abtrennungen mehrerer Langfinger raten wir dringend zur Replantation. Schwere Handquetschverletzungen ohne Amputation versuchen wir möglichst vollständig zu revascularisieren und zu reinnnervieren.

Großreplantationen

Eine schematisierte Funktionsprüfung nach Großreplantationen ist wesentlich schwieriger, vor allem wenn die Abtrennung nicht glatt verlief und ganze Muskelgruppen von vornherein zerstört sind. Wir haben deswegen in diesen Fällen lediglich die Kriterien Schmerz, Brauch-

Tabelle 3. Aufschlüsselung der funktionellen Bewertung der Daumen- und Fingerabtrennungen in den verschiedenen Zonen

Finger	D 1		D 2			D 3			D 4			D 5			Mittelhand	
Zone	I	II	I	II	III	I	II	III	I	II	III	I	II	III	IV	V
Schnitt: Gesamt	1	1	1	1	9			9			3			2	1	
Noten 1	1	1	1	1	1						1					1
Noten 2		4			2			2			1			2		
Noten 3		4			3			7			1					
Noten 4					3										1	1
Quetschung: Gesamt	1	3	2	3	13	1		11	2	2	1	1	1		1	1
Noten 1	1	2	2	2	2			6	1	2		1	1			
Noten 2		4		1	2	1		3	1		1					
Noten 3		2			2			2								
Noten 4					7											
Ausriß: Gesamt		4			3			8			5			4		
Noten 1		2			2			2			1			2		
Noten 2		2			1			4			3			1		
Noten 3								1								
Noten 4								1			1			1		
Explosion: Gesamt															2	2
Noten 1																
Noten 2															2	1
Noten 3																1
Noten 4																

Tabelle 4. Verletzungsmechanismus der nachuntersuchten Amputationsverletzungen

Nachuntersuchte Amputationsverletzungen:	108
Schnittverletzungen	32
Quetschverletzungen	48
Ausrißverletzungen	24
Explosionsverletzungen	4

barkeit und kosmetisches Aussehen beurteilt. Die Brauchbarkeit richtet sich nach der wiedererlangten Sensibilität, der Greiffunktion, Haltefunktion oder Stützfunktion.

Bei unseren Großreplantationen, die in den vorliegenden Tabellen zusammengefaßt sind (Tabelle 5 und 6) und 1/2 bis 2 1/2 Jahre zurückliegen, wurden in keinem Fall starke Schmerzen angegeben, wie sie bei Minderdurchblutung oder Nervenfehlwachstum beobachtet werden. Bei den 18 Replantationsfällen der oberen Extremität gaben 3 an, keinerlei Schmerzen zu haben, 15 litten an zumindest zeitweise auftretenden leichten bis mittleren Beschwerden. Bei den 5 Replantationen im Bereich der unteren Extremität litten alle noch an leichten bis mittleren Belastungsbeschwerden. Ruheschmerzen bestanden nur bei zwei Verletzten.

Eine Schutzsensibilität wurde in allen Fällen zumindest in einem Teil der replantierten Extremität wieder erreicht, ebenso eine Greif-, Halte- oder Stützfunktion, so daß sowohl subjektiv als auch objektiv eine Brauchbarkeit in allen Fällen bejaht werden konnte. Als

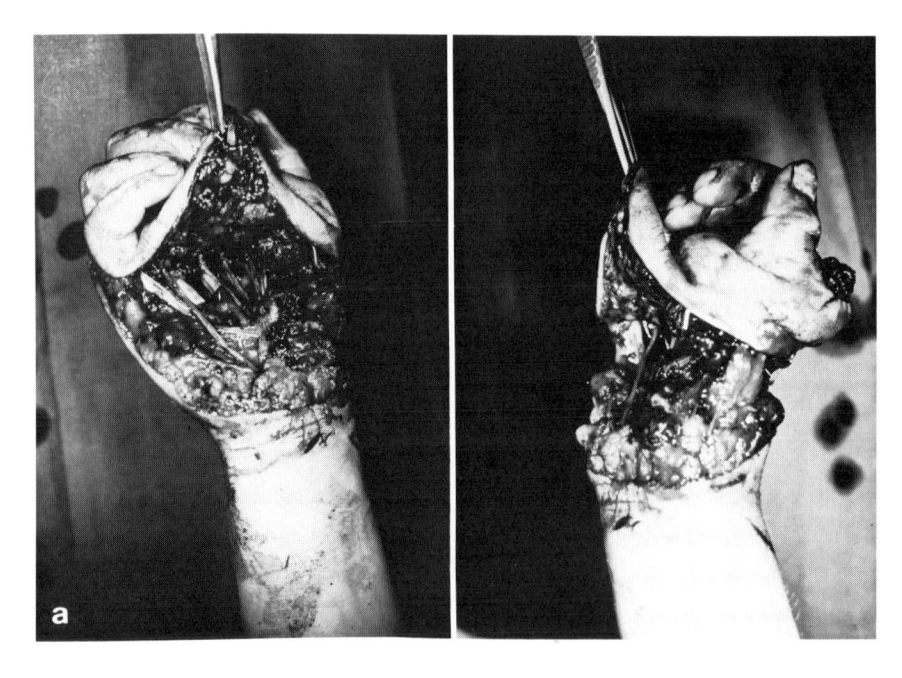

Abb. 2a

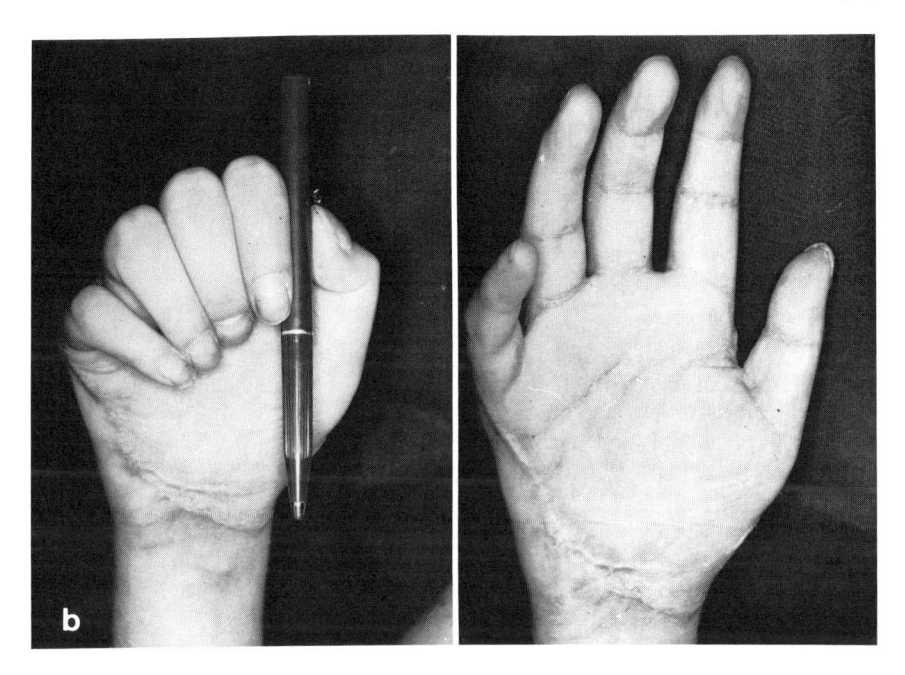

Abb. 2a, b. Quetschverletzung der Hand einer 24jährigen Hausfrau vor und 12 Wochen nach Revascularisation und Reinnervation

Haltefunktion sahen wir an, wenn ein in die Hand geschobener Gegenstand gut umfaßt und gehalten werden konnte.

Was das kosmetische Aussehen anbetrifft, würde wohl keiner unserer Fälle strengen objektiven Kriterien genügen, wir haben bisher keine einzige ganz glatte Abtrennung replantiert. Die Verletzten selbst empfanden die deformierte Gliedmaße jedenfalls in allen Fällen weniger störend als einen Amputationsstumpf (Abb. 3).

Indikation

In der Indikationsstellung zur Großreplantation sind wir vor allem betreffs der Anoxämiezeit kritischer geworden. Falls ein arterieller Anschluß nicht innerhalb 6 Std nach der Abtrennung möglich ist, sollte eine Replantation im allgemeinen nicht mehr durchgeführt werden. Selbst wenn die Gefahren des Tourniquet-Syndroms überstanden sind, läßt das

Tabelle 5. Großamputationen der oberen Extremität

	Eingeliefert	Replantiert	Eingeheilt
Oberarmbereich	5	5	5
Proximaler Unterarm	4	4	3
Mittlerer und distaler Unterarm	11	10	10

Tabelle 6. Unterschenkelamputationen
(Mai 1977–September 1979)

Eingeliefert	11
Replantationsversuch	6
Replantation durchgeführt	5
Eingeheilt	5
Infektionen	5

Ausmaß der Muskelnekrosen kaum noch eine Funktion erwarten. Weichteilzerstörung und Hautdefekte sind eher zu beherrschen und stellen nicht unbedingt eine Kontraindikation dar (Abb. 4).

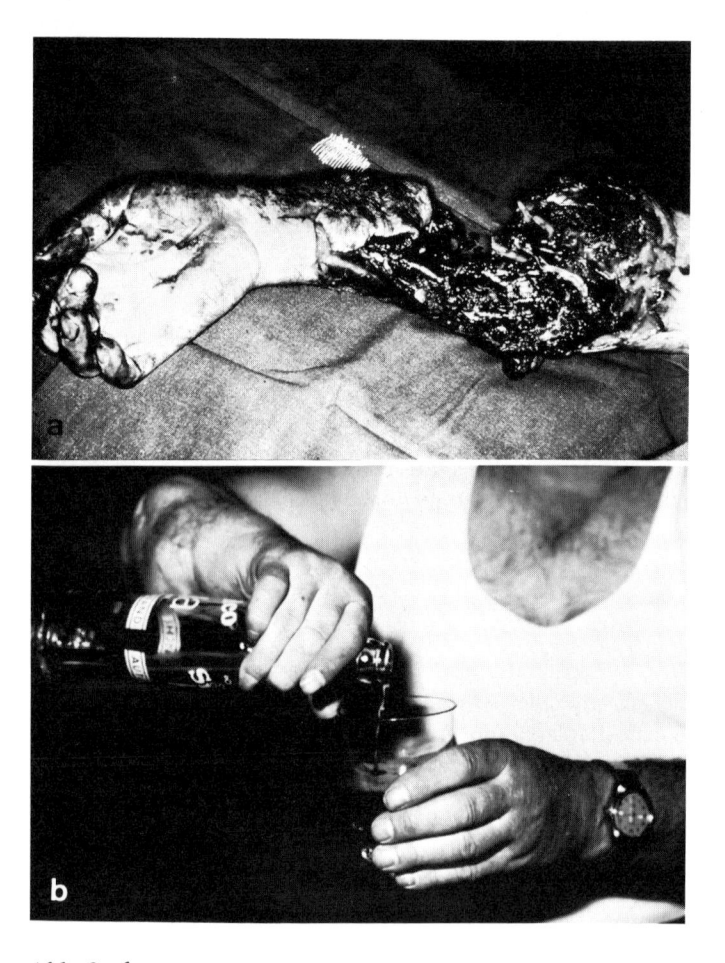

Abb. 3a, b

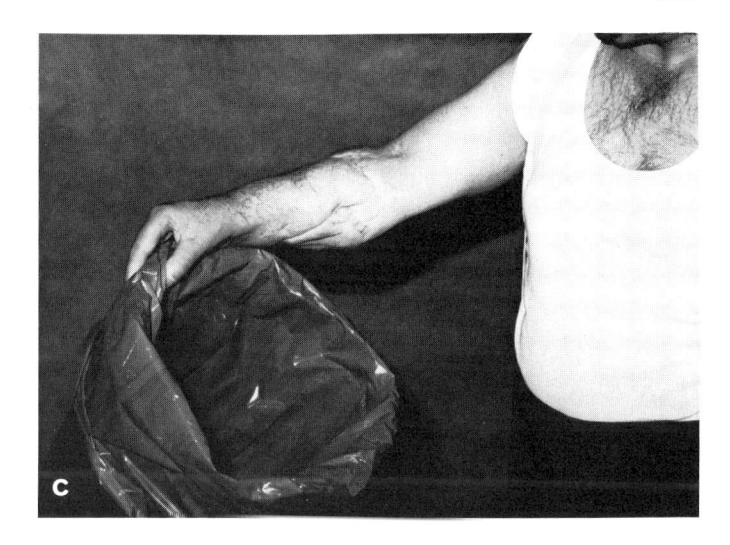

Abb. 3a–c. Subtotale Unterarmamputation eines 46jährigen Schreiners vor und 1 1/2 Jahre nach Replantation

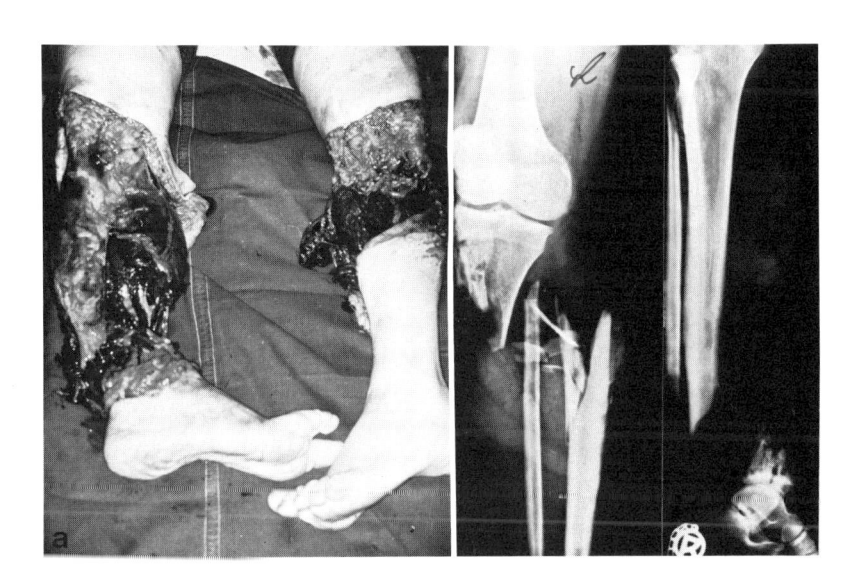

Abb. 4a

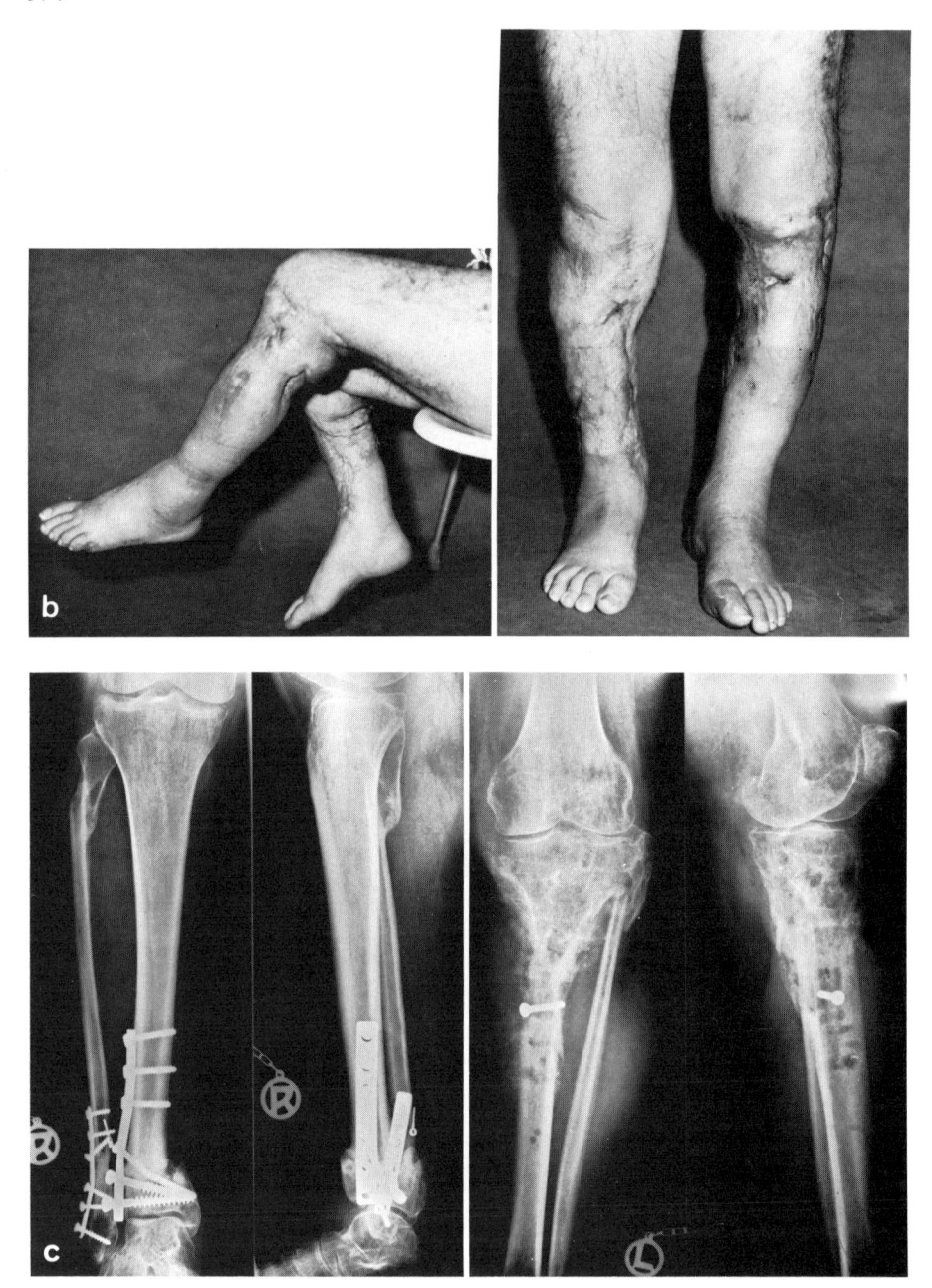

Abb. 4a–c. Subtotale Amputation beider Unterschenkel eines 36jährigen Eisenbahners vor und 10 Monate nach Replantation

Literatur

1 Biemer E (1978) Replantation von Extremitätenteilen: Indikation, Technik, erste Ergebnisse. Act Chir 13: 93
2 Huang C T, Li P H, Kong G T (1965) Successful restoration of a traumatic amputated leg. Chinese Med J 84: 641
3 Malt R A, Remensnyder J P, Harris W H (1972) Long-term utility of replanted arms. Am Surg 176: 334
4 Maurer P C, Heiss I, Bonke St, Lange I, Hopfner R, Duspiva W, Stock W, Bartels H, Kraman B (1979) Replantation von Gliedmaßen. Erfahrungen, Technik, Ergebnisse. Unfallheilkd 82: 237
5 Zwank L, Schweiberer L, Hertel P (1978) Indikation, Technik und Ergebnisse bei Klein- und Großreplantationen. Z Plast Chir 2: 133
6 Zwank L, Schweiberer L (1979) Ergebnisse von Replantationen im Bereich der Hand. Unfallheilkd 82: 246

Indikation und Ergebnisse nach fünfjähriger Erfahrung in der Replantationschirurgie

M. Frey, G. Freilinger, R. Walzer und H. Piza, Wien

Im Juni 1974 wurde von den beiden Abteilungen für Plastische- und Wiederherstellungschirurgie der I. und II. Chirurgischen Universitäts-Klinik Wien ein Replantationsdienst rund um die Uhr eingerichtet. Wir überblicken nun einen Zeitraum von über 5 Jahren, in dem wir neben den Replantationen auch zahlreiche andere primär rekonstruktive Eingriffe durchführen konnten und so besonders auf dem Gebiet der Sehnen- und Nervenchirurgie durch die Primärversorgung die Resultate weiter verbessern konnten.

Mein Referat soll sich jedoch auf die Eingriffe mit mikrochirurgischen Gefäßrekonstruktionen beschränken, und hier besonders die Indikationsstellung beleuchten.

Von Juni 1974 bis Juni 1979 wurden von den beiden Replantationsteams an 203 Patienten insgesamt 273 amputierte Teile replantiert, bzw. revascularisiert (Tabelle 1). In 46,3% der Fälle handelte es sich dabei um totale und in 53,7% der Fälle um subtotale Amputationen. Die linke Hand war häufiger betroffen als die rechte, unter den Fingern der Daumen am häufigsten, die Langfinger mit abfallender Häufigkeit vom Zeigefinger zum Kleinfinger. Die Altersverteilung der Patienten zeigt ein deutliches Maximum im 3. Lebensjahrzehnt, die Geschlechtsverteilung weist ein deutliches männliches Übergewicht auf, lediglich im Kindesalter erscheint die Gefährdung der Hand durch Amputationsverletzungen zwischen männlich und weiblich ausgewogen (Abb. 1).

In der graphischen Darstellung der Überlebensrate der replantierten und revascularisierten Teile ist zu sehen, wie die Anheilungsquote in den ersten beiden Jahren des Replantationsdienstes ständig durch die zunehmende klinische Erfahrung gesteigert werden konnte, sich

Tabelle 1. Replantationsdienst der Abteilungen für Plastische- und Wiederherstellungschirurgie der I. und II. Chir. Univ.-Klinik Wien

Juni 1974–Juni 1979	
203	Patienten
	mit
274	amputierten Teilen
	davon
46,8%	total
53,7%	subtotal

aber in den letzten Jahren mit kleinen Schwankungen auf ein konstantes Niveau eingependelt und 1979 82% erreicht hat (Abb. 2).

Die Indikationsstellung zur Replantation setzt 3 Punkte voraus:
Die Replantationsmöglichkeit,
die Replantationswürdigkeit des Amputates und
die Replantationsbereitschaft des Patienten.

Die Replantationsmöglichkeit ergibt sich aus der allgemeinen Verfassung des Patienten, der Ischämiezeit – deren Grenzen für die warme Ischämiezeit von 6–8 Std und die kalte Ischämiezeit von 12–24 Std nicht allzu starr eingeschätzt werden müssen, – und der Art des Unfalls, wobei scharfe Abtrennungen und solche mit geringen Quetschungen eher replantierbar sind als weitreichende Quetschungen oder Ablederungen. Die großzügigere, komplikationsarme Verwendung von langen Veneninterponaten nach Resektion der traumatisierten Gefäßabschnitte hat jedoch auch in diesen Fällen gute Ergebnisse gebracht. Die Ischämiezeit erlangt dann besondere Bedeutung, wenn ischämieempfindliche Gewebe in größerem Umfang betroffen sind, wie das Muskelgewebe bei der Amputation im proximalen Extremitätenbereich.

Die Replantationswürdigkeit des Amputates ist hauptsächlich ausgerichtet auf die erzielbaren, funktionellen Spätergebnisse und beinhalten als Faktoren die Lokalisation der

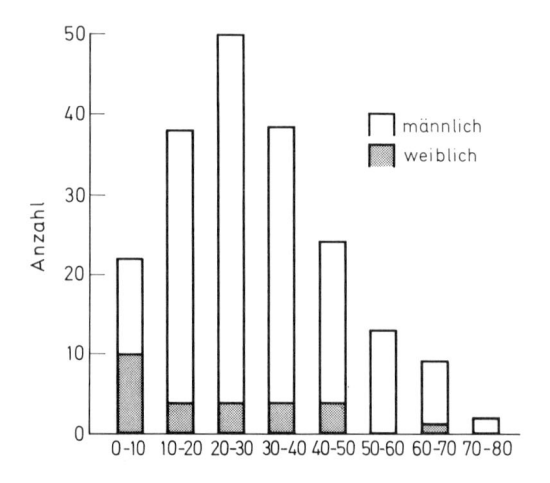

Abb. 1. Alters- und Geschlechtsverteilung der Replantations- und Revascularisationsfälle

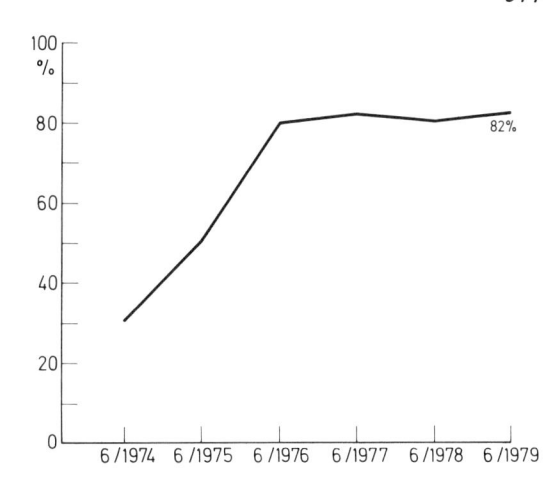

Abb. 2. Überlebensrate der replantierten und revascularisierten Teile

Amputation, das Alter des Patienten, Beruf bzw. Hobby des Patienten und ästhetische Gesichtspunkte.

Unter diesen Erwägungen sind absolute Indikationen zur Replantation:
Daumenamputationen,
Amputationen sämtlicher Langfinger einer Hand,
Amputationen bei Kindern,
Amputationen im Mittelhand-, Handgelenks- und distalen Unterarmbereich.

Replantierte Daumen erreichen wohl die beste Funktion, selbst bei Zerstörung des Grundgelenkes wird durch den Bewegungsumfang im Sattelgelenk der Daumen voll in die Gesamtfunktion der Hand integriert.

Bei der Amputation sämtlicher Langfinger sollte auf jeden Fall durch Replantation mindestens eines Fingers eine Greifzange erreicht werden, mehrere nebeneinander replantierte Finger erhöhen, wenn auch meist gleichmäßig bewegungseingeschränkt, die Kraft.

Kinder verfügen über eine besonders gute Heilungstendenz und können sehr gut die Benutzung mit der veränderten Hand erlernen. Außerdem können Faktoren wie z.B. Beruf noch nicht abgeschätzt werden. Die Replantationswürdigkeit ist hier in jedem Fall gegeben.

Replantationen nach Amputationen im Mittelhand-, Handgelenks- und distalen Unterarmbereich ergeben ein weitaus besseres funktionelles Ergebnis, als eine prothetische Versorgung, die absolute Indikation ist auch hier zu stellen.

Relative Indikationen zur Replantation sind:
Amputationen von einzelnen Langfingern,
Amputationen im proximalen Unterarmbereich und höher.

Auf die Amputationshöhe bezogen, gilt für den Daumen proximal des IP-Gelenkes die absolute Indikation, distal des Nagelfalzes die Kontraindikation, dazwischen die relative Indikation, an den Langfingern proximal des PIP-Gelenkes die absolute Indikation, distal davon die relative Indikation.

Wird ein Langfinger besonders unter Verlust der Beweglichkeit im PIP- oder MP-Gelenk vereinzelt zwischen gesunde replantiert, kann dieser ausnahmsweise für die Gesamtfunktion der Hand auch zum Hindernis werden. Werden diese beiden wesentliche Gelenke von der Amputationsebene nicht tangiert, ist eine ungestörte Handfunktion zu erwarten.

Bei relativer Indikation treten die Faktoren wie Beruf, dringender Wunsch des Patienten usw. in den Vordergrund, die Entscheidung ist stets individuell zu treffen.

Die Indikation kann bei eindeutigen Fällen im erstversorgenden Krankenhaus gestellt werden, bei unklarer Replantationsmöglich oder Replantationswürdigkeit sollte die Entscheidung dem replantierenden Chirurgen vorbehalten bleiben.

Literatur

Frey M, Berger A, Freilinger G, Holle J, Mandl H, Meissl G, Millesi H, Piza H, Walzer R (1978) Replantationschirurgie im peripheren Extremitätenbereich – Erste Maßnahmen und Indikationen. Kongreßber d 19 Tagung d Österr Ges f Chir 1: 421–423
Lister G (1977) The Hand, Diagnosis and Indications. Churchill Livingstone, Edinburgh
Mandl H, Freilinger G, Holle J (1976) Replantationen im Handbereich mit ersten funktionellen Ergebnisse. Bericht d 17 Tagung d Österr Ges f Chir 209: 464–466
O'Brien B (1978) Microvascular Surgery. Churchill Livingstone, Edinburgh
Rahmel R (1978) Indikation zur Replantation von Gliedmaßenabschnitten mit mikrovaskulärer Anastomose. Handchirurgie 10: 2, 91–95
Zwank C, Schweiberer L, Hertel P (1978) Indikation, Technik und Ergebnisse bei Klein- und Großreplantationen. Zeitschr f Plast Chir 2: 3, 133–156

Funktionelle Ergebnisse in der Replantationschirurgie, Erfahrungsberichte des Wiener Replantationsteams

G. Meissl, A. Berger, J. Holle, H. Mandl und H. Millesi, Wien

Die Replantation und Revascularisation werden weltweit durchgeführt und die Anheilungsraten haben durch immer bessere Technik eine beachtliche Höhe erreicht.

Die Tatsache, doch der Wert und Unwert dieser Chirurgie, das heißt die Ergebnisse, werden jedoch sehr heftig diskutiert, vor allen Dingen auch deshalb, weil es kein einheitliches Bewertungsschema gibt.

Wir möchten die Ergebnisse der im Jahre 1975/76 und 1977 an der Abteilung für Plastische und Rekonstruktive Chirurgie I. operierten Patienten vorstellen, nach einem Zeitraum, wo wir glauben, daß eine definitive Aussage gemacht werden kann.

Patientengut

Wir konnten von den 3 genannten Jahren 26 Patienten nachuntersuchen. Bei diesen 26 Patienten wurden 37 Finger replantiert oder revascularisiert. Ohne mikrochirurgische Eingriffe am Gefäßsystem wären die Finger verloren gewesen. Bei 18 Patienten wurden Einzelreplantationen und Revascularisationen durchgeführt, bei 8 Patienten multiple Replantationen vorgenommen. Insgesamt wurden bei 8 Patienten 19 Teile durch mikrovasculäre Eingriffe gerettet.

Die 37 amputierten bzw. subtotal amputierten Teile setzen sich zusammen aus 12 Daumen, 14 Zeigefingern, 6 Mittelfingern und 5 Ringfingern. Aufgeschlüsselt auf Einzelreplantationen, bzw. -revascularisationen waren 7 Daumen, 7 Zeigefinger, 1 Mittelfinger und 3 Ringfinger. Werden die multiplen Replantationen, bzw. Revascularisationen aufgeschlüsselt, ergeben sich 5 Daumen, 7 Zeigefinger, 5 Mittelfinger und 2 Ringfinger.

An Kleinfragmenten wurden keine mikrovasculären Eingriffe vorgenommen.

Auf das Alter der Patienten, auf den Verletzungsmechanismus, sowie auf die Zoneneinteilung wird bewußt nicht eingegangen. Es sollen die Ergebnisse des Gesamtorgans, bzw. Fingers dargestellt werden, unabhängig von günstigen oder ungünstigen Voraussetzungen.

Es sind in diesem Patientengut nur mikrovasculäre Replantationen und Revascularisationen includiert, keine makrovasculären Eingriffe.

Ergebnisse

Es wurde beim Daumen die Kraft bei Spitz-, Schlüsselgriff und Flexion gemessen, weiters die Möglichkeit, Temperaturunterschiede festzustellen, die 2-Punkt-Diskriminierung, die Möglichkeit der Opposition und Beugung, wie Schlüsselgriff und Spitzgriff. Die Einzelwerte sind in Tabelle 1 ersichtlich.

Die Kraft, die mit einem Vigorimeter gemessen wurde, ist im Vergleich zur gesunden Seite in den meisten Fällen nur geringfügig herabgesetzt und bewegt sich im Rahmen der physiologischen Streuung. Die Warm-Kaltdifferenzierung ist in 58% normal. Die 2-PD schwankt zwischen 6 mm und knapp 10 mm. Die Fähigkeit, 2 Punkte zu unterscheiden, ist daher herabgesetzt, die Patienten haben aber keine Schwierigkeit, Gegenstände, bis auf ganz kleine zu erkennen. Die Fähigkeit der vollen Beugung wird nur selten erreicht, ist aber für eine befriedigende Funktion nicht unbedingt erforderlich. Die Opposition war in der Mehrzahl der Fälle normal, einmal war der Daumen in Oppositionsstellung versteift. Der Schlüsselgriff war immer möglich, der Spitzgriff bei einem mehrfach Verletzten nicht vorhanden.

In Summe ergibt sich bei den replantierten, bzw. revascularisierten Daumen ein sehr gutes funktionelles Ergebnis, wobei der ehemals verletzte Daumen wieder weitgehendst in die Funktion der Hand integriert wurde.

Bei den wieder angenähten Zeigefingern waren die Werte für die Kraft bei Spitz- und Schlüsselgriff und Beugung bis auf 3 Fälle im Bereich der Norm.

Die Temperaturunterscheidung ist ähnlich wie bei den Daumen sehr gut. Die Werte der 2-PD liegen zumeist um 10 mm, sind also deutlich gegenüber einem unverletzten Zeigefinger erhöht. Bei zwei Patienten fehlte sie, wobei ein Patient jedoch eine „protektive" Sensibilität hatte.

Eine volle aktive Beugung ist nach unseren Ergebnissen sehr selten zu erwarten, sei es, daß durch die Schwere der Verletzung eine gute Gleitfähigkeit der Sehnen nicht erreicht wird, oder durch Gelenksverletzungen ein steifes Gelenk resultiert.

An den Mittelfingern (Tabelle 3) und Ringfingern (Tabelle 4) sind die Ergebnisse ähnlich, wobei allerdings auffällig ist, daß die aktive Beugung am Ringfinger besser zu sein scheint. Die Werte sind aber durch die geringe Fallzahl nicht ganz stichhaltig. Sicherlich ist aber das in der Regel geringere Ausmaß der Zertrümmerung dafür verantwortlich.

Tabelle 1. Daumen

Fall	Kraft Bar	Temperatur 0–2	2 PD MM	Opposition	Flexion	Schlüssel-griff	Spitz-griff
26 (I)	0,1 −0,38	2	6	Eingeschr.	−	+	+/2.F.
72 (I)	0,21−0,25	2	4	Normal	+ +	+	+
49 (I)	0,5 −0,42	1	8	Normal	+ +	+	+
70 (I)	0,2 0,32	1	10/Prot.	Normal	−	+	+
69 (I)	0,15−0,5	1−2	8	Normal	+ −	+	+
48 (I)	0,15−0,2	0−1	10	Normal	Eingeschr.	+	+
82 (I)	0,08−0,2		8	Normal	Eingeschr.	+	+
39 (M)	0,09−0,13	1−2	10	Eingeschr.	+ −	−	+
66 (M)	0,17−0,28	2	−/Prot.	Normal		+	+
1 (M) LI	0,05−0,45	0−1	6−10	St. eingeschr.	Eingeschr.	− (1−2)	− (1−2)
1 (M) RE	0,15	2	10		−	− (1−3)	− (1−3)
27 (M)	0,18−0,2	2	6	Normal	Eingeschr.	+	+ −

Da aber für die Funktion der Finger auch die Durchblutung nicht unwesentlich ist, wurde diese mittels der Längsrheographie gemessen. Die Widerstandsänderungen erlauben Rückschlüsse auf die Volumenpulsation. Die im Zuge der Pulswelle in den Bereich zwischen den Elektroden einströmende Blutmenge bewirkt eine Verbesserung der elektrischen Leit-

Tabelle 2. Zeigefinger

Fall	Kraft Bar	Temperatur 0–2	2 PD mm	FKHHA cm
52 (I)	0,15–0,86	0	0	6
43 (I)	0,18–0,48	2	10	2,5
2 (I)	0,2	2	10	9
56 (I)	0,0	1	10	0
92 (I)	0,45	2	2,5	0
12 (I)	0,11–0,29	2	2,5	0,8
51 (I)	0,32	2	4– 6	5
10 (M)	0,1 –0,34	1–2	10	8
44 (M)	0,43	2	6–10	5
80 (M)	0,20–0,35 S.G.	1	0	3,5
68 (M)	0,15–0,2	2	6	4
39 (M)	0,09–0,26	2	10	9
1 (M)	0	2	8	5
27 (M)	0,2	1	Prot.	3,5

Tabelle 3. Mittelfinger

Fall	Kraft Bar	Temperatur 0–2	2 PD mm	FKHHA cm
29 (I)	0,3 –0,9	2	2– 4	0
44 (M)	0,43	1	5	8
10 (M)	0,3	0	10	4
80 (M)	0,20–0,35	1	0	2,5
68 (M)	0,15	2	6	8
1 (M)	–	2	4	9

Tabelle 4. Ringfinger

Fall	Kraft Bar	Temperatur 0–2	2 PD mm	FKHHA cm
18 (I)	0,58	2	4	0
13 (I)	0,17 0,9	?	6	0
64 (I)	0,12	?	0	0
66 (M)	0,66	2	2,5	7
68 (M)	–	2	4	0

fähigkeit. Diese Schwankungen werden als Rheogramm aufgezeichnet. Außerdem ist die Amplitude ein Maß für die im Zeitpunkt des Kurvengipfels bereitgestellte Blutmenge. Die Amplitude ist zur Berechnung des rheographischen Quotienten, der wiederum das Pulsvolumen in Promille des Körpervolumens darstellt, notwendig (Tabelle 5). Der Normalwert beträgt zwischen 0,5–1‰. Der RQ ist bei den replantierten Fingern unter dem Normalwert und ist signifikant niedriger als bei den gesunden Fingern. Bei den subtotal amputierten und replantierten besteht kein großer Unterschied, keine Signifikanz.

Tabelle 5. Auswertung des rheographischen Quotienten (RQ)

	Repl. tot. Amput. N 12	Kontralat. Seite N 12	Repl. subtot. Amput. N 16	Kontralat. Seite N 16
RQ	x̄ 0,476‰	x̄ 0,6691‰	x̄ 0,6718‰	x̄ 0,7580‰
	SD 0,2355	SD 0,3312	SD 0,2636	SD 0,2996

Schlußfolgerung

Aufgrund der Ergebnisse, deren Werte bis auf die Durchblutungsmessung keine objektiven sind, da wir immer auf die Kooperation des Patienten angewiesen sind, ergibt sich, daß bei der Replantation, bzw. Revascularisation eines Daumens mit einem sehr guten funktionellen Ergebnis gerechnet werden kann, auch beim Mittelfinger und Ringfinger, daß beim Zeigefinger die Erwartungen etwas niedriger gesteckt werden müssen. Obwohl aus der Gesamtfunktion der Hand kein Patient den wieder angenähten Finger als sinnlos oder störend empfunden hat, sondern ihn — allerdings in verschiedenem Maß — integriert hat, wobei eindeutig isolierte Amputationen mit nachfolgender Replantation bzw. Revascularisation in ihrer Funktion wesentlich besser werden als multiple. Doch gerade in den letzteren Fällen ist auch eine meßbare geringere Funktion ein nicht unwesentlicher Gewinn.

Freier Daumenersatz durch wertlosen Langfingerstumpf mittels mikrovasculärer Veneninterposition

D. Fink, Salzburg

Die Mikrochirurgie und in ihrer Folge die Replantationschirurgie hat in vielen medizinischen Disziplinen das Angebot der chirurgischen Möglichkeiten erheblich erweitert. Dies trifft besonders auf dem Gebiet der Handchirurgie zu. Lassen Sie mich dazu ein Beispiel bringen.

Ein 14jähriges Mädchen wir mit drei ulnaren Fingerstümpfen nach Explosionsverletzung und Erstversorgung auswärts, wobei es zu einer Infektion im radialen Hohlhandbereich kam, zugewiesen (Abb. 1). Die Haut in diesem Bereich war derb verändert, alle erhaltenen Fingerstümpfe, besonders der randständig radiale, in Beugekontraktur aller erhaltenen Gelenke. Der ehemalige Mittelfinger war durch Beugekontraktur und Gefühllosigkeit an der Radialseite wertlos.

Wir entschlossen uns daher zur angiographischen Darstellung des Handrestes, wobei sich zeigte, daß die Gefäßversorgung des radialen Fingerstumpfes nur über eine ulnare Arterie, die ihrerseits wieder nicht aus dem Hohlhandbogen, sondern von einem Umgehungskreis-

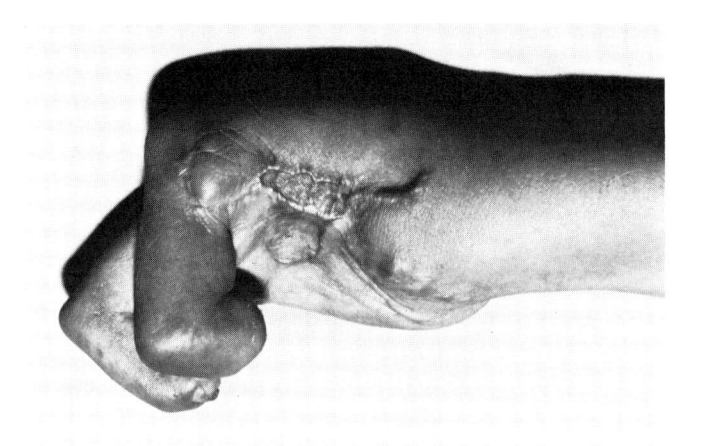

Abb. 1

lauf über eine Metacarpalarterie gespeist wird. Eine gestielte Umsetzung des Daumens war deshalb nicht möglich. Geplant wurde, den laut Angiogramm in der Fossa tabatiere blind endenden Ast der Arteria radialis als Spenderarterie zu benützen und Mittels eines 4 cm langen Veneninterpositums mit der ulnaren Fingerarterie am umzusetzenden Stumpf zu verbinden.

Die knöcherne Stabilisierung erfolgte durch Vereinigung der reserzierten Grundgliedbasis mit dem angefrischten Kahnbein. Der ulnare Fingernerv des „Langfingers" wurde bis in die narbig veränderte Hohlhand präpariert und ebenso wie eine Vene am Handrücken „gestielt" verlagert.

Der funktionelle Gewinn ist sehr groß (Abb. 2), das Gefühl — nun für einen Spitzgriff verwertbar — beträgt wie vor der Umsetzung 1 cm Zweipunktediskriminierung.

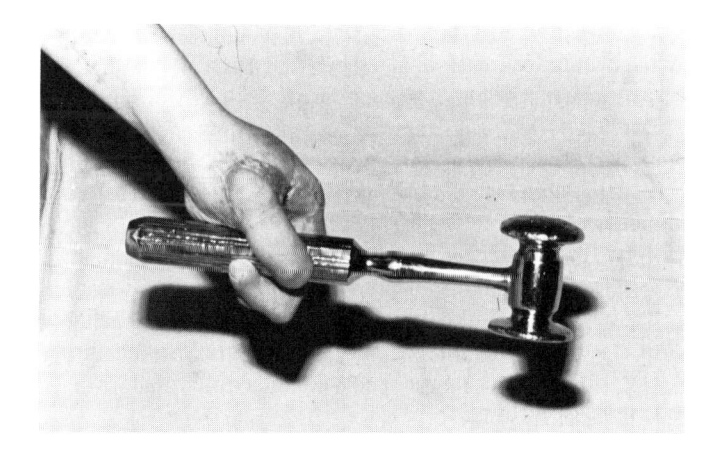

Abb. 2

Zusammenfassung

Am Beispiel eines Handrestes mit 3 Langfingerstümpfen werden die erweiterten Möglichkeiten durch mikrovasculäre Technik hervorgerufen. Durch Umsetzung des randständigen radialen Fingerrestes zum Daumen konnte ein gutes funktionelles und kosmetisches Ergebnis erzielt werden.

Freie Lappentransplantation mit mikrovasculärem Anschluß bei Weichteildefekten an der unteren Extremität

I. Winter, B.P. Gaudin und H. Zilch, Berlin

Weichteildefekte an der unteren Extremität stellen oftmals ein erhebliches therapeutisches Problem dar: das schwielige benachbarte Narbengewebe sowie die meistens von nekrotischem Knochen gebildete Unterlage geben einem freien oder gestielten Lappentransplantat keine ausreichende Möglichkeit zur Vascularisation und somit zum Überleben. Mehrmalige erfolglose Versuche führen eher zu einer Vergrößerung der Ulceration.

Einen Ausweg aus dieser Situation kann nur ein Transplantat bieten, dessen Ernährung von dem randständigen Gewebe unabhängig ist.

Auf der Suche nach dieser Möglichkeit bot sich der freie Lappentransfer mit mikrovasculärem Anschluß an.

Die wesentlichen Vorteile dieser Operationstechnik seien deswegen im folgenden kurz skizziert:

1. Es ist kein spezielles Transplantatlager erforderlich, wenn auch grundsätzlich eine vollständige Excision des narbigen Umgebungsgewebes zur Vermeidung von auftretenden Lappenrandnekrosen anzustreben ist. Aufgrund der gut zu variierenden Größe eines derartigen Lappens bietet sich eine großzügige Entfernung perifocalen Schwielengewebes an.
2. Der *Spenderbezirk* kann, im Gegensatz zu anderen plastischen Eingriffen, sofort vollständig verschlossen werden. Die relativ hohe Infektionsgefahr wird dabei weitgehend eingeschränkt, die oft aufwendige Pflege des Spenderareales entfällt, wie auch das kosmetische Ergebnis in diesem Bereich fast immer sehr viel günstiger zu beurteilen ist.
3. Eine langdauernde Immobilisation sowie belastende Gliedmaßenstellungen, wie beispielsweise beim cross-flap erforderlich, entfallen, wodurch Sekundärfolgen mit Gelenkkontrakturen, Muskeldystrophien usw. nicht entstehen können. Dieser Vorteil erscheint insbesondere beim älteren Patienten von größter Bedeutung.
4. Der oftmals langdauernde Krankenhausaufenthalt wird erheblich verkürzt, ein Zweiteingriff ist nicht erforderlich.

Als *Nachteil* des freien Lappentransfers mit Mikro-Gefäßnaht muß die lange Operationsdauer von ca. 6–8 Std angeführt werden.

Voraussetzung für einen derartigen Eingriff ist das einwandfreie Beherrschen der mikrovasculären Nahttechnik sowie eine subtile Präparation im Spender- und Empfängerbezirk bei genauester anatomischer Kenntnis der Gefäßverläufe. Herausgestellt sei hier noch die Notwendigkeit einer gründlichen Planung des Eingriffes mit Durchführung einer Arteriographie oder intravenösen Xeroangiographie im Empfängerbezirk und der sorgfältigen Wahl der Größe des Lappens in Zusammenhang mit der Bestimmung des zu excidierenden Gewebes im Defektbereich.

An der Orthopädischen Klinik der Freien Universität Berlin wurden seit Einführung der mikrovasculären Chirurgie fünf Fälle von chronisch rezidivierenden Weichteildefekten an der unteren Extremität mit freien Gefäßlappen versorgt: ein Defekt lag im Bereich des distalen Unterschenkeldrittels überhalb der vorderen Tibiakante, bei drei Patienten war das Ulcus im Fersenbeinbereich lokalisiert, in einem Fall war die Fußsohle betroffen.

Dem mikrochirurgischen Eingriff waren sämtlichst ein- bis mehrfache erfolglose Versuche der konventionellen Hautlappenplastik vorausgegangen.

In allen Fällen wählten wir zur Defektdeckung den *Leistenlappen* mit mikrovasculärem Anschluß. Operiert wurde dabei mit zwei Teams:

Im Leistenbereich wurde die Art. circumflexa ileum superficialis und ihre Begleitvenen präpariert, nach Kennzeichnung der Gefäßstümpfe wurde der, in seiner Größe vorher genau bestimmte, Lappen entnommen.

Gleichzeitig erfolgte, durch das zweite Team, Aufsuchen des vorher angiographisch bestimmten arteriellen Anschlußgefäßes im Spenderbereich mit Darstellung der begleitenden Venen. Zur Anastomosierung kamen dabei, je nach Defektlokalisation, die Art. tibialis anterior, die Rami calcanei der Art. tibialis posterior und die Arteria plantaris lateralis. Technisch erfolgte die Gefäßvereinigung zweimal durch End-zu-Seit- und dreimal durch End-zu-End-Naht.

Vor Durchführung der Gefäßnaht wird die Excision des Ulcusrandes sowie, soweit erforderlich, des perifocalen Narbengewebes durchgeführt. Nekrotische Knochenanteile müssen entfernt werden und ggf. sollte der Untergrund durch Beckenkammspongiosa angefrischt werden.

Nach Durchführung der Anastomose resultierte jeweils eine gute Durchblutung, sodaß die herausleitenden Venen ohne Schwierigkeit mit den entsprechenden Gefäßen im Empfängerbezirk vereinigt werden konnten. Wichtig erscheint es uns hierbei, daß pro Arterie wenigstens zwei Venen angeschlossen werden.

Ergebnisse

In drei der fünf Fälle kam es zu einer vollständigen und reizfreien Einheilung des Transplantates.

Ein Lappen verfiel, trotz Thrombektomie, aufgrund einer erneuten Thrombose, im Nahtbereich der Totalnekrose. Erwähnenswert sei hierzu, daß aus technischen Gründen bei diesem Patienten nur *eine* Vene genäht werden konnte.

Interessant ist der Verlauf der Deckung des Fußsohlenulcus: hier kam es im postoperativen Verlauf zu einer oberflächlichen Nekrose des Lappens. Nach Spalthautdeckung des vitalen Unterhautgewebes gelang eine vollständige Überbrückung des Defektes. Nachteilig wirkte sich in 2 Fällen das voluminöse subcutane Polster des Lappens aus, zu einer Lappenentfettung konnten wir uns jedoch nicht entschließen.

Diskussion

Owohl wir mit der bei uns durchgeführten Wahl des Spenderareales unseres Erachtens nach durchaus gute Erfolge aufzuweisen haben, soll in Zukunft, bei bestimmten Fällen, der Myocutanlappen mit mikrovasculärem Anschluß zur Anwendung kommen. Die Vorteile dieser Lappen, insbesondere des Latissimus-dorsi-Lappens, sehen wir in der Tatsache des längeren Gefäßstieles mit besserer Variationsmöglichkeit und in der postoperativen Atrophie des transplantierten Muskelgewebes mit einer besseren Angleichung des Lappens an das Niveau des Umgebungsgewebes.

Zusammenfassung

An der Orthopädischen Universitätsklinik in Berlin wurden fünf Defekte an der unteren Extremität mit mikrogefäßgestielten Leistenlappen gedeckt. Drei Lappen gingen reizfrei an, in einem Fall kam es zu einer Totalnekrose, ein weiteres Transplantat zeigte eine oberflächliche Nekrose, die nach Deckung des vitalen subcutanen Fettgewebes durch Spalthaut nicht mehr nachweisbar war. Nachteilig wirkt sich das oftmals voluminöse Fettgewebe aus. Aus diesem Grunde sollen ausgesuchte Fälle in Zukunft mit einem Myocutanlappen mit Mikrogefäßanastomose versorgt werden.

Literatur

Garrett J C, Buncke H J, Brownstein M L (1978) Free Groin-Flap transfer for Skin Defects Associated with Orthopaedic Problems of the Lower Extremity. J Joint Surg 60-A: 1055

Posttraumatische Rekonstruktionen durch freie Gewebeverpflanzungen mit Mikrogefäßanschluß

H. Mandl, J. Holle, G. Freilinger und M. Frey, Wien

Die im Zeitraum der letzten zehn Jahre entwickelte technische Möglichkeit, Gefäße mit einem Kalliber von 0,4–3,0 mm wieder zu vereinigen, brachte für die rekonstruktive Chirurgie eine ungeheuere Entwicklung, die zur Zeit sicherlich noch nicht abgeschlossen ist. Gerade im Bereich der Unfallchirurgie hat diese Mikrogefäßchirurgie eine breite Anwendung gefunden: Neben der Replantationschirurgie, über die mehrere Referenten bereits berichtet haben, wurden durch die Möglichkeit der freien Verpflanzung von Gewebeteilen mit sofortigem Wiederanschluß an die Blutversorgung verschiedene neue rekonstruktive Möglichkeiten eröffnet.

Anwendungsmöglichkeiten

1. Durch freie Weichteilverpflanzungen können Defekte gedeckt werden, die durch andere Möglichkeiten der Wiederherstellungschirurgie, wie Hauttransplantation, Nah- oder Fernlappenplastiken
   nicht oder
   nicht in der gewünschten Qualität oder aber
   nicht in der erforderlichen Zeitspanne
   verschlossen werden können.
2. Durch freie Knochenverpflanzung können Knochendefekte im statischen oder funktionellen Bereich überbrückt werden.
3. Durch kombinierte Knochen-Weichteilverpflanzung können auch bei komplexen Defekten Rekonstruktionen vorgenommen werden.
4. Schließlich können durch Verpflanzung von Körperteilen posttraumatische Funktionsverluste behoben werden (z.B. Zehentransfer bei Daumendefekt).

Technische Bemerkungen

Für die freie Verpflanzung geeignete Gewebsbezirke müssen von einem definierten Gefäßsystem versorgt werden, so daß durch die Anastomosierung von einer Arterie und ein bis zwei Venen das verpflanzte Areal wieder voll an die Blutversorgung angeschlossen ist. Zahlreiche Spenderstellen, die diesen Erfordernissen nachkommen, wurden bereits beschrieben (R.K. Daniel and G.I. Taylor, 1973; H.J. Buncke et al., 1973).

Die am häufigsten verwendete Spenderstelle ist die Leistenregion (Abb. 1), wo entweder die A. circumflexa ileum superfic. oder die A. epigastr. inf. superfic. dominant sein können. Präoperativ ist deshalb eine klärende Angiographie der Spenderregion, sowie unter bestimmten Umständen auch der Empfängerregion zu empfehlen (G. Freilinger et al., 1977).

Es soll hier auch deutlich betont werden, daß die in den letzten Jahren gewonnenen Erfahrungen eine differenzierte Auswahl der Spenderareale erlauben und bedingen. In

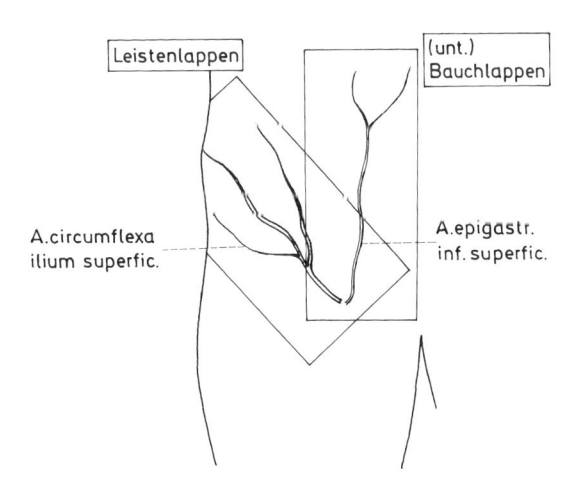

Abb. 1

Fällen von Weichteiltransplantationen in Bereiche von durch das Körpergewicht belasteten oder funktionell besonders beanspruchten Regionen, wie es etwa die Fußsohle und die Handfläche darstellen, soll das transplantierte Gewebe nicht nur die Deckung des Defektes erlauben, sondern es soll zur weitgehenden Funktionswiederherstellung auch die *Sensibilität* durch einen sensiblen Anschluß rekonstruiert werden. Für diese Fälle wurde der Ausdruck *„neurovasculärer Lappen"* geprägt.

Fallbeispiele

Der erste Fall dient als Demonstration für die Erweiterung der rekonstruktiven Möglichkeit durch freie Gewebeverpflanzung, wenn bisher übliche rekonstruktive Maßnahmen nicht angewendet werden können.

Bei einem jungen Mann mußte in der Folge einer schweren Quetschung die linke untere Extremität amputiert werden. Als sich durch ein posttraumatisches, chronisches Ulcus im Fersenbereich des verbleibenden Beines die Indikation zur Weichteildeckung ergab, konnte dieses Problem infolge der Unmöglichkeit einer gekreuzten Beinlappenplastik nur durch einen freien Leistenlappen gelöst werden. Hierzu muß kritisch bemerkt werden, daß wir heute in einem solchen Fall einen neurovasculären Lappen bevorzugen würden. Der geschilderte Fall ist jedoch schon vor einigen Jahren operiert worden.

Ähnliche Schwierigkeiten für eine gekreuzte Lappenplastik ergeben sich bei Weichteildefekten im Bereich von Knochenbrüchen, die durch äußere Spanner stabilisiert sind. Auch in diesen Fällen erweitert die freie Gewebeverpflanzung unsere operativen Möglichkeiten.

Ein zweiter Fall soll demonstrieren, wie eine durch den Verlust sämtlicher Finger funktionell unbrauchbare Hand durch die Verpflanzung von zwei Zehen wieder einen Zangengriff erhielt, wodurch im Vergleich zu einer prothetischen Versorgung nicht nur eine bessere Greiffunktion resultierte, sondern darüber hinaus auch der Tastsinn in diesem Fingerersatz wiederhergestellt werden konnte.

Zusammenfassung

Abschließend möchte ich nochmals betonen, daß die Entwicklung von rekonstruktiven Möglichkeiten im Bereich der Traumatologie unter Anwendung von mikrovasculären Methoden noch im Fluß ist. In unseren Augen stellen diese Methoden eine Erweiterung der chirurgischen Wiederherstellungsmöglichkeiten dar, die in bestimmten Fällen konservativen Methoden vorzuziehen sind.

Literatur

Buncke H J, McLean D H, George P T, Creech B J, Chater N L, Commons G W (1973) Thumb replacement: great toe transplantation by microvascular anastomosis. Brit J Plast Surg 26: 194

Daniel R K, Taylor G I (1973) Distant transfer of an island flap by microvascular anastomoses. Plast Rec Surg 52: 111

Freilinger G, Holle J, Mandl H (1977) Freier Gewebetransport mit Mikrogefäßanschluß. Acta Chir Austr (Sondersuppl) 1976/77: 469

Überbrückung großer Knochendefekte mit Knochentransplantaten mit mikrochirurgischer Gefäßplastik

N. Walker, A. Schreiber und B. Zumstein, Zürich

Freie Knochentransplantationen mit Gefäßplastiken fanden zuerst in der Kieferchirurgie Anwendung. Die Gefäßversorgung wurde aufrecht erhalten über einen Muskelstiel oder über einen Hautstiel (Medgyesi, 1973). Ketchum et al. verwandten dafür die isolierte A. mammaria interna. Folgerichtig kamen im Kieferbereich erstmalig auch mikrochirurgische Gefäß- und später auch Nervenanastomosen zur Anwendung (Tschopp, 1976). Taylor, ein Pionier auf dem Gebiet der Mikrochirurgie berichtete 1975 erstmalig über die Überbrückung großer Knochendefekte im Bereich der Langröhrenknochen. Mittlerweile werden von Weiland und Daniel (1979) Erfahrungen bei 6 Operationen mit Überbrückung großer Knochen- und Weichteildefekte nach Tumorresektion oder komplizierten Defektfrakturen berichtet.

Eine besondere Indikation des orthopädischen rehabilitativen Gebietes ist die Überbrückung großer Knochendefekte, z.B. auch nach Verlängerungsosteotomien. Nach konventioneller Methode wird im Bereiche des Femurs nach querer Osteotomie die gewünschte Länge mit dem Distraktionsapparat erreicht. Der Defekt wird mit Beckenkammspongiosa aufgefüllt, die Fragmente mit einer Osteosyntheseplatte stabilisiert. Nachteile dieser Methode sind hinreichend von der freien experimentellen Gelenktransplantation bekannt, aber auch aus klinischer Erfahrung folgendermaßen zu beschreiben:

Bei fehlender primärer Vascularisation werden die Zellen des freien Transplantates absterben. Das Transplantat hat dann lediglich noch eine Platzhalterfunktion. Dieser Platzhalter wird durch die sogenannte Creeping substitution vom Wirtslager her ersetzt. Bei nicht harmonischem Ablauf dieses Vorganges finden wir im Transplantat Osteoporose, Cystenbildung, pyknotische Fragmentation und im Bereiche der Kontaktstellen Dislokationen und Pseudarthrosenbildungen. Im Experiment konnten wir eine periossale Knochenneubildung finden, welche das Implantat, ähnlich einem Gerüst, von außen her umgibt und so versucht, die Stabilität zu erhalten. Entsprechend finden wir eine Erhöhung der Komplikationsrate auch bei der klinischen Verlängerungsosteotomie. Von 35 Patienten, die 2–7 Jahre nach dieser Operation nachuntersucht wurden, benötigten 15 Patienten zusätzliche Operationen zur Beherrschung dieser Problematik. Wir haben deswegen versucht die im mikrochirurgischen Tierexperimente augenscheinlichen Vorteile (Walker, 1979) klinisch zu übernehmen. Weiland und Daniel (1979) konnten zeigen, daß ein vascularisiertes Fibulatransplantat auf Grund seiner ungestörten osteogenen Potenz auf die im Wirtslager herrschenden statischen Kräfte formgerecht umgebaut wird.

Unsere Technik entspricht dem von Taylor angegebenen Vorgehen. Dabei wird die Fibula mit einem dünnen Muskelperiostschlauch zusammen mit der A. peronaealis und ihren 2 Begleitvenen in gewünschter Länge entnommen. Bei der von uns erstmalig durchgeführten Operation haben wir ein 9 cm langes Transplantat entnommen, und End für End mit der Unterkante des proximalen Fragmentes an der medio-dorsalen Seite mit einer einzelnen Corticalisschraube fixiert. Am Oberrand des distalen Fragmentes konnte keine gute knöcherne Abstützung gefunden werden, weshalb wir die Fibula 2 cm in den Femurmarkraum hineingeschoben und dort ebenfalls mit einer einzelnen Corticalisschraube fixiert haben. Auf Grund der vorangegangenen Deperiostierung während der Extensionsphase und während der Osteosynthese konnten wir nicht wie beabsichtigt auf einen Gefäßast im Bereich der Muskeln der Linea aspera zurückgreifen, sondern mußten die Verbindung zu einem Ast aus der Abgangsstelle der A. femoralis profunda suchen. Die beiden Gefäße hatten einen Durchmesser von 1,5 mm. Nach durchgeführter End-zu-End-Anastomose fanden wir wegen massiver Vasospasmen keinerlei Blutdurchgängigkeit, sodaß wir eine zusätzliche End-zu-Seit-Anastomose angelegt haben, mit guter Durchgängigkeit. Die beiden venösen Gefäße wurden nicht an die Blutzirkulation angeschlossen.

Der postoperative Verlauf war komplikationslos. Die Kontrollangiographie 3 Monate später zeigt eine gute Durchgängigkeit der arteriellen Anastomose. Der Patient kann zu dieser Zeit bereits teilbelasten. Ganz augenscheinlich erfolgt auch vom Periost des Fibulatransplantates her eine weitere Knochenneubildung. Sechs Monate postoperativ kann der Patient voll belasten. Zehn Monate postoperativ läßt die Röntgenaufnahme eine gute knöcherne Überbrückung des Verlängerungsdefektes und den funktionellen Umbau des Fibualatransplantates mit verbreiterten Kontaktzonen im Femur erkennen (Abb. 1 und 2).

Zusammenfassung

Die Erkenntnisse aus der experimentellen Mikrochirurgie lassen sich klinisch bestätigen. Zur Überbrückung großer Knochendefekte, wie sie hier erstmals zur Korrektur großer Beinlängendifferenzen angegeben wird, eignet sich die Transplantation des vascularisierten Fibulatransplantes, womit Nachteile der konventionellen Methoden vermieden werden können.

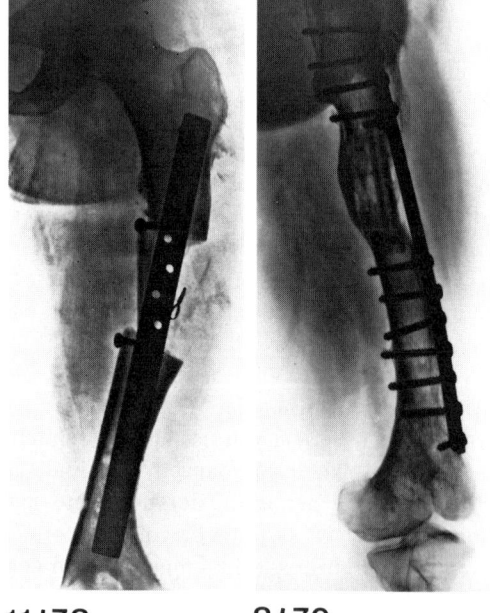

Abb. 1. Patient H. H., geb. 1953, P-Nr. 262 692: Nach Säuglingsgonitis Dysplasie des linken Kniegelenkes, mit massiver medialer Instabilität und Beinverkürzung von 12 cm. Mit Wagner-Extensionsapparat gelingt eine Verlängerung von 7 cm. Der Defekt wird im November 1978 mit einem vascularisierten Fibulatransplantat, welches mit zwei Corticalisschrauben im Femur fixiert wird, überbrückt. Zusätzliche Plattenosteosynthese. 6 Monate postoperativ kann der Patient das Bein voll belasten. Die Abbildung rechts zeigt einen guten ossären Durchbau, insbesondere die funktionelle Verbreiterung der Fibula an ihrer Kontaktstelle mit dem Femur 10 Monate postoperativ

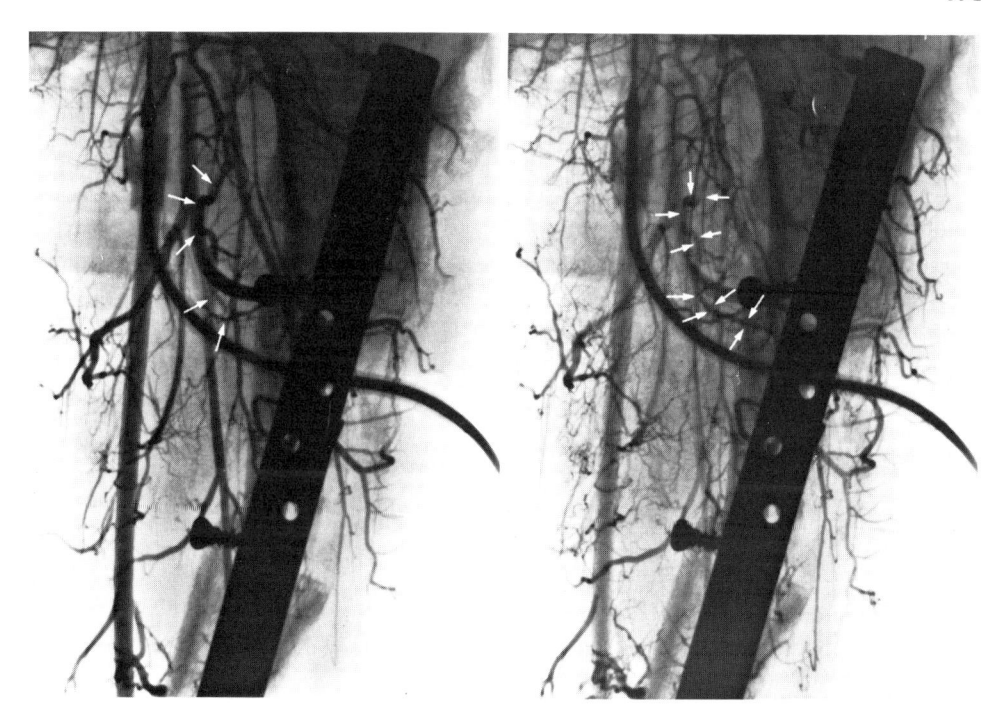

Abb. 2. Patient H. H., geb. 1953, P-Nr. 262 692: Die Femorlisangiographie läßt eine sehr gut durchgängige Anastomose zwischen einem Seitenast der A. femoralis profunda und dem Transplantatgefäß erkennen

Literatur

Ketchum L D, Masters F W, Robinson D W (1974) Mandibular reconstruction using a composite island rib flap. Plast Reconstr Surg 53: 471

Medgyesi S (1973) Observations on pedicle bone grafts in goats. Scand J Plast Reconstr Surg 7: 110

Taylor G I, Muellder G D M, Ham F J (1975) The free vascularizied bone graft. A clinical extension of microbascular techniques. Plast Reconstr Surg 35: 533

Tschopp II M (1976) Microsurgical neuro-vascular anastomoses for transplantation of composite bone and muscle graft. An experimental Study. Springer, Berlin Heidelberg New York

Walker N (1979) Autologe Austauschtransplantation der Kniegelenke mit mikrochirurgischer Gefäßplastik. Thieme, Stuttgart

Weiland A J, Daniel R K (1979) Microvascular anastomoses for bone grafts in the treatment of massive defects in bone. J. Bone Joint Surg 61-A: 1

Ergebnisse mikrochirurgischer Versorgung peripherer Nervenverletzungen

D. Bonnemann und U. Hüsing, Berlin

Seit fast 5 Jahren wenden wir bei der Versorgung peripherer Nervenverletzungen die mikrochirurgische Nahttechnik mit Operationsmikroskop an. In dieser Zeit wurden über 70 Patienten mit peripheren Nervenläsionen behandelt. Nachuntersucht wurden 41 Patienten mit 47 Verletzungen gemischter peripherer Nerven der oberen Extremität. Der kürzeste Zeitraum zwischen Operation und Nachuntersuchung betrug 12 Monate.

Eigenes Vorgehen bei peripheren Nervennähten

Mehrere Gesichtspunkte bestimmen unser derzeitiges Vorgehen bei peripheren Nervenverletzungen. Wir richten uns erstens nach dem gegenwärtigen Stand der Erfahrungen mit verschiedenen Operationsmethoden in der Literatur. Zweitens berücksichtigen wir die Ergebnisse eigener umfangreicher experimenteller Voruntersuchungen an Kaninchen und Ratten. Drittens ist schon bei der Erstversorgung zu bedenken, daß viele Patienten nicht einsehen können oder wollen, daß eine lange Nachbehandlung und eventuell sogar weitere operative Maßnahmen notwendig sind.

Als relativ gesichert gelten heute folgende Erkenntnisse über positive und negative Einflüsse auf den Erfolg einer Nervennaht:
1. Die mikrochirurgische Nahttechnik mit zugehörigem Instrumentarium und atraumatischem Nahtmaterial ist groben Techniken überlegen.
2. Die Ergebnisse nach Naht von rein sensiblen oder rein motorischen Nerven sind im allgemeinen besser als nach Naht von gemischten Nerven.
3. Je zentraler die Verletzungsstelle, desto schlechter wird bei sonst gleichen Bedingungen das Ergebnis sein.
4. Je jünger die Patienten, desto besser die Regenerationsfähigkeit des verletzten Nerven.
5. Je stärker die Neigung zu Bindegewebsproliferation an der Nahtstelle, desto schlechter die Qualität der Nervenregeneration. Die Bindegewebsproliferation nimmt zu mit der Menge des versenkten Nahtmaterials, mit der Schwere des Gewebstraumas und mit der Spannung an der Nahtstelle.

Aus diesen Gründen bevorzugen wir im allgemeinen die Perineuralnaht bei gleichzeitiger Resektion des Epineurium im Nahtbereich. Die einzelnen Faszikel werden bei der Perineuralnaht nur mit einem, höchstens drei Fäden adaptiert. Bei Spannung im Nahtbereich erfolgt kein Erzwingen der End-zu-Endnaht durch entlastende Gelenkstellung, sondern die Überbrückung der Dehiszenz durch autologe Nerventransplantate.

Kontrovers sind in der Literatur vor allem die Angaben über den günstigsten Zeitpunkt für eine Nervennaht. Als gesichert gilt nur, daß späte Sekundärnähte relativ schlechte Resultate ergeben. Viele Autoren plädieren generell für eine frühe Sekundärnaht 3–6 Wochen nach der Verletzung. Folgende Gründe werden dafür angeführt:
1. Die Beurteilung des wahren Ausmaßes der Nervenschädigung bei oft gleichzeitiger Quetschung ist schwierig. Es besteht das Risiko, daß der zentrale Nervenstumpf des-

halb sekundär degeneriert und eine Nervenregeneration durch bindegewebige Proliferation verhindert wird.
2. Die Kontamination der Wunde durch die Unfallverletzung macht eine primäre Wundheilung weniger sicher. Selbst bei primärer Heilung kann eine erhebliche bindegewebige Antwort im Verletzungsgebiet erwartet werden.
3. Die ungünstigeren Voraussetzungen einer Notfalloperation in personeller und technischer Hinsicht.
4. Die Orientierung, das Erkennen der anatomischen Strukturen ist bei einer frischen Verletzung oft schwieriger.

Nachteile der Sekundärnaht sind nach unserer Ansicht darin zu sehen, daß durch die Retraktion der Nervenstümpfe eine spannungsfreie End-zu-Endnaht meist nicht mehr möglich ist und eine Transplantation erforderlich wird. Eine Überbrückung der Dehiszenz mit autologem Nerventransplantat, in unserem Krankengut ausnahmslos mit dem N. suralis, ist ebenfalls nicht ganz unproblematisch. Mit der Länge des Transplantates scheint die Möglichkeit einer erfolgreichen Wiederherstellung der Nervenfunktion geringer zu werden. Wohl aufgrund der schlechten Blutversorgung des Transplantates und eines sekundären Schrumpfungsprozesses kommt es, wie wir auch in Tierversuchen nachweisen konnten, vor allem an der distalen Nahtstelle zu einem bindegewebigen Umbau, noch ehe die Axonsprossen diese durchwachsen können. Danach erscheint also wiederum eine möglichst frühzeitige End-zu-Endnaht günstiger.

Wir führen bei allen relativ sauberen und glattrandigen Schnitt- und Stichwunden die primäre Nervennaht durch. Dieses Vorgehen hat sich auch nicht zuletzt deshalb bewährt, weil ein hoher Prozentsatz der Patienten mit dieser Verletzungsart in sozialer und psychischer Hinsicht als problematisch anzusehen ist. Dadurch muß man leider bei vielen Patienten davon ausgehen, daß eine rechtzeitige Wiedervorstellung für eine sogenannte „frühe Sekundärnaht" innerhalb der 3–6 Wochen-Grenze versäumt wird.

Bei der primären Nervennaht kann wegen ödematöser Verquellung der Stumpfenden eine interfasciculäre Perineuralnaht technisch unmöglich sein. Dann ziehen wir, immer vorausgesetzt, daß es sich um eine glatte Schnittwunde handelt, die Epineuralnaht einer bloßen Adaptation für eine Sekundärversorgung zu einem ungewissen Zeitpunkt vor. Schließlich bleibt die Möglichkeit einer sekundären Nervennaht im Fall von unzureichender Regeneration bestehen.

Ergebnisse (Tabelle 1)

Bei den Nachuntersuchungen prüfen wir klinisch die Sensiblität und Motorik. Die Qualität der Ergebnisse wird nach dem heute allgemein gebräuchlichen Schema von Nigst bzw. Highet, das der British Medical Research Council übernommen hat, eingestuft.

Neben der klinischen Untersuchung sind Elektromyographie, die Messung der sensiblen und motorischen Nervenleitgeschwindigkeit und der Ninhydrintest als Ausdruck der vegetativen Leistung wertvoll für eine Objektivierung der Ergebnisse.

Die Ergebnisse der 21 primär mit Epineuralnaht versorgten Nervenläsionen waren immerhin befriedigend. 81,8% der Medianusnähte am Unterarm und Handgelenk und 77,8% der Ulnarisnähte erreichten einen „nützlichen Grad der Wiederherstellung" der Funktion. Von 8 Fällen primärer interfasciculärer Perineuralnähte waren 7 (87,5%) erfolgreich. Fünf

Tabelle 1

Anzahl der Patienten	41
Anzahl der operierten Nerven	47
Primärnähte	29
Epineural	21
Perineural	8
Frühe Sekundärnähte	9
End-zu-End	3
Mit Transplantat	6
Späte Sekundärnähte	9
End-zu-End	1
Mit Transplantat	8

der insgesamt 29 Primärnähte zeigten ein schlechtes Ergebnis und wurden sekundär mit einem Nerventransplantat versorgt.

Bei 9 Patienten wurde eine frühe Sekundärnaht 3–6 Wochen nach der Nervendurchtrennung durchgeführt. In drei Fällen war eine spannungsfreie End-zu-Endnaht möglich, in 6 Fällen erfolgte die Transplantation des N. suralis mit 3–5 Transplantaten. Die Dehiszenzen lagen zwischen 2 und 6 cm, in einem Fall einer Radialisläsion am Oberarm bei 15 cm. Hier kam es zu keiner Reinnervation, so daß eine Radialis-Ersatzoperation durchgeführt werden mußte. Nur in einem weiteren Fall wurde eine ausreichende Schutzsensibilität nicht erreicht.

Von 9 späten Sekundärnähten erreichten 6 einen nützlichen Grad der Wiederherstellung. Zwei der Fälle ohne Regenerationszeichen wurden revidiert, in beiden Fällen zeigte sich eine starke Vernarbungstendenz an der distalen Nahtstelle. Ein endgültiges Ergebnis liegt wegen des kurzen Zeitabstandes von der Zweitoperation noch nicht vor.

Zusammenfassung

Wir halten die primäre Nervennaht bei unserem Patientengut oft für angezeigt. Sie zeigt keine schlechteren Ergebnisse als die frühe Sekundärnaht mit Transplantation. Bei ungünstigem Verletzungsbefund mit erheblicher Quetschung, größerem Defekt des Nerven und ausgedehnten Begleitverletzungen wie Frakturen scheint die frühe Sekundärversorgung einer Spätversorgung deutlich überlegen.

Tabelle 2. Motilität nach 29 Primärnähten, davon in Klammern Perineuralnähte

	Schlecht M0–M1	Mäßig M2	Gut M3	Sehr gut M4–M5
N. medianus	2		3 (1)	10 (3)
N. ulnaris	1 (1)	1	4 (1)	6 (2)
N. radialis				1

Tabelle 3. Sensibilität nach 29 Primärnähten, davon in Klammern Perineuralnähte

	Schlecht S0–S1	Mäßig S2/S2+	Gut S3	Sehr gut S4–S5
N. medianus	2	6 (1)	5 (2)	2 (1)
N. ulnaris	3	5 (2)	4 (1)	1 (1)
N. radialis			1	

Tabelle 4. Motilität nach 18 Sekundärnähten, davon späte Sekundärnähte in Klammern

	Schlecht M0–M1	Mäßig M2	Gut M3	Sehr gut M4–M5
N. medianus	1 (1)	1 (1)	3 (1)	6 (3)
N. ulnaris	1 (1)		1 (1)	1
N. radialis	1		2 (1)	1

Tabelle 5. Sensibilität nach 18 Sekundärnähten, davon späte Sekundärnähte in Klammern

	Schlecht S0–S1	Mäßig S2/S2+	Gut S3	Sehr gut S4–S5
N. medianus	3 (2)	3 (1)	2 (1)	3 (2)
N. ulnaris	1 (1)		1 (1)	1
N. radialis	1		2 (1)	1

Literatur

Edshage S (1974) Peripheral nerve suture. Technique for improved intraneural topography evaluation of some suture material. Acta Chir Scand Suppl 331

Mellerowicz H (1978) Dissertation, Freie Universität Berlin

Millesi H, Meissl G, Berger A (1976) Further Experience with interfascicular Grafting of the median, ulnar, and radial nerves. J Bone Joint Surg 58 A: 209

Mumenthaler M, Schliack H (1977) Läsionen peripherer Nerven. 3 Auf. Thieme, Stuttgart

Seddon H (1975) Surgical disorders of peripheral Nerves. 2 Aufl. Churchill-Livingstone, London, Edinburgh

Spinner M (1972) Injuries to the major branches of peripheral nerves of the forearm. W B Saunders, Philadelphia

Tierexperimentelle Untersuchungen zur Ausschaltung von Stumpfneuromen durch centro-centrale Anastomose mit autologem Transplantat

J. Boese-Landgraf, R. Rahmanzadeh, K. Gorkisch, I. Nierlich,
I. Stoltenberg und E. Vaubel, Berlin

Selbst bei anspruchsvollen handchirurgischen Eingriffen, wie es z.B. die Handverschmälerung und die Fingertransposition darstellen, kann das gute operative Ergebnis zunichte gemacht werden, wenn bei den Patienten anschließend schmerzhafte Neurome auftreten. Die Folge ist eine weitere Verminderung der Gebrauchsfähigkeit der ohnehin schon geschädigten Extremität.

Von den zahlreichen klinischen und tierexperimentell untersuchten Verfahren zur Neuromprophylaxe seien in der folgenden Tabelle nur einige aufgezählt (Tabelle 1).

Keines der hier angegebenen Verfahren hat sich bisher zur Verhinderung von Stumpfneuromen durchsetzen können.

Persönliche Mitteilungen von Samii aufgreifend, versuchten wir in tierexperimentellen Studien die Bildung von Neuromen durch eine neue mikrochirurgische Operationstechnik, die centro-centrale Nervenanastomose mit autologem Transplantat (C.C.A.), zu verhindern. Die C.C.A. kann sowohl zwischen 2 Nerven als auch zwischen den Faszikeln eines zentralen Nervenstumpfes vorgenommen werden.

Die einzelnen Operationsschritte

Operationstaktisch gehen wir bei einer C.C.A. zwischen 2 Nerven folgendermaßen vor: Im ersten Schritt werden die beiden zentralen Nervenstümpfe aus dem umliegenden Gewebe vorsichtig herauspräpariert und das Epineurium gespalten.

Tabelle 1

Operative Methoden
— Exhairese
— Ligatur
— Überkappung
— Quetschung
— Verpflanzung in Knochen
— Verschiebung in Muskelgewebe

Physikalische Methoden
— Vereisung
— Elektrocoagulation

Chemische Methoden
— Alkohol
— Formalin
— Cortison

Im zweiten Schritt werden die beiden Nervenenden perineural nach der Technik von Millesi und Samii adaptiert. Im dritten Schritt wird ca. 1 cm proximal von der Anastomose ein Nerv noch einmal durchschnitten und die beiden Enden reanastomosiert. Durch diese Technik entsteht das autologe Transplantat. Die laterale Lage der beiden Anastomosen gewährleistet die Spannungsfreiheit.

Operatives Vorgehen im Tierexperiment

Dieses Operationsverfahren führten wir am N. ischiadicus des Kaninchens durch. Ca. 1/2 cm oberhalb der Teilungsstelle des N. ischiadicus in seinen Peronaeus- und Tibialis-Anteil suchten wir den N. ischiadicus auf. Unter größtmöglicher Schonung des Mesoneuriums wurde unter dem Operationsmikroskop der Nerv aus seiner Conjunctiva nervorum auf einer Länge von ca. 4 cm freipräpariert. Anschließend wurde nach Spaltung des Epineuriums der Nerv in einzelne Faszikel bzw. Faszikelgruppen präpariert. Dann wurden im Kaliber korrespondierende Faszikel bzw. Faszikelgruppen durchtrennt und die proximalen Faszikelstümpfe mit 10.0 Nahtmaterial perineural adaptiert.

Im Tierexperiment haben wir nur einzelne Faszikel bzw. Faszikelgruppen zur C.C.A. herangezogen, nicht den ganzen Nerven, um die trophischen Störungen an der Extremität des Kaninchens mit all seinen Komplikationen zu vermeiden (Abb. 1).

Proximal von der ersten Anastomose wurde in einer Entfernung von ca. 1 cm einer der beiden Faszikel noch einmal durchtrennt und die beiden Enden wiederum anastomosiert. Wichtig ist vor allem, daß beide Anastomosen nicht unter Spannung stehen. Wir legten deshalb die Anastomosen nicht in den Krümmungsradius der Nervenschleife.

Histologische Auswertung

Diese mikrochirurgische Operationsmethode führten wir am N. ischiadicus von 30 Kaninchen durch. Nach 4–6 Monaten untersuchten wir lichtmikroskopisch die C.C.A. Im Gegensatz zu allen bisherigen Verfahren ist bei dieser Methode im Tierexperiment kein Neurom nachzuweisen gewesen.

Im Längsschnitt erkennt man bei der Markscheidenfärbung die von beiden Seiten in die Anastomose eingesprossenden Axone an ihrer dünnen Myelinscheide. Das Perineurium ist geschlossen und auf der ganzen Länge des Transplantates verdickt. Erstaunlich ist jedoch, daß die Axone, die von den beiden zentralen Faszikeln stammten, nicht zusammen, wie man es hätte erwarten können, sondern in allen Fällen aneinander vorbeiwuchsen (Abb. 2).

Auffällig war auch, daß die Axone des jeweiligen Faszikels in dem Transplantat nur jeweils ca. 2–4 cm am anderen Faszikel vorbeiwuchsen und dann ihr Wachstum einstellten. Eine Erklärung für dieses Phänomen fehlt uns bisher.

Voraussetzung zur Anlage einer C.C.A.

Aufgrund der guten tierexperimentellen Ergebnisse wird in unserer traumatologischen Abteilung dieses mikrochirurgische Operationsverfahren bei Handverschmälerungen und

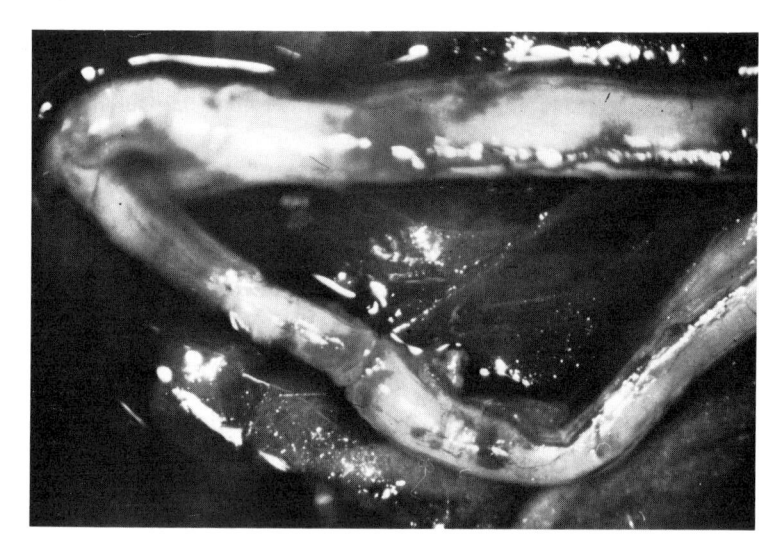

Abb. 1. C.C.A. zwischen 2 Faszikeln des N. ischiadicus

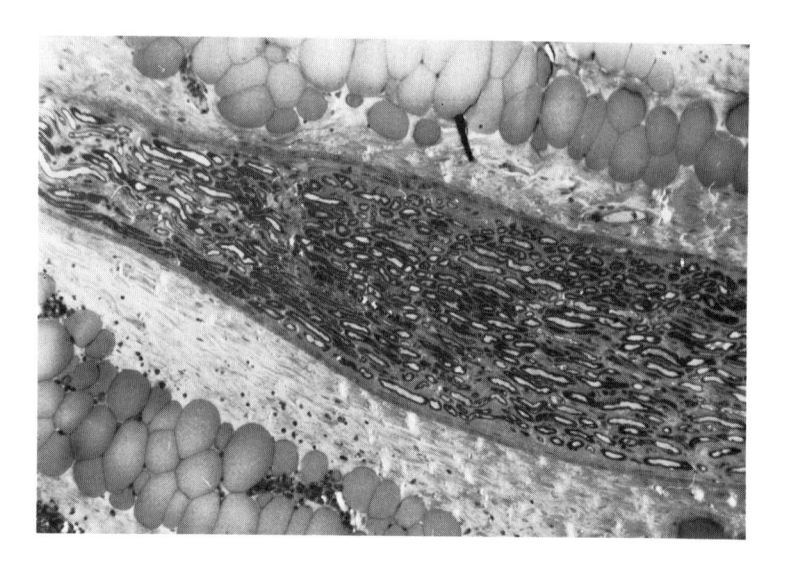

Abb. 2. Längsschnitt durch das Transplantat einer C.C.A.; Markscheidenfärbung

Fingertranspositionen routinemäßig angewendet. Hierbei haben die Ergebnisse allerdings gezeigt, daß auch ein erfahrener Operateur nicht ohne Mikroskop eine saubere Adaptation der Nervenenden durchführen kann. Deswegen kann die C.C.A. nur dann mit Erfolg durchgeführt werden, wenn in der Klinik die entsprechenden Möglichkeiten zum mikrochirurgischen Operieren gegeben sind.

Literatur

Millesi H (1962) Klinische und experimentelle Erfahrungen bei der Wiederherstellung von Nervenläsionen. Langenbecks Arch Klin Chir 301: 893–897

Samii M (1976) Technik und Ergebnisse von Nervenläsionen und Nerventransplantationen an den Nervenstämmen der oberen Extremität. Sonderdruck aus Unfallmed Tag d Landesverbände d gewerbl Berufsgenossenschaften: 29

Ist die Replantation ganzer Gliedmaßen vertretbar und sinnvoll?
– Erfahrungen und Ergebnisse –

J. Heiss, P.C. Maurer, St. Bonke, J. Lange, R. Hopfner und W. Duspiva, München

Mitteilungen über erfolgreiche und funktionell befriedigende Replantationen ganzer Gliedmaßen beschränken sich meist auf Einzelfälle. Ausnahmen bilden lediglich Veröffentlichungen aus China, aber auch aus Japan, Australien und Nordamerika.

Dagegen werden Amputationsverletzungen an Fingern, an der Hand und im Mittelhandbereich häufiger beobachtet. Im einschlägigen Krankengut der Chirurgischen Klinik des Klinikums Rechts der Isar der Technischen Universität München wurden seit November 1975 bis heute etwas mehr als 600 Amputationen peripherer Gliedmaßenteile durch die Gruppe von Biemer und Mitarbeitern in mikrochirurgischer Technik behandelt. Die Einheilungsquote lag bei ca. 86%.

Während desselben Zeitraumes wurden durch die Gefäßchirurgische Arbeitsgruppe 33 Replantationen proximal des Hand- bzw. Sprunggelenkes vorgenommen. Über die Technik hinaus ergeben sich bei sog. Makroreplantationen weitere Probleme. Die Ischämie setzt an der Muskulatur eines Armes oder Beines in einem weit höheren Maße Schädigungen als an Sehnen, Knochen oder Haut. Darin liegen Gefahren für die replantierte Extremität und den Organismus des Patienten. Auch die Gefahr der Allgemeininfektion ist nach einer Gliedmaßenreplantation höher. Postoperative Überwachung unter Intensivbedingungen ist dringend erforderlich.

Weiter ist es für die Funktion eines größeren Replantates entscheidend, inwieweit ausreichende sensible und besonders motorische Reinnervation erfolgt.

Ideal wäre eine kurze Ischämiezeit, eine geringe Verschmutzung und eine glatte Durchtrennung. Diese Idealvoraussetzungen finden wir jedoch nur unter experimentellen Bedingungen.

Ein für die Abtrennung einer ganzen Gliedmaße adäquates Trauma hinterläßt in den meisten Fällen eine breite Verletzungszone und oft Mitverletzungen an der Extremität, manchmal auch am Körper. Der Entschluß zur Replantation kann nur unter Würdigung aller Faktoren gefaßt werden. Voraussetzung ist allerdings unserer Meinung nach ein guter

Zustand des Patienten und eine Ischämiezeit, die keine ausgedehnten Muskelnekrosen erwarten läßt, also etwa 4 Std bis zum Eintreffen im Krankenhaus.

Von zwei Operationsteams wird sowohl der Stumpf als auch das Amputat präpariert und meist eine ausreichende Menge traumatisierten Gewebes reseziert. Nach temporärer Adaptation der Knochenenden mit AO-Material und AO-Instrumentarium wird zunächst eine Arterienrekonstruktion meist durch End-zu-End-Anastomose, seltener durch Vena saphena-Interponat, nach gefäßtraumatologischen bzw. mikrochirurgischen Grundsätzen vorgenommen. Die definitive Osteosynthese erfolgt nach der Kontrolle der Refluxblutung und der Fertigstellung der ersten Venenanastomose. Im Anschluß daran wird, wenn möglich, eine weitere, manchmal auch 3 Venenanastomosen angelegt. Je nach Zustand des Patienten und der Verletzung erfolgt nun nach Blutstillung sofort oder in einer späteren Sitzung die Nervenrekonstruktion, meistens durch direkte mikrochirurgische Naht, seltener durch Interponat. Nach Muskel- und Sehnennähten erfolgt der Wundverschluß und das Anlegen einer dorsalen Gipslongette.

Die medikamentöse prä-, intra- und postoperative Zusatzbehandlung ist in Tabelle 1 dargestellt.

Wie aus der Tabelle 2 hervorgeht, wurden 33 Makroreplantationen bis Juli 1979 vorgenommen. Auf die Ergebnisse an den unteren Extremitäten und den notwendigen Schlußfolgerungen wird später eingegangen.

Tabelle 1

Prä- und intraoperativ:

Cephalosporine	3 x 4 g/die
Gentamycin	2 x 80 mg/die
Rheomacrodex	1 bis 3 x 500 ml
Persantin forte	20 mg 4stündlich
Blut- und Volumenersatz	

Postoperativ:

Antibiotica	7 Tage
Persantin forte	20 mg 4stündlich 2 Tage, danach Persantin 2 x 75 mg per os
Aspisol	2 x 1 Amp., ab 3. Tag per os Colfarit 3 x 1
Rheomacrodex	500 ml, 7 Tage
Actovegin	250 ml/die per infusionem bis zur Wundheilung

Tabelle 2

	n	Reamputationen	Einheilung	Reinnervation	Funktion
Beine	6	5	1	—	—
Arme	27	8	19	12	11

Von insgesamt 27 Replantationen oberer Extremitäten kam es 19mal zu einer Einheilung ohne wesentliche Komplikationen, sowohl bei totalen wie subtotalen Abtrennungen, die wir nahezu gleich häufig beobachten. Elfmal war eine befriedigende funktionelle Wiederherstellung möglich, in 3 weiteren Fällen, darunter bei 2 Oberarmamputationen ist eine fortschreitende Reinnervation zu beobachten. Über die übrigen Fälle kann wegen des kurzen Beobachtungszeitraumes noch keine Aussage gemacht werden.

Makroreplantationen an unteren Extremitäten zeigen in unserem Krankengut schlechte Ergebnisse. Eine Indikation zur Replantation sehen wir nur in ausgewählten Fällen, z.B. bei beidseitigen Amputationen, wo eine ausreichende Verkürzung an Stumpf und Amputat möglich ist, ohne funktionell-statische Einbußen zu erleiden oder bei jungen Patienten mit glatten Abtrennungen.

Selbst bei hohen Oberarmamputationen läßt sich ein günstiges funktionelles Ergebnis erzielen, wobei natürlich an die Geduld des Patienten, der Krankengymnastin und des behandelnden Arztes hohe Anforderungen gestellt werden. Einen schnelleren Heilverlauf bei ebenso günstigen Spätergebnissen weisen Replantationen am Unterarm auf.

Daher erscheinen Makroreplantationen der oberen Extremität aus funktionellen, aber auch aus ästhetischen Gründen vertretbar und sinnvoll.

9. Psychischer Hospitalismus

Psychischer Hospitalismus als Folge und Begleiterscheinung von schwerem Trauma — allgemeine Überlegungen aus psychoanalytischer Sicht

B. Winter, Frankfurt/M.

Da das Thema „Psychischer Hospitalismus" eine Neuheit auf dem Programm eines Unfallchirurgen-Kongresses darstellt, die Problematik wohl erstmalig von Ärzten und nicht unter Psychologen diskutiert wird, erscheint es nicht nur aus Rücksicht auf unvorbereitete Teilnehmer und Zuhörer gegeben, zunächst einmal darzulegen, in welchem begrifflichen Zusammenhang und unter welchen Voraussetzungen „psychischer Hospitalismus" von uns im Bereich der Unfallchirurgie verstanden wird. Womit wir uns nicht befassen wollen und werden, sind ganz allgemein psychische Schäden, die sich unfallchirurgische Patienten aufgrund ihres Krankenhausaufenthaltes und irgendwelcher, prinzipiell vermeidbarer, für sie psychisch schädigender Behandlungen zuziehen und von denen sie sich unter Umständen nur mühsam und unvollständig wieder erholen.

Diese Art von psychischem Hospitalismus wäre in Analogie zu „bakteriellem Hospitalismus", zu den sogenannten nasokomialen Infektionen zu sehen, Erkrankungen, die während des stationären Aufenthaltes, zusätzlich zur Grunderkrankung erworben werden und oft zu schwerer Schädigung führen als das ursprüngliche Leiden (nosokomiale Infektionen werden in Schweden bereits vom Staat entschädigt).

Wie aus der Referentenliste dieses Symposiums zu ersehen ist, werden wir uns mit dem psychischen Hospitalismus von Patienten befassen, die innerhalb der Unfallchirurgie die Hauptproblemgruppen darstellen — Schwerverbrannte, Querschnittgelähmte, Osteomyelitiker — und bei denen primär der psychische Hospitalismus, die Belastung und Zusatzschädigung durch den Krankenhausaufenthalt nicht eine Folge fehlerhafter oder unzureichender Versorgung ist, sondern als unausweichliche Begleiterscheinung von extrem schwerem Trauma, langer und leidensreicher Hospitalisierung und Dem-sich-Abfindenmüssen mit dauernden schwerwiegenden Funktionsverlusten und/oder kosmetischer Entstellung zu sehen ist. Um es viel einfacher zu sagen, nicht das Krankenhaus und die Behandler sind schuld, wenn diese Patienten Verhaltensauffälligkeiten zeigen, die wir als psychischen Hospitalismus bezeichnen, es liegt in der Natur der schweren Erkrankung, daß diese Schäden auftreten, nur sollte man sich der traurigen Erkenntnis nicht entziehen, daß auch Unvermeidbares schädigend wirkt. Damit ist gemeint, daß Besonderheit und Schwere der Verletzung unausweichlich besonders lange und extrem traumatisierende Hospitalisierung erforderlich machen und somit die psychische Belastung des Patienten, automatisch auch mit der besten Behandlung einhergeht, durch sie unter gegebenen Umständen eher gemildert wird und ohne sie geradezu unerträglich wäre.

Der psychische Hospitalismus der Schwerstgeschädigten ist die notwendige und verständliche psychische Abwehrreaktion auf spezifische Streßfaktoren, die ihrerseits größtenteils unvermeidbar sind — sowohl die Primärerkrankung als auch deren Behandlung sind sozusagen vorgegeben — dennoch gibt es innerhalb der stationären Behandlung eine Reihe von wirksamen, größtenteils unspezifischen, also gar nicht „psychologischen" Maßnahmen, die im Stande sind, den psychischen Hospitalismus in erträglichen Grenzen zu halten oder ihn, unter bestimmten günstigen Voraussetzungen, gar nicht erst entstehen zu lassen.

Die nun folgenden Ausführungen zum psychischen Hospitalismus von schweren Unfallpatienten (Knochentumorpatienten unterliegen von Behandlung und Auswirkung her vergleichbaren Bedingungen) befassen sich zunächst mit den hauptsächlichen Streßfaktoren, und zwar sowohl von der Erkrankung als auch von der Hospitalisierung ausgehend, anschließend mit den psychischen Abwehrreaktionen, die auf solchen Streß zu erwarten sind und schließlich mit Behandlung und Beeinflussung des psychischen Hospitalismus im Rahmen der vorgegebenen klinischen Möglichkeiten, also ohne einschneidende Veränderung des Klinik- oder Behandlungssystems oder Hinzuziehen von fachfremden Spezialisten, wie Psychologen, Psychotherapeuten oder Psychiatern.

Von der Erkrankung ausgehende Streßfaktoren

Die mit den verschiedenen, uns vorrangig interessierenden Verletzungsgruppen betrauten Referenten werden eine detaillierte Darstellung geben, in welcher Weise die fraglichen Verletzungen oder Erkrankungen spezifische psychische Probleme bei den Betroffenen bedingen. Ganz allgemein ist selbstverständlich die *Art der Erkrankung* ein Streßfaktor an sich, und zwar mit unterschiedlicher Gewichtigkeit.

Schwere Verbrennungen mit dauernder Entstellung vor allem von Gesicht und Händen bedeuten sicher ein Extrem an psychischer Belastung, wobei die erhaltene körperliche Funktionsfähigkeit kaum psychischen Ausgleich gewährleistet. Bei Querschnittlähmungen stehen massive Funktionsverluste im Vordergrund, die automatisch als massiver psychischer Streß wirksam werden; die äußere Unversehrtheit und Normalität des Querschnittgelähmten wirkt dagegen als stützender und stabilisierender Faktor. Der Osteomyelitispatient ist auf ganz andere Weise belastet, bei ihm stehen, im Vergleich zum Schwerverbrannten oder Querschnittgelähmten, Entstellung und Funktionsverlust weniger im Vordergrund. Dafür belasten ihn lange Krankenhausaufenthalte, häufige Operationen, Ungewißheit bezüglich von Rezidiven, Unterbrechung oder Beendigung von Berufstätigkeit und damit verknüpfte familiäre Probleme — für ihn liegt die Hauptbelastung in Dauer und Vorhersehbarkeit der Erkrankung und darin, daß er sich, abgesehen von der lokalen Schädigung, die gegebenenfalls Beschwerden macht, weder krank fühlt, noch es objektiv ist und trotzdem auf unabsehbare Zeit seine gesamte Lebensplanung und -gestaltung der Krankheit unterzuordnen hat. Abgesehen von der Art der Verletzung oder Erkrankung wirken weitere Faktoren relativierend, d.h. erleichternd oder erschwerend; ganz selbstverständlich spielt die *Schwere des Traumas* eine erhebliche Rolle, aber auch Faktoren wie prämorbide Persönlichkeit, Alter, Geschlecht, sozioökonomischer Status und psychosoziale Bedingungen.

Abgesehen von den Dauerfolgen von schweren Verletzungen, der Art wie sie uns im Rahmen dieses Symposiums beschäftigen, und die in ihren psychischen Auswirkungen noch besprochen werden, sollte man zunächst die direkten Folgen der Verletzung, die auch als direkte Stressoren wirken, einer gedanklichen Analyse unterziehen.

Eine lange Liegezeit wirkt an sich als Streß, dem Erwachsenen fällt es nicht leicht, auf freie Bewegung, Aktivität und Initiative zu verzichten und sich anderen zu überlassen. Selten kann das Sich-Überlassen in ruhiger und vertrauensvoller Form geschehen, meist stehen Gefühle von Hilflosigkeit, Wehrlosigkeit und Ausgeliefertsein im Vordergrund, erschwerend kommt noch hinzu, daß diese höchst unlustvollen Gefühle über lange Zeit ertragen werden müssen und ganz andere, meist mehr oder weniger pathologische Abwehrreaktionen beim Patienten mobilisieren, als wenn die Bettlägerigkeit nur über eine kurze akute Zeit zu ertragen ist.

Sicher ist die zeitliche Länge von Bettlägerigkeit und Hospitalisierung allein nicht ausschlaggebend; was den weitaus gravierenderen psychischen Streß ausmacht, ist die Art der notwendigen Behandlungen. An Schwerstverletzten müssen, aus medizinischer Notwendigkeit, eine Unzahl von Eingriffen, Maßnahmen und Behandlungen durchgeführt werden, die mit Angst, Unwohlsein und Schmerzen verbunden sind, und zwar in einer Intensität, daß sich im Extremfall der Patient in seiner psychischen Existenz fast ausgelöscht fühlt und sich nur als als ein geschädigter und geschundener Körper, an dem ständig schmerzende und verletzende Manipulationen vorgenommen werden, erlebt.

Lange und traumatisierende Aufenthalte auf Intensivstationen oder in Behandlungskabinen für Schwerstverbrannte können, ungeachtet aller medizinischen Notwendigkeit, beim Patienten vergleichbare seelische Schäden anrichten, wie Gefangenschaft oder körperliche Mißhandlungen.

Was solche traumatischen Behandlungen leider in der Praxis noch unerträglicher erscheinen läßt, ist, daß die Pflegekräfte solcher Abteilungen, bei aller Qualifikation fachlicher Art, auch nur Menschen sind, d.h. ihrerseits in ihren psychischen Möglichkeiten begrenzt sind, und auf ihre Art gegen die psychische Last, die solche Patienten ihnen aufbürden, wehren: Die häufigste Abwehr gegen zu unerträgliches menschliches Leid und Elend erscheint als Rationalisierung und Technisierung, um der für den Betreuer gefährlichen Überidentifikation mit den Patienten zu entgehen, wird dieser „mechanisiert", d.h. zu einem Bündel von beeinflußbaren und manipulierbaren Funktionen gemacht. Das Schlimmste an diesem Mechanismus ist, daß die Patienten ihrerseits diese spezifische Entseelung und Automatisierung unwillkürlich mitvollziehen und sich immer weniger in ihrer Identität als Herr oder Frau XY, sondern immer mehr als der „Querschnitt C 5 komplett" oder wie auch immer sich ihre Verletzung benennnt, fühlen.

Trotz allem wäre auch die längste und leidensreichste Behandlung bedeutend leichter zu ertragen, wenn am Ende ein echter Erfolg im Sinne einer vollkommenen oder fast vollkommenen Heilung zu erwarten wäre. Gerade auf die Belohnung der Wiedererlangung körperlicher Integrität, selbst zum Preis von schwerem Leiden, müssen diese Patienten verzichten, sie leiden, um in einer schwerfunktionsgestörten, komplikationsanfälligen, hilfsmittelabhängigen und äußerlich verunstalteten Körperlichkeit weiterleben zu können, um allenfalls mit Hilfe einer gelungenen Rehabilitation einigermaßen lebenswert weiterleben zu können.

Man sollte immer bedenken, daß das psychische Annehmen der Behinderung, der allmähliche Verzicht auf die gewohnte körperliche Integrität eine enorme psychische Bewältigungsleistung darstellt und auch nicht von jedem Patienten geleistet werden kann – sei es, daß die Verletzung so schwer ist, oder daß die Primärpersönlichkeit solche Anpassungsleistungen nicht ermöglicht.

Es ist jedenfalls schwer, bleibende schwere Veränderungen körperlicher Art seelisch zu verarbeiten, jede massive Veränderung des Körperselbstbildes bedeutet auch eine Identitätskrise mit nachfolgender Neuanpassung und unter Umständen Fehlanpassung der Identität.

Andererseits ist zu beachten, daß, so sehr Patienten auch unter der Hospitalisierung mit allen Unannehmlichkeiten und Belastungen leiden, das Krankenhaus in bezug auf die Körper- und Identitätsveränderung wirksamen Schutz im Sinne eines Freiraumes bietet: Draussen in der Familie und anderen sozialen Bezügen wird die Beschädigung oder Verunstaltung erst recht zum Problem, dort sind psychologische Barrieren mindestens ebenso hinderlich wie praktische Hindernisse oder Unmöglichkeiten. Beim permanent Schwerbeschädigten verwandelt sich häufig gegen Ende der Klinikzeit der Streß der Hospitalisierung immer mehr in den noch intensiveren Streß der Entlassungs- und damit Lebensangst.

Psychischer Hospitalismus als Anpassung

In der Extremsituation schwerster Verletzung mit dauernden Folgen geht es auch psychisch für den Patienten vorrangig um das Überleben, um ein wenigstens einigermaßen erträgliches Maß an Angst und Beunruhigung.

Das menschliche Ich kann nur ein bestimmtes Maß an Unlust und Spannung – auch schwere Körperveränderungen bewirken solche Affekte – ertragen, ohne daß, wie in der Psychose, Ich-fremde, Ich-gestörte psychische Zustände entstehen. Das Ich erbringt unter dem Streß der Krankheit Abwehr- und Anpassungsleistungen um jeden Preis, also auch Fehlanpassungen, um so gut wie möglich, psychisches Weiterexistieren ohne gravierende Ich-Störung zu ermöglichen.

Eine wichtige Anpassung in jeder schweren Krankheit stellt die Regression (im Dienste des Ich) dar, d.h. psychischer Rückzug und Anpassung an den z. Zt. bestehenden Körperzustand. Psychische Spannung wird gemildert, wenn der Patient sich dem Zustand der Krankheit, der dem des Kleinkindes ähnelt, in vergleichbarer Weise anpaßt, indem er sich der Pflege- und Versorgungssituation ohne sinnlose Rebellion überläßt und unter Umständen sogar Beruhigung oder gar ein gewisses Maß an Befriedigung aus ihr gewinnen kann.

Jeder, der Erfahrung im Umgang mit Dauergeschädigten, also mit Rehabilitationspatienten hat, weiß, wie sehr solche Patienten dazu neigen, auch über die Akutphase hinaus in der Regression zu verharren und wie schwer es ist, sie wieder zu Selbstverantwortung und Aktivität zu bewegen.

Die Regression, zu Anfang eine notwendige Anpassung, wird zum Behandlungswiderstand: Der Patient versucht, unbewußt, den Zustand des Krankseins, in dem ihm ein hohes Maß an Regression zugestanden werden kann, zu perpetuieren, um sich nicht mit der Realität der fortbestehenden Behinderung auseinandersetzen zu müssen.

Depression

Bemerkenswerterweise entwickeln auch die schwersten Fälle von Unfallverletzten sozusagen niemals endogene, also psychotische Depressionen. Solche Zustandsbilder scheinen durch äußere Einflüsse, auch extrem traumatisierender Natur, nicht provozierbar zu sein, sondern immer von inneren Ursachen — pathologischer Persönlichkeitsentwicklung und/oder biochemischer Entgleisung abzuhängen.

Vergleichsweise häufiger trifft man Patienten mit vorübergehenden oder längeranhaltenden depressiven Verstimmungen reaktiver Art, also direkt bezogen auf die Verletzung und die vernichtende Prognose des Dauerschadens. Solche Depressionsformen sind angemessen und einfühlbar, es ist ein Zeichen von relativer psychischer Gesundheit, wenn sie erlebbar sind und sie können auch noch am ehesten therapeutisch angesprochen und vom Patienten allmählich in psychisch entlastende, echte Trauerarbeit umgewandelt werden.

Zum Syndrom des psychischen Hospitalismus gehören eher die verborgenen, d.h. die larvierten depressiven Zustände, die sich in schwer durchschaubaren psychischen und physischen Reaktionen bemerkbar machen. Psychische Reaktionen, die statt offen depressiver Äußerungsformen häufig zu beobachten sind, sind z.B. Apathie und Behandlungsunwilligkeit, aber auch unangemessene Unzufriedenheit und Reizbarkeit und vor allem eine ganz typische unangemessene Vorwurfshaltung, in der den Behandlern alle möglichen willkürlichen Quälereien, unnötigen Eingriffe oder auch Fehler und Nachlässigkeit unterstellt werden.

Noch schwieriger ist es, die depressive Wurzel ganz bestimmter physischer, also somatischer Reaktionen zu erkennen, weil sie auch dem Patienten größtenteils unbewußt bleiben und weil ihnen die Ärzte sogar noch entgegenkommen, da sie sich ihrerseits verständlicherweise im Umgang mit somatischen Symptomen sicherer fühlen als mit psychischen Anforderungen.

Der Umfang dieses Referates erlaubt leider nur eine kurze Aufzählung solcher somatischer Symptome, sie sind ohnehin jedem Kliniker vertraut, nur sollte in diesem Zusammenhang auf ihre mögliche psychogene Komponente hingewiesen werden. Aufmerksamkeit in bezug auf zu Grunde liegende Depression erfordern fast alle unspezifischen und somatisch nicht erklärbaren oder übertriebenen Schmerzzustände und Schmerzempfindlichkeit, Wundheilungsverzögerungen, Rezidivanfälligkeit und Komplikationshäufigkeit ohne ausreichende somatische Verursachung, manchmal auch Schlaf- und Appetitlosigkeit, sofern sie nicht somatisch begründbar sind.

Psychosomatische Reaktionen können ebenfalls zum großen Teil als somatisch ausgedrückte Depression verstanden werden. Entweder es treten unter dem Streß echte psychosomatische Erkrankungen auf, wie Allergien, Ulcus oder neurovegetative Dysfunktionen, oder die Grunderkrankung erfährt durch psychosomatische Ausgestaltung eine Erschwerung oder Verzögerung. Als erschwerte Heilung aus psychosomatischer Ursache können – wie eigene Untersuchungen ergeben haben – manche Osteomyelitisverläufe mit extremer Wundheilungsverzögerung und Rezidivanfälligkeit gesehen werden oder auch Querschnittlähmungen, bei denen, trotz bester Pflege und höchster Vorsicht, eine auffallende Komplikationsanfälligkeit, insbesondere Decubitus und Harnweginfekte, zu beobachten ist.

Die Hauptursache dafür, daß meist larvierte, also verschlüsselte physische oder psychische Depression statt eindeutig und offen zur Schau getragener depressiver Verstimmungen auftreten, ist in der realen und phantasierten Abhängigkeit des Patienten zu sehen und in realen und phantasierten Erwartungen, die Ärzte und Pflegekräfte in ihn setzen.

Für den Schwerstverletzten ist zum Überleben Pflege und Zuwendung lebensnotwendig. Nur ein angepaßter Patient ist ein guter Patient, solange er „positiv" sein kann, ist er für seine Betreuer, auch schwerstkrank, immer noch zu ertragen und erkauft sich durch Angepaßtheit seine pflegerische und emotionale Versorgung. Durch solche Scheinanpassung erfahren aggressive und depressive Affekte statt der an sich nötigen Abfuhr eine Umwandlung in die oben beschriebenen larvierten Erscheinungsbilder – das Schlimme ist, daß die larvierte Abwehr weitaus pathologischer und für den Patienten schädlicher ist, als die dem Trauma angemessene und notwendige Äußerung von Gefühlen von Aggression und Depression, die aber in der Behandlungssituation nicht toleriert werden können.

Beeinflussung des psychischen Hospitalismus im Rahmen der klinischen Möglichkeiten

Abschließend sollen realistische Möglichkeiten diskutiert werden, wie dem unvermeidbaren psychischen Hospitalismus der sogenannten Problemgruppen innerhalb der Unfallchirurgie begegnet werden kann.

Zusätzliche psychotherapeutische Behandlung, nach der immer zuerst und lautstark verlangt wird, sobald der Problembereich überhaupt in der Diskussion erscheint, wird in der Unfallchirurgie bei nur ganz wenigen Indikationen (und das sind dann keine vorrangig unfallchirurgischen Fälle) eine sinnvolle Maßnahme darstellen. In der Regel wird die Beiziehung eines Psychotherapeuten, der den Auftrag bekommt, die gestörte Psyche eines Patienten wieder in Ordnung zu bringen, vielleicht sogar den Patienten eine gewisse Erleichterung verschaffen, aber nicht seinen Behandlungs- und Rehabilitationserfolg verbessern, weil ihn die Psychotherapie von seinen eigentlichen Behandlern entfernt, die die eigentlichen Bezugspersonen bleiben sollen und zu deren Aufgabenbereich ganz automatisch auch die psychische Betreuung des Patienten gehört.

Unmißverständlich ist hiermit *nicht* gemeint, daß Ärzte oder Pflegekräfte „kleine Psychotherapie" betreiben sollen und sich in langen Gesprächen um die psychischen Probleme ihrer Patienten annehmen. Die beste Psychotherapie in der Klinik liegt immer in optimaler somatischer Behandlung mit dem entscheidenden „Wirkstoff", daß sie in verständnisvoller, humaner und auch humorvoller Weise vermittelt wird.

Je konsequenter der Behandler in seinem eigentlichen Aufgabenbereich bleibt, jedoch in der Ausführung seiner Arbeit neben technischem Sachverstand auch Verständnis, Zuwendung und ein Stück echte Sorge um den Patienten spüren läßt, um so besser wird sich der Verletzte, vor allem der Schwerstverletzte, aufgehoben fühlen und zu bestmöglicher Mitarbeit motiviert sein.

Ein wichtiges Charakteristikum jeder erfolgreichen Behandlung, gerade in Problemfällen, ist, wie die Therapeut-Patient-Beziehung (Arzt-Patient, Pflegepersonal-Patient) gestaltet wird. Psychischer Hospitalismus wird gefördert durch Abhängigkeitsbeziehungen, erwartete Unterwürfigkeit und Infantilisierung von Patienten und vermieden und gemildert durch erwachsene, partnerschaftliche Beziehungen, in denen gerade den Schwerstkranken und Schwerstverletzten gegenüber immer Höflichkeit und Respekt vor seiner Würde als Erwachsener bewahrt werden.

Zu solcher erwünschter Behandlung gehört nicht nur der höfliche und taktvolle Umgang mit den Patienten, sondern auch seine Miteinbeziehung und Mitarbeit, indem man ihm so viel Information wie irgend möglich zukommen läßt und notwendige Behandlungsschritte mit ihm diskutiert.

Sowohl das Bemühen um erwachsene Partnerschaft als auch um Information bewirken im Patienten Vertrauen und Beruhigung und befähigen ihn aus diesem Sicherheitsgefühl heraus, auf die unangemessene Regression zu verzichten, in die er sonst flüchten müßte.

Ein weiteres Mittel zur Bekämpfung von psychischem Hospitalismus, insbesondere Regression und Depression, sind vorrangig praktische Maßnahmen, die aber günstige psychische Begleiterscheinungen automatisch mitbewirken. Gemeint sind vorrangig alle Aktivierungsmaßnahmen, wie frühestmögliches Aufstehen, Behandlungsverfahren, die nur minimale Bettlägerigkeit erfordern, forcierte Selbständigkeit, Übungsbehandlungen und nicht zuletzt Wochenendurlaub zum frühestmöglichen Zeitpunkt.

Zum Abschluß noch einige Überlegungen zur Relation von psychischem Hospitalismus und Rehabilitation: Bei den hier zur Diskussion stehenden Patienten bedeutet gelungene Rehabilitation in nicht geringem Maße, daß der psychische Hospitalismus vermieden oder überwunden werden konnte. Durch Art und Schwere der Verletzung werden, wie wir gesehen haben, Art und Schwere des psychischen Hospitalismus ganz entscheidend bedingt, trotzdem ist es beeindruckend zu sehen, daß auch bei schwerster Vorschädigung und unter schwierigsten Bedingungen hervorragende Rehabilitationsergebnisse erzielt werden können.

Solche Ergebnisse, also das Optimum was nach Verletzung und Persönlichkeit eines Patienten im günstigsten Falle erreicht werden kann, werden nur in Institutionen erzielt, in denen vom ersten Tage an mit der Behandlung der Verletzung auch der Kampf gegen den psychischen Hospitalismus, gegen Passivität, Regresssion und Hoffnungslosigkeit aufgenommen wird.

Literatur

1 Balint M (1964) Der Arzt, sein Patient und die Krankheit. Klett, Stuttgart
2 Engel G L (1970) Psychologisches Verhalten in Gesundheit und Krankheit. Huber, Bern Stuttgart Wien
3 Erikson E H (1974) Kindheit und Gesellschaft. Klett, Stuttgart
4 Mitscherlich A (1971) Krankheit als Konflikt. Suhrkamp, Frankfurt
5 Winter B (1977) Psychosomatische Symptome bei Wirbelsäulenverletzung mit Querschnittlähmung − das Druckgeschwür als Beispiel. In: Die Wirbelsäule in Forschung und Praxis. Hippokrates, Stuttgart

Psychischer Hospitalismus als Folge posttraumatischer Osteomyelitits

G. Jenny, Strasbourg

Als leitender Arzt der septischen Abteilung des Strasbourger Unfallkrankenhauses werde ich das Thema „Psychischer Hospitalismus" vom chirurgischen Standpunkt aus betrachten und mich speziell mit Verletzten befassen, die an posttraumatischer Osteomyelitis leiden.

Die chronische Osteomyelitis durch Unfallverletzungen und nach operativen Eingriffen am Knochen hat als Folge des erschreckenden Anstieges schwerer drittgradig offener Knochenbrüche als Auswirkung des heutigen Motorradbooms und der allgemeinen Tendenz zur operativen Stabilisierung von Knochenbrüchen in den letzten Jahren an Zahl und Schwere erheblich zugenommen. Nach unseren eigenen Erhebungen kann man davon ausgehen, daß heute etwa die Hälfte aller Osteomyelitiskranken jugendliche Moped- und Motorradfahrer sind.

Die chronische Osteomyeltitis ist gekennzeichnet durch einen zumeist sehr langwierigen und schwer voraussehbaren Behandlungs- und Heilungsverlauf und die Neigung, auch nach Jahren ohne erkennbare äußere Ursache erneut aufzuflackern und damit erneute Behandlung zu erfordern. Die Erkrankung verursacht kaum Schmerzen, das Krankheitsgeschehen ist lokalisiert und das subjektive Befinden der Patienten kaum beeinträchtigt. Die vitalen Funktionen, wie Atmung, Kreislauf, Nahrungsaufnahme und Ausscheidung sind nicht gestört, im allgemeinen sind die Patienten auch in ihrer Sexualität nicht beeinträchtigt. Dagegen treten bei langdauernder Hospitalisierung nahezu zwangsläufig schwere Störungen im familiären, beruflichen und sozialen Gefüge der Patienten auf.

In dieser Hinsicht möchte ich einleitend auf eine Veröffentlichung meines französischen Kollegen Vivares, Montpellier, hinweisen, der bei 100 Patienten mit infizierten Pseudarthrosen am Ober- und Unterschenkel, die im Krankheitsverlauf auftretenden psychischen Probleme eingehend untersucht hat. Die Ergebnisse sind sehr aufschlußreich.

Die Dauer des Krankenhausaufenthaltes bei diesen Patienten lag zwischen 8 und 10 Monaten und die der nachfolgenden Rehabilitationstherapie bei 8 Monaten. Im Durchschnitt wurden bei jedem Patienten 8 Operationen vorgenommen.

Die Auswirkungen einer so langen stationären und ambulanten Behandlung auf die familiäre Situation werden offenkundig, wenn man erfährt, daß bei einem Drittel der jüngeren Patienten die Scheidung ausgesprochen wurde.

Beruflich konnten etwa 50% der Kranken ihre frühere Tätigkeit wieder aufnehmen, 25% mußten den Arbeitsplatz wechseln und bei den restlichen 25% trat Dauerinvalidität ein.

Vivares untersuchte dann die Entwicklung der psychischen Probleme in seinem Krankengut:

Während der Hospitalisierung hatten fast alle der 100 Patienten heftig agierte psychische Ausbrüche:

38% litten unter der Dauer des Krankenhausaufenthaltes,
44% vermißten die gewohnte familiäre Umgebung,
nur 23% beklagten sich über chronische Schmerzen,
aber 44% befürchteten eine Amputation.

75% litten an Niedergeschlagenheit und
31% hatten Selbstmordgedanken,
25% der Patienten verfielen dem Alkohol,
36% fingen an zu rauchen oder rauchten mehr als je zuvor,
nur 2% verfielen dem Rauschgift,
25% suchten Zuflucht in der Religion und
8% in der Homosexualität, wie dies auch in anderen Männergesellschaften bei Soldaten, Strafgefangenen usw. vorübergehend beobachtet wird.

Bei Behandlungsende hatte sich der psychische Zustand der Patienten gebessert, aber
15% der Betroffenen hatten weiterhin Familienschwierigkeiten,
44% hatten Angst, im Beruf zu versagen oder den Beruf zu verlieren,
26% hatten finanzielle Schwierigkeiten,
18% der Patienten insgesamt – jedoch 25% der Frauen – litten unter dem kosmetischen Ergebnis,
41% der Patienten machten sich Sorgen über das funktionelle Ergebnis und den weiteren Verlauf.

Alle diese Probleme hatten dann folgende Auswirkungen auf die psychische Gesamtsituation der Patienten:
37% führen nach ihrer Ansicht wieder ein normales Leben, bei
63% hat sich die Lebensweise und besonders im Bereich der Freizeit geändert,
64% leiden nach ihrer Ansicht an vermehrter Launenhaftigkeit,
41% der Patienten haben eindeutig depressive Symptome,
aber nur 5% sind in psychiatrischer Behandlung – vor allem wegen Selbstmordabsichten.

Bemerkenswert ist die rückblickende Beurteilung der Erkrankung und des Behandlungsverlaufes durch die Patienten: Alles in allem würden 75% Patienten die gleiche Behandlung noch einmal akzeptieren, 22% würden Selbstmord vorziehen, 2% würden die Amputation verlangen.

Es stellt sich also die Frage, was in der täglichen Praxis getan werden kann, um die psychischen Schäden bei Patienten mit chronischer Osteomyelitis weitgehend einzudämmen.

Um die anstehenden Probleme lösen zu helfen, sind nach meiner Ansicht 4 Maßnahmen besonders geeignet:
1. Verkürzung des Krankenhausaufenthaltes durch neue chirurgische Verfahren,
2. verbesserte Information des Patienten und beständiger Kontakt mit dem Behandlungsteam,
3. neuzeitliche und humane Gestaltung der Klinikordnung,
4. psychologische Beeinflussung des Patienten.

Zu 1.: Verkürzung des Krankenhausaufenthaltes

Osteomyelitiskranke werden von Ärzten und dem Pflegepersonal als chronische Langzeitlieger angesehen, bei denen nur mit viel Geduld und Mühe langsam eine Besserung erzielt werden kann.

Tatsächlich sind die stationären Behandlungszeiten vielerorts sehr lang, jedoch erhebt sich die Frage, ob dies tatsächlich so sein muß. Um den psychischen Hospitalismus bei Osteomyelititskranken zu verhindern oder so gering wie möglich zu halten, sollte ein wichtiges Behandlungsziel darin gesehen werden, diese Patienten gar nicht erst zum Langzeitlieger werden zu lassen.

Es gilt vor allem, die Behandlung zu aktivieren und zunächst einmal den Patienten nach stationärer Aufnahme nicht unnötig lange auf den erforderlichen ersten operativen Eingriff warten zu lassen: Die Voruntersuchungen sollten so rasch wie möglich und gegebenenfalls sogar ambulant vor der stationären Aufnahme vorgenommen werden.

Nach stationärer Aufnahme — meist nach bereits langdauernden stationären Aufenthalten in anderen Krankenhäusern — ist es oft erstaunlich, mit welch einfachen Mitteln der Aktivierungsprozeß nach Monaten ängstlich-resignierenden Abwartens bei weitgehender Isolierung von anderen Patienten und der Familie in Gang gesetzt werden kann. Ein Vollbad z.B. wird als ein ganz besonderes Ereignis erlebt, nachdem ihm ein solches unter Hinweis auf die bestehende Infektion andernorts vorenthalten wurde.

Für die eigentliche Behandlung der chronischen Osteomyelitis und der infizierten Pseudarthrose, bei der sich die chronische Knocheneiterung und die Instabilität des Knochens wechselseitig ungünstig beeinflussen, steht eine ganze Reihe von modernen, neuen, sehr bewährten operativen Verfahren zur Verfügung. Um den Patienten nicht zum Langzeitlieger werden zu lassen, sollte man bei den heutigen Möglichkeiten dem Verfahren den Vorzug geben, das den Kranken so kurz wie möglich an das Bett fesselt, seine körperliche Autonomie so wenig wie möglich einschränkt, ihn rasch beschwerdefrei macht und baldige Entlassung nach Hause gestattet.

Es ist schon ein großer Unterschied, ob z.B. ein Patient mit infizierter Pseudarthrose im Bereich des Oberschenkels über Monate nach altem Verfahren in einem Beckengips immobilisiert wird und streng bettlägerig ist, oder ob die Stabilisierung der Pseudarthrose über einen Fixateur externe herbeigeführt wird, der die Bewegungsfreiheit des Patienten kaum einschränkt und frühe Entlassung erlaubt.

In der Behandlung der chronischen Osteomyelitis ist die Spülsaugdrainage ein sehr bewährtes Verfahren zur Abschwächung der Infektion nach operativer Revision, sie ist jedoch für den Patienten schmerzhaft, erfordert strenge Bettruhe bei ständiger Rückenlage und ist außerordentlich pflegeintensiv. Im Gegensatz dazu bietet die temporäre Implantation von antibioticum-haltigen Kunststoffkugeln in die operativ ausgeräumte, infizierte Knochenhöhle dem Patienten einen wesentlich größeren Komfort und Patienten, die beide Verfahren — nämlich die Spülsaugdrainage und die Anwendung von Gentamycin-PMMA-Kugeln — am eigenen Leibe erfahren haben, wissen den Unterschied wohl zu schätzen. Durch die außerordentlich hohen lokalen Konzentrationen des Antibioticums wird die Infektion so rasch eingedämmt, daß ein Heilverlauf wie nach aseptischen Eingriffen erwartet werden kann.

In unserer Klinik haben wir das Verfahren der lokalen Implantation von Gentamycin-PMMA-Kugeln als Alternative zur Spülsaugdrainage bei über 200 Fällen mit Erfolg durchgeführt.

Solche modernen chirurgischen Verfahren erlauben es, den stationären Aufenthalt ausschließlich auf die Durchführung der operativen und der unmittelbar postoperativen Maßnahmen zu beschränken, dagegen kann der oft langwierige Heilverlauf bis zur knöchernen Konsolidierung der Pseudarthrose zu Hause abgewartet und ambulant überwacht werden. Erst wenn weitere operative Maßnahmen erforderlich sind, wird der Patient erneut für kurze Zeit stationär aufgenommen. Für diese Patienten ist es außerordentlich vorteilhaft, wenn die stationäre und ambulante Behandlung in einer Hand liegt und verbleibt.

Zu 2.: Verbesserte Information des Patienten und beständiger Kontakt mit Behandlungsteam

Es ist eine schwierige Aufgabe, Osteomyelitiskranke aus ihrer depressiven fatalistischen Resignation herauszureißen. Wirklich erfolgreich kann diese Aufgabe nur im Behandlungteam von Ärzten, Pflegekräften, Krankengymnasten, Beschäftigungstherapeuten und Berufshelfern gelöst werden. Wichtige Voraussetzung für gute Teamarbeit ist ständige gegenseitige Information über Krankheitszustand, geplante Behandlungsmaßnahmen, das Verhalten der Patienten gegenüber Mitpatienten, Angehörigen und im Kontakt mit dem Pflegepersonal.

Hier ein Beispiel: Während des Verbandwechsels im Verbandszimmer ohne Anwesenheit der anderen Patienten informieren sich Arzt und Pflegekräfte gleichermaßen über den aktuellen Befund. Die weiteren Behandlungsmaßnahmen werden mit dem Patienten besprochen, die möglichen Alternativen und Konsequenzen werden dargelegt, denn nur einen gut informierten Kranken kann man in die Verantwortung für den weiteren Verlauf seiner Behandlung einbeziehen.

Zu 3.: Neuzeitliche und humane Gestaltung der Klinikordnung

Wichtiger als die großzügigste Besucherregelung ist für den Patienten die Möglichkeit, während der stationären Behandlung an Wochenenden und Feiertagen nach Hause beurlaubt zu werden. Sehr häufig kann man bei Patienten, die nach langer stationärer Behandlung und möglicherweise zum erstenmal nach dem Unfall aus einem gewährten Wochenendurlaub zurückkehren, eine auffällige Veränderung im Verhalten in Richtung auf eine wesentlich optimistischere Einstellung feststellen.

Vor allem die septische Abteilung einer großen Klinik, die aus Gründen der Krankenhaus-Hygiene nicht frei zugänglich sein kann und von wo auch die Kranken keinen freien Zugang zu den anderen Abteilungen haben können, sollte über ausreichende Gemeinschaftseinrichtungen verfügen: Aufenthaltsraum, Bibliothek, Fernsehraum usw. Es ist oft erschreckend zu sehen, wie in Krankenhäusern ohne septische Station Patienten mit eitrigen Wundinfektionen abgesondert werden, aus einem unterbewußten Schuldgefühl der behandelnden Ärzte praktisch in Vergessenheit geraten und diese sich wie Aussätzige selbst noch unterbewußt Vorwürfe machen, daß sie selbst durch ihr Verhalten zur der Ausbildung der Komplikation beigetragen haben. Die Gemeinschaft der Patienten mit gleichem Krankheitszustand ist für die psychische Ausgestaltung der Krankheit ein wichtiger stabilisierender Faktor, wenn der Patient erkennt, daß bei den anderen Patienten durch große therapeutische Aktivität innerhalb eines überschaubaren Zeitraumes eine wesentliche Besserung herbeigeführt werden kann und seine Entlassung ermöglicht.

Vorteilhaft ist es auch, wenn von Zeit zu Zeit ein gemeinsames Essen, eine Geburtstagsfeier oder eine andere Gemeinschaftsveranstaltung organisiert wird.

Dies gilt auch für die Beschäftigungstherapie: Es erscheint uns unbedingt erforderlich, daß eine spezielle Abteilung für Osteomyelitiskranke je nach Größe über ein oder mehrere Beschäftigungstherapeuten verfügt, die täglich individuell oder kollektiv neben der funtionsverbessernden Behandlung dafür sorgen, daß die Patienten sich kreativ im Rahmen ihrer Möglichkeiten entfalten können. Eine schöpferische Freizeitbetätigung ist im übrigen das beste Mittel, dem chronischen Alkoholismus — ein chronisches Übel in jeder Klinik für Chronisch-Kranke — entgegenzuwirken.

Ein anderer wichtiger Punkt ist die soziale Betreuung des Patienten. Den Langzeitliegern sollten Berufshelfer oder Sozialhelfer hilfreich zur Hand gehen, um dringende berufliche, familiäre, finanzielle oder andere Angelegenheiten zu regeln.

Zu 4.: Psychologische Beeinflussung des Patienten

Schließlich sind wir der Ansicht, daß ein Großteil unserer Patienten auch psychologischer Betreuung bedarf. Sie sind keine psychiatrischen Patienten, bedürfen also auch in der Regel nicht eines Psychiaters, aber sie sind durch Funktionsverlust und Entstellung nach schweren Unfallverletzungen auch psychisch schwer belastet. Diese Belastung besteht nicht nur in einer schwerwiegenden Beeinträchtigung des Selbstwertgefühles und der Selbstachtung, sondern meist auch in erneuten Befürchtungen bezüglich tiefgreifender Veränderungen bestehender Partnerschaften bis hin zu Auflösungs- und Verlassensängsten.

Solche Probleme kann der Psychologe mit dem Patienten besprechen, gelegentlich ist sogar etwas wie Eheberatung möglich, wenn die Ehe wegen der Verletzung und ihrer Folgen in eine Krise geraten ist. Die beste Therapie besteht allerdings meistens darin — wie ich dies zuvor bereits angedeutet habe —, daß anläßlich des ersten Wochenendurlaubes die Partnerbeziehung wieder aufgenommen wird. Dadurch werden Sorgen und Zweifel zerstreut, das Selbstbewußtsein gestärkt und der weitere Heilverlauf in oft erstaunlicher Weise günstig beeinflußt.

Es ist natürlich in erster Linie Aufgabe des Teams von Ärzten, Pflegekräften, Krankengymnasten, Beschäftigungstherapeuten und Sozialarbeitern, den Patienten während der Behandlung psychisch zu stützen, aber nach unserer Erfahrung reichen die therapeutischen Fähigkeiten dieser Teammitglieder nicht immer aus, um den psychischen Hospitalismus bei Problempatienten auf der septischen Abteilung — meist handelt es sich um echte Langzeit- und Wiederholungspatienten — in erträglichen Grenzen zu halten. Solche Patienten bedürfen entweder direkter psychologischer Betreuung oder der Psychologe sollte dem Behandlungsteam beratend zur Seite stehen, indem auch seine Argumente bei der Aufstellung des Behandlungsplanes berücksichtigt werden.

Zusammenfassend läßt sich folgendes sagen: Gelingt dem therapeutischen Team die Aktivierung des Patienten und der Behandlung, dann können die psychischen Auswirkungen einer chronischen Erkrankung, wie der chronischen Osteomyelitis, in Grenzen gehalten werden. Wenn jedoch Ärzte und Pflegepersonal schon von sich aus das Gefühl der Hoffnungslosigkeit wegen der angenommenen Unheilbarkeit der Erkrankung vermitteln, dann wird sich der Patient diesem pessimistischen Sog kaum entziehen können.

Psychischer Hospitalismus bei Querschnittlähmung

H.J. Gerner, Bad Wildungen

Das mir gestellte Thema „Psychischer Hospitalismus bei Querschnittlähmungen" spricht einen Fragenkomplex an, über den man sich bisher — auch in den Zentren — keine oder nur wenige Gedanken gemacht hat.

Eine Querschnittlähmung gehört ohne Zweifel zu den größten Schicksalsschlägen im Leben eines Menschen und kann letztlich jeden von uns treffen.

Querschnittpatienten unterscheiden sich von daher in Nichts vom Durchschnitt der Bevölkerung.

Wir rechnen pro Jahr mit etwa 100 frischen Querschnittlähmungen, sind uns aber darüber im Klaren, daß eine noch nicht erfaßte Dunkelziffer bestehen muß.

Die Einzigartigkeit der Querschnittlähmung besteht darin, daß eine grundlegende körperliche Veränderung eintritt. Diese Veränderung ist anfangs weniger äußerlich sichtbar — als mehr innerlich schmerzlich fühlbar.

Unterhalb der Rückenmarkschädigung versagt der Körper jeglichen Dienst. Der Betroffene erlebt, daß sich im gelähmten Bereich nichts mehr bewegen läßt, daß er nichts mehr fühlt und erkennt mit der Zeit, daß sich daran meist nichts mehr ändern wird.

Im Gegenteil — der gefühllose und funktionslose Körperteil ist besonders anfällig und empfindlich für zusätzliche Schädigung.

Als besonders belastend ist die Tatsache, daß eine Heilung im eigentlichen Sinne nicht mehr möglich ist und ein sinnvolles Weiterleben das Akzeptieren einer meist für immer „fremden Körperhälfte" voraussetzt.

Das einzig sinnvolle Behandlungsziel: eine weitgehende — wenn möglich völlige — Selbständigkeit trotz Lähmung zu erreichen macht langdauernde Klinikaufenthalte erforderlich. Doch nicht diese langen Behandlungszeiten alleine — sondern vor allem die Aussichtslosigkeit auf eine völlige Wiederherstellung so wichtiger Körperfunktionen wie Gehen, Fühlen, Kontrolle der Blase und des Darmes, Sexualität, erzwingen eine entscheidende Änderung der Lebensführung und bringen damit zwangsläufig Probleme in zwischenmenschlich-familiären Beziehungen, im gesellschaftlichen und beruflichen Bereich.

Die Frage des psychischen Hospitalismus stellt sich daher bei Querschnittpatienten besonders, da die Schädigung an sich schon entscheidende psychische Probleme aufwirft, die durch Art und Weise der langen Hospitalisierung in vielen Fällen verstärkt werden.

Gemeinsam mit Witterstätter und Rauda von der Sozialfachhochschule Ludwigshafen habe ich versucht durch eine empirische Untersuchung die Auswirkungen einer Querschnittlähmung auf die Persönlichkeit des von ihr Betroffenen aufzuzeigen.

In der Untersuchung wurden insgesamt 244 in der Berufsgenossenschaftlichen Unfallklinik Ludwigshafen zwischen 1968–1977 behandelte Patienten mit Querschnittlähmung einbezogen, wobei die Daten von 122 Patienten erfaßt werden konnten.

Die Dauer der stationären Behandlung lag zwischen 3 Monaten und 1 1/2 Jahren und betrug durchschnittlich 187 Tage.

Eine so lang andauernde stationäre Behandlung — oft über Wochen auf einer Intensivstation — führt gerade aufgrund der lähmungsbedingt erheblich reduzierten Aktionsmöglichkeiten zu einer Einengung des Umweltkontaktes.

Während dieser Zeit gelten bei querschnittgelähmten Patienten als bevorzugte Gesprächspartner neben den Mitpatienten (38,5%) vor allem Krankengymnasten (37,7%) und Ärzte (32%), während der Partner erst mit 24,5% und Schwestern und Pfleger nur mit 20% angegeben werden.

Der oft gerade den Pflegekräften gegenüber erhobene Vorwurf der Unachtsamkeit, Nachlässigkeit und Lieblosigkeit, findet sich vor allem auf Querschnittstationen wobei in einer Art Vorwurfshaltung die Schuld an dem eigenen Schicksal dem Pflegepersonal stellvertretend zugeschoben wird. Dabei sind gerade die Pflegepersonen und die Art ihrer Zuwendung und Betreuung von weitgehender Bedeutung für den weiteren Therapieerfolg.

Sie sind neben dem Arzt, Krankengymnasten, Ergotherapeuten diejenigen, die den Patienten als erste wieder mit seinem veränderten Körper vertraut machen. Wie und von wem dies gemacht wird ist von entscheidender Bedeutung.

Wer anfangs vergammelt durch unzureichende ärztliche oder pflegerische Behandlung, vergammelt häufig für immer – auch seelisch.

In der Rangordnung der einschränkenden persönlichen Folgen durch die Querschnittlähmung wird am höchsten der Gebrauch der Beine sowie die Kontrolle von Darm und Blase eingestuft. Erst danach rangierten sensorisches Gefühl und Gebrauch der Sexualorgane.

74,5% bedauerten den Verlust der Beweglichkeit,
45,0% die Behinderung und Verluste im sexuellen Bereich,
27,0% beklagten keinen Sport mehr treiben zu können,
21,0% litten vor allem darunter, daß sich ihre Bekannten zurückzogen,
14,0% litten darunter, kein Auto mehr fahren zu können.

Störungen der Sexualität führten bei rund 80% der Befragten zu erheblichen psychischen Problemen. Nur 20% hielten ihren Sexualverkehr trotz gewisser Behinderungen für weitgehend normal.

Im Zusammenhang mit dieser Untersuchung ist von besonderer Bedeutung, daß fast 40% der Patienten, die trotz mancher Einschränkungen von einem normalen Sexualverhalten berichten konnten, während der stationären Behandlung ausreichend Information über mögliche Sexualprobleme erhalten haben. Von den 80% mit vermindertem oder nicht mehr möglichen Geschlechtsverkehr hatten erheblich weniger – nur 21,7% – während ihrer Behandlung Informationen über mögliche Probleme im sexuellen Bereich erhalten.

Einen Ersatz für Geschlechtsverkehr durch andere Formen der Zuneigung hält ein Drittel der querschnittgelähmten Patienten für nicht möglich, während 31% einen solchen Ersatz für möglich halten. Von denen die einen Ersatz nicht akzeptieren können, lehnten mehr als 10% Gespräche über Sexualprobleme während der klinisch-stationären Behandlung ab.

Ein nahezu klassisches Beispiel für die Auswirkungen des psychischen Hospitalismus ist der Alkoholabusus bei der Rehabilitation Querschnittgelähmter.

9,8% der von uns Untersuchten hatten seit Eintritt der Querschnittlähmung verstärkt dem Alkohol zugesprochen, bei
39,0% war der Konsum gleichbleibend, bei
30,0% seltener und lediglich von
16,5% wurde angegeben, daß sie keinen Alkohol zu sich nehmen.

Interessant war hier der Zusammenhang zwischen Alkoholabusus und Gesprächsmöglichkeiten über die Probleme der Behinderung während der stationären Behandlung. Von den Befragten hatten immerhin 16,7% während der Behandlung *keinen* Gesprächspartner zum Besprechen ihrer Probleme gefunden, von den übrigen nur 6,3% und von denen, die selten und keinen Alkohol zu sich nehmen nur knapp 3%.

Ein noch größeres Problem als der Alkoholabusus stellt zweifellos die Suicidneigung dar. Bei den von uns Untersuchten lag die Angabe zu suicidalen Neigungen bei 46%. 6% gaben an, oft an Selbstmord zu denken, 40% tuen es gelegentlich.

Auch hier fragten wir nach dem Zusammenhang mit den Kontakten während der stationären Behandlung. Dabei erklärten von den Patienten mit häufigen Suicidgedanken 15% während der Behandlung keinen Gesprächspartner zum Erörtern ihrer Probleme gefunden zu haben. Von den Befragten mit gelegentlich suicidaler Neigung waren es lediglich noch 8% und von denen, die nie an Selbstmord denken, fanden nur 4% keinen Gesprächspartner.

Wir haben ferner die Frage untersucht, ob bzw. inwieweit Zusammenhänge zwischen gestörten Familienbeziehungen und Suicid bestehen. Von den Behinderten mit gestörtem Familienleben dachten 64% gelegentlich oder oft an Selbstmord.

In welchem Ausmaße diese gestörte Familienbeziehung letztendlich zur Scheidung führt läßt sich nach unserer Untersuchung nur tendenzhaft aufzeigen. Von den befragten Behinderten waren zum Schädigungszeitpunkt 59 verheiratet und 60 unverheiratet.

Zum Befragungszeitpunkt, also nach Eintritt der Querschnittlähmung, waren von den 59 Verheirateten noch 52 mit dem entsprechenden Partner verheiratet, 6 mit einem anderen Partner und 51 unverheiratet.

Geschieden waren zum Befragungszeitpunkt 6 Querschnittgelähmte, einer lebte getrennt, während unmittelbar nach dem Klinikaufenthalt sogar 9 geschieden wurden, was 15% der zum Schädigungszeitpunkt existierenden Ehen entspricht.

Vergleicht man z.B. hiergegen die Scheidungsziffern der nichtbehinderten Bevölkerung für den Zeitraum 1965–1975, so werden für die Bundesrepublik 5% Scheidungsrate gegenüber 15% der von uns befragen Querschnittgelähmten angegeben. Damit dürfte die Scheidungsziffer für Querschnittgelähmte, zumindest was das von uns untersuchte Patientenkollektiv angeht doch höher liegen als für Nichtbehinderte. Etwa 20 der befragten 58 Patienten bezeichneten ihr Eheleben als gestört, 7 werden von ihren Partnern abgelehnt und bei 6 besteht kein Kontakt mehr zum Ehepartner.

Sicherlich ist ein Großteil dieser gestörten Familienverhältnisse auf Schwierigkeiten im sexuellen Bereich zurückzuführen. Auf jeden Fall ist mindestens in einem Fünftel der Fälle von gestörten familiären Beziehungen nach Eintritt der Querschnittlähmung auszugehen, was die Notwendigkeit der Familien- und Kommunikationstherapie schon während der stationären Behandlung deutlich macht. Bezüglich der Gründe für die Scheidung konnten wir feststellen, daß bei den zum Befragungszeitpunkt bestehenden 58 Ehen sich die Beziehungen seit dem Schädigungszeitpunkt nur in 3 Fällen gebessert aber in 14 Fällen verschlechtert hatten. Vier der befragten behinderten Ehepartner äußerten die Befürchtung ihr Ehegatte könnte es mit einem anderen Partner zu tun haben, 43 hatten diese Befürchtung nicht, 11 äußerten sich nicht dazu. In 10 Fällen wurde von der Erhebung einer Scheidungsklage berichtet, die in 6 Fällen vom befragten Querschnittgelähmten selbst, in 4 Fällen von seinem Ehepartner eingereicht wurde. Bei den vollzogenen Scheidungen wurden als Gründe angegeben: sexuelle Probleme, finanzielle Probleme, zuwenig Kontakt nach außen, andere Gründe.

Interessant ist, daß von den zum Erhebungszeitpunkt unverheirateten mehr Befragte den Wunsch äußerten verheiratet zu sein. Vierzehn gaben an, zu wenig Möglichkeiten zum Kennenlernen etwaiger Ehepartner zu haben, 10 vermissen ernstgemeintes Interesse. Von allen Befragten — unabhängig vom Familienstand — wünschten sich

25% mehr Kontakt zu ihren Mitmenschen, für
62% sind die bestehenden Kontakte zufriedenstellend und nur
5% wollten keine stärkeren Kontakte.

Bei unseren Untersuchungen stellten wir immer wieder fest, daß viele der Probleme auch im nachstationären Bereich schon in erheblichem Umfang während der klinischen Behandlung aufgetreten sind. Es stellt sich daher die Frage: Wie kann man zusätzliche psychische Schäden durch Klinikaufenthalt verhindern oder wenigstens möglichst gering halten, wenn die Verletzung oder Schädigung an sich schon eine erhebliche psychische Belastung darstellt.

Dabei ist nach unseren Erfahrungen und aufgrund der Untersuchungen bevorzugt anzustreben:
1. Frühestmögliche Verlegung in Spezialzentren
2. Kurze Liegephase, die auf das nur irgend vertretbare Maß der reinen Bettlagerung reduziert werden muß
3. Vermeidung zusätzlicher Schäden, die erneute strenge Bettlagerung erforderlich machen, wie Decubitus, schwere Harnwegsinfekte u.a.
4. Vermeidung von Isolation durch geeignete Kommunikationsbereiche innerhalb der Klinik: Aufenthaltszonen mit Spiel- und Fernsehmöglichkeiten, d.h. Schaffung der räumlichen Voraussetzungen um auch nach der Behandlungszeit bis in den Abend hinein zusammenzusitzen, wie dies auch im täglichen Leben außerhalb der Klinik möglich ist.
5. Motivation zur Leistung, das bedeutet alles zu tun, was zur Erlangung einer weitgehenden oder absoluten Selbständigkeit trotz Lähmung führt.
Dazu gehört auch Motivation, sich trotz Lähmung wieder den Anforderungen der Familie, Gesellschaft und wennmöglich der beruflichen Situation zu stellen.

Die stationäre Behandlung querschnittgelähmter Patienten erfordert bei dem gesteckten Behandlungsziel einer Selbständigkeit trotz Lähmung ohne Zweifel eine mehrmonatige Behandlungsdauer.

Für die Zentren gelten heute als durchschnittliche Behandlungszeiten bei Tetraplegikern 8–10 Monate, bei Paraplegikern durchschnittlich 6 Monate.

Leider können aber diese Behandlungszeiten in den meisten Fällen nicht immer eingehalten werden. Wesentliche Faktoren sind zusätzliche Komplikationen wie Decubitus, Infekte des harnableitenden Systems aber auch depressive Phasen mit Unlustgefühl und ablehnender Haltung gegenüber den Therapeuten. Hier muß man ansetzen.

Die Decubitusproblematik ist heute zumindest in der Hand des Erfahrenen kein so großes Problem mehr. Die Tatsache, daß der Decubitus keine Frage trophischer Versorgungsstörungen sondern in jedem Falle nur eine Druckschädigung bei sonst normalen Gewebsverhältnissen darstellt macht es möglich, daß bei geeigneter Vorbereitung auch die größten Defekte durch baldige operative hautplastische Deckung nur kurze Liegezeiten erfordern. In diesem Zusammenhang findet man noch immer einen Nihilismus auf beiden Seiten.

In unserem Hause werden auch größte Kreuzbein, Sitzbein oder Trochanterdecubitalulcera nach einer Vorbereitungszeit mit konstanter Feuchttherapie (Kochsalz, Dakinsche Lösung) nach etwa 4 längstens 6 Wochen operabel.

Bei ausreichender Excision des veränderten Ulcusgewebes bis auf frische Gewebsschichten gelingt es in mehr als 90% der Fälle gerade bei großen Schwenklappenplastiken eine Primärheilung zu erreichen. Die postoperative Liegephase bei strenger Bauchlagerung auf dem Packbett dauert durchschnittlich 3 Wochen. Danach beginnen wir mit Teilbelastung in Rückenlagerung und können die Patienten durchschnittlich ab der 5. Woche in den Rollstuhl setzen.

Schon in der 3. postoperativen Woche beginnen wir zusätzlich mit kreislauffördernden Therapiemaßnahmen wie Stehbrett, Eisbehandlung um den operierten Bereich.

Die Krankengymnastik beübt vom ersten Tag an regelmäßig alle nicht gelähmten und gelähmten Extremitäten, wobei aufgrund unserer offenen Wundbehandlung der Krankengymnast selbst darauf achten kann, daß die Operationswunde nicht unter zu große Spannung gerät.

In Problemfällen mit vermehrter Spastik führen wir ein präoperatives Lagerungstraining in konstanter Bauchlage auf Packbett durch und konnten damit in sehr vielen Fällen die postoperative Phase erheblich erleichtern.

Die Zusammenhänge zwischen Isolation innerhalb der Klinik und Kontaktschwierigkeiten bei Entlassung aus der Klinik sind bekannt. Die klinische Behandlung sollte soweit als irgend vertretbar Kommunikationen zu anderen Patienten aber auch zur Familie ermöglichen.

In unserem Haus ist dies durch ein sehr großzügiges Raumangebot mit großen Gesellschaftsräumen auf allen Stationen sowie einem Sportbereich und auch einer Übungsküche, die auch außerhalb der Therapie den Patienten zu Verfügung stehen, angeboten.

Wir können aufgrund einer einjährigen Erfahrung bestätigen, daß es auch in Querschnittszentren nicht erforderlich ist, die Bettruhe auf 18, 20 oder 21 Uhr festzulegen. Wir halten es nicht für vertretbar — auch nicht aus Gründen der Organisation oder der pflegerischen Erleichterung — z.B. querschnittgelähmten Patienten den Rollstuhl schon ab 18 Uhr zu entziehen und sie damit an das Bett zu fesseln.

Wir haben vielmehr versucht, trotz gewisser Anfangsschwierigkeiten vor allen den schon selbständigen Patienten die Möglichkeit zu geben, ihre Selbständigkeit auch dahingehend zu demonstrieren, daß sie sich bis 22 Uhr außerhalb der Station aufhalten können.

Wir haben durch den Bau einer Klinikklause mit freiem Ausschank von Bier und Wein — allerdings ohne scharfe Sachen — auch gleichzeitig das Alkoholproblem für unser Haus etwas mehr in den Griff bekommen.

Es hat sich herausgestellt, daß die Möglichkeit einer freien Zusammenkunft in dieser, auf die Bedürfnisse des Rollstuhlfahrers ausgerichteten Klinikklause zusammen mit nichtbehinderten Patienten unseres Hauses eher zu einem entspannten Verhältnis führt, als daß hier unkontrolliert dem Alkohol zugesprochen wird. Mit der Einrichtung dieser zentral in der Klinik liegenden Lokalität ließen auch die Alkoholexcesse auf den Zimmern nach. Ich kann aus eigener Erfahrung bestätigen, daß der Weg hier zu einer größeren Freizügigkeit durch ein vernünftigeres Verhalten der Patienten gerechtfertigt wird.

Lassen Sie mich abschließend noch zu dem letzten Punkt der Motivation zur Leistung kurz Stellung nehmen.

Unser Behandlungsziel: Trotz Lähmung eine absolute Selbständigkeit soweit wie irgend möglich zu erreichen, bleibt so lange theoretisch, wie der Patient selbst nicht genügend den Willen für eine solche harte Trainingsarbeit aufbringt.

Gerade bei Patienten, die nach Suicidversuchen querschnittgelähmt sind, ist es oft schwer ein Weiterleben im Rollstuhl zu motivieren.

In diesem Zusammenhang haben wir es als zweite Generation der Ärzte, die sich mit der Behandlung querschnittgelähmter Patienten beschäftigt, erheblich schwerer, als das noch zu Zeiten unseres verehrten Lehrers, Professor Guttmann, der Fall war.

Sir Ludwig, der ja bekanntlich das erste Querschnittszentrum der Welt in England eröffnet hat, behandelte damals überwiegend Kriegsverletzte, vor allem Angehörige der englischen Luftwaffe mit einem hohen physischen und psychischen Standard. Seine Patienten waren die Helden der Nation. Das Problem der familiären und vor allem gesellschaftlichen Wiedereingliederung stellte sich völlig anders dar. Die Gesellschaft erwartete sie mit offenen Armen und mit Ehrungen, wenn sie — wenn auch nur im Rollstuhl — so doch lebend zurückkehren konnten.

Sir Ludwig hat gezielt als entscheidenden Einfluß auf die Motivation zum Weiterleben trotz Querschnittlähmung die sportlichen Aktivitäten eingesetzt.

Auch wir beginnen früh mit gezielten sportlichen Übungen um auf diesem Wege frühzeitige Erfolgserlebnisse und Anreize zum Weitermachen zu geben.

Wer selbständig ist, darf in unserem Hause länger aufbleiben und auch an selbstorganisierten Festen teilnehmen. Wir führen eine sehr frühe Testung zur PKW-Führung und zum Erwerb des Führerscheines durch. Gerade das selbständige Führen eines PKW stellt einen unerhörten Anreiz für viele Patienten dar.

Abschließend möchte ich noch einmal auf das hinweisen, was Frau Winter in ihrem Referat zum Schluß angeführt hat. Aufgrund meiner bisherigen Erfahrungen über fast 10 Jahre Behandlung von Querschnittgelähmten und Schwerstunfallverletzter kann ich bestätigen, daß das Optimum, was wir nach der Art der Verletzung und der Persönlichkeit eines Patienten im günstigsten Falle erreichen können, nur in Institutionen zu erzielen ist, in denen vom ersten Tag an mit der Behandlung der Verletzung auch der Kampf gegen psychischen Hospitalismus, gegen Passivität, Regression und Lustlosigkeit aufgenommen wird.

Schwere Verbrennungen

P.R. Zellner, Ludwigshafen

Jeglicher Erfolg medizinischer Maßnahmen wird an Zahlen und Statistiken gemessen. Die Wertigkeit einer Intensivtherapie wird nach der Überlebensstatistik bemessen. So auch bei den Verbrennungen. Man ist verpflichtet, alle verfügbaren technischen, medikamentösen und architektonischen Möglichkeiten zur Erhaltung des Lebens, zur Verlängerung des Lebens, aber leider auch zur Verlängerung des Sterbens einzusetzen. Je höher die Überlebensrate ist, desto länger ist die Liegedauer Schwerbrandverletzter und umso mehr müssen wir uns mit dem Problem des Psychohospitalismus und dessen Auswirkungen befassen. Wenn heute z.B. in den USA und in China vom Überleben 80%—90%ig Brandverletzter berichtet wird, so ist dies sicher eine überragende medizinische Leistung, ein hervorragendes

„know-how". Derartige Erfolge können aber eigentlich nur endgültig beurteilt werden, wenn neben der Überlebensrate auch von der Wiedereingliederung dieser Individuen berichtet wird. Es scheint, daß es sich in erster Linie um einen die Statistik verbessernden Erfolg handelt, wobei die Lebenswertigkeit selbst außer acht gelassen wird. Erfolg bedeutet nicht nur Überleben, Erfolg in der Therapie bedeutet auch lebensfähiges Überleben.

Zunächst zu den Etappen, die ein Patient mit einer thermischen, chemischen oder elektrischen Verletzung in einer Spezialstation durchläuft: Beginnen wir mit der Aufnahme. Hier erfolgt bei der Übergabe eine völlige Entfernung der Kleidung, eine Inspektion des Verletzten durch Ärzte und Pflegepersonal. Für den meist vollorientierten Patienten muß dieses die erste schwere psychische Belastung sein, die sich aber auf Grund des Krankheitsbildes nicht umgehen läßt. Hier beginnt bereits der Weg des „Falles", der Wechsel von der Person zum Casus mit einer Verbrennung von . . . % der Körperoberfläche, ein Etikett, unter dem der Patient unter Hinzufügung seiner Anamnese meist weiterläuft. Die Zeit für ein eingehendes Gespräch fehlt meist, da die dringend erforderlichen medizinischen Maßnahmen keinen Zeitaufschub zulassen.

Nach Anlegen der Infusion und der ersten Wundbehandlung wird der Patient in ein Einzelzimmer verlegt, eine Maßnahme, die aus hygienischen Gründen erforderlich ist, da nur die Einzelpflege die Gewähr gibt, daß eine Keimverschleppung von Patient zu Patient soweit wie möglich unterbunden wird. Diese Einzelpflege ist auch noch aus anderen Gründen indiziert. Die Intensivmedizin erfordert heute nach allgemeiner Auffassung eine hohe Investition an Geräten, wobei man nicht umhin kann zu bemerken, daß hier und dort die Forderungen doch etwas übertrieben werden. Man muß auch davor warnen, die Technik als Ersatz für den Menschen anzusehen. Sie dient höchstens der Rationalisierung und kann unterstützend herangezogen werden. Für den Brandverletzten ist dies ein sehr wesentlicher Punkt, da der Versuch, menschliche Arbeitskraft durch technische Installation zu ersetzen, fehlschlagen muß. Die Pflegekraft ist aus Gründen, die noch weiter angeführt werden, nicht zu ersetzen.

Die Pflege der Brandwunden wird mit einer sogenannten offenen Wundbehandlung durchgeführt. Dies bedeutet, daß der Patient ohne jegliche Kleidung oder Verbände für Wochen auf Schaumstoff gebettet liegt. Aus Sicherheitsgründen, d.h. um eine ständige Beobachtung auch vom Pflegepersonal zuzulassen, ist das Zimmer durch große Glasscheiben einzusehen, d.h. der Patient liegt für jeden, der die Station betritt, wie auf einem Präsentierteller. Die Routine der Therapie läuft um die Uhr, der Patient kann nie alleingelassen werden, es ist ständig eine Pflegeperson bei ihm. Eine derartige ständige Aktivität, noch unter Berücksichtigung der Verletzung, muß schon für einen Gesunden eine schwere seelische Belastung mit sich bringen, wievielmehr für einen Schwerbrandverletzten. Alle 60 min werden der Blutdruck, der zentrale Venendruck, der Puls und die Atmung kontrolliert, laufend muß die Infusion nachgestellt werden, der Urin muß alle Stunden gemessen werden, es muß in regelmässigen Abständen Blut entnommen werden. Eine Schlafpause von mindestens 6 Std ist nicht möglich. Der Patient muß mindestens einmal am Tag mit Hilfe von mehreren Pflegepersonen umgebettet werden. Weiterhin müssen bei den meisten Patienten mehrere Operationen durchgeführt werden, was bedeutet, daß der Verletzte in z. T. nicht physiologischer oder unbequemer Lage über Tage und Wochen bis zur Anheilung der Transplantate liegen muß. Zum Teil müssen auch die Extremitäten extendiert werden.

Ein Besuch durch Angehörige ist aus hygienischen Gründen nicht möglich, und durch den Mangel an Zentren in der Bundesrepublik wohnen auch die nächsten Angehörigen oft weit entfernt. Die Verbindung zur Außenwelt ist ein Besuchervorbau, der vor dem Zimmer der Patienten läuft. Hier können Freunde und Familienangehörige über ein Mikrofon mit dem Verletzten sprechen. Weiterhin befindet sich in jedem Zimmer eine Telefonverbindung. Jedoch kann das Gespräch von der anwesenden Pflegeperson mit angehört werden. Keine Lebensäußerung ist unbeobachtet, auch nicht Lebensvorgänge, die normalerweise tabuisiert sind.

Im Rahmen des Schichtdienstes wechseln die Pflegepersonen 8stündlich. Dieser ständige Wechsel des Personenkreises, den der Patient um sich hat, läßt sich nicht vermeiden und damit wird die Isolierung des Patienten, wie sie aus mikrobiologischer Sicht zu fordern ist, auch in psychischer Hinsicht perfekt. Es kommt erschwerend hinzu, daß es häufig organisatorisch nicht möglich ist, immer die gleichen sich im 8-Stundenrhythmus ablösenden Personen in das Zimmer zu schicken und damit kann eine Adaptation an bestimmte immer wieder erscheinende Pflegepersonen nicht erfolgen. Die Einrichtung eines derartigen Zimmers ist aus mikrobiologischen Gründen spartanisch. Die Wände sind glatt, sie sind kunststoffbeschichtet, der Patient starrt ständig entweder auf die seinem Bett gegenüberliegende kahle Wand oder die kahle Decke und die Tendenz zur Sachlichkeit ist besonders prägnant.

Wenn das Milieu Auswirkungen auf die Psyche des Patienten und damit auf die Wundheilung haben sollte und wenn Architekten allgemein bei ihren Entwürfen die Wertigkeit der Umwelt betonen, so kann sich eine derartige Innenarchitektur nur maximal negativ auswirken. Man spricht heute viel von der Vermenschlichung des Arbeitsplatzes, aber von der Vermenschlichung einer Intensivstation hat eigentlich noch niemand gesprochen, und man ist über die Phantasielosigkeit der Architekten mehr erschrocken als erstaunt, erstaunt aber auch, mit wieviel Beherrschung und Kompensation die Patienten ihr Krankenlager ertragen. Denn eine derartige Verletzung, wie sie hier zur Diskussion steht, führt ja in den meisten Fällen zu einer Beeinträchtigung des äußeren Erscheinungsbildes, wobei wir Mediziner nicht zu großzügig denken dürfen, da schon eine Narbe oder auch ein für uns optimal eingeheiltes Transplantat an exponierter Stelle zu schweren Störungen z.B. in der Privatsphäre führen können. Ungeachtet der Tatsache der Ausdehnung der Verletzung wird sich der Patient während des Aufenthaltes auf der Intensivstation laufend mit dem Problem der Entstellung und der Weiterführung seines beruflichen und privaten Lebens auseinandersetzen, wobei man nicht vergessen darf, daß eine Narbe oder eine Entstellung nicht nur ein Stigma unserer Gesellschaft ist, sondern auch in primitiven Kulturkreisen ein Ausgestoßensein bedeuten kann. Der Patient wird sich immer wieder die Frage stellen, wie werde ich nach der Entlassung aussehen. Steht dem Patienten nun irgendjemand zur Verfügung, mit dem er über seine Ängste reden kann? Der Kontakt mit dem Operateur, mit dem Arzt, ist auf ein Minimum begrenzt. Außer der Visite und einem aufklärenden Gespräch über Art der Verletzung, Spätfolgen oder vor einer Operation wird sich der Chirurg in erster Linie im Operationssaal aufhalten. Diese kurzen Gespräche mit dem Patienten werden sicherlich nicht zur Minderung seiner Ängste ausreichen. Hier ist für den persönlichen Kontakt eben nicht Zeit genug vorhanden. Außerdem ist auch zu berücksichtigen, daß der Operateur von seiner Ausbildung und Mentalität her vielleicht nicht gerade die geeignete Person ist. Die sich ständig im Zimmer befindende Pflegeperson ist im Grunde die einzige Gesprächsperson um die Uhr, wobei hier die individuelle Bereitschaft und Fähigkeit selbstverständlich sehr variiert und die Krankenschwester für diese Aufgabe kaum geschult ist. Man darf auch nicht übersehen, daß der Arbeitsaufwand zur Überwachung eines Schwerverletzten viel Konzentration verlangt und damit nicht viel Zeit für Gespräche bleibt.

Eigene Erfahrungen hinsichtlich des Einsatzes von Sozialarbeitern sind nicht positiv gewesen. Der Bandverletzte ist eben ein Patient, der im Rahmen der Akutphase nicht sehr attraktiv ist und man muß hier den Einsatz des Pflegepersonals, meines Erachtens eine der schwersten Intensivpflegen überhaupt, hoch einschätzen.

Die meisten brandverletzten Patienten verbringen 4–6 Wochen auf einer Intensivstation. Für sie läuft eine Routine um die Uhr ab. Sie wissen nicht mehr, ob es Tag oder Nacht ist. Sie kennen die Jahreszeiten nicht mehr, ihr Leben, ihre Zeitrechnung, teilt sich nach den Schichtwechseln und therapeutischen Maßnahmen ein.

Mit Unterstützung der Berufsgenossenschaft und einer Soziologin, Frau Dr. Peter-Habermann, war es uns möglich, eine Studie zu erstellen, die eine gewisse Information über die Verarbeitung der Erlebnisse auf unserer Intensivstation gegeben hat. Daraus vielleicht nur einige Beispiele:

Allgemein kann man sagen, daß von den Patienten die vom Pflegepersonal und den Ärzten geleistete effiziente medizinische Betreuung anerkannt wurde, aber die mangelnde Unterstützung von psychischer Seite immer wieder betont wurde, d.h. die mit großem Aufwand betriebene konservative und operative Medizin war psychisch schwer zu verkraften. Der Moment der Isolation, das Eingesperrtsein, die Aufgabe jeder privaten Sphäre und damit ein Ausgeliefertsein durchzieht die Beschreibung der Befragten, wenn sie zu der Therapie auf der Spezialstation Stellung nehmen. Ein weiteres Moment, an das man zunächst nicht denkt, ist der Anblick ihrer Leidensgenossen. Die Wunden und Narben von anderen Brandverletzten und der Anblick frisch transplantierter Patienten ist für den Laien schockierend. Einzelne Äußerungen seien beispielhaft aufgeführt:

„Ich sah verbrannte Kinder im Rollstuhl, das ging mir wahnsinnig nahe". „Manchmal habe ich gehört, wie jemand starb". „Ich hatte ein Kind im gleichen Zimmer mit schweren Verbrennungen". „Die Zimmer waren hermetisch abgeschlossen, trotzdem konnte man Patienten in anderen Zimmern schreien hören".

Wenn man die Patienten hinsichtlich ihres Krankenhausaufenthaltes befragt, so findet man unter den negativen Nennungen die Isolation und Einsamkeit, das Unpersönliche, das Eingesperrtsein als hervorstechende Äußerungen. Bei der Belastung durch die Umgebung wird immer wieder das Leiden der anderen Patienten mit angeführt. Von den Patienten wird weiterhin das Fehlen einer Uhr bemängelt, um wenigstens einen Anhaltspunkt über den Zeitbegriff zu bekommen.

Bei der Befragung empfanden 19% der Patienten die Isolierung ohne Besuch, das Eingesperrtsein und die Langeweile als belastend. Als peinlich wurde von den Patienten die Nacktheit empfunden und ganz besonders Stuhlgang und Urinieren.

Etwa die Hälfte der Patienten gab an, während der stationären Behandlung unter gewissen Depressionen gelitten zu haben oder besser, sie hatten das Gefühl, daß sie deprimiert waren. Auf die Frage, was ihnen die größte Hilfe gewesen war, antworteten 68% der Patienten, Gespräche mit dem Pflegepersonal, mit Freunden und Familie, wobei hier das Pflegepersonal mit 55% an erster Stelle steht und die Ärzte an zweiter Stelle rangieren. Des weiteren gaben die Patienten an, daß das Liegen hinter Glasscheiben besonders belastend ist, sie hätten das Gefühl, wie ein Affe im Zoo, „wir wurden allen möglichen Institutionen zur Schau gestellt, wie die Affen im Zoo. Mich hat am meisten gestört, daß alles aus Glas war". Andere sagten „Ich wollte keine Besuche haben, damit mich niemand in diesem Zustand sieht".

Nun welche Möglichkeiten bestehen bzw. müssen ins Auge gefaßt werden, um den Psychohospitalismus zu bekämpfen? Zunächst vom Personellen her.

Der tägliche Ablauf, die Beobachtung des Patienten und soziologische Befragung ergeben eindeutig, daß der Patient neben seiner Betreuung durch das Pflegepersonal und den Operateur einer weiteren Person bedarf, die sich seiner psychischen Situation annimmt. Man sollte niemand Tag und Nacht alleine lassen, insbesondere dann nicht, wenn er ans Bett gebunden ist und immer auf eine Stelle blicken muß. Leichtverletzte sollten keine Verbindung mit Schwerverletzten haben. Man wird nicht übertreiben, wenn man fordert, daß allein für eine derartige Intensivstation eine Person erforderlich ist, die sich nur der Probleme der Patienten annimmt. Ob das nun ein Psychotherapeut, eine Sozialarbeiterin, ein Psychologe ist, sei dahingestellt. Auf jeden Fall darf man nicht erwarten, daß diese Lücke von den Schwestern oder dem Operateur in irgendeiner Weise adaequat überbrückt werden kann. Man muß jedoch zu bedenken geben, daß die Betreuung derartiger Patientenkollektive auch den Therapeuten in ein besonders hartes Milieu versetzt und daß es zweckmäßig erscheint, daß entsprechende Personen sich im Rahmen einer Praktikantenzeit zunächst einmal mit dem Problem einer solchen Intensivstation auseinandersetzen, da die Erfahrung gezeigt hat, daß oft zum Nachteil der Patienten der Weg des geringsten Widerstandes nicht selten beschritten wird. Die für diese Tätigkeit eingeteilten Therapeuten müssen auch zu einem regelmäßigen Besuch der Patienten verpflichtet werden. Mit schönen Worten alleine ist es eben nicht getan. Wir dürfen nicht außer acht lassen, daß eine Wechselwirkung auch auf den Therapeuten eintreten kann, die auch von diesem erkannt und berücksichtigt werden muß. Es dürfte auch nicht unbekannt sein, daß die Intensivschwestern, die in den Boxen tätig sind, diese Tätigkeit nur über einen befristeten Zeitabschnitt ausführen können, daß die Ärzte in der Abteilung für Verbrennungen, plastische und Handchirurgie der Berufsgenossenschaftlichen Unfallklinik Ludwigshafen-Oggersheim alle 6 Monate abgelöst werden und daß auch ein Therapeut sicher psychisch schwer belastet wird. Es sind schon Soziologen vor den Boxen zusammengebrochen, ebenso sind unter der ständigen Berührung mit den Patienten auch schon Operateure aus ihrem seelischen Gleichgewicht geraten.

Nun zu anderen Voraussetzungen, die verbessert werden müssen, zu den baulichen. Die erschreckend phantasielose räumliche Ausstattung wurde bereits eingangs beschrieben. Aus hygienischen Gründen kann die Isoliertechnik schwer aufgegeben werden. Aber es muß versucht werden — und das wird möglich sein — die Zimmer, in denen sich die Patienten befinden, anders auszustatten nach dem Prinzip: Weg von der Zelle, hin zu einem akzeptablen Milieu. Zunächst einmal kann hier durch Farben, die gegen jedes Desinfektionsmittel unempfindlich sind, mit Keramiken und durch Farbgebung der Möbel eine Verbesserung erreicht werden. Es ist auch nicht unbedingt erforderlich, daß das Zimmer kastenartig gebaut ist, sondern man wird hier auch unter Berücksichtigung der Hygiene eine Auflockerung der „grauen Wand", auf die der Patient immer starren muß, anstreben können. Man wird nicht umhin können, hier auch Künstler bei der Zimmer-Gestaltung hinzuzuziehen, um durch Farbgebung, Muster und Motive auch einen gewissen psychotherapeutischen Effekt zu erzielen. Auch die Vorhänge müssen nicht unbedingt einfarbig sein. Neben der vom Patienten geforderten Uhr, die eine Information über die Tageszeit gibt, wird man die weitere Orientierung auch durch eine Datenanzeige positiv beeinflussen können. Als weitere Verbesserung des Kontaktes mit der Außenwelt ist die Integrierung einer Fernsehanlage evtl. auch mit einem zentralen hauseigenen Programm anzusehen, so daß der Patient auch hier individuelle Wünsche äußern kann. Bei der Einrichtung muß auch daran gedacht werden, daß in Zukunft die Möglichkeit bestehen wird, Tageszeitungen und Buchtexte in das Zimmer herüberzuspielen, was besonders für Patienten, die an beiden Händen verletzt sind, die Möglichkeit gibt zu lesen. Die Beleuchtung muß so eingerichtet werden, daß mit unterschiedlichen Farbeffekten gearbeitet werden kann, und daß eine Bettleuchte nicht unbedingt den Patienten anstrahlen muß. Die Monitor-Einrichtungen sollten am besten für den Patienten nicht sichtbar, d.h. am Kopfende des Zimmers untergebracht sein, da die Konfrontation mit den Überwachungswerten sicherlich nicht beruhigend auf den Verletzten einwirken wird, sondern ihm die Ernsthaftigkeit der Situation stündlich vor Augen führt. Es muß geradezu eine Tantalusqual sein, besonders nachts, ständig den eigenen Blutdruck, Puls, EKG usw. aufleuchten zu sehen.

Die Scheiben, durch die der Patient zu beobachten ist, müssen in jedem Falle so beschaffen sein, daß man nur von einer Richtung durchschauen kann, d.h. es muß sich um eine Spiegelglasscheibe handeln, damit der Patient das Gefühl des ständigen Beobachtetseins verliert. Auf dem Besuchergang wird man nur in einem kleinen Bereich eines nach beiden Seiten durchsichtiges Glas einsetzen dürfen, da sonst alle Besucher in alle Zimmer hineinschauen können, ein Zustand, der für beide Seiten nicht akzeptabel ist.

Klinische und humane Aspekte bei der Behandlung bösartiger Knochentumore

J. Blömer, Hannover

Die Diagnostik und vor allem die Therapie der bösartigen Knochentumore zählen zu jenen Aufgaben in der Chirurgie, die mit einer Vielzahl ärztlicher und menschlicher Probleme behaftet sind. Primäre, d.h. vom Knochengewebe selbst ausgehende bösartige Knochengeschwülste unterscheiden sich von den sekundär bösartigen — also metastatisch bedingten — Geschwülsten, nebst der differenten Pathogenese, hinsichtlich ihrer Häufigkeit, Prognose und des therapeutischen Vorgehens.

Primäre Knochengeschwülste werden nahezu ausschließlich bei Jugendlichen und jüngeren Erwachsenen beobachtet. Ihr Verhältnis zu den sekundären Knochengeschwülsten beträgt 1 : 100 und das Verhältnis der primären Knochengeschwülste zu allen anderen Carcinomen etwa 1 : 1000. In den USA wird auf 100 000 Einwohner durchschnittlich nur einmal jährlich ein primär bösartiger Knochentumor beobachtet.

Da es sich bei diesen Tumoren um Einzelgeschwüre handelt, ist bei rechtzeitiger Diagnose und konsequenter Therapie eine Heilung in etwa 20% der Fälle möglich.

Die schlechte Prognose der primären Knochentumore erklärt sich aus der relativen Symptomarmut, den uncharakteristischen Beschwerden und den daraus resultierenden häufigen Fehldiagnosen.

Fall 1: Dieser 15jährige Junge befand sich im Jahre 1974 mehrfach wegen Schmerzen im linken Oberarm in hausärztlicher Behandlung. Als Ursache der Schmerzen wurden von dem Jungen Bagatellverletzungen, wie Sturz auf den Arm, Prellungen beim Sport usw. angegeben. 1975 kommt es beim Fahrradfahren ohne Sturz zu einem Oberarmbruch. Da sich nach Reposition und Verspickung der Fraktur in den nachfolgenden Wochen eine Heilung nicht abzeichnet und radiologisch der Verdacht auf einen Knochentumor besteht, wird jetzt histologisch ein bösartiger Knochentumor diagnostiziert. Nach Überweisung erfolgt unverzüglich die interthorakoscapuläre Amputation. Im Vergleich zur Voraufnahme sind neben der Fehlstellung der Wirbelsäule — aufgrund des fehlenden Gegengewichtes — die Lungenmetastasen deutlich erkennbar.

Trotz des radikalen Eingriffes bei gleichzeitiger Chemo- und Strahlentherapie hat dieser Junge nach der Amputation nur noch 17 Monate gelebt.

So sehr die Radikalität der Amputation ein größtmögliches Maß an Sicherheit bietet, so führt sie doch zur Verstümmelung mit all ihren psychischen Folgen. Die Schwierigkeit der therapeutischen Entscheidung ist zweifach. Kann den Patienten ein derartiger Eingriff zugemutet werden, ein Eingriff, der sich möglicherweise nach kurzer Zeit als zu spät erweist, wie der letzte Fall gezeigt hat. Contrār dazu steht die Frage, ob bei Verzicht auf eine Amputation oder Exarticulation zwar ein für den Patienten funktionell besseres Ergebnis erreicht werden kann, im Hintergrund aber die Gefahr eines Rezidives die Lebenschance verringert.

Weit häufiger als mit primären Tumoren wird der Chirurg mit den sekundären, also metastatisch bedingten Osteolysen oder pathologischen Brüchen des Knochens konfrontiert. Es liegt nahe, anzunehmen, daß die heute häufiger beobachteten Krebsfälle durch die veränderten Umwelteinflüsse bedingt sind. Tatsächlich ist die Zunahme der Krebserkrankung jedoch durch die Veränderung der Alterspyramide bedingt, d.h. je älter die Menschen werden, um so höher wird die Zahl der Krebserkrankungen. Das bedeutet wiederum, zum Unterschied gegen früher, daß heute viel mehr Menschen ihr Carcinom erleben.

Im Gegensatz zu den primären Knochentumoren liegt hier auch eine völlig andere Problematik vor. Hauptziel ist nicht mehr die Lebenserhaltung um jeden Preis, sondern die Optimierung der Lebensqualität. Die operative Therapie soll neben Erreichen rascher Schmerzfreiheit und Pflegeerleichterung eine Vollmobilisierung bringen.

Sogar bei mehr oder weniger bettlägerigen Patienten entschließen wir uns auch dann zur Operation, wenn eine Überlebenszeit von mindestens 4—6 Wochen angenommen werden kann.

Bei der Behandlung der primär bösartigen Knochengeschwülste muß durch Resektion, Amputation und Exarticulation die möglichst radikale Entfernung und Wiederherstellung der Extremitätenfunktion angestrebt werden. Bei den sekundär bösartigen dagegen kommen neben diesen operativen Techniken nur mehr Palliativeingriffe infrage, ohne daß der Tumor dabei entfernt wird.

Fall 2: Ein 50jähriger Patient kommt mit diesem Knochenbruch zur stationären Aufnahme. Als Ursache stellt sich unter der eingeleiteten Behandlung eine Tochtergeschwulst eines bisher unbekannten Nierentumors heraus. Zunächst wird die tumorös veränderte Niere entfernt, die Metastase im Bereich des distalen Oberschenkels wegen heftigster Schmerzen ausgeräumt, mit Knochenzement aufgefüllt und mit einer Platte stabilisiert.

Da sich der Tumor, wie die Verlaufskontrolle nach 3 Monaten zeigt, weiter ausbreitet und ins Kniegelenk einbricht und gleichzeitig eine Metastase im Unterschenkel besteht, ist eine Oberschenkelamputation links unumgänglich. Zu diesem Zeitpunkt besteht gleichzeitig eine Knochendestruktion im Bereich des rechten Ober- und Unterschenkels.

Um dem Patienten zumindest eine voll belastbare Extremität zu erhalten, wird eine prophylaktische Nagelung des Ober- und Unterschenkels durchgeführt. Sechs Monate später wird der Patient erneut wegen heftigster Schmerzen im Bereich des rechten Oberarmes aufgenommen. Auch hier droht eine Fraktur. Der Tumor wird reseziert und ebenfalls eine Verbundosteosynthese durchgeführt, obwohl multiple Lungenmetastasen nachweisbar sind.

Durch die zahlreichen operativen Eingriffe wurde dieser Patient nicht pflegebedürftig, sondern blieb körperlich unabhängig. Es darf an dieser Stelle jedoch nicht verschwiegen werden, daß eine solche Maximaltherapie nur durch persönlichen Kontakt und aufklärende Gespräche mit einem verständigen Patienten möglich ist.

Bei diesen Zahlen ist zu berücksichtigen, daß nach einer Beobachtungszeit von 10 Jahren bei den primär malignen eine Überlebensquote unter 20% und bei den sekundär malignen Tumoren eine Überlebensquote nahe Null zu erwarten ist.

Trotz diesen deprimierenden statistischen Angaben ist ein therapeutisches Nihilismus nicht gerechtfertigt, da, wenn der Patient schon nicht zu heilen ist, so doch eine wesentliche Verbesserung der Lebensqualität erzielt werden kann.

Meine Damen und Herren, ich hoffe, Ihnen mit diesen Ausführungen aufgezeigt zu haben, daß zu den Aufgaben der modernen Chirurgie nicht nur spektaculäre Operationen, wie z.B. Replantationen oder Transplantationen gehören, sondern auch die von humanen Aspekten mitgetragenen therapeutischen Auseinandersetzungen mit der Problematik dieser bedauernswerten, und manchmal bewundernswerten Patienten mit bösartigen Knochentumoren.

Tabelle 1. Unfallchir. Klinik der M.H.H. (1971–1978)

Knochentumore	496
Benigne	281
Semimaligne	20
Primär maligne	77
Sekundär maligne	118
Durchschnittsalter der Patienten mit:	
Prim. mal. Knochentumor: 44 Jahre	
Sek. mal. Knochentumor: 56 Jahre	

Tabelle 2. Behandlung und Überlebenszeit der Patienten

Mit prim. mal. Knochentumor	Mit sek. mal. Knochentumor
18 Konservativ	24 Konservativ
77	118
59 Operativ-29 (49%) Verstorben nach durchschnittlich 8 Monaten	94 Operativ-67 (69%) Verstorben nach durchschnittlich 6 Monaten

Literatur

1 Blömer J, Muhr G (1977) Verfahrenswahl bei pathologischen Frakturen und Ermüdungsbrüchen langer Röhrenknochen. Hefte Unfallheilkd 129: 68
2 Dahlin D G (1967) Bone Tumors. Ch C Thomas, Springfield
3 Dominok G W, Knoch H G (1977) Knochengeschwülste und geschwulstähnliche Knochenerkrankungen. Fischer Verlag, Jena
4 Greif E (1974) Die Verbundosteosynthese bei pathologischen Frakturen. Akt Traumatol 4: 261
5 Hellner H, Poppe H (1956) Röntgenologische Differentialdiagnose der Knochenerkrankungen. Thieme, Stuttgart
6 Lindner F, Pieper M, Ott G, Becker W, Willert H G (1972) Zur Therapie der Knochengeschwülste. Chirurg 45: 54

Über die Todesursachen bei 65 Beobachtungen mit Querschnittlähmung (Zugleich ein Beitrag zur Überlebenszeit)

E. Böhm und B. Buckup, Bochum

Wir berichten über die Todesursachen von 65 Todesfällen mit Querschnittlähmung, die in den Jahren 1946 bis 1977 am Pathologischen Institut der Bergbau-Berufsgenossenschaft in Bochum untersucht wurden. Von hieraus erklärt sich, daß in unserem Beobachtungsgut der Arbeitsunfall als Ursache der Querschnittlähmung ganz im Vorderung steht und überwiegend Männer (60mal) betroffen waren.

Von den 37 Berufsunfällen war die Querschnittlähmung 20mal in Höhe von Th 12 bis L1 lokalisiert (= 54%). Das Maximum der Querschnittslähmungen bei den 12 Verkehrsunfällen lag in Höhe von C 3 bis Th 1 (= 50%).

Das erreichte Lebensalter zeigte 3 Gipfel: Das 30., 45. und 60. Lebensjahr.

In der Gruppe der 15- bis 30jährigen lag die durchschnittliche Überlebenszeit bei etwa 94 Monaten, während sie in dem Kollektiv der 46- bis 65jährigen 17,8 Monate betrug.

Nach dem Vorschlag von Tribe (1963) haben wir unser Untersuchungsgut in 2 Guppen eingeteilt. In der Gruppe mit „akuter Querschnittlähmung" waren die Fälle eingeordnet, in denen der Tod innerhalb von 2,5 Monaten nach Auftreten der Querschnittslähmung eingetreten war, während alle anderen Todesfälle, die diesen Zeitraum überlebt hatten, in der Gruppe der „chronischen Querschnittslähmung" zusammengefaßt wurden.

Unter den 36 Beobachtungen der ersten Gruppe mit *„akuter Querschnittlähmung"* führten in 24 Fällen unmittelbare und mittelbare Folgen der Querschnittslähmung den Eintritt des Todes herbei (Tabelle 1). In dieser Gruppe standen Verletzungen der Halswirbelsäule und des Halsmarkes mit Schädigung der Medulla oblongata als unmittelbare Unfallfolge (6mal) sowie Lungenkomplikationen (17mal) im Vordergrund. Neben den unmittelbaren und mittelbaren Folgen der Querschnittslähmung waren in dieser Gruppe 12 weitere Beobachtungen nachweisbar, in denen der Tod unabhängig von der bestehenden Querschnittslähmung eingetreten war. In diesen Fällen hatte das unfallbedingte Ereignis,

Tabelle 1. Todesursachen bei 36 Beobachtungen mit „akuter Querschnittslähmung"

Unmittelbare Folgen z.B. Halsmarködem	Mittelbare Folgen Lungenkomplikationen z.B. Bronchopneumonien	Nierenkomplikationen z.B. eitrige Pyelonephritis	Sitz der Rückenmarkläsion
6	7		C1
			C7
			Th 1
			Th 5
	8		Th 6
			Th 12
	2	1	L1
			L 5
6	17	1	24

Todesursachen in weiteren 12 Beobachtungen: Unfallabhängig, querschnittslähmungs-unabhängig (z.B. Aortenruptur)

das zu der Querschnittslähmung geführt hatte, auch zu weiteren schweren Körperbeschädigungen geführt, die unabhängig von der Querschnittslähmung den Eintritt des Todes nach sich zogen. In diesen 12 Beobachtungen fanden sich als Todesursache z.B. schwere Fettembolien im Zusammenhang mit Mehrfachfrakturen, eine Niereninsuffizienz bei einer Crushniere oder es war zu einer traumatischen Aortenruptur und tödlichen Verblutung gekommen.

Während in der Gruppe der „akuten Querschnittslähmung" die unmittelbaren Folgen und Lungenkomplikationen für den Eintritt des Todes ganz im Vordergrund standen, bestimmten in der Gruppe mit „chronischer Querschnittslähmung" die mittelbaren Folgen die Todesursachen. Hier waren es in Übereinstimmung mit Mitteilungen aus dem einschlägigen Schrifttum Komplikationen von seiten der Nieren und des Gastro-Intestinaltraktes (Dietrich und Russi, 1958; Stoephasius, 1969), die zum Tode führten. Wichtig ist, im Vergleich zu den Todesfällen mit „akuter Querschnittlähmung", daß auch in dieser Gruppe in 5 weiteren Beobachtungen die Querschnittslähmung bei der Herbeiführung des Todes keine Bedeutung hatte. Hier waren es insbesondere Carcinome, die unabhängig von der Querschnittslähmung den Eintritt des Todes verursachten.

Faßt man diese Befunde zusammen und überprüft sie im Hinblick auf die Überlebenszeit, so ergibt sich *zusammenfassend* folgendes:
1. Die durchschnittliche Überlebenszeit ist bei den Halsmarkverletzten am kürzesten. Es kommt bei den überwiegend komplett Gelähmten besonders zu tödlichen Komplikationen von seiten der Atmung (Nynquist, 1967; Kunst und Voges, 1977).
2. Die durchschnittliche Überlebenszeit der Lendenmarkgelähmten ist vergleichsweise am längsten. Hier bilden vielfach Komplikationen von seiten des Urogenitalapparates die Todesursache.
3. Unter den Brustmarkgelähmten finden sich Patienten sowohl mit kurzer als auch längerer Überlebenszeit.

Tabelle 2. Todesursachen bei 29 Beobachtungen mit „chronischer Querschnittslähmung"

Unmittelbare Folgen	Mittelbare Folgen				Sitz der Rückenmarkläsion
	Lungenkomplikationen	Nierenkomplikationen	Komplikation des Gastrointestinaltaktes	Sonstige	
		6			C 1
					C 7
					Th 1
					Th 5
			2	1	Th 6
					Th 12
4	7		3	1	L 1
					L 5
4	13	5		2	24

Todesursache in weiteren 5 Beobachtungen: Querschnittslähmung-unabhängig (z.B. Carcinom)

4. Neben den genannten Kriterien wird grundsätzlich die Überlebenszeit bei der Querschnittslähmung wesentlich mitbestimmt vom Lebensalter zur Zeit des Auftretens der Querschnittslähmung (Burke, 1960).
5. Während bei den Todesfällen mit „akuter Querschnittslähmung" die traumatische Mitbeteiligung anderer innerer Organe entscheidend für den Eintritt des Todes ist, sind bei den Todesfällen mit „chronischer Querschnittslähmung" auch unfallunabhängige Erkrankungen, also altersbedingte Leiden, von zunehmender Bedeutung.

Literatur

1 Burke M H, Hicks A F, Robins M, Kessler H (1960) Survival of Patients with injuries of the spinal cord. The Journal of the American Medical Association 172: 121–124
2 Dietrich R B, Russi S (1958) Tabulation and Review of autopsy findings in fifty-five Paraplegics. Journal of the American Medical Association 166: 41–44
3 Kunst H, Voges B (1977) Ursache, Prognose, Letalität und Behandlung traumatischer Querschnittslähmungen, Lebensversicherungsmedizin, Heft 1
4 Nynquist H R, Bors E (1967) Mortality and survival in traumatic myelopaty during nineteen years from 1946–1965. Paraplegia 5: 22–48
5 Steophasius E (1965) Urologische Probleme beim Rückenmarksverletzten. Bericht Unfallmed Tagg d gew BG in Würzburg, 15–16 Nov, S 167–175
6 Tribe C R (1963) Causes of death in the early and late stages of paraplegia. Paraplegia 1: 19–47

10. Arbeitsmedizinische Probleme am Bildschirm

Betriebsärztliche Erfahrungen über die Beanspruchung bei Arbeiten am Bildschirm

Gunhild Hagspiel, Ludwigsburg

Durch die Einführung der Computertechnik in das Büro- und Verwaltungswesen, erfuhr die bis dahin gewohnheitsgebundene und automationsfremde Welt der Angestellten eine tiefgreifende Umgestaltung. Die Diskussion wurde leider von Anfang an sehr emotional geführt. Schockparolen, wie „Der Bildschirm macht krank, Ärzte warnen vor Bildschirmarbeit, Augenschäden durch Bildschirm" usw. lösten Angst, Unruhe und Spannungen bei den Beschäftigten aus, auch in Betrieben, die sehr behutsam vor ca. einem Jahrzehnt ihre Angestellten an die neue Technik heranführten. Der Betriebsarzt — sofern es überhaupt im Dienstleistungsgewerbe einen gab — war lange ohne Hilfe von seiten der wissenschaftlichen Arbeitsmedizin.

Die psychisch mentale Belastung ist beim Angestellten in den Vordergrund gerückt. Von ihm wird heute eine stete Lernbereitschaft gefordert und eine geistige Flexibilität, bei den Führungskräften ein hohes Maß an Einfühlungsvermögen, an Geduld und Hilfbereitschaft.

Meine Aussagen beruhen auf einer 6jährigen Beobachtungszeit. Wir haben heute ca. 800 Bildschirmgeräte im Einsatz.

Vier Problemkreise haben sich sehr bald herausgestellt:

1. *Die schrittweise Hinführung der Beschäftigten an die neue Technik, eine gute Vorbereitung* und eine *ständige Information über die Arbeit ist unerläßlich*. Keinesfalls sollte eine totale Umstellung erfolgen.
2. Optische Probleme: *Vor Aufnahme der Tätigkeit Prüfung der Sehleistung durch den Betriebsarzt, evtl. Auskorrektur durch den Augenfacharzt*. Wir haben in unserem Betrieb 1975 mit dieser Screening-Methode begonnen. Anlaß war die Arbeit aus der Augenklinik Wien, die deutlich machte, daß das gesunde Auge durch Arbeit am Bildschirm keinen Schaden nimmt, jedoch jede geringste Einschränkung der Sehleistung Beschwerden auslösen kann und auskorrigiert werden muß. Wir führen eine Checkliste, die u.a. auch eine Anamnese — durch den Betriebsarzt erhoben — verlangt. Zum Beispiel nach frühkindlichen Augenleiden, Schieloperationen, Linsenerkrankungen, Hornhautkrümmungen — um einige zu nennen — ferner Erkrankungen wie Diabetes, Hochdruck etc. Eine Zusammenarbeit mit den Augenärzten am Ort empfiehlt sich sehr. Sie sollten auch die Arbeitsplätze einmal gesehen haben, um sich über die konkrete Situation zu informieren. Menschen mit Seheinschränkungen, die nicht mit optischen Hilfsmitteln auskorrigiert werden können, werden selbstverständlich nicht am Bildschirm beschäftigt. Wiederholungen des Siebtestes in 2jährigem Abstand oder auf Anordnung auch vorzeitig. Technische Durchführung mit Rodatestgerät 7 — geprüft wird Sehschärfe, Gesichtsfeld, stereoskopisches Sehen und Farbsinn.
3. *Gestaltung der Arbeitsplätze nach ergonomischen Erkenntnissen*. Es gibt keinen Einheitsarbeitsplatz mit Bildschirm, weil die Aktivitäten, bei denen er eingesetzt ist, stark variieren. Die Bildschirme sollten dem neuen technischen Entwicklungsstand entspre-

chen (wir arbeiten mit der 3. Generation dieser Geräte). Möbelindustrie und Gerätehersteller suchen gemeinsam nach guten Lösungen der Arbeitsplatzgestaltung. Allerdings werden allzuviel technische Raffinessen, wie höhenverstellbare Tische, schwenkbare Aufsätze, versenkbare Zwischenplatten, nicht immer positiv aufgenommen. Ich halte es für sehr wichtig, die Beschäftigten mit in die Gestaltung ihrer Arbeitsplätze einzubeziehen, z.B. durch Möbeltestprogramme. Wir bekamen auch manche Anregung von den Beschäftigten; abgesehen davon, daß die Zufriedenheit durch diese Zusammenarbeit hernach besser gewährleistet ist. M. E. sind die ergonomischen Probleme in den Griff zu bekommen, wenn man den arbeitsmedizinischen Erkenntnissen gerecht wird.

Es muß aber auch gesagt werden, daß die Beschäftigten nicht immer kompromißlos die ergonomisch günstigsten Arbeitsplätze benutzen. So kann man beobachten, daß sie Stühle nicht passend für sich einstellen, Fußstützen wegschieben, Beleghalter nicht benutzen. Manche wollen lieber Blendwirkung in Kauf nehmen, als den Arbeitstisch mit Blick zum Fenster aufgeben. Hier muß der Betriebsarzt manche Aufklärungsarbeit leisten.

Trotz all dieser Maßnahmen kann es zu Beschwerden wie Kopfschmerzen, Brennen um die Augen und Flimmern kommen. Die genannten Beschwerden gehören zum Komplex der sogenannten „asthenopischen" Beschwerden. Es sind Ermüdungserscheinungen, die bei lang anhaltender visueller und mentaler Konzentration auftreten können. Sie sind reversibel, erfordern aber eine evtl. Pausenregelung, je nach zeitlicher Beanspruchung am Bildschirmgerät.

4. *Um Fragen der Beanspruchung zu beurteilen, muß man bei Beachtung aller vorgenannten Erkenntnisse aber auch die Arbeitsvorgänge* und *Arbeitsabläufe studieren.* Das ist in den einzelnen Betrieben sehr unterschiedlich, für den Arbeitsmediziner auch eine schwierige Aufgabe. Hier muß er sich intensiv mit der betrieblichen Organisation befassen.

Wir haben z.B. drei Bereiche mit Bildschirmeinsatz.

a) *Datenerfassung mit Bildschirm.* Der Übergang zu dieser Art der Datenerfassung erfolgte vor ca. 6 Jahren. Bis dahin waren Loch- und Prüfgeräte sowie Buchungsmaschinen im Einsatz, deren Geräuschpegel unerfreulich hoch lag. Dieser Ausgangstatbestand begründet die *Zufriedenheit und die positive Aufnahme des Bildschirmes bei den ehemaligen Locherinnen und Prüferinnen.* Hinzu kommen technische Vorteile, wie z.B. eine blendfreie, leichtgängige Tastatur mit induktivem Tastanschlag. Gestützt auf eine durch permanente Anwendung erreichte Fingerfertigkeit, kann man von einer überwiegend tastaturorientierten Funktion am Arbeitsplatz sprechen. Der Bildschirm kann visuell vernachlässigt werden. Bei Fehlern leuchtet eine rote Warnlampe zur Nachkontrolle auf. Es ist bekannt, daß Gliederung und Übersichtlichkeit die Arbeit erleichtern. Diese Erkenntnis wird leider nur selten angewendet. Die Belege haben als Informationsquelle einen starken Einfluß auf die Belastung des Menschen. Sie sollten gut lesbar sein (nicht der letzte Durchschlag, sondern besser das Original sollte der Bearbeiter haben), das Papier darf nicht reflektieren, und die Daten sollten für das Kurzzeitgedächtnis aufbereitet dargeboten werden. Das geschieht durch eine Unterteilung in Zweier-, Dreier- und Vierer-Gruppen. Die Beanspruchung liegt in der Datenerfassung vorwiegend im Zwang, erheblichen Arbeitsanfall termingerecht abzuwickeln (wie das bei Banken, Versicherungen u.ä. der Fall ist).

Unfreiwillige Pausen durch – heute seltenere – technische Störungen verstärken die Nervosität, weil die Datenerfasserin die fehlende Arbeitszeit aus persönlichen Gründen (Mitfahrgelegenheit, Einkaufe usw.) nicht abends einfach anhängen kann.

Bei diesem Arbeitsprogramm handelt es sich um die Eingabe von Belegen, d.h. um den fast ausschließlichen Umgang mit Zahlen — an sich eine sehr *monotone Arbeit*. Um die Frauen nicht ganztägig am Eingabegerät zu beschäftigen, haben wir vor ca. 3 Jahren schon den Versuch einer Arbeitsplatzbereicherung durch Koppelung mit einer anderen Tätigkeit gemacht. Leider war der Erfolg negativ. Die überwiegend aus ungelernten Kräften umgeschulten Frauen hatten kein Interesse daran, etwas anderes zu tun. Es gelang auch nicht, sie entsprechend zu motivieren. Da es sich ausschließlich um Frauen handelt, und immer mehr die Teilzeitbeschäftigung von Frauen gewünscht wird, kann das Problem der zeitlichen Begrenzung der Bildschirmarbeit auch durch Teilzeitbeschäftigung gelöst werden.

Die *Pausenregelung* haben wir bei dieser Gruppe auf *20 min* Pause nach *2 Std Arbeit* festgesetzt. Selbstverständlich kann auch nach einstündlicher Arbeit eine Pause von 10 min angesetzt werden.

b) *Die Informationsausgabe über Bildschirm*. Kennzeichnend für diese Bildschirmanwendung ist die sporadische Bedienung durch mehrere Personen am gleichen Gerät. Hier erfüllt der Bildschirm seine Funktion als *Allzweckgerät in gemeinsamer Nutzung*. Die Beherrschung der Tastatur tritt dabei etwas in den Hintergrund. Die Tätigkeit ist überwiegend visuell orientiert.

Der laufende Wechsel zwischen sporadischer Bildschirmabfrage und herkömmlicher administrativer Tätigkeit ist abwechslungsreich. Die Arbeit verlangt große Aufmerksamkeit, denn eine Fülle von Informationen wird gezeigt. Die Beanspruchung liegt auch hier wieder in einem großen Arbeitsanfall, oft unter Termindruck. Wichtig ist, daß genügend Bildschirme installiert sind, damit es zu keinen Aggressionen vor dem Bildschirm kommt. Die Bildschirmtätigkeit als solche übersteigt meist nicht 4 Std am Tag. Sie liegt eher wesentlich darunter. Selbstverständlich muß auch der Gestaltung dieser Arbeitsplätze die volle Aufmerksamkeit zukommen.

c) *Dialog mit dem Bildschirm*. Diese Anwendung ist meist erst in den ersten Ansätzen gegeben. Sie ist aber sehr zukunftsorientiert. Es handelt sich dabei um die Erledigung von Geschäftsvorgängen auf der Basis eines Dialogverkehrs mit dem Computer. Diesem Arbeitsprozeß liegt die Erfassung von Daten zur Speicherung, Veränderung und Löschung bei gleichzeitigem Aufbau von Buchungssätzen zugrunde. Außerdem ist es möglich, über Computer und Schnelldrucker Briefe zu fertigen.

Alle vom Programm für die Arbeitserleichterung zur Verfügung gestellten Hilfen, wie z.B. Prüfung der richtigen Eingabe, Führung über Bildschirmmaske usw., können aber nicht darüberhinwegtäuschen, daß diese Tätigkeit anhaltendes, konzentriertes Arbeiten notwendig macht. Die mentale Belastung kann im Einzelfall zu psychischen Überforderungen führen, mit Auslösung von Gesundheitsstörungen, vorrangig Schlafstörungen, Herzsensationen, depressiven Verstimmungszuständen und weiteren psychosomatischen Erkrankungen.

Diese Tätigkeit geht durch alle arbeitsfähigen Jahrgänge. Vor allem die älteren Mitarbeiter bedürfen der besonderen Aufmerksamkeit des Betriebsarztes. Ihm werden die Beschwerden oft in der Sprechstunde zuerst vorgebracht, ohne daß sie von dem Beschäftigten zunächst mit der Arbeitssituation in Zusammenhang gebracht werden, bzw. er will sie oft nicht — bewußt nicht — mit der Arbeitssituation in Zusammenhang bringen. Man darf nicht vergessen, daß diese Menschen dazu noch ihre eigene Problematik haben und damit emotionale Belastungsfaktoren mit an den Arbeitsplatz bringen.

Sie können sie nicht wie einen Mantel vor Beginn der Arbeit ablegen. Mitunter nehmen sie *diverse Pharmaka*, nicht zuletzt Psychopharmaka, ein.

Obwohl dem Beschäftigten bei uns *keine Nachteile* entstehen, wenn er *die Umstellung auf die neue Technik nicht schafft,* will er verständlicherweise oft nicht schon vorher aufgeben oder sich den Jungen an die Wand spielen lassen. M.E. sollte man auch die *älteren Menschen nicht abqualifizieren,* als ob sie nichts Neues mehr lernen könnten. Man sollte nur die Leistung nicht zu hoch ansetzen und das Arbeitspensum nicht forcieren, *außerdem genügend Zeit zur Einarbeitung geben, damit nicht Angst und Unsicherheit als ,,Dauerstressoren" bestehen bleiben.* Mancher fühlt sich mit der Akte sicherer, er kann nachschlagen usw. Gefühlsmäßig fühlt es sich von der Maschine gedrängt, obwohl er das Tempo durch Knopfdruck ja selbst bestimmen kann.

In diesem Zusammenhang kann ich den Betriebsärzten nicht eindringlich genug die Durchführung der Sprechstunde ans Herz legen. Wenn Sie das Vertrauen der Menschen im Betrieb haben, und wenn diese spüren, daß Sie sich − völlig unabhängig − um ihr Wohl und um die Zufriedenheit mit dem Arbeitsplatz kümmern, dann können Sie oft die neuralgischen Punkte im Betrieb erkennen und − wenn nötig − eingreifen.

In einem hierarchisch gegliederten Betrieb von ca. 4.500 Menschen gibt es noch Führungskräfte, die im Blick auf die eigene Karriere sich nicht so um das Wohl der Mitarbeiter kümmern, wie man es von ihnen erwarten sollte, wenn man auch den *kooperativen Führungsstil zu praktizieren* versucht und die Menschen in Schulungsseminaren dazu hinführt. *Im mittleren und unteren Management liegt es mit dem Führungsstil noch oft im argen.*

Bei der Gestaltung der Arbeitsabläufe und Programme ist es wichtig, daß sie nicht nur theoretisch ausgedacht oder von Fremdfirmen übernommen, sondern daß sie mit den betreffenden Abteilungen gemeinsam erarbeitet werden. Es hat sich in unserem Betrieb gezeigt, daß im Grunde nichts *gut* läuft, was nicht gemeinsam erarbeitet und vorher erprobt ist. *Man kann sehr sündigen, wenn man das versäumt und die Menschen einfach ins Wasser wirft.* Bei uns dauert es etwa ein halbes bis ein dreiviertel Jahr, bis ein Programm steht. Es wird X-mal simuliert, und erst wenn es läuft, kann das nächste folgen.

Zusammenfassung

Der Bildschirm hat seinen festen Platz in der Arbeitswelt gefunden und wird als Arbeitsinstrument gern angenommen. Seine Vorteile dominieren. *Frustrationen entstehen, wenn versäumt wird, die ergonomischen Erkenntnisse optimal zu lösen.* Wichtig ist die *schrittweise Hinführung* der Beschäftigten *an die neue Technik* und eine *ständige Information* über die Arbeit.

Bildschirmarbeit muß sehr differenziert gesehen werden. Die mentale Beanspruchung ist durch die Vielseitigkeit der Programme und die ständige Lernanforderung an die Menschen gegeben. Überforderung kann die Folge sein, wenn der Gestaltung der Arbeitsprogramme, dem Leistungsdruck durch Überwachung des Arbeitsunfalls, nicht die nötige Beachtung zukommt. Kooperative Zusammenarbeit mit Betriebsleitung, Betriebsrat und Arzt ist unbedingt erforderlich.

Als *Präventivmaßnahmen* sind obligat: Sehtest vor Aufnahme der Bildschirmarbeit und evtl. nötige Auskorrektur der Sehleistung durch den Augenarzt, gleichgültig wie lange er am Datensichtgerät arbeitet. Kontrolle in 2jährigem Abstand.

Pausenregelung bei ganztägiger Tätigkeit unbedingt nötig.
20 min nach 2 Std Arbeit
10 min nach 1 Std Arbeit.

Flankierende Maßnahmen wie Entspannungsgymnastik oder autogenes Training sind sehr nützlich.

Aktuelle arbeitshygienische Aspekte der Arbeit am Bildschirm

W.F. Greuter, Bern

Aus der Kriegs- und Weltraumforschung resultierte, sozusagen als Nebenprodukt, eine neue Technologie, die im Verlauf von rund 30 Jahren zur elektronischen Datenverarbeitung führte, wie wir sie heute in all ihren Anwendungsformen kennen. Anfangs dieses Jahrzehnts wurde dann mit der Entwicklung dieser neuen Informationstechnologie in zahlreichen Branchen eine tiefgreifende, in letzter Zeit fast explosionsartig verlaufende Umstrukturierung eingeleitet, deren Ende nicht abzusehen ist. Die zunehmend günstigere Kosten-Nutzen-Relation dieser Systeme wird es in nächster Zeit ermöglichen, sie auch in mittleren und kleineren Betrieben zur Anwendung zu bringen. Die damit verbundenen strukturellen Änderungen und Anpassungen mit ihren primären und sekundären Folgen sind bereits in vollem Gange. Der Arbeitsärztliche Dienst des Bundesamtes für Industrie, Gewerbe und Arbeit der schweizerischen Bundesverwaltung, den ich hier vertrete, hat sich als Organ der Oberaufsicht des Bundes über den kantonalen Vollzug des Arbeitsgesetzes in Belangen der Arbeitshygiene u.a. auch mit dieser Problematik zu befassen. Die Konfrontation mit der Anwendung der elektronischen Datenverarbeitung in Unternehmen verschiedenster Art in der Schweiz hat uns veranlaßt, uns Überlegungen über die Auswirkungen dieser Neuerungen zu machen, was konsequenterweise zu eigenen Untersuchungen führen müßte, die allerdings z.Z. noch fortgeführt werden.

Der Zwang zur Rationalisierung auf dem Gebiet der Administration, des Bank- und Handelswesens und der Informationsdienste ergibt sich schon daraus, daß seit der Jahrhundertwende sich die Produktivität in der Industrie ca. 20mal mehr vergrößert hat als in den Büros. Ein Verzicht auf diese Errungenschaften in einem Betrieb hätte zur Folge, daß dieser gegenüber einem gleichgearteten, aber diesbezüglich fortschrittlichen Betrieb nicht mehr konkurrenzfähig bleiben könnte. Überdies wurden landesbezogene Einschränkungen einer solchen Entwicklung aus beschäftigungspolitischen Gründen zu einem Ungleichgewicht gegenüber anderen Staaten führen und dadurch die Gefährdung der Arbeitsplätze im Bereich der eigenen Volkswirtschaft verstärken. Da nun die Erhaltung von Arbeitsplätzen — in dieser Betrachtungsweise gesehen — durchaus kontrovers, entweder durch die Ablehnung dieser Technologie, oder aber durch die bestmögliche Nutzung dieser selben Technologie postuliert wird, liegt es auf der Hand, daß um jeden Preis alle die Arbeit am Bildschirmgerät beeinflußenden Faktoren optimiert werden müssen. Nur so kann ein weiter

Kreis von Arbeitnehmern für diese Arbeit gewonnen und deren Arbeitsplatz weiter humanisiert werden, womit auch sein Widerstand gegenüber der Neuerung beseitigt werden dürfte. Andererseits wird damit auf die bestmögliche Weise dem Sachzwang der Einführung dieser Neuerung aus Konkurrenzgründen entsprochen werden können.

Wenn Sie gestatten, darf ich in diesem Zusammenhang darauf hinweisen, daß die Furcht um ihre Arbeitsplätze vielen Angestellten schon früher immer wieder zu schaffen gemacht hat. So war es vor fast hundert Jahren beim Aufkommen der ersten Schreibmaschinen und nicht weniger bedrohlich schien es vor vier Jahrzehnten bei der Einführung von Buchungs- und Lochkartenmaschinen. Da aber gleichzeitig der Umfang der administrativen Arbeiten ebenfalls zunahm bzw. ohne diese Neuerungen nicht zu bewältigen gewesen wäre, erwiesen sich die Ängste im Nachhinein als gegenstandslos. Es ist damit natürlich nicht gesagt, daß eine kurzzeitige Gefährdung durch Selektion und Umschulung, dies betrifft naturgemäß vor allem den älteren Arbeitnehmer, nicht zu gewissen Härten führen könnte.

Mit dieser kurzen Betrachtung wollte ich nur darauf hinweisen, wie sehr wir bei unseren Überlegungen einerseits den Sachzwang und andererseits die verständliche Abwehrhaltung vieler Angestellter zu dieser Entwicklung in Rechnung stellen müssen. Letztere ist allerdings auch gepaart mit der Faszination der Neuheit und einer außergewöhnlichen Verbreitung der Aufmerksamkeit für die Belange der Arbeit am Bildschirm. Im Kernpunkt steht nun aber die Beunruhigung des an Bildschirmgeräten tätigen Personals wegen der Frage des Einflusses dieser Arbeitsgattung auf dessen Gesundheit.

Ein Teil der Verunsicherung und der gesundheitlichen Beschwerden läßt sich wohl auf unkritische, tendenziöse Pressemitteilungen und oberflächliche Eindrücke zurückführen. Andererseits sind bei der Arbeit am Bildschirmgerät tatsächlich eine Reihe von ergonomischen Faktoren von Bedeutung, welche in ungünstig gelagerten Fällen Störungen des Wohlbefindens und der Gesundheit verursachen können.

Um uns ein Bild über die Situation an Bildschirmarbeitsplätzen verschiedener Kategorien in der Schweiz zu machen, haben wir in einer ersten Phase eine Reihe solcher Arbeitsplätze in der Bankbranche, in einer Flugverkehrsgesellschaft sowie im Druckerei- und Verlagswesen überprüft. Grundsätzlich basierte die Untersuchung auf einer Befragung, welche sowohl bildschirmspezifische und generell arbeitshygienische Aspekte, als auch solche des subjektiven Befindens, sowie eine Situationsbeurteilung des Befragten umfaßte. Nach Möglichkeit wurde die Sehfunktion, in einer Anzahl von Fällen auch die Flimmerverschmelzungsfrequenz, Reaktionstests und die Messung des Blutdruckes in die Untersuchung miteinbezogen.

Ausgewertet wurden bisher insgesamt 220 Arbeitnehmer verschiedenen Alters und beiderlei Geschlechts. Die Resultate haben wir in folgenden Gruppen zusammengefaßt:
1. Häufigkeit asthenopischer und anderer Beschwerden;
2. Klagen betreffend die Beleuchtungsverhältnisse am Arbeitsplatz;
3. Subjektive Beurteilung der Arbeit am Bildschirmgerät;
4. Zusätzliche störende Einwirkungen am Arbeitsplatz.

Aus den Resultaten ergaben sich unter der Voraussetzung einer vorsichtigen Interpretation dennoch einige interessante Hinweise, die größtenteils mit anderen Untersuchungen übereinstimmten. Indessen erachteten wir es nicht für angebracht, das vergleichsweise geringe Zahlenmaterial, welches überdies mehrere unterschiedliche Anwendungsgebiete der Bildschirmgeräte umfaßte, statistisch auszuwerten. Zudem fehlen dazu einstweilen die vergleichbaren Kontrollgruppen, die nicht mit der Arbeit am Bildschirm beschäftigt sind.

Im Quervergleich der Gruppen mit verschiedenen Anwendungsmöglichkeiten des Bildschirmgerätes kamen denn auch erst die, zwar theoretisch erwarteten, Unterschiede deutlich zum Vorschein. Während bei den asthenopischen Beschwerden das Augenbrennen allgemein häufig beklagt wurde, trat das Augenflimmern und Augentränen in der Datenverarbeitung beim Bankgewerbe und an den meisten Arbeitsplätzen im Flugwesen erheblich zurück. Darin kam sehr deutlich die Bedeutung der Dauer der eigentlichen Beobachtung des Bildschirmes zum Ausdruck. Diese wurde gemäß unserer diesbezüglichen Untersuchungen als Anteil der Gesamtarbeitszeit denn auch fast immer, teilweise bis zum dreißigfachen, überschätzt.

Beim untersuchten Kollektiv konnten wir eine nicht oder falsch korrigierte Fehlsichtigkeit vei 40% der Probanden ermitteln. Daß diese Gruppe deutlich häufiger über Augenbeschwerden und Sehstörungen klagte, versteht sich zwar, doch sollte man sich, im Rahmen eines vernünftigen Aufwandes, bemühen, die ausgeprägteren Fälle bei der Selektion vor der Arbeit am Bildschirm auszuschließen.

Ein u.E. ebenfalls nicht überraschendes Beispiel ergab sich bei der relativ verbreiteten Angabe von Rückenschmerzen, die beim im Flugwesen beschäftigten Personal erheblich geringer waren. Dessen Tätigkeit erforderte aber auch wesentlich häufigere Gänge weg vom Bildschirmarbeitsplatz und sorgt damit gewissermaßen für „Ausgleichsgymnastik". Zur ergonomischen Gestaltung des Arbeitsplatzes und insbesondere auch des Sitzes in diesem Zusammenhang möchte ich mich nicht äußern, da von berufener Seite noch auf diesen Aspekt eingegangen werden wird.

Auch bei den die Beleuchtungsverhältnisse am Arbeitsplatz betreffenden Klagen sind die ermittelten Gesamtresultate bei zwar erkennbarer ungünstiger Tendenz nicht eklatant. Auf die einzelnen Arbeitsräume bezogen waren die Unterschiede jedoch recht eindrücklich. U.E. kann nicht mehr akzeptiert werden, daß Innenarchitekten bestimmen, wie Großraumbüros für Elektronische Datenverarbeitung gestaltet werden sollten. Es kann weder Aufgabe dieses Referates sein, ein optimales Beleuchtungskonzept darzulegen, noch die hinlänglich bekannten Kriterien für das Vermeiden von Blendung und Reflexen aufzuzählen. Die Häufigkeit der Fälle, in denen vom Bildschirmpersonal allgemein störende Beleuchtungsverhältnisse, Reflexe und Blendung angegeben werden, zeigt aber nur allzu deutlich, wie in der Praxis Erfahrungen unberücksichtigt bleiben, die zum Wohlbefinden des Personals beitragen und damit Effizienz und Qualität der Arbeit anheben würden.

Entscheidend für die Einstellung des am Bildschirm arbeitenden Menschen zu seiner Tätigkeit ist der Charakter und Inhalt seiner Arbeit. Wir fanden bestätigt, daß hier insbesondere der Dialog mit dem Computer, dann aber auch anspruchsvollere Informationsvermittlung verständlicherweise mehr Befriedigung erbrachte. Einer Arbeitsorganisation, die durch vermehrte Vorbereitungsarbeiten, anderen Zusatzbeschäftigungen oder Kontakt mit Kunden bereichert ist, müßte ebenfalls der Vorzug gegeben werden. Vergleichsweise monotone Arbeit kann ebenfalls weniger Nachteile haben, falls bei der Selektion der Mitarbeiter und Mitarbeiterinnen auf die entsprechenden Voraussetzung und Interessen geachtet wird. Der Umstand, daß gerade bei einer Gruppe von Datatypistinnen auffallend wenig über Monotonie geklagt wurde, scheint dies zu bestätigen. Ein mitentscheidender Faktor ist insbesondere hier, wie aber auch andernorts die Gestaltung des Betriebsklimas.

Aus den unterschiedlichen Antworten ergab sich in diesem Punkt insbesondere die große Bedeutung der psychologisch richtigen Betriebsführung. Ebenfalls wichtig ist aber die Optimierung des Raumklimas, die Reduktion des Lärms und evtl. des Anfalls von Tabakrauch bei unzureichender Ventilation.

Wir sind uns bewußt, daß die Kenntisse der möglichen objektiven Auswirkungen der Arbeit am Bildschirmgerät auf die Gesundheit gegenwärtig z.T. noch unzureichend sind. Dies erschwert bei der Vielfalt dieser Anwendungsbereiche die Aufstellung gewisser wissenschaftlich fundierter arbeitshygienischer Maßnahmen, z.B. in der Beschränkung der täglichen Arbeitsdauer, Pausenregelung und arbeitsmedizinischer Selektion des Bildschirmpersonals. Im Hinblick auf die Häufigkeit subjektiver Störungen des Wohlbefindens halten wir die Bemühungen zur Beseitigung der Mißstände bei der Gestaltung dieser Arbeitsplätze und der Arbeitsorganisation in der Praxis für vordringlich. Ebenso muß aber die Ergründung der noch offenen diesbezüglichen arbeitsmedizinischen Fragen möglichst rasch vorangetrieben werden.

Resultate

1. Häufigkeit asthenopischer and anderer Beschwerden:

Augenbrennen	48%
Augenflimmern	34%
Augentränen	21%
Kopfschmerzen	44%
Nervositätserscheinungen	51%
Magen-Darm-Beschwerden	19%
Rückenschmerzen	44%

2. Klagen betreffend Beleuchtungsverhältnisse am Arbeitsplatz:

Allg. störende Beleuchtungsverhältnisse	29%
Reflexe von Bildschirm	15%
Blendung	24%
Falscher Lichteinfall	13%
Zu wenig Licht	2%

3. Subjektive Beurteilung der Arbeit am Bildschirmgerät:

Monoton	55%
Hektisch	64%
Schwierig	32%
Enervierend	56%
Augen überanstrengend	58%
Interessant	67%
Abwechslungsreich	70%

4. Zusätzliche störende Einwirkungen am Arbeitsplatz:

Lärm	55%
Musik	—
Rauchen	31%
Zugluft	52%
Frischluftmangel	59%
Unbehagliche Temperatur	56%

Fragebogen für Bildschirmpersonal

(Bitte zutreffendes ankreuzen bzw. eintragen)

Name od. Code: .... Geburtsjahr: ... Hr 0 Fr(l) 0
Stellung im Betrieb: .... Ausbildung: ....
Marke, Modell des BG: ....

1. Können Sie mühelos lesen ohne Brille? ja 0 nein 0
   Erkennen Sie Details in der Ferne mühelos ohne Brille? ja 0 nein 0
   Brillenträger ja 0 nein 0
   Kontaktlinsenträger ja 0 nein 0
   Sind Ihre Augen überempfindlich? (z.B. gegen Sonnenlicht,
   Luftzug, Rauch etc.)   wenn ja, seit wann? ....
   Besteht bei Ihnen eines der folgenden Augenleiden (vorbestehend oder seit kurzem)
   Hornhautverkrümmung 0   Schielen 0   Linsentrübung 0
   andere: ....   Seit wann? ....

2. Wie lange arbeiten Sie bereits am Bildschirmgerät? ...... Jahre ...... Monate
   Wieviele Stunden pro Arbeitstag arbeiten Sie direkt am BG? ...... Stunden
   Wie häufig (in % Ihrer effektiven Arbeitszeit am BG) fixieren Sie den Text auf dem BG?
   immer (100%)   0   meist (75%)   0   etwa zur Hälfte (50%)   0
   selten (25%)   0   praktisch nie   0
   Worin besteht Ihre Arbeit am BG? ....

3. Haben Sie während der Arbeit am BG das
   Bedürfnis nach Erholung der Augen? nein 0   häufig 0   gel. 0
   Wenn ja, nimmt dieses Bedürfnis im Laufe
   des Tages in der Regel zu? ja 0   nein 0   untersch. 0
   Können Sie in der Regel während der Arbeit
   genug Erholungspausen (auch versteckte)
   einschalten? ja 0   nein 0   untersch. 0
   Wieviel (in Prozent Ihrer Arbeitszeit) betreffen
   Arbeiten ohne BG? ...... %

4. Wie stellen Sie die Zeichenhelligkeit ein? max. 0   stark 0   mittel 0
                                              schwach 0
   Wie beurteilen Sie die Beleuchtungsverhältnisse an Ihrem Arbeitsplatz
   mit BG?   störend od. ungenügend 0   gut 0   ausreichend 0
   Ev. warum?   Reflexe vom Bildschirm 0   Blendung 0   falscher
                   Lichteinfall 0   zu wenig Licht 0   zu grelles Licht 0
                   anderes (was?): ....

5. Welche zusätzlichen Einwirkungen   Lärm   ja 0   nein 0   untersch. 0
   an Ihrem Arbeitsplatz finden Sie   Musik   ja 0   nein 0   untersch. 0
   störend? (Nur beantworten, so-   Rauchen   ja 0   nein 0   untersch. 0
   fern vorhanden).   Zugluft   ja 0   nein 0   untersch. 0
                                       trockene Luft   ja 0   nein 0   untersch. 0
                                       Raumgestaltung ja 0   nein 0   untersch. 0
                                       Frischluftmangel ja 0 nein 0   untersch. 0
                         unbehagliche Temperatur   ja 0   nein 0   untersch. 0
            Spannungen mit Kollegen od. Vorgesetzten   ja 0   nein 0   untersch. 0

6. Sind Sie mit ihrer Arbeit zufrieden?   ja 0   nein 0   teilweise 0
   Was sagt Ihnen bei Ihrer Arbeit besonders zu? ....
   Was finden Sie an Ihrer Arbeit besonders unangenehm? ....

7. Halten Sie die folgenden Merkmale für zutreffend für Ihre Arbeit am BG?

	ja	zum Teil	nein
monoton	0	0	0
abwechslungsreich	0	0	0
leicht	0	0	0
hektisch	0	0	0
schwierig	0	0	0
macht nervös	0	0	0
abstumpfend	0	0	0
interessant	0	0	0
Augen überanstrengend	0	0	0
gemütlich	0	0	0

8. Wie sitzen Sie vor dem BG?

   O   O   O   O   O

   Fühlen Sie sich in dieser Haltung wohl?
   ja 0   nein 0
   Würden Sie ev. etwas verändern?   ja 0   nein 0
   Wenn ja, was?   Sitzhöhe   0
                   Tastaturhöhe   0
                   Bildschirmneigung 0
                   Sitzneigung   0
                   Tastaturneigung   0
                   Bildschirmneigung 0

9. Haben Sie während oder nach der Arbeit

	nein	gelegentlich	häufig
Kopfschmerzen	0	0	0
Augenbrennen	0	0	0
Augenflimmern	0	0	0
Augentränen	0	0	0
Nervositätszeichen	0	0	0
Magen-Darmbeschwerden	0	0	0
Rückenschmerzen	0	0	0

andere Beschwerden: ....
Bemerken Sie während oder nach der Arbeit irgendeine   ja 0   nein 0
Veränderung des Farbsehens?   Wenn ja, welcher Art? ....
Vermindert die Bildschirmarbeit Ihre Lust am Fernsehen?   ja 0   nein 0
Vermindert die Bildschirmarbeit Ihre Lust am Lesen?   ja 0   nein 0

10. Wie standen Sie ursprünglich der Umstellung auf die neue Arbeitstechnik (BG)
    gegenüber?   positiv 0   negativ 0   gleichgültig 0
    Wie sagt Ihnen die jetzige Arbeit im Vergleich zur früheren ohne BG zu?
    mehr 0   weniger 0   gleich 0
    Wie beurteilen Sie die jetzige Arbeitsweise im Vergleich zur früheren ohne BG?
    schwieriger 0   leichter 0   gleich 0
    Empfinden Sie die Ermüdung (Konzentrationsschwierigkeiten, Arbeitsunlust, Schläfrigkeit, Abgestumpftheit, Nervosität) durch die Arbeit am BG ausgeprägter als bei
    Büroarbeiten, die Sie aus eigener Erfahrung kennen?   ja   0   unterschiedlich   0
                                                          nein 0   keine Erfahrung   0
    Bewegen Sie sich im Vergleich zur früheren Arbeit jetzt (mit der Arbeit am BG)
    weniger?   ja 0   nein 0
    Wenn ja, empfinden Sie es als Nachteil?   ja 0   nein 0

11. Welche Anregungen für Ihre Arbeit am BG resp. zur Verbesserung der Verhältnisse
    an Ihrem Arbeitsplatz möchten Sie vorschlagen?
    ....
    ....

Augenbeschwerden an Bildschirmarbeitsplätzen
Resultate einer ergonomischen Untersuchung in Banken

Th. Läubli, W. Hünting und E. Grandjean, Zürich

Im Rahmen einer Untersuchung von Büroarbeitsplätzen wurde eine größere Gruppe von Bankangestellten im Zahlungsverkehr untersucht, welche teils am Bildschirmterminal und teils noch in alter Weise mit Schreibmaschine arbeiten.

Der vorliegende Bericht befaßt sich mit Augenbeschwerden und ihren möglichen Ursachen bei dieser Bildschirmarbeit. Über die Auswirkungen von Zwangshaltung (auch) in weiteren Büroberufen berichten W. Hünting, Th. Läubli und E. Grandjean in einem benachbarten Bericht.

Untersuchtes Kollektiv

Die Gruppe an den Bildschirmarbeitsplätzen (N = 109) hat den identischen Arbeitsinhalt wie die Kontrollgruppe mit der alten Arbeitsweise (N = 55). Jedoch bedingt die traditionelle Arbeitsweise eine vermehrte und komplexere motorische Aktivität, wie Aufstehen vom Arbeitsplatz, arbeiten mit verschiedenen Büromaschinen u.a.m. Am Bildschirmterminal hingegen wird ausschließlich in länger anhaltender Position sitzend gearbeitet. Die Arbeit selbst bestand in der Eingabe komplexer Zahlen mittels Masken, um eine Antwort auf dem Bildschirmterminal zu erhalten.

Methodik

a) Mit einem *selbst auszufüllenden Fragebogen* wurden die Leute über rheumatische Beschwerden (wie z.B. „Haben Sie ein Steifigkeitsgefühl im Nacken?"), über Augenbeschwerden (wie z.B. „Meine Augen brennen mich."), über die Arbeitszufriedenheit, die Beurteilung des Arbeitsplatzes und den Medikamentenkonsum befragt.
b) Wir erfaßten die Arbeitsplatzdimension, ermittelten einige Parameter der Körperhaltung (siehe W. Hünting) und ermittelten einige *lichttechnische Daten,* wie Kontraste im Gesichtsfeld, Helligkeit der Vorlage, Flimmern des Bildschirmes u.a.m.
c) In einer kurzen *ärztlichen Untersuchung* wurden rheumatische Beschwerden der oberen Extremitäten festgehalten, weitere anamnestische Angaben zu den Augenbeschwerden erhoben, der Visus, die Refraktion für die Ferne und eine allfällige Heterophorie gemessen sowie die Rötung der Konjunktiven bestimmt.

Resultate

Die Klagen über sämtliche Augenbeschwerdearten, welche mit dem Fragebogen erhoben wurden, sind bei den Bildschirmarbeitsplätzen häufiger (Abb. 1). Die beiden Kollektive sind in der Alters- und Geschlechtszusammensetzung nahezu gleich.

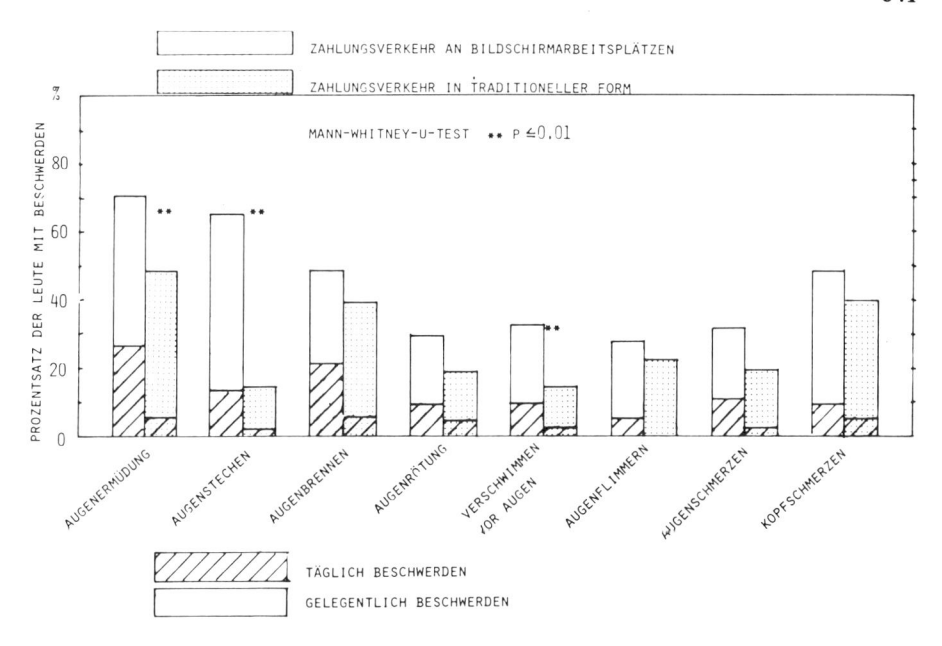

Abb. 1. Alle im Fragebogen aufgeührten Augenbeschwerden sind bei der Gruppe an den Bildschirmarbeitsplätzen häufiger angegeben

Die Abb. 2 zeigt den in der Anamnese erhobenen zeitlichen Verlauf der Beschwerden. In beiden Gruppen sind Beschwerden häufig. Dreißig Prozent der Leute an Bildschirmarbeitsplätzen haben während der Arbeitspitzen im Zahlungsverkehr, d.h. an zehn bis vierzehn Tagen am Monatsende, Augenbeschwerden bis zum Einschlafen. Sie sind also in ihrer Freizeitaktivität stark behindert, was sich auch bei Klagen über Beschwerden beim Fernsehen (40%) bzw. beim Lesen (37%) zeigt.

Als mögliche Ursachen dieser Beschwerden können folgende Mechanismen in Frage kommen:

Konstante Augenakkomodation	— Blick nur auf Vorlage oder Bildschirm
	— nie entspannte Sicht in die Ferne
Erschwerte Augenakkomodation	— unscharfe Sicht
Hohe Anforderungen an Adaption	— rascher Blickwechsel Vorlage — Tastatur — Bildschirm (Retinaüberbelastung?)
	— Flimmern des Bildschirms (Retinaüberbelastung?)
	— große Kontraste
Erschwerung der Sehaufgabe	— Reflexionen

Im weiteren werden wir anhand unserer Daten einige Ursachen diskutieren.

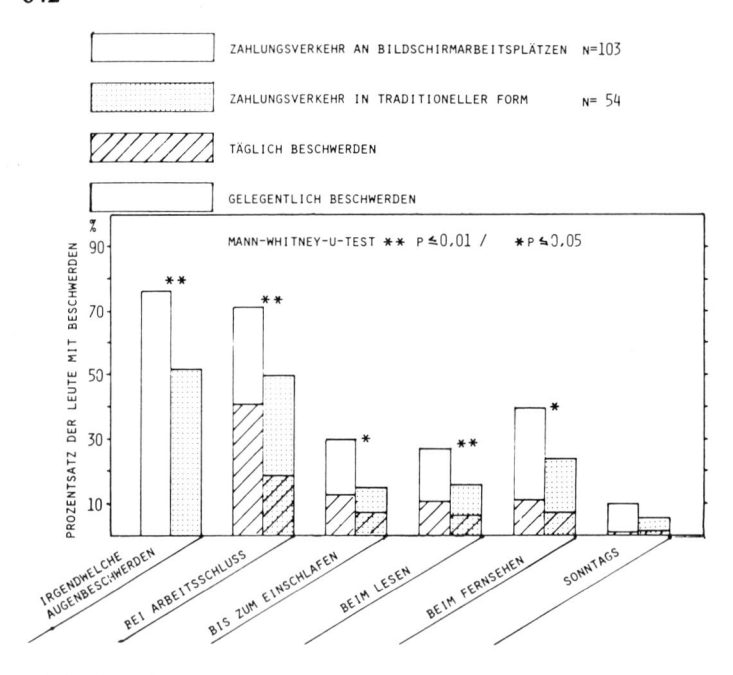

Abb. 2. Bei der direkten Befragung durch den Untersucher nach irgendwelchen Augenbeschwerden oder Augenermüdungszeichen gaben die Bildschirmarbeiter (-innen) vermehrte Beschwerden an. Die weiteren Kolonnen zeigen die Beschwerdehäufigkeit von irgendwelchen Augensymptomen kurz vor Arbeitsabschluß, das Andauern der Beschwerden bis zum Einschlafen, die Behinderung durch die Beschwerden beim Lesen oder Fernsehen und die Beschwerdehäufigkeit am Sonntag

Reflexionen auf dem Bildschirm

45% der befragten Leute klagen über störende Reflexionen. Es besteht eine starke Korrelation zwischen gemessener Reflexionsstärke und den Klagen über störende Helligkeitsunterschiede im Gesichtsfeld.

Wir haben keine Beziehung der gemessenen Reflexionsstärke auf dem Bildschirm zu den Augenbeschwerden gefunden.

Kontraste und Beleuchtung

Die *Gesamtbeleuchtung* und damit die Leuchtdichten der Flächen im Gesichtsfeld hängen stark von der künstlichen Beleuchtung, der Fensteranordnung, dem Wetter und der Benützung von Sonnenstoren ab. Ein für statistische Auswertungen brauchbarer Durchschnittswert läßt sich nur mit größerem Aufwand erfassen. Die *Kontraste* hingegen werden durch die Belichtungsschwankungen nur wenig beeinflußt. So sind uns leider Aussagen über die Zusammenhänge von Beleuchtungsstärke und Beschwerden nicht möglich; wir müssen uns mit der Diskussion des Einflusses der Kontraste im Gesichtsfeld begnügen.

a) Kontrast Vorlage – Bildschirm

Die Darstellung in Abb. 3 zeigt einen Teil unserer erhobenen Variablen in Beziehung zu der Kontrastgröße Vorlage – Bildschirm. Die ausgewählten Variablen sind logisch sinnvoll und repräsentieren mit ihrem optischen Bild die Gesamtheit der Daten.

Die Resultate führen zu keiner zwingenden Interpretation, eine Zunahme der Beschwerden mit zunehmenden Kontrasten könnte vermutet werden.

b) Kontrast Vorlage – Tastatur/Tisch

Abbildung 4 zeigt eine klare Zunahme der Beschwerden und Überlastungssymptome mit Zunahme des gemittelten Kontrasts Vorlage – Tastatur und Vorlage – Tisch.

Flimmern des Bildschirmzeichens

Mit der Stärke des Flimmerns (zeitliche Gleichförmigkeit, Intensitätsminimum und -maximum des vom Zeichen ausgestrahlten Lichts) nehmen Klagen über Augenbrennen und

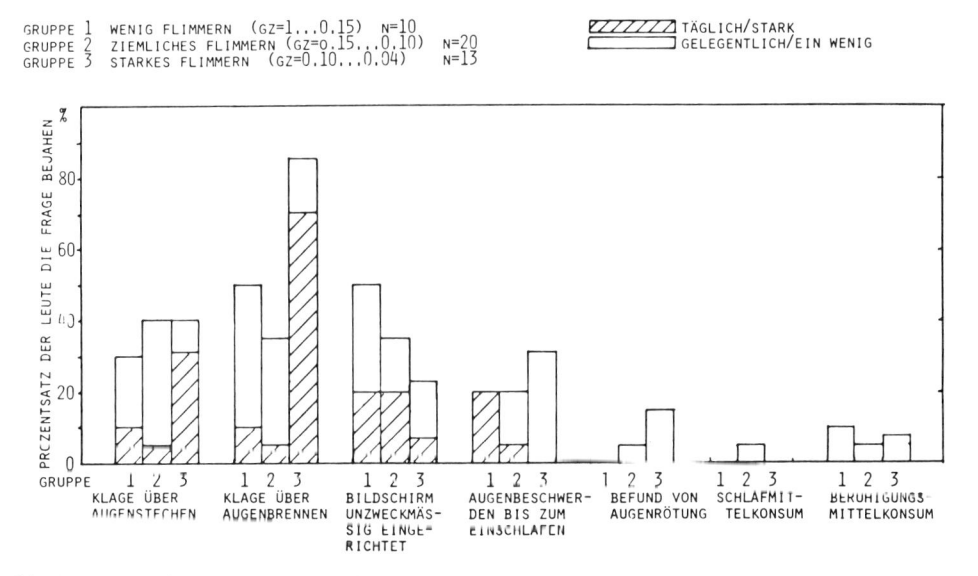

Abb. 3. Das Kollektiv wurde in 3 Gruppen eingeteilt: Gruppe 1 kleine Kontraste, Gruppe 2 mittlere Kontraste, Gruppe 3 große Kontraste. Der Kontrast errechnet sich:
Leuchtdichte der Vorlage (Nit)
Leuchtdichte des Bildschirmhintergrunds (Nit).
In der Abscisse sind dargestellt: die mit dem Fragebogen erhobenen Augenbeschwerden (Augenstechen, Augenbrennen), die Arbeitsplatzbeurteilung (Bildschirm unzweckmäßig) und der Medikamentenkonsum, weiter der Untersuchungsbefund von Augenrötung und die anamnestischen Angaben von Augenbeschwerden bis zum Einschlafen

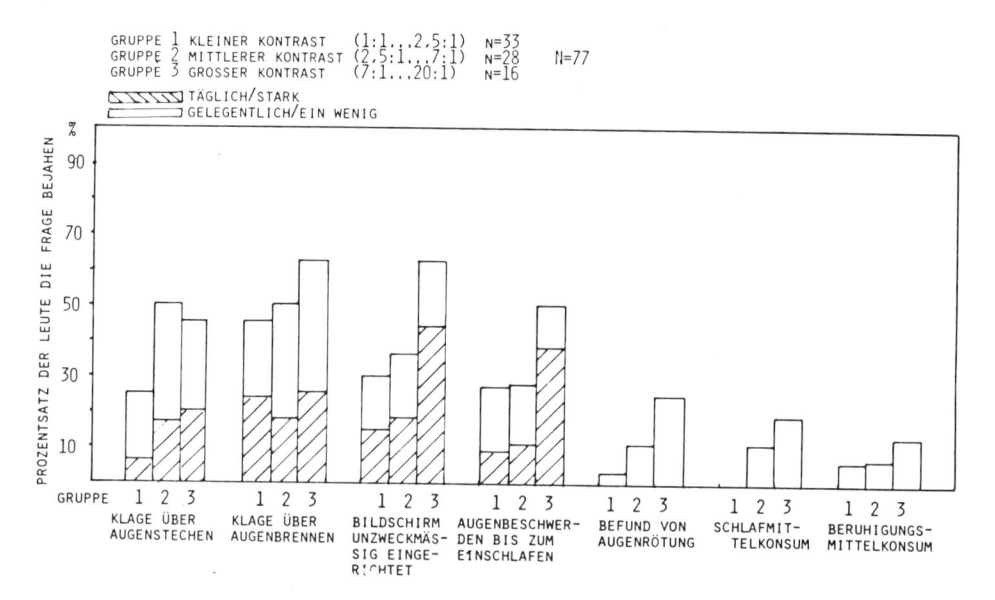

Abb. 4. In analoger Weise wie in Abb. 3 wurde das Kollektiv in drei Kontraststärkegruppen (Kontrast Vorlage-Tastatur/Tisch) eingeteilt. Der Kontrast Vorlage-Tastatur/Tisch heißt:
$(\frac{\text{Vorlagenleuchtdichte (Nit)}}{\text{Tastaturleuchtdichte (Nit)}} + \frac{\text{Vorlagenleuchtdichte (Nit)}}{\text{Tischleuchtendichte (Nit)}})$ 1/2

Augenrötung signifikant zu (vgl. Abb. 5). Auf das Andauern der Beschwerden können wir keinen Einfluß feststellen.

Beurteilung

Im Zahlungsverkehr führt die Anwendung des Bildschirms mit ihrer über den ganzen Tag gleichförmigen Augenbelastung zu stark vermehrten Klagen über Augenbeschwerden. Klar objektiviert durch ärztliche Befunde ist dieser Unterschied nicht. Das Antwortverhalten in den anderen Fragen (z.B. sehr ähnliche Arbeitszufriedenheit) machen jedoch wahrscheinlich, daß der Unterschied nicht durch eine erhöhte Sensibilisierung für Augenprobleme zustande kommt.

Unsere Daten machen wahrscheinlich, daß bei den vorgefundenen Lichtverhältnissen hohe *Kontraste* im Gesichtsfeld zu langandauernden Augenbeschwerden führen. Die *Reflexionen,* welche eine vergleichbare Leuchtdichte wie die Bildschirmschrift aufweisen, werden als unangenehm empfunden, scheinen aber nicht zu einer Augenüberbelastung zu führen.

Das *Flimmern* des Bildschirmzeichens hängt mit vielen anderen Lichtdaten, besonders der Beleuchtung und der Helligkeit des Zeichens zusammen. Wir glauben aber, trotz der obengenannten Zusammenhänge sagen zu können, daß starkes Flimmern, wie es in der Praxis vorkommt, zu einer Augenirritation führt, und sicher spielen auch Konturenschärfe, Größe und Farbe der Schrift eine Rolle für die Augenbelastung.

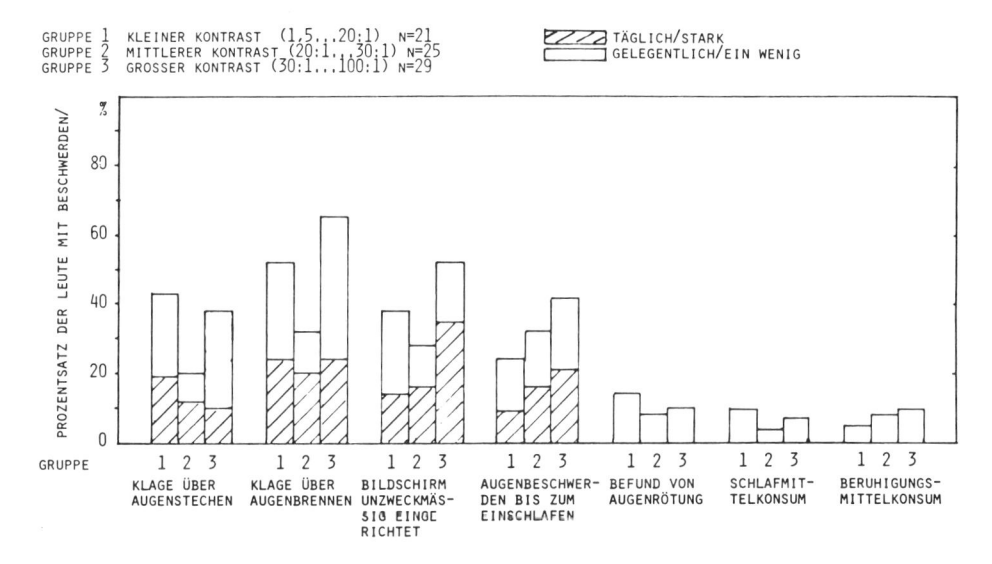

Abb. 5. In analoger Weise wie in Abb. 3 wurde das Kollektiv entsprechend der Flimmerstärke des Bildschirmzeichens in drei Gruppen eingeteilt

Zusammenfassung

Eine vergleichende Studie an Bankarbeitsplätzen im Zahlungsverkehr zeigt, daß das Personal, welches an Bildschirmgeräten arbeitet, über bedeutend mehr und länger anhaltende Augenbeschwerden klagt, als ein Vergleichskollektiv, welches die gleiche Arbeit an der Schreibmaschine ausführt. Als Ursache scheinen zu hohe Kontraste im Gesichtsfeld und das Flimmern des Bildschirmzeichens eine besondere Bedeutung zu haben.

Literatur

Grandjean E (1979) Physiologische Arbeitsgestaltung. 3 Aufl. Ott Verlag, Thun
Hultgren G V, Knave B (1974) Discomfort glare and disturbances from light reflections in an office landscape with CRT display terminals. Applied Ergonomics 5: 2–8
Meyer J J, Rey P, Korol S, Gramoni R (1978) La fatigue oculaire engendrée par le travail sur écrans de vascualisation. Sozial- und Präv med 23: 295–296
Laville A, Teiger C, Lantin G, Dessors D (Wird demnächst publiziert) Quelques caracteristiques da la fatique visuelle provoquee par le travail de detection sur microfiches. Travail Humain
Oestberg O (1975) Health problems for operators working with CRT displays. Int J of Occup Health and Safety. Nov/Dec 24–52

Zwangshaltung und Muskelermüdung bei Arbeiten an Bildschirmarbeitsplätzen

W. Hünting, Th. Läubli und E. Grandjean, Zürich

Einleitung

Die im Bürobereich zunehmende Arbeitsteilung durch den vermehrten Einsatz von Computerterminals hat kurze Arbeitscyclen mit stereotypen repetitiven Bewegungen zur Folge. Die Arbeitsplatzanordnungen bewirken häufig Zwangshaltungen. Die Autoren Järvinen et al. [1] und Maeda [2] ermittelten vermehrte rheumatische Beschwerden bei Fließbandarbeitern. Bei Arbeiten an Tastaturen stellten Ferguson [3] und Hünting et al. [4] das Auftreten von vermehrten rheumatischen Beschwerden, verursacht durch Zwangshaltungen, fest.

Das erhöhte Informationsangebot und die speziellen lichttechnischen Bedingungen bei der Arbeit an Bildschirmen, führt neben anderen Ursachen zu einer vermehrten Belastung des Sehapparates, worüber Th. Läubli, W. Hünting und E. Grandjean berichten.

Fragestellung

Die von den verschiedenen Autoren beschriebenen Beschwerden bei repetitiven Arbeiten haben uns veranlaßt, zum Vergleich verschiedene Arbeitsplätze mit Arbeiten an Tastaturen zu untersuchen.

Methoden

Zur Erfassung des Problembereiches verwendeten wir folgende Methoden:
— Ausmessung der Arbeitsplätze
— Erfassung der Körperhaltungen
— Rheumatologische Untersuchung der oberen Extremitäten (Palpationsbefunde)
— Einige augenärztliche Untersuchungen[1]
— Erfassung lichttechnischer Daten[1]
— Erhebung von Augenbeschwerden[1], rheumatischen Beschwerden, musculären Ermüdungsbeschwerden, Fragen nach Arbeitszufriedenheit und eine Selbstbeurteilung der Arbeitsplätze

Versuchskollektive und Art der Arbeiten

Insgesamt ist die Arbeit bei 4 verschiedenen Büroarbeiten untersucht worden. Die verschiedenen Arbeiten sind in der Tabelle 1 beschrieben.

---
1 Siehe Referat von Th. Läubli, W. Hünting, E. Grandjean.

Tabelle 1. Beschreibung der 4 verschiedenen Büroarbeiten

	„Dialog-Terminal" (N = 109)	Eingabe-Terminal (N = 53)	Traditioneller Büroarbeitsplatz (N = 55)	Schreibmaschinen Arbeitsplätze (N = 78)
Arbeitsweise	Zahlungsverkehr am Bildschirmterminal	Eingabe numerischer Daten am Bildschirmterminal	Zahlungsverkehr ohne Bildschirmterminal	Texte schreiben nach Vorlage oder Diktat
Blickrichtung	Ca. 50% auf Vorlage, ca. 50% auf Bildschirm	Meist auf Vorlage	Keine eindeutige Blickrichtung	Meist auf Vorlage
Körperhaltung	Zwangshaltung	Zwangshaltung	Häufiger Wechsel der Körperhaltung	Zwangshaltung
Arbeitszeit an Tastatur	7 h	7 h	4,3 h	6,8 h

— „Dialog-Terminal" (N = 109)
— Eingabe-Terminal (N = 53)
— Traditionelle Büroarbeitsplätze (N = 55)
— Schreibmaschinen-Arbeitsplätze (N = 78)

Der Arbeitsinhalt der traditionellen Büroarbeitsplätze war gleich dem der „Dialog-Terminal", wo mit Hilfe von Masken komplexe Zahlen eingegeben wurden. Die Verteilung von Frauen und Männer war je nach Arbeit sehr unterschiedlich.

Resultate

In der Abb. 1 ist der Bereich der 4 Mittelwerte der wichtigsten Arbeitsplatzdimensionen dargestellt. Daraus ist zu ersehen, daß die durchschnittliche Höhe der Tastatur mit 80–83 cm relativ hoch war. Die Anpassung an die hohe Tastatur bestand in der Verstellung der Sitzhöhe, die mit 49–50 cm zu hoch war.

Die durchschnittliche Sehentfernung zur Vorlage betrug 48–57 cm und die Distanz zum Bildschirm oder geschriebenen Text lag bei 47–58 cm.

Die Ergebnisse der musculären Ermüdungsbeschwerden in der rechten Hand und Arm sind in der Tabelle 2 dargestellt. Die repetitive Arbeit am Dateneingabe-Terminal bewirkt ausgeprägte Schmerz- und Müdigkeitsgefühle. Überraschend sind die Beschwerden beim „Dialog-Terminal", wo die Beschwerden in den Händen ausgeprägter sind, als bei der Schreibmaschinenarbeit.

Die Resultate der Beschwerden im rechten Teil des Nackens und der Schulter sind in der Tabelle 3 aufgeführt. An den Dateneingabe-Arbeitsplätzen bewirkt die Zwangshaltung – Werte von der Vorlage ablesen – vermehrte Beschwerden im Nacken- und Schulterbereich. Im Vergleich zum Bildschirmarbeitsplatz „Dialog-Terminal" verursacht die traditionelle Arbeitsweise, mit ihrer vielfältigen motorischen Aktivität, weitaus weniger Beschwerden im cervico-brachialen Bereich.

Bereich der Mittelwerte der 4 Arbeitsarten:
- Dateneingabe - Terminal (n = 53)
- "Dialog" - Terminal (n = 109)
- Traditioneller Büroarbeitsplatz (n = 55)
- Schreibmaschinenarbeitsplatz (n = 78)

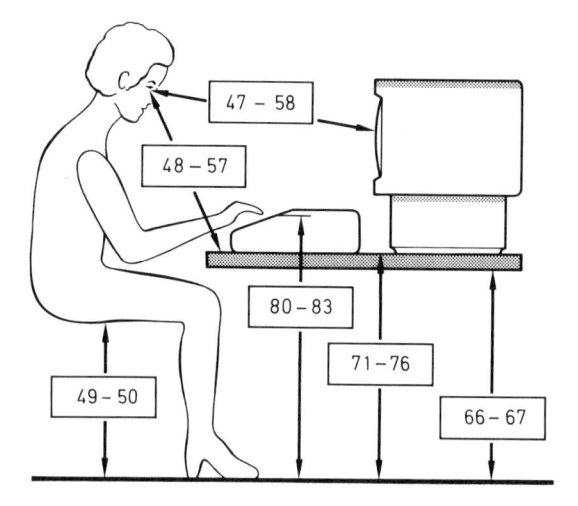

Abb. 1. Arbeitsplatzdimension in cm

Die Ergebnisse der Palpationsbefunde sind in der Abb. 2 dargestellt. Die Muskelverhärtungen im M. Trapezius sind bei den Dateneingabe-Terminal ausgeprägter als bei den „Dialog-Terminal" und der traditionellen Arbeitsweise. Verantwortlich für die vermehrten Muskelverhärtungen bei den Datatypisten ist einerseits die hohe Arbeitsintensität, sowie das Fehlen einer Hand- oder Armauflage und die dadurch genommene Möglichkeit, zeitweise den Handballen abzustützen, um den Schultergürtel zu entlasten.

In den nächsten zwei Abbildungen (Abb. 3 und 4) ist der Einfluß der Sehdistanz zu Schulter-, Nacken- und Rückenbeschwerden dargestellt.

Tabelle 2. Beschwerden im rechten Nacken-Schulter-Gürtel bei den 4 verschiedenen Arbeitsarten. Die Antworten sind die Angaben von fast täglichen und gelegentlichen Beschwerden in %

	Schmerzen im Nacken rechts	Schmerzen in Schulter rechts	Steifigkeit in Schulter rechts
Dateneingabe-Terminal (N = 53)	36	48	36
„Dialog-Terminal" (N = 109)	13	21	13
Traditioneller Arbeitsplatz (N = 55)	9	13	16
Schreibmaschinenarbeit (N = 78)	18	19	25

Tabelle 3. Beschwerden in Händen und Armen bei den 4 verschiedenen Arbeitsarten. Die Antworten sind die Angaben von fast täglichen und gelegentlichen Beschwerden in %

	Müdigkeit Hand, rechts	Schmerzen Hand, rechts	Müdigkeit Arm, rechts	Schmerzen Arm, rechts
Dateneingabe-Terminal (N = 53)	64	38	70	58
„Dialog-Terminal" (N = 109)	32	26	24	18
Traditioneller Arbeitsplatz (N = 55)	29	16	22	13
Schreibmaschinenarbeit (N = 78)	21	19	26	11

Beim „Dialog-Terminal" ist der Bildschirm maßgebend für die Sehdistanz. Die Abb. 3 zeigt den Einfluß der Sehdistanz auf Schmerzen im Schulterbereich. Personen mit kleinen Sehdistanzen klagten über vermehrte Schmerzen im Schultergürtel.

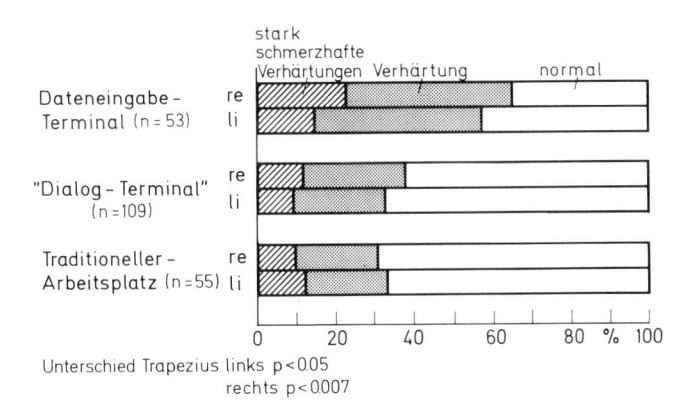

Abb. 2. Die Ergebnisse zeigen die durch die Kleidung am Arbeitsplatz ertasteten Palpationsbefunden bei 3 verschiedenen Arbeitsarten

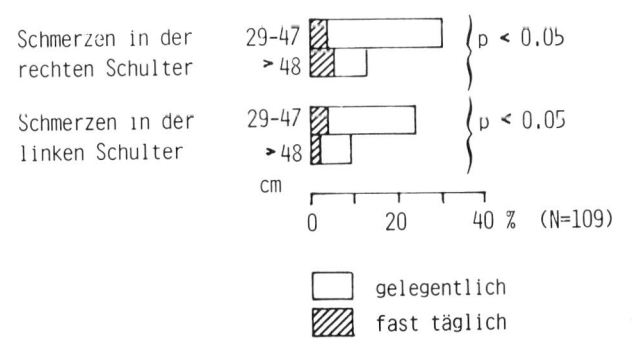

Abb. 3. Auswirkungen des Sehabstandes zum Bildschirm auf das Auftreten von Schulterschmerzen bei Dateneingabe-Terminals

Bei dem Dateneingabe-Terminal wird fast ausschließlich eine vordere bis mittlere Sitzhaltung eingenommen. Für diese Körperhaltung ist einerseits die horizontale Lage der Vorlage verantwortlich, andererseits die Distanz Auge zur Vorlage, denn mit der Verkürzung dieser Sehdistanz ist eine Zunahme von Rückenschmerzen verbunden. Die Ergebnisse sind in der Abb. 4 aufgeführt.

Personen, die ihre Hände häufiger abstützen können, haben weniger Beschwerden in den oberen Extremitäten.

Zusammenfassung und Schlußfolgerungen

Die erste Stufe der Auswertung unserer Resultate läßt sich wie folgt zusammenfassen:
— Die Arbeit an Computerterminals verursacht durch die repetitive Arbeit und durch die Arbeitsplatzanordnung Zwangshaltungen.
— Die einhändige Dateneingabe bewirkt ausgeprägte Beschwerden in den oberen Extremitäten.
— Bei der Bildschirmarbeit kommen Beschwerden in Händen und Armen häufiger vor als bei Schreibmaschinenarbeit.
— Die ärztlichen Befunde über Muskelverhärtung und Druckempfindlichkeit sind nahezu identisch mit den subjektiven Beschwerden.

Nach dem heutigen Stand unserer Auswertung können wir folgende Schlußfolgerungen ziehen: In der Abb. 5 sind einige Schlußfolgerungen in einem Entwurf zusammengestellt. Die Bedeutung der Zahlen in der Abb. 5 wird im folgenden erläutert:
1 Der Tisch sollte höhenverstellbar sein.
2 Eine Auflagefläche für die Hand sollte vorhanden sein.
3 Die Tastatur soll in einem gewissen Spielraum frei plaziert werden können.
4 Der Konzepthalter für die Vorlage soll zwischen Tastatur und Bildschirm angeordnet sein. Er muß in der Neigung bis zur Horizontalen verstellbar sein.
5 Der Bildschirm sollte dreh- und schwenkbar sein.

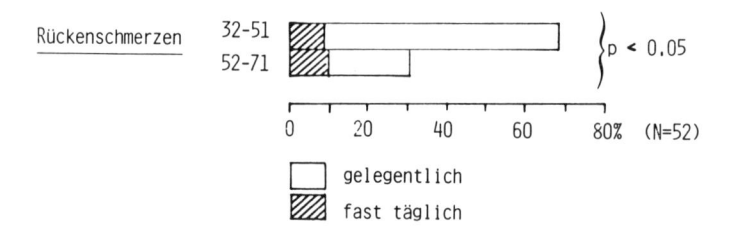

Abb. 4. Auswirkungen des Sehabstandes zur Vorlage auf das Auftreten von Rückenschmerzen bei Dateneingabe-Terminals

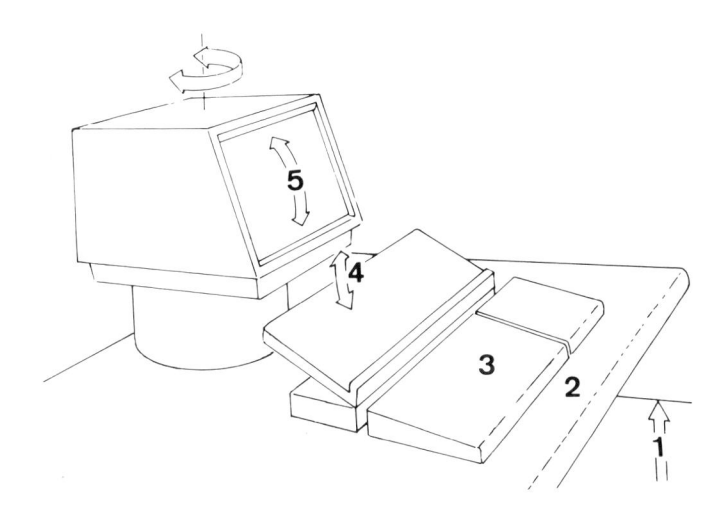

Abb. 5. Entwurf für die Gestaltung des Bildschirm-Arbeitsplatzes. *1* = Höhenverstellung des Tisches; *2* = Handauflage; *3* = Frei plazierbare Tastatur; *4* = Konzepthalter; *5* = Dreh- und schwenkbarer Bildschirm

Literatur

1. Järvinen T, Kuorinka I (1978) Prevalence of tensosynovitis and other occupational injuries of upper extremities in repetitive work. In: Proceedings of Occupational Health, Dubrovnik
2. Ferguson D (1971) An Australian study of telegraphists cramp. British Journal of Industrial Medicine 28: 280–285
3. Maeda K (1975) Occupational cervicobrachial disorder in assembly plant. The Kurume Medical Journal 22: 231–239
4. Hünting W, Maeda K, Grandjean E (1979) Körperhaltung und Muskelermüdung bei Arbeiten an Buchungsmaschinen. Sozial- und Präventivmedizin 24: 284–285

Arbeitsbeanspruchung an Bildschirmgeräten aus der Sicht des Augenarztes

A. Thaler, Wien

Asthenopische Beschwerden wie Augenbrennen, Kopfschmerzen, Rötung der Lider etc. sind kaum zu objektivieren. Aus der Reihe von Symptomen, die von den Bildschirmarbeitern angegeben wurden, boten sich zwei an, um mit opthalmologischen Methoden verifiziert zu werden.

Die Farbumstimmung

Der Mechanismus der Farbumstimmung ermöglicht es dem Auge, Körperfarben immer in ihrer spezifischen Farbe zu sehen. Wird die Beleuchtung von Körperfarben geändert, so ändert sich auch deren Farbvalenz, es kommt zur „Farbverzerrung". Nach einiger Zeit hat sich das Auge auf die geänderten Beleuchtungsbedingungen umgestimmt. Diese Veränderung der Farben durch die Farbumstimmung wird „Farbwandlung" genannt. V. Helmholtz nahm 1866 an, daß durch die Farbumstimmung die Empfindlichkeit der Receptoren für die Wellenlänge des einfallenden Lichtes abnehme. Die Farbumstimmung folgt dem Prinzip der Gegenfarben. Es ist daher anzunehmen, daß es sich dabei nicht um einen adaptativen Prozeß, sondern um ein neuronales Geschehen handelt.

Bei längerer Arbeit an Bildschirmgeräten kann es durch die Farbumstimmung für eine kurze Zeit zu einer Änderung der Farbempfindungen kommen. Subjektiv scheint die Umwelt nach Arbeit an einem Gerät mit grünen Symbolen zart rosa gefärbt. Bei 10 von 14 Probanden war die Farbumstimmung am Spectralfarbenmischapparat nach v. Helmholtz verifizierbar.

Myopisierung durch Naharbeit

Die Höhe der akkomodativen Myopie durch Naharbeit wird vom Arbeitsabstand, von der Dauer der Arbeit und von der Länge der Pausen beeinflußt. Bei 9 von 14 Probanden war eine Myopisierung von durchschnittlich 0.25 bis 0.125 Dioptrien nach der Arbeit am Bildschirmgerät nachweisbar. Eine Verringerung der Akkomodationsleistung kann durch Korrektur der Brechkraft des Auges erreicht werden. Besonders muß dabei auf den optimalen Arbeitsabstand geachtet werden. Dadurch können die akkomodative Myopisierung und andere asthenopische Beschwerden verringert werden.

Literatur

Höller H, Kundi M, Schmid H, Stidl H-G, Thaler A, Winter N (1975) Arbeitsbeanspruchung und Augenbelastung an Bildschirmgeräten. (Hrsg) Automatisierungsausschuß der Gewerkschaft der Privatangestellten. Verlag des Österreichischen Gewerkschaftsbundes

11. Probleme des Sicherheitsgurtes in rechtlicher Sicht und bei der ärztlichen Begutachtung

Zur Tragepflicht der Sicherheitsgurten in Österreich

R. Dittrich, Wien

Eine Verpflichtung zur Benützung von Sicherheitsgurten besteht in Österreich seit 15.7.1976; sie ist durch die 3. Kraftfahrgesetz-Novelle (BGBl. Nr. 352/1976) geschaffen worden.

Die entscheidende Gesetzesstelle lautet wie folgt:

„Ist ein Sitzplatz eines Kraftfahrzeugs nach kraftfahrgesetzlicher Anordnung mit einem Sicherheitsgurt ausgerüstet, so sind Lenker und beförderte Personen, die einen solchen Sitzplatz benützen, je für sich zum bestimmungsgemäßen Gebrauch des Sicherheitsgurts verpflichtet. Die Verletzung dieser Pflicht begründet, jedoch nur soweit es sich um einen allfälligen Schmerzensgeldanspruch handelt, im Fall der Tötung oder Verletzung des Benützers durch einen Unfall ein Mitverschulden an diesen Folgen im Sinn des § 1304 ABGB. Das Mitverschulden ist so weit nicht gegeben, als der Geschädigte (sein Rechtsnachfolger) beweist, daß die Folge in dieser Schwere auch beim Gebrauch des Sicherheitsgurts eingetreten wäre."

Im einzelnen ist dazu folgendes zu sagen:
1. Die Tragepflicht besteht für die Benützer jener Sitzplätze aller Kraftfahrzeuge, die mit Sicherheitsgurten ausgerüstet sein müssen (das sind alle seit dem 1.1.1968 typen- oder einzelgenehmigten Fahrzeuge).
2. Eine Strafsanktion für den Nichtgebrauch des Sicherheitsgurtes besteht nicht; die Rechtsfolge bildet ausschließlich ein Mitverschulden an der Tötungs-(Verletzungs-)Folge, und zwar beschränkt auf einen allfälligen Schmerzensgeldanspruch.

§ 1304 ABGB lautet: „Wenn bei einer Beschädigung zugleich ein Verschulden von seiten des Beschädigten eintritt; so trägt er mit dem Beschädiger den Schaden verhältnismäßig; und, wenn sich das Verhältnis nicht bestimmen läßt, zu gleichen Teilen."

Es kommt demnach nicht auf den von jedem Teil verursachten Anteil am Schaden, sondern vielmehr auf das jedem Teil zur Last fallende Verschulden an. In der Regel wird das Nichttragen des Gurtes wohl ein wesentlich geringeres Verschulden darstellen als dasjenige, das zum Unfall selbst geführt hat.

Es gibt bisher eine einzige richtungsweisende Entscheidung (OGH 28.6.1978 RiZ 1979/1 – EvBl. 1978/203). Ihr wesentlicher Gehalt ist folgender: Die Größe des Mitverschuldens bestimmt sich nach der Größe und Wahrscheinlichkeit der durch das Verschulden des einen und des anderen Teiles bewirkten Gefahr und der Bedeutung der verletzten Vorschriften für die Verkehrssicherheit. Das Nichtanlegen des Sicherheitsgurtes hat nicht immer den gleichen Schuldgehalt; es kann z.B. Fälle geben, in denen zwar keine der normierten Ausnahmen der Anlegepflicht in Frage kommt, die Unterlassung des – gerade noch zumutbaren – Gebrauchs des Sicherheitsgurtes aber ein besonders leichtes Versehen darstellt. Die Höhe der Mitverschuldensquote hängt sohin von den Umständen des Einzelfalles ab. Im konkreten Einzelfall sind 25% Mitverschulden angenommen worden.

Alle sonst in Betracht kommenden Ansprüche des Geschädigten (Verdienstausfall, Heilungskosten, Verunstaltungsschaden, aber auch Sachschaden etc.) werden nicht beeinträchtigt.

Die Beweislast dafür, daß der Nichtgebrauch des Sicherheitsgurtes für die Schwere der Verletzung nicht ursächlich war, trifft den Geschädigten (sogenannte „Umkehr der Beweislast").

3. Die Anlegepflicht gilt nicht
a) auf Landflächen, die nicht Straßen mit öffentlichem Verkehr sind,
b) bei ganz geringer Gefahr, wie etwa beim Einparken oder langsamen Rückwärtsfahren, oder bei besonderer Verkehrslage, die den Nichtgebrauch des Sicherheitsgurts rechtfertigt,
c) bei Unmöglichkeit des bestimmungsgemäßen Gebrauches des Sicherheitsgurtes wegen der Körpergröße oder schwerster körperlicher Beeinträchtigung des Benützers,
d) bei Einsatzfahrzeugen und bei Fahrzeugen des öffentlichen Sicherheitsdienstes, die keine Einsatzfahrzeuge sind, wenn der Gebrauch des Sicherheitsgurtes mit dem Zweck der Fahrt unvereinbar ist.
e) für den Lenker eines Kraftfahrzeuges in Ausübung des Taxi-Gewerbes bei der gewerbsmäßigen Beförderung eines Fahrgastes,
f) bei Schulfahrten, einschließlich solcher zur Weiterbildung eines Besitzers einer Lenkerberechtigung, jeweils für den Lehrenden.

Im Schrifttum ist zu diesen Ausnahmen folgendes Berichtenswertes ausgeführt worden:

Zu b: Als „besondere Verkehrslage", die eine uneingeschränkte Bewegungsfreiheit erfordert, kommen für den Lenker schwierige Ausweichbewegungen oder Fahren auf einer engen Straße unmittelbar an einem – nicht abgesicherten – Seeufer oder im Gebirge in Betracht.

Zu c: Die Ausnahme der „Körpergröße" bezieht sich auf Kinder und Menschen von kindlich kleinem Wuchs, für die der Gebrauch eines Sicherheitsgurtes im Einzelfall unmöglich sein kann, weil sie sich damit im Fall eines heftigen Anpralls erwürgen würden.

Die weitere Ausnahme der „schwersten körperlichen Beeinträchtigung" berücksichtigt schwerst behinderte Personen, wobei nicht nur der Grad der Behinderung, sondern auch und vor allem die Art der Beeinträchtigung von Bedeutung ist.

Damit scheiden auch alle jene Fälle aus, in denen zwar schwerste Beeinträchtigungen vorliegen, diese aber keineswegs den Gebrauch des Sicherheitsgurtes unmöglich machen (z.B. Unterschenkelamputierte, Blinde, Gehörlose). Andererseits gehören zu den unter diese Ausnahmebestimmung fallenden Personen z.B. schwer herzkranke Menschen, besonders auch solche, die einen Schrittmacher haben, oder Nierentransplantierte.

Zu d: Diese Ausnahme kommt nur dann zum Tragen, wenn der Gebrauch des Sicherheitsgurtes mit dem Zweck der Fahrt unvereinbar wäre, z.B. wenn der Beifahrer eines Funkstreifenwagens zwei hinten sitzende Festgenommene zu bewachen hat.

Zu e: Diese Ausnahme soll dem Taxifahrer die Möglichkeit geben, sich gegen den allfälligen Angriff eines Fahrgastes zur Wehr zu setzen. Bei Leerfahrten muß daher auch der Taxifahrer den Sicherheitsgurt tragen.

Zu f: Diese Ausnahme gilt für alle Lehrenden (also nicht nur für Fahrschullehrer und Fahrlehrer, sondern auch bei Übungsfahrten etc.). Ihr Zweck ist, den Lehrpersonen die Möglichkeit zu geben, in einer Gefahrenlage ungehindert eingreifen zu können.

Bemerkungen zu rechtlichen Problemen des Gurtentragens in Österreich

W. Maresch, Graz

Die Benützung von Sicherheitsgurten ist seit 15.7.1976 durch die 3. Kraftfahrgesetz-Novelle geregelt; danach besteht keine besondere Strafsanktion bei Nichtgebrauch des Sicherheitsgurtes.

Die einzige Rechtsfolge ist somit eine mögliche Einschränkung des Schmerzensgeldes bei Mitverschulden an Verletzungsfolgen.

Die allgemeine Anlegepflicht gilt unter bestimmten Voraussetzungen nicht. Hierunter wird auch eine „besondere Verkehrslage" verstanden. Als eine solche Verkehrslage wurde u.a. Fahren auf einer engen Straße unmittelbar an einem nicht gesicherten Seeufer oder *im Gebirge* in Betracht gezogen.

Dem praktisch tätigen Gerichtsmediziner ist diese Einschränkung der Gurtenanlegepflicht unverständlich.

Fallbericht: Am 24.9.1978 ereignete sich auf einer steilen Bergstraße auf der Talfahrt durch Bremsversagen ein schweres Autobusunglück mit 9 Todesopfern. Fünf davon wurden an verschiedenen Tagen von uns obduziert. Bei Verwendung von 3-Punkt-Gurten wären bei all diesen Personen die Verletzungsfolgen um ein Vielfaches geringer gewesen, höchstwahrscheinlich hätten sie alle den Unfall überlebt.

Es wäre also dringend zu überlegen, ob nicht bei ständig im Gebirge verkehrenden Autobussen das Anbringen von Gurten anzuordnen wäre. Der ständige Einwand von der „Einschränkung der persönlichen Freiheit" ist ja wohl generell nicht anwendbar, da das Gurtentragen im Flugzeug völlig selbstverständlich ist. Man könnte also in Bussen beim Passieren gefährlicher Stellen ebenso wie im Flugzeug das „Fasten seatbelts" einschalten.

Zur Frage des nachträglichen Nachweises, ob Gurten getragen wurden oder nicht, sollte man darauf dringen, daß möglichst frühzeitig die beteiligten Personen untersucht werden.

Bei Leichenöffnungen ist es übrigens häufig möglich, durch Blutunterlaufungen oder charakteristische Verletzungen diese Frage zu klären. Übersehen wird jedoch häufig, daß dies auch bei Lebenden durchaus an Hand typischer streifenförmiger Blutungen möglich ist. Auf diesen Umstand sollten besonders Unfallchirurgen achten.

Als extremes Beispiel hierfür sei erwähnt, daß wir nach einem Jahr an Hand von selbstverständlich sehr zarten Narben, die durch die scherende Wirkung des Gurtenrandes entstanden waren, beweisen konnten, daß ein Beschuldigter sowohl Gurten getragen hat als auch überhaupt nicht Fahrer des Kraftfahrzeuges gewesen war. Die „Gurtennarben" entsprachen nämlich dem Gurt des Beifahrersitzes.

Rechtliche Probleme des Gurtentragens aus Schweizer Sicht

E. Schmid, Luzern

1. Seit dem 1. Januar 1971 werden in der Schweiz nur noch Personenwagen zugelassen, die mit Sicherheitsgurten für die vorderen Sitzplätze ausgerüstet sind. Weil trotz aller Empfehlungen in Presse, Radio und Fernsehen die geringe Zahl der Gurtenbenützer nicht genügend gesteigert werden konnte, führte der Bundesrat am 10. März 1975 durch eine Änderung der Verkehrsregelnverordnung die Gurtentragpflicht mit Wirkung ab 1. Januar 1976 ein. Er stützte sich dabei auf Art. 57 des Straßenverkehrsgesetzes (SVG), wonach der Bundesrat ermächtigt ist, weitere Verkehrsvorschriften zu erlassen.
2. Laut Art. 3a der Verordnung über die Straßenverkehrsregeln (VRV) müssen in Personenwagen, Lieferwagen und Kleinbussen, die mit Sicherheitsgurten ausgerüstet sind, Fahrzeugführer und auf den Vordersitzen mitfahrende Personen die Gurten während der Fahrt tragen. Widerhandlungen werden mit einer Ordnungsbuße von 20 Franken geahndet. Von der Pflicht zum Tragen von Sicherheitsgurten ausgenommen sind sieben verschiedene Personengruppen bzw. Tatbestände, so u.a. Kinder bis zu 12 Jahren sowie Personen, denen das Tragen der Gurten aufgrund einer ärztlichen Bescheinigung nicht zugemutet werden kann.
3. Auf Beschwerde eines gebüßten Automobilisten hat der Kassationshof des Bundesgerichtes unter dem 2. September 1977 das auf dem Verordnungswege dekretierte Gurtenobligatorium mangels gesetzlicher Grundlage als nicht anwendbar erklärt. Am 5. Oktober 1977 doppelte die Staatsrechtliche Kammer des Bundesgerichtes nach und bezeichnete die Gurtentragpflicht im Hinblick auf die fehlende gesetzliche Grundlage als verfassungswidrig. Mit diesen beiden höchstinstanzlichen Urteilen ist die Pflicht zum Tragen der Sicherheitsgurten praktisch außer Kraft gesetzt. Das Eidgenössische Justiz- und Polizeidepartment hat die kantonalen Polizeiorgane angewiesen, keine Verzeigungen mehr vorzunehmen. Zugleich machten sich die zuständigen Stellen an die Schaffung einer unanfechtbaren gesetzlichen Grundlage. Zur Zeit liegt ein Projekt zur Änderung des SVG bei den Eidgenössischen Räten. Nach dem vorgesehenen neuen Art. 57 Abs. 5 lit. a SVG kann der Bundesrat vorschreiben, daß Insassen von Motorwagen Rückhaltevorrichtungen (Sicherheitsgurten u. dgl.) benützen. Sobald diese Gesetzesnovelle die parlamentarischen Hürden genommen haben wird, ist − negative Volksabstimmung vorbehalten − der Weg zu einer neuen Verordnungsnorm frei.
4. Auch wenn in der Schweiz zur Zeit also kein Gurtenobligatorium mehr besteht und das Nicht-Tragen von Gurten nicht bestraft werden kann, so heißt das nicht, daß der nichtangebundene Autofahrer, der einen Unfall erleidet, sanktionsfrei ausgeht. Es ist zu untersuchen, wie es sich damit auf den Gebieten der öffentlichen bzw. privaten Unfallversicherung einerseits und des Haftpflichtrechtes andererseits verhält.
5. In der obligatorischen Unfallversicherung sind von der Versicherung der Nichtbetriebsunfälle Vergehensbehandlungen ausgeschlossen. Da der nicht angegurtete Versicherte beim jetzigen Stand der Dinge keine Übertretung begeht, können ihm die Leistungen nicht verweigert werden. Offen bleibt, ob er durch das Nicht-Tragen der Gurten nicht die grundlegenden Vorsichtsmaßnahmen versäumte, die jedermann in der gleichen Lage und unter den gleichen Umständen vernünftigerweise hätte beobachten müssen, und ob

demgemäß nicht wegen grobfahrlässiger Herbeiführung des Unfalles die Leistungen zu kürzen sind. Das Eidgenössische Versicherungsgericht als höchste richterliche Instanz in Sozialversicherungsstreitigkeiten hat das in einem Urteil vom 8. März 1978 ausdrücklich bejaht. Nach dem Rechte der öffentlichen Unfallversicherung stellt das Nicht-Tragen der Sicherheitsgurten grundsätzlich also eine zur Kürzung der Versicherungsleistungen führende grobe Fahrlässigkeit dar. Voraussetzung der Kürzung ist immerhin, daß zwischen diesem Verschulden und dem Unfallereignis oder seinen Folgen ein adäquater Kausalzusammenhang besteht. Die Schweizerische Unfallversicherungsanstalt als Trägerin der öffentlichen Unfallversicherung sieht in der Regel Kürzungen von 10% vor. Das allein, wenn sich das grobfahrlässige Handeln in der Verletzung der Tragpflicht erschöpft, oder als Zuschlag, wenn aus anderen Gründen ohnehin gekürzt werden muß.

6. Die private Unfallversicherung sieht dem Vernehmen nach von Sanktionen wegen Nicht-Tragens der Sicherheitsgurten so lange ab, als nicht die Tragpflicht gesetzlich einwandfrei geregelt ist.

7. Kann dem Lenker oder Mitfahrer eines Automobils wegen Nicht-Tragen der Sicherheitsgurten der Schadenersatz gemindert werden?

Nach Art. 59 Abs. 2 SVG bestimmt der Richter die Ersatzpflicht unter Würdigung aller Umstände, wenn der Halter beweist, daß ein Verschulden des Geschädigten beim Unfall mitgewirkt hat. Bei Schadenersatz zwischen Motorfahrzeughaltern aus Körperverletzung wird der Schaden laut Art. 61 Abs. 1 SVG den Haltern aller beteiligten Motorfahrzeuge nach Maßgabe des von Ihnen zu vertretenden Verschuldens auferlegt, wenn nicht besondere Umstände, namentlich die Betriebsgefahren, eine andere Verteilung rechtfertigen. Art und Umfang des Schadenersatzes richten sich jeweils nach den Grundsätzen des Obligationenrechtes (OR) über unerlaubte Handlungen (Art. 62 Abs. 1 SVG). Nach Art. 44 Abs. 1 OR kann der Richter die Ersatzpflicht ermäßigen oder gänzlich von ihr entbinden, wenn Umstände, für die der Geschädigte einstehen muß, auf die Entstehung oder Verschlimmerung des Schadens eingewirkt haben. Soweit die gesetzliche Grundlage.

Die schweizerischen Gerichte hatten bis jetzt keine Gelegenheit, sich zur Auswirkung des Nicht-Tragens von Sicherheitsgurten auf die Haftungsquote auszusprechen. Es liegt lediglich ein von zwei Haftpflichtversicherungen eingeholtes internes Schiedsgutachten von Ende 1977 vor. Die nachstehenden Ausführungen haben also rein persönlichen und damit unverbindlichen Charakter.

Wenn schon das Eidgenössische Versicherungsgericht auf seinem Rechtsgebiet das Nicht-Tragen von Gurten losgelöst von der Rechtmäßigkeit der verordnungsweise vorgesehenen Tragpflicht als grob fahrlässig erachtet, wird auch bei der haftpflichtrechtlichen Auseinandersetzung ein Selbstverschulden zu akzeptieren sein. Dessen Qualifikation (grob, mittelgradig, leicht) bleibt offen und hängt von den Umständen ab. Demgemäß wird die Höhe des wegen Nicht-Tragens von Gurten angebrachten Selbstverschuldensabzuges stets variieren. Sollte die Judikatur das Nicht-Tragen der Gurten wider Erwarten nicht als eigentliches Selbstverschulden qualifizieren, so wäre darin zum mindesten ein schadenersatzmindernder „Umstand" im Sinne der zitierten Gesetzesnormen zu erblicken.

Es darf immerhin nicht unterschlagen werden, daß der Bundesrat in seiner Botschaft zur Änderung des SVG eine Verminderung der Schadenersatzpflicht infolge Nichtbenutzung von Sicherheitsgurten als unerwünscht bezeichnete, weil dies wohl in den meisten Fällen von Verletzungen nicht angegurteter Personen zu Streitigkeiten und Haftpflichtprozessen führen würde.

Die Höhe des Abzuges hängt abgesehen vom Selbstverschulden des Geschädigten und von den „Umständen" auch davon ab, ob der Schädiger kausal, aus Verschulden oder unter beiden Titeln zusammen haftet. Trägt beispielsweise ein Mitfahrer die Gurten nicht und wird er verletzt, so trifft ihn zwar ein Selbstverschulden, den Halter oder Lenker, der ihn nicht dazu auffordert, jedoch ein — geringeres — Zusatzverschulden. Ferner hat der Halter einzustehen für das eventuelle Verschulden, das zum Unfall führte. Beides reduziert den Abzug, den der Geschädigte wegen des Nicht-Tragens der Gurten sich entgegenhalten lassen muß.

Es versteht sich von selbst, daß eine Schadenersatzreduktion nur dort in Frage kommt, wo das Nicht-Tragen der Gurten überhaupt schadenskausal war. Das ist eher eine naturwissenschaftliche als rechtliche Frage. Im Einzelfalle kann es schwer halten, den auf das Nicht-Tragen der Gurten fallenden Teilschaden zu bestimmen. Beweispflichtig ist der Halter. An sich dürfte nur auf diesem zusätzlichen Schaden eine Kürzung erfolgen. Aus praktischen Erwägungen wird es jedoch zu einer Reduktion des Gesamtschadens kommen. Dann hat die Kürzung umso geringer auszufallen, je kleiner der gurtenbedingte Zusatzschaden gemessen am Totalschaden wahrscheinlich war. Offen gelassen sei, ob auch dann gekürzt werden dürfte, wenn die Auswirkungen des Unfalls dank des Nicht-Tragens der Gurten zwar erheblicher sind — der Geschädigte also etwa gestorben ist, statt nur verletzt wurde —, rein geldmäßig der Schaden zufolge Todes jedoch kleiner ist als bei einer im Falle des Angebundenseins mutmaßlichen Invalidität. Solch heikle Fragen werden, wie zu befürchten ist, die Gerichte auf Jahre hinaus beschäftigen.

Zusammenfassung

In der Schweiz besteht zur Zeit kein Gurtenobligatorium, weil die entsprechende Verordnungsnorm mangels gesetzlicher Basis vom Bundesgericht als nicht anwendbar erklärt worden ist. Demgemäß kann das Nicht-Tragen von Sicherheitsgurten nicht bestraft werden. Es führt bei Verursachung eines Zusatzschadens in der sozialen Unfallversicherung jedoch zur Kürzung der Leistungen und bei der haftpflichtrechtlichen Auseinandersetzung zur Reduktion des Schadenersatzes. Eine saubere gesetzliche Lösung des Gurtentragobligatoriums steht bevor.

Bestimmung des Mitverschuldens bei angeblich nicht getragenen Sicherheitsgurten

F. Walz, H. Hartmann und P. Niederer, Zürich

1. Fragestellung und Problematik

Verschiedene Versicherungsgesellschaften sind in der letzten Zeit dazu übergegangen, in gewissen Fällen das Nichttragen von Sicherheitsgurten als Grobfahrlässigkeit zu betrachten und deshalb ihre Leistungen zu reduzieren, denn einerseits treten bei Schwerverletzten und Getöteten unter Umständen enorme Kosten auf – Produktionsausfall, Verwaltungskosten, Behandlungskosten – und andererseits vermindert das korrekte Tragen von Sicherheitsgurten erwiesenermaßen die Anzahl und Schwere von Verletzungen bei Autoinsassen (Danner, Goegler, Walz).

Für eine solche Leistungskürzung müssen zwei Voraussetzungen erfüllt sein:
1. die Gurte wurden tatsächlich nicht getragen;
2. das Nichttragen hat im spezifischen Falle den Verletzungsgrad erschwert.

Den Nachweis für diese beiden Umstände zu erbringen, ist oftmals sehr schwierig, denn bei nachlässiger Tragart und/oder fahrzeugseitig ungünstigen Voraussetzungen gelangt die Schutzwirkung der Sicherheitsgurte nicht voll zur Entfaltung. Sehr locker getragene Gurte sind beispielsweise funktionell praktisch äquivalent zu nicht getragenen Gurten, erfüllen aber, da sie „verwendet" wurden, vom juristischen Standpunkt aus die Voraussetzungen für das Kriterium „mit Gurt".

Problematisch sind auch Fälle, bei denen Insassen zum Fahrzeug hinausgeschleudert wurden; ein Nichttragen der Gurte darf aber dabei nicht generell als gegeben angesehen werden. Solche Insassen können dennoch angegurtet gewesen sein, z.B. bei lockerem Diagonalgurt mit Durchgleiten oder bei Gurtriß (Walz, 1977).

Die sekundär bei den Anprällen im Fahrzeuginnern und beim Sturz ins Freie erlittenen Verletzungen bieten in solchen Fällen häufig ein derart komplexes Bild, daß es praktisch unmöglich wird, sie den einzelnen Unfallphasen zuzuordnen.

2. Verletzungsmuster mit bzw. ohne Gurte

Die statistischen Häufigkeiten von einzelnen Verletzungen mit bzw. ohne Gurt erleichtern die Beantwortung der Frage „Gurt getragen oder nicht" nur unwesentlich. Bei einem konkreten Unfall kann eine bestimmte Verletzung sowohl mit Gurt aufgrund eines bestimmten Verletzungsmechanismus als auch ohne Gurt aufgrund eines unter Umständen gänzlich verschiedenen Mechanismus entstanden sein. Entscheidend ist die jeweilige Verletzungs-*kombination* bei gleichzeitiger exakter Kenntnis des Unfallablaufes.

In Unfällen, bei denen PKW-Insassen betroffen sind, ist nur ca. die Hälfte aller Kollisionen eine *Frontal*kollision (11^h, 12^h, 01^h). In vielen anderen Fällen – vor allem bei direkten Seitenkollisionen und beim Heckaufprall – können Sicherheitsgurte die Insassendynamik nur bedingt verändern. Es ist also auch mit Gurt nicht mit einem wesentlich anderen Verletzungsmuster zu rechnen.

Trotz der erwähnten Einschränkungen werden in Tabelle 1 die unterschiedlichen Verletzungshäufigkeiten mit bzw. ohne Gurt aufgezeigt.

In Tabelle 2 sind die Einzelverletzungen von 410 von der Interdiziplinären Arbeitsgruppe für Unfallmechanik Uni/ETH Zürich im Jahre 1976 analysierten Fällen mit getragenen Sicherheitsgurten dargelegt. Auch hier zeigt sich, daß bei schweren Kollisionen praktisch alle Verletzungen bei angeschnallten verunfallten Autoinsassen vorkommen, allerdings in stark verminderter Häufigkeit, was aber bei der hier angesprochenen Problematik im Einzelfall keine Rolle spielt.

3. Kollisionsumstände

Strikte Voraussetzung für die Fragebeantwortung „Gurte getragen oder nicht", ist das Vorliegen von aussagekräftigen Fotografien des Fahrzeugäußeren. Oft geben sogar erst Fotos des Fahrzeuginnenraumes oder die minutiöse Untersuchung des Fahrzeuges durch den entsprechend geschulten Gutachter selbst genügend Anhaltspunkte. Nur aufgrund der Kenntnisse des Fahrzeugschadens und der Fahrzeugbewegungen während der Kollision kann die Dynamik der Insassen und das mutmaßliche Verletzungsmuster mit den Varianten mit bzw. ohne Gurt rekonstruiert werden. Solche Verletzungsmuster präsentieren sich unter Umständen enorm uneinheitlich; neben den Gegebenheiten im Fahrzeuginnenraum ist vor allem das Alter und die biomechanische Konstitution des jeweiligen Insassen dafür verantwortlich.

Wie bereits erwähnt, ist nur bei einem Teil aller Kollisionsarten überhaupt mit einer massiven Kraftübertragung Gurt–Insasse zu rechnen. Seitenkollision, Überschlag und Heckaufprall können sich zwar bei nichtgetragenen Gurten speziell verhängnisvoll auswirken —

Tabelle 1. Art der schweren Läsionen von schwer und tödlich verletzten Autoinsassen ohne bzw. mit Gurten (berechnet nach Eidg. Stat. Amt 1977) (nach Hartmann)

Verletzung	Ohne Gurten absolut	%	%	Mit Gurten absolut	%	%
Schädelfraktur	301	5,6	48	97	3	41
Andere Kopfverletzungen	2471	46,3		1214	38	
Rippenfrakturen	295	5,5		305	9,5	
Innere Stammverletzungen	421	7,9		238	7,5	
Andere Stammverletzungen	318	6,0		283	9	
Beckenfraktur	125	2,3		72	2	
Halswirbelsäulenfraktur	36	0,7		21	0,66	
Andere Wirbelsäulenverletzungen	222	4,2		210	6,6	
Armfraktur	312	5,8		174	5,5	
Unterschenkel- und Kniefraktur	286	5,4		214	6,7	
Oberschenkelfraktur	153	2,9		91	2,8	
Andere Gliedmaßenverletzungen	402	7,5		282	8,8	
Total	5342	100		3201	100	

Diese Zahlen können naturgemäß keinerlei Hinweise auf eine positive oder negative Wirkung von Gurten geben

Tabelle 2. Aufgliederung in die einzelnen Läsionen bei 410 schwer verletzten Gurtenträgern

Hirnerschütterung	128	31%
Hirnquetschung	85	21%
Schädeldachfraktur	49	12%
Schädelbasisfraktur	54	13%
Gesichtsschädelfraktur	95	23%
Augenverletzung	18	4%
Halswirbelsäulenverletzung	38	9%
Schlüsselbeinfraktur	29	7%
Brustbeinfraktur	31	8%
Bis 2 Rippenfrakturen	47	11%
Mehr als 2 Rippenfrakturen	106	26%
Lungenverletzung	42	10%
Aortenverletzung	14	3%
Herzkontusion	11	3%
Herzriß	12	3%
Brust- und Lendenwirbelsäulenverletzung	29	7%
Leberverletzung	45	11%
Milzverletzung	34	8%
Nierenkontusion	14	3%
Nierenverletzung	12	3%
Nicht definiertes stumpfes Bauchtrauma	47	11%
Darmverletzung	20	5%
Beckenfraktur	53	13%
Oberschenkelfraktur	85	21%

Die Prozentwerte beziehen sich auf den Anteil der einzelnen Verletzungen im Gesamtkollektiv von 410 Opfern = 100% (nach Walz, 1977)

Gefahr des Hinausgeschleudertwerdens. Die Gurte werden aber bei solchen Unfällen oft nur relativ schwach belastet. Folglich ist in solchen Fällen auch nicht mit deutlich sichtbaren Folgen am Körper des Insassen im Gurtbereich zu rechnen.

Es ist auch zu bedenken, daß bei sehr schweren Frontal- und Schrägfrontalkollisionen die Strukturen des Fahrzeuginnenraumes so schnell gegen die Insassen gedrückt werden, daß keine Zeit bleibt, in die Gurte zu fallen. Der Insasse prallt *vor* einer Belastung der Gurte gegen die hineingedrückten Fahrzeugstrukturen. Folglich fehlen Spuren einer Kraftübertragung Gurt–Insasse.

4. Technische Hinweise zur Frage, ob Gurte getragen wurden

In der Praxis können als Beweis, daß Gurte beim Unfall getragen wurden, folgende Kriterien verwendet werden
— Gurtsystem zerrissen oder an exponierten Stellen angerissen,
— defekte oder schräggezogene Metallverankerungen,
— markante Spuren aufgrund der Reibung zwischen Gurt und Gurtbeschlag (vor allem am Umlenkbeschlag in der Schultergegend),

— eventuell durch Helfer zerschnittene Gurte und damit zusammenhängende Zeugenaussagen,
— Abriebrückstände von Kleidern auf den Gurten oder umgekehrt.

Bei Automatikgurten stehen somit einige Methoden zur Verfügung, um ein Getragenwerden nachzuweisen.

Da sich das Gurtmaterial nach der beträchtlichen Dehnung während des Unfallvorganges in sehr kurzer Zeit wieder zusammenzieht, können Gurtlängenmessungen hingegen keine Aussage erbringen (Martin). Auch die mikroskopischen Untersuchungen solchermaßen gedehnter Gurten führten nicht weiter. Bei Statikgurten ist also ein Nachweis aufgrund technischer Gegebenheiten schwieriger als bei Automatikgurten.

5. Medizinische Hinweise zur Frage, ob Gurte getragen wurden

In der Regel genügen medizinische Hinweise *allein* ohne exakte Kenntnis des Unfallvorganges nicht, außer wenn eine sehr deutliche Abzeichnung des ganzen Gurtbandes über Brust und Bauch vorhanden ist.

Wenn im Bereich des Insassen keine wesentliche Deformation der Fahrzeugzelle vorliegt und aufgrund des Unfallherganges hohe Verzögerungswerte in *frontaler* Richtung anzunehmen sind, so sprechen folgende Verletzungen mit hoher Wahrscheinlichkeit *für* das Tragen von Sicherheitsgurten:

a) Druckspuren (Prellungen oder Unterhautblutungen) oder Abschürfungen im Bereich des Verlaufes des jeweils verwendeten Gurtbandes über Brust bzw. Bauch. Insbesondere Abschürfungen über den *Beckenkämmen* durch den nach oben rutschenden Beckengurt sind charakteristisch.

b) Rippenbrüche und eventuell Schlüsselbeinbrüche entsprechend dem Verlauf des Gurtbandes.

c) Bauchverletzungen, z.B. Leber-, Milz- und Darmrisse. Vor allem wenn diese Verletzungen 1. beim Beifahrer (kein Lenkradkranz!) und 2. ohne gleichzeitige Kopfverletzung auftreten, kann auf einen getragenen Becken- oder Dreipunktgurt geschlossen werden, welcher ungünstigerweise nach oben rutschte und ein Untertauchen (Submarining) induzierte. Das Untertauchen verhindert in der Regel einen Kopfanprall.

d) Isolierte Verletzungen der Hände und/oder Beine. Vor allem bei Frontalkollisionen mit mäßigem bis großem Schadenbild kann dies ein guter Hinweis für getragene Gurte sein, da der Rumpf zurückgehalten wurde, währenddem die freien Extremitäten gegen vordere Autoinnenteile schlugen.

Das Fehlen obengenannter Befunde spricht nicht unbedingt gegen das Tragen eines Gurtes, da beispielsweise dicke Kleidungsstücke die Entstehung solcher Läsionen verhindern können. Das Vorhandensein von schweren Kopfverletzungen verleitet zur Annahme, daß der Insasse nicht angeschnallt war. Ist die Fahrgastzelle im Kopfbereich wenig oder nicht beschädigt, erscheint diese Annahme verständlich. Da aber auch Gurteträger — insbesondere bei lockerer Tragart — Kopfverletzungen bei schweren Frontalkollisionen oder Seitenkollisionen nicht selten erleiden, müssen derartige Befunde mit großer Vorsicht interpretiert werden.

6. Mitverschulden des Insassen bei nichtgetragenen Gurten

Obwohl das Tragen von Gurten bei einem Unfall im statistischen Kollektiv die Verletzungsfolgen wesentlich verringert, muß in jedem Einzelfall die Frage abgeklärt werden, ob auch bei einem festgestellten Nichtträger ein Benützen der Gurte eine geringere Verletzungsschwere hätte erwarten lassen.

Je nach Sachlage und Fragestellung des Auftraggebers ist es sinnvoller, sich entweder zuerst Klarheit zur Frage „Gurte getragen oder nicht" zu verschaffen oder direkt zu untersuchen, ob die Gurte bei Benützung überhaupt zu einer Verminderung der Verletzungsschwere geführt hätten. Die zweite Frage ist dann angezeigt, wenn sich mit einfachen Mitteln nicht mehr rekonstruieren läßt, ob Gurte benützt worden sind oder nicht. Kommt man zum Schluß, daß sowohl mit wie ohne Gurte ungefähr die gleiche Verletzungsschwere – wenn auch eventuell an anderen Körperteilen – zu erwarten gewesen wäre, ist die Beantwortung der ersten Frage überflüssig.

7. Kasuistik

Fall 1: Nach einem Überholvorgang kommt ein 34jähriger Lenker mit einem amerikanischen Sportwagen beim Wiedereinbiegen auf die rechte Fahrbahn ins Schleudern. Der Wagen dreht sich um ca. 180° und er prallt links seitlich gegen einen vorstehenden Leitplankenspickel. Nach einer weiteren Drehung kommt er wieder ungefähr in Fahrtrichtung zum Stillstand.

Der allein im Fahrzeug befindliche Lenker bestätigt, keine Gurte getragen zu haben. Verletzungen: Hirnerschütterung ohne sichtbaren Kopfanprall, Rippenserienfraktur rechts 2–9 mit Hämatothorax und Fraktur der 7. Rippe links (genaue Lokalisation unbekannt), mehrfache Nierenruptur rechts, Leber- und Milzrisse, Fraktur des linken Schambeines und Kniegelenkes, Ruptur des äußeren Seitenbandes am linken Fußknöchel, Prellungen am rechten Oberschenkel seitlich.

Gemäß Schadenbild und Unfallsituations-Foto erfolgte der Anprall gegen die Leitplanke von *hinten* links (7^h auf der Uhrskala, Abb. 1). Es handelt sich also *nicht* um eine Schrägfrontalkollision, wie man auf den ersten Blick annehmen könnte! Der Insasse bewegte sich gegen den Anstoßpunkt, also nach links hinten. Getragene Dreipunkt-Sicherheitsgurte hätten eine Bewegung in dieser Richtung praktisch nicht verhindern können. Ein wesentlicher verletzungsverursachender Sekundärstoß gegen die *rechte* Fahrzeuginnenseite wurde aufgrund der Details der Verletzungen (u.a. Operationsberichte) nicht angenommen.

Somit dürften getragene Dreipunktgurte die Verletzungen nicht wesentlich vermindert haben. Die Versicherung folgte dieser Argumentation und nahm keine Leistungskürzungen vor.

Fall 2: Ein 23jähriger Lenker kollidiert in seinem Triumph Spitfire ziemlich genau frontal mit einem entgegenkommenden Toyota. Der Lenker wie auch der 22jährige Mitfahrer geben an, die Zweipunkt-Diagonalgurte nicht benützt zu haben. Der Lenker erleidet Kontusionen zweier oberer Schneidezähne, des Brustbeins, der lumbalen Wirbelsäule, des Gesäßes und des rechten Knies. Zusätzlich ist eine Impression des Alveolarknochens und eine Lippenläsion vorhanden. Die Behandlung kann ambulant durchgeführt werden.

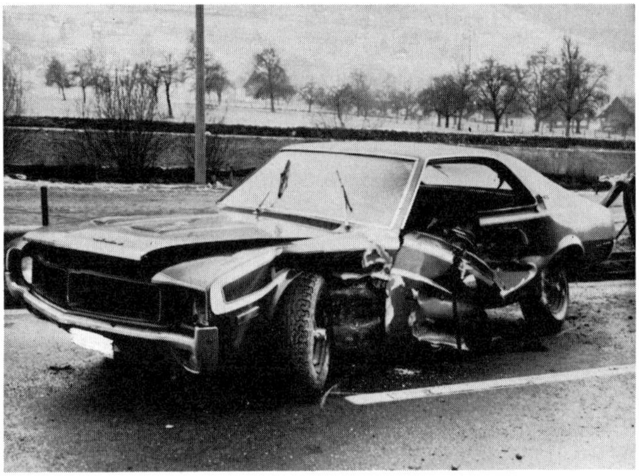

Abb. 1. Kollision gegen einen Leitplankenspickel aus Richtung 7^h auf der Uhrskala. Lenker ohne Gurt. Mit suppiniertem Gurt keine Verminderung der Verletzung erwartet (Fall 1 der Kasuistik)

Vergleichsfälle aus dem Erfahrungsgut unserer Interdisziplinären Arbeitsgruppe mit verletzten angeschnallten Lenkern zeigen, daß auch mit Gurt bei analogen Kollisionen entsprechende Verletzungen anzutreffen sind.

Die Versicherung akzeptierte diesen Hinweise und nahm keine Leistungskürzung vor.

Der Beifahrer weist eine offene Stirnhöhlenimpressionsfraktur mit Ablederung der Kopfschwarte von der Stirne bis zum Scheitel und eine Hirnerschütterung auf. Eine Woche nach der sofort durchgeführten Operation kann der Patient das Spital verlassen. Sechs Wochen nach dem Unfall ist aber immer noch eine Gefühllosigkeit der rechten Kopfhälfte festzustellen (vermutlich Facialisverletzung).

Die Ursache des direkten scharfen Gesichtstraumas ist offenbar einer nicht entschärften vorderen Innenraumstruktur anzulasten.

Da der Fahrgastraum inklusive Windschutzscheibe intakt geblieben ist und der Beifahrer bei einigermaßen korrekt getragenen Diagonalgurten in der vorliegenden Kollision praktisch unmöglich hätte am Armaturenbrett aufprallen können, wurde die Kopfverletzung auf das Nichttragen der Gurte zurückgeführt. Die Versicherung kürzte deshalb sämtliche Leistungen (Spital, Arzt, Verdienstausfall) um 10%.

Fall 3: Nach einer geringfügigen Streifkollision der linken Seite vorne und einem Schleudervorgang mit einer Drehung um 120° im Gegenuhrzeigersinn prallt ein Datsun 1600 mit der hinteren rechten Ecke massiv gegen die Front eines entgegenkommenden VW Käfers und wird darauf in die Wiese geworfen (Abb. 2).

Der 23jährige Lenker des Datsun wird von den sofort herbeieilenden Helfern auf der Sitzbank hinten rechts vorgefunden; es wird auch angegeben, der Gurt sei am Seitenpfosten aufgehängt gewesen. Er stirbt einen Tag später aufgrund einer Schädel-Hirnverletzung, die er sich wahrscheinlich beim Kontakt mit der Innenseite der hinteren rechten Türe zugezogen hat.

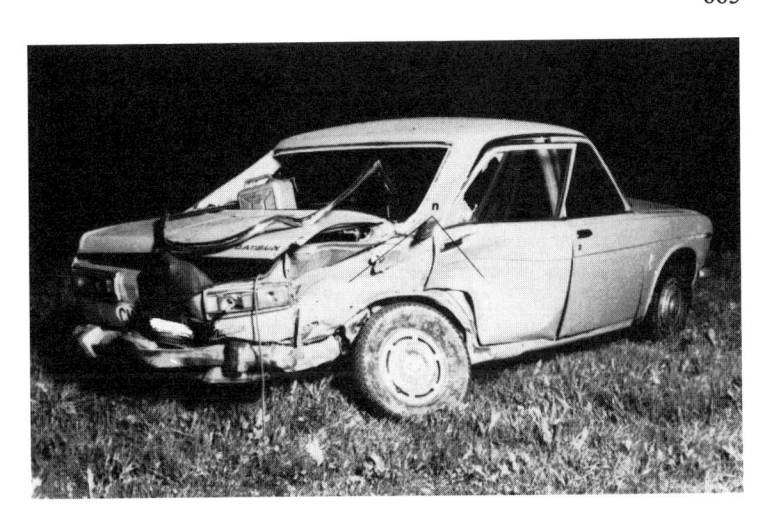

Abb. 2. Kollision Richtung 4^h-5^h auf der Uhrskala gegen die Front eines VW Käfer. Lenker ohne Gurt. Tödliche Verletzung durch Anprall gegen Innenraum rechts hinten. Supponierter Gurt hätte Verletzung mit großer Wahrscheinlichkeit wesentlich reduziert (Fall 3 der Kasuistik)

Der Rechtsanwalt des Verstorbenen akzeptierte die Kürzung der Versicherungsleistungen um 10% nicht, da nicht nachgewiesen sei, daß der Gurt nicht verwendet worden war. Er führte aus, der Lenker müßte im Gegenteil den Gurt getragen haben, da er ohne Gurt hätte zur Windschutzscheibe hinausgeschleudert werden müssen! Er nahm dabei irrtümlicherweise an, „bei einem Autounfall werde man stets nach vorne geworfen". In Wirklichkeit werden aber freie Massen im Fahrzeuginnenraum immer gegen den jeweiligen Anstoßpunkt des Fahrzeugäußeren bzw. die Anstoßpunkte bei Mehrfachkollisionen oder Überschlägen bewegt.

Da im vorliegenden Fall sowohl das Spurenbild auf der Straße (Drehung des Fahrzeuges) wie auch der Schaden am Fahrzeug eine wesentliche frontale Stoßkomponente ausschließen, der Lenker nach der Kollision auf dem Rücksitz rechts liegt, der Führersitz nicht losgerissen ist, entsprechende Zeugenaussagen vorhanden sind und eine schwere Schädel-Hirnverletzung mit Bewußtlosigkeit festgestellt wird, muß die Hypothese des Rechtsanwaltes abgelehnt werden, wonach der Lenker aus dem getragenen Gurt herausgeschlüpft und dann auf den Rücksitz gelangt sei.

Hätte der Lenker den Gurt getragen, wäre er nicht nach hinten rechts geworfen worden, und er hätte sich auch nicht an einer harten Innenstruktur des Autos schwer verletzten können. Die Verteidigung zog angesichts dieser Argumentation den Einwand zurück, worauf die Versicherungsleistungen tatsächlich um 10% gekürzt wurden.

Zusammenfassung

Leistungsverkürzungen aufgrund eines Mitverschuldens an den erlittenen Verletzungen bei Autoinsassen können von den Versicherungsgesellschaften vorgenommen werden, wenn zwei Bedingungen erfüllt sind:
1. die Gurte wurden tatsächlich nicht getragen,
2. das Nichttragen hat im spezifischen Falle den Verletzungsgrad erschwert.

In der Regel ist es unzulässig, nur aufgrund der technischen Gegebenheiten am Gurtsystem bzw. am Auto oder nur aufgrund der medizinischen Befunde ein Urteil abzugeben, ob Gurte getragen wurden oder nicht. Selbst bei sorgfältiger Untersuchung beider Aspekte können sich auch für den erfahrenen Gutachter Schwierigkeiten einstellen. Trotzdem lassen sich Kriterien angeben, welche es aufgrund
a) technischer und
b) medizinischer Hinweise
in gewissen Fällen ermöglichen, das Zutreffen der eingangs genannten Bedingungen für ein Mitverschulden zu beurteilen.

Die Problematik wird mit drei kasuistischen Beispielen illustriert.

Literatur

1 Martin E, Balmer P, Remund P (1977) Beschädigung von Autosicherheitsgurten durch Gebrauch und Schock. Der Verkehrsunfall 7/8: 155–161
2 Danner M (1978) Sicherheitsgurt und Mitverschulden. 16. Deutscher Verkehrsgerichtstag 1978, Sammelband S 42–60
3 Goegler E (1978) Sicherheitsgurt und Mitverschulden. 16. Deutscher Verkehrsgerichtstag 1978, Sammelband S 61–78
4 Hartmann H, Walz F (1979) Typische Verletzungsmuster der verschiedenen Verkehrsunfallopfer. Z Unfallmed und Berufskr 1/2: 4–14
5 Walz F et al (1977) Unfalluntersuchung Sicherheitsgurten. Eidgenössisches Justiz- und Polizeidepartement, Bern
6 Walz F (1979) Anstoßrichtung und Verletzungen von Fahrzeuginsassen. Unfall- und Sicherheitsforschung Straßenverkehr, Heft 21. Bundesanstalt für Straßenwesen, Köln, S 41–56

Sicherheitsgurt und Mitverschulden

M. Danner, München

Der Nutzen des Sicherheitsgurtes ist durch die internationale Unfallforschung in einer Vielzahl von Einzelstudien zweifelsfrei nachgewiesen worden. Ergebnisse aus theoretischen Untersuchungen, experimentellen Arbeiten, aus der Analyse realer Unfälle und aus der Unfallstatistik liegen in hinreichendem Maße vor.

Die grundlegende Wirkung eines Sicherheitsgurtes beruht darauf, daß der angegurtete Insasse durch das Rückhaltesystem eine kontrollierte Verzögerung erfährt:
— Die heute in Fahrzeugen vorgesehenen Knautschzonen werden nur für den angegurteten Insassen nutzbar, können somit zu reduzierten Belastungen des menschlichen Körpers führen.

Darüberhinaus wird auch durch Gurtdehnung ein zusätzlicher Verzögerungsweg gewonnen.

Durch diese Rückhaltemaßnahmen ist es daher in vielen Fällen möglich, die auf den Menschen wirkenden Kräfte so gering zu halten, daß sie die Erträglichkeitsgrenzen nicht überschreiten. Durch den kontrollierten Bewegungsablauf des angegurteten Insassen ist es ferner möglich, die Stellen, an denen er im Fahrzeuginnenraum aufschlagen kann, gezielt energieabsorbierend zu gestalten (Abb. 1).

Die Abstimmung des Sicherheitsgurtes und ein optimaler Gurtverlauf ist ebenso wichtig wie eine nach modernsten Erkenntnissen gestaltete Knautschzone — dieser Aspekt wird auch heute leider noch häufig übersehen. Beim Sicherheitsgurt handelt es sich nicht um ein Zusatzelement, sondern um ein zentrales System, das ebensowenig von der Fahrzeugsicherheit wegzudenken ist, wie eine gut funktionierende Bremse oder eine präzis ansprechende Lenkung.

Umfassende Untersuchungen über den Sicherheitsgurt liegen aus der Analyse realer Unfälle vor. In den Arbeiten des HUK-Verbandes stellt das Thema „Sicherheitsgurt" seit nunmehr fast 10 Jahren einen zentralen Untersuchungsschwerpunkt dar. Diese Unfalluntersuchungen der deutschen Autoversicherer, die mit heute rund 50.000 Pkw-Unfällen die umfassendste Unfalluntersuchung in der Welt darstellt, erlaubte die Anwendung neuer Methoden auf dem Gebiet der Unfallforschung.

Das bisherige Unfallmaterial erlaubt den Vergleich völlig entsprechender Unfälle mit und ohne Sicherheitsgurt, wobei folgende Bedingungen erfüllt sein mußten:
— gleiches Fahrzeugmodell,
— gleiche Unfallart (Frontal-, Seiten-, Heckkollision, komplexe Unfälle),
— gleiche Kollisionsart nach Anstoßfläche und -richtung des Unfallfahrzeuges mit entsprechendem Überdeckungsgrad,
— gleiche Unfallschwere mit entsprechendem Beschädigungsumfang am Fahrzeug,
— entsprechende Sitzposition der Vergleichspersonen, d.h. Fahrer oder Beifahrer.

Abbildung 2 zeigt ein Beispiel für derartige Vergleichsunfälle, wobei zur Ausschaltung aller Zufälligkeiten ein Fall mit Sicherheitsgurt jeweils drei Vergleichsunfällen ohne Sicherheitsgurt gegenübergestellt wurde. Durch die weitgehende Ausschaltung aller äußeren Umstände können hiermit die Verletzungsmechanismen und auch die Frage der Kausalität wesentlich präziser als bisher möglich untersucht werden.

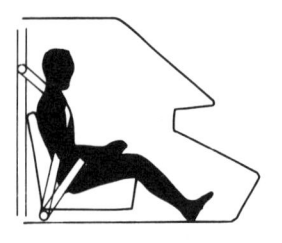

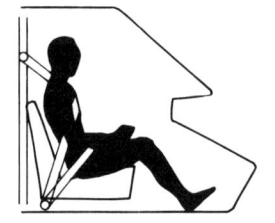

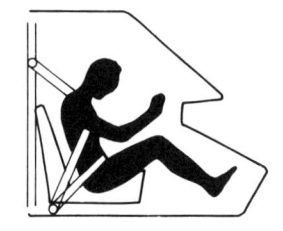

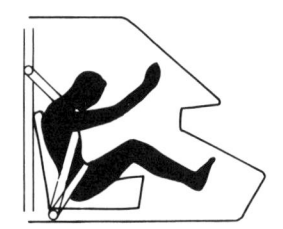

Abb. 1. Bewegungsablauf angegurteter Insassen

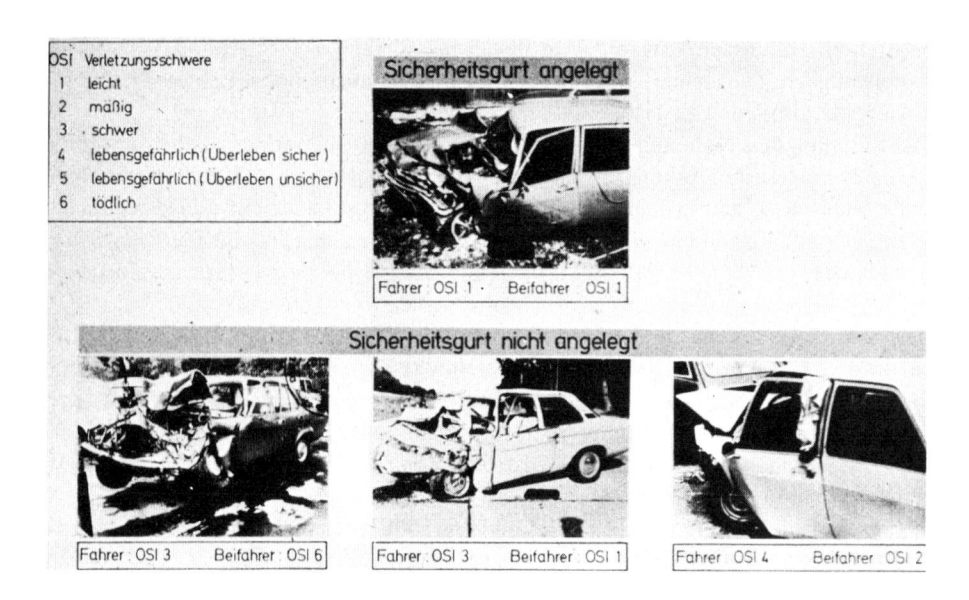

Abb. 2. Vergleich mit/ohne Gurt Opel Ascona

Insgesamt rund 2.000 Unfälle mit und ohne Sicherheitsgurt haben wir bisher nach der Methode des direkten Vergleichs gegenübergestellt und es hat sich erwiesen, daß bei den heute üblichen Dreipunktgurten selbst unter Berücksichtigung des teilweise nachlässigen Anlegens
- 40% der Verletzungen nicht angegurteter Insassen überhaupt vermieden werden können.
- Erhebliche und schwere Verletzungen können für den Fahrer um 70%, für den Beifahrer um 50% reduziert werden.

– Eine Reduzierung der tödlichen Verletzungen von Pkw-Insassen ist in einer Größenordnung von ca. 50% zu erwarten.

Diese HUK-Ergebnisse stimmen mit neuesten Resultaten aus dem Ausland voll überein.

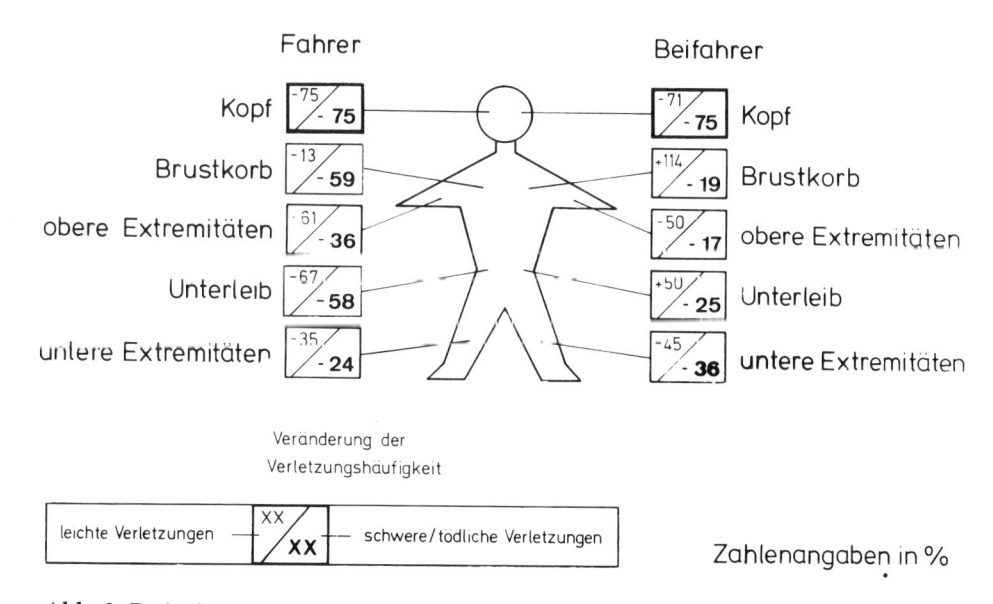

Die Reduzierung der Verletzungen durch angelegten Sicherheitsgurt an den einzelnen Körperteilen zeigt Abb. 3. In diesem Bild ist sowohl die Veränderung der leichten Verletzungen (dünn ausgezogene Zahlen) als auch der schweren/tödlichen Verletzungen (stark geschriebene Zahlen) enthalten.

Entscheidendes Ergebnis ist vor allem die starke Reduzierung von Kopfverletzungen bei angegurteten Insassen – sowohl leichte als auch schwere Kopfverletzungen werden bei Fahrer oder Beifahrer um 75% reduziert. Diese Verletzungsreduzierung geht aber nicht auf Kosten einer Verletzungserhöhung an anderen Körperteilen: schwere Brustkorbverletzungen werden beim Fahrer um 59%, beim Beifahrer um 19% reduziert, schwere Unterleibsverletzungen gehen beim Fahrer um 58%, beim Beifahrer um 25% zurück. Lediglich im Bereich der leichten Verletzungen, also z.B. Prellungen, Hämathome, Anbruch einer Rippe u.ä., ist beim Beifahrer verständlicherweise eine Zunahme der Brustkorb- und Unterleibsverletzungen erwarten.

Unsere Untersuchungen haben ferner ergeben, daß die in den vergangenen Jahren immer wieder befürchtete Gefahr von nachteiligen Auswirkungen des Gurtes weit unter einem Prozent, ca. bei 0,2% bis 0,6% liegt, wobei es sich auch hierbei überwiegend nicht um lebensgefährliche oder tödliche Verletzungen handelt.

Die Diskussion der Mitverschuldensfrage von Verletzungen bei Nichtanlegen der Sicherheitsgurte erfordert jedoch eine differenzierte Betrachtung. So ist die Wirkungsweise eines Sicherheitsgurtes abhängig von der Kollisionsart: Frontal-, Seiten-, Heckkollision oder komplexe Vorgänge. Die Unfallschwere spielt eine entscheidende Rolle, dabei besonders die Form der Kfz-Beschädigung, aber auch die Größe und Gestaltung des Fahrgastinnenraumes. Letztlich sind die Gurtwirkungen auch noch für Fahrer und Beifahrer unterschiedlich. Es

Abb. 3. Reduzierung der Verletzungen

lassen sich unter Berücksichtigung dieser Faktoren Richtlinien für den Einwand des Mitverschuldens aufstellen und durch reale Unfälle belegen. Doch darf der Mitverschuldenseinwand nicht automatisch einsetzen, sondern muß für jeden Einzelfall zumindest generell nochmals auf seine Berechtigung überprüft werden.

Im Rahmen unserer HUK-Untersuchungen wurden bei Frontalbeschädigung des Fahrzeuges vier Beschädigungskategorien definiert (Abb. 4).

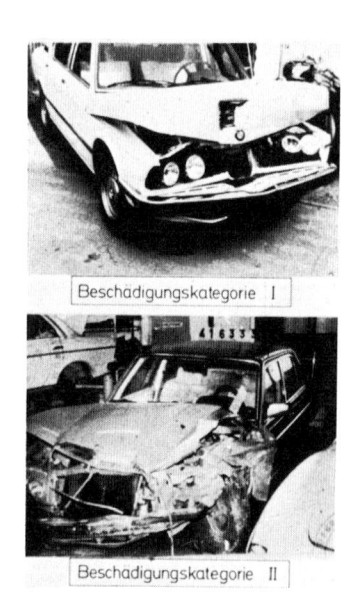

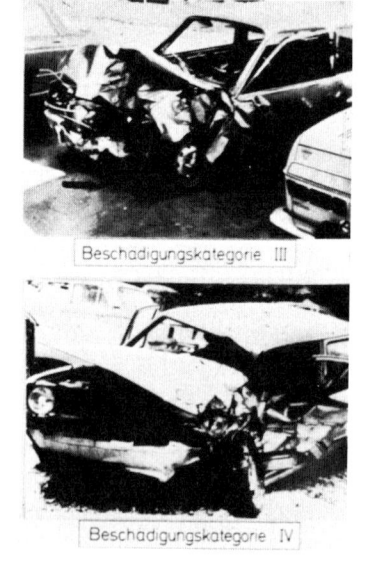

Beschädigungskategorie I (Abb. 5): die Beschädigung erstreckt sich ausschließlich auf den Bereich des Vorderwagens etwa bis zur Höhe der Vorderachse. Der Bereich zwischen Vorderachse und Fahrgastzelle ist im wesentlichen noch unverformt, die Fahrgastzelle ist in ihren Konturen völlig unverändert geblieben. Es handelt sich dabei um Unfälle mit relativ geringer Kollisionsgeschwindigkeit, die etwa einer äquivalenten Testgeschwindigkeit gegen die Barriere bis zu ca. 15–20 km/h entspricht.

Beschädigungskategorie II (Abb. 6): die Beschädigungen umfassen den gesamten Bereich des Vorderwagens inklusive der Vorderachse; die Fahrgastzelle ist jedoch in ihren Abmessungen unverändert geblieben. Auch die Lenksäule muß voll in ihrer Konstruktionsposition verblieben sein, lediglich im Bereich des Fußraumes können geringfügige Veränderungen durch Verzug des Bodenbleches eingetreten sein. Bei diesen Unfällen handelt es sich um mittelschwere Kollisionen mit einer ETS bis zu 30–35 km/h.

Beschädigungskategorie III (Abb. 7): schwere Deformation des gesamten Vorderwagens mit mäßigen Deformationen im Fahrzeuginnenraum. Abmessungen im Dachbereich jedoch weitgehend unverändert, Innenraumbeschädigungen vor allem im Bereich der Seitenflächen, des Armaturenbrettes oder des Fußraumes. Diese bereits schweren Unfälle ereigneten sich in einem Bereich der äquivalenten Testgeschwindigkeit bis 40–45 km/h.

Beschädigungskategorie IV (Abb. 8): schwere Beschädigung des Pkw's mit erheblicher Beschädigung im Fahrzeuginnenraum. Durch wesentliche Deformation der A-Pfosten bzw.

Abb. 4. Beschädigungskategorien I bis IV

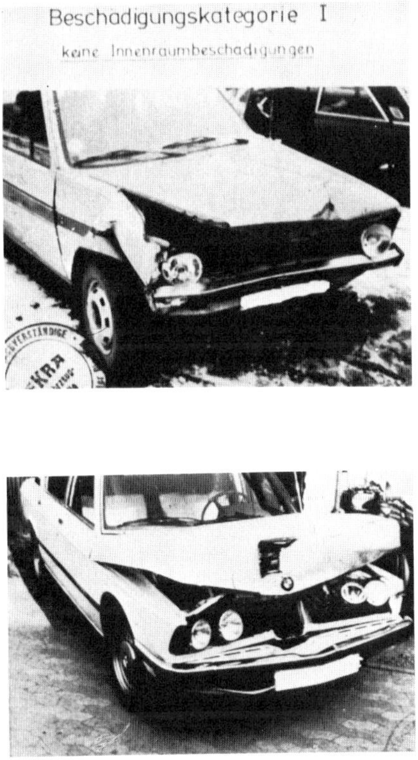

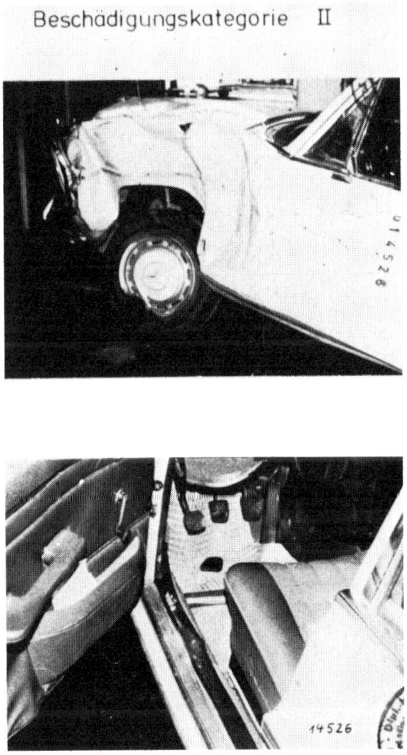

Abb. 5. Beschädigungskategorie I   **Abb. 6.** Beschädigungskategorie II

des Daches ist die Bewegungfreiheit im Vergleich zum undeformierten Zustand erheblich eingeschränkt.

Zu den einzelnen Beschädigungskategorien I–IV nun einige Beispiele mit Verletzungen.

In Abb. 9 sind vier Vergleichsunfälle des Fahrzeuges VW Käfer dargestellt. Charakteristisch ist, daß selbst bei dieser leichten Unfallschwere auch die nicht angegurteten Insassen häufig nur leichte Verletzungen erleiden. Im allgemeinen aber treten bei den nicht angegurteten Insassen mehr unabhängige Verletzungen an den verschiedenen Körperteilen auf. Gerade diese relativ leichten Unfälle weisen auch ein erhebliches Risiko für schwere Gesichtsschnittwunden und Augenverletzungen auf.

Aber auch in der Beschädigungskategorie II lassen sich weitgehend unabhängig vom einzelnen Fahrzeugmodell klare Grenzen des Verletzungsrisikos der angegurteten Insassen im Vergleich zu den Nichtgurtträgern ziehen.

Abb. 10 und Abb. 11 geben zunächst an Hand von Vergleichsunfällen die chrakteristischen Fahrzeugbeschädigungen nochmals wieder und zeigen auch die Gesamtverletzungsschwere der Fahrer auf.

Hinsichtlich des Mitverschuldenseinwandes sind beide Fälle annähernd gleich zu bewerten, da in beiden Fällen keine Verformungen des Innenraumes aufgetreten sind.

In der Beschädigungskategorie III macht sich bereits auch für den angegurteten Insassen ein Einfluß der Fahrzeugkonzeption nicht unwesentlich bemerkbar, so daß nicht nur nach

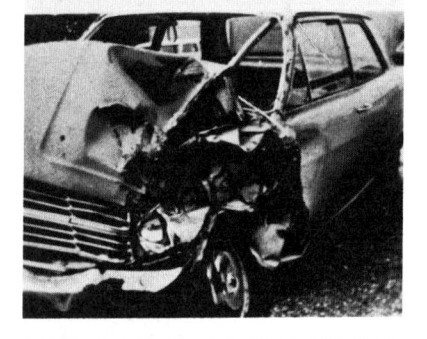

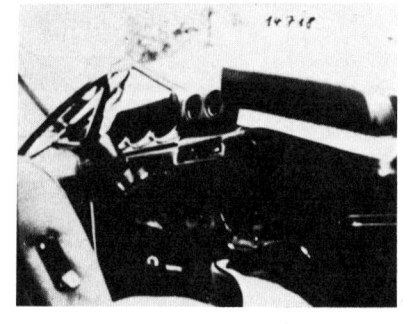

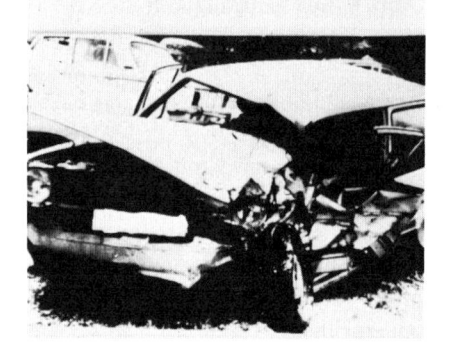

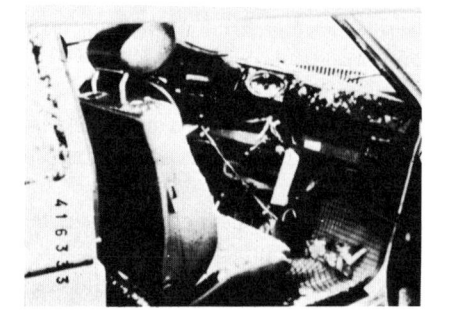

Abb. 7. Beschädigungskategorie III

Abb. 8. Beschädigungskategorie IV

Sicherheitsgurt angelegt

AIS
Fahrer: 1 Brustkorbprellung
1 Bluterguß am Unterleib
1 Prellung rechtes Knie

Sicherheitsgurt nicht angelegt

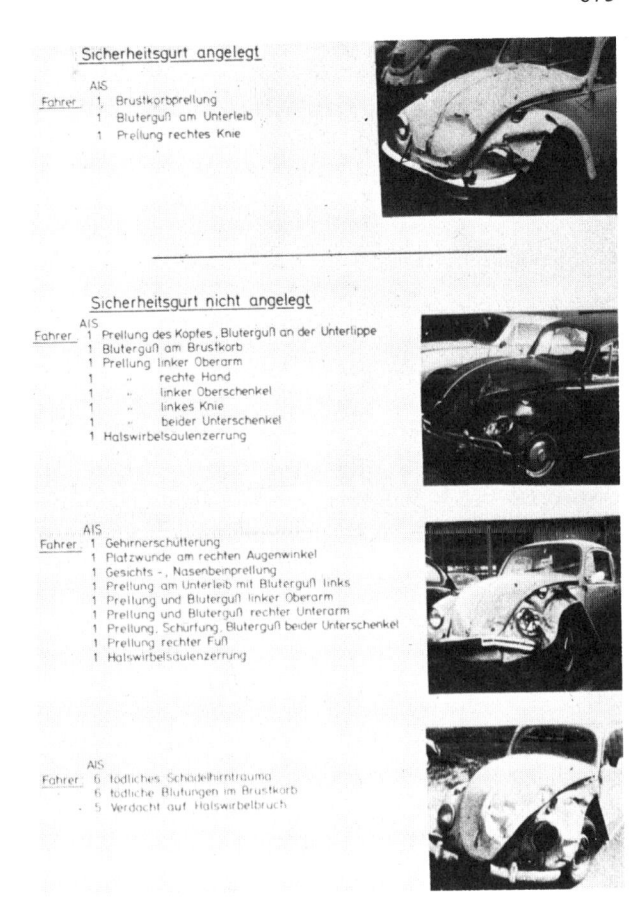

AIS
Fahrer: 1 Prellung des Kopfes, Bluterguß an der Unterlippe
1 Bluterguß am Brustkorb
1 Prellung linker Oberarm
1   „   rechte Hand
1   „   linker Oberschenkel
1   „   linkes Knie
1   „   beider Unterschenkel
1 Halswirbelsäulenzerrung

AIS
Fahrer: 1 Gehirnerschütterung
1 Platzwunde am rechten Augenwinkel
1 Gesichts-, Nasenbeinprellung
1 Prellung am Unterleib mit Bluterguß links
1 Prellung und Bluterguß linker Oberarm
1 Prellung und Bluterguß rechter Unterarm
1 Prellung, Schürfung, Bluterguß beider Unterschenkel
1 Prellung rechter Fuß
1 Halswirbelsäulenzerrung

AIS
Fahrer: 6 tödliches Schädelhirntrauma
6 tödliche Blutungen im Brustkorb
5 Verdacht auf Halswirbelbruch

Abb. 9. Vergleich mit/ohne Gurt VW-Käfer

Kollisionsart und Unfallschwere sondern auch noch nach charakteristischen Fahrzeugeigenschaften differenziert werden sollte.

Als Beispiel für diese Unfallschwere soll Abb. 12 gezeigt werden. Als einzige isolierte Verletzung erlitt der angegurtete Fahrer eine tiefe Gesichtsplatzwunde. Der nichtangegurtete Insasse hingegen erlitt schwere Schädel-Hirnverletzungen, eine Lungenzerreißung, ein schweres stumpfes Bauchtrauma, Luxation der linken Hüfte, Frakturen der Kniescheibe und des linken Sprunggelenks. Zu bemerken ist vielleicht hier noch, daß alle Verletzungen aus sehr umfangreichen, medizinischen Berichten entnommen werden konnten.

In allen bisher bekannten Vergleichsfällen erlitt der nicht angegurtete Insasse entweder tödliche oder mehrfache von einander unabhängige schwere Verletzungen, wodurch ein Mitverschuldenseinwand beim nicht angegurteten Insassen auch auf Grund der zahlreichen isolierten Verletzungen und des insgesamt hohen Verletzungsrisikos begründet werden kann. In noch weitaus stärkerem Maße gilt diese Feststellung für Unfälle der Beschädigungskategorie IV, in denen eine wesentliche Deformation der Fahrgastzelle aufgetreten ist.

Diese Einzelbeispiele aus der Fülle des Materials haben eindeutig aufgezeigt, daß bei der Mehrzahl der frontalen Kollisionen zumindest in den Beschädigungskategorien I und II aber durchaus auch in der Beschädigungskategorie III der Mitverschuldenseinwand nach Einzelprüfung berechtigt ist und die Kausalität der Verletzungen nachweisbar ist. Für eine

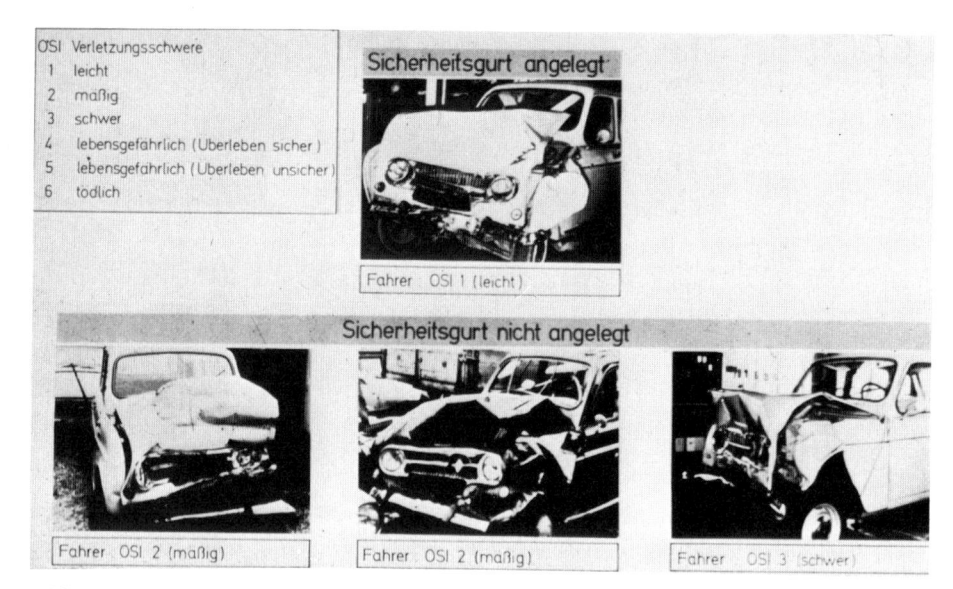

Abb. 10. Vergleich mit/ohne Gurt Renault R 4

Beschädigungskategorie IV ist eine Trennung in gurttypische und atypische Verletzungen jedoch mit Sicherheit nicht mehr durchzuführen.

Zusammenfassend für alle bisher besprochenen Vergleichsfälle mit und ohne angelegten Sicherheitsgurt läßt sich feststellen, daß bei den Sicherheitsgurtträgern noch keinerlei gravierende Verletzungen festgestellt werden konnten, solange der Fahrgastraum im wesentlichen unverändert geblieben ist. Bei nicht angegurteten Insassen ergeben sich chrakteristische, hierbei häufig schwerste und tödliche Verletzungen am Kopf.

Auch im Beinbereich treten vor allem durch Kniescheibenfrakturen, aber auch durch Ober- und Unterschenkelfrakturen, charakteristische Verletzungen für nicht angegurtete Insassen auf, die in entsprechenden Unfällen bei angegurteten Insassen nachweisbar fehlen. Auch können bei Frontalkollisionen schwere Verletzungen der Halswirbelsäule, insbesondere HWS-Frakturen bei Frontalkollisionen ohne Sekundärkollisionen weitgehend vermieden werden.

Ein Mitverschuldenseinwand ist aber nur dann berechtigt, wenn bei anderen Kollisionsarten, z.B. Seiten-, Heckkollisionen oder komplexe Unfälle keine Nachteile für den angegurteten Insassen auftreten.

Seit einigen Jahren stellt die Analyse von Seitenunfällen einen wesentlichen Schwerpunkt der Pkw-Sicherheitsforschung dar.

OSI	Verletzungsschwere
1	leicht
2	mäßig
3	schwer
4	lebensgefährlich (Überleben sicher)
5	lebensgefährlich (Überleben unsicher)
6	tödlich

Sicherheitsgurt angelegt

Fahrer: OSI 1 (leicht)

Sicherheitsgurt nicht angelegt

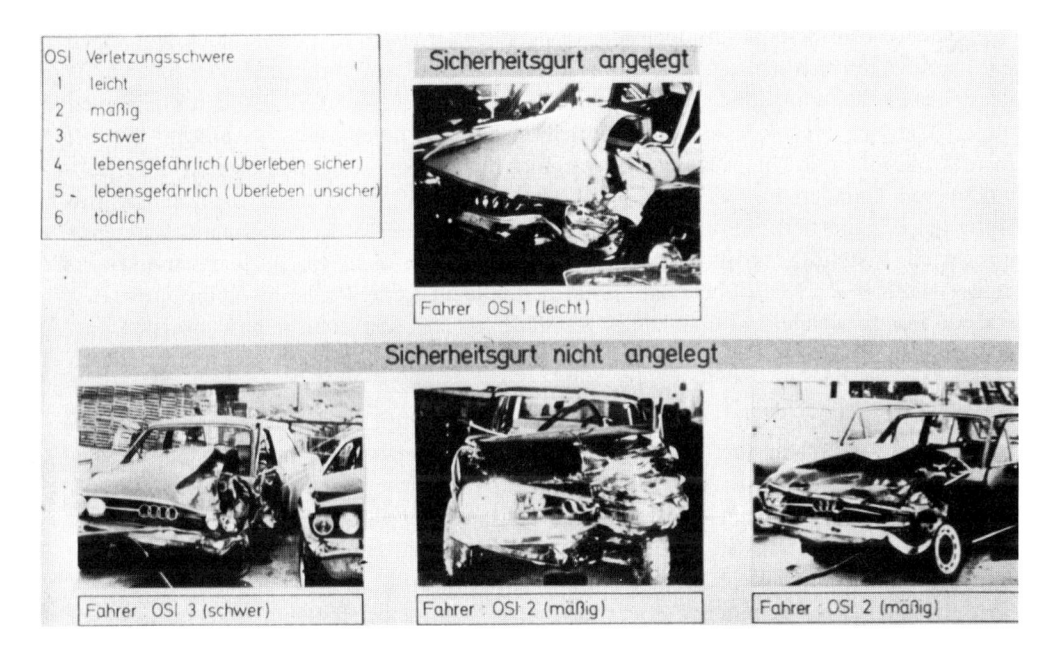

Fahrer: OSI 3 (schwer) — Fahrer: OSI 2 (mäßig) — Fahrer: OSI 2 (mäßig)

Abb. 11. Vergleich mit/ohne Gurt AUDI 100

Citroen Dyane 6

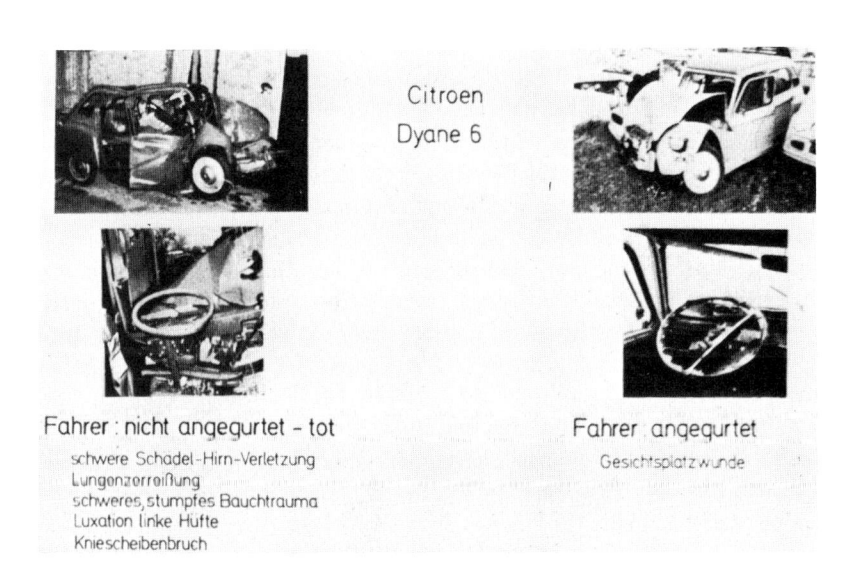

Fahrer: nicht angegurtet – tot
schwere Schädel-Hirn-Verletzung
Lungenzerreißung
schweres, stumpfes Bauchtrauma
Luxation linke Hüfte
Kniescheibenbruch

Fahrer angegurtet
Gesichtsplatzwunde

Abb. 12. Vergleich mit/ohne Gurt Citroen Dyane 6

Ergebnisse über Seitenkollisionen mit angegurteten Insassen sind bisher noch sehr selten und beschränken sich meistens auf die Beschreibung von Einzelunfällen. Im Oktober 1977 haben die deutschen Autoversicherer aber eine erste Studie über 163 seitliche Kollisionen mit 237 angegurteten Insassen veröffentlicht. Direkte Vergleichsuntersuchungen wie bei Frontalkollisionen sind im Augenblick zwar noch nicht möglich, da die Frage der Vergleichbarkeit von Unfällen bei seitlichen Kollisionen insgesamt bisher noch ungelöst ist. Eindeutig hat sich aber über indirekten Vergleich ergeben, daß der im Kollisionsbereich sitzende angegurtete Insasse keinerlei Nachteile im Vergleich zum nicht angegurteten Insassen erleidet. Bei einer schweren Deformation der Seitenflächen erleidet der im Kollisionsbereich sitzende Insasse weitgehend unabhängig von der Frage des Angurtens seine schwersten Verletzungen durch direkte Krafteinleitung über die Seitenfläche, der sogenannten inneren Kollision.

Eine Schutzwirkung des Sicherheitsgurtes auch bei seitlicher Kollision konnte festgestellt werden, vor allem durch die Verringerung der Verletzungen bei dem Opposite-Side-Passagier, d.h. bei dem auf der kollisionsabgewandten Seite sitzenden Insassen. Abb. 13 zeigt hierfür ein Beispiel. In einer schweren nahezu rechtwinkligen Kollision wurde ein BMW 633 extrem beschädigt, die Eindrückung beträgt 70 cm. Die Innenraumpolsterung ist trotz dieser starken Deformation zufriedenstellend erhalten geblieben, so daß für den allein im Fahrzeug sitzenden Fahrer noch gute Schutzmöglichkeiten gegeben gewesen wären. Trotzdem erlitt der 55 Jahre alte Fahrer schwerste Verletzungen, unter anderem eine schwere Skalpierverletzung der Schädeldecke, eine Gehirnquetschung, Jochbeinbruch Fraktur des Wangenbeins mit Knochenabsplitterung, Rückfall des Augapfels und Nasenbeinbruch. Er hatte die Sicherheitsgurte nicht angelegt und war quer durch den Wagen auf die Kollisionsseite geschleudert worden.

Eine weitere wesentliche Schutzwirkung des Sicherheitsgurtes besteht bei seitlicher Kollision in der Reduzierung der Gefahr des Herausschleuderns. In einer Vielzahl von internationalen Arbeiten wurde immer wieder festgestellt, daß herausgeschleuderte Personen ein sechs- bis achtfaches Risiko zu schweren und tödlichen Verletzungen im Vergleich zu den im Fahrzeug verbleibenden Insassen aufweisen. Aufgrund dieser weitgehend gesicherten Fakten sollte die Frage des Mitverschuldens bei seitlichen Kollisionen zunächst lediglich auf Unfälle mit Herausschleudern der Personen beschränkt werden; sofern die Insassen im Fahrzeug verbleiben, sollte selbst für den Opposite-Side-Passenger, dessen Schutzwirkung durch den Gurt ebenfalls schon weitgehend gesichert ist, dennoch der Mitschuldenseinwand noch zurückgestellt werden, bis noch weitere, umfangreichere Ergebnisse vorliegen.

Zusammenfassend kann aus der Sicht der Unfallanalyse die Mitverschuldensfrage bei Verletzungen von nichtangegurteten Pkw-Insassen vor allem bei Unfällen mit frontaler Beschädigung des Pkw erhoben werden, sofern noch keine wesentliche Deformation der Fahrgastzelle erfolgt.

Bei Seitenkollision kann der Mitverschuldenseinwand vor allem auf Unfälle mit Ejektion und auf Verletzungen des Opposite-Side-Passengers aufbauen. Bei anderen Bewegungsabläufen in Seitenkollision sollte aber mit dem Mitverschuldenseinwand noch sehr vorsichtig verfahren werden. Bei Heckkollisionen ergibt sich ebenfalls eine klare Abgrenzung des berechtigten Mitverschuldenseinwandes bei Frontal-Sekundärkollisionen, wobei wiederum vom Deformationsumfang der Fahrgastzelle auszugehen ist. Selbstverständlich ist auch bei Auffahrunfällen mit nachfolgender Ejektion des Insassen der Mitverschuldenseinwand berechtigt.

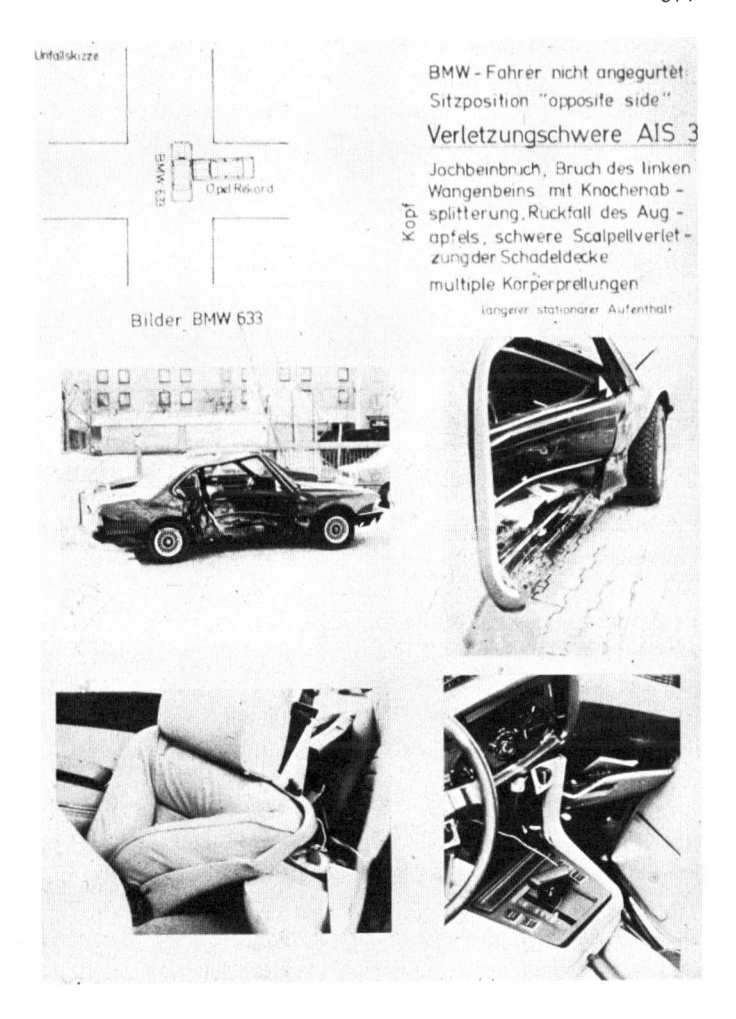

Abb. 13. Seitenunfall ohne Gurt BMW 633 CS

Die verschiedenen Fallbeispiele haben gezeigt, daß sich bei Vorliegen entsprechenden Unfallmaterials durchaus generelle Grundsätze für die zu erwartenden Verletzungen bei angegurteten Insassen aufstellen lassen. Trotzdem sollte aber die Diskussion eines „Mitverschuldens" grundsätzlich heute und in Zukunft sehr sorgfältig von der Überprüfung der Verletzungsursachen im Einzelfall ausgehen und unbedingt durch konkrete Vergleichsfälle entsprechender Unfallschwere abgesichert sein.

Die Methode des „indirekten Vergleiches" hat sich demzufolge als geeignet erwiesen, die Verletzungsrisiken, abhängig vom Kollisionstyp, zuverlässig abgrenzbar zu machen, Aussagen über die Verletzungen von angegurteten oder nicht angegurteten Insassen zu treffen und durch eine Kausalitätsuntersuchung abzusichern.

Von wissenschaftlichen Aspekten her ist für eine Vielzahl von Unfallkonstellationen bereits eine zuverlässige und gesicherte Grundlage geschaffen, durch die der Mitverschuldenseinwand in diesen Fällen zu bejahen ist.

Alle diese Arbeiten der Unfallforschung und der Fahrzeugindustrie würden jedoch ins Leere stoßen, wenn es nicht gelänge, die Anlegequoten des Gurtes nachhaltig zu erhöhen. Dazu müssen auch im wohlverstandenen Interesse der Einzelpersonen und der gesamten Volkswirtschaft alle Möglichkeiten ausgeschöpft werden.

Probleme des Sicherheitsgurtes in rechtlicher Sicht

G.H. Schlund, München

Vorbemerkung

Es gab und gibt wohl selten in der Bundesrepublik ein Thema, das bei Millionen von Autofahrern, bei allen Automobilverbänden, in der gesamten Versicherungswirtschaft wie bei den Gerichten und in der juristischen Literatur in den letzten 14 Jahren so ausgiebig, nachhaltig und kontrovers diskutiert und behandelt wurde und heute noch wird, wie die Frage des Anlegens oder Nichtanlegens von Sicherheitsgurten und der hierbei möglichen Rechtsfolgen.

Die Entwicklung des Rechtsproblems Sicherheitsgurt in der Bundesrepublik

Die „Geschichte" des rechtlichen Problems des Sicherheitsgurtes in der Bundesrepublik geht auf die heute noch immer gültige Entscheidung des BGH vom 9. Februar 1965 (NJW 1965, 1075), das sog. Schutzhelmurteil, zurück. In dieser Entscheidung bürdete der IV. Zivilsenat des BGH in Karlsruhe einem am Unfallgeschehen völlig *unschuldigen* Motorradfahrer *pauschal* 1/5 seines künftigen *Kopfschadens* mit der Begründung *selbst* auf, der Geschädigte habe – obschon damals *kein* gesetzliches Gebot zum Tragen eines Schutzhelms bestand – diejenige Sorgfalt außer acht gelassen, die – ich zitiere wörtlich –: „ .... ein ordentlicher und verständiger Mensch zur Vermeidung eigenen Schadens aufzuwenden pflegt."

Diese Entscheidung wurde sodann in der juristischen Literatur zum Anlaß genommen, die Frage näher zu diskutieren, ob nicht diese Grundsätze zum Mitverschulden auch auf das *Nichtanlegen* von *Sicherheitsgurten* übertragen werden können und sollten. Die sich daran entzündende literarische Auseinandersetzung ist nicht nur für den deutschen Rechtsraum typisch; sie ist auch kaum mehr überschaubar geworden.

Selbst Obergerichte entschieden kontrovers: So sprach sich beispielsweise am 10. Mai 1967 das OLG Braunschweig *für* ein Mitverschulden, und 2 Tage später, am 12. Mai 1967, das OLG München *gegen* ein Mitverschulden aus. Diese Münchner Entscheidung kam in der Revisionsinstanz wiederum nach Karlsruhe und wurde dort am 10. März 1970 *negativ* beschieden; d.h. der BGH verneinte damals ein Mitverschulden, weil die bisherigen Erfahrungen und Untersuchungsergebnisse mit Sicherheitsgurten durch Technik und Medizin – anders als beim Schutzhelm – noch immer ergeben hätten, daß diese in vielen Fällen die Folgen des Unfalls erheblich *verschlimmerten,* oder gar erst Verletzungen herbeigeführt hätten, die sonst nicht eingetreten wären. Der BGH berief sich dabei leider – wie ich meine – auf absolut ungesichertes, nicht einmal statistisch erhärtetes Material und meinte nach dem Motto: „Karlsruh' locuta, causa finita", daß in 10%–15% der Fälle der nicht angeschnallte Fahrer und Beifahrer bei der ersten Schleuderbewegung des Fahrzeugs herausgeschleudert worden und mit leichteren Verletzungen davongekommen sei, während er bei der Benutzung des Gurtes die Schleuderbewegung seines PKWs mitgemacht hätte und in dem völlig zertrümmerten Wagen ums Leben gekommen wäre.

Es ist auch nicht auszuschließen, daß die damals wie heute noch in der allgemeinen Presse ständig aufgeführten Verbrennungsfälle bei angeschnallten PKW-Fahrern, oder der Sturz von PKWs in Gewässer den BGH damals davon abhielten, einen „mutigen Schritt" in Richtung auf mehr Sicherheit und weniger Tote und Verletzte im Straßenverkehr, die *nachweisbar* mittlerweile trotz gestiegener Zulassungsquoten, nicht zuletzt auch wegen des zunehmenden Gebrauchs des Sicherheitsgurtes zu verzeichnen sind, zu machen.

Diesen Schritt machte der BGH erst, nachdem seine Entscheidung in der Literatur erneut heftig kritisiert worden war und auch das OLG Braunschweig am 4.11.1976 erneut davon abwich, mit seinen drei Entscheidungen vom 20.3.1979 (NJW 1979, 1363 ff) bzw. vom 10.4.1979 (NJW 1979, 1366 ff).

Der Inhalt der BGH Entscheidungen

1. Der BGH stellt sich in seinen Entscheidungen in begrüßenswerter Deutlichkeit einmal auf den Standpunkt, daß die Vorschrift des seit 1.1.1976 in Kraft befindlichen § 21 a der StVO, der *keine* Bußgeld bewährte Norm darstellt, nicht *verfassungswidrig* ist. Er hat damit all' diejenigen (vgl. Streicher, Geiger, Jagusch) zurückgewiesen, die da meinten, das in der Bundesrepublik so oft und nachhaltig „strapazierte" Grundrecht der freien Entfaltung der Persönlichkeit verbiete es, zum Gurt anlegen gesetzlich gezwungen werden zu können. Der Senat meinte insoweit, daß die Vorschrift des § 21 a StVO die Handlungsfreiheit des Verkehrsteilnehmers nicht in unzulässiger Weise beschränke, sondern daß sie lediglich seinen Gemeinschaftsbezug sichtbar mache.
2. Nach den Grundsätzen dieser Entscheidung gilt nunmehr im deutschen Rechtskreis folgendes: Jeder Kraftfahrer verstößt – zumindest seit dem Zeitpunkt des Inkrafttretens dieser Vorschrift – gegen die ihm zumutbare Sorgfaltspflicht, wenn er seinen Kraftwagen nicht mit Dreipunkt-Sicherheitsgurten *ausgerüstet* (seit 1.5.1979 besteht diese Verpflichtung auch für die Rücksitze – hier jedoch müssen lediglich sog. Beckengurte (oder Zweipunktgurte) installiert werden), und wenn er denselben *nicht* zu seinem eigenen Schutz während der Fahrt *anlegt*.

Ihm wird damit aus dem rechtlichen Gesichtspunkt des *Mitverschuldens* im Schadensfalle ein entsprechender Prozentsatz seines durch das Unfallereignis erwachsenen Schadens einschließlich Schmerzensgeld abgezogen; seinen Hinterbliebenen im Tötungsfalle die diesen zustehenden Ansprüche gekürzt.

Die Konsequenz dieser nunmehr auch höchstrichterlich „abgesegneten" Auffassung vom Mitverschulden des am Unfallereignis an und für sich Schuldlosen, die schon seit Jahren in zahlreichen europäischen Ländern von Frankreich über Holland bis England und

Nordirland (vgl. die Zitate bei Schlund, DAR 1978, 215 ff) ähnlich praktiziert und judiziert wird, ist damit, daß dem am Unfall unschuldigen Opfer von 1/20 über 1/5 und 1/4 bishin zu 1/3 oder gar die Hälfte des ihm entstandenen Schadens — nicht jedoch des Sachschadens — abgezogen wird.

Neuerdings wird in der Bundesrepublik von einem Landesarbeitsgericht sogar die Meinung vertreten (vgl. LAG Berlin, 5 SA 53/79 vom 18.7.1979 — in BB 1979, 1244 veröffentlicht), daß derjenige Arbeitnehmer, der bei einem Autounfall sich nicht anschnallt und damit auf Grund der durch den Unfall erlittenen Verletzungen arbeitsunfähig krank ist, *keinen* Anspruch auf Lohnfortzahlung gemäß § 1 Abs. 1 des Lohnfortzahlungsgesetzes vom 27.7.1969 hat.

Das Lohnfortzahlungsgesetz macht wohl die Entgeltfortzahlung davon abhängig, daß der Arbeitnehmer *ohne* Verschulden durch Krankheit gehindert ist, seiner Arbeitspflicht nachzukommen; die Rechtsprechung hat aber bislang dem Arbeitnehmer in der Regel nur dann die Lohnfortzahlung aberkannt, wenn er sich bei seinem Unfall einen „*gröblichen* Verstoß gegen das von einem verständigen Menschen im eigenen Interesse zu erwartenden Verhalten" zuschulden hat kommen lassen oder wenn er ein „unverständliches, leichtfertiges und gegen die guten Sitten verstoßendes Verhalten" an den Tag gelegt hat.

M.E. können die Grundsätze der BGH-Entscheidung vom 20.3.1979 *nicht*, zumindest nicht in diesem Rigorismus, wie dies das Landesarbeitsgericht Berlin macht, auf das Verhältnis Arbeitnehmer/Arbeitgeber und die hieraus resultierenden speziellen Vertragspflichten und Ausgestaltungen übertragen werden.

3. Ausgenommen sind und bleiben von der Anschnallpflicht qua Gesetz: Taxi- und Mietwagenfahrer, sowie Lieferanten bei Haus-zu-Haus-Verkehr im Auslieferungsbezirk — obschon bekanntermaßen 62% der Unfälle im Stadtbereich geschehen —, und auch Fahrten mit Schrittgeschwindigkeit sowie Rückwärtsfahrten und Fahrten auf Parkplätzen.

Die durch die BGH-Entscheidung nicht zufriedenstellend gelösten Probleme sind u.a. folgende

Ich legte Ihnen schon kurz die Spannbreite der von der Rechtsprechung — wie ich meine rein willkürlich — angenommenen Prozentsätze dar, die vom Schaden abgezogen werden. Hier meine ich, trifft das nicht angeschnallte Unfallopfer die größte Härte, denn zwischen 5% und 50% sind wohl schon rein rechnerisch erhebliche Unterschiede.

Daß — zumindest die deutsche — Rechtsprechung hier ohne Rücksicht auf den Grad des Verschuldens, ohne Rücksicht auf die Schwere der Verletzung des Opfers im einzelnen und ohne Berücksichtigung der Dauer der körperlichen Beeinträchtigung und der erlittenen Schmerzen Abzüge in der Höhe von 1/20 bis 50% vornimmt, erklärt sich aber schlicht und einfach damit, daß meine Kollegen in den schwarzen und roten Roben von wissenschaftlich überzeugenden Erkenntnissen der Unfalltechnik und der Unfallmedizin bislang leider im Stich gelassen wurden.

Wohl stehen umfangreiche Unfallforschungsergebnisse aus medizinischer und technischer Sicht, die nur geringfügig voneinander abweichen, zur Verfügung; ich erwähne hier nur die Veröffentlichungen von Friedel-Krupp-Lenz-Löffelholz (Sicherheitsgurte im PKW, Heft 17 aus Unfall- und Sicherheitsforschung, Straßenverkehr), von Walz u.a. (Unfalluntersuchung Sicherheitsgurt 1977), von Richard-Brühning-Löffelholz (Auswirkungen des Sicherheitsgurtes auf die Folgen der Unfälle im Straßenverkehr 1976), neuerdings noch von Piegsa (Verletzungen gurtgeschützter Insassen bei schweren PKW-Unfällen, Münchner Dissertation 1978) und die Veröffentlichungen der 95. Tagung der Deutschen Gesellschaft für Chirurgie (Langenbecks Archiv für Chirurgie 1978, S. 325 ff) einerseits, sowie von Landwieder (Aspekte der Fahrzeugsicherung p.p. 1975) und Danner (14. und. 15. Verkehrsgerichtstag 1976 bzw. 1978 in Goslar) andererseits.

Und doch meine ich, daß es zumindest den medizinischen Veröffentlichungen an einem einheitlichen noch differenzierteren Schema gebricht, das dann die medizinisch nicht vorgebildeten Gerichte in die Lage versetzt, nicht pauschal 1/20 oder 1/3 Abschlag am Schaden vornehmen zu müssen, sondern im *Detail* an den geltend gemachten Schadensersatzforderung Abstriche vornehmen zu können.

Hier liegt mir insbesondere für den Unfallchirurgen und seine Forschungsarbeit ein noch weites Feld der Betätigung.

Wenn es meine Kollegen ernst nehmen und vom generalisierenden Abstrich zur Einzelfallentscheidung übergehen, dann wird in Zukunft häufiger als bislang vom Gericht und den Anwälten die prozeßentscheidende Frage nach dem *Ausmaß* des *ohne* Gurts erlittenen Körperschadens, der *mit* Gurt *nicht* oder *nicht in dieser Schwere* eingetreten wäre, an den sachverständigen Zeugen Dr. med., bzw. an den Sachverständigen Dr. med. habil. gestellt werden.

Nur *damit* kann m.E. die juristisch nicht einfache Frage nach der *Kausalität* gerecht entschieden werden, ob nämlich und welche Verletzungen im einzelnen *nachweisbar* durch den Gurt *verhindert* oder wenigstens *gemildert* worden wären; oder auch die nicht minder aktuelle und interessante Frage beantwortet werden, welche möglichen *typischen* Verletzungen *durch* den Gurt *selbst* geschehen können.

Man könnte sich hier — wenn ich recht sehe — auf den Standpunkt stellen, daß immer dann — prima facie gesehen — eine entsprechende Kausalität anzunehmen ist, wenn — bei unwesentlicher Verformung des vom Verletzten benutzten Teils der Fahrgastzelle des PKWs — hinsichtlich des Unfallhergangs ein Frontalzusammenstoß (mit voller oder teilweiser Überdeckung) vorliegt, oder, wenn ein typischer Auffahrschaden gegeben ist; letztlich, wenn der Verletzte bzw. Getötete aus dem Wagen geschleudert worden ist bzw. *typische* Verletzungen am Kopf und/oder den oberen und unteren Extremitäten erlitten hat.

Es darf sich aber nicht um Verletzungen handeln, die *auch bei* angelegtem Gurt eingetreten wären, wie etwa Schürf- und Schnittwunden, oder ein HWS-Syndrom.

Schlußbemerkung

Man wendet sich, meine sehr geehrten Damen und Herren doctores medicinae, in Ihren Kreisen vielfach gegen die von meinen Kollegen und der Anwaltschaft schon mehrfach artikulierten Bitte, einen sog. *Verletzungskatalog* zu erarbeiten. Ich bin mir bewußt, daß die Vorarbeiten hierfür wegen der Vielzahl der zu berücksichtigenden Parameter sich äußerst schwierig gestalten.

Ich meine aber, man sollte diese Arbeiten angehen, denn sie dienen vor allem der Gerechtigkeit vor Gericht und damit der Rechtssicherheit.

Pionierarbeit auf diesem Bereich hat Ihr Kollege Horst Günther mit der von ihm in seiner 1964 im Georg Thieme Verlag Stuttgart erschienenen Monographie „Schmerzensgeld" vorgeschlagenen Klassifikation der Schädigungsfolgen im Bereich des Gesichts und der

Mundhöhle in dankenswerter Weise geleistet; nur fand diese Arbeit leider bislang viel zu wenig Beachtung.

Es sollten unbedingt und schnellstmöglich weitere Veröffentlichungen dieser Art auf breiter Basis nachfolgen.

Ich danke Ihnen für Ihr Interesse.

Typische Verletzungen bei Autoinsassen ohne und mit Sicherheitsgurt

H. Contzen, Frankfurt/M.

Zur Lösung der hier angesprochenen Probleme kann der Unfallchirurg vor allem durch Beantwortung von *vier Fragen* beitragen:
1. Welche Verletzungen sind bei Autoinsassen ohne Gurtsicherung besonders häufig zu erwarten?
2. Welche Verletzungen sind durch den 3-Punkt-Sicherheitsgurt zu vermeiden bzw. wesentlich zu vermindern?
3. Welche Verletzungen sind auch bei angelegtem 3-Punkt-Sicherheitsgurt möglich bzw. durch diesen nicht zu beeinflussen?
4. Welche Verletzungen werden durch den 3-Punkt-Sicherheitsgurt verursacht bzw. verschlimmert?

Bei der Individualität des Unfallherganges und bei den unterschiedlichen Kontruktionsbedingungen der Fahrzeuge können solche Aussagen nur auf Erfahrungswerten klinisch tätiger Unfallchirurgen beruhen; ich sehe es daher als echte Bereicherung an, daß Herr Priv. Doz. Dr. Hell, Liestal, mit exakten Zahlen aus zwei prospektiven Studien vergleichbarer Kollektive von verunglückten Autoinsassen ohne und mit Sicherheitsgurt meine zwangsläufig globalen Ausführungen ergänzen, erläutern und belegen kann.

ad 1: Das Verletzungsmuster *ungeschützer* PKW-Insassen ist durch den bekannten „Heidelberger Unfallmann", den Gögler durch entsprechende Auswertung der Verletzungen bei 605 Patienten der Chirurgischen Universitäts-Klinik Heidelberg (1952–1958) zusammengestellt hat, übersichtlich demonstriert. Zu beachten ist vor allem der hohe Anteil von Schädelverletzungen mit 81%, von Thoraxverletzungen (25,5%), der Knie-Anprallverletzung (sog. dashboard-injury) mit 28% und von Unterschenkelverletzungen mit 22,5%.

ad 2: Aufgrund von Erfahrungswerten und statistischer Auswertung kann gesagt werden, daß – zumindest im Geschwindigkeitsbereich bis 50 km/h und bei nur mäßiger Verformung des Fahrzeuginnenraumes – durch den 3-Punkt-Sicherheitsgurt die Häufigkeit von Schädelverletzungen insgesamt, sicher aber das schwere Schädel-Hirntrauma weitgehend, durch entsprechend dimensionierte Kopfstützen auch die Schleuder- und Stauchungsverletzung der Halswirbelsäule, schließlich auch die knöcherne Verletzung beider Brustkorbseiten deutlich vermindert werden kann, die typische dashboard-injury sowie die Unterschenkelverletzung seltener und in ihren Auswirkungen geringer auftritt.

ad 3: Durch den angelegten 3-Punkt-Sicherheitsgurt können die Folgen reflektorischer Abstützversuche, hier vor allem Verletzungen an Hand und Unterarm einschließlich des Ellenbogengelenkes, am Fuß und an der Fußwurzel unter Einschluß des körperfernen Unterschenkelendes kaum beeinflußt werden.

ad 4: Systembedingte Verletzungen durch den 3-Punkt-Sicherheitsgurt sind am Schultergürtel, an der gurtanliegenden Brustkorb- und Beckenseite in Form von Quetschungen und Frakturen bekannt. Gefürchtet sind Folgen eines sog. „Submaring", also des Untertauchens des Körpers unter das Gurtband, wodurch sowohl Strangulationseffekte als auch direkte oder indirekt intraabdominelle Organverletzungen möglich sind. Ein solches „Submaring" ist praktisch immer auf technische Unzulänglichkeiten im Gurtsystem zurückzuführen.

Verletzungen von Autoinsassen bei Unfällen ohne und mit Sicherheitsgurten

K. Hell, Liestal

In einer ersten prospektiven Einjahresstudie vom 1. Juni 1972–31. Mai 1973 wurden alle in Basel polizeilich gemeldeten Autounfälle erfaßt. In dieser ersten Einjahresperiode ohne Sicherheitsgurten-Tragobligatorium verunglückten 1.856 Personenwagen mit insgesamt 2.862 Autoinsassen.

Nach Inkrafttreten des Sicherheitsgurten-Trageobligatoriums in der Schweiz ab 1. Januar 1976 wurde in Basel erneut eine prospektive Einjahresstudie durchgeführt, die so angelegt war, daß sie mit der ersten Erhebung vergleichbar blieb. In diesem zweiten Zeitraum wurden 2.459 verunfallte Autos mit insgesamt 3.332 Autoinsassen polizeilich gemeldet.

Die beiden Vergleichsserien unterschieden sich kaum nach Unfallfrequenz, Art der beteiligten Fahrzeugkategorien, der geschätzten Auffahrgeschwindigkeit, der Stoßrichtung, der Sitzplatzbelegung, der Geschlechts- und der Altersverteilung der Autoinsassen, hingegen stieg die Gurteneinbauquote auf Vordersitzen von 56% auf 86% und es fanden sich zunehmend an Stelle von 2-Punkt-Schultergurten 3-Punkt-Gurtsysteme.

Ohne Sicherheitsgurten-Tragobligatorium trugen weniger als 10% der Autoinsassen freiwillig innerorts im Augenblicke des Unfalls Sicherheitsgurten. Mit Sicherheitsgurten-Obligatorium gaben über 3/4 der Autoinsassen an, im Moment des Unfalles Sicherheitsgurten getragen zu haben.

Vor dem Gurtetrage-Obligatorium fanden sich 12,1% und während des Gurten-Trageobligatoriums 7,1% verletzte Autoinsassen. Damit brachte das Sicherheitsgurten-Trageobligatorium in Basel 31% weniger Verletzte pro Jahr oder 41% weniger Verletzte pro Unfall.

Der Anteil an Kopfverletzungen ging dabei von 7,8% auf 3,1% zurück, ohne daß das vermehrte Tragen von 3-Punkt-Gurten eine Zunahme der Verletzungen im Thoraxbereich gezeigt hätte. Im vorliegenden Untersuchungsgut konnte keine einzige schwere Verletzung dem Sicherheitsgurt selber angelastet werden.

Durch Tragen der Sicherheitsgurten verminderte sich die Verletzungsquote um 32% bzw. 42%.

Sicherheitsgurten wirkten sich dabei vorwiegend günstig auf das Schädel-Hirn-Trauma aus, und waren in der Lage, vor allem schwere und tödliche Verletzungen zu verhindern.

Eine eindrückliche Senkung der Verletzungsquote wurde bei reinen Frontalkollisionen beobachtet. Beim Heckanprall verursachten Sicherheitsgurten mit Sicherheit nicht häufiger ein Schleudertrauma der Halswirbelsäule; gegen diese spezifische Verletzung erwiesen sich hingegen Kopfstützen eindeutig als wirksam.

Eine Zusammenfassung unseres Zahlenmaterials ergab durch das Tragen von Sicherheitsgurten viermal weniger Kopfverletzungen, dreimal weniger Leichtverletzte und fünfmal weniger Schwerverletzte, während die Incidenz von Bagatellverletzungen durch Gurtentragen kaum zu beeinflussen war.

10%-20% der Autoinsassen standen trotz Sicherheitsgurten-Obligatorium keine Sicherheitsgurten zur Verfügung und 10%-50% der Autoinsassen benutzten die Gurten nicht, während 10%-30% der Autoinsassen die Gurten unzweckmäßig verwendeten.

Deshalb ist anzunehmen, daß das Gurtentrag-Obligatorium bisher nicht den maximal möglichen Erfolg brachte.

Immerhin mußten im Jahre des Sicherheitsgurten-Trageobligatoriums in der Schweiz 12,8% weniger tote Autoinsassen beklagt werden, wobei nur jedes dritte Opfer im Moment des Unfalles sicher angegurtet war.

Das Sicherheitsgurten-Trageobligatorium für Autoinsassen brachte also weniger Verletzte, weniger schwere Verletzungen, weniger Todesopfer und nach unserem Material keine schweren allein gurtenbedingten Verletzungen.

Verletzungstypen mit und ohne Sitzgurt

R. Eyb und H. Kuderna, Wien

In der vorliegenden Untersuchung wurden folgende Fragen gestellt:
1. Lassen sich durch die Art der Verletzung Rückschlüsse auf die Effizienz des Sicherheitsgurtes ziehen?
2. Bei welchen Kollisionstypen bieten Sicherheitsgurten den besten bzw. den geringsten Schutz?
3. Welche Ursachen führen zum Versagen des derzeit üblichen Dreipunktgurtes und wodurch könnte dieses Versagen vermieden werden?

Methode

Auf Veranlassung von W. Krösl, dem Ärztlichen Direktor der Allgemeinen Unfallversicherungsanstalt, wird in den Erstbefunden der Unfallkrankenhäuser der AUVA seit 1977 festgehalten, ob an einem Verkehrsunfall beteiligte Fahrzeuginsassen angegurtet waren oder nicht. Als Grundlage für diese Untersuchungen wurden daher die Angaben über alle im Jahre 1977 im Lorenz-Böhler Krankenhaus stationär behandelten verletzten PKW-Insassen herangezogen.

Unterschieden wurde zwischen Lenker und Beifahrer und zwischen Gurtträger und Nichtgurtträger. Die Verletzungen wurden nach der Abbreviated Injury Scale (AIS) eingestuft und verglichen [1]. Andere für den Unfallhergang relevante Angaben wurden, soweit vorhanden, den zugehörigen Unfallerhebungsblättern der Exekutive entnommen.

Ergebnis

Ohne Berücksichtigung jeglicher Unfallart, (d.h. es wird weder auf Kollisionstyp, Geschwindigkeit, PKW-Type etc. Bedacht genommen) ergibt sich der Zusammenhang zwischen Verletzungsschwere entsprechend der AIS und Verwendung des Gurtes wie in Tabelle 1 dargestellt.

Bei allen Insassengruppen fällt der größte Anteil unter AIS 2 (Tabelle 2).

Faßt man AIS 1 und 2 als leichte und mäßige Verletzungen zusammen, liegen angegurtete Lenker und Beifahrer mit 7,4% bzw. 9,7% über Lenkern und Beifahrern ohne Gurt (Tabelle 3).

Ab AIS 3, also von schwerer Verletzung aufwärts, sind Lenker und Beifahrer ohne Gurt stärker vertreten, Lenker um 7,4%, Beifahrer um 9,7%. Besonders fällt jedoch auf, daß weder Lenker noch Beifahrer mit angelegtem Gurt in die Kategorien AIS 4 oder 5 fielen. Die Aufschlüsselung der Verletzungsarten von AIS 3 aufwärts brachte folgendes Ergebnis: s. Tabelle 4.

Betrachtet man das Verletzungsbild in der Kategorie AIS 3 bei Lenkern ohne Gurt und angegurteten Lenkern, so finden sich Wirbel- und Serienrippenbrüche in annähernd gleicher Häufigkeit. Von den Wirbelbrüchen ist der größte Teil in der Halswirbelsäule lokalisiert und steht primär mit der Frage der Nackenstützen in Zusammenhang. Ansonsten zeigt sich bei Nichtgurtträgern ein deutlich reicheres Bild von Verletzungsarten, unter den Gurtträgern hingegen fand sich zusätzlich lediglich eine Nervenläsion.

Diskussion

Trotz der geringen Anzahl von insgesamt 265 verletzten PKW-Insassen entsprachen die Ergebnisse etwa denen von Großzahlenuntersuchungen [2].

Außerdem muß betont werden, daß natürlich jede Unfallart, bei der der angegurtete Insasse keine, der nicht angegurtete aber eine leichte Verletzung davontrug, nicht berücksichtigt werden konnte.

Frage 2: Die grobe Übersicht über Verletzungsfolgen mit und ohne Gurt verlangt nun nach einer Unfallanalyse. Dazu reichen aber die österr. Unfallerhebungsbögen bei weitem nicht:

Tabelle 1. 1977 wurden stationär behandelt

Verletzte	Lenker	Beifahrer	
Ohne Gurt	108	81	189
Mit Gurt	60	16	76
	168	97	265

Tabelle 2

Verletzte			Gesamt			AIS		
				1	2	3	4	5
Lenker	Ohne Gurt	n	108 =	23	59	20	5	1
		%	100%	21,3%	54,7%	18,5%	4,6%	0,9%
	Mit Gurt	n	60 =	12	38	10	–	–
		%	100%	20%	63,4%	16,6%		
Beifahrer	Ohne Gurt	n	81 =	13	50	15	2	1
		%	100%	16,1%	61,7%	18,6%	2,4%	1,2%
	Mit Gurt	n	16 =	4	10	2	–	–
		%	100%	25%	62,5%	12,5%		

Tabelle 3

Verletzte		n	Leicht (AIS 1, 2)	Schwer (AIS 3–5)
Lenker	Ohne Gurt	108	76%	24%
	Mit Gurt	60	83,4%	16,6%
Beifahrer	Ohne Gurt	81	77,8%	22,2%
	Mit Gurt	16	87,5%	12,5%

1. Es werden darin lediglich 7 Kollisionsarten berücksichtigt, unter welchen sich nur frontale und rechtwinkelige Kollisionen befinden. Das entspricht nicht den realen Unfallbedingungen, führt doch der Aufprall in größerem oder kleinerem Winkel als 90° bei Seitkollisionen zu unterschiedlicher Intrusion des Fahrgastraumes und damit zu unterschiedlichem Verletzungsausmaß. Langwieder versuchte daher, 12 Hauptgruppen von Kollisionsarten herauszuarbeiten [2] (Abb. 1).
2. In den Unfallskizzen unserer Exekutive werden die Fahrzeuge nur durch Pfeile dargestellt, woraus nicht geschlossen werden kann, wie die Position der Fahrzeuge sich zueinander verhält (Abb. 2).
Durch geringen Mehraufwand wäre eine Zuordnung zu einer der oben erwähnten 12 Grundkollisionsarten möglich.
3. Die Anzahl der in den Zählblättern vermerkten Kilowatt (PS) ist für das Unfallgeschehen uninteressant. Nicht bedacht wird hingegen die Masse der beteiligten Fahrzeuge. In den häufigen Kollisionen von Fahrzeugen unterschiedlicher Masse erleidet das leichtere Fahr-

Tabelle 4

AIS 3 bei	Lenker	Beifahrer
Ohne Gurt	11 Rippenserienbrüche 1 Pneumothorax 5 Wirbelbrüche (4 HWS) 1 Gehirncontusion 1 Nervenverletzung 1 Sehnenverletzung	1 Rippenserienbruch 2 Pneumothorax 6 Wirbelbrüche 1 Beckenringbruch 1 Nierenriß 2 Nervenverletzungen 2 Sehnenverletzungen
Mit Gurt	6 Rippenserienbrüche 3 Wirbelbrüche (2 HWS) 1 Nervenverletzung	2 Rippenserienbrüche

Tabelle 5

AIS 4 bei	Lenker	Beifahrer
Ohne Gurt	2 Leberrisse 1 Leber-, Milz- und Dünndarmriß 1 Epidurales Hämatom 1 Subdurales Hämatom	1 Milz- und Leberriß
Mit Gurt	—	—

Tabelle 6

AIS 5 bei	Lenker	Beifahrer
Ohne Gurt	1 Rückenmarksquetschung C3–C7	1 Rückenmarksquetschung C3–C7
Mit Gurt	—	—

zeug zusätzlich zu den physikalischen Nachteilen infolge Massenaggressivität weitere Beanspruchung durch die Struktursteifigkeit des schwereren Fahrzeuges, was zu höherer Geschwindigkeitsänderung in der Crash-Phase beim kleineren Fahrzeug und zu erhöhter Verletzungsgefahr für dessen Insassen führt [2].

4. Ähnlich verhält es sich mit der Geschwindigkeitsdifferenz; benachteiligt ist das bei der Kollision langsamere Fahrzeug. Eine beträchtliche Entwertung erfährt der Unfallerhebungsbogen durch unvollständiges und ungenaues Ausfüllen. In nur 3 von 80 Bögen fanden sich Hinweise auf die Kollisionsgeschwindigkeit.

5. Im Unfallerhebungsbogen wird unterschieden, ob ein Gurt angelegt wurde oder nicht. Es ist nicht ersichtlich, welche Art von Gurt, ob eine Gurtlose bestand, ob der Gurt gerissen, ob die Verankerung gebrochen ist, und ob ein Filmspuleffekt (bei Automatikgurt) eingetreten ist.

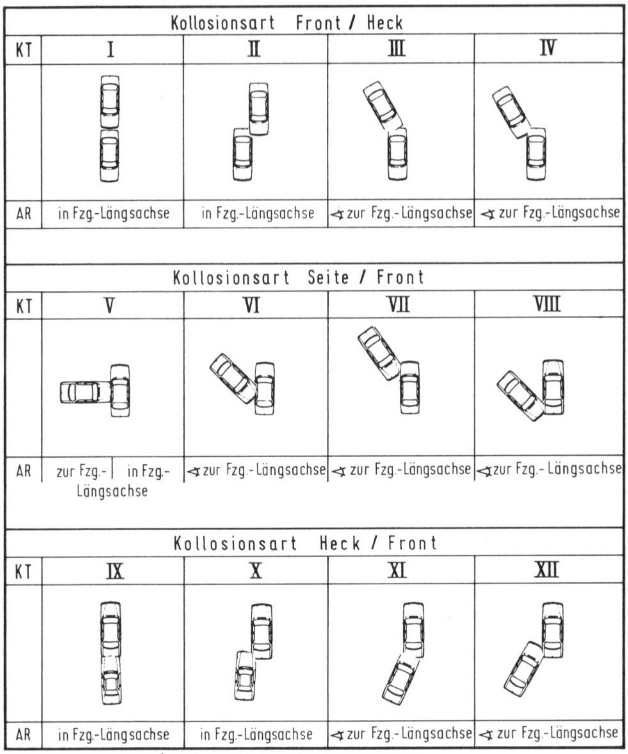

Abb. 1

Abschließend zu Frage 2 muß hervorgehoben werden, daß die möglichst genaue Analyse realer Unfälle eine wesentliche Grundlage jeder Unfallforschung bleiben wird. Als Orientierung dazu mag die Broschüre „Fakten zu Unfallgeschehen und Fahrzeugsicherheit" (HUK-Verband 1977, S. 36–40) dienen.

Frage 3: Als Gurtsystem hat sich der Dreipunkt-Automatikgurt in den letzten 10 Jahren durchgesetzt. Seine Wirksamkeit bei Frontalkollisionen ist unumstritten [3].

Nach einer Allgemeinberechnung liegt die Gurtwirksamkeit bei einem Reduktionsfaktor von 30%–52% für AIS 6 und 28%–44% für Verletzungen darunter [4].

Da die Anlegequote 54% beträgt [4], ist der entscheidende Schritt zur Reduktion der Unfallverletzungen in einer Erhöhung der Anlegequote zu sehen. Trotzdem gibt es noch genügend vermeidbare Verletzungen bei Gurtträgern, die konstruktionsbedingt, handhabungsbedingt oder außenbedingt [5] sein können.

Von seiten der Technik liegen verschiedene Verbesserungsvorschläge vor, von denen hier nur auf eine Optimierung des Dreipunkt-Automatikgurtsystems eingegangen wird. In einer umfassenden Crash-Studie wurden die wichtigsten Neuerungen, das „Integrierte Sitz-Gurt-System" (ISG-System), der Gurtstrammer und zwei Kraftbegrenzer getestet [6].

Der Gurtstrammer, in Verbindung mit dem Automatikgurt, zeigt die höchste Wirksamkeitssteigerung durch weitgehende Vermeidung der Gurtlose. Der Wirkungsgrad wird um ca. 50% gegenüber dem Automatikgurt allein gesteigert [6].

Der Kraftbegrenzer soll Kraftspitzen des Gurtes vermeiden.

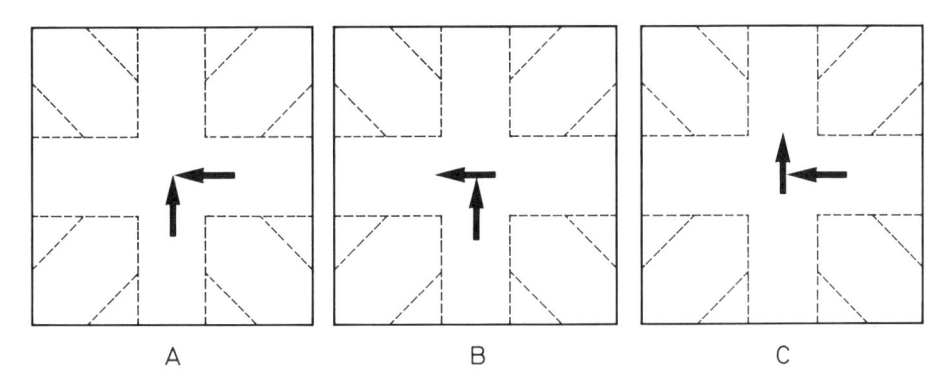

Abb. 2. Beispiel für die Unzulänglichkeit des Kollisionsdiagrammes im Erhebungsbogen der österreichischen Exekutive, aus dem lediglich die Richtung hervorgeht, aus welcher die beteiligten Fahrzeuge gekommen sind: *Skizze A,* jedoch *B* und *C* weitere Auslegungsmöglichkeiten

Das „Integrierte Sitz-Gurt-System" bewirkt keine so deutliche Änderung der Vorverlagerungskinematik. Für den bei den Crash-Versuchen trotzdem auftretenden „Submarining effect" (Hochrutschen des Beckengurtes auf den Bauch und in der Folge Auftreten intraabdomineller Verletzungen) wurde die Insassengröße und die Lehnenneigung als hauptsächliche Ursachen gesehen. Das heißt, die Wirksamkeit des Gurtsystems wird wesentlich von der Sitzkonstruktion beeinflußt.

Unverständlicherweise existiert weder eine Ö-Norm, noch eine DIN-Norm für Sicherheitsgurten. Die einzige Normierung stellen ziemlich insuffiziente ECE-Richtlinien dar. So enthalten z.B. die Prüfbestimmungen in diesen Richtlinien einen Prüfsitz aus ungefederten Stahlplatten mit 10° geneigter Lehne, während die Regelung eine Lehnenneigung von 25° zuläßt und der Sitz zudem gefedert ist (Abb. 3).

Auf den Federweg der Sitzpolsterung wird kein Bezug genommen. Die Änderung der Gurtgeometrie durch Vor- und Rückverstellen des Sitzes wird ebenfalls vernachläßigt. Alle drei eben aufgezählten Faktoren tragen aber zum Auftreten des Submarining-Effektes bei [5, 6].

Die gesetzliche Gurtanlegepflicht wurde beschlossen, ohne zuvor eine brauchbare Normierung des Gurtsystems durchzuführen. Die baldige Schaffung einer solchen Norm muß unbedingt gefordert werden.

Zusammenfassung

Auf der Grundlage von 265 stationär im Lorenz-Böhler-Krankenhaus behandelten verletzten PKW-Insassen, deren Krankengeschichten und deren Unfälle betreffenden polizeilichen Erhebungsbögen wurde versucht, Rückschlüsse auf die Wirksamkeit von Sicherheitsgurten zu ziehen.

Das Ergebnis entsprach im allgemeinen den Erwartungen, eine genauere Differenzierung im Zusammenhang mit Kollisionstypen etc. war aufgrund mangelhafter Unfallanalysen nicht möglich. Als Konsequenz ergibt sich die Forderung nach einer Verbesserung der

$DH = 315 + 1.6\,S$
$BH = 260 + 1.2\,S$
$D'H = 315 + 1.8\,S$
$D'H = 260 + S$

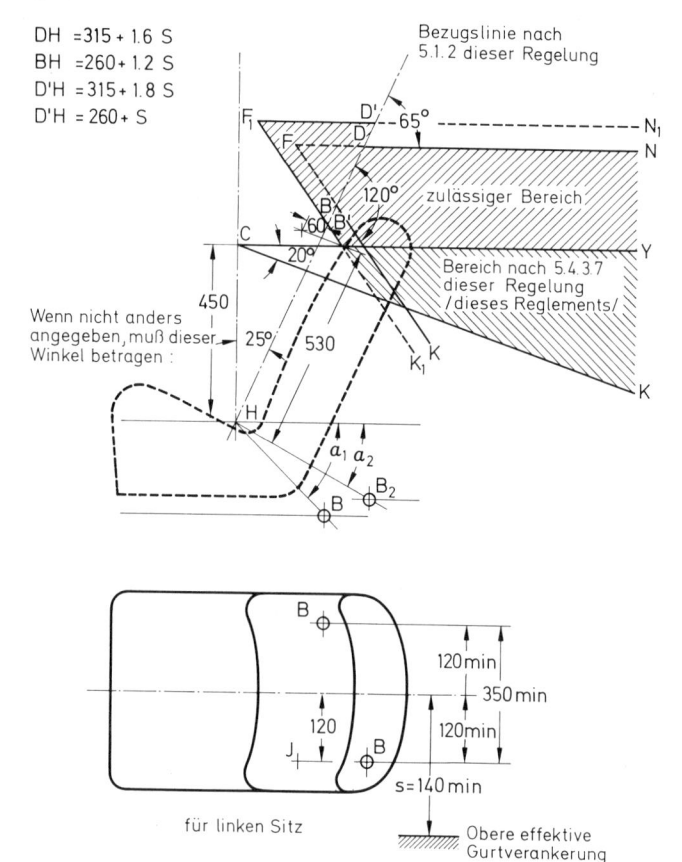

Abb. 3. Anbringungsbereich der effektiven Gurtverankerungen

Unfallaufnahme und nach einer Normierung des Gurtsystems zur Vermeidung von Gurtversagern.

Literatur

1. The Abbreviated Injury Scale (AIS). Revision 1976. American Association for Automative Medicine, Montan Grove, Illinois
2. Langwieder K (1976) Ergebnisse einer Großzahlenuntersuchung: Innere Sicherheit im Kraftfahrzeug, TÜV-Rheinland, S 15–42
3. Danner H (1977) Methode und Ergebnisbereiche der retrospektiven Untersuchung. Symp für Unfallforschung und Verkehrssicherheit, Bundesanstalt für Straßenwesen (BAST) Köln
4. Friedel B, Krupp R (1978) Sicherheitsgurte in Personenkraftwagen. Unfall- und Sicherheitsforschung (BAST) Heft 17
5. Appel H et al. (1979) Vermeidbare und unvermeidbare Verletzungen der angegurteten Insassen. Innere Sicherheit im Kraftfahrzeug. TÜV-Rheinland, S 43–72
6. Rüter G, Hontschik H, Schicker R (1977) Untersuchungen von Einzelelementen zur Erhöhung der Wirksamkeit von Sicherheitsgurten. Bericht zum Forschungsobjekt 7504/3. Batelle Institut e V

Sicherheitsrisiko durch Sicherheitsgurte?

M. Jekić, Belgrad

Die Benutzung von Sicherheitsgurten in Personenkraftwagen hat nachweislich zu einer Verringerung der Verletzungsquote bei Unfällen geführt. Garrett und Braunstein stellten bei Verkehrsunfällen bereits 1962 einen Rückgang schwerster Verletzungen durch das Anlegen von Sicherheitsgurten um 35%, Lister und Milsom — ein Jahr später — um 51% fest.

Demgegenüber wird in zunehmendem Maße über sicherheitsgurtspezifische Traumatisierungen berichtet. Die beobachteten Verletzungen sind offensichtlich abhängig von der Form des angelegten Gurtes.

Weyand und Mitarbeiter fanden ein deutliches Überwiegen der Verletzungen der oberen Körperhälfte, insbesondere des Schädels und des Thorax, bei Verwendung des Zweipunkt-Schulter-Hüftgurtes. Auf die Gefährlichkeit dieser Gurtanordnung wies 1972 Voigt hin, der im Sektionsgut von 900 Unfallopfern zwei Fälle von Decapitation und drei Fälle von tödlichen Halswirbelsäulen- und Rückenmarksverletzungen gefunden hatte. Für den Dreipunkt-Gurt fanden Weyand und Mitarbeiter eine deutlich verringerte Verletzungsquote mit einer Häufung von Extremitätenfrakturen und einer Abnahme des Schweregrades, während Sefrin eine Zunahme von Thoraxverletzungen beobachtete.

Im deutschsprachigen Schrifttum sind bisher nur vereinzelt abdominelle Verletzungen im Sinne des Seatbelt-Syndromes beschrieben. Nach Voigt, Rehn, Weyand und nach meiner Meinung bietet der Dreipunkt-Automatik-Sicherheitsgurt zur Zeit den besten Schutz unter der Voraussetzung, daß er richtig angelegt wird.

In diesem Zusammenhang berichten wir über zwei eigene Beobachtungen von intestinalen Verletzungen, die dem „Seatbelt-Syndrom" zugeschrieben werden müssen.

Fall 1: Eine 50 Jahre alte Beifahrerin wurde nach einem Frontalzusammenstoß eingeliefert. Sie gab an, sich mit einem Dreipunkt-Automatik-Sicherheitsgurt angeschnallt zu haben. Aufnahmediagnose: Stumpfes Bauchtrauma, Frakturen der Rippen rechts, Röntgenaufnahme des Abdomen war unauffällig. Am 7. Tag Auftreten von Temperaturen und Abszeßbildung im rechten Unterbauch, die indiziert wurde. Es entleerte sich Coli-Eiter vermengt mit Kot. Im weiteren Verlauf spontaner Schluß der Coecum-Fistel und Heilung.

Fall 2: Eine 46 Jahre alte Beifahrerin, die nach einem Frontalzusammenstoß eingeliefert wurde. Sie gab an, mit einem Dreipunkt-Sicherheitsgurt angeschnallt gewesen zu sein. Aufnahmediagnose: Stumpfes Bauchtrauma, Querfortsatzfraktur des 3. und 4. Lumbalwirbelkörpers, Röntgenaufnahme des Abdomens war unauffällig. Am 4. Tage post traumam plötzlich akuter diffuser Peritonismus. Die Übersichtsaufnahme des Abdomen im Stehen ließ freie Luft unter den Zwerchfellkuppen erkennen. Sofortige Laparotomie erwies eine etwa stecknadelkopfgroße Perforationsöffnung am Coecum. Therapeutisch erfolgte Verschluß der Perforationsstelle mit Drainage. Der Heilverlauf war komplikationslos.

Beide Beobachtungen lassen zahlreiche Parallelen erkennen. Es handelte sich um Frauen, die als Beifahrerinnen mit Dreipunkt-Automatik-Sicherheitsgurten angeschnallt waren und einem Frontalzusammenstoß ausgesetzt wurden.

Bei beiden Patientinnen entwickelte sich eine Coecumperforation, in beiden Fällen lag anfangs nur eine wenig ausgeprägte abdominelle Symptomatik vor. Die Perforation trat erst nach einem Intervall von 7 bzw. 4 Tagen auf. Diese Beobachtungen stimmen mit den in der Literatur beschriebenen gleichgelagerten Fällen überein.

In beiden Fällen konnte die Diagnose der Perforation eines lufthaltigen Organes des Bauchraumes röntgenologisch oder klinisch in den ersten Stunden post traumam nicht gestellt werden. Hinsichtlich der Ursachenklärung unserer beiden Beobachtungen von Coecumperforationen schließen wir uns den Vorstellungen von Appel, Adomeit und Mitarbeitern an. Danach ist zu vermuten, daß unsere beiden Patientinnen zwar die Dreipunkt-Automatik-Sicherheitsgurte angelegt, aber den Beckengurt zum Schultergurt hin nicht von Hand angezogen hatten. Die Folge war eine Gurtlose im Beckenteil. Im Falle eines Frontalzusammenstoßes kann die aufrechte Haltung des Stammes unter solchen Bedingungen nicht mehr gewährleistet werden. Während im Schulterbereich die Stoßwirkung früh aufgefangen wird, gestattet die Beckengurtlose eine Verzögerung des Aufpralles auf das Gurtband im Beckenabschnitt. Da sich dabei die Körperlängsachse neigt, entsteht der sogenannte Submarining-Effekt, das heißt, der angeschnallte Insasse taucht nach unten vorne weg und die sich unter normaler Gurtung entwickelnden Druckkräfte werden einerseits in Scherkräfte umgewandet, andererseits läßt der Beckengurt seinen Widerstand nicht wie erwünscht im knöchernen Beckenbereich, sondern oberhalb davon in den Weichteilen des Abdomens auswirken.

Für die Entstehung intraabdomineller Verletzungen dürfte einmal die direkte Kompression der lufthaltigen Organe zwischen Gurt und Bauchdecken einerseits und Wirbelsäule andererseits von Bedeutung sein und auf diese Art Darmwandquetschungen wie in unseren Fällen hervorrufen.

Demgegenüber steht die Theorie − basierend auf dem Impulserhaltungssatz −, die besagt, daß die Beschleunigungsenergie flüssigkeitsgefüllter, im Organismus relativ mobiler Organe noch fortbesteht, wenn der übrige Körper bereits abrupt durch den Gurt abgebremst wurde. Auf diesen Mechanismus führen Sube und Mitarbeiter Mesenterialein- und -abrisse zurück.

Sehr wahrscheinlich kommen beide Mechanismen bei derartigen Traumatisierungen zum Tragen.

Auf Grund der bisher gesammelten Erfahrungen in Bezug auf das „Seatbelt-Syndrom" meinen wir, daß die Gurtkontruktion einer Verbesserung bedarf. Wir meinen Becken- und Schultergurt zu trennen, wobei der Schultergurt automatisch verstellbar, der Beckengurt starr angebracht werden sollte. Es bleibt zu überlegen, ob die Fixpunkte der Gurte wegen der unterschiedlichen Körpergröße der Insassen variabel anzubringen sind. Ein weiterer Faktor zur Verhütung des „Seatbelt-Syndroms" dürfte wahrscheinlich auch in der Art der Sitzpolsterung liegen, die zur Abbremsung der erheblichen Beschleunigungsenergien des Körpers bei Unfällen beitragen könnten. Schließlich halten wir es für erforderlich, die Bevölkerung über Wirkungsmechanismus und Handhabung der Dreipunkt-Automatik-Sicherheitsgurte, die nach Voigt zur Zeit die größte Sicherheit bieten, intensiver aufzuklären.

Zusammenfassung

Mit der Einführung von Sicherheitsgurten in Personenkraftwagen ist die Zahl schwerer Verletzungen bei Unfällen erkennbar zurückgegangen. Andererseits haben wir heute gurtspezifische Verletzungen in zunehmendem Maße zu berücksichtigen.

Art und Ausmaß der Verletzung ist abhängig von dem jeweils verwendeten Gurt.

Die Weiterentwicklung der Gurtkonstruktion einerseits sowie die gezielte Aufklärung der Bevölkerung andererseits sollten zu einer Vermeidung des sogenannten „Seatbelt-Syndroms" führen.

Literatur

1. Garret J W, Braunstein P W (1962) The seat-belt syndrome. Trauma 2: 220
2. Appel W, Ademeit D, Kühnel A, Bratzke H (1975) Verletzungen durch einen Dreipunkt-Automatik Gurt. Mschr Unfallheilkd 78: 460
3. Baumgartl E, Steiner H (1968) Isolierte abdominelle Organverletzungen durch Sicherheitsgurt. Mschr Unfallheilkd 71: 265
4. Jekić M (1975) The influence of seat-belts and head-rests on the injuries of car occupants. SICOT XIII World Congress, Copenhagen, July
5. Lister R D, Wilson B M (1963) Car seat belts. An analysis of the injuries sustained by car occupants. Practitioner 191: 332
6. Kulowski J, Rost W B (1956) Intra-abdominal injury from safety belt in auto accident. Arch Surg 113: 346
7. Sefrin P (1976) Verletzungen von Pkw-Fahrern bei ungenügender Fixation durch Sicherheitsgurte. Chirurg Praxis 21/1: 97
8. Sube J, Ziperman H H, McIver W J (1967) Seat belt trauma to the abdomen. American J of Surg 113: 346
9. Sund Chr (1973) Sicherheitsgurt und Duodenalverletzung. Mschr Unfallheilkd 76: 528
10. Thaiss St, May E (1977) Sicherheitsrisiko durch Sicherheitsgurte. Akt Traumatol 2: 137
11. Voigt G E (1972) Sitzgurte bei Autoinsassen. Hefte Unfallheilkd 114: 255
12. Weyand F, Kuner E H, Bauer B (1974) Typische Verletzungen bei Verkehrsunfällen. Mschr Unfallheilkd 77: 173

12. Verletzungen des distalen Unterarmendes und der Handwurzel beim Erwachsenen

a) Verletzungen am distalen Speichenende

Behandlungsergebnisse der konservativen Therapie bei Frakturen des distalen Speichenendes beim Erwachsenen

T. Krężel, Krakau

In der Abteilung für Unfallchirurgie der Rettungsstation in Krakau wurden in den letzten 15 Jahren 11.500 Frakturen des distalen Speichenendes behandelt. In Betracht kamen alle möglichen Arten von Brüchen, wobei deren 3/5 auf das weibliche und 2/5 auf das männliche Geschlecht entfielen.

Einrichtungen erfolgten manuell, beziehungsweise bei Gebrauch eines Extensionsapparates, Repositionen auf sehr schonende Weise, vor allem bei älteren Personen, um das Bruchhaematom nicht zu vergrößern und keine Störungen in den Regenerationsprozessen der Frakturverheilung hervorzurufen, weshalb man auch nicht immer nach einer anatomischen Einstellung auf Kosten einer brutalen Behandlung strebte. Bei einfachen Frakturen wurde ein Gipsverband bis zum Ellbogen auf die Dauer von 3 Wochen angelegt, bei komplizierten dislozierten Frakturen ein Gipsverband bis zur Hälfte des Oberarmes auf 3 Wochen und nachher auf weitere 3 Wochen bis zum Ellbogen. In jedem Fall wurde der Gipsverband nach dem Anlegen durchgeschnitten und auseinandergebogen und das Ausführen von Übungen, die Finger zur Faust zu ballen und vollends zu strecken, empfohlen.

Wenn man als Kriterium eines guten Behandlungsergebnisses eine Einstellung zur Achse des Speichenschaftes, die einen Winkel von 15° nicht überschreitet annimmt, wurden 95% der Kranken ohne funktionelle Störungen der Hand geheilt, wogegen bei 5%, bei denen die Einstellung den Winkel von 15° überschritt, geringe Begrenzungen der Bewegungen in der Handwurzel auftraten und Schmerzen 3 bis 6 Monate lang andauerten.

Bei 25 Kranken trat ein Sudecksches Syndrom auf, verursacht durch unrichtige Behandlung. Es soll bemerkt werden, daß es bei älteren Personen, besonders bei Frauen in den Wechseljahren, zu einer Kürzung des Speichenendes von 3 bis 8 mm kommt. Man nimmt an, daß bei Frakturen des distalen Speichenendes Verschiebungen zulässig sein können, die ansonsten keine funktionellen Störungen verursachen.

Zum Schluß muß bemerkt werden, daß sich in dem hier besprochenen Material keine Notwendigkeit einer operativen Behandlung bei geschlossenen Frakturen des distalen Speichenendes ergab und daß diese Frakturen in der Traumatologie kein Heilungsproblem darstellen.

Literatur

Böhler L (1958) Sudeck nach Unfällen. Sonderdruck aus Verhandlungen der Deutschen Orthopädischen Gesellschaft. 46 Kongreß Tübingen 9–12 November 1958
Marble K (1964) The hand. A manual and atlas for the general surgeon, pp 111–118
Schwarzweller F (1965) Münch Med Wschr 433–434

Spätergebnisse nach konservativ behandelten Brüchen am distalen Unterarmende anhand von 500 nach mindestens zwei Jahren nachuntersuchten Fällen

F. Czeyda-Pommersheim, B. Egyed, Gy. Kazár und G. Peredi, Budapest

In der Zentralen Traumatologischen Nachbehandlungs-Poliklinik von Budapest wurden in den ersten 6 Monaten des Jahres 1976, 904 Verletzte mit Frakturen am distalen Unterarmende aus verschiedenen Ambulanzen und Abteilungen der Stadt nachbehandelt. Von ihnen erschienen 501 Verletzte mit 506 Frakturen 3 Jahre nach dem Unfall zu Spätkontrolle.

Alle wurden röntgenologisch, klinisch und mit dem Dynamometer (zur Beurteilung der Faustschlußkraft) untersucht und auf Beschwerden befragt. Die Verteilung nach Alter und Geschlecht zeigt die Tabelle 1. Die Verteilung der Frakturen zeigt die Tabelle 2. Vier Prozent der Frakturen waren vom Smith-Typ.

Die Auswertung geschah nach folgender Einteilung (Tabelle 3). Unsere Spätergebnisse zeigen zusammenfassend, daß die Heilung nach allen Indexen in 80%–90% mindestens als gut anzusehen ist, subjektiv sogar in 95% (Tabelle 4). Erwartungsgemäß ist das Ergebnis

Tabelle 1

Geschlecht: Männlich 29,5%, weiblich 70,5%		
Alter:	–39 Jahre	18,8%
	40–59 Jahre	50,7%
	60 Jahre	30,5%

Tabelle 2

Frakturtyp:			
Nicht dislociert	157 Fälle	extraartic.	90
		intraartic.	64
		nur proc. styl ulnae	3
Dislociert	349 Fälle	extraartic.	182
		intraartic.	145

Tabelle 3. Auswertung der Spätergebnisse

Grad	Röntgenologisch	Objektiv	Subjektiv	Faustschluß-kraft
I	Ohne Veränderung	Seitengleich	Ohne Beschwerden „völlig zufrieden"	Seitengleich
II	Achsenknickung sagittal bis 35°, horizontal bis 15°, Speichenverkürzung bis 3 mm, kongruente Gelenkflächen, erhaltener Gelenkspalt, kleine Randwülste	Verminderung der Flexion-Extension bis je 15°, der radial-ulnar, Abduktion bis 10–20°, der Rotation bis 25° Fingerkuppen erreichen die Hohlhand	Zeitweilige milde Schmerzen, „zufrieden, doch ..."	Verminderung bis 20%
III	Achsenknickung sagittal 30–50°, horizontal 20–30°, Inkongruenz bis 3 mm, Speichenverkürzung bis 10 mm. Gelenkspalt eingeengt	Verminderung der Beweglichkeit bis 50%	Mäßige, andauernde Schmerzen, Hand ungeschickt, „annehmbar"	Verminderung 25%–50%
IV	Achsenknickung sagittal über 50°, horizontal über 30°. Ankylose, schwere Arthrose, Inkongruenz über 3 mm, Verkürzung über 10 mm	Verminderung der Beweglichkeit über 50%	Starke, andauernde Schmerzen, linderungsbedürftig, „unzufrieden"	Verminderung über 50%

Tabelle 4. Auswertung der Spätergebnisse

	I Sehr gut	II Gut	III Mäßig	IV Schlecht
Röntgen	25,1%	57,0%	17,4%	0,4%
Objektiv	37,4%	58,5%	3,8%	0,2%
Subjektiv	51,7%	43,0%	5,1%	0,2%
Kraft	59,0%	27,5%	9,7%	3,8%

bei den Frakturen ohne Dislokation bedeutend besser, bei der radiologischen Bewertung sogar um einen ganzen Grad (Tabelle 5). Bei den anderen Indexen ist der Unterschied viel kleiner (Tabelle 5 und 6).

Bei der Beurteilung der Ergebnisse nach dem Alter der Patienten haben wir nur eine Tendenz zugunsten unter 40 Jahre gefunden. Der Vergleich des radiologischen Endergebnisses mit den Ergebnissen der anderen Indexe ergab, daß sich in der Röntgengruppe III–IV die Zahl der sehr guten Ergebnisse anderer Indexe vermindert und die der mäßigenschlechten Ergebnisse vermehrt hat. Dies war beim objektiven Index hochsignifikant, bei der Beurteilung des Kranken und der Messung der Faustschlußkraft weniger ausgeprägt.

Anhand unserer Ergebnisse zeigt sich die konservative Behandlung mit entsprechender Nachbehandlung sogar bei dislocierten Brüchen erfolgreich. Die operative Behandlung ist

Tabelle 5. Auswertung nach den verschiedenen Indexen und dem Frakturtyp

	I Sehr gut	II Gut	III Mäßig	IV Schlecht
Röntgenologisch				
Nicht dislociert	70,1%	28,6%	1,3%	0
Dislociert	4,2%	70,3%	24,9%	0,6%
Objektiv				
Nicht dislociert	53,5%	45,8%	0,7%	0
Dislociert	30,0%	64,4%	5,3%	0,3%

Tabelle 6

	I Sehr gut	II Gut	III Mäßig	IV Schlecht
Subjektiv				
Nicht dislociert	65,0%	32,5%	2,5%	0
Dislociert	45,5%	47,9%	6,3%	0,3%
Faustkraft				
Nicht dislociert	72,7%	20,0%	4,0%	3,3%
Dislociert	52,0%	31,2%	12,5%	3,9%

hauptsächlich bei der Smith-Fraktur und bei intraarticulären Brüchen mit Inkongruenz indiziert, doch über 60 Jahre sollte die Indikation der Operation eingeschränkt werden, weil nach unseren Erfahrungen die älteren Leute auch trotz gewisser Einschränkung der Funktion mit dem Ergebnis zufrieden sind.

Sudeck-Dystrophie nach Radiusbasisfrakturen in thermographischen Verlaufskontrollen

E. Lambiris, M. Talke und. H. Zilch, Berlin

Das Sudecksche Syndrom manifestiert sich in einer Region des Bewegungsapparates, bei der sowohl die oberflächlichen als auch die tiefen Gewebeanteile betroffen sind. Es beginnt mit den Symptomen einer akuten Entzündung, äußert sich in Hitzegefühl, Rötung, Hyperthermie und Ödem. Später kommt es zu einer charakteristischen Form der Osteoporose, zur gestörten Gelenkfunktion und zur Hypothermie (Sudeck).

Im Verlauf des Sudeckschen Syndroms werden drei Stadien beobachtet:

Im Stadium I liegt eine Mehrdurchblutung der gesamten Region vor, was auch zu einer vermehrten Wärmestrahlung führt *(Hyperthermie)*. Hier klagen die Patienten über Hitzegefühl.

Solange eine Hyperthermie vorliegt, sind Abkühlungsmaßnahmen, Abschwellmittel und vasoconstrictorische Mittel erforderlich.

Im Stadium II geht die hyperämische Phase in eine normale Durchblutung über, das Stadium des Stillstandes. Es liegen annähernd normotherme Werte vor. Eine Wärmestrahlungsdifferenz im Vergleich zu der gesunden Seite ist hier nicht vorhanden.

Im Stadium III ist eine Minderdurchblutung eingetreten. Die Patienten klagen hier über Kältegefühl; es ist eine hypothermische Phase eingetreten. Auf dem Thermogramm ist eine verminderte Wärmestrahlung im Vergleich zu der korrespondierenden Seite zu sehen. In einigen Wochen kann sie sich wieder normalisieren bzw. stabilisieren. Man betrachtet dies als Endzustand im Verlauf der Erkrankung. Hier sind warme Bäder und vasodilatatorische Substanzen von Bedeutung. Die thermographischen Kontrollen gestatten es, das Wiederauftreten einer hyperämischen Phase frühzeitig zu erfassen.

Bei der Diagnose des Sudeckschen Syndroms ist die *Hyperthermie* neben dem *Schmerz* das wichtigste Warnsyndrom und sowohl für die Diagnose als auch für den Verlauf und Therapie von Bedeutung.

Die Thermographie bietet die Möglichkeit, die abgestrahlte Infrarot-Energie der Körperoberfläche zu bestimmen und zu dokumentieren.

Gemessen wird dabei die Infrarotabstrahlung von der Körperoberfläche in einem Wellenlängenbereich zwischen 5 und 15 μm, wobei das Maximum der abgestrahlten Energie etwa bei 10 μm liegt (Engel).

Zur Durchführung der Thermographie gelangt das Thermovisionsgerät 680 der Firma Aga zur Anwendung. Es sind dabei standardisierende physikalische Bedingungen notwendig: Eine konstante Raumtemperatur von 20°C, etwa 10 min Aufenthalt im Untersuchungsraum vor der Untersuchung sowie konstanter Abstand zwischen Patient und Gerät. Vor der Untersuchung darf mindestens 2 bis 3 Std keine physiotherapeutische Behandlung stattgefunden haben.

Der Referenzstrahler kann auf eine bestimmte Temperatur eingestellt werden. Die Isothermen können benützt werden, um die Flächen gemeinsamer Temperatur darzustellen, so daß sie direkt mit dem Referenzstrahler verglichen werden können. An der im Thermogramm eingezeichneten Skala können die Temperaturunterschiede bestimmt werden (Ring).

Untersuchungsergebnisse

Es wurden 14 Patienten mit Sudeckschem Syndrom an der Hand thermographiert. Zum Vergleich wurden 5 weitere Patienten mit normalem Heilverlauf nach Radiusbasisfraktur unmittelbar nach der Gipsabnahme 6 Wochen lang thermographisch untersucht (Abb. 1).

Bei der ersten Gruppe beobachteten wir im Thermogramm eine vermehrte Wärmestrahlung von 2 bis 3°C, die von Fall zu Fall unterschiedlich lang andauerte (Stadium I). Dann trat eine normotherme (Stadium II) (Abb. 2) und im weiteren Verlauf eine hypotherme Phase auf (Stadium III). In dieser Phase kam es in den nächsten Wochen zu einer Stabilisierung mit verbleibender Hypothermie und den typischen Folgen des Sudeck-Syndroms; dies bei 5 der 14 Sudeck-Patienten. In den übrigen 9 Fällen führte der weitere

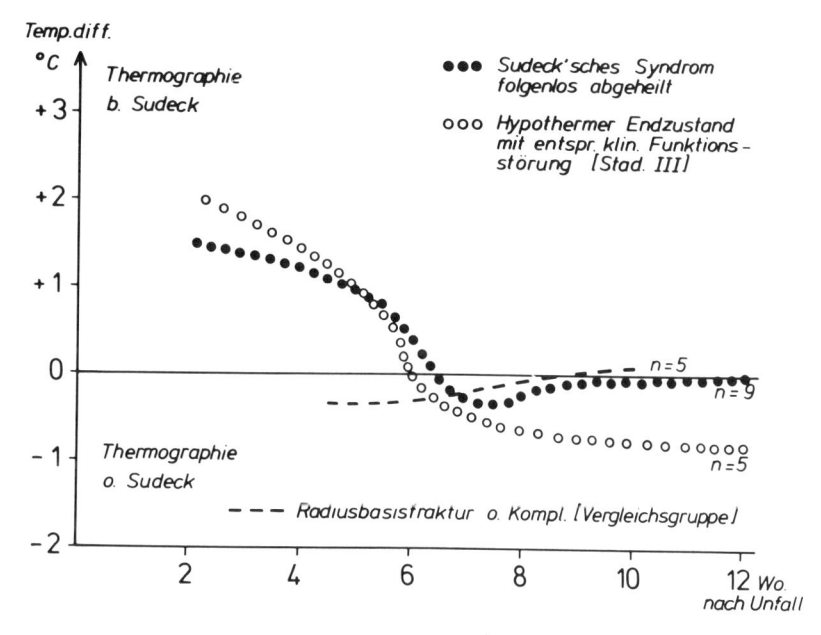

Abb. 1. Thermographische Verlaufskontrolle bei 14 Patienten mit Sudeckschem Syndrom und Radiusbasisfraktur und 5 Patienten mit komplikationslosem Verlauf nach der Gipsabnahme ebenfalls bei Radiusbasisfraktur

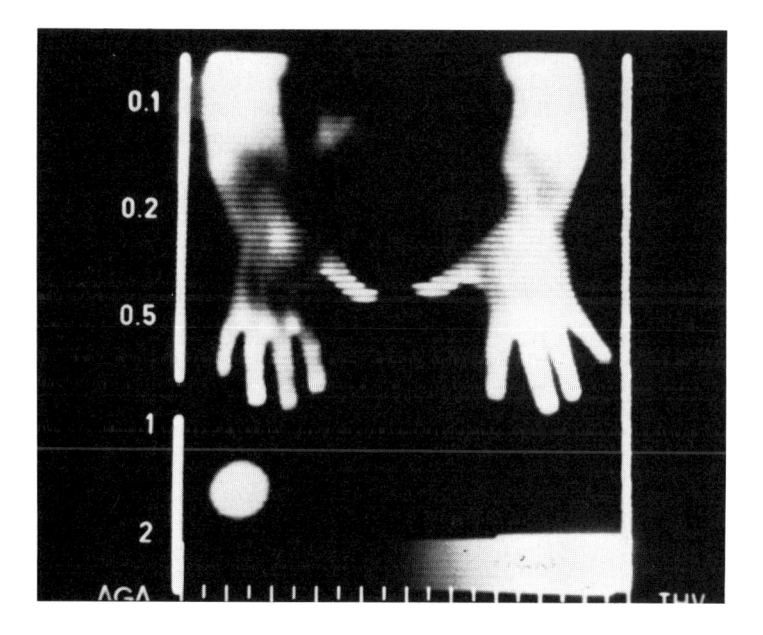

Abb. 2. Thermogramm bei beidseitiger Radiusbasisfraktur 4 Wochen nach dem Unfall. Links komplikationsloser Verlauf, normotherme Werte. Recht liegt eine Hyperthermie vor. Die Wärmestrahlungsdifferenz beträgt 2°C, re. > li

Verlauf zu einer Normothermie, ohne daß eine Funktionsbehinderung der Hand zurückblieb.

Bei den 5 Patienten mit einer Radiusbasisfraktur, die konservativ behandelt worden waren und bei denen kein Sudeck-Syndrom vorlag, zeigten die Thermogramme nach der Gipsabnahme und bei der ersten thermographischen Kontrolle eine leichte Hypothermie von ca. 1°C, die sich bereits bei der zweiten Kontrolle normalisierte und ein annähernd seitengleiches Thermogramm ergab (Abb. 2).

Zusammenfassung

Die Infrarot-Thermographie kann die klinische Untersuchung nicht ersetzen. Sie besitzt nur eine relative Aussagekraft und gibt ergänzende Auskunft bei der Diagnostik. Sie stellt eine wertvolle Hilfe bei der Beurteilung der Verlaufskontrolle des Krankheitsbildes unter der Therapie dar und gestattet es, vor allem den Übergang der Stadien einwandfrei zu beurteilen bzw. Abweichungen rechtzeitig zu erfassen. In unseren bisherigen Untersuchungen ist nicht die absolute Temperatur, sondern die Temperaturdifferenz zur korrespondierenden Körperseite und zur Umgebung gemessen worden. Vorteile der Methode sind die einfache Handhabung, die völlige Ungefährlichkeit und unbegrenzte Wiederholbarkeit sowie die Dokumentation der Befunde.

Literatur

1 Engel J M (1978) Thermogr. Index und Drug Treatment of Rheumatic Diseases. II Congresso Europeo de Thermografia Barcelona 42: 51
2 Lambiris E, Schick A, Stoboy H (1978) Thermographic control of replantation of fingers or hand. II Congreso Europeo de Thermografia Barcelona 194: 117
3 Ring E F J (1975) Thermography and Rheumatic Diseases. Thermography-Bibliotheca Radiologica 6: 97–106
4 Sudeck P (1942) Die sogenannte akute Knochenatrophie als Entzündungsvorgang. Chir 15: 449

Operative Behandlung von handgelenknahen Speichenbrüchen

Gy. László, M. Belicza und M. Trkala, Budapest

Im Zeitraum 1974—1978 wurden an der Unfallchirurgischen Abteilung bzw. Ambulanz des Rettungskrankenhauses Budapest 678 handgelenknahe Speichenbrüche behandelt. Die Zahl der operierten Fälle betrug 64 (9,4%) (Tabelle 1).

In zwei Drittel der Fälle wurde eine Adaptationsstabilität bietende Bohrdrahtfixation angewendet. Der Gebrauch von der kleinen T-Platte und Schrauben, die manchmal mit Spickdrähten ergänzt wurden, bietet eine sichere Fixation, obwohl wir von 22 solchen Fällen nur bei 16 eine bewegungsstabile Osteosynthese erreichen konnten.

Die Ergebnisse nach der Art der Osteosynthese wurden auch analysiert (Tabelle 2).

Es stellte sich heraus, daß gute Resultate in überwiegendem Maße nur bei Anwendung von Platten und Schrauben gesichert werden können.

Die Operationsindikationen sind in Tabelle 3 zusammengefaßt.

Wir haben auch eine Gruppe von 264 Patienten mit in den Jahren 1976 und 1977 konservativ behandelten handgelenknahen Speichenbrüchen analysiert. Die Behandlung hat den Grundprinzipien von Lorenz Böhler entsprochen.

Die Reposition wurde immer durch Zug und Gegenzug, in intravenöser Narkose (Sombrevin) durchgeführt.

Wir haben keine Narkosekomplikationen beobachtet (Tabelle 4).

Es kann festgestellt werden, daß wir bei den Gruppen I—II—III nach Frykman mit guter Stellung und funktionellen Endergebnissen rechnen dürfen, die Fehlschläge der Einrichtung und Redislokationstendenz dagegen besonders bei den Gruppen VI—VII—VIII häufiger sind.

Die funktionellen Endergebnisse sind nicht so schlecht, wie man das, auf Grund der Röntgenbilder, hätte erwarten können.

Die Bruchtypen Smith II eignen sich für die konservative Behandlung nicht und bei dem Typ III ist die Redislokation häufiger.

Wenn wir die operativen und konservativen Behandlungsergebnisse in der Gruppe VIII miteinander vergleichen, stellt sich heraus, daß eine anatomische bzw. gute Stellung nach der Osteosynthese in 60%, nach konservativer Behandlung jedoch nur in 24% der Fälle erzielbar war.

Zusammenfassend können wir feststellen, daß die Mehrzahl von Extensionsbrüchen der Speiche in loco classico auf konservative Weise erfolgreich behandelt werden kann.

Die Behandlungsergebnisse von mehrfachen Gelenks- und Trümmerbrüchen sind häufiger unbefriedigend.

Die günstigen Erfahrungen, die wir bei diesen Fällen mit der Osteosynthese erreichen konnten, ermuntern uns, eine operative, hauptsächlich mit Platten und Schrauben ausgeführte, Bruchbehandlung zu verrichten.

Zum Schluß möchten wir die Wichtigkeit einer genauen Nachbehandlung äußerst betonen.

Tabelle 1. 64 handgelenksnahe Speichenbrüche, eingeteilt nach Frykman bzw. Thomas (1974–1978). Repositions-, Konsolidationsstellung und funktionelle Ergebnisse. Männlich : weiblich = 24 : 40; Durchschnittsalter: 51,2 Jahre

Typ der Brüche	Anzahl	%	Repositionsstellung			Konsolidationsstellung			Funktionelles Endergebnis		
			Gut	Mäßig	Schlecht	Gut	Mäßig	Schlecht	Gut	Mäßig	Schlecht
Frykman I	–	–	–	–	–	–	–	–	–	–	–
Frykman II	6	9,4	5	–	1	5	–	1	4	2	–
Frykman III	2	3,1	2	–	–	2	–	–	2	–	–
Frykman IV	6	9,4	5	1	–	4	2	–	5	1	–
Frykman V	4	6,2	3	1	–	3	–	1	3	1	–
Frykman VI	8	6,4	6	2	–	5	2	1	5	3	–
Frykman VII	7	10,9	5	2	–	5	2	–	5	1	1
Frykman VIII	24	37,5	18	2	4	14	6	4	12	8	4
Smith I	–	–	–	–	–	–	–	–	–	–	–
Smith II	4	6,2	4	–	–	4	–	–	3	1	–
Smith III	3	4,9	3	–	–	2	1	–	3	–	–
Gesamtzahl	64	100	51	8	5	43	13	8	42	17	5

Tabelle 2

Art der Osteosynthese	Repositionsstellung			Konsolidationsstellung			Funktionelles Ergebnis			Summe
	Gut	Mäßig	Schlecht	Gut	Mäßig	Schlecht	Gut	Mäßig	Schlecht	
Bohrdraht	20	10	12	17	12	13	21	12	9	42
Schrauben	4	–	–	4	–	–	4	–	–	4
Kleine T-Platte	18	–	–	16	2	–	17	–	1	18

Tabelle 3. Indikationen

Percutane Bohrdrahtfixation	Platten- und Schraubenosteosynthese
– bei instabilen u. Trümmerbrüchen in hohem Alter – bei einfachen reponierbaren, intraarticulären Frakturen	– bei offenen Brüchen – bei Flexionsbrüchen Typ Smith II – bei Brüchen des Speichelgriffels – bei Brüchen mit Stufenbildung – bei Y-, T- und Trümmerbrüchen

Tabelle 4. 264 handgelenksnahe Speichenbrüche eingeteilt nach Frykman bzw. Thomas. Repositions-, Konsolidationsstellung und funktionelles Endergebnis. Männlich : weiblich = 72 : 192; Durchschnittsalter: 58,4 Jahre

Typ der Brüche	Anzahl	%	Repositionsstellung			Konsolidationsstellung			Funktionelles Endergebnis		
			Gut	Mäßig	Schlecht	Gut	Mäßig	Schlecht	Gut	Mäßig	Schlecht
Frykman I	43	16,3	40	3	–	37	6	–	41	2	–
Frykman II	71	26,9	65	4	2	56	10	5	62	9	–
Frykman III	23	8,7	17	5	1	15	5	3	15	6	2
Frykman IV	3	1,1	2	1	–	1	1	1	1	1	1
Frykman V	5	1,9	3	2	–	2	2	1	2	2	1
Frykman VI	28	10,6	20	5	3	12	10	6	15	8	5
Frykman VII	9	3,4	5	2	2	3	3	3	4	2	3
Frykman VIII	58	22	39	10	9	14	27	17	22	24	12
Smith I	12	4,5	8	4	–	7	5	–	6	6	–
Smith II	5	1,9	4	1	–	–	2	3	–	2	3
Smith III	7	2,7	6	1	–	4	2	1	4	2	1
Gesamtzahl	264	100	209	38	17	151	73	40	172	64	28

Bohrdrahtfixation der Frakturen am distalen Speichenende

H. Kraumann, I. Kafka und O. Slegl, Mlada Boleslav

Erst in den letzten Jahrzehnten erschienen Berichte über einen hohen Prozentsatz nicht befriedigender Spätergebnisse der häufigsten Fraktur der oberen Extremität, der Fraktur am distalen Speichenende. Werte zwischen 20%–30% sind nicht selten in den Angaben der Literatur der letzten Zeit (Willenegger, Rehn, Lindström).

Unserer Statistik des Jahres 1977 zufolge fanden wir 122 Verletzte mit einer Fraktur am distalen Speichenende. Unsere Nachuntersuchung zeigte folgende Ergebnisse (Tabelle 1).

Die häufigsten Ursachen, die zu Mißerfolgen führten, waren die Sudecksche Dystrophie und posttraumatische Arthrose, welche dann Spätfolgen nach sich zogen. Am Anfang dieser Komplikationen standen wiederholte Repositionsversuche und sekundäres Abgleiten der Bruchstücke im Gipsverband.

Seit der Einführung der „Mädchenfänger" nach Lorenz Böhler, eigener Herstellung, in die Praxis im Jahre 1965 haben wir mit der Einrichtung der Fraktur am distalen Speichenende keine Probleme mehr. In unserem Lande haben wir mehrmals über diese einfache und wirksame Methode berichtet und geschrieben.

Es gibt jedoch Fälle, wo die exakte Einrichtung nicht genügt. Bei unstabilen Frakturen kann die Einrichtung der genau reponierten Bruchstücke im Gipsverband nicht gehalten werden. Früher oder später kommt es zu einem Abgleiten. Bei diesen unstabilen Typen der Frakturen am distalen Speichenende stellen wir die Indikation zur Bohrdrahtfixation.

In unserem Krankengut von 122 Verletzten wurden 11 mit der Bohrdrahtfixation behandelt. Das entspricht 9,1%. Die Bohrdrähte, Kirschner-Drähte 1,8 mm Durchmesser, führen wir unter Bildverstärkerkontrolle in der Aufhängung des Daumens mit einem „Mädchenfänger" ein. Bei den Trümmerfrakturen werden zwei oder selten auch mehr gekreuzte Bohrdrähte eingeführt. Bei dem Abbruch des Processus styloides radii mit Verschiebung führen wir zwei Bohrdrähte parallel schräg vom Processus styloides radii durch die gegenseitige Corticalis ein. Im Anschluß legen wir eine Gipslonguette an. Der Gipsverband wird nach 5–7 Wochen abgenommen, gleichzeitig werden die Bohrdrähte entfernt. Bei den operierten Verletzten haben wir kein schlechtes Ergebnis beobachtet.

Bei der Nachuntersuchung gelangten wir zu dem Eindruck, daß mehrere der schlechten Spätergebnisse nicht konservativ, sondern mit der Bohrdrahtfixation hätten behandelt werden sollen.

Tabelle 1

	Anzahl der Fälle	%
Sehr gut	79	64,8
Gut	25	20,5
Schlecht	18	14,7

Wir betrachten die beiden angeführten Methoden, die Methode der Einrichtung mit der Aufhängung an einem „Mädchenfänger" und die Methode der Bohrdrahtfixation für – aus unserer Sicht – wertvolle Verfahren in der Behandlung der Frakturen am distalen Speichenende.

Die Radiustrümmerfraktur: 2 Methoden der Abstandstift-Gipsbehandlung als Alternative zur Plattenversorgung

J. von Lukowicz und E. Linke, Darmstadt

In der Behandlung der distalen Radiustrümmerfraktur haben neben der Gipsbehandlung die Spickung mit Bohrdrähten, in selteneren Fällen auch die Plattenosteosynthese ihren festen Platz.

Es gibt aber Fälle, in denen man bei Anwendung dieser Behandlungsmethoden auf Schwierigkeiten stößt und zwar aus folgenden Gründen: Zum einen ist bei Vorliegen zahlreicher Gelenktrümmer ein anatomischer Wiederaufbau oft nicht möglich bzw. wäre mit einem erheblichen OP-Trauma und ausgedehnter Fragmentdenudierung verbunden. Problematisch ist dies besonders bei Polytraumatisierten, bei denen in möglichst kurzer OP-Zeit mit wenig Aufwand ein befriedigendes stabiles Ergebnis erzielt werden soll. Weiterhin kommen gerade alte Patienten oft verspätet zur Behandlung mit infizierten Wunden oder Spannungsblasen, die sowohl eine operative Behandlung wie auch eine Retention im zirkulären Gips nicht zulassen.

Für diese Problemfälle haben wir 1974 in unserer Klinik die kombinierte Abstandstift-Gipsbehandlung eingeführt. Wir gingen folgendermaßen vor: Nach Reposition unter Extension wurden möglichst 1 bis 2 größere Fragmente direkt gestiftet. Zusätzlich bohrten wir von proximal her einen zweier Kirschner-Stift bis in die Handwurzel vor. Anschließend Ruhigstellung im Oberarmgips für 6 Wochen; dann Entfernung des Stiftes und Freigabe der Fraktur. Dieser Abstandstift sollte nicht nur ein sekundäres Abweichen der Handwurzel nach dorsal verhindern, sondern auch das Zusammensintern der Trümmerzone mit nachfolgender Verkürzung des Radius.

Da uns die Wiederherstellung der Länge des Radius als sehr wesentlich erschien, haben wir unser Verfahren nochmals modifiziert, wie es dieser Fall zeigt:

56jährige Patientin mit eingestauchter distaler Radiusfraktur links. Nach Reposition gelang es nicht, die korrekte Achsenlänge im Gips zu halten. Daraufhin Einbringen je eines Kirschner-Stiftes quer durch den Unterarm und quer durch die Mittelhandknochen II bis V. Dann unter Extension Anlegen einer dorsalen Gipslonguette mit Fixierung der Stiftenden. Auf diese Weise wird das Repositionsergebnis durch Dauerextension im Gips gehalten und ein Zusammensintern in der Trümmerzone verhindert.

Nach 4wöchiger Ruhigstellung im Oberarmgips Entfernung der Abstandstifte, um nicht durch die Dauerextension eine Pseudarthrose zu verursachen. Anschließend Gipsruhigstellung für weitere 2 Wochen. Die nächsten Bilder zeigen das röntgenologische und funktionelle Ausheilungsergebnis 14 Monate nach dem Unfall.

Abschließend möchte ich nochmals die Vorteile dieser Abstandstift-Gipsbehandlung zusammenfassen:
1. Die Methode ist technisch leicht durchführbar.
2. Außer der sowieso erforderlichen Reposition ist kein weiterer Eingriff und damit keine zusätzliche Traumatisierung im direkten Frakturbereich erforderlich.
3. Bei schlechten Weichteilverhältnissen können Gipsfenster ausgeschnitten bzw. überbrückende Gipsschienen angelegt werden.
4. Sekundäres Abrutschen oder Zusammensintern der Fragmente kann sicher verhindert werden.

In den Jahren 1974 bis 1978 haben wir bei 1.209 Patienten mit distaler Radiusfraktur insgesamt 33mal diese Behandlungsmethode angewandt. Die Patienten stehen zur Beobachtung der Langzeitergebnisse unter Kontrolle, wir werden in nächster Zeit über diese Ergebnisse berichten.

Die Transfixation, eine Behandlungsmethode bei Trümmerbrüchen des distalen Speichenendes

H. Hertz, B. Niederle und J. Poigenfürst, Wien

Bei Mehrfragment- oder Trümmerbrüchen des distalen Speichenendes hat sich die Methode der Transfixation bewährt. Böhler hat die Methode mit 2 Bohrdrähten ursprünglich zur Behandlung von instabilen Unterarmbrüchen angegeben. Für die Behandlung von Frakturen des distalen Speichenendes haben wir die Methode insoweit modifiziert als wir nur einen Draht distal verwenden.

Technik

Nach manueller Reposition in Plexusanästhesie wird ein Kirschner-Draht von 1,6 mm Stärke von radial her durch die Basen der Mittelhandknochen II–V gebohrt. Anschließend wird ein Oberarmspaltgips unter Miteinbeziehung des Drahtes angelegt. Spätestens nach 8 Tagen wird ein geschlossener Oberarmgips angelegt, die Ruhigstellungsdauer beträgt 4 bis 6 Wochen.

Eigenes Krankengut

An unserer Klinik wurden in den letzten 4 Jahren von 1975 bis 1978 62 Transfixationen vorgenommen. Von den 62 Patienten konnten 41 nachuntersucht werden.

Bei der Nachuntersuchung wurden von beiden Armen folgende Parameter erhoben und nach einem Punkteschema bewertet.
1. Der Speichenschaftgelenkwinkel in a.p. und seitlichen Strahlengang,
2. eventueller Ellenvorschub,
3. Beweglichkeit,
4. die Kraft beim Faustschluß, und
5. die Schmerzhaftigkeit (Tabelle 1).

Ergebnisse

Röntgen

Bei 17 Patienten zeigte sich ein sehr gutes Resultat, das heißt, der Speichenschaftgelenkwinkel war gegenüber der gesunden Seite um maximal 10° in beiden Ebenen vermindert. Vierzehn Patienten zeigten ein gutes, bei 10 Patienten mußten wir ein nichtbefriedigendes Resultat in Kauf nehmen. Bei diesen Patienten lagen schwerste Trümmerfrakturen vor, sodaß sie wegen der starken Schwellung erst nach 2 oder 3 Wochen umgegipst werden konnten, wobei sich das abgesunkene distale Fragment nicht mehr optimal reponieren ließ (Abb. 1).

Beweglichkeit

Bezüglich der Bewegungseinschränkung im Handgelenk und der Vorderarmdrehung hatten 24 Patienten ein gutes Resultat. Bei 9 Patienten war die Beweglichkeit im Handgelenk

Tabelle 1. Transfixation bei Radiusfrakturen
Kriterien der Nachuntersuchung

Röntgenologische Parameter

Speichenschaftgelenkswinkel
    A.p.
    Seitlich
Ellenvorschub

Klinische Parameter

Handgelenksbeweglichkeit
    Frontalebene
    Saggitalebene
Vorderarmdrehung
Kraft beim Faustschluß
Schmerzen

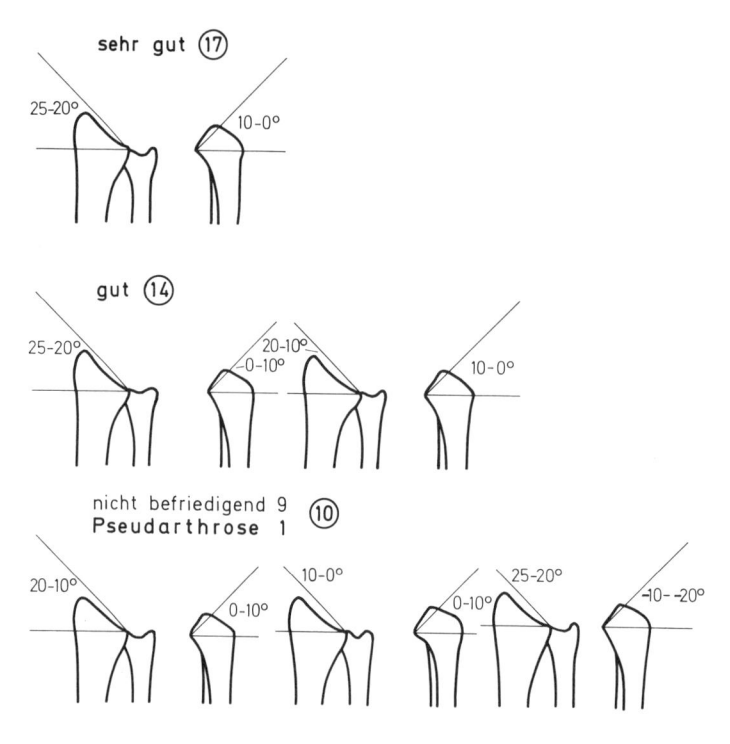

Abb. 1. Transfixation bei Radiusfrakturen. Röntgenologisches und klinisches Ergebnis

und die Vorderarmdrehung befriedigend und 8 Patienten schließlich boten ein nichtbefriedigendes Resultat, das heißt, daß der Bewegungsumfang in einer der drei Ebenen wenigstens um 30° geringer als auf der gesunden Seite war (Tabelle 2).

Setzt man nun die röntgenologischen Ergebnisse mit den klinischen Resultaten in Beziehung, so sieht man, daß hier keine 100%ige Korrelation vorliegt. Auch die Angaben der Patienten über Schmerzen war in einigen Fällen different zum röntgenologischen Ergebnis (Abb. 2).

Die Behinderung der Patienten bei ihren täglichen Arbeiten konnten wir folgendermaßen aufschlüsseln: Bei groben Tätigkeiten wie z.B. Tragen von Einkaufstaschen waren 30 Patienten nicht, 7 Patienten leicht und 4 Patienten stark behindert.

Bei feinen Arbeiten wie z.B. Schreiben oder Nähen waren 34 Patienten unbehindert, 6 Patienten gaben leichte und ein Patient starke Behinderung an (Tabelle 3).

Achtzehn Patienten betrachteten sich als schmerzfrei, 16 Patienten hatten lediglich Schmerzen bei Wetteränderung, 5 Patienten hatten immer geringe Schmerzen und 2 Patienten klagten über dauernde stärkere Schmerzen (Tabelle 4).

Bezüglich der Kraft beim Faustschluß konnten wir folgende Ergebnisse erheben: Bei 17 Patienten betrug die Kraftdifferenz zwischen beiden Händen weniger als 20 mm Hg, bei 13 Patienten lag sie zwischen 20 und 50 mm Hg und bei 11 Patienten zwischen 50 und 70 mm Hg. Das folgende Dia zeigt die Versuchsanordnung zur Messung der Kraft beim Faustschluß. Als Ausgangswert war die Manschette mit 100 mm Hg aufgeblasen (Tabelle 5).

Tabelle 2. Handgelenksbeweglichkeit und Vorderarmdrehung nach Radiusfrakturen an typischer Stelle, versorgt durch Transfixation

Differenz zur gesunden Seite	Saggitalebene	Frontalebene	Rotation
bis 10°	1	1	1
bis 20°	2	2	2
bis 30°	3	3	3
bis 40°	4	4	4

```
                      30
                    / |  \
                   /  |   \
                  24  9    8

                1 1 1   3 1 1   4 3 1
                1 2 1   1 3 2   3 4 1
                2 1 1   2 3 1   1 4 1
                2 2 1   2 2 2   — — —
```

Sehr gut   Befriedigend   Nicht befriedigend

```
                           17
                        / | | \
                       /  | |  \
                      9   7 1   0
```

Schmerzen keine   gel. Wetter-   immer leichte   immer starke
                   fühligkeit   Schmerzen   Schmerzen

                    14   2   1
Beweglichkeit   gut   befriedigend   nicht befriedigend

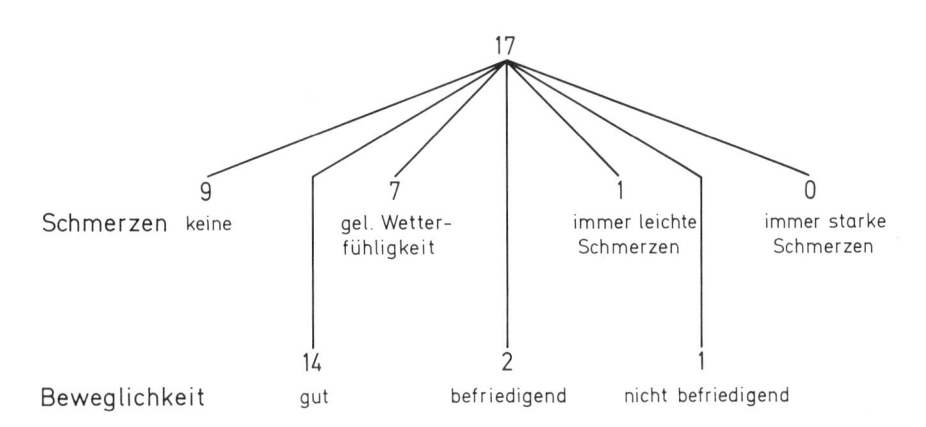

Abb. 2. Transfixation bei Radiusfrakturen. Patienten mit sehr guten Röntgenergebnissen

Infektionen der Drahtungsstelle traten in 3 Fällen auf; dies ist etwa 1/12 der Fälle. Dabei kam es in 2 Fällen lediglich zu seröser Sekretion, nur einmal kam es auch zur Entleerung von Eiter. Keine der Infektionen zog eine Osteomyelitis nach sich, alle 3 konnten unter antibiotischer Abschirmung nach Drahtentfernung ausgeheilt werden.

Tabelle 3. Transfixation bei Radiusfrakturen

Behinderung bei:

Grober Tätigkeit		Feiner Tätigkeit
30	Keine	34
7	Geringe	5
4	Starke	2

Tabelle 4. Transfixation bei Radiusfrakturen

Schmerzen

Keine Schmerzen	18
Gelegentliche Wetterfühligkeit	16
Immer geringe Schmerzen	5
Immer starke Schmerzen	2

Tabelle 5. Trasfixation bei Radiusfrakturen

Kraftdifferenz

→ 20 mm Hg Differenz	Sehr gut
→ 50 mm Hg Differenz	Gut
↔ 80 mm Hg Differenz	Befriedigend

```
            41
           / | \
         /   |   \
       17   13   11
     Sehr gut  Gut  Befriedigend
```

Literatur

1. Böhler L: Die Technik der Knochenbruchbehandlung. 12–13 Aufl, I Band
2. Dowling J, Sawyer B (1961) Comminuted Colles' Fractures. J Bone Joint Surg 43 A: 657–668
3. Pannike A (1973) Frakturen des distalen Radiusendes: Indikation und Technik operativer Behandlung. Langenb Arch Chir 334: 181
4. Rehn S: Behandlungsergebnisse typischer Radiusfrakturen. Der Chirurg 5: 206
5. Schweiberer L (1973) Frakturen des distalen Radius. Klassifizierung und konservative Behandlung. Langenb Arch Chir 334: 171
6. Smaill G (1965) Long term follow up of Colles' fracture. J Bone Joint Surg 47 B: 1, 80

Die Platten-Osteosynthese der frischen Fraktur am distalen Speichenende

T. Gaudernak und M. Baradar, Wien

Unstabile Frakturen der Speiche an typischer Stelle mit Verschiebung des Fragmentes nach palmar, sowie palmare Verrenkungsbrüche — also die Smithsche Fraktur versorgen wir regelmäßig durch offene Reposition und Plattenosteosynthese mit der kleinen T-Platte der AO. Diese Platte eignet sich auch für den langen Drehbruch des distalen Speichenendes mit Biegungskeil. Postoperativ wird für 4 bis 5 Wochen in palmarer und dorsaler Gipsschiene fixiert.

Vom 1.1.1976 bis 1.7.1979 haben wir 60 Frakturen im distalen Speichenende mit einer beugeseitig angelegten Platte versorgt. Siebenunddreißig Patienten konnten wir im August 1979 röntgenologisch und klinisch nachuntersuchen.

Bei Prüfung der Ergebnisse zeigte es sich, daß die von Thomas getroffene Einteilung der Smith-Frakturen und auch die von Frykman für einzelne Bruchtypen zu ungenau ist.

Wir unterscheiden 6 Frakturtypen mit Untertypen, die hinsichtlich der Versorgung mit einer beugeseitigen Abstützplatte eine unterschiedliche Prognose aufweisen (Abb. 1).

Typ I

Diese Bruchform ist ein extraarticulärer Querbruch, der meist konservativ behandelt werden kann. Beim instabilen Bruch ist die operative Reposition und Retention mit der Abstützplatte leicht.

Besondere Beachtung gilt der streckseitigen Corticalis, eine hier ausgebrochene Lamelle muß unbedingt mit einer Schraube gefaßt werden. Die Fraktur verhält sich sonst wie eine Colles-Fraktur und sinkt sekundär zur Streckseite ab (Typ Ia) (Tabelle 1).

Typ II

Hier unterscheiden wir zwischen einem palmaren Verrenkungsbruch des Carpus mit Ausbruch der palmaren Gelenkslippe oder Kante und einer mehr schrägen Fraktur bei der ein Teil oder der ganze Speichengriffel mit ausgebrochen ist (Typ IIa).

Bei dieser Bruchform besteht häufig eine Fissur oder Fraktur in der dorsalen Lamelle, die, wenn sie nicht mitgefaßt wird, ein Absinken zur Streckseite ermöglicht. Bei unseren Fällen ist die anatomische Korrektur immer gelungen, einmal ist es sekundär zu einer Fehlstellung gekommen, da eine dorsale Lamelle nicht ausreichend mitgefaßt wurde (Tabelle 2).

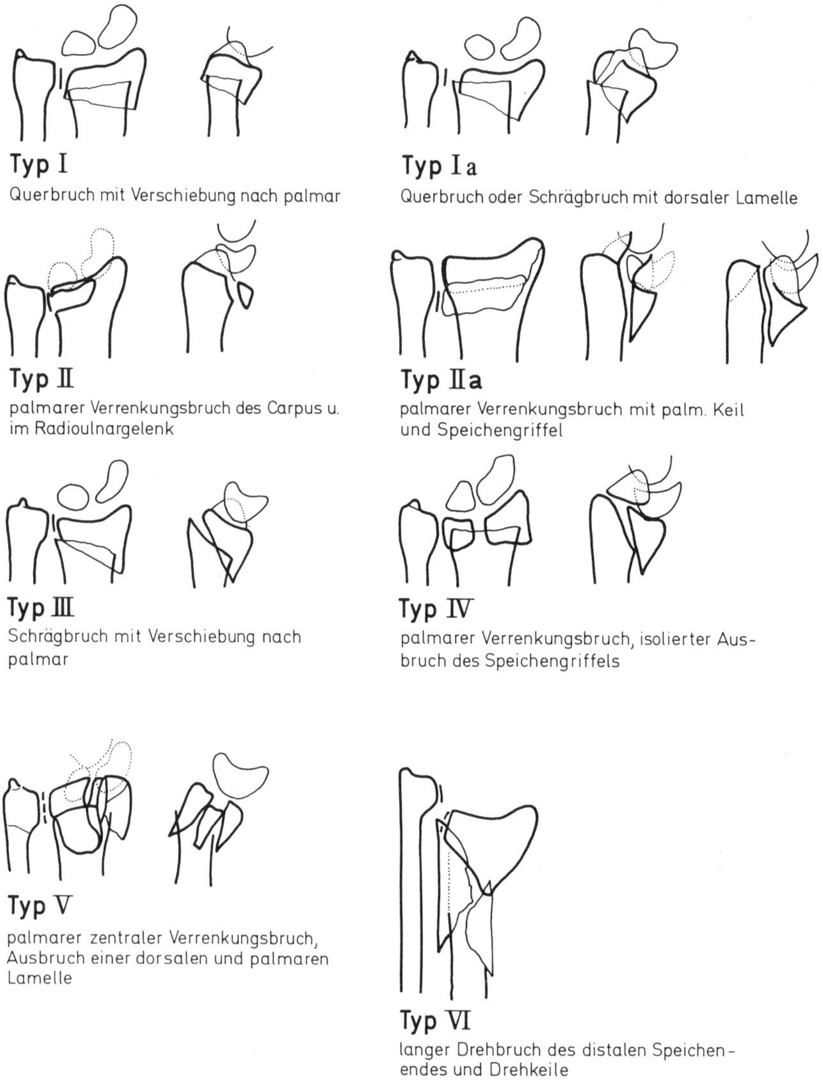

Typ I
Querbruch mit Verschiebung nach palmar

Typ Ia
Querbruch oder Schrägbruch mit dorsaler Lamelle

Typ II
palmarer Verrenkungsbruch des Carpus u. im Radioulnargelenk

Typ IIa
palmarer Verrenkungsbruch mit palm. Keil und Speichengriffel

Typ III
Schrägbruch mit Verschiebung nach palmar

Typ IV
palmarer Verrenkungsbruch, isolierter Ausbruch des Speichengriffels

Typ V
palmarer zentraler Verrenkungsbruch, Ausbruch einer dorsalen und palmaren Lamelle

Typ VI
langer Drehbruch des distalen Speichenendes und Drehkeile

Abb. 1. Indikation zur Plattenosteosynthese am distalen Speichenende (nach Thomas und Ehalt)

Typ III

Beim Typ III ist die Bruchfläche schräg und der Bruch dadurch instabil. Beim Typ IIIa muß wiederum die streckseitige Lamelle mit Schrauben gefaßt werden, da es sonst zum Absinken des Bruches zur Streckseite kommt (Tabelle 3).

Tabelle 1. Nachuntersuchung der Frakturgruppe 1, 1a

	Korrektur gelungen	Korrektur gehalten	Korrektur nicht geh. dors. Lamelle	Korrektur nicht gel.	Korrektur nicht gel. u. Stell. Verschl.
n = 3	2	2	1	0	0
Beschwerden	1	1[a]			
Unfall bis Nachuntersuchung Behandlungsdauer $\bar{a}$ = 59a	3 Mo 3 Wo	1,5 a			

[a] zusätzliche Oberarmfraktur, Scapulafraktur, Radialisparese

Tabelle 2. Nachuntersuchung der Frakturengruppe 2, 2a

	Korrektur gelungen	Korrektur gehalten	Korrektur nicht geh. dors. Lamelle	Korrektur nicht gel.	Korrektur nicht gel. u. Stell. Verschl.
n = 12 Rö	12	11	1	0	0
n = 9 Nu[a]		9			
Keine Beschw.		6			
Handgel.					
VA frei		3			
Handgel. beh.		6			
Supin. beh.		2			
Unfall bis Nachuntersuchung Behandlungsdauer $\bar{a}$ = 45 a	2 Mo 1 Wo	26 Mo			

[a] Unfall bis Nachuntersuchung zu kurz bei 3 Patienten

Typ IV

Die Abgrenzung dieser Frakturform ist wichtig, weil ein intraarticulärer Verrenkungsbruch nach palmar mit isoliertem Speichengriffelfragment und ulnarem Fragment vorliegt. Bei dieser Bruchart muß die Gelenkfläche in zwei Ebenen stufenfrei rekonstruiert werden. Die Osteosynthese ist schwierig; Platte, Schrauben und Bohrdrähte sind erforderlich.

Bei 5 nachuntersuchten Patienten dieser Gruppe war 2mal die Korrektur anatomisch gelungen und die Osteosynthese hat gehalten. Zweimal blieb eine Stufe im Gelenk und einmal war die Rekonstruktion der Länge nicht möglich und deswegen wurde eine primäre Ellenköpfchenresektion durchgeführt (Tabelle 4).

Tabelle 3. Nachuntersuchung der Frakturgruppe 3, 3a

	Korrektur gelungen	Korrektur gehalten	Korrektur nicht geh. dors. Lamelle	prim. Stufe u. sublux. Radioulnargel.
n = 4	2	1	1	2
Keine Beschw. Handgel. VA frei		1	1	
Keine Beschw. Handgel. u. Sup. behindert				2
Unfall bis Nachuntersuchung 2a				
Behandlungsdauer 2 Mo 2 Wo				
$\bar{a}$ = 69a				

Tabelle 4. Nachuntersuchung der Frakturgruppe 4, 4a

	Korrektur gelungen	Korrektur gehalten	Korrektur nicht gel. Stufe	Korrektur nicht gel. Länge	Korrektur nicht gel. u. Stell. Verschl.
n = 5	2	2	2	1[a]	1
Keine Beschw. Handgel. VA frei		2			
Keine Beschw. Handgel. palm. Behindert			1	1	1
Unfall bis Nachuntersuchung 19 Mo					
Behandlungsdauer 2 Mo 1 Wo					
$\bar{a}$ = 54 a					

[a] Prim. Ellenköpfchenresektion

Typ V

Dieser ist ein Verrenkungsbruch des Carpus nach palmar und zentral mit Ausbruch einer dorsalen und palmaren Lamelle, sowie einem isolierten ulnaren Fragment und Abbruch des Speichengriffelfortsatzes. In der Gelenksfläche ist meist eine Impressionszone; häufig ist auch die Elle unter dem Köpfchen frakturiert. Bei 9 nachuntersuchten Patienten ist die anatomische Korrektur bei 2 wenig verschobenen Frakturen gelungen, 6mal waren Gelenkswinkel und Speichenlänge nicht korrekt und dazu noch eine Stufe im Gelenk, einmal nur eine Stufe. In 5 Fällen ist die streckseitige Lamelle nicht ausreichend oder gar nicht mitgefaßt worden; es ist dadurch zu einem Absinken der Fraktur zur Streckseite gekommen. Der nicht fixierte Speichengriffel ist immer nach radial zentral abgesunken.

Trotz des röntgenologischen Mißerfolges waren 6 von 9 nachuntersuchten Patienten mit dem Ergebnis zufrieden (Tabelle 5).

Typ VI

Dieser lange Drehbruch des distalen Speichenendes mit Ausbruch von Drehkeilen ist für die Bohrdrahtosteosynthese wenig, für die Plattenosteosynthese meist nicht gut geeignet. Bei ausgedehnterer Zertrümmerung und nicht wiederherstellbarer Länge ist aber die primäre Ellenköpfchenresektion oder die Stabilisierung mit Fixateur-externe zweckmäßiger. Zwei nachuntersuchte Patienten dieser Gruppe sind beschwerdefrei (Tabelle 6).

Bei 2 der 37 Patienten bestand eine vorübergehende Sensibilitätsstörung am Thenar, verursacht durch eine Schädigung des N. medianus Hautastes.

Tabelle 5. Nachuntersuchung der Frakturengruppe 5

	Korrektur gelungen	Korrektur gehalten	Korrektur nicht geh. dors. Lamelle	Korrektur nicht gel.	Korrektur nicht gel. u. Stell. Verschl.
n = 11 Rö.	2	1	1	6	3
n = 9 Nu[a]	2	1	1	4	3
Keine Beschw.	2	1	1	2	0
VAD eingeschr.				2	3
Handgel. beh.				4	3
Unfall bis Nachuntersuchung	14 Mo				
Behandlungsdauer	2 Mo 2 Wo				
$\bar{a}$ = 75 a					

[a] Unfall bis Nachuntersuchung zu kurz

Tabelle 6. Nachuntersuchung der Frakturgruppe 6

	Korrektur gelungen	Korrektur gehalten	Korrektur nicht gel. Länge
n = 2	1	1	1[a]
Keine Beschw.	1		1[a]
Handgel.			
VA frei			
Unfall bis Nachuntersuchung	12 Mo		
Behandlungsdauer	3 Mo		
$\bar{a}$ = 57 a			

[a] Primär Ellenköpfchenresektion

Die Behandlungsdauer betrug im Durchschnitt für jede Gruppe 2 1/2 Monate.
Septische Komplikationen und Pseudarthrosen wurden nicht beobachtet.

Zusammenfassung

Die beugeseitige Abstützplatte allein genügt nicht; das periphere Fragment und vor allem dessen streckseitige Corticalis muß mitgefaßt werden.

Beim Typ IV und V ist die Rekonstruktion schwierig. Die peripheren Fragmente sollen stabil fixiert sein, ein späteres Absinken der Fragmente ist sonst nicht vermeidbar. Eine stabile Osteosynthese mit Stufen im Gelenk ist bei der Nachuntersuchung besser als eine primär stufenfreie Synthese bei der es zur Sekundärverschiebung der Fragmente kommt.

Literatur

Ehalt W (1935) Die Bruchformen am unteren Ende der Speiche. Arch Orthop Unfallchir 35: 397

Frykman G, zitiert in Nigst H (1979) Handgelenksnahe Speichenbrüche des Erwachsenen. Unfallheilkd 82: 1

Thomas B (1957) Reduction of Smith's fracture. J Bone Joint Surg 39 B: 3, 463

Indikation, Technik und Ergebnisse von 60 Plattenosteosynthesen am distalen Radius

H. Weiß und K.P. Schmit-Neuerburg, Essen

Bei instabilen Frakturen am Radius loco typico, insbesondere bei Patienten im jüngeren und mittleren Lebensabschnitt mit erhöhten berufs- und sportbedingten Ansprüchen an die Funktionstüchtigkeit des Handgelenkes, bietet die Plattenosteosynthese im Gegensatz zur konservativen Behandlung oder ergänzenden Bohrdraht-Osteosynthese durch exakte Reposition und übungsstabile Fragmentfixation die Möglichkeit der raschen vollen funktionellen Wiederherstellung. Darauf haben vor allem Fernandez, Heim, Müller, Schmit-Neuerburg hingewiesen und Empfehlungen zur Indikation gegeben. Da Nachuntersuchungsergebnisse bisher nicht vorliegen, haben wir unsere Indikationsstellung bei 60 nachuntersuchten Plattenosteosynthesen nach Frakturen am distalen Radius loco typico überprüft.

Indikation

Bei 60 distalen Radiusfrakturen an typischer Stelle wurde die Indikation zur Plattenosteosynthese bezüglich Bruchform, Lebensalter oder sekundär eingetretener Dislokation folgendermaßen gestellt:
1. Instabile extraarticuläre Brüche, vor allem bei jüngeren Patienten, entweder primär oder nach sekundärer Dislokation.
2. Dislocierte oder eingestauchte Gelenkbrüche mit distal mindestens 2 Hauptfragmenten, die Aussicht auf einen sicheren Schraubenhalt gewährleisten.
3. Volare Bruchformen vom Typ Smith-Goyrand
4. Re-Osteosynthesen bei sekundärer Dislokation nach Bohrdraht-Fixation.

Neben den üblichen Kontraindikationen (Stoffwechselerkrankungen, Gefäßerkrankungen) ist die Plattenosteosynthese für Trümmerbrüche nicht geeignet. Im höheren Lebensalter wird in der Regel die konservative Behandlung oder ergänzende Bohrdraht-Fixation der Plattenosteosynthese vorgezogen.

Zwei klinische Beispiele sollen die Indikationsstellung zusätzlich erläutern:

Beispiel (Abb. 1): 25jähriger Patient, Mechaniker, mit instabilem volaren Bruch nach Mopedsturz. Primäre Plattenosteosynthese mit voller Wiederherstellung der Gelenkanatomie. Funktionelle Übungsbehandlung nach Wundheilung ab 10. Tag. Ungestörte Knochenheilung und Wiedereintritt der Arbeitsfähigkeit bei voller funktioneller Wiederherstellung nach 8 Wochen. Ein Jahr nach Osteosynthese sind keine Gelenkveränderungen erkennbar. Angesichts des jugendlichen Alters ist die Plattenentfernung vorgesehen.

Beispiel (Abb. 2): 48jähriger Mann, Busfahrer und engagierter Freizeitsportler. Instabile extraarticuläre Fraktur durch Sturz auf das Handgelenk. Primäre Osteosynthese mit exakter Wiederherstellung der Gelenkanatomie. Ungestörte Weichteil- und Knochenheilung. Aufnahme der Berufstätigkeit nach 10 Wochen bei uneingeschränkter Gelenkfunktion. Verzicht auf Implantatentfernung bei bestehender Beschwerdefreiheit.

Operative Technik

Aus Gründen der günstigeren Weichteildeckung und operationstechnischer Vorteile wird seit etwa 2–3 Jahren die volare Plattenlage bevorzugt. Folgendes Vorgehen hat sich bewährt: S-förmige Hautincision an der Beugeseite, Eingehen in die Tiefe zwischen der Sehne des M. flexor carpi radialis und dem radialen Gefäßbündel nach Spaltung des Retinaculum flexorum. Darstellung der Fraktur nach radialer Incision und Abschieben des M. pronator quadratus nach ulnar. Reposition nach Incision der Gelenkkapsel unter Sicht der Gelenkfläche, temporäre Bohrdraht-Fixation, Anlegen der Radius-T-Platte und provisorische Fixation am proximalen Fragment. Die Überprüfung des Repositionsergebnisses und das Einbringen der distalen Schrauben unter Bildverstärkerkontrolle hat sich bewährt.

Zusätzlich stabilisierende Bohrdrähte werden belassen, die Drahtenden umgebogen. Auffüllung von Knochendefekten altersabhängig mit einem autologen cortico-spongiösen Knochenblock oder einer kleinen Knochenzementplombe. Keine Muskel- oder Fasciennähte, lediglich Subcutan- und Hautnaht. Gepolsterter Unterarmspaltgips und Hochlagerung. Bei ausreichender Stabilität gipsfreie Nachbehandlung nach Wundheilung. Ansonsten

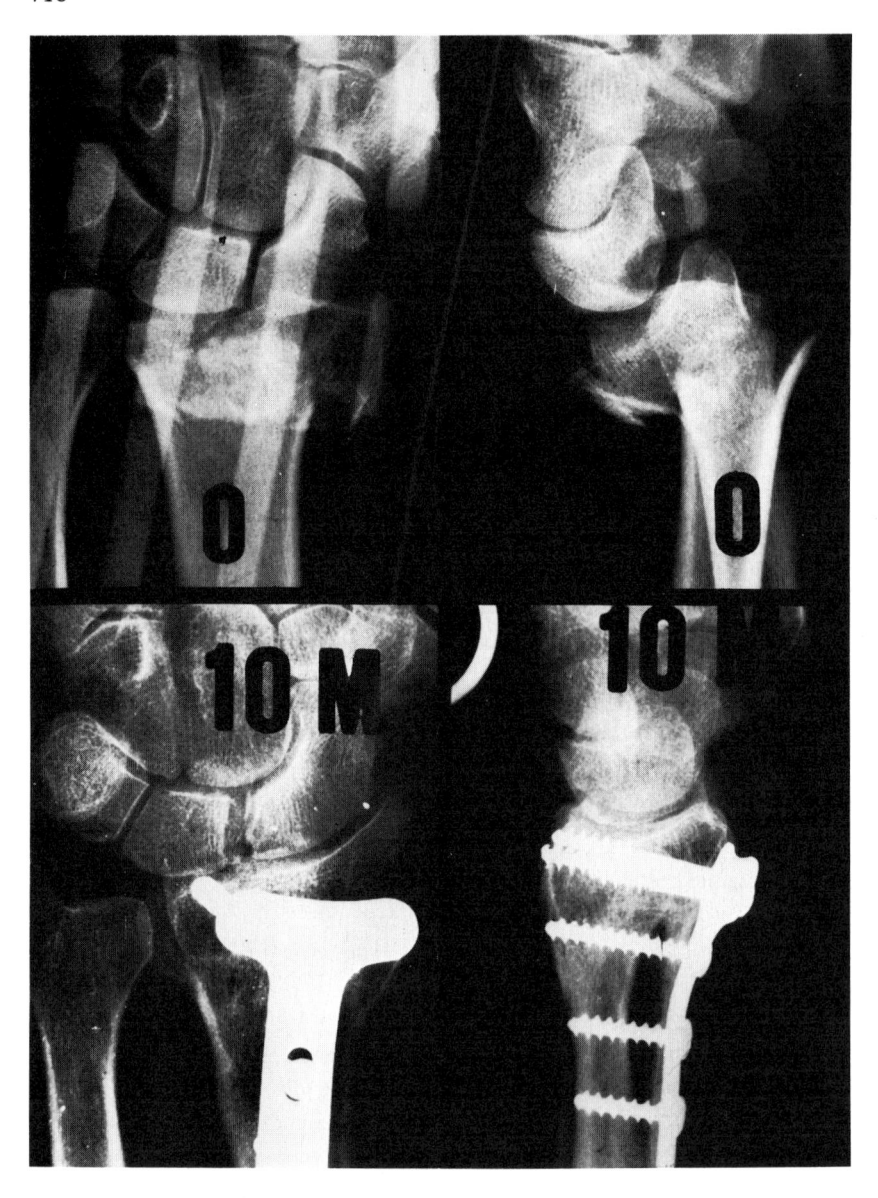

Abb. 1a, b. K.B., männlich, 25 Jahre. **a** Instabiler, stark dislocierter volarer Schrägbruch nach Mopedsturz. **b** 1 Jahre nach volarer Plattenosteosynthese anatomisch wiederhergestellte Gelenkfläche ohne Arthrosezeichen. Uneingeschränkte Funktion. Metallentfernung vorgesehen

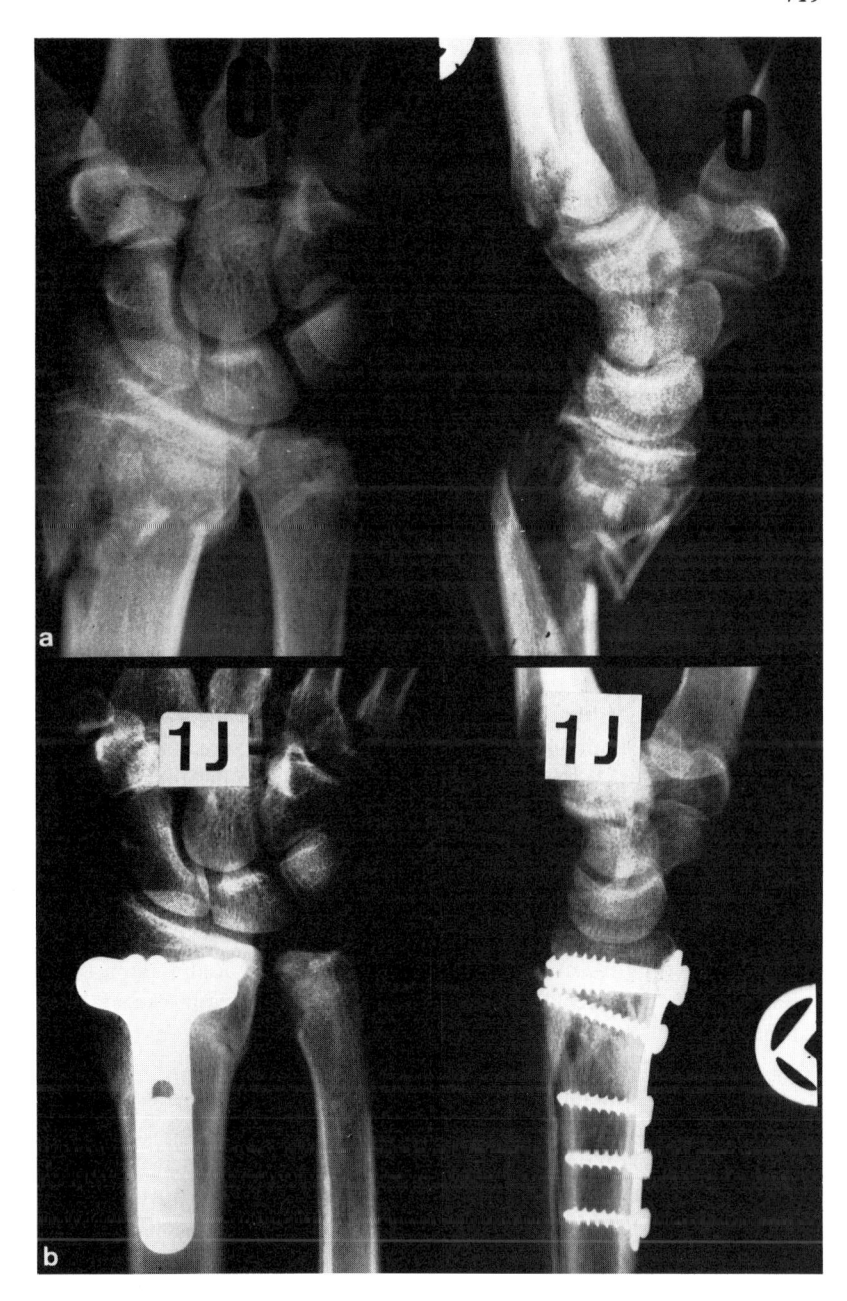

Abb. 2a, b. D.A., männlich, 48 Jahre. **a** Instabiler intraarticulärer Bruch mit Einstauchung. Primäre volare Plattenosteosynthese, **b** 10 Monate nach Osteosynthese regelrechte Gelenkverhältnisse ohne Arthrosezeichen. Uneingeschränkte Funktion. Metallentfernung nicht vorgesehen

Unterarmgips für 2–3 Wochen. Die Metallentfernung wird nur bei sehr jungen Patienten oder bei Beschwerden nach einem Zeitraum von 6–12 Monaten vorgenommen.

Krankengut

Von 1975–1978 wurden bei einem Durchschnittsalter der Patienten von 52,2 Jahren 60 Plattenosteosynthesen bei Frakturen am distalen Radius loco typico vorgenommen. Primäre Osteosynthese am Unfalltag in 16 Fällen, sekundäre Osteosynthese innerhalb der ersten 14 Tage in 27 Fällen, spätsekundäre Osteosynthese nach 2–5 Wochen in 17 Fällen. In 33 Fällen war die Bruchform, in 22 Fällen eine sekundäre Dislokation nach konservativer Behandlung und in 5 Fällen eine Re-Dislokation nach Bohrdraht-Fixation für die Indikationsstellung ausschlaggebend. Fünfunddreißigmal volare, 25mal dorsale Plattenlage. Die Metallentfernung erfolgte bisher bei 13 Patienten und ist bei 9 vorwiegend jüngeren vorgesehen. In allen übrigen Fällen bestand dafür bisher keine Indikation.

Postoperative Komplikationen

Frühkomplikationen: 2 sekundär heilende Wundinfektionen ohne Übergreifen auf den Knochen. *Spätkomplikationen:* 1 verzögerte Knochenheilung mit Implantatlockerung, Ausheilung nach Re-Osteosynthese. Sudecksche Dystrophie in 3 Fällen (5%), Ausheilung zweimal mit mäßigem, einmal mit sehr gutem Endresultat. Spontanruptur der langen Daumenstrecksehne in einem Fall nach 6 Wochen als Folge eines überstehenden Schraubengewindes. Knocheninfektionen, Pseudarthrosen oder Nervenläsionen wurden nicht beobachtet.

Ergebnisse

60 Plattenosteosynthesen nach Frakturen am distalen Radius loco typico wurden nach 6–35 Monaten, durchschnittlich nach 11,2 Monaten nachuntersucht. Nachuntersuchungskriterien: Beschwerdesymptomatik, Bewegungs-, Umfang- und Kraftmessung im Seitenvergleich, Bestimmung von verbliebener Radiusverkürzung und dorsaler Achsabweichung im Röntgenbild. Einteilung von Bruchform, verbliebener Radiusverkürzung und dorsaler Achsabweichung sowie Klassifizierung der funktionellen Endresultate wurden in Anlehnung an Lidström vorgenommen und sind in Tabelle 1, 2 und 3 dargestellt. Mäßige und schlechte funktionelle Endresultate lagen in 13 Fällen (22%) vor. Hervorzuheben sind deutliche Unterschiede der Ergebnisse in Abhängigkeit von der Indikationsstellung: Nur 9% mäßige und schlechte Resultate bei Indikationen aufgrund der Bruchform (33 Fälle), dagegen 35% unbefriedigende Resultate bei Indikation wegen sekundärer Dislokation (27 Fälle, davon 17 Osteosynthesen nach 2–5 Wochen). Die erschwerte Wiederherstellung der Gelenkanatomie bei spätsekundären Osteosynthesen ist dafür ursächlich entscheidend. Besonders eindrucksvoll ist die niedrige Rate mäßiger und schlechter Ergebnisse von 16% bei eingestauchten Gelenkbrüchen und volaren Bruchformen im Gegensatz zur konservativen Behandlung (53% n. Lidström) bei entsprechenden Frakturformen. Ungünstige röntgenologische Endergebnisse gehen mit einer erhöhten Rate von Funktionsbeeinträchtigungen

Tabelle 1. Klassifizierung der Behandlungsresultate (Lidström, 1959)

Sehr gut	*Keine* Funktionseinschränkung
	Keine subjektiven Beschwerden
	15° Verlust Volar-/Dorsalflexion
Gut	*Keine* Funktionseinschränkung
	Minimale subjektive Beschwerden
	Deformität akzeptiert, wenn ohne Beschwerden
Mäßig	*Funktionseinschränkung* bei starker Beanspruchung, gleiche Aktivitäten wie vor dem Unfall jedoch möglich
	Bewegungseinschränkung akzeptiert, wenn dadurch keine sujektiven Beschwerden
Schlecht	*Arbeitskraft* und *Lebensweise* beeinträchtigt
	Schmerzen bei jeder Bewegung

Tabelle 2. Gesamtergebnis, Frakturform und Indikation. 60 Plattenosteosynthesen

Frakturform	Sehr gut	Gut	Mäßig	Schlecht
Extraarticulär n = 21	7	8	5	1
Intraarticulär n = 8	3	3	1	1
Intraarticulär und Einstauchung n = 15	2	10	2	1
Volar n = 16	9	5	2	–
Total n = 60 %	21	26 78%	10 22%	3
Indikation *Bruchform*	12	18 91%	2 9%	1
Indikation *Sec. Dislokation*	9	8 63%	8 37%	2

Tabelle 3. Anatomisch-radiologisches Ausheilungsergebnis bei 60 Plattenosteosynthesen am Radius loco typico

Radiusverkürzung	n	%	Dors. Achsenknick	n	%
0–3 mm	41	89%	bis 90°	42	92%
4–7 mm	12		91°–100°	13	
8–12 mm	6	11%	101°–115°	5	8%
über 12 mm	1		über 115°	–	

einher. Eine Radiusverkürzung von mehr als 7 mm fand sich in 7, eine dorsale Achsabweichung von über 100° fand sich in 5 Fällen, wobei in allen Fällen die röntgenologische Deformität durch unzureichende Reposition bei Durchführung der Osteosynthese und nicht durch sekundäres Einsinken verursacht war.

Zusammenfassung

60 Plattenosteosynthesen bei bestimmten instabilen Frakturen am distalen Radius loco typico wurden bevorzugt bei Patienten im mittleren und jüngeren Lebensalter durchgeführt. Reine Trümmerbrüche stellen keine Indikation für die Plattenosteosynthese dar. Die volare Plattenlage wird bevorzugt. Gravierende postoperative Komplikationen bezüglich Weichteil- und Knochenheilung wurden nicht beobachtet. Die Überlegenheit der Plattenosteosynthese ist vor allem bei eingestauchten Gelenkbrüchen und volaren Brüchen anhand der dargelegten funktionellen Endresultate klar ersichtlich. Bei spätsekundärer Osteosynthese verschlechtert sich die Prognose des zu erwartenden Behandlungsresultates.

Literatur

1 Fernandez D L, Mäder G (1977) Die Behandlung der Smith-Frakturen. Arch Orthop Unfallchir 88: 153–161
2 Heim U (1978) Die gelenknahen Speichenbrüche des Erwachsenen. Unfallheilkd 82: 15–22
3 Lidström A (1959) Fractures of the distal end of the radius. Acta Orthop Scand Suppl 41
4 Müller M E, Allgöwer M, Schneider R, Willenegger H (1977) Manual der Osteosynthese. Springer, Berlin Heidelberg New York
5 Schmit-Neuerburg K P, Weiß H, Wissing H (1976) Die operative Versorgung des distalen Radius. Schriftenreihe Unfallmedizinische Tagungen der Landesverbände der gewerblichen Berufsgenossenschaften 27: 255–266

Die Plattenosteosynthese am distalen Radius

K. Walcher und H. Wiesinger, Bayreuth

Es ist schon recht viel über den distalen Speichenbruch gesprochen worden, ich darf daher noch ein paar ergänzende Bemerkungen zur Diagnostik und operativen Therapie beisteuern.

Wie bei anderen Gelenkfrakturen ist es vorteilhaft, bereits präoperativ die Fraktursituation genau analysieren zu können. Die seitliche Aufnahme des Handgelenkes machen wir deswegen nicht in der üblichen Technik von radial nach ulnar, sondern umgekehrt von ulnar nach radial.

Bei dieser Technik liegt der Radius der Platte direkt an und wird so natürlich schärfer abgebildet. Dies gilt besonders für die Frakturen der volaren Gelenklippe, deren exakte Reposition und Retention bei der Smith-Fraktur besonders wichtig ist.

Heim und Pfeiffer empfehlen bei dorsalem Zugang auf den distalen Radius eine Längsspaltung des Retinaculum extensorum zwischen dem langen Daumenstrecker und dem Extensor carpi radialis brevis. Nach den genannten Autoren muß sein periostales Blatt scharf von der Corticalis, an der es sehr stark haftet, abgelöst werden.

Wir haben bei unseren 27 Osteosynthesen am distalen Radius die Erfahrung gemacht, daß dieses Ablösen oftmals Schwierigkeiten macht. Die Dorsalfläche der Radiusbasis zeigt deutliche Rinnen mit trennenden Leisten für die Sehnen der Streckmuskeln der Hand und der Finger. Aus der Unterfläche des Retinaculum extensorum geht eine Reihe vertikal gestellter Septen ab, die am Radius entlang dieser Knochenrinnen ansetzen und die Rinnen zu osteo-fibrösen Fächern für die Strecksehnen vervollständigen.

Beim Versuch, die Sehnen einschließlich der Sehnenscheiden abzulösen, ist ein Einreißen und damit Eröffnen der Sehnenscheiden schon aus anatomischen Gründen kaum zu vermeiden. Dies fördert natürlich die postoperative Verwaschungstendenz.

Wir sind daher bei unseren Osteosynthesen schrittweise dazu übergegangen, die osteofibrösen Sehnenscheidenfächer einschließlich schmaler Corticalislamellen mit feinsten Meißeln vom distalen Radius en bloc abzulösen. Die Sehnenscheiden werden dadurch sicher nicht eröffnet, auch läßt sich die Platte besser anlegen.

Wir haben den Eindruck gewonnen, daß zwar das Freilegen der Platte bei der Metallentfernung nach diesem geschilderten primären Zugang schwerer ist, es scheint uns aber die Beweglichkeit im Handgelenk nach diesem modizifierten Zugang besser zu sein.

Abschließend zur Osteosynthese selbst: Bei der Fraktur wie besonders bei der Osteotomie kann man sich das exakte Einstellen des distalen Fragmentes mit der hier gezeigten Technik erleichtern. Zuerst wird die Platte am distalen Fragment verschraubt, dann das Fragment mit der richtigen Neigung der Gelenkfläche in beiden Ebenen eingestellt und schließlich der Schaftanteil der Platte am proximalen Fragment verschraubt. Bei der Osteotomie verwendet man mit Vorteil einen Distraktionsspanner, es muß aber dann am Unterarm sehr viel weiter aufgemacht werden.

Osteosynthesen von fehlverheilten Frakturen und sonstigen Folgeschäden am distalen Unterarm mit Autokompressionsplatten

G. Biehl, J. Harms, M. Maue und G. Finkbeiner, Homburg

Fehlverheilte Frakturen des Unterarmes sind in der Regel mit bleibenden Funktionsstörungen für den Patienten verbunden, die oft eine relativ hohe Minderung der Erwerbsfähigkeit nach sich ziehen. Die Ursache dieser Fehlergebnisse liegt teils in nicht ausreichender Reposition und in Retention der Fraktur in Fehlstellung, teils aber auch in der Unterlassung der zwingend indizierten operativen Reposition.

In 75% unserer nachuntersuchten Fälle war die Fraktur schlecht reponiert und in Fehlstellung zur Ausheilung gebracht worden. Bei 34% der Patienten hätte eine primäre Operationsindikation bestanden und es war bei konservativem Vorgehen von vorneherein kein befriedigendes Ergebnis zu erwarten.

Die wesentlichen Folgen fehlverheilter Unterarmfrakturen sind:
1. Achsenfehlstellung mit Funktionseinschränkung,
2. Rotationsfehler mit Drehbehinderung,
3. Brückencallusbildung,
4. Pseudarthrosen.

Ad 1: Bei den funktionsbehindernden Achsenfehlstellungen verdienen vor allem Varus- bzw. Valgusdislokationen über 15°, Ante- und Recurvationsfehler sowie die konvergierend winkelige Abknickung nach schlecht fixierten kompletten Unterarmschaftbrüchen Beachtung. Nach der notwendigen Korrekturosteotomie mit entsprechender Keilentnahme führen wir die *Osteosynthese* mittels der von Mittelmeier entwickelten *Autokompressionsplatte* durch. Gerade für die räumlich oft sehr beengte Lokalisation am distalen Unterarm bieten die Autokompressionsplatten mit ihrer speziellen Lochgestaltung ohne Notwendigkeit eines zusätzlichen Spanngerätes ideale Voraussetzungen. Insbesondere gilt dies für die sog. *Mondprofilplatte,* deren raumsparendes Profil sich der Knochenoberfläche rohrartig gut anpaßt. Unsere Gestaltsfestigkeits- und biomechanischen Untersuchungen (Biehl, Hess, Hort) konnten gerade diesem Plattentyp genügend Biegesteifigkeit und biomechanische Stabilität für Osteosynthesen an der distalen Elle, beispielsweise bei der Ulna-Verkürzungsosteotomie und an Radius und Ulna des Kindes attestieren. Im diaphysären Bereich des Erwachsenen bevorzugen wir dagegen die Osteosynthese mit der schmalen Autokompressionsplatte der Stärke 11 x 4 mm.

Bei Gelenkfehlstellungen durch Fehlverheilungen von Radiusbasisfrakturen wird die für die Gelenkneigung wichtige *epiphysennahe Osteosynthese* durch eine spezielle Autokompressions-T-Platte bewerkstelligt, die ein extrem raumsparendes Arbeiten erlaubt. Muß gleichzeitig die Elle verkürzt werden, wird sie durch eine lange Mondprofilplatte osteosynthetisch versorgt.

Ad 2: Auch die meist auf Fehlstellung im Gipsverband beruhenden Rotationsfehler sind konservativ kaum zu beeinflussen und bedürfen bei entsprechender Beeinträchtigung der korrigierenden Rotationsosteotomie. In diesen Fällen erfolgt die Osteosynthese ebenfalls mit Autokompressionsplatten nach den dargelegten Richtlinien.

Ad 3: Während einfache Brückencallusbildungen bei exakt stehender Fraktur lediglich die Entfernung der störenden Verknöcherungen notwendig machen können, wird bei gleichzeitiger Fehlstellung neben der Callusentfernung die zusätzliche Korrekturosteotomie mit Autokompressionsplatten vorgenommen.

Ad 4: Die Pseudarthrose als Sonderform der fehlverheilten Unterarmfraktur wird ebenfalls operativ saniert, wobei wir nach der Einfügung eines Spantransplantates eine zusätzliche Druckosteosynthese durch Autokompressionsplatten anschließen.

Nach dem geschilderten Vorgehen wurden an der Orthopädischen Universitäts-Klinik Homburg in der Zeit von 1972–1978 75 Korrekturosteotomien mit Autokompressionsplatten osteosynthetisch versorgt. In dieser Kasuistik sind kleinere Eingriffe wie Köpfchenresektionen von Speiche und Elle, Brückencallusresektionen, Ringbandplastiken, Epiphyseodesen u.ä. nicht enthalten. In 12 Fällen erfolgte eine diaphysäre Korrekturosteotomie des Radius, in 2 Fällen der Ulna und in 12 Fällen beider Unterarmknochen. Siebenmal wurde eine Rotationsosteotomie des Radius vorgenommen, 8mal eine Ellenverkürzungsosteotomie. In 10 Fällen wurde die Radiusbasis mittels T-Platte korrekturosteotomiert, z.T. mit gleichzeitiger Ellenverkürzung. Die Zahl der nachoperationsbedürftigen Pseudarthrosen war mit 24 alio loco voroperierten Fällen doch recht hoch, was die Notwendigkeit einer achsengerechten stabilen Kompressionsosteosynthese unterstreicht. Die Auswertung unserer Kasuistik ergab in 62% ein sehr gutes, in 29% ein gutes bis befriedigendes funktionelles Resultat. Wesentliche Komplikationen wie Infektionen, Refrakturen oder erneute Pseudarthrosen wurden nicht beobachtet. Somit kann gerade in Anbetracht der speziellen anatomischen Gegebenheiten die Autokompressionsplattenosteosynthese mit den geschilderten Plattentypen zur Korrektur von fehlverheilten Unterarmfrakturen empfohlen werden.

Literatur

Biehl G (1977) Gestaltsfestigkeitsuntersuchungen von Osteosyntheseimplantaten. Verlag der SSIP-Schriften Breitenbach, Saarbrücken

Hess H (1972) Die Spannungskräfte der Druckplattenosteosynthese. Bücherei des Orthopäden. Enke, Stuttgart

Finkbeiner G, Hort W (1966) Therapie der anbehandelten Unterarmfrakturen. Z. Orthop 114: 666

Finkbeiner G, Encke D, Biehl G (1978) Korrektur nach fehlverheilten Ellen- und Speichenbrüchen. Saarl Ärzteblatt 11

Mittelmeier H, Biel G (1977) Osteosynthesen nach Frakturen und Folgeschäden an Unterarm und Hand mit Autokompressionsplatte. Orthop Praxis XIII, 2: 99–101

Osteotomien bei posttraumatischen Fehlstellungen der distalen Gelenkfläche des Radius

A. Rüter und U. Kreuzer, Ulm

Systematische Nachuntersuchungen der Ergebnisse distaler Radiusfrakturen konnten wiederholt nachweisen, daß dieser meist als „einfache Verletzung" angesehene Bruch wesentlich häufiger zu unbefriedigenden Spätergebnissen führt als gemeinhin angenommen. Beck [1] und Rehn [7] weisen daraufhin, daß mit durchschnittlich 20% schlechten Ergebnissen gerechnet werden muß.

Stockmann et al. [9] fanden bei einer Nachuntersuchung von 138 entsprechend Verletzten immerhin 45, also fast 1/3, die den persönlichen Eindruck eines verbliebenen Dauerschadens hatten.

Ursächlich für Beschwerden und Funktionsbehinderungen können neben Stufenbildungen und Defekten der distalen Gelenkfläche des Radius selbst Fehlstellungen der in sich erhaltenen Fläche bezüglich ihrer Orientierung in der Horizontal- oder Frontalebene bzw. der Längenproportion gegenüber der distalen Ulna sein.

Über das Ausmaß der noch beschwerdefrei und funktionell befriedigenden tolerierbaren Fehlmaße bestehen keine einheitlichen Aussagen. Beck [1], Rehn [7] und Stockmann et al. [9] fanden keine sichere Korrelation zwischen radiologischem Befund und subjektiven Beschwerden. Renne et al. [8] geben als Grenzwerte 30° Dorsalknick bzw. 3 mm Verkürzung an. Eine Nachuntersuchung an 100 konsekutiven Fällen der eigenen Klinik zeigte, daß die Werte, unterhalb denen Beschwerden und Funktionsbehinderungen nicht zu erwarten sind wesentlich enger angesetzt werden müssen. Die entsprechenden Grenzen in diesem Krankengut lagen bei 10—15° Abkippung nach radial oder dorsal bzw. einer Verkürzung von 2 mm (Beck [2]).

Indikation und Technik möglicher Korrektureingriffe richten sich grundlegend nach den subjektiven Beschwerden und den Funktionserwartungen des Patienten. Erscheint unter diesen Aspekten ein operativer Eingriff indiziert, folgt die Verfahrenswahl entsprechend dem röntgenologischen Gelenkaspekt unter Berücksichtigung der Restfunktion.

Schwere degenerative Veränderungen des Radio-Carpalgelenkes können durch Stellungskorrekturen der Radiusgelenkfläche nicht sinnvoll behandelt werden. Bei stärkeren Schmerzen sind hier vielmehr Eingriffe am Gelenk selbst in Form einer Arthrodese, eines alloarthroplastischen Gelenkersatzes oder einer Denervierung angezeigt.

Bei Verkürzungen des Radius ohne größere Winkelabweichungen erfolgt die Korrektur an der Ulna. Die Art des Eingriffes orientiert sich an den Verhältnissen im distalen Radio-Ulnargelenk. Ist dieses degenerativ verändert oder instabil, soll das Ulnaköpfchen reseziert werden. Findet sich dieses Gelenk intakt, wird die Ulna im distalen Schaftviertel bis zum individuellen Längenverhältnis verkürzt.

Stärkere Fehlorientierungen der intakten Gelenkfläche des Radius bezüglich ihrer Stellung in der Frontal- und Horizontalebene machen Korrekturen am Radius selbst zur Wiederherstellung physiologischer Winkel- und Längenverhältnisse notwendig.

Die Indikation zu diesem Eingriff sehen wir bei jüngeren, privat und beruflich aktiven Patienten bei Winkelabweichungen von jeweils 20°. Bei älteren Patienten ist der Eingriff bei denselben Maßen, jedoch nur bei Vorliegen stärkerer Beschwerden oder störender Einstellung der Restfunktion angezeigt.

Operationstechnik

Zur Indikationsstellung und Operationsplanung gehören Vergleichsaufnahmen beider Handgelenke in identischen, senkrecht aufeinanderstehenden Strahlengängen (Abb. 1). Anhand von Röntgenpausen dieser Aufnahmen wird das exakte Ausmaß der Fehlstellung und Verkürzung bestimmt. Aus der Skizze der notwendigen Korrektur gehen Höhe der Osteotomie und Größe des erforderlichen corticospongiösen Spanes hervor (Abb. 2a).

Nach Freilegung des Radius durch einen dorso-radialen Zugang (bei dorsaler Knickstellung) bzw. volaren Zugang (bei volarer Knickstellung) werden proximal und distal der vorgesehenen Osteotomie Kirschner-Drähte in beiden Ebenen so eingebracht, daß diese bei erreichter Korrektur parallel stehen und die tatsächlich gewonnene Verbesserung dadurch sicher und einfach beurteilt werden kann.

Nach Durchtrennung des Knochens rechtwinklig zur Längsachse wird der Osteotomiespalt mit Spreizzangen aufgedehnt und der zuvor vom Beckenkamm entnommene, dreieckige oder trapezförmige corticospongiöse Span eingefügt. Die Entnahmestelle ist so zu wählen, daß der Span seitlich und cranial Corticalis trägt.

Die erreichte Korrektur wird durch eine Osteosynthese mit der Radiusplatte, gelegentlich mit einer Drittelrohrplatte gesichert (Abb. 2b). Die hierdurch erreichte Stabilität muß unbedingt eine sofortige Aufnahme funktioneller Übungsbehandlungen ohne zusätzliche äußere Fixierung erlauben.

Operationsplanung und Technik sind detailliert von Renne [7], Fernandez [3] und Müller-Färber [6] beschrieben. Lanz [5] gibt für diese Osteotomie ein eigenes Implantat an.

Eigenes Krankengut

Mit der beschriebenen Technik wurden an der Abteilung für Unfallchirurgie der Universität Ulm vom 1.1.1971 bis 31.3.1979 12 distale Radiusosteotomien wegen posttraumatischer Fehlstellung durchgeführt.

Hierbei handelte es sich ehemals um 10 Colles- und 2 Smith-Frakturen. Das durchschnittliche Ausmaß der präoperativen Fehlstellungen sowie der erreichten Korrekturen geht aus Tabelle 1 hervor (die Volarabwinkelungen der Smith-Frakturen sind unter die Dorsalabweichungen subsummiert).

Die Werte der postoperativen Röntgenkontrollen belegen, daß eine vollständige Korrektur der Fehlstellungen in der Mehrzahl der Fälle und im Gesamtdurchschnitt nicht erreicht wurde. Bei der klinischen Kontrolle gaben jedoch 10 Patienten an, mit dem Operationserfolg zufrieden bzw. sehr zufrieden zu sein. Dagegen klagten 2 Patienten über zunehmende Beschwerden ohne Verbesserung durch die Operation. In beiden Fällen fanden sich retrospektiv bereits zum Zeitpunkt des Eingriffs stärkere degenerative Veränderungen des Radiocarpalgelenkes.

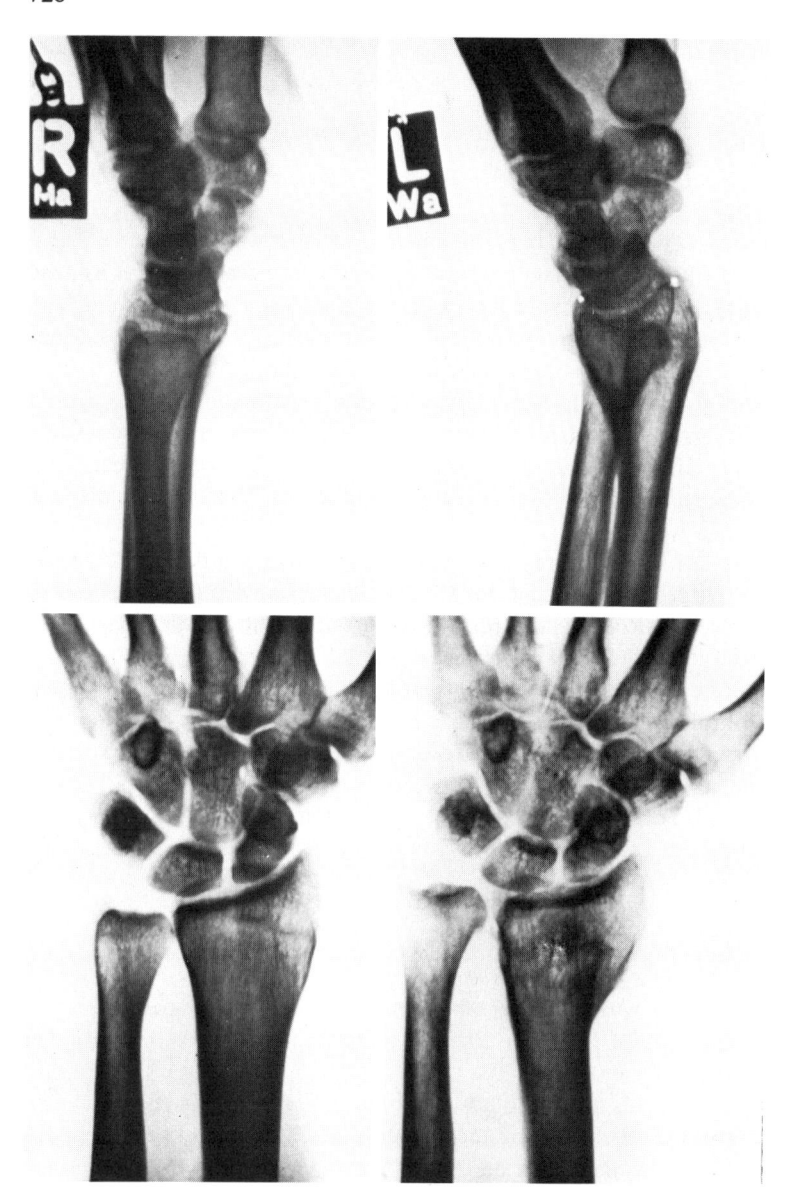

Abb. 1. Vergleichsaufnahme beider Handgelenke in identischen Strahlengängen ap und seitlich

Diskussion

Die Korrekturosteotomie des distalen Radius bei posttraumatischen Fehlstellungen seiner Gelenkfläche stellt für einen mit der Chirurgie des Bewegungsapparates vertrauten Operateur einen relativ einfachen Eingriff dar. Durch präoperative Planung und entsprechende Wahl eines corticospongiösen Spanes kann sowohl ein Ausgleich der Fehlwinkel wie der

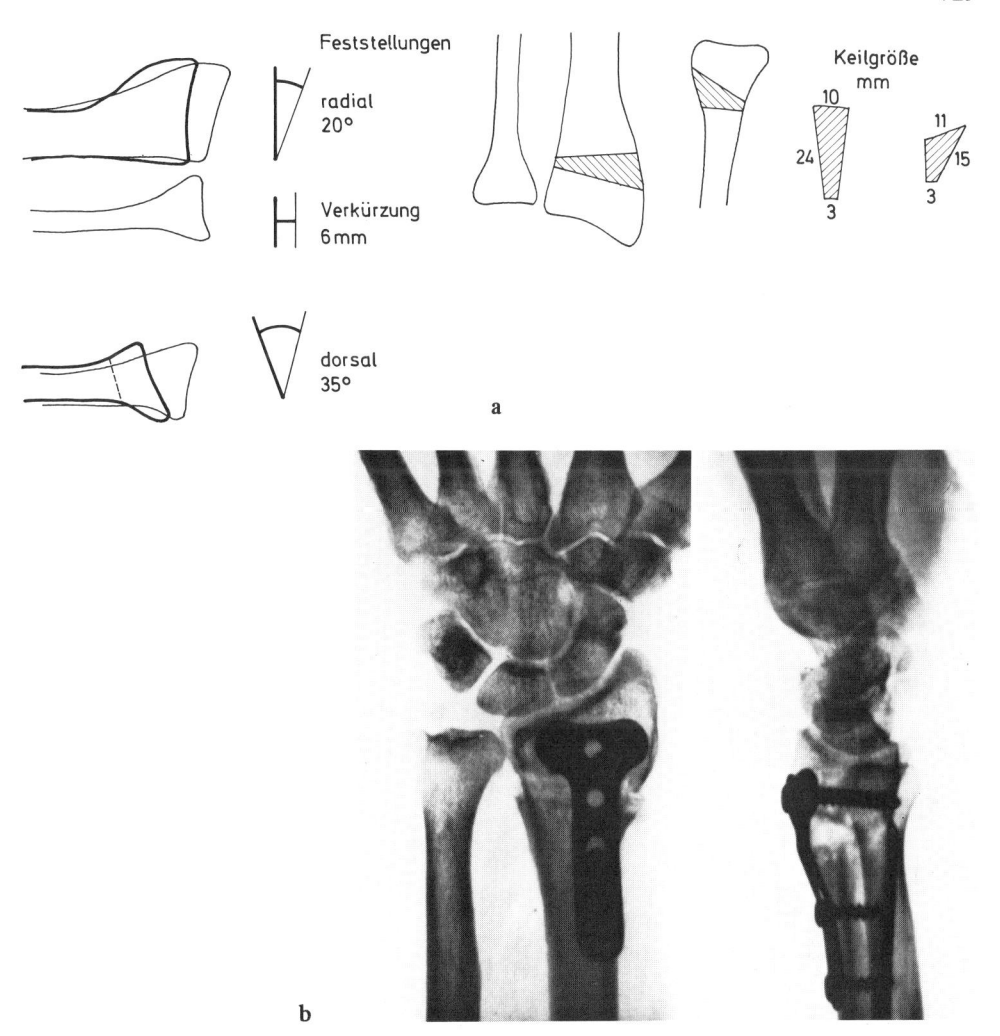

Abb. 2. a Korrekturskizze aus den Pausen der in Abb. 1 gezeigten Röntgenbilder, **b** Röntgenkontrolle nach Korrektur

Längendifferenz erreicht werden. Die Indikation zu diesem Vorgehen wird bestimmt von den Beschwerden und persönlichen Erwartungen des Patienten. Bei Jüngeren und Fehlstellungen über 20° in einer Ebene ist die Korrektur jedoch als prophylaktischer Eingriff angezeigt.

Behinderungen durch Veränderungen des Radio-Carpalgelenkes können durch diesen Eingriff nicht gebessert werden. Ihr Vorliegen stellt fast immer eine Gegenindikation dar, die präoperativ sorgfältig abgeklärt werden muß.

Zusätzlich ist auf eine Irritation des N. medianus zu achten, da die Operation gegebenenfalls zur Spaltung des Carpaltunnels und Revision des Nerven genutzt werden muß.

Tabelle 1. Posttraumatische Fehlstellungen und erreichte Korrekturen bei 12 Osteotomien des distalen Radius Durchschnitts- und Minimal/Maximal-Werte

	Präoperative Fehlstellung	Erreichte Korrektur
Abweichung nach radial	24,6° 18/30°	15° 8/25°
Abweichung nach dorsal	32,4° 25/52°	20° 10/38°
Verkürzung	4,8 mm 3/7 mm	3,6 mm 1/5 mm

Literatur

1 Beck E (1979) Handgelenksnahe Speichenbrüche. Unfallheilkd 82: 7
2 Beck G (1979) Funktionelle Ergebnisse nach distalen Radiusfrakturen. Dissertation Ulm
3 Fernandez D L, Albrecht H U, Saxer U (1979) Die Korrekturosteotomie am distalen Radius bei posttraumatischer Fehlstellung. Arch Orthop Unfallchir 90: 199
4 Hepp W R, Tiedemann J (1975) Behandlungsergebnisse von Radiusbasisfrakturen. Orthopäde 4: 38
5 Lanz U, Kron W (1975) Neue Technik zur Korrektur in Fehlstellung verheilter distaler Radiusfrakturen. Vortrag Arbeitsgemeinschaft für Handchirurgie, Wien
6 Müller-Färber J, Griebel W (1979) Der sekundäre Korrektureingriff am distalen Radius bei posttraumatischer Fehlstellung. Unfallheilkd 82: 23
7 Rehn J (1965) Behandlungsergebnisse typischer Radiusfrakturen. Chirurg 36: 206
8 Renne J, Schmelzeisen H (1974) Zur operativen Korrektur unter Verkürzung und in Fehlstellung verheilter typischer Radiusfrakturen in Handgelenksnähe. Monatsschr. Unfallheilkd 77: 111
9 Stockmann U, Birnbaum D, Büsing E, Hepp W, Liepe B, Zuschneid W (1976) Die Problematik der distalen Radiusfraktur aus der Sicht des Patienten. Unfallheild 79: 71

Zur Behandlung des Ulnavorschubes nach Radiusdefekten

R. Gerhard, K. Tittel und F. Schauwecker, Wiesbaden

Für die operative Behandlung des Ulnavorschubes stehen drei Möglichkeiten zur Verfügung:
1. die Ulnaköpfchenresektion,
2. die Ulnaverkürzungsosteotomie,
3. die Radiusverlängerungsosteotomie.

Bei der *Resektion des Ellenköpfchens* wird das distale Radioulnargelenk zerstört. Entsprechende Funktionseinbußen der Hand sind die Folgen. Wir haben keine guten Erfahrungen damit bei körperlich noch arbeitenden Menschen, ob jung oder älter. Nur arthrotische Veränderungen im Radioulnargelenk sehen wir noch als Indikation; dann allerdings handelt es sich um einen kurzen, einfachen Eingriff, der auch keine Zweitoperation, z.B. Metallentfernung, nach sich zieht.

Bei erhaltenem Radioulnargelenk und mäßigem Ulnavorschub kann eine *Verkürzungsosteotomie der Ulna* durchgeführt werden. Auch sie bringt nach unseren Erfahrungen Probleme, da noch für längere Zeit eine musculäre Insuffizienz zu beobachten ist. Die Patienten beklagen relativ lange eine Schwäche beim Griff.

Verlängernde Osteotomien des Radius bei posttraumatischen Defekten, eventuell zusammen mit Korrekturen der Achsen, führen wir durch
— sobald Beschwerden wie Schmerzen oder Spannungsgefühle im Handgelenk auftreten,
— bei jungen Menschen, wenn eine Arthrose vor allem auch radioulnar zu erwarten ist.

Auch nur geringe Differenzen bei jungen Patienten, sog. Plusvarianten, sehen wir als korrekturbedürftig an, sobald sie Beschwerden machen. Die Ergebnisse der dann durchgeführten Verlängerungsosteotomien sind zuverlässig und dauerhaft. Das Prinzip der Operation besteht in einer Osteotomie am Ort der meist ursächlichen Trümmerzone, der Interposition eines autologen corticospongiösen Beckenkammteiles und der Fixation durch Abstützplatte. Kontraindikationen dieses Verfahrens stellen die fortgeschrittene Arthrose, der Infekt und weichteilbedingte Funktionsstörungen dar.

Zusammenfassung

Zusammenfassend läßt sich sagen, daß wir unabhängig vom Alter aber unter Berücksichtigung der beruflichen Tätigkeit des Patienten beim Ellenvorschub überwiegend die Verlängerung am Radius anstreben.

Literatur

Fernandez D L, Albrecht H U, Saxer U (1977) Die Korrekturosteotomie am distalen Radius bei posttraumatischer Fehlstellung. Arch Orthop Unfallchir 90: 199
Müller-Färber J, Griebel W (1979) Der sekundäre Korrektureingriff am distalen Radius bei posttraumatischer Fehlstellung. Unfallheilkd 82: 23
Povacz F (1973) Typische Speichentrümmerbrüche. Ergebnisse der primären Ellenköpfchenresektion. Chir Praxis 17: 301
Renne J, Schmelzeisen H (1974) Zur operativen Korrektur unter Verkürzung und in Fehlstellung verheilter typischer Radiusfrakturen in Handgelenksnähe. Monatschr. Unfallheilkd 77: 111

Die operative Behandlung der posttraumatischen Unterarmdeformitäten

C. Baciu, Bukarest

Zwischen 1953 und 1975 haben wir 101 Fälle mit posttraumatischen Unterarmdeformitäten operativ behandelt. 73% waren Frauen, 27% Männer. Das Durchschnittsalter betrug 50 Jahre (40–60 Jahre). In 52% der Fälle war die Deformität am linken und in 48% auf dem rechten Unterarm lokalisiert.

Der operative Eingriff wurde 6–8 Monate nach dem Unfall durchgeführt. Nur in 2 Fällen wurde erst nach 14 Monaten operiert.

Zur Festlegung des Operationsplanes haben wir neben dem Beschwerdebild, der zu erwartenden beruflichen Beanspruchung, selbstverständlich vor allem den Schweregrad der Verschiebung des distalen Radiusendes, der anhand von in zwei Ebenen angefertigten Röntgenaufnahmen zu beurteilen war, herangezogen.

Die einfachen Korrekturosteotomien der distalen Speiche auf der Höhe der alten Frakturstelle führen in jenen Fällen zu zufriedenstellenden Ergebnissen, bei denen die Verschiebung nur in anterior-posteriorer Ebene stattgefunden hat, wie z.B. nach der Goyrand-Smith-Fraktur oder Poutteau-Colles-Fraktur und die Konsolidierung in dieser fehlerhaften Stellung erfolgte (Unterarmdeformität Typ A) (Abb. 1). 15% der behandelten Fälle gehörten diesem Typus an. Vier Jahre nach der Korrekturosteotomie haben wir diese Patienten klinisch und röntgenologisch nachuntersucht. 70% dieser Fälle zeigten eine normale Wiederherstellung des Speichengelenkwinkels im seitlichen Strahlengang. Die ehemals Verletzten waren mit dem operativen Ergebnis sehr zufrieden.

Als operative Korrekturmöglichkeit der Deformitäten in frontaler Ebene ohne erhebliche anterior-posteriore Verschiebung (Unterarmdeformität Typ B) bieten sich die Moore-Darrach-Operation oder die Kapandji-Sauvé-Elliason-Operation, die im Bereiche des distalen Endes der Ulna durchgeführt werden, an.

Diesem Typus der Fehlstellung gehörten 61% unserer operativ korrigierten Fälle an. Aus diesem Kollektiv wurden 40% mit der Moore-Darrach-Operation und 60% mit der Kapandji-Sauvé-Operation behandelt.

Nach einem Zeitabschnitt zwischen 2,5 und 4,5 Jahren haben wir die Patienten einer röntgenologischen Kontrolle unterzogen. Es zeigte sich, daß nach der Moore-Darrach-Operation die Ulnadiaphyse durch Apposition sich zugespitzt hat, während nach der Kapandji-Sauvé-Operation das Ulnaköpfchen sich mit dem distalen Ende des Radius verlötete und den Aspekt eines „Früchtebechers" aufwies. Das Behandlungsergebnis in der Beurteilung der Kranken war sehr gut.

Zur Behebung der in frontaler und sagittaler Ebene erfolgten Deformität mit bedeutender volarer und dorsaler Verlagerung des distalen Speichenendes (Unterarmdeformität Typ C), haben wir die Moore-Darrach-Operation oder die Kapandji-Sauvé-Elliason-Operation mit einer Korrekturosteotomie oder keilförmiger Aufrichtung des distalen Speichenendes kombiniert. Dieser Art der Korrektur wurden 22% der eingangs erwähnten 101 Fälle zugeführt. Die röntgenologische Kontrolluntersuchung haben wir nach 2,5–4,5 Jahren vorgenommen. Das Ergebnis entsprach sowohl klinisch wie auch röntgenologisch den Ergebnissen wie bereits beim Typ A und Typ B geschildert.

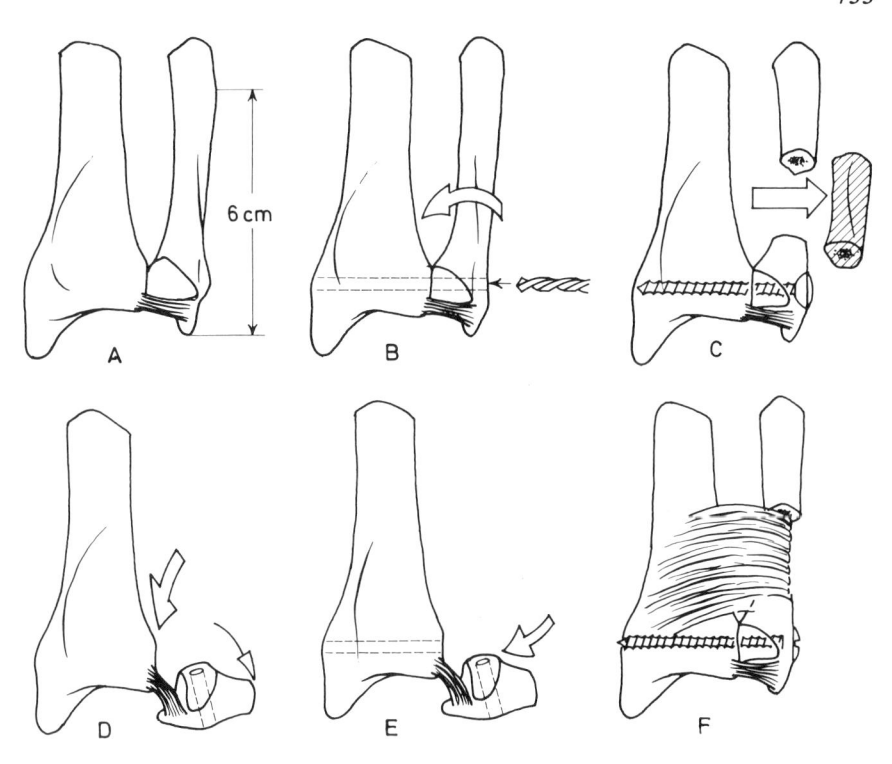

Abb. 1a–f. Operationstechnik

Die Therapie der schmerzhaften Reizzustände, die aufgrund einer sekundären Handgelenksarthrose infolge schwerer intraarticulärer Frakturen (Unterarmdeformität Typ D) entstehen, ist unseres Erachtens die Handgelenkarthrodese. Wir haben zwei Handgelenkarthrodesen bei diesem Typus der Fraktur, gefolgt von schwerer Arthrose, vorgenommen. Nach knöcherner Konsolidierung konnte eine völlige „restitutio ad functionem" erzielt werden.

Funktionelle Ergebnisse

Nach der Osteotomie der distalen Speiche, unabhängig verschiedener technischer Ergänzungen, resultiert eine Einschränkung der Amplitude für Flexion und Extension von etwa 20% des gesunden Bewegungsausmaßes. Die Verfahren, die die Resektion des Ulnaköpfchens mit beinhaltet haben, führten zu einer Einschränkung der Pro- und Supination von 20% bis 25%.

Kosmetische Ergebnisse

Die Ergebnisse durch die Kapandji-Sauvé-Operation, die in einer extraperiostalen Resektion der distalen Ulnametaphyse und einer intraarticulären und transarticulären Arthrodese des distalen Radioulnargelenkes besteht, waren den anderen Behandlungsverfahren unter diesem Gesichtspunkt überlegen (Abb. 2).

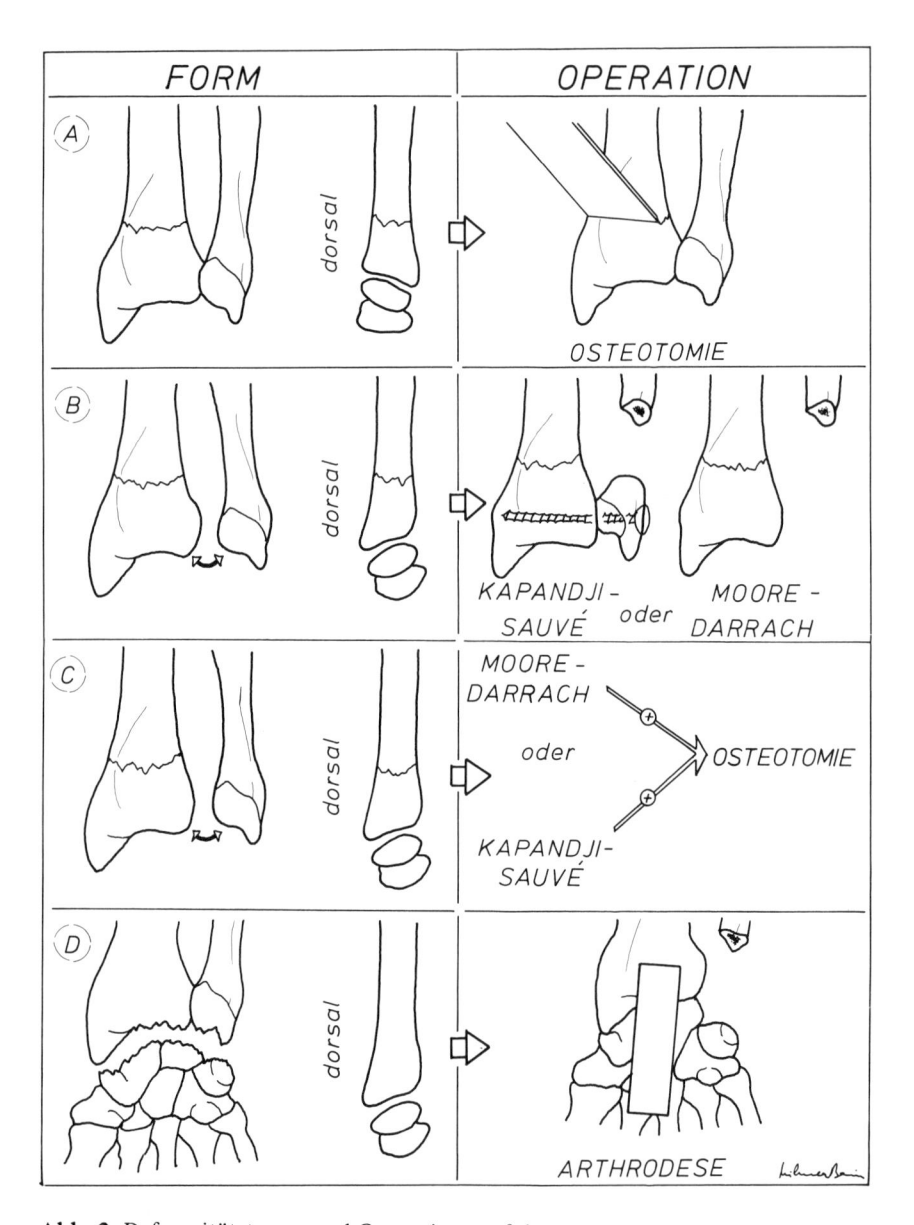

Abb. 2. Deformitätstypen und Operationsverfahren

Die Stellung der Handgelenksarthrodese in der Behandlung von Verletzungen des distalen Unterarmendes und der Handwurzel beim Erwachsenen

G. Hörster, Duisburg-Buchholz

Bei den hier zur Diskussion stehenden posttraumatischen Krankheitsbildern wird die Indikation zur Handgelenksarthrodese dann gestellt, wenn aufgrund von Spätarthrosen schmerzhafte Reizzustände mit Funktionsbehinderung des Handgelenkes vorliegen. Im Vordergrund steht dabei die schmerzhafte Bewegungseinschränkung, während röntgenologische Veränderungen für sich allein niemals eine Indikation zur Arthrodese darstellen.

Ergebnisse

Wir haben eine geschlossene Serie von 20 Patienten nachuntersucht, bei welchen in den Jahren 1972 bis 1976 an unserer Klinik eine Handgelenksarthrodese durchgeführt worden war. Die Arthrodese war in allen Fällen mittels AO-Platte vorgenommen worden. Das versteifte Handgelenk wurde durchschnittlich in 20° Dorsalextension und 5° Ulnarabduktion eingestellt. Durch diese Stellung wird eine größtmögliche Gebrauchsfähigkeit der versteiften Hand im Alltag erreicht. Je nach Lokalisation der Verletzung führten wir die Arthrodese in verschiedener Ausdehnung durch, wobei entsprechend der Vielzahl der Kahnbeinverletzungen und der distalen Speichenbrüche neunmal eine radiocarpale Teilarthrodese vorgenommen wurde. Knöcherne Durchbauung im Arthrodesenbereich wurde in allen 20 Fällen erreicht.

Ruhebeschwerden waren postoperativ bei keinem Patienten zu verzeichnen, nur 9 Patienten hatten geringe Beschwerden bei Betätigung des Armes bzw. bei Witterungsumschwung.

Es fand sich jedoch in der Gruppe der Teilarthrodesen sechsmal eine vom Patienten selber auslösbare und als subjektiv unangenehm empfundene Restwackelbeweglichkeit nach Metallentfernung. In vier von diesen Fällen ging die Restwackelbeweglichkeit mit Schmerzen einher. Röntgenologisch konnte Wackelbeweglichkeit im Intercarpalgelenk bzw. Carpometacarpalgelenk in acht Fällen festgestellt werden (Abb. 1 und 2). Das Metall lag noch in 7 Fällen.

Trotz Einstellung des Handgelenkes in Dorsalextension von durchschnittlich 20° wurde bei den Patienten mit versteiftem Handgelenk eine Kraftminderung des Faustschlusses um durchschnittlich die Hälfte festgestellt. In Relation dazu stand die durchschnittliche Muskelminderung des gleichseitigen Unterarmes von 1,8 cm. Eine berufliche Tätigkeit, bei welcher kraftvolles Zufassen notwendig war, konnte von den Patienten in der Regel nicht mehr ausgeübt werden. Gleichseitige Bewegungsbehinderung der Langfinger sowie eingeschränktes Unterarmdrehen beeinträchtigten das Ergebnis deutlich, wobei insbesondere fehlende Supination des Unterarmes durch Adduktion des Schultergelenkes nur unvollkommen ausgeglichen werden konnte.

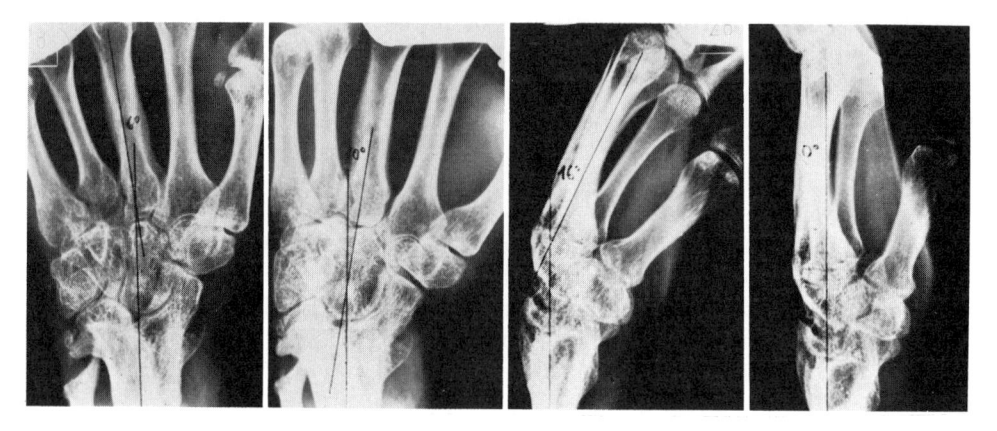

Abb. 1. Restwackelbeweglichkeit nach radiocarpaler Teilarthrose

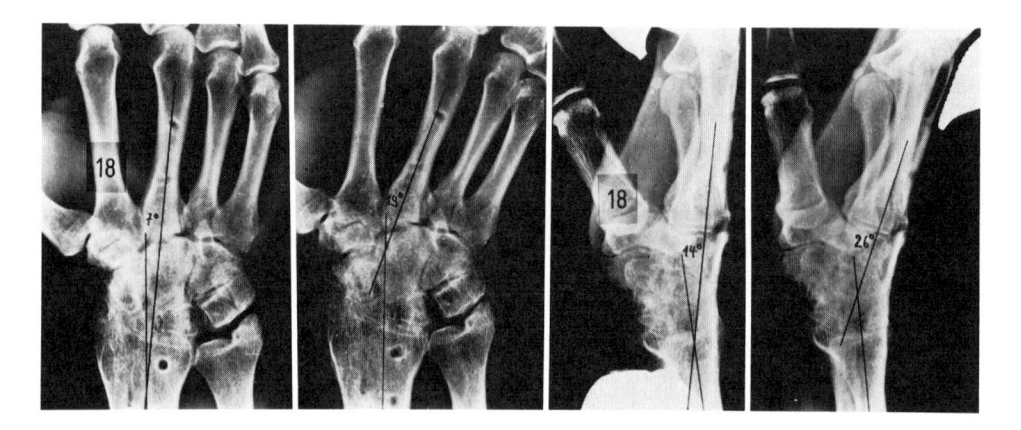

Abb. 2. Restwackelbeweglichkeit nach radiocarpaler und intercarpaler Teilarthrodese

Diskussion

Die gefundenen Ergebnisse lassen den Schluß zu, daß bei Benutzung der Platte zur Durchführung der Handgelenksarthrodese eine vollständige Arthrodese aller drei Gelenkreihen — radiocarpal, intracarpal, carpometacarpal — durchgeführt werden sollte. Wir sind aufgrund der Ergebnisse der Meinung, daß diese Form der Arthrodese durchgeführt werden sollte, da die Operation nur geringfügig ausgedehnter ist, andererseits dadurch mit größerer Sicherheit schmerzhafte Restwackelbeweglichkeit im Sinne einer Instabilität vermieden werden kann. Werden nur Teilarthrodesen durchgeführt, so kann es nach Metallentfernung zu einer für den Patienten unangenehmen Restwackelbeweglichkeit in den nicht versteiften aber durch die Platte überbrückten Gelenkabschnitten kommen. Eine funktionell wertvolle Restbeweglichkeit, wie sie besonders Ricklin [1] bei seinen Patienten fand, konnte von uns nicht festgestellt werden. Die Ursache liegt offensichtlich darin, daß Ricklin seine Arthrodesen mittels Gipsbehandlung und nicht mittels Plattenosteosynthese durchführte.

Die aufgrund unserer Nachuntersuchungsergebnisse vorgeschlagene Form der Arthrodese wird ebenfalls von Lange [2], Schulitz [3] und Weigert [4] empfohlen.

Zusammenfassung

Aufgrund einer geschlossenen Nachuntersuchungsreihe von 20 Patienten, bei welchen eine Handgelenksarthrodese durchgeführt worden war, wird vorgeschlagen, eine Totalarthrodese des Handgelenkes unabhängig von der primären Lokalisation des Schadens durchzuführen. Nicht mitberücksichtigt werden selbstverständlich die Carpometacarpalgelenke 1 sowie 4 und 5. Nur bei dieser Operationstechnik werden postoperative Instabilitäten, Restwackelbeweglichkeit sowie Restbeschwerden vermieden. Auch bei schweren Spätarthrosen lassen sich mit dieser Operationsmethode befriedigende Langzeitergebnisse erzielen.

Literatur

1 Ricklin P (1970) Radiocarpale Teilarthrodese bei Arthrosen des Handgelenkes. Langenbecks Arch Chir 328: 1–7
2 Lange M (1971) Orthopädisch-Chirurgische Operationslehre. 2 Aufl, J F Bergmann, München
3 Schulitz K P (1967) Beitrag zur Handgelenksarthrodese – Inlaytechnik. Arch Orth Unfallchir 62: 313–324
4 Weigert M, Klems H (1975) Arthrodese des Handgelenkes. Zbl Chir 100: 679–683

Diskussion

Spier, Ulm: Ich möchte nach der Dauer der Ruhigstellung nach Plattenosteosynthese frischer Frakturen fragen. Es sind heute und gestern Frakturen gezeigt worden, die meiner Ansicht nach nicht hinlänglich übungsstabil versorgt werden konnten, so daß meiner Ansicht nach über kurze oder längere Zeit eine Ruhigstellung vorgenommen werden mußte. Wir haben unsere Plattenosteosynthesen nachuntersucht und haben festgestellt, daß die Kombination Plattenosteosynthese plus Ruhigstellung ganz ungünstige Folgen hat. Ich erkläre mir das damit, daß man doch das Gleitgewebe weitgehend schädigt. Ich glaube also, wenn man schon eine Plattenosteosynthese plant, daß man nur Frakturen operieren sollte, die man mit einiger Sicherheit versorgen kann.

Weller, Tübingen: Vielleicht kann Herr Weiß aus Essen dazu etwas sagen. Er hat ja festgestellt, daß man auch intraartikuläre Frakturen operieren sollte, daß die Ergebnisse dann besser werden und das sind nun doch nicht so ganz stabile Frakturen.

Weiß, Essen: Also dazu ist zu sagen, daß wir bei den intraarticulären Frakturen im Prinzip nur solche Frakturen mit Platte stabilisiert haben, die mindestens zwei größere Hauptfragmente hatte und bei denen auf jeden Fall eine Schraube, zumeist im ulnaren Fragment, einen sicheren Halt findet.

Ich habe ja auch ausdrücklich gesagt, daß wir die Plattenosteosynthese bei Mehrfragmentbrüchen ablehnen. Es ist bei diesen Frakturformen praktisch nie möglich eine exakte Rekonstruktion der Gelenkfläche und eine entsprechende stabile Fixation zu erreichen.

Was die Ruhigstellungsdauer im Gipsverband betrifft, da muß man sagen, daß wir von den 60 Plattenosteosynthesen 30 mehr als 2 Wochen ruhiggestellt haben, also nur in 30 Fällen konnten wir die Ruhigstellungsdauer auf 14 Tage begrenzen und dann vorsichtig, meist mit Nachtschiene noch nachbehandeln.

Weller, Tübingen: Ich glaube, es ist ja immer ein wichtiger Punkt, dann dazu zu sagen, das betrifft vor allem Ihre Bemerkung Herr Spier, wann Sie untersuchen und wann Sie über die Funktion eine Aussage machen wollen. Sie wissen alle aus Erfahrung, daß nicht nur die operative, sondern auch die konservative Behandlung von distalen Radiusfrakturen im Hinblick auf die Beurteilung der Funktion ganz unterschiedlich ist. In der Regel ist es doch so, daß sie am Anfang in den ersten 2, 3 oder auch 4 Monaten, gar 5 Monaten, noch keine recht gute Funktion haben. Wenn Sie aber diese Leute nach einem Jahr, was man ja häufig im Rahmen der berufsgenossenschaftlichen Kontrolluntersuchungen oder im Auftrag irgendeiner Versicherung tun muß, nachkontrollieren, dann hat sich die Funktion ganz wesentlich gebessert. Aus diesem Grund müssen wir im Hinblick auf die Aussage die Funktion betreffend nach einer distalen Radiusfraktur auch genau angeben und mitverwerten wann wir nachuntersucht haben. Wir kommen gleich nachher noch auf diese Frage zurück, die ist ja nun auch entscheidend im Hinblick auf die Indikationsstellung zur Korrekturoperation. Vielleicht will Herr Gaudernak aus Wien, der ja auch über die Plattenosteosynthese gesprochen hat, hier noch seine Meinung zur zusätzlichen Ruhigstellung nach Plattenosteosynthese mitteilen. Stellen Sie auch ruhig, und wie lange, oder versuchen Sie auch möglichst ohne Gipsverband auszukommen?

Gaudernak, Wien: Wir haben alle operierten Frakturen mit einer palmaren und einer dorsalen Gipsschiene ruhiggestellt, und zwar postoperativ sofort eine palmare Gipsschiene angelegt, die am nächsten Tag, oder wenn eine stärkere Schwellung vorhanden war und/ oder noch eine stärkere Schwellung zu erwarten war, erst am übernächsten Tag, durch eine dorsale Gipsschiene ergänzt wurde.

Weller, Tübingen: Und wie lange belassen?

Gaudernak, Wien: Vier bis fünf Wochen. Der Patient kommt aber dreimal wöchentlich zur Heilgymnastik und es werden vor allem die Vorderarmdrehung, die volle Fingerstreckung und Faustschluß geübt.

Weller, Tübingen: Nehmen Sie zu den Übungen die Schiene ab? Oder lassen Sie bei liegendem Gipsverband üben?

Gaudernak, Wien: Mit der Schiene.

Weller, Tübingen: Das heißt vorwiegend eine Bewegung der Unterarmdrehung, eine Übung der Unterarmdrehung.

Weiß, Essen: Ich möchte das bestätigen, was Sie gesagt haben bezüglich des Nachuntersuchungszeitpunktes. Ich habe die sehr große Arbeit von Herrn Lindström ausführlich durchgelesen und Herr Lindström hat ja 500 Radiusfrakturen auch zu unterschiedlichen Zeitpunkten nachuntersucht und kam zu dem Ergebnis, daß zumindest bei den konservativen Fällen, sich nach 6 Monaten eigenartigerweise nichts mehr geändert hat. Ich kann aber sagen, bei den operierten Radiusfrakturen, auch nach Bohrdrahtosteosynthesen, und habe mir die Mühe gemacht nach der ersten Nachuntersuchung, die allerdings eben später als 6 Monate stattfand, jene mit unbefriedigend und schlecht eingestuften Ergebnissen nochmal einzubestellen. Nun überschritt der Zeitraum in allen Fällen ein Jahr und es waren eine Reihe von Patienten dabei, die ich sekundär höher einstufen mußte. Das Ergebnis hat sich also verbessert.

Weller, Tübingen: Ist gar keine Frage. Gerade weil Sie diese Arbeit von Lindström erwähnen, muß festgehalten werden, und ich glaube, alle die, die häufig Nachuntersuchungen durchführen müssen, werden mir das bestätigen, daß man nach 3 Monaten oder 6 Monaten eine Aussage über eine Funktion nach einer distalen Radiusfraktur, nämlich eine endgültige Aussage, überhaupt nicht machen kann. Ich bin überzeugt, daß man genügend lange warten muß und ich meine der Schnittpunkt ist ein Jahr.

Spier, Ulm: Wir haben frühestens ein Jahr nach der Operation nachuntersucht. Aber die ganze Angelegenheit kommt mir ein bißchen schizophren vor. Wir haben durch die AO gelernt, daß wir eine stabile Osteosynthese durchzuführen haben, wenn wir Plattenosteosynthesen machen. Frage: Ist es dann nicht sinnvoller in jedem Fall, wenn man sowieso nur eine Adaptationsosteosynthese erreicht und 4 Wochen ruhigstellen muß, eine Spickdrahtosteosynthese zu machen, bei der man unter Umständen percutan auskommt?

Weller, Tübingen: Ja, Sie haben ja schon gestern gehört, daß bei all den Fällen, wo man mit einer Spickdrahtosteosynthese eine ausreichend gute Adaptation und Erhaltung der Retention erreichen kann, sicherlich die percutane Spickdrahtosteosynthese ein gutes Verfahren darstellt. Das ist gar keine Frage und so schizophren ist es nicht, Herr Spier, aus dem einfachen Grund, weil Sie hier mit einer Abstützplatte, und sie wissen ja, die Abstützplatte ist keine absolut stabile Osteosynthese im Bereich von Schaftfrakturen, arbeiten. Mit einer Abstützplatte wollen Sie ja lediglich eine Abstützfunktion erreichen und ich bin eigentlich überzeugt, daß eine zusätzliche Ruhigstellung von 2 bis 3 oder 4 Wochen am distalen Radius hinsichtlich des funktionellen Endergebnisses keine wesentliche Rolle spielt. Das ist meine Meinung dazu.

Trauner, Murnau: Ich habe eine Anmerkung zu Herrn Walcher. Es gibt natürlich die Möglichkeit der Subcutanlagerung der Strecksehnen, wie wir sie in der Rheumachirurgie gewohnt sind, das Retinaculum abzulösen, die Strecksehnen auslösen und anschließend die Strecksehnen subcutan zu verlagern. Das zweite, was ich auch zu bedenken geben möchte, ist die Gefahr der Sudeckschen Dystrophie bei gewissen Patienten mit typischen Radiusfrakturen. Es sind eben die Frauen in diesem gefährdeten Alter. Man sollte da nicht zu radikal mit dem operativen Eingriff einige Wochen nach dem Unfall sein.

Weller, Tübingen: Sind Sie der Meinung, daß bei einem operativen Vorgehen die Rate oder die Chance der Sudeckschen Dystrophie größer ist?

Trauner, Murnau: Ja. Das hängt auch natürlich wesentlich von der Technik ab. Es kommt eigentlich sehr auf eine atraumatische Technik in Blutleere und auf eine sorgfältige Blutstillung an. Das ist natürlich eine Voraussetzung. Dazu kommen auch noch andere Faktoren, die wir alle nicht so genau kennen.

Weller, Tübingen: Na ja, aber wenn Sie es vorher nicht wissen. Gerade diese Faktoren von denen Sie reden, können Sie nicht einkalkulieren, und können sie in Ihre Indikationsstellung nicht mit einbauen.

Trauner, Murnau: Ja, ich meine, diese Patienten, ich glaube Sie kennen sie alle, die Frauen nach der Menopause, mit ihrer Neigung ein Sudeck zu bekommen.

Weller, Tübingen: Nun hat sich ja doch, glaube ich, ganz klar auch heute mittag wieder gezeigt, wie auch gestern, daß die Indikationsstellung zum operativen Vorgehen beim distalen Radius doch sehr begrenzt ist und das kam ebenso zum Ausdruck, daß man, wenn man operativ vorzugehen gezwungen ist, in der Mehrzahl der Fälle mit der percutanen Bohrdrahtfixation auskommt. Wir sollen am distalen Radius die operative Tätigkeit nicht noch mehr ausdehnen als es ohnedies heute schon der Fall ist.

Ich hätte nur noch eine Frage zur sogenannten Transfixation, die ja in zwei Vorträgen angesprochen wurde. Die Transfixation ist ja, wie dem zweiten Vortrag zu entnehmen war, ein altes Verfahren, das von Lorenz Böhler für den Unterarm eingeführt wurde und das auch im anglo-amerikanischen Schrifttum sehr viel für die Behandlung von distalen Radiusfrakturen angegeben wird. Aber ich glaube, man muß in diesem Zusammenhang schon etwas vorsichtig sein. Die Sekundärschäden sind vor allem im distalen Handbereich doch sehr zu berücksichtigen. Ich möchte die Herren fragen, die dieses Verfahren anwenden, ob Sie nicht eine zusätzliche Schädigung im Bereich der Mittelhand gesehen haben, die eine recht unangenehme Folge sein könnte.

Lukowicz, Darmstadt: Wir haben so etwas bei den ersten Fällen wohl gesehen und zwar dann, wenn wir bei der Spickung nicht genug vorsichtig waren. Gerade im Handbereich können die kleinen Handmuskeln mitverletzt werden, und zwar kam es dann besonders zu Adduktionskontrakturen des Daumens. Das war aber nur bei den ersten Fällen zu beobachten. Nachdem wir das gesehen hatten, konnten wir das verhindern und die letzten Fälle haben es alle nicht mehr gehabt. Die haben eine freie Beweglichkeit der Hand gehabt.

Weller, Tübingen: Ich glaube, man muß da sehr vorsichtig sein. Vor allem dürfen Sie da nicht häufige Versuche unternehmen um Ihren Draht zu plazieren und zu korrigieren, sonst sind die Nachteile sicherlich sehr groß. Diese Kontrakturen an dieser Stelle sind nicht zu unterschätzen.

Weiters ist mir aufgefallen: es kommt sicherlich wesentlich darauf an, in welcher Höhe am Metacarpale Sie Ihren Bohrdraht hindurchführen, ob Sie ihn im Schaftbereich durchführen oder mehr an der Basis.

Beck, Feldkirch: Böhler hat ja diese Methode auch wieder verlassen und ich habe also diese Zeit miterlebt und auch die Gründe gesehen, wieso sie verlassen wurden. Einerseits wegen der Schädigung eben der Handmuskulatur und zweitens wegen der Infektion. Wir haben von Herrn Hertz von drei Infektionen gehört. Von Herrn Lukowicz haben wir nicht gehört, daß er Infektionen hätte. Wir selbst haben sehr beträchtliche Infektionen gesehen.

Brade, Kiel: Ich habe noch eine Frage zu der operativen Versorgung. Ich habe immer das Gefühl, daß hier das Radioulnargelenk etwas vernachlässigt wird. Eine ausgeprägte Sprengung des Radioulnargelenkes bereitet eigentlich postoperativ und in der Nachbehandlung erhebliche Beschwerden und bedeutet dann auch eine Zunahme des Kraftverlustes und Instabilität. Ich glaube, das wird bei der operativen Versorgung etwas zu wenige beachtet.

Weller, Tübingen: Es ist gestern zum Ausdruck gekommen, daß in dem Moment, in dem Sie eine Sprengung des distalen Radioulnargelenkes haben, müssen Sie das, wenn Sie eine operative Globalversorgung machen, auch irgendwie berücksichtigen. Das ist gar keine Frage. Aber in der Regel ist es ja so, daß bei einer distalen Radiusfraktur nur in einem geringen Prozentsatz eine totale Sprengung des distalen Radioulnargelenkes mit vorhanden ist. Die Regel ist der Abriß des Ellengriffels und damit ist die radioulnare Verbindung nicht wesentlich instabil. Gibt es da noch Beiträge, Fragen?

Dann darf ich noch ganz kurz auf die Korrekturoperation zu sprechen kommen. Sind in diesem Zusammenhang noch Fragen im Auditorium?

Nun, ich hätte in diesem Zusammenhang an die Herren, die über die Korrekturen gesprochen haben, selbst eine Frage. Wie stellen Sie denn die Indikation zeitlich gesehen? Es wurde gesagt, man soll Korrekturoperationen auch als Sekundäreingriffe durchführen und nun ist die Frage im Raum wann? Da wurde von einem der Vortragenden gesagt, daß die Korrektur dann vorzunehmen ist, wenn der Patient über Schmerzen klagt. Ja, es ist ja in aller Regel so, daß er während der ersten Monate über Schmerzen klagt, und wenn Sie dann zuwarten, etwa ein 3/4 Jahr oder ein Jahr, wie gesagt, wenn Sie wieder eine Nachuntersuchung machen, dann haben Sie Patienten mit einer recht ordentlichen Funktion bei mitunter einer erheblichen Fehlstellung, während Sie Patienten nach 3 Monaten noch überzeugen können sich die Fehlstellung korrigieren zu lassen, können Sie nach einem Jahr dies nur noch zu einem geringen Prozentsatz.

Ich meine schon, da muß man sich darüber klar werden, zu welchem Zeitpunkt die Indikation zur Korrekturoperation gestellt werden soll.

Beck, Feldkirch: Wenn mir ein Patient zur Korrekturosteotomie kurz nach der Verletzung vorgestellt wird, dann sage ich ihm immer wieder: „Kommen Sie nach einem Jahr wieder. Wenn Sie dann immer noch die Korrekturosteotomie wünschen, dann wird sie auch gemacht".

Weller, Tübingen: Herr Beck, da decken sich unsere Vorstellungen genau. Ich schicke alle diese Patienten weg und sage: „Kommen Sie nach einem Jahr und wenn Sie dann noch wollen und Beschwerden haben, dann korrigieren wird".

Wir müssen über eines auch im klaren sein: nach einer Korrekturoperation müssen die Beschwerden nicht immer besser sein, aber die Frage meinerseits ging an Herrn Gerhard.

Gerhard, Wiesbaden: Also bei uns wird das folgendermaßen gehandhabt: Patienten, die aus unserer Klinik stammen, die versuchen wir so früh wie möglich der Korrektur zuzuführen. Damit fallen sie natürlich in den Zeitraum, den Sie angesprochen haben, in dem sie auch Beschwerden haben. So früh wie möglich heißt für uns, daß wir die Korrektur dann durchführen, wenn der Knochen genügend tragfähig geworden ist, also etwa nach 12 Wochen.

Patienten, die uns von außerhalb mit Beschwerden zugewiesen werden, bei denen gehen wir so vor, wie Sie das schon dargelegt haben. Da fragen wir dann auch, oder stellen das hinten an, wie das eben schon zum Ausdruck kam. Nur, da machen wir noch einen Unterschied in Bezug auf junge Patienten. Man kann die Arbeitsunfähigkeit junger, arbeitender Menschen ausdehnen. Dies scheint mir eine wichtige Aussage, denn da kommt es ja doch zu sehr unangenehmen Spätergebnissen, wenn man dann zu lange wartet.

Weller, Tübingen: Also ich glaube schon, daß das noch ein entscheidender Faktor ist, wie alt der Patient ist. Es ist in der Regel so: wenn Sie sich auf die Beschwerden, über die der Patient nach 2, 3 Monaten klagt, verlassen, dann verlassen Sie sich auf Beschwerden, die er nicht wegen der Fehlstellung, sondern wegen der noch bestehenden Dystrophie hat, oder wegen sonstiger Weichteilschäden und nicht wegen der Fehlstellung. Aber ich meine, wir müssen auch noch ein weiteres berücksichtigen. Wenn eine Fraktur schon fest ist, also schon knöchern geheilt ist, dann ist die Frage der Korrektur eine Frage die nicht schnell entschieden werden muß. Wo hingegen Sie bei einer Fraktur, die Sie ganz früh erwischen und die in Fehlstellung steht, ich allerdings früh korrigieren würde.

Schauwecker, Wiesbaden: Unser Hauptkriterium für die Korrekturosteotomie ist ja eigentlich die Verbindung zwischen Ulna und Radius, das ist ja der Punkt, den wir dabei betrachten und das ist wohl auch der häufigste Grund für die Entwicklung einer Arthrose. Es kommt zu Entzündungen, zu aseptischen Entzündungen, die dann die Arthrose einleiten. Die Frage ist eben, ob man bei stärkerer Verschiebung so lange warten muß, bis dieser Anstoß zur Arthrose gegeben ist; ob man bei jungen Leuten im Sinne der Vorbeugung nicht bereits frühzeitig intervenieren sollte, vor allem deswegen auch frühzeitig, da es nicht bloß um die Verbindung zwischen Ulna und Radius geht, sondern auch um die Membrana interossea. Wir haben nur begrenzt Zeit zur Korrektur. Bevor das Gewebe so stark geschrumpft ist, daß wir dann bei einer Korrekturosteotomie zwar das Röntgenbild korrigieren können, aber die ganzen Bandverbindungen eigentlich gar nicht mehr korrigieren können, weil sie narbig verändert sind.

Weller, Tübingen: Also ich glaube, es ist völlig richtig was Sie sagen und es betrifft junge Patienten. Bei jungen Patienten sind wir natürlich hinsichtlich unserer Korrekturoperation nun sehr viel aktiver als bei alten Patienten. Nun ist aber die Mehrzahl der distalen Radiusfrakturen eine Fraktur des fortgeschrittenen und des höheren Alters. Die Fehlstellungen sind auch im höheren Alter sehr viel häufiger als im jugendlichen Alter, weil die Sekundärfehlstellungen aufgrund der Osteoporose und der gesamten Situation entstehen.

Noch einen Punkt hätte ich gerne angesprochen, den Vortrag von Herrn Biehl und Herrn Harms betreffend. Erstens handelt es sich hier um Schaftfrakturen über die gesprochen wurde, und zweitens haben Sie Bilder gezeigt, Herr Harms, von kindlichen Frakturen. Ich würde sagen, bei kindlichen Frakturen oder jugendlichen Frakturen ist eine Druckosteosynthese nicht so wesentlich. Muß man das Druckprinzip in diesen Fällen zur Anwendung bringen? Meinen Sie, daß in diesem Bereich Druck notwendig ist?

Biehl, Homburg: Sicherlich nicht absolut notwendig. Aber es ist doch eine günstige Begleiterscheinung, die wir mit dabei haben. In diesem Zusammenhang möchte ich zu Ihrer Frage von vorhin, die frischen Frakturen und Ruhigstellung betreffend, Stellung nehmen. Ich glaube, wenn wir osteosynthetisch arbeiten, per Kompressionsplatte, sollten wir es versuchen ohne Ruhigstellung auszukommen. Wir machen den Kompromiß, so wie Sie es auch gesagt haben, Herr Weller, daß wir 14 Tage eine Gipsschiene geben, aus der heraus wir dann beüben und dann geben wir den Arm aber frei.

b) Verletzungen der Handwurzel

Die Gefäßversorgung des Handkahnbeins
Ein Faktor bei der Entstehung von Pseudarthrosen

M. Strickner, P. Fasol und P. Munk, Wien

Neben äußeren Faktoren, wie unterbliebene oder verspätet einsetzende Behandlung, unzureichende oder zu kurze Ruhigstellung, scheinen im wesentlichen zwei Umstände für die Entstehung einer Kahnbeinpseudarthrose verantwortlich zu sein: der Verlauf des Frakturspaltes im Hinblick auf die im Frakturbereich herrschende Stabilität und Besonderheiten in der Knochengefäßversorgung. Diese waren Aufgabe der vorliegenden Untersuchung.

An zwanzig Leichenhänden wurde nach Injektion einer gefärbten Latexgummimilch und Fixation in Alkoholformol eine makroskopische und mikroskopische Gefäßpräparation vorgenommen. Ein Teil der Präparate wurde nach dem Verfahren von Spalteholz aufgehellt und so der intraossäre Verlauf dargestellt und untersucht.

Die arterielle Versorgung des Scaphoids erfolgt ausschließlich über die Äste der A. radialis, deren stärkste Gefäße an der Dorsalseite im Kahnbeintaillenbereich eintreten und sich im Knochen verzweigen. Die Blutversorgung über die „Aa. nutriciae" ist durch eine dreifache Anastomosenkette gesichert. An der Volarseite des Kahnbeins lassen sich keine Gefäße finden, die mit Regelmäßigkeit anzutreffen wären. In wenigen Fällen ziehen Ästchen zur Tuberositas ossis navicularis oder zur volaren Kahnbeintaille, um sich dort im Periost zu verzweigen. Direkte Anastomosen zur A. ulnaris oder A. interossea volaris konnten nicht nachgewiesen werden.

Das intraossäre Gefäßbild wird von den an der dorsalen Kahnbeintaille eintretenden Gefäßen beherrscht. Die kräftigen Arterien sind nach ihrem Eintritt gut sichtbar. Sie bilden einen Gefäßbaum, der sich im ganzen Knochen aufzweigt. An einigen Aufhellungspräparaten ließen sich Gefäßeintritte an der Tuberositas ossis navicularis intraossär nachweisen. Eine eigene Versorgung des proximalen Kahnbeinanteiles fanden wir jedoch nicht.

Daher glauben wir, daß bei Frakturen im proximalen Anteil des Kahnbeinkörpers zumindest eine vorübergehende Unterbrechung der Blutgefäßversorgung vorliegt. Dafür spricht auch die röntgenologisch verifizierte temporäre Zunahme der Kalkdichte des proximalen Bruchfragments. Avasculäre Nekrosen kleiner proximaler Fragmente deuten daraufhin, daß manchmal ein Gefäßneuanschluß nicht eintritt. Es muß daher angenommen werden, daß zur Ermöglichung des Gefäßanschlusses eine besonders exakte und langdauernde Ruhigstellung die Voraussetzung darstellt.

Zusammenfassung

Es wurde versucht, die Blutgefäßversorgung des Kahnbeins zu klären. Zu diesem Zwecke wurden postmortale Injektionspräparate der Hand mit gefärbter Latexgummimilch hergestellt. Der extraossäre Gefäßverlauf wurde durch makro- und mikroskopische Präparation, die intraossäre Gefäßverteilung durch Herstellung von Aufhellungspräparaten untersucht.

Die Gefäßversorgung dieses Knochens erfolgt fast ausschließlich über einen Ast der A. radialis oder des R. dorsalis arteriae radialis, der an der Dorsalseite des Kahnbeins über mehrere Foramina nutricia im mittleren bis distalen Drittel in den Knochen eindringt. Andere Versorgungsäste des Kahnbeins wurden nur fallweise angetroffen und waren von kleinem Kaliber. Das proximale Drittel des Knochens weist keine eigenen Gefäßeintritte auf.

Die Rotationssubluxation des Handkahnbeines

E. Beck, Feldkirch

Die klinische Diagnose einer Rotationssubluxation des Handkahnbeines kann bei einem Schnappen der Bewegung im Handgelenk vermutet werden.

In der a.p.-Röntgenaufnahme fällt der große Zwischenraum zwischen Kahn- und Mondbein auf, daher spricht man auch von einer scaphoidolunären Diastase. Das Handkahnbein erscheint verkürzt. Dies ist, wie im Seitenbild sichtbar, durch eine Kippung des Handkahnbeines nach palmar bedingt.

Linscheid zählt die Rotationssubluxation des Handkahnbeines zur dorsalen intercarpalen Instabilität. Das Kahnbein verliert die Funktion als Führungsschiene zwischen den beiden Handwurzelreihen. Normalerweise nimmt das Kahnbein zur Achse der Speiche, der queren Achse des Mondbeines, der Längsachse des Kopfbeines und des dritten Mittelhandknochens im Durchschnitt einen Winkel von 47° ein. Er wird als scaphoidolunärer Winkel bezeichnet.

Bei der dorsalen intercarpalen Instabilität folgt, wenn das Mondbein z.B. 45° nach dorsal extendiert wird, das Kahnbein zusammen mit der distalen Handwurzelreihe dieser Bewegung nicht.

Wird der scaphoidolunäre Winkel größer als 70° ist dies pathologisch.

Wenn auch die rheumatische Zerstörung oder eine angeborene Schlaffheit der Bänder zur Rotationssubluxation des Handkahnbeines führen kann, entsteht sie meist traumatisch. Es zerreißen die scaphoidolunären und die dorsalen und palmaren radiocarpalen Bänder.

Häufige Ursache der Rotationssubluxation ist die perilunäre Verrenkung. Nach der Reposition einer solchen Verrenkung ist auf eine Diastase zu achten, die hier durch eine Operation behoben werden kann.

Sie wird auch nach transstylo- und transtriquetro-perilunärer Verrenkung, nicht aber beim De Quervainschen Verrenkungsbruch, beobachtet.

Frische Rotationssubluxationen können durch Zug und Gegenzug im Mädchenfänger und direkten Druck reponiert und im Unterarmgips für 6 Wochen gehalten werden.

Besser ist das Repositionsergebnis durch Bohrdrahtfixation zwischen Mond- und Kahnbein zu sichern. Gelingt die Reposition nicht oder kommt es zur neuerlichen Diastase, muß offen reponiert, die Bänder genäht und mit Bohrdraht fixiert werden.

Bei veralteten Fällen folgt nach operativer Reposition eine Bandplastik aus einer Strecksehne, am besten ein Teil der Extensor carpi radialis brevis Sehne. Zur Sicherung des Ergebnisses ist eine Bohrdrahtfixation erforderlich.

Eine Rotationssubluxation des Handkahnbeines nach Ersatz des nekrotischen Mondbeines durch eine Silastikprothese wurde von uns auch beobachtet.

Literatur

Armstrong G W (1968) Rotational subluxation of the scaphoid. Can J Surg 11: 306
Beck E (1974) Die scaphoidolunäre Subluxation. Z Unfallmed u Berufskrankh 67: 51
Fisk G F (1970) Carpal instability and the fractured scaphoid. Am Roy Coll Surg Eng 46: 63
Haas H G (1973) Traumatische Kahnbeinfehlstellungen der Hand. Mschr Unfallheilkd 76: 14
Linscheid R L, Dobyns J H, Beabont J W, Bryan R S (1972) Traumatic instability of the wrist. J Bone Joint Surg 54 A: 1612
Nigst H, Buck-Gramcko D (1975) Luxation und Subluxation des Kahnbeines. Handchirurgie 7: 81
Scharitzer E (1975) Nicht-traumatische Subluxation des Kahnbeines der Hand. Handchirugie 7: 105

Spätergebnisse bei operativer Behandlung von Naviculare-Pseudarthrosen der Hand

B. Rosemeyer und W. Pförringer, München

Der pathologische Verlauf der Bewegungslinie in der proximalen Handwurzelreihe beim Vorliegen einer Naviculare-Pseudarthrose ist der Grund dafür, daß diese Pseudarthrose operativ stabilisiert werden muß.

Aus dem Krankengut der Jahre 1968 bis 1978 wurden 78 operativ behandelte Patienten nachuntersucht. 49mal wurde nach der Technik von Matti-Russe und 18mal nach Barnard-Stubbins operiert. Neunmal entfernten wir ein proximales avasculäres Fragment. Die transnaviculo-lunäre Resektionsarthroplastik nach Steinhäuser wurde bei Naviculare-Pseudarthrosen nur in Ausnahmefällen angewendet. Ihre Hauptindikation ist die Lunatummalacie.

Bei den Pseudarthrosen konnte nur in 60% für das Auftreten der Fraktur ein sicheres Trauma als auslösende Ursache angegeben werden. 76% bauten nach der Operation fest knöchern durch, 10% waren im Durchbau fraglich und 14% zeigten ein sicheres Rezidiv. Während die grobe Kraft und die Funktion des Handgelenkes bei 60% der Patienten nicht wesentlich eingeschränkt war, zeigten doch 20% eine mäßige und weitere 20% eine deutliche Minderung der groben Kraft und Einschränkung der Handgelenksbeweglichkeit, verbunden mit den röntgenologischen Zeichen der Zunahme der Sekundärarthrose im Handgelenk. Bei der subjektiven Beurteilung waren 30% mit dem Behandlungsergebnis sehr zufrieden, 60% zufrieden und 10% klagten nach Abschluß der Behandlung über weiterbestehende erhebliche Beschwerden.

Die Operationstechnik nach Matti-Russe (Abb. 1) verwenden wir bei mittelständigen Pseudarthrosen ohne wesentliche degenerative Veränderung im Handgelenk. Sie ergab erwartungsgemäß die besten Spätergebnisse. Nach Barnard-Stubbins (Abb. 2) operieren wir bei radialbetonter Arthrose des Handgelenkes. Durch die zusätzliche Affektion der Radiusbasis sind die Spätergebnisse gering schlechter. Bei der Aufschlüsselung der Spätergebnisse nach der Dauer der vorbestehenden Pseudarthrose verschlechterte sich die Ausheilungsquote bei allen rekonstruierenden Maßnahmen mit der Dauer der vorbestehenden Pseudarthrose deutlich. Wird gleich nach Auftreten einer Pseudarthrose operiert, so kann in 85%

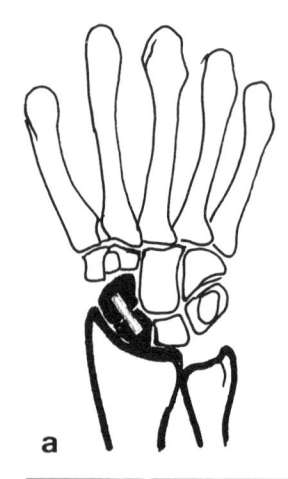

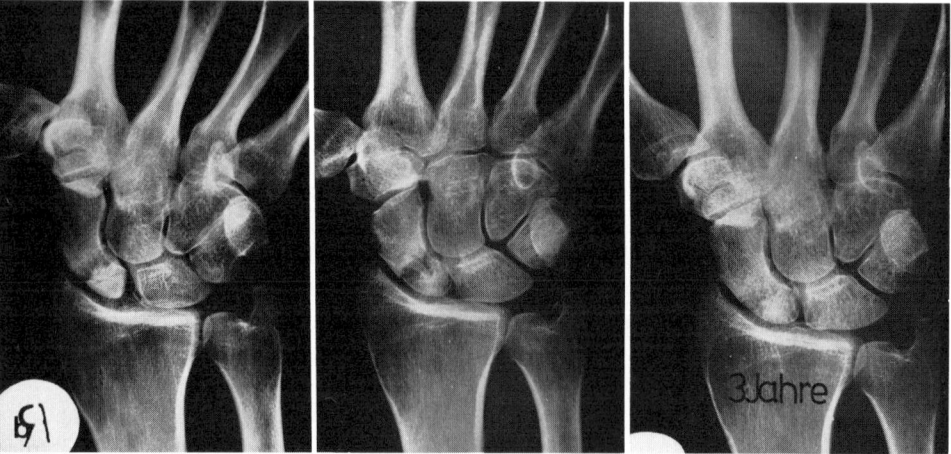

Abb. 1a, b. Naviculare-Pseudarthrose mit nekrotischem proximalen Fragment. Ausheilung nach Operation nach Matti-Russe. Revascularisation des proximalen Fragments

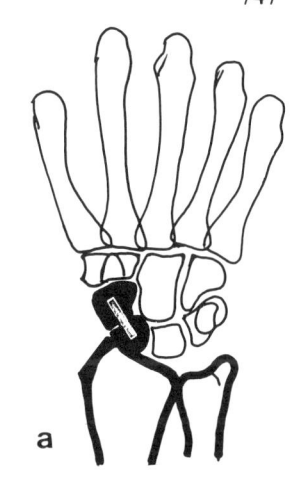

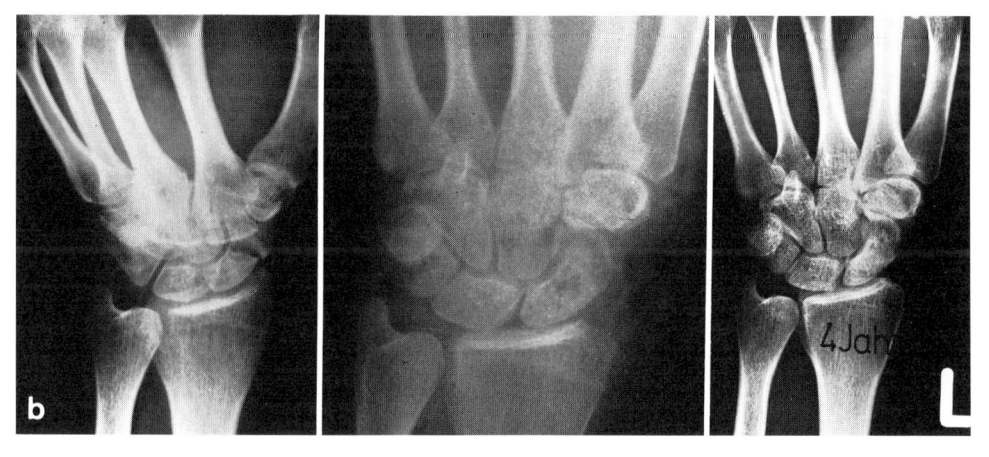

Abb. 2a, b. Naviculare-Pseudarthrose. Ausheilung nach Operation nach Barnard-Stubbins

der Fälle ein gutes Ergebnis erzielt werden. Besteht die Pseudarthrose über 3 Jahre, so beträgt die Ausheilungschance nur noch 50%.

Die Exstirpation eines avasculären proximalen Fragmentes (Abb. 3) ergab nur annehmbare Spätergebnisse, wenn dieses sehr klein war. Die Ergebnisse der Operation nach Steinhäuser waren bei Naviculare-Pseudarthrosen als Folge des doch erheblichen Eingriffes in die Gelenkmechanik funktionell noch schlechter. Die Arthrose nimmt hierbei in den nach der Resektionsarthroplatik kompensatorisch überlasteten Gelenkabschnitten zu.

Die operative Stabilisierung der Navicularepseudarthrose hat bei differenzierter Anwendung verschiedener Operationstechniken im nachuntersuchten Krankengut eine Erfolgsquote von 80%. Sie entspricht damit etwa derjenigen vergleichbarer Serien.

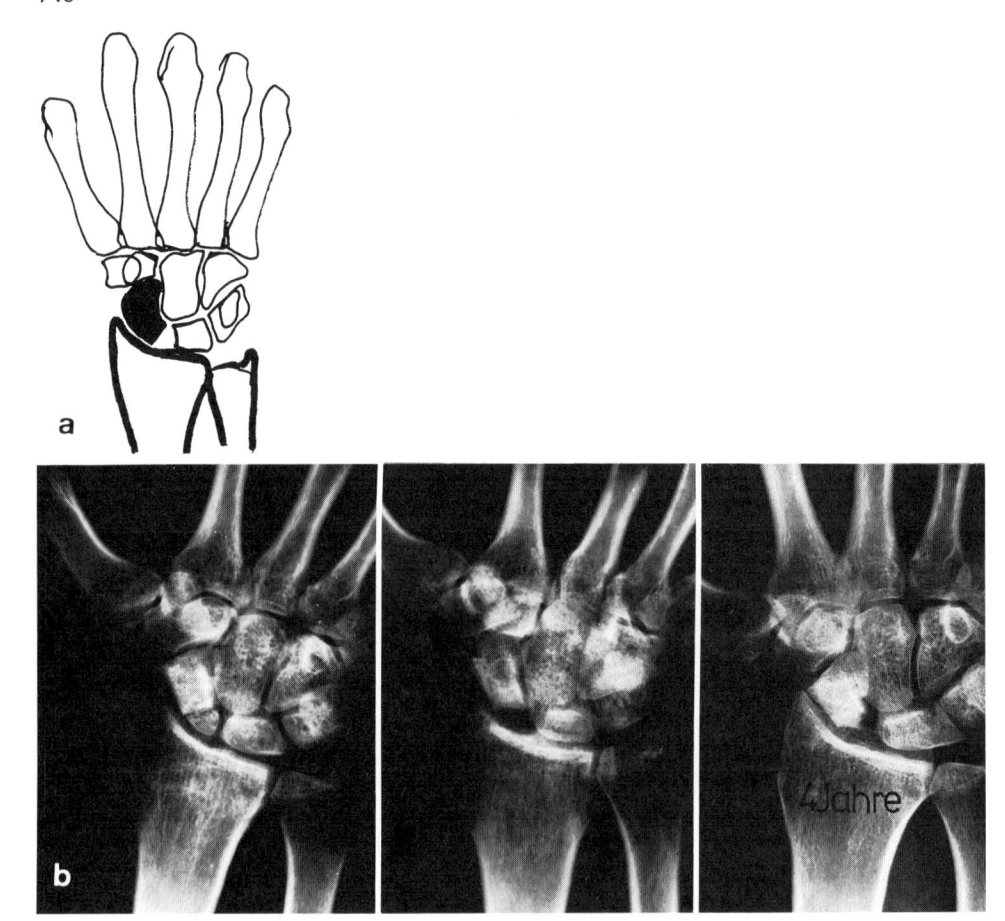

Abb. 3a, b. Naviculare-Pseudarthrose mit sehr kleinem proximalen Fragment. Gutes funktionelles Ergebnis nach Extirpation dieses Fragmentes. Zunahme der Sklerosierung im distalen Fragment

Therapieverfahren bei veralteten Mondbeinverrenkungen

M. Kováč, J. Andrašina, F. Bugáň und G. Vaško, Košice

Auf unseren Arbeitsplätzen versorgten wir in den letzten 25 Jahren 15 Patienten mit Mondbeinverrenkungen und 38 mit perilunären Carpalverrenkungen. Insgesamt verzeichneten wir 8 Varianten dieser Verletzungen (Tabelle 1). Alle Mondbeinverrenkungen waren volar, die perilunären waren dorsal.

Tabelle 1

Variante	Zahl
Luxatio ossis lunati volaris	14
Luxatio ossis lunati transstylo-triquetro volaris	1
Luxatio carpi perilunaris dorsalis	10
Luxatio carpi transscaphoideo-perilunaris dorsalis	5
Luxatio carpi transstylo-triquetro-perilunaris dorsalis	4
Luxatio carpi transstylo-scaphoideo-perilunaris dorsalis	7
Luxatio carpi transscaphoideo-triquetro-perilunaris dorsalis	6
Luxatio carpi transstylo-perilunaris dorsalis	6
Zusammen	53

Bei den versorgten 53 Patienten handelte es sich 14mal um veraltete Verrenkungen (26%). Diese verhältnismäßig niedrige Zahl spricht für eine gute Diagnostik und Erstbehandlung. Nachträglich wurden die veralteten Verrenkungen 7mal konservativ versorgt. Die gleiche Zahl mußte operativ behandelt werden. Zweimal verzeichneten wir eine vorübergehende Beschädigung des N. medianus.

Wir reponieren am Extensionstisch, einheimischen Ursprungs, in Allgemeinnarkose durch Zug an den Fingern und Arm in vertikaler Achse unter Kontrolle des Vorgehens am Bildschirm. Durch Zug an den Fingern verschieben wir das os capitatum von der Speiche. In den so entstandenen Freiraum reponiert sich spontan das Mondbein, bzw. die Carpalmasse. Ist das nicht der Fall, forcieren wir diesen Vorgang durch leichten Druck auf das Mondbein oder den Carpus. Die gelungene Reposition wird durch ein charakteristisches Knistern begleitet. Nach Reposition wird, noch unter Zug, ein Gipsverband von Metacarpophalangealgelenken bis Ellbogen angelegt. Bei Verrenkungsbrüchen wird der Verband je nach Bruchtyp angelegt. Die Zeit der Ruhigstellung hängt von der Art der Verletzung ab; durchschnittlich dauert sie 3–8 Wochen. Nach Gipsverbandentfernung wird der Verletzte stationär rehabilitiert.

Veraltete Verrenkungen des Mondbeines und perilunäre Carpalverrenkungen versuchten wir auch konservativ, durch das gleiche Vorgehen zu korrigieren; Erfolg bei 7 Patienten. Die Reposition gelingt noch 14–21 Tage nach dem Unfall. Es ist jedoch zu beachten, daß man an den Fingern nicht zu stark ziehen darf, da es sonst zur Nerven- und Gefäßschädigungen kommen kann. Dieses geschah bei unseren Kranken zweimal.

Zur operativen Versorgung entschließen wir uns nur nach mißlungener Reposition. Wir versuchen dann immer mit offener Reposition nach Böhler durchzukommen, da so Nekrosen des Mondbeines im Sinne der Kienböckschen Nekrose vermieden werden können. Gelingt die offene Reposition nicht, entschließen wir uns zur Mondbeinexstirpation. Wir operierten 7 Patienten, wobei 6mal eine offene Reposition und einmal eine Exstirpation vollzogen wurde.

Zur Nachuntersuchung stellten sich 60% der Behandelten. Die Behandlungsergebnisse wurden nach Campbell ausgewertet. Dabei werden subjektive Beschwerden, Muskelkraft, Arthrotest und Röntgenaufnahme beurteilt. Einen ausgezeichneten Erfolg erzielten wir bei 30%, gut waren 35% und schlecht 35% der Nachuntersuchten.

Zusammenfassung

Es wird über 53 Mondbeinverrenkungen, ihre Behandlung und Behandlungsergebnisse berichtet.

Literatur

1 Böhler L (1954) Die Technik der Knochenbruchbehandlung. Maudrich Verlag, Wien
2 Campbell's operative Orthopedics (1963) Mosby Co., Saint Louis

Ergebnisse der Verschraubung von Kahnbeinpseudarthrosen

W. Spier, Ulm

Die Spongiosaplastik nach Matti/Russe ist in der Behandlung der Kahnbeinpseudarthrose ein erfolgreiches Verfahren. Ihr großer Nachteil jedoch ist die Notwendigkeit, postoperativ für 12–16 Wochen ruhigzustellen, nachdem das Handgelenk meist vorher schon monatelang immobilisiert war.

Im Bestreben, lange Immobilisationszeiten zu vermeiden, haben wir die 1965 von Gasser angegebene Verschraubung mit einer Kleinfragmentenschraube der AO aufgegriffen und sie mit einer Resektion des Griffelfortsatzes der Speiche und einer Spongiosaplastik aus dem distalen Speichenende kombiniert. Postoperativ stellen wir je nach Stabilität der Osteosynthese für 2–4 Wochen ruhig.

Wir untersuchten 26 Patienten nach, deren voll ausgebildete Pseudarthrosen nach dieser Methode operiert wurden. In 20 Fällen sahen wir einen knöchernen Durchbau (Abb. 1). Bei den 6 Patienten, die nicht durchbauten, lag die Fraktur dreimal im mittleren und dreimal im proximalen Drittel. Bei der Durchsicht der Röntgenaufnahmen zeigte sich, daß die Schrauben entweder im kleinen proximalen Fragment keinen Halt gefunden hatten oder exzentrisch gelegt waren (Abb. 2). Nur einmal kam es trotz korrekter Schraubenlage nicht zum Durchbau.

Die Pseudarthrose im proximalen Drittel ist also eine Kontraindikation zur Verschraubung. Fehlerhaft sind auch Osteosynthesen, bei denen sich die Schraube nicht fest im proximalen Fragment verankert, zu kurz oder exzentrisch gelegt wird. Tritt eine solche Komplikation während der Operation auf, muß konsequent die Operationstaktik geändert und die Russe-Plastik mit Material aus dem Beckenkamm ausgeführt werden.

Die funktionellen Ergebnisse entsprechen nicht immer dem Röntgenbefund. Manche Patienten haben trotz knöchernem Durchbau in guter Stellung mehr oder weniger starke Schmerzen und Bewegungseinschränkungen; ein junger Mann war trotz fortbestehendem Falschgelenk postoperativ völlig beschwerdefrei und voll beweglich. Offensichtlich hatte sich unter der Verschraubung eine straffe Pseudarthrose entwickelt.

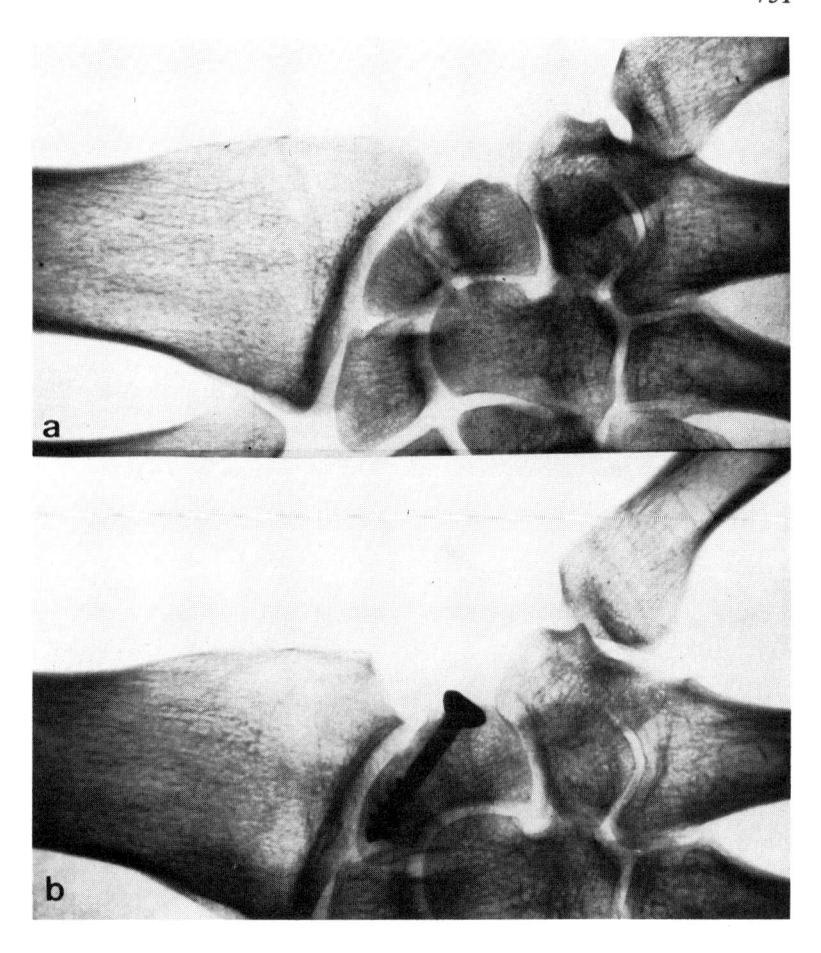

Abb. 1. a 11 Monate alte Kahnbahnpseudarthrose, **b** Knöcherner Durchbau nach Resektion des Griffelfortsatzes der Speiche, Spongiosaplastik und Verschraubung

Zusammenfassung

Das angegebene Verfahren bietet somit die Möglichkeit einer baldigen Mobilisation des Handgelenkes. Die Versager, die auch von anderen Autoren berichtet wurden und welche die Verschraubung in Mißkredit gebracht haben, lassen sich bei korrekter Indikation und Technik vermeiden.

Literatur

1 Buck-Gramcko D (1977) Behandlung der Kahnbeinpseudarthrose. In: Spier W, Buck-Gramcko D, Burri C (Hrsg) Prothesen und Alternativen am Arm. Huber, Bern Stuttgart Wien

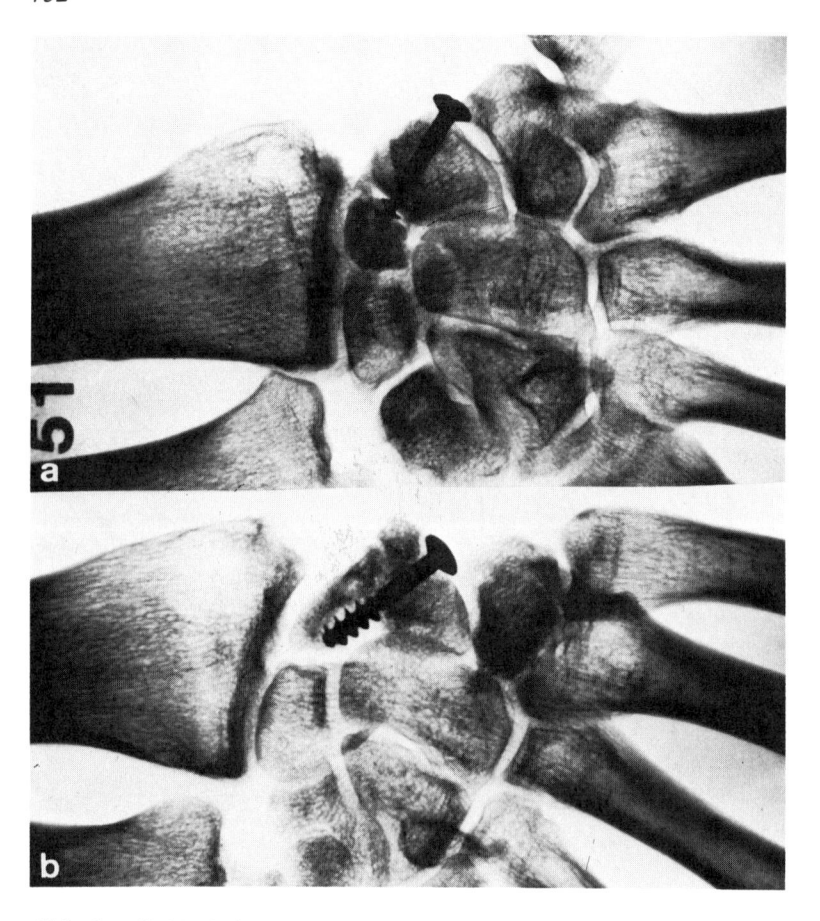

Abb. 2. a Fehlerhafte Indikation: Kleines proximales Fragment, die Schraube findet nicht genügend Halt und bricht aus, **b** Fehlerhafte Technik: Die Schraube wurde exzentrisch gelegt

2 Gasser H (1965) Delayed Union and Pseudarthrosis of the Carpal Navicular Treatment by Compression Screw Osteosynthesis. J Bone Joint Surg 47-A: 249
3 Koob E, Goymann V, Haas H G (1970) Ergebnisse nach Verschraubungen der Kahnbeinpseudarthrose an der Hand. Handchirurgie 2: 205–212
4 Matti H (1937) Über die Behandlung von Navicularefraktur und der Refraktura patellae durch Plombierung und Spongiosa. Zbl Chir 64: 2353–2359
5 Meine J, Buck-Gramcko D, Nigst H (1974) Die Kahnbeinpseudarthrose: Ergebnisse verschiedener Behandlungsmethoden. Handchirurgie 6: 181–189
6 Russe O (1977) Behandlungstechnik bei der Scaphoid-Pseudarthrose. In: Buck-Gramcko D, Spier W, Burri C (Hrsg) Prothesen und Alternativen am Arm. Huber, Bern Stuttgart Wien

Ergebnisse mit Styloidectomie und Exstirpation des proximalen Bruchstückes nach operierten Kahnbeinpseudarthrosen

N. Forgon und R. Laky, Pécs

Es bedarf wohl keiner ausführlichen Erklärung, daß die besten Ergebnisse bei der Behandlung der Kahnbeinpseudarthrose von der Konsolidierung der Knochenstücke zu erwarten sind. Dazu gibt es bewährte Syntheseverfahren [1, 2, 3]. Wenn sich jedoch die Pseudarthrose auf das proximale Drittel des Knochens oder ein noch kleineres Stück beschränkt, so sind diese kleinen Bruchstücke häufig avasculär, fragmentiert, atrophisch, technisch schwer zu synthetisieren. Es ist kein Wunder, wenn die Osteosynthese in diesem Fall nicht zum Ziel führt. Um die erfolglos operierten oder lange bestehenden Pseudarthrosen bildet sich mit der Zeit eine Arthrose aus und diese vermehrt die Beschwerden.

In diesen Fällen muß man sich mit einer palliativen Lösung begnügen [1, 5, 6].

In unserem Vortrag möchten wir über die Spätergebnisse einer solchen palliativen Lösung berichten. In 31 Fällen wurde der proximale Teil des Kahnbeins entfernt und der meist arthrotisch zugespitzte Proc. styloideus sparsam reseziert (Abb. 1).

Die Einfachheit der Methode und die Kürze der zur Verfügung stehenden Zeit erübrigen die Beschreibung der Operationstechnik, wir beschränken uns nur auf die Indikation und die Spätergebnisse.

Obige Methode halten wir in den Fällen der Kahnbeinpseudarthrose für indiziert, in denen das proximale Stück kleiner als ein Drittel des Kahnbeins ist und radiologisch arthrotische Veränderungen zu sehen sind, z.B. der Proc. styloideus zugespitzt ist. Wir halten das Verfahren auch dann für angebracht, wenn bei obiger Lokalisation schon ein erfolgloser Versuch der Synthese geschah.

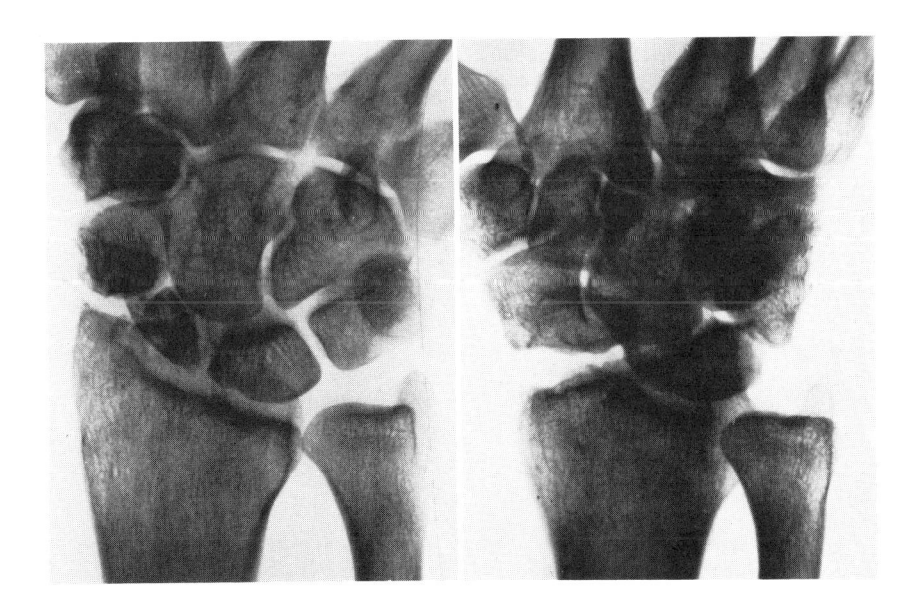

Abb. 1

Tabelle 1

	Subjektive Bewertung (wie der Patient seine Beschwerden selbst bewertet)	Objektive Bewertung (die Besserung der Bewegungsfunktion im Verhältnis zum Zustand vor der Operation)	Radiologische Bewertung
Ausgezeichnet	Die Beschwerden nahmen im Verhältnis zum Zustand vor der Operation stark ab, hörten evtl. ganz auf. Der Patient ist mit dem Operationsergebnis zufrieden	Die Bewegungsamplitude des Handgelenkes hat sich im Verhältnis zum Zustand vor der Operation stark gebessert, keine Muskelatrophie	Ohne Arthrosezeichen oder mit nur sehr minimaler Arthrose. Im Operationsgebiet höchstens minimale Verkalkung
Gut	Die Beschwerden nahmen im Verhältnis zum Zustand vor der Operation zwar ab, aber bei Verrichtung von Schwerarbeit treten noch Schmerzen auf. Bei Ruhe und leichter Arbeit beschwerdefrei	Die Bewegungsamplitude des Handgelenkes hat sich im Verhältnis zum Zustand vor der Operation etwas gebessert, keine Muskelatrophie	Arthrosezeichen, aber diese haben sich im Verhältnis zum Zustand vor der Operation nicht gesteigert, evtl. sogar gebessert. Kleinere Verkalkungen im Operationsgebiet
Unverändert	Die Beschwerden haben sich im Verhältnis zum Zustand vor der Operation kaum gebessert, bestehen evtl. unverändert, evtl. mußte auch der Arbeitsplatz gewechselt werden	Die Bewegungsamplitude des Handgelenkes hat sich im Verhältnis zum Zustand vor der Operation nicht gebessert. Evtl. besteht auch Muskelatrophie	Grobe Arthrosezeichen an den Handwurzelknochen, die Arthrose hat sich im Verhältnis zum Zustand vor der Operation verschlechtert. Verkalkung im Operationsgebiet

In 21 der 31 Fälle bestand die Pseudarthrose schon länger als 2 Jahre, in 6 Fällen ging eine erfolglose Syntheseoperation voraus. In allen Fällen bestand radiologisch eine mehr oder weniger schwere Arthrose. 26 der 31 Patienten waren physische Arbeiter. Die Mehrzahl der Fälle war 20–30 Jahre alt.

In verschleppten Fällen kann man natürlich nicht damit rechnen, daß unsere Lösung eine „restitutio ad integrum" ergibt. Die Patienten wurden auch darüber aufgeklärt. Trotzdem stimmten sie mit Freude der erneuten Operation zu, wenn auch nur die Hoffnung auf Besserung bestand.

Die Nachuntersuchungen wurden frühestens 1 Jahr nach der Operation durchgeführt. Die Bewertung geschah in 3 Kategorien. Tabelle 1 enthält die Kriterien der 3 Bewertungsgruppen.

Tabelle 2 zeigt die Ergebnisse mit Beachtung der obigen Bewertungskriterien.

Von den 31 so operierten Pseudarthrosen konnten also 28 in die Kategorie „ausgezeichnet" oder „gut" eingereiht werden. Achtzehn Patienten haben die erreichten Ergebnisse selbst als „ausgezeichnet" angesehen. Nur in 3 Fällen wurden die Beschwerden als „unverändert" angegeben. Die Bewegungsamplituden besserten sich in allen Fällen, in den meisten Fällen normalisierten sie sich. Es ist noch zu bemerken, daß unsere Patienten die Besserung verhältnismäßig spät, Monate oder ein halbes Jahr nach der Operation angaben.

Die guten Ergebnisse, die mit dieser einfachen palliativen Operation verhältnismäßig leicht erreicht werden können, führen wir darauf zurück, daß in erster Linie die arthrotischen Knochenflächen, das kleine Kahnbeinstückchen und der Proc. styloideus exstirpiert werden. Ihre Stelle nimmt Bindegewebe ein, aber damit hört das Reiben der arthrotischen Flächen aufeinander auf und gleichzeitig nehmen auch die Schmerzen ab.

Literatur

1 Matti H (1977) Über die Behandlung der Navicularefraktur durch Plombierung mit Spongiosa. Zbl Chir 64: 2353
2 Martini A K, Schumacher G (1979) Kritische Studie zur operativen Behandlung der Scaphoidpseudarthrose. Arch Orthop Unfallchir 93: 265
3 Russe O (1960) Fracture of the carpal navicular. J Bone Joint Surg 42-A: 751
4 Steinhauser J (1967) Ein neues Verfahren in der operativen Behandlung veralteter Kahnbeinbrüche und Naviculare-Pseudarthrosen. Verh Dtsch Orthop Ges 53: 289
5 Steinhauser J (1969) Möglichkeiten und Grenzen der transnaviculolunären Resectionsplastik der Hand. Handchirurgie 1: 67
6 Wilhelm K, Feldmeier Ch (1975) Sehneninterpositionsplastik bei teilnecrotisierten Naviculare-Pseudarthrosen. Arch Orthop Unfallchir 83: 63

Tabelle 2

	Schmerz	Funktion	Röntgen	
Ausgezeichnet	18	17	17	28
Gut	11	14	11	
Unverändert	2	0	3	3

Erfahrungen mit der Handgelenksdenervation nach Wilhelm als Auxiliärmaßnahme in der operativen Therapie der Naviculare-Pseudarthrose und Lunatum-Malacie

B. Stegemann, E. Brug und H.W. Stedtfeld, Münster

Die Kahnbeinpseudarthrose und Lunatum-Malacie sind die häufigsten Ursachen der schmerzhaften und funktionsbeeinträchtigenden Handgelenksarthrosen. Die verschiedensten operativen Behandlungsmöglichkeiten konnten bei weitem nicht immer die in sie gesetzten Erwartungen, insbesondere im Hinblick auf die gewünschte Schmerzfreiheit, erzielen, weshalb sogar in letzter Konsequenz die Arthrodese des Handgelenkes diskutiert wurde. Eleganter und effektiver, weil sie nicht zum Verlust der Beweglichkeit des Handgelenkes führt, ist die seit 1966 beschriebene selektive sensible Neurotomie des Handgelenkes nach Wilhelm (Abb. 1). Zur Erzielung von Schmerzfreiheit ist es notwendig, alle Nervenäste, die zu den Gelenken der Mittelhand sowie des Handgelenkes und dem umgebenden Periost ziehen, zu durchtrennen. Zur Klärung der Frage, ob im jeweiligen speziellen Fall Aussicht auf Erfolg durch eine selektive Neurotomie besteht, bedienen wir uns der Testausschaltung mit einem 1%igen Lokalanästheticum ohne Vasoconstrictor, wie sie vergleichsweise aus der Sympathicus-Chirurgie gut bekannt ist. Dieses Verfahren informiert darüber hinaus welche Bahnen zur Erzielung von Schmerzfreiheit unbedingt auszuschalten sind (Abb. 2).

Bei der Operation der Naviculare-Pseudarthrose mit Radionaviculararthrose gehen wir das Kahnbein von dorsal an. Wir bedienen uns eines etwa S-förmigen Hautschnittes von distal zwischen den Basen der ersten beiden Metacarpalia beginnend über die Tabatiere hinweg nach proximal-volar bogenförmig auslaufend. Von hier aus gelingt nach Abmeißelung des Radius-Styloids ein guter Überblick über das gesamte Kahnbein, ferner sind von diesem

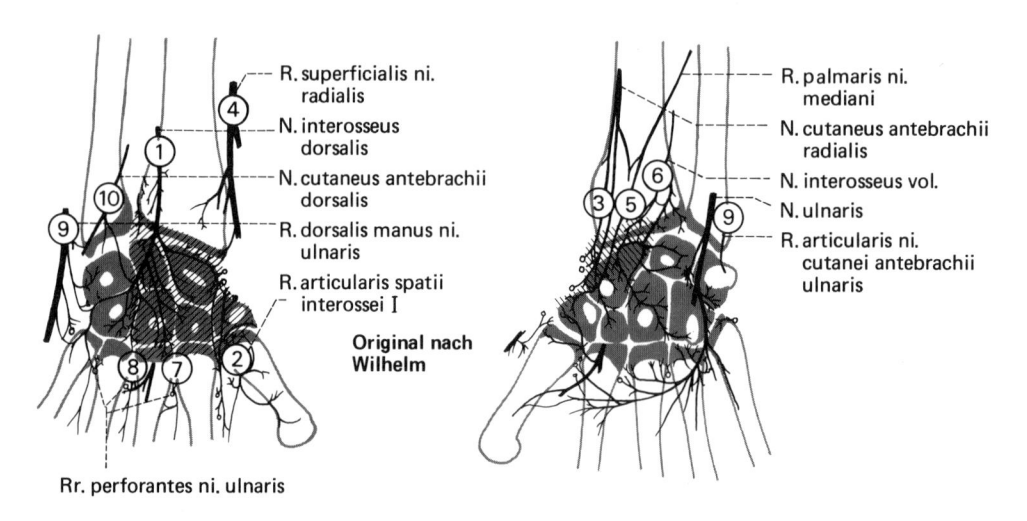

Abb. 1. Schema der Handgelenksdenervation nach A. Wilhelm

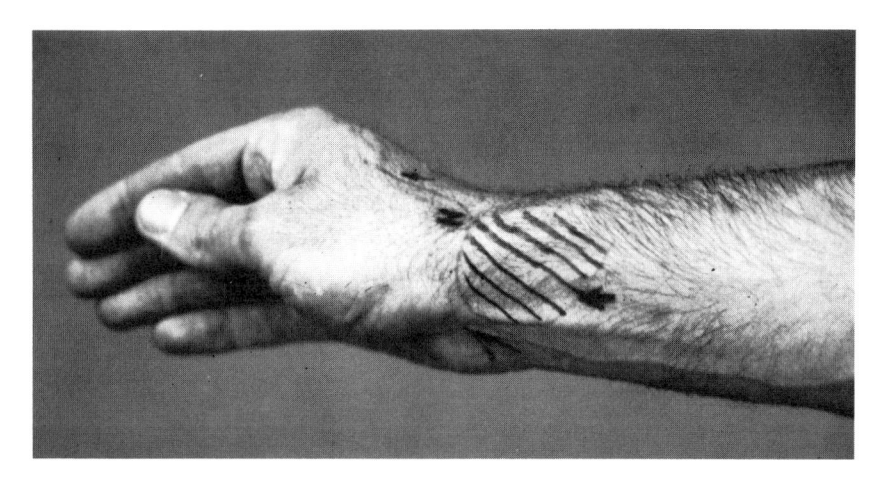

Abb. 2. Schnittführung bei der Operation der Kahnbeinpseudarthrose und Handgelenksdenervation

sehr großzügig anmutenden Schnitt 3 der 6 Denervationspositionen bereits zugänglich. Bei einem Kollektiv von 21 Naviculare-Pseudarthrosen mit mehr oder weniger starker Arthrose wurde während 4 Jahren neben der Osteosynthese durch Schraube oder Kirschner-Drahtspickung mit und ohne Spongiosaplastik gleichzeitig denerviert. Bei 5 Lunatum-Malacien wurde neben der Denervation einmal eine Prothese eingesetzt und zweimal eine Sardellenplastik durchgeführt (Abb. 3).

Im Rahmen der mehrfach durchgeführten Nachuntersuchungen kam es in 16 Fällen der Naviculare-Pseudarthrosen zu völliger Beschwerdefreiheit und in 5 Fällen zu einer deutlichen Beschwerdebesserung, die noch einer Nachdenervation zugeführt wurden. Auf die Beschwerdefreiheit bei noch bestehender Pseudarthrose (Abb. 3) sei besonders hingewiesen.

Diese Tatsache könnte der Handgelenksdenervation einen festen Platz als Auxiliärmaßnahme in der operativen Behandlung der Naviculare-Pseudarthrose und Lunatum-Malacie mit Arthrose zuweisen. In keinem der nachuntersuchten Fälle konnte in einem Zeitraum von 1–5 Jahren postoperativ eine wesentliche Zunahme arthrotischer Zeichen der Gelenke festgestellt werden. Die Befürchtung, daß gerade wegen der durchgeführten Denervation eine rascher fortschreitende, jedoch schmerzfreie Arthrose sich einstellen könnte, wurde nach unseren Untersuchungsergebnissen bisher nicht bestätigt. Dies zu entkräften bleibt allerdings späteren Kontrollen vorbehalten.

Zusammenfassung

Die häufigsten Ursachen der schmerzhaften und funktionsbeeinträchtigenden Handgelenksarthrose sind die Kahnbeinpseudarthrose und die Lunatum-Malacie. In der Chirurgischen Universitätsklinik Münster wurden bei einem Kollektiv von 26 Patienten bei der operativen Versorgung der veralteten Kahnbeinfraktur (Verschraubung, Spongiosaplastik, etc.) sowie bei der operativen Versorgung der Lunatum-Malacie gleichzeitig die Handgelenksdenerva-

		Schraube	Schraube + Spongiosa	Kirschnerdraht + Spongiosa	Nur Spongiosa	Nur Denervation	Sardellen-plastik	Prothese
OS Navi-culare	- durchbaut - beschwerdefrei	4	1	2				
	- noch Pseudarthrose - beschwerdefrei	5	1	1	1			
	- durchbaut - nicht beschwerdefrei				1 (2. Trauma)			
	- noch Pseudarthrose - nicht beschwerdefrei	3	1			1		
OS Lunatum	beschwerdefrei					2	2	1

Abb. 3. Behandlung der Kahnbeinpseudarthrosen und Lunatum-Malacien bei gleichzeitiger Handgelenksdenervation 1973–1977

tion durchgeführt. Vorteil dieser Maßnahme ist die bei fast allen Behandlungsfällen erzielte Beschwerdefreiheit, auch bei den nicht konsolidierten Kahnbeinpseudarthrosen. Die Methode wird beschrieben – einschließlich der grundsätzlich vorzunehmenden präoperativen „Testausschaltung" mit einem Lokalanaestheticum –, die Indikation kritisch aufgezeigt, aber auch die Möglichkeit der gerade wegen der Denervation fortschreitenden, jedoch schmerzfreien Arthrose diskutiert.

Literatur

Geldmacher H, Legal H R, Brug E (1972) Results of denervation of the wrist and wrist joint by Wilhelms's method. J Brit Soc Surg Hand 4/1: 57

Wilhelm A (1966) Die Gelenkdenervation und ihre anatomischen Grundlagen. Ein neues Behandlungsprinzip in der Handchirurgie zur Behandlung der Lunatum-Malazie und Naviculare-Pseudarthrose. Hefte Unfallheilkd 86. Springer, Berlin Heidelberg New York

Langzeitergebnisse nach transnaviculolunärer Resektionsarthroplastik (Steinhäusersche Operation) bei veralteten Handwurzelverletzungen

W. Küsswetter, Würzburg

Veraltete Handwurzelverletzungen im Bereich des Kahnbeines und des Mondbeines stellen eine Störung des Handwurzelgefüges dar und führen stets zu einer mehr oder weniger stark ausgeprägten Arthrose des Handgelenkes. Dies gilt für die veraltete Naviculare-Pseudarthrose (Abb. 1) ebenso wie für die veraltete perilunäre Luxation und die Spätstadien der aseptischen Kahnbein- und Mondbeinnekrose. Klinisch gehen diese Krankheitsbilder meist mit starken Schmerzzuständen der Hand sowie erheblicher Bewegungseinschränkung des Handgelenkes einher und können in schweren Fällen sogar den Verlust der Gebrauchsfähigkeit der Hand bedeuten. In der Absicht, bei veralteten Handwurzelverletzungen die

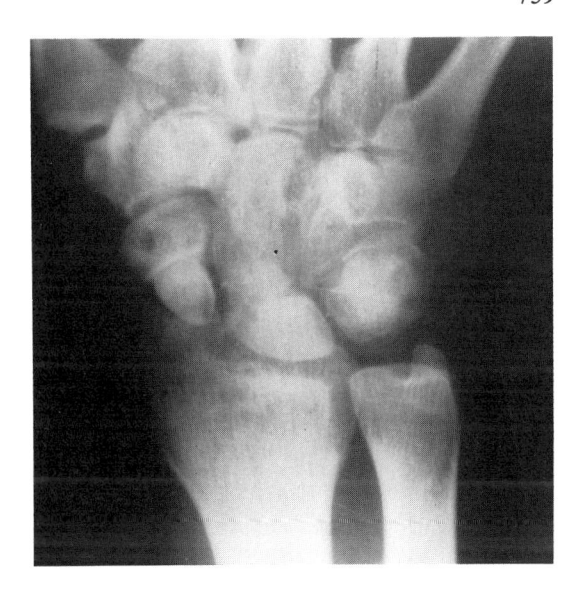

Abb. 1. 4 1/2 Jahre bestehende Kahnbeinpseudarthrose mit sklerotischer Abdeckelung der Pseudarthrosengrenzflächen und Sklerosierung des proximalen Fragmentes

Handgelenkarthrodese zu umgehen und in diesen schweren Fällen unter Erhaltung der Gelenkbeweglichkeit Schmerzfreiheit zu erzielen, gab J. Steinhäuser 1966 die transnaviculolunäre Resektionsarthroplastik an. Der Grundgedanke der 2/3-Resektion des proximalen Kahnbeines unter gleichzeitiger Exstirpation des Os lunatum besteht darin, unter Verwendung der vorhandenen Gegebenheiten eine völlig neue funktionstüchtige Handwurzelreihe zu schaffen.

Henckel v. Donnersmarck, Küsswetter und A.N. Witt erarbeiteten 1976 die biomechanischen Gesetzmäßigkeiten, nach denen die Bewegungen im neugeformten Handgelenk stattfinden. Der Zug der auf die Hand wirkenden Vorderarmmuskulatur läßt die distale Handwurzelreihe nach proximal rücken, wobei sich das Os capitatum gegen die distale Radiusgelenkfläche drängt. Die 2/3-Resektion des Kahnbeines schafft für den Kopfbeinkopf genügend Platz, so daß seine Einstellung auf die distale Radiusgelenkfläche ohne Raumnot erfolgen kann (Abb. 2). Für die Randbewegungen (Radial-/Ulnarabduktion) läuft die Gelenklinie des neuen Gelenkes zwischen dem Kahnbeinrest mit dem Kopfbein und der distalen Radiusgelenkfläche mit dem Dreieckbein. Die Flächenbewegungen (Dorsal- und Palmarflexion) werden durch den festen volaren und palmaren Bandhalt geführt.

Die klinischen und röntgenologischen Langzeitbeobachtungen anhand von 9 nachuntersuchten Fällen mit einem Beobachtungszeitraum zwischen 2 1/2 und 12 Jahren ergaben bei allen Patienten Zufriedenheit mit dem Operationserfolg. In 5 Fällen bestand völlige Schmerzfreiheit, 4 Patienten gaben das Auftreten von mäßiggradigen ziehenden Schmerzen bei starker Dauerbelastung an. Finger und Daumen waren bei allen Patienten frei beweglich. Der Bewegungsumfang der Randbewegungen (Radial-/Ulnarabduktion) betrug im Durchschnitt 15/0/25°, der Umfang der Flächenbewegungen (Dorsal/Volarflexion) lag bei durchschnittlich 35/0/40°. Die Kraftleistung beim Faustschluß, die mit dem Dynamometer gemessen wurde, betrug zwischen 40 und 100 kp an der operierten Hand und zwischen 45 und 100 kp an der nichtoperierten Hand.

Unsere Befunde unterstreichen, daß die transnaviculolunäre Resektionsarthroplastik in der Lage ist, Gelenkverhältnisse zu schaffen, bei denen auch über einen langen Zeit-

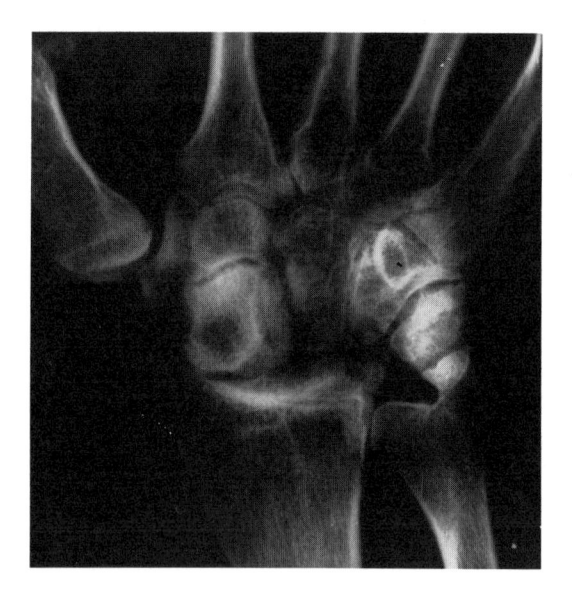

Abb. 2. Zustand nach transnaviculolunärer Resektionsarthroplastik vor 12 Jahren. Die Gelenklinie des neu geschaffenen Gelenkes zwischen dem distal gelegenen Kahnbeinrest mit Kopf des Os capitatum einerseits und der proximalen Radiusgelenkfläche mit Os triquetrum andererseits ist gut erkennbar. Die arthrotischen Veränderungen halten sich in tolerablen Grenzen

raum hinweg die klinischen und radiologischen Zeichen der Handgelenkarthrose im Hintergrund bleiben. Unsere Ergebnisse weisen weiter darauf hin, daß diese Operationsmethode auch langfristig zu einem gut belastbaren, stabilen, ausreichend beweglichen und nahezu gänzlich schmerzfreien neuen Handgelenk führen kann. Das neu geschaffene Handgelenk paßt sich den funktionellen Anforderungen an und die Verminderung der Beweglichkeit und der groben Kraft beim Faustschluß bewegten sich in tolerablen Grenzen. Diese Operationsmethode stellt somit bei entsprechender Indikation eine ermutigende Alternative dar, um bei veralteten Handwurzelverletzungen die Arthrodese des Handgelenkes zu vermeiden oder wenigstens hinauszuzögern.

Literatur

Steinhäuser J (1966) Beitrag zur operativen Behandlung der Navikulare-Pseudarthrose. Z Orthop 101: 361–369

Henckel v. Donnersmarck G, Küsswetter W, Witt A N (1976) Biomechanische und klinische Untersuchungen zur transnavikulolunären Resektionsarthroplastik nach Steinhäuser. Arch Orthop Unfallchir 84: 129–148

Küsswetter W (1979) Funktionelle Anpassung nach transnavikulolunärer Resektionsarthroplastik (Steinhäusersche Operation). Z Orthop 118: 383–388

Zur Pathogenese und Behandlung der Sudeckschen Dystrophie im Handgelenk

E. Wondrák, Olomouc

Wenn auch die Zahl der langwierigen und mit irreparablen Folgen endenden Sudeckschen Dystrophien in den letzten Jahren wesentlich zurückgegangen ist, bedeutet eine solche schmerzhafte Komplikation besonders am Handgelenk stets eine unerwünschte Verlängerung der Arbeitsunfähigkeit und eine sehr unangenehme Beeinträchtigung der meisten für das tägliche Leben wichtigen Bewegungen der Hand.

Es zeigt sich aber, daß die Entstehung und Heilung dieses Symptomenkomplexes nicht allein von der lokalen Therapie der traumatisierten Extremität, sondern auch von der Persönlichkeit des Verletzten selbst abhängig sein kann und daß es wichtig ist neben der schmerzlosen Diagnostik, exakten Reposition und Fixation auch die bei manchen Verletzten auftretende schmerzhafte Algoneurodystrophie (Škrabai, 1978) auf Grund von Durchblutungsstörungen (Hörster, 1979) rechtzeitig zu erkennen. Es wurde wiederholt darauf hingewiesen, daß es sich dabei fast immer um unausgeglichene bis psycholabile Persönlichkeiten handelt, mit einer erhöhten sympathicotonen Reaktivität, manchmal mit psychischen Traumen in der Anamnese und mit einer oft auffallenden vegetativen Labilität. Manchmal scheint es uns als könnte man fast aus dem ängstlichen und überempfindlichen Verhalten des Kranken die Entstehung der Sudeckschen Dystrophie voraussagen. Wir haben mit unseren Psychologen und Psychiatern (Wondrák, 1967) an Hand der von Gakkel (1951) angegebenen Tests diese psychischen Eigenschaften bei unseren Kranken mit ausgeprägtem Sudeckschen Syndrom II. Grades — also einer deutlichen fleckigen Osteoporose mit Hypercalcifikationssäumen im Röntgenbild — zu erfassen versucht und fanden tatsächlich eine Skala von Überempfindlichkeitsreaktionen von Neigungen zu neurasthenischen Affekten bis zu defätistischen Existenzauffassungen, ja bis zu konstitutionellen bzw. situationsbedingten Psychasthenien.

Sicher ist nicht jede Sudecksche Dystrophie eine psychisch, oder psychopathologisch bedingte Erkrankung. Aber die algoneurodystrophische Reaktion selbst nach einer so alltäglichen Fraktur, wie es die Radiusfraktur loco typico zu sein scheint, betrifft sicher oft eine tiefere Schicht der Persönlichkeit des traumatisierten Organismus und wir sehen, daß eine rechtzeitige und genügend lange medikamentöse Beeinflußung durch Neuroplegica hier ganz ausschlaggebend zur Wiederherstellung beitragen kann. Wir applizieren nach Mikeš (1966) bei einer feststehenden Sudeckschen Dystrophie heute Chlorpromazin (drei mal eine Tablette täglich), Promethazin (dreimal eine Tablette täglich) und Didyhroergotamin (dreimal 20 Tropfen täglich). Dazu muß selbstverständlich eventuell länger immobilisiert, dann absolut schonend, schmerzfrei, unter Vermeidung von Hitze und Massagen rehabilitiert werden. Eventuell kommen Sympathicusblockaden infrage. Wir sehen stets nach der angegebenen Therapie, daß der Kranke ruhiger und ausgeglichener ist, besser schläft und am Morgen wieder mehr Lust zur Mitarbeit bei Übungen hat, optimistischer ist und keine Angst vor Bewegungen, ja sogar vor Berührungen hat, wie es sonst bei einem ausgeprägten Sudeck-Syndrom der Fall ist.

Wichtig ist aber noch eine weitere Grundbedingung des Erfolgs. Der Behandelnde und ganz besonders auch der Gutachter, der die Dauer des Krankseins und der Arbeitsunfähigkeit beurteilt, muß stets genügend Geduld und Verständnis für die länger, manchmal auch um Monate länger dauernde Heilung aufbringen. Ein Drängen oder gar Vorwürfe der Simulation, des Nichtarbeitenwollens und dgl. führen bei diesen vegetativ labilen Kranken nie zur Besserung, sondern zu Kränkungen, Tränen und zu Rückfällen in ihre Angst und negativistische Stellungnahme. So wie ein psychiatrischer Kranker Recht auf die Anerkennung seines Leidens hat, soll auch der Kranke mit einer Sudeckschen Dystrophie mit dem Anrecht seiner Gefäße und seines vegetativen Nervensystems auf Rücksichtnahme und längere Heilung rechnen können.

Auch in diesem komplexen Sinne kann das Sudeck-Syndrom als vermeidbare fehlerhafte Behandlungsfolge im Sinne Böhlers aufgefaßt und beherrscht werden.

Zusammenfassung

Es liegt nahe, diese unerwünschte, schmerzhafte Komplikation, die die Dauer der Arbeitsunfähigkeit z.B. nach einer Radiusfraktur loco typico oft wesentlich verlängern kann, für einen vermeidbaren Behandlungsfehler zu halten. Psychologische Analysen, sowie der Verlauf und das Ansprechen einer gezielten Therapie zeigen, daß dieses Symptombild fast immer bei psycho-vegetativ-labilen Persönlichkeiten auftritt. Eben bei diesen leicht zu erkennenden Kranken sollte man schon präventiv schonendst und schmerzfrei vorgehen, die Therapie kann aber – wie wir an einer Reihe von Behandelten sahen – neben vorsichtig dosierter Heilgymnastik, eventuellen Sympathicusblokaden, medikamentös mit Chlorpromazin, Promethazin und Dihydroergotamin entscheidend günstig beeinflußt werden. Die so behandelten Kranken verlieren ihre Angst vor den Schmerzen, sind ausgeglichener, zu aktiven Bewegungsübungen bereit und können bei genügender Geduld und psychologischem Takt früher geheilt werden.

Literatur

Böhler L (1959) Das Verstecken der Fingernägel. Münch Med Wschr 101: 663
Gakkel L B (1951) Metodika issledovanija napravlenych rečevych reakcii. Fysiologičskij Žurnal 37: 547
Hörster G, Ludolph E (1979) Spätschäden nach handgelenksnahen Speichenbrüchen. Unfallheilkd 82: 29
Mikeš K (1966) Léčba Sudeckovy dystrofie neuroplegiky. Acta Chir Orthop Traum Čechoslov 33: 129
Škrabal J, Šráček J, Šobora J (1978) Typizace pacientů náchylných k poúrazové algoneurodystrofii; Čas Lék Čes 117: 653
Wondrák E, Tabarka K, Hřibal R (1967) Význam vlivu psychických faktorů v patogeneze traumatické Sudeckovy dystrofie. Prakt Lék 47: 16

Diskussion

Weller, Tübingen: Ich hätte eine Frage an Herrn Strickner. Es ist ja nun bekannt, daß die arterielle Versorgung des Kahnbeines sehr großen Variationen unterworfen ist. Wurde das entsprechend berücksichtigt und haben Sie das auch gefunden, oder haben Sie eine gewisse Systematik in der Blutversorgung festgestellt?

Strickner, Wien: An der Dorsalseite, wo die Hauptknocheneintrittsstellen sind, wie ich gezeigt habe, also im dorsalen Kahnbeintaillenbereich, war praktisch bei sämtlichen Präparaten eine Übereinstimmung festzustellen. An der volaren Seite konnten keine Regelmäßigkeiten nachgewiesen werden, wenn auch zum distalen Anteil des Kahnbeines an der Volarseite aus dem Hohlhandbogen, wie auch zum volaren Kahnbeintaillenbereich manchmal kleine Gefäßchen hinziehen, die jedoch aufhellungsmäßig nach Spalteholz nicht direkt den Knocheninnenraum erreichen, sondern großteils periostal und subperiostal verbleiben.

Weller, Tübingen: Es wäre ja sehr interessant, einmal, wenn man dazu in der Lage wäre, auch die mögliche Revitalisierung eines durchblutungsgeschädigten Anteiles kontrollieren zu können.

Strickner, Wien: Dazu wären wir auch gerne bereit gewesen. Nur in unseren anatomischen Präparaten fanden wir keinen einzigen Zustand nach Navicularefraktur.

Fasol, Wien: Ich möchte vielleicht einiges zu unseren Untersuchungen ergänzend einfügen, das Herr Strickner aus Zeitmangel nicht sagen konnte. Die erwähnte dreifache Anastomosierung erschien mir sehr interessant. Sie erklärt nämlich, warum es zum Beispiel bei der Verschraubung des Kahnbeines, wo man ja durch die Tabatière durchgeht, es nicht, wie es nach dem normalen Gefäßbild zu erwarten wäre, zur Kahnbeinnekrose kommt. Es ist offensichtlich, daß beim Zugang durch die Tabatière sicher das eine Hauptgefäß, der eine zuführende Ast zerstört wird, und nur durch die Tatsache, daß dies durch zwei Anastomosen gesichert ist, bleibt die Blutversorgung des Kahnbeines gewährleistet.

Trauner, Murnau: Zur Fraktur wollte ich noch eine kurze Anmerkung machen, und zwar zur Diagnosestellung der Kahnbeinfrakturen. Das ist sicher auch ein wesentliches wirtschaftliches Problem. Denn wir sehen, daß viele Kahnbeinfrakturen noch immer übersehen werden, was sich dann in monatelanger, ja manchmal jahrelanger Arbeitsunfähigkeit usw. ausdrückt. Ich meine, es ist ganz entscheidend, wenn man den geringsten Verdacht auf eine Kahnbeinfraktur hat, den Patienten auf keinen Fall aus den Augen zu verlieren. Man soll nach 14 Tagen oder 3 Wochen noch einmal eine Kahnbeinserie machen. Dies ist ganz wichtig. In jedem Fall, wenn man den geringsten Verdacht hat.

Weiters möchte ich Herrn Spier also doch einiges fragen: Was ist wohl unter Kahnbeinpseudarthrose zu verstehen, nicht Kahnbeinfraktur?

Erstens möchte ich mich doch mehr der strengen Indikationsstellung zur Verschraubung der Kahnbeinfraktur, oder wenn Sie auch sagen Pseudarthrose, anschließen, wie Herr Vécsei das gestern ausgeführt hat. Also wirklich eine ganz strenge Indikationsstellung. Dazu kommt die De Quervainsche Luxationsfraktur, also eine instabile Frakturform.

Zweitens halte ich es nicht für günstig Spongiosa aus dem Griffelfortsatz zu verwenden, wenn man ein Kahnbein auffüllt. Diese Spongiosa ist eben doch nicht wirklich ausreichend und feinmaschig genug. Außerdem muß ich zur Verschraubung einer Pseudarthrose Stellung nehmen.

Ich habe in Murnau eine Reihe sehr ungünstiger Ergebnisse gesehen und Herr Spier sagte, wenn ich ihn recht verstanden habe, daß 10% Mißerfolge nach Verschraubung festzustellen waren, und dies, ich nehme wohl an, hauptsächlich bei Frühfällen von Pseudarthrosen. Das sind ja die günstigsten Fälle. Ich glaube, daß wir mit einer regelrecht durchgeführten Operation nach Matti-Russe bessere Ergebnisse haben.

Spier, Ulm: Der Einwand wegen der Spongiosa ist sicher diskussionswürdig. Es scheint festzustehen, daß die Beckenkammspongiosa der Spongiosa aus dem distalen Radius in der osteogenetischen Potenz überlegen ist. Wir haben es eigentlich auch nur deshalb gemacht, weil die Spongiosa so schon frei liegt, wenn man sowieso den Proc. styl. abmeißelt.

Nun zu den Mißerfolgen. Ich habe vorhin im Vortrag versucht die Mißerfolge zu begründen. Wir hatten eigentlich nur einen Mißerfolg, den wir uns nicht erklären konnten, wo es also nicht zur Konsolidation kam, obwohl die Schraube gut lag. Alle anderen Fälle waren entweder unter falscher Indikation operiert, d.h. es waren proximale Frakturen, die sich eben nicht geeignet haben zur Verschraubung, oder aber es war ein Fehler gemacht worden, z.B. die Schraube ist zu scharf angezogen worden, so daß sie durchgerissen ist, oder sie ist exzentrisch gelegt worden. Unter solchen Umständen war der Mißerfolg schon „eingeplant". Aber wie wir mit dem Verfahren angefangen haben, haben wir eben gedacht, daß es doch gut gehen könnte. Heute würden wir selbstverständlich, wenn eine solche operationstechnische Komplikation eintritt, sofort umschalten und Spongiosa aus dem Beckenkamm nehmen, das habe ich vorhin auch erwähnt, und die Russe-Plastik vornehmen. Nun, 10% Mißerfolge, wenn man das anders nimmt, sind es also 90% Erfolge und plötzlich hört sich das eigentlich wieder etwas besser an. Wenn man die gestrigen Ergebnisse zum Vergleich heranzieht, schneidet das nicht schlecht ab. 10% Mißerfolge gut, aber die 10% sind großteils erklärt.

Trauner, Murnau: Wenn ich heute nachmittag diese Diskussion über die Navicularefraktur, Naviculare-Pseudarthrose nochmals vor mir vorübergehen lasse, dann muß ich feststellen, daß in den letzten 15 Jahren sich überhaupt nichts geändert hat. Die Problematik ist genau dieselbe, wir sind keinen Schritt weitergekommen. Die Untersuchungen von Gasser, auf die Sie vorher angespielt haben, das sind ja nun auch schon wieder etwa 12 Jahre her und es hat sich doch mittlerweile, glaube ich, herausgestellt, daß die Indikationsstellung zur Verschraubung der Naviculare-Pseudarthrose doch sehr eng geworden ist und daß die Ergebnisse nicht das gebracht haben, was man ursprünglich von dieser Technik erwartet hat. Ich meine, daß die Matti-Russe-Plastik sicherlich, trotz des Nachteiles der Ruhigstellung, für mich persönlich immer noch das sicherste Verfahren ist gegenüber der Verschraubung. Wenn Sie aber nun die guten Fälle für die Verschraubung nehmen, dann haben Sie durch die Verschraubung sicher einen Vorteil. Es sind das eigentlich die Fälle, die mehr distal liegen, mit vitalen Fragmenten; oder die für diese Versorgung ideale transnaviculäre Luxation, bei der Sie keine gute Reposition der Fragmente erzielen können und primär am besten gleich mit einer Schraubenosteosynthese behandeln. Die Ergebnisse sind bei diesen Fällen gut, aber das ist eine ganz schmale Indikationsbreite, meine ich. Sie sind hingegen mit der Verschraubung einer Pseudarthrose sehr schnell in einem Bereich, wo Sie nur ein fragliches Ergebnis erzielen können und dort sollte man ja, wenn man eine Indikation stellt, möglichst das Verfahren wählen, das einem die größte Sicherheit bringt und das ist meiner Ansicht nach schon die Matti-Russe-Plastik.

Spier, Ulm: Ich glaube unsere Auffassungen sind gar nicht so verschieden. Ich stimme Ihnen völlig zu, daß eine Operation, eine Verschraubung, unter einer schlechten Indikation eben einfach nicht durchgeführt werden sollte. Aber ich glaube andererseits, daß eine Ruhigstellung von insgesamt über einem halben Jahr, denn die Leute waren ja vorher meistens schon 12, 16 Wochen ruhiggestellt, bis man sich entschloß die Pseudarthrose zu operieren, daß also eine Gesamtruhigstellung von über einem halben Jahr, wenn schon kein funktionelles Problem darstellt, das sich durch Übungsbehandlung des Handgelenkes ausgleichen läßt, doch gleichzeitig zu einem erheblichen sozialen Problem wird.

Trauner, Murnau: Herr Spier, da muß ich Ihnen sagen, daß, wenn Sie Herrn Russe hören, dann sagt Ihnen Herr Russe, daß er keine 16 Wochen abwarten wird, bis sich die Pseudarthrose voll entwickelt hat, sondern daß er die Entwicklung bereits nach 8 bis 12 Wochen erkennt und daher eben frühzeitiger eingreift und ich glaube, dort ist der Ansatz. Wir sollen nicht lange konservativ weiterbehandeln, sondern wir sollten uns frühzeitig zur Operation entschließen.

Spier, Ulm: Da stimme ich Ihnen zu. Die meisten oder viele Pseudarthrosen bekommen wir aber von auswärts zugewiesen, wo sich die bisher behandelnden Kollegen doch gedacht haben, jetzt laß' uns doch, nachdem es in jedem Lehrbuch drinnensteht, mindestens 16 Wochen immobilisieren, bevor wir etwas tun.

Probst, Murnau: Herr Spier, Sie kennen ja das Krankengut von Murnau. Ist das nicht vielleicht auch etwas anders geartet als Ihr Krankengut in Ulm, nämlich noch älter. Ich habe den Eindruck, Ihre Fälle sind vielleicht so aus dem ersten halben Jahr, also zwischen 6 und 12 Monaten, und ich kann ja auch Ihre früheren Ergebnisse mit den Ergebnissen von Herrn Trauner vergleichen und ich glaube schon, daß wir daran festhalten, mit der Matti-Russe-Plastik Fortschritte erzielt zu haben. Die guten Ergebnisse sind schwer zu erreichen, das gebe ich allerdings zu.

Spier, Ulm: Ich möchte, weiß Gott, der Matti-Russe-Plastik nicht in die Parade fahren. Wir machen sie auch und sogar sehr häufig.

Hierholzer, Duisburg: Es tut mir leid, gerade in Erwartung dieser Diskussion haben wir unsere Fälle nachuntersucht und das sind über 60 Pseudarthrosen. Wir haben sicher ein anderes Krankengut, denn in eine BG-Klinik kommen eben doch vermehrt Spätfälle. Es sind über 75% gute Ergebnisse nach Verschraubung, ich habe die Zahl jetzt nicht ganz genau im Kopf, aber wir haben eine kleinere Vergleichsgruppe mit Matti-Russe-Plastik, die nicht besser abschneidet. Wir können die Auffassung, daß man bei einer Pseudarthrose nicht verschrauben soll, nicht teilen, allerdings, das gebe ich zu, wir stellen auch nach der Verschraubung, ergänzt durch Spongiosaplastik, noch mehrere Wochen ruhig – mindestens 6 Wochen.

Es sei nochmals betont, daß wir in einer BG-Klinik doch eine hohe Rate von Spätfällen haben, wo die Erfolgsaussichten an sich nicht besonders gut sind.

Probst, Murnau: Das Kahnbein ist ja ein Crux und das wird es vermutlich auch bleiben. Früher haben wir ja nun sehr lange ruhiggestellt und wir sind dann schließlich doch mit den Ergebnissen zufrieden gewesen. Sollten wir nicht eigentlich auch bei der Plastik dann auch uns eine längere Ruhigstellung genehmigen, vielleicht unter der Voraussetzung, daß der Patient mit der Ruhigstellung sich nicht ganz überlassen bleibt. Das ist vielleicht auch ganz wichtig.

Wilhelm, München: Wenn wir uns schon über die Matti-Russe-Plastik unterhalten und über den Vorteil gegenüber der Verschraubung, dann ist eine wesentliche Methode zur Versorgung der Naviculare-Pseudarthrose unerwähnt geblieben, nämlich die zentrale Spanbolzung; und die zentrale Spanbolzung halte ich persönlich für das einfachere und schonendere Verfahren. Wir haben ja gestern, den Film von Herrn Russe gesehen und jeder, der auch Matti-Russe-Plastiken gemacht hat, und das haben wir auch getan, hat feststellen müssen, daß es doch eine erhebliche Traumatisierung eines weitgehend vom Knorpel überzogenen Knochens ist und dieser Defekt, den wir setzen, und die lange Ruhigstellung, die danach folgt, begünstigen ja eigentlich die nachfolgende Arthrose, die wir recht häufig gesehen haben. Wir mußten dann zum Teil Resektionsarthroplastiken nach Matti-Russe-Plastiken, die zum Teil außerhalb gemacht wurden, durchführen. Ich glaube, man sollte einmal dieses Krankengut danach durchsehen, wie es um die Spätergebnisse bestellt ist.

Beck, Feldkirch: Ich hätte eine Frage an Herrn Küsswetter. In seinem letzten Röntgenbild hat man in dem distalen Anteil des Handkahnbeines eine cystische Aufhellung gesehen. Ich habe einmal entfernte Mondbeine nachuntersucht und habe ähnliche cystische Veränderungen im Kopfbein und im distalen Speichenende gefunden. Ich möchte ihn fragen, ob er weiß, woher sie kommen, oder ob sonst jemand von den Anwesenden weiß, woher solche cystischen Veränderungen kommen.

Küsswetter, Würzburg: Also ich muß leider passen, ich weiß es nicht. Dies ist uns aufgefallen, aber wir können uns keinen Reim darauf machen. Vielleicht kann jemand im Auditorium uns einen Rat geben.

Probst, Murnau: Wir hätten noch den allerletzten Vortrag von Herrn Wondrak zu diskutieren. Wir hatten hier so den Eindruck, daß das doch keine ganz so richtigen Sudeckschen Dystrophien gewesen sein könnten. Die Restitution kam auch relativ schnell; aber wenn wir das mal auslassen, die Therapievorschläge, die gebracht wurden, sind eigentlich, na man könnte schon fast sagen, kennzeichnend für den Stand der Sudeckschen Dystrophie. Hat jemand Erfahrungen mit dieser Therapie, die hier angeboten wurde? Ich habe damit keine. Möchte sich jemand melden?

Müller, Nürtingen: Ich hätte etwas über die Pathogenese zu sagen. Ich bin schon beeindruckt von diesen Persönlichkeiten, die zum Sudeck neigen und unter Berücksichtigung dieser Patienten sind doch einige Dinge zu beachten: erstens sollten wir unterscheiden, ob es sich um eine Inaktivitätsatrophie erheblichen Ausmaßes handelt, oder ob wir einen echten Sudeck vor uns haben. Zweitens glaube ich, daß eben in der Pathogenese einige Dinge schon zu beachten sind, auch im Hinblick auf die Behandlung. Die sofortige Ausschaltung der Schmerzen bei diesen Personen durch Bruchspaltanaesthesie, das sofortige Aufhängen des Armes an Mädchenfängern in einer schonenden Extension halte ich für wichtig. Dann kommt der oft lieblos angelegte Gips womöglich in Schöpfstellung der Hand und unter Kompression der Mittelhandknochen mit nachfolgender Durchblutungsstörung hinzu. All dies ist oft schon der erste Hinweis, daß eben ein Sudeck sich anbahnen könnte. Extremstellungen der Hand im Gips zur Retention einer reponierten Fraktur können mit eine Ursache des Sudeck sein. Schließlich und endlich soll doch auf die Hochlagerung, auf die Möglichkeit der stationären Aufnahme eines so gefährdeten Patienten hingewiesen werden.

Wir nehmen eben diese Frauen und diese Persönlichkeiten stationär auf und lagern sie hoch, über die Horizontale, nicht nur seitlich abduziert, sondern vor dem Körper, in 90-Grad-Stellung über dem Körper und das glaube ich, sollte man doch berücksichtigen.

Schließlich muß im Zusammenhang mit dem Sudeck die zusätzliche Behandlung mit Psycho-Pharmaka und Hydergin Erwähnung finden.

Probst, Murnau: Wenn man nur vorher immer wüßte, welche Persönlichkeiten das sind. Ich würde dann auch der stationären Aufnahme im Einzelfall durchaus zustimmen.

Fasol, Wien: Ich glaube, daß vor allem auch unsere doch sehr seelenlosen Massenambulanzen erwähnt werden sollen, die diese seelisch vorgeschädigten Patienten noch zusätzlich traumatisieren. Man kann immer wieder beobachten, wenn ein solcher Patient, der schon zum 5., 6. Mal zur Nachbehandlung kommt und immer in der gleichen, wie soll ich sagen, genormten Art abgefertigt wurde, wenn sich dem plötzlich ein Arzt zuneigt, der ihm die Sache einmal wirklich erklärt und sich mit seinem Problem befaßt, und der auf die Probleme eingeht und der dem Patienten einmal auseinandersetzt, daß nicht alles unbedingt eine Frakturfolge ist, sondern daß es eine Folge der eigenen Einstellung zu seinem Leiden sein kann usw. Von dem allein schon kann man oft ganz erstaunliche Wirkungen sehen und ich bin deswegen von dem Vortrag von Herrn Wondrak besonders angetan, weil er eben herausgestellt hat, daß auch die Persönlichkeit des Patienten hier eine Rolle spielt. Ich glaube eben, daß wir durch die Struktur vieler unserer Behandlungseinrichtungen hier noch vielleicht sogar verschlechternd einwirken und die Situation noch schwieriger machen.

Probst, Murnau: Das ist also zweifellos richtig. Wenn man sich einmal erinnert, wie das vor 25 Jahren gewesen ist, da müßte man sich eigentlich fragen, warum haben wir damals doch offenkundig mehr solche Fälle gehabt; heute sind es ja relativ, Gott sei Dank, wenig. Da müssen ja auch noch andere Gründe vorliegen.

Weller, Tübingen: Ich glaube, daß der Punkt, den Herr Wondrak angesprochen hat, durchaus ein wichtiger Punkt ist im komplexen Geschehen der Entstehung einer Sudeckschen Erkrankung. Aber es ist eben nur ein Baustein, der schlußendlich zur Ausbildung einer Sudeckschen Dystrophie führt und Herr Fasol, wenn Sie eben gesagt haben, daß unsere Massenambulanzen usw. dort beitragen könnten, dann muß man natürlich dem entgegenhalten, daß es auch Sudeck-Fälle in der kleinsten Privatpraxis gibt, wo sich der einzelne Arzt sicherlich sehr intensiv mit seinen Patienten befaßt. Ich glaube, es ist zweifellos irgendwo eine psychische Ausgangssituation gegeben, eine, ich würde sagen, psycho-pathologische Persönlichkeit oder so was muß vorhanden sein, die schlußendlich im Zusammenwirken mit anderen Faktoren zum Krankheitsbild führt. Ich mache Sie darauf aufmerksam, wenn Sie einem Patienten sagen, von Anfang an, was leider häufig in unseren Ambulanzen, von denen Sie reden, gesagt wird: „Jetzt dürfen Sie Ihren Arm aber möglichst nicht bewegen" – dann geht der heim und bewegt sicher seinen Arm nicht. Also dies ist sicher auch nur ein Symptom, aber nicht ein alleiniges, sondern es ist eine Fülle von einzelnen Fakten, die schlußendlich zusammen mit einem sicherlich wesentlichen Persönlichkeitsfaktor zur Ausbildung eines Sudeckschen Syndroms führen.

Im übrigen, Herr Müller, Sie haben völlig recht. Ich bin schon immer der Meinung, daß zu häufig die Diagnose eines Sudeck gestellt wird. Ich pflege meinen Assistenten immer zu erzählen, daß ein sehr aktueller Mann wie Herr Hackethal, mit dem ich vor vielen Jahren in Baden-Baden bei einer Tagung eine Diskussion gehabt habe, weil er aufgestanden ist und zu den Kollegen gesagt hat: „Schicken Sie mir Ihre Röntgenbilder, dann sage ich Ihnen, ob der Patient einen Sudeck hat." Das halte ich einfach für einen Unsinn. Man kann einen Sudeck mindestens im Anfangsstadium, aber auch später im Grunde genommen nicht, nur im Endstadium, an einem Röntgenbild diagnostizieren. Der spongiöse Knochen reagiert im

Hinblick auf eine Entkalkung mit einer vorwiegend cystischen Art der Entkalkung, wo hingegen Sie bei einer normalen Knochenbruchheilung, wenn Sie eine Extremität, einen Knochen ruhigstellen, eine Entkalkung bekommen und das ist eben der Unterschied. Ob das nun eine Linie ist, die zum Sudeck führt, in Vereinigung mit dem klinischen Bild, oder ob das ein Seitenzweig ist, eine besondere Form einer Knochendystrophie, das ist immer noch eine ganz wichtige Frage, die es zu entscheiden gilt. Aber eines muß man also ganz klar festhalten, daß leider die Diagnose eines Sudeck heute zu häufig gestellt wird, und warum wird sie zu häufig gestellt? Weil sie in der Mehrzahl von Röntgenologen gestellt wird. Und das ist auch wiederum ein Problem, was uns nachher in der Begutachtungspraxis erhebliche Schwierigkeiten macht. Es wird von einem Röntgenologen die Diagnose des Sudeck gestellt, weil einige fleckige Entkalkungen zu sehen sind. Der Patient geht nach Hause und man sagt ihm: „Sie haben eine Sudecksche Erkrankung." Der liest in allen Büchern nach, die er da zu Hause hat und erkennt entsprechend, daß die Sudecksche Erkrankung ein schweres Problem darstellt und schon sind wir in einer Phase drin, die auch im Hinblick auf die Begutachtungsmedizin eine irrsinnige Wirkung hat. Die Leute, die werden ja nie mehr gesund. Die müssen schon eine Rente haben, weil sie eine Sudecksche Atrophie einmal aufoktroyiert bekommen haben, selbst wenn sie keine hatten. Die Diagnose der Sudeckschen Dystrophie kann man nur oder vorwiegend nach dem klinischen Bild stellen und nicht nach dem Röntgenbild. Ich glaube, das ist schon richtig, was Sie gesagt haben. Aber ich meine, um nochmal auf Herrn Wondrak zurückzukommen, die Psyche ist ein Punkt, den er angesprochen hat, der zweifellos vorhanden ist. Ich bin an sich sehr angetan von seinem Ansatz, bloß ich weiß es nicht, ob man diesen symptomatischen Ansatz mit einer symptomatischen Therapie erfolgversprechend behandeln kann.

Probst, Murnau: Vielleicht wird es gar keinen anderen Weg geben, Herr Weller, als sich über die Symptomatik einzuschleichen; denn denken Sie doch mal an die Sudecksche Dystrophien, die nur nach Prellungen auftreten. Da haben wir nicht einmal eine Fraktur, die uns gewissermaßen noch den Boden für den Umbauvorgang liefern würde. Diese Fälle sind ja mitunter ganz hartnäckig.

V. Zusammenfassung der Symposien durch die Sitzungsleiter

Arthroskopie

W. Glinz und H.R. Henche, Zürich/Rheinfelden

Die Arthroskopie des Kniegelenkes — dies darf festgehalten werden — ist heute eine etablierte Methode, den Kinderschuhen entwachsen. Die Zeiten einer prohibitiven Skepsis sind vorbei; wer die Arthroskopie einmal in den Klinikalltag aufgenommen hat, wird sie nicht mehr missen wollen. Ihre diagnostische Aussagekraft ist außerordentlich groß, gibt die Untersuchung doch zuverlässig Auskunft über den Zustand von Menisken, allen Knorpelflächen des Gelenkes, die intraarticulären Bänder und die Synovia. Bereits können auch andere Gelenke arthroskopiert werden.

Das Interesse an diesem Symposium war denn auch entsprechend groß, der Saal zum Bersten voll.

In den Referaten und den lebhaften Diskussionen kamen einerseits *Probleme der Untersuchungstechnik* zur Sprache. Nur bei adäquater Untersuchungstechnik können die Möglichkeiten der Methode voll ausgenutzt werden. Andererseits wurde auf *Indikationen* und *Stellenwert* der Methode ausführlich eingegangen. Es sind jedoch vor allem zwei hauptsächliche Problemkreise, die jetzt besonders aktuell sind, weil sie *Neuaspekte* aufzeigen und darauf hinweisen, in welche Richtung ein weiterer Fortschritt zu erwarten ist und was wir in den nächsten Jahren vermehrt klären und bearbeiten müssen: Die „*Akut-Arthroskopie*" und die *arthroskopischen Operationen.*

Technik und Indikationen, Arthroskopie beim akuten Trauma

Mehrere Vorträge beschäftigten sich mit der *Technik der Arthroskopie*, wie sie heute durchgeführt wird. Es blieb dabei ohne Bedeutung, ob die Arthroskopie mit Flüßigkeit oder Gas ausgeführt wurde. Beide Techniken sind möglich und haben ihre bekannten Vor- und Nachteile. Heftig diskutiert wurde über Zahl und Art der Zugänge. Alle Redner waren sich weitgehend einig, daß möglichst von einem Zugang aus das Kniegelenk beurteilt werden sollte. Im Mittelpunkt der Diskussion stand der laterale und der sogenannte transligamentäre Zugang durch das Lig. patellae. Der laterale Zugang ergibt einen guten Überblick über das gesamte Kniegelenk. Es wird keine wichtige Kniegelenkstruktur geschädigt. Der transligamentäre Zugang ergibt ebenfalls einen sehr guten Überblick. Eventuell kann von ihm aus die Hinterhornregion medial besser beurteilt werden. Auch das hintere Kreuzband kann durch einen zentralen Zugang her besser eingesehen werden. Nachteil des zentralen Zugangs bleibt die Verletzung des Ligamentum patellae. Dies hat eventuell Konsequenzen bei einer Kreuzbandplastik, die direkt im Anschluß an einen solchen Eingriff vorgenommen wird.

Es wurde ebenfalls betont, daß die Arthroskopie im Bereich der *Begutachtung* eine zunehmende Bedeutung gewinnt und vermehrt eingesetzt werden sollte. Dies um so mehr, als die fotografische Darstellung der Gelenkflächen mühelos möglich ist.

Wichtige Beiträge widmeten sich der Frage, ob die *Arthroskopie beim akuten Kniegelenkstrauma* sinnvoll oder notwendig sei. Sämtliche Vortragenden waren sich darüber einig, daß die sofortige Arthroskopie nach Kniegelenkstrauma wertvolle Hilfe leisten kann, wenn es durch Röntgen und Klinik nicht gelingt, eine exakte Diagnose zu stellen und wenn ein Kniebinnenschaden nicht ganz ausgeschlossen werden kann. Das Kniegelenk wird durch die Arthroskopie saubergespült und kann danach exakt beurteilt werden.

Auch hier empfiehlt es sich, ein Zusatzinstrument in des Kniegelenk einzuführen, um z.B. die Festigkeit des vorderen Kreuzbandes zu überprüfen, da es nicht immer möglich ist, allein durch die Inspektion zu entscheiden, ob hier ein Riß oder ein Teileinriß vorliegt.

Es wurde aber ebenso darauf hingewiesen, daß es nicht für alle Kliniken möglich ist, einen solchen Service bei Knieverletzungen anzubieten, da dies auf organisatorische Schwierigkeiten und somit auf Grenzen stößt. Ein weiterer Vorschlag war deshalb die verzögerte Sofortarthroskopie, das heißt, dann die Arthroskopie zu planen, wenn sich nach wenigen Tagen herausstellt, daß doch wahrscheinlich ein Kniebinnenschaden vorliegt. Diese Untersuchung sollte nicht länger als 8 Tage nach dem Trauma hinausgezögert werden.

Arthroskopische Operationen

Zwei Referate (aus Zürich und Cambridge) befaßten sich mit der Möglichkeit operativer Eingriffe unter arthroskopischer Sicht. Bei dafür geeigneten Meniscusverletzungen (Korbhenkelläsionen oder Lappenrisse) kann eine *partielle Meniscektomie* arthroskopisch vorgenommen werden, indem der Meniscusteil entweder mit einer kleinen Schere abgetrennt und als Ganzes extrahiert oder mit einem Rongeur abgetragen wird. Die postoperativen Verläufe sind eindrücklich günstig, die Morbidität weit geringer als bei einer Arthrotomie. Es bleibt zu betonen, daß eine arthroskopische Meniscusoperation (zur Zeit noch) nur in ausgewählten Fällen durchgeführt werden kann und technisch recht schwierig ist.

Weitere arthroskopische Operationsmöglichkeiten: Freie Gelenkkörper können durch das Arthroskop ausgespült werden (wenn sie klein sind) oder werden mit einer Kocherklemme gefaßt und aus dem Gelenk extrahiert. Eingeklemmte ödematöse Synovialzotten oder Kreuzbandanteile können reseziert, eine hypertrophe Plica synovialis medio-patellaris durchtrennt und intraartikuläres Osteosynthesematerial entfernt werden.

Mit den arthroskopischen Operationen haben wir ein neues Gebiet der Arthroskopie betreten, das noch faszinierende Möglichkeiten für die Weiterentwicklung offen läßt.

Oberarmschaftbrüche

J. Poigenfürst und F. Klapp, Wien/Homburg/Saar

In 15 Referaten und einer ausgiebigen Diskussion wurden verschiedene noch offene Fragen der Behandlung des einfachen und komplizierten Oberarmschaftbruches besprochen. Um die Wiederholung allgemeiner Überlegungen unnötig zu machen, hat Herr Bandi die Problematik der Operationsindikation einleitend dargestellt. Die Teilnehmer stimmten auch darin überein, daß eine Behandlungsmethode zunächst nur nach dem Gesichtspunkt beurteilt werden soll, daß sie auch mit richtiger Indikation und exakter Technik ausgeführt wurde. Die Gefährlichkeit einer Methode in inkompetenter Hand kann zur Beurteilung ihrer Leistungsfähigkeit nicht herangezogen werden. Unter dieser Voraussetzung hat die Osteosynthese doch noch nicht jenes Maß an Sicherheit erreicht, daß sie die konservative Therapie gänzlich verdrängen könnte. Der größte Teil der Oberarmschaftfrakturen soll daher weiterhin konservativ behandelt werden. Die dazu angegebenen Methoden unterscheiden sich lediglich in der Art der Ruhigstellung. Die Ergebnisse sind ziemlich konstant gut. Versteifungen des Schultergelenkes müssen auch bei alten Patienten nicht befürchtet werden. Herr Bandi hat als Argument gegen die konservative Therapie zu bedenken gegeben, daß die Ruhigstellung des Unterarmes am Thorax zu einem Innenrotationsfehler führen müsse. Wir waren uns eigentlich alle dieses Umstandes bewußt, jedoch hat keiner der Anwesenden jemals daraus eine negative Auswirkung auf die Beweglichkeit beobachtet. Dennoch sollte dieses Argument noch einmal überprüft werden. Als Ursache der häufigsten Komplikationen der konservativen Therapie, nämlich der Pseudarthrose, werden weiterhin die Diastase bei Querbrüchen, zu kurze Ruhigstellungsdauer und Beunruhigung der Fraktur durch häufige Repositionsmanöver angesehen. Als neuer Gesichtspunkt kommt die Interposition bei langen Drehbrüchen im proximalen Drittel dazu. Solche Fälle sind an den Röntgenbildern nach dem ersten Repositionsversuch meist schon zu erkennen.

Diesen Ansichten widersprechen eigentlich die Erfahrungen mit dem Sarmiento-brace und der frühfunktionellen Behandlung nach Specht. Die beiden Referate, die über das Sarmiento-brace berichteten, verfügen allerdings gemeinsam nur über 23 Patienten. Es mag zu denken geben, daß in dem einen Kollektiv von 14 Fällen zweimal eine Sudecksche Dystrophie aufgetreten ist. Sie kann vielleicht als Folge der Stauung distal der Bandage und der nicht ganz ausgeschalteten Schmerzreize erklärt werden. Während Sarmiento wenigstens 2 Wochen nach dem Unfall eine adäquate Ruhigstellung durchführt, verzichtet Specht auf diese von Anfang an. Seine Methode verlangt nicht nur einen sehr kooperativen Patienten sondern auch ein speziell geschultes Personal. Die von ihm angegebenen sehr kurzen Konsolidationszeiten beziehen sich vermutlich nicht auf den röntgenologischen Durchbau, sondern mehr auf den klinischen Eindruck der Festigkeit. Dafür spricht auch ein Fall, der nach 3 Wochen als „fest" bezeichnet wurde während das beweisende Röntgenbild erst wenige Monate später angefertigt wurde.

Die Indikation zur Osteosynthese soll nach allgemeiner Meinung äußerst streng gestellt werden. Als Indikationen wurden angeführt:
1. Unumgängliche Indikationen vorwiegend nach dem Zustand der Weichteile: zweit- und drittgradig offene Frakturen, bei gleichzeitiger Gefäß- und Nervenverletzung und bei pathologischen Frakturen je nach dem Allgemeinzustand.

2. Empfehlenswerte Indikationen, vorwiegend in Abhängigkeit von der Fraktur: nach Scheitern eines konservativen Behandlungsversuches, bei Brüchen im distalen Schaftbereich und bei Brüchen mit Gelenksbeteiligung. Beidseitige Oberarmschaftbrüche, einseitige Verletzungen von Oberarm und Unterarm und Frakturen eines Oberarmes, wenn der andere Arm gelähmt ist, stellen ebenso empfehlenswerte Indikationen dar.
3. Aus frakturfernen Gründen werden als Operationsindikationen Verletzungen oder Erkrankungen des ZNS, der Thoraxorgane und pflegetechnische Gründe angesehen.

Die stabilste Form der Osteosynthese ist die technisch richtig ausgeführte Verplattung. Die Bündelnagelung nach Hackethal bringt in beschränkter Indikation gute Ergebnisse. Ihr Nachteil liegt in der relativ häufig auftretenden Behinderung der Ellenbogenstreckung, wenn die Nageleinschlagstelle zu tief gewählt wurde.

Auch die Frage der Küntscher-Nagelung wurde ausgiebig diskutiert. Obwohl manche Anwesende damit gute Erfahrungen gemacht haben, wird doch der Schluß gezogen, daß diese Methode unverhältnismäßig oft zu Komplikationen führt. Gedeckte Nagelungen sind wegen der Gefährdung eines interponierten Nerven zu vermeiden.

Dem Vorgehen bei bestehender Radialisschädigung wurde der größte Teil der Diskussion gewidmet. Es ist bekannt, daß sich primäre Lähmungen in 95% der Fälle spontan zurückbilden und, daß die Rückbildung primärer Teillähmungen in sehr kurzer Zeit zu erfolgen pflegt. Dennoch besteht die Tendenz, bei jeder Form der primären Nervenlähmung zu operieren. Sekundär auftretende Lähmungen stellen auf jeden Fall eine dringliche Operationsindikation dar. Die Verlagerung des Nervus radialis nach volar kann in einzelnen Fällen durchgeführt werden, wenn sie sich zwanglos ergibt und wie der Autor sagt, nicht auf Kosten eines Teiles der Nervenfunktion erfolgt. Allerdings wird dieser Methode die Indikation dadurch entzogen, daß nach der derzeitigen Meinung eine Platte bei Patienten von mehr als 40 Jahren vom Oberarm nicht mehr entfernt werden muß.

Die Diskussion hat gezeigt, daß die Erfahrung des Einzelnen für die Beantwortung mancher Fragen nicht ausreicht. Bei der geringen Zahl von Komplikationen der Oberarmschaftfrakturen müßte jeder von uns tausende von Fällen behandeln, um jede Komplikation in der ihr typischen Frequenz zu erleben. Man muß sich daher der Meinung spezialisierter Zentren anschließen, durch die zwar das Bild verzerrt wird, die aber auf Grund ihrer speziellen Erfahrungen verläßliche Anleitungen geben können. Abschließend bedanken sich die beiden Vorsitzenden bei allen Teilnehmern dafür, daß sie auf einen Teil ihrer Redezeit verzichtet haben, um so eine ergiebige Diskussion zu ermöglichen.

Ellenbogenfrakturen im Kindesalter

F. Magerl und E. Kutscha-Lissberg, St. Gallen/Neunkirchen

Die zahlenmäßig hohe Beteiligung und die rege Diskussion, die auf allgemeinen Wunsch über die anberaumte Zeit ausgedehnt wurde, zeigt die außerordentliche Aktualität dieses Themas.

Bei der häufigsten Verletzungsform, der supracondylären Oberarmfraktur wird von fast allen Autoren bei verschobenen Brüchen die Bohrdrahtosteosynthese empfohlen. Ob diese percutan oder offen durchgeführt werden soll, wurde überraschenderweise nicht diskutiert.

Von der konservativen Methode sind die verschiedenen Extensionsverfahren weitgehend verlassen, hingegen scheint die Verbandanordnung nach Blount einer Renaissance zuzusteuern. Sie wurde von Schmit-Neuerburg sowie Jungbluth in der Diskussion bei geeigneten Fällen (geringe Schwellung, stabile Verhältnisse nach Reposition) befürwortet. Ein zahlenmäßig repräsentatives Nachuntersuchungsmaterial konnte allerdings (noch) nicht vorgewiesen werden.

Brüche des radialen Condylenmassives — Aitken III Frakturen — werden, auch bei minimaler Verschiebung, offen reponiert und mit Spickdrähten oder einer Kleinfragment-Spongiosaschraube die die Epiphysenfuge nicht kreuzen darf, stabilisiert.

Auch die Abrißfraktur des Epicondylus ulnaris soll — auf alle Fälle aber bei Gelenksinterposition — offen reponiert und mit Bohrdrähten bzw. Schraube oder Zuggurtung fixiert werden, da es bei Heilung auch in geringer Fehlstellung als Spätkomplikation zu Reizzuständen des Nervus ulnaris kommen kann.

Die Therapie der Wahl bei Olecranonfrakturen ist in Analogie zum Erwachsenen die Zuggurtungsosteosynthese.

Hingegen ist die Behandlung verschobener Radiushalsfrakturen nicht so klar definiert, zumal bei transarticulärer Bohrdrahfixation nach Witt relativ häufig Brüche des Kirschner-Drahtes trotz Gipsfixation beobachtet wurden. Bei der schräg durch die Fraktur angelegten Spickdrahtosteosynthese wird diese Komplikation vermieden.

Die klinischen Ergebnisse sind, obwohl verschiedene Beurteilungskriterien herangezogen wurden, in überwiegender Mehrzahl gut bis ausgezeichnet.

Die häufig bestehende, allerdings geringe Achsenfehlstellung im Sinne des Cubitus varus ist bei der supracondylären Fraktur meist Folge einer nicht exakten Reposition oder einer Trümmerzone am medialen Pfeiler. Der Cubitus varus bei den Frakturen am radialen Condylenmassiv is nach v. Laer auch bei regelrechter Behandlung auf eine Wachstunsstörung im Sinne einer Stimulation des verletzten radialen Compartments zurückzuführen. Andererseits beobachtete v. Laer eine spontane Achsenkorrektur bei Radiushalsfrakturen bis zu einer Dislokation von 60°!

Detailliert wurde die bewußt in die Diskussion geworfene Problematik der Volkmannschen Kontraktur behandelt. Alarmsymptome in der Entstehung dieser folgenschweren Komplikation sind die Durchblutungsstörungen der Finger (Kälte, bläulich-weiße Verfärbung) sowie Motilitätsstörungen und vor allem Schmerzen. Der Speichenpuls kann dabei immer tastbar sein. Ein alarmierendes Zeichen ist der fehlende Speichenpuls nur dann, wenn er primär mit der oben angeführten Symptomatik kombiniert ist oder wenn er im Gegensatz zum Vorbefund nach der Reposition nicht mehr tastbar ist. Eine rasche Klärung der Situation durch Arteriographie bzw. Probefreilegung des Gefäßes ist hier unumgänglich.

Compartmentsyndrom

W. Düben und G. Muhr, Hannover

Der pathogenetischen Vielfalt entsprechend werden für das Compartmentsyndrom heute zahlreiche Begriffe verwandt, die leicht Verwirrung stiften. Im Streben nach Einheitlichkeit und zum besseren Verständnis dieses noch keineswegs hinreichend bekannten Krankheitsbildes haben sich am Symposium Beteiligte für Beibehaltung der Bezeichnung „Compartmentsyndrom" auch im deutschsprachigen Raum ausgesprochen.

Volumenzunahme der Strukturen innerhalb der Fascienloge oder Einengung des Raumes durch Kompression von außen, häufig in Kombination beider Kräfte, bewirken einen Druckanstieg in der Fascien-Loge. Zwangsläufige Folge davon sind Minderdurchblutung der Muskulatur, Ödeme und schließlich Muskelnekrosen, primär durch Behinderung des venösen Rückflusses ausgelöst. Sobald die Ischämie die nicht genau abzusteckende Toleranzgrenze von 6 bis 8 Std überschreitet, sind Muskel- und Nervenschäden irreversibel.

Die Problematik des Muskel-Kompressions-Syndroms liegt — das wurde in den Vorträgen immer wieder herausgestellt — darin begründet, daß es im Frühstadium häufig verkannt oder übersehen wird. Das ist insofern verhängnisvoll, weil nach Überschreiten der Toleranzgrenze der Ischämie der Zeitpunkt für effektives therapeutisches Eingreifen bereits verstrichen ist. Leitsymptome sind die ischämisch bedingten Schmerzen und pralle Schwellung des betroffenen Gliedabschnittes. Sensibilitätsstörungen gehen den motorischen Ausfällen voran. Die anfangs zweifellos schwierige Diagnose stützt sich in erster Linie auf den klinischen Befund. Man muß wissen, daß die peripheren Pulse lange Zeit palpabel sein können. Diskrete Frühsymptome bedürfen der laufenden Kontrolle durch denselben Arzt, in kurzen Zeitabständen durchgeführt, um eine Progredienz nicht zu übersehen. Mehrmalige oder besser laufende Druckmessungen innerhalb der Fascienloge helfen nicht nur die Diagnose komplettieren sondern sind praktisch wichtig, weil pathologische Druckwerte eher registrierbar sind, noch bevor die klinischen Symptome, die Schwellung ausgenommen, erkennbar sind. Künftighin sollten daher intrafasciale Druckmessungen zum diagnostischen Rüstzeug gehören.

Je schneller druckentlastende Operationen mit Spaltung der Fascie und Ausräumung des Hämatoms zum Zuge kommen, um so eher kann mit vollständigen Restitutionen gerechnet werden. Das Debridement soll sich nur auf makroskopisch geschädigte Muskelanteile beschränken. Die Wadenbeinresektion als therapeutische Maßnahme bringt keine Vorteile und wird nicht mehr angewandt.

Spätzustände erfordern komplizierte, am Sehnen-, Nerven- und Knochenapparat ansetzende Eingriffe und gehen dennoch in Defektheilung aus.

Von ischämischen Muskelnekrosen hängt nicht selten das spätere Schicksal einer Gliedmaße ab. Sie sind kein unabwendbares Ereignis. Alles kommt auf die Frühdiagnose und Soforttherapie an. Präventive Maßnahmen wie Unterlassen der Fasciennähte bei Eingriffen im Bereich von Fascienlogen und Offenlassen von Wunden bei posttraumatisch-geschwollenen Gliedmaßen lassen die Gefahr einer Muskelischämie nicht aufkommen.

Fixateur externe

V. Vécsei und K. Klemm, Wien/Frankfurt a.M.

Unser Symposium war sehr gut besucht, es wurde sehr rege diskutiert. Ich möchte unseren Bericht stichwortartig und schwerpunktartig ausrichten, nicht nach den einzelnen Vorträgen vorgehen.

Die operative Knochenbruchbehandlung mit dem Fixateur externe, wir vermeiden diesbezüglich genauigkeitshalber die Bezeichnung Osteosynthese, ist neben der Plattenosteosynthese und der intramedullären Osteosynthese eine dritte Behandlungsmethode, die endlich jene Verbreitung zu bekommen scheint, die ihr zusteht. Die Osteotaxis hat ebenso wie die beiden anderen Verfahren ihre Exklusivindikationsgebiete, obwohl sie universell ausgerichtet ist und wird bei monomaner Ausrichtung zweifellos überfordert. Diese Indikationen sind die drittgradig offene Fraktur, insbesondere die Schußfraktur, die infizierte Fraktur, die infizierte Pseudarthrose und spezielle Formen der Arthrodese. Unter den zum Kauf angebotenen Systemen bietet das Rohrsystem und der Fixateur externe nach Raoul Hoffmann, eine zweckmäßige Montage vorausgesetzt, eine klinisch relevante Stabilität, ja manchmal Rigidität. Der schwächste Punkt aller Systeme ist der Steinmann-Nagel, der, um eine Montage zweckmäßig stabil halten zu können, nicht definitiv deformiert werden darf. Die kritische Grenze liegt bei 2 mm.

Der idealen Montage sind einige Charakteristika abzufordern:
1. Die Montage muß anhand des Röntgenbildes wie des klinischen Lokalbefundes geplant werden.
2. Der Aufbau muß mit dem mechanisch meistbelasteten Nagel begonnen werden.
3. Wenn möglich soll dreidimensional verspannt werden.

Hierzu ist zu bemerken, daß die sagittal eingebrachten Schanzschen-Schrauben möglichst nahe an die Fraktur zu bringen sind, während die in der Frontalebene zu liegenden Steinmann-Nägel in möglichst großem Abstand angelegt werden sollen.

Die Verwendung von Gewindenägeln bietet zwei Vorteile:
1. größere Festigkeit,
2. Vorbeugung gegen die Lockerung.

Einzelaufhängung der Nägel und möglichst hautnahe Verankerung der Rohre oder Stäbe ist nötig. Regelmäßiges Nachspannen und Röntgenkontrollen in etwa 4wöchigen Abständen werden empfohlen. Die Ein- und Austrittstellen der Nägel sind durch den Patienten sorgfältig zu reinigen und zu desinfizieren, vor allem um den Patienten anzuregen eine positive Einstellung und Engagement seinerseits zu erzielen.

Gegen ein nach etwa 4 Wochen vorgenommenes Vollbad, zum Beispiel bei Extremitätenmontagen, eine entsprechende Desinfektionsmöglichkeit der Badewanne vorausgesetzt, besteht kein Einwand.

Einige von unseren Kollegen, und ich finde als meine Pflicht, sie namentlich anzuführen: Herr Labitzke, Essen, Herr Hofmann und Mitarbeiter, Gießen, Herr Müller, Bochum, Herr Kleining und Mitarbeiter, Duisburg, sind mit den derzeitigen Systemen und mit den erzielbaren Stabilitätsverhältnissen unzufrieden und sind daran die Systeme zu verbessern. Ihre Bemühungen sollen nicht geschmälert werden, wenn ich nun das Wort einer klinischen Relevanz rede. Andere Anordnungen sind denkbar, wie hier zum Beispiel von Herrn Labitze vorgeschlagen. Es ist zweifellos so, daß die symmetrische Krafteinleitung demnächst zur Routine werden wird, die Backenaufhängungen werden verändert; Kunststoff, ich erinnere an Herrn Spier, wird Eingang finden und dgl. mehr. Die Genauigkeit und Hingabe mit der gearbeitet wird verdient unsere Hochachtung.

Vordergründig hat die Diskussion ergeben, und wir waren uns einig, daß das Rohr- und Hoffmann-System, eine gute Montage vorausgesetzt, das bieten, was in der Klinik von ihnen erwartet wird.

Die Vorträge grob zusammengefaßt, kann regionsmäßig folgendes festgestellt werden:

Der *Halo-Fixateur* ist den invasiven Verfahren, von Ausnahmen abgesehen, zum Beispiel beim alten Tetraplegiker, hintenanzuordnen. Die *Beckenmontagen* sind bei Kombinationsverletzungen am Beckenboden und -ring primär einzusetzen. Die Montage ist weder bei stabilen und schon gar nicht bei instabilen Beckenbrüchen unter Vollbelastung mobilisierend tragfähig. Im besonderen sei auf die Pflegeerleichterung bei Polytraumatisierten und Polyfrakturierten in diesem Zusammenhang hingewiesen. *Acetabulumfrakturen* stellen eine Ausnahmeindikation dar. Die Fixateur externe-Montage bei der typischen *Speichenfraktur* ist noch nicht so reif, insbesondere die Behandlung der Begleitverletzungen betreffend, daß man sie heute universell empfehlen könnte.

Unter den berichteten *septischen Pseudarthrosen* und *Pseudarthrosen mit Defekten* mit eingeschlossen, es waren sehr genaue Zahlen aus Tübingen zu hören, war die primäre Versorgung, das möchte ich besonders betonen, in 70% eine Plattenosteosynthese. In der Mehrzahl der Fälle waren die Frakturen zweit- bis drittgradig offen. Dies ist bedenklich und ich halte es für meine Pflicht Sie, meine Damen und Herren, darauf aufmerksam zu machen, daß die Vermutung in einem aufkommt, ob denn ein Fixateur externe im Zug der Primärbehandlung diese Komplikationen nicht hätte verhindern helfen können.

Ich schließe mit dem Hinweis, daß der Fixateur heute unentbehrlich geworden ist.

Psychischer Hospitalismus

B. Winter, Frankfurt a.M.

Das Thema unseres Symposiums lautete „Psychischer Hospitalismus als Folge und Begleiterscheinung von schwerem Trauma". Da dieser Problembereich erstmalig auf einem Unfallchirurgen-Kongreß behandelt wurde und wir uns bewußt waren, daß erste Schlußfolgerungen und Behandlungsempfehlungen nur ein Ergebnis interdisziplinärer Zusammenarbeit sein können, haben nach einer theoretischen Einführung meinerseits, aus psychoanalytischer Sicht, die mit den betreffenden Problempatienten befaßten ärztlichen Kollegen das Thema aus ihrer praktischen klinischen Erfahrung dargestellt und analysiert.

Womit wir uns ausdrücklich nicht befaßt haben, sind allgemein psychische Schäden, die sich unfallchirurgische Patienten aufgrund ihres Krankenhaus-Aufenthaltes und irgendwelcher prinzipiell vermeidbarer, für sie psychisch schädigender Behandlungen und Zustände zuziehen. Wir befaßten uns vielmehr mit dem psychischen Hospitalismus von Patienten, die innerhalb der Unfallchirurgie die Hauptproblemgruppen darstellen, nämlich Schwerverbrannte, Querschnittgelähmte und Patienten mit posttraumatischer Osteomyelitis – und bei denen primär der psychische Hospitalismus, die Belastung und Zusatzschädigung durch den Krankenhaus-Aufenthalt nicht Folge fehlerhafter oder unzureichender Versorgung ist, sondern als unausweichliche Begleiterscheinung von extrem schwerem Trauma, langer und leidensreicher Hospitalisierung und dem sich-abfinden-müssen mit dauernden schweren Funktionsverlusten und kosmetischer Entstellung anzusehen ist.

Um es viel einfacher zu sagen, nicht das Krankenhaus und die dort Tätigen sind schuld, wenn diese Patienten Verhaltensauffälligkeiten zeigen, die wir als psychischen Hospitalismus bezeichnen. Es liegt in der Natur der schweren Erkrankung, daß diese psychischen Zusatzschäden auftreten, nur sollte man sich der traurigen Erkenntnis nicht entziehen, daß auch Unvermeidbares schädigend wirkt. Damit ist gemeint, daß Besonderheit und Schwere der Verletzung unausweichlich sehr lange und extrem traumatisierende Hospitalisierung erforderlich machen und somit die psychische Belastung der Patienten automatisch auch bei der besten Behandlung auftritt, durch sie unter gegebenen Umständen jedoch gemildert wird und ohne sie geradezu unerträglich wäre.

Die Verhaltensauffälligkeiten dieser Patienten sind nicht pathologisch, sondern eine notwendige psychische Reaktion auf den Streß der schweren Verletzung, sie stellen eine Anpassungsleistung dar. Die Symptome sind meist diskret, also keine manifeste Aggressivität oder sonstige Unangepaßtheit, sondern z.B. Verharren in der schweren Regression der ersten Krankenzeit, larvierte Ausdrucksformen von reaktiver Depression und psychosomatische Erscheinungen.

Zusätzliche psychotherapeutische Behandlung ist nur in Ausnahmefällen sinnvoll und erforderlich. Ärzte und Schwestern sind nach wie vor die entscheidenden Bezugspersonen, es ist eine große Hilfe, wenn sie dem Patienten Verständnis, Zuwendung und Information geben können und sich nicht, aus unbewußter Angst vor zu großen psychischen Anforderungen ihrer Patienten, auf das rein Technisch-Sachliche zurückziehen.

Herr Jenny aus Straßburg, der sich vor allem mit Patienten mit posttraumatischer Osteomyelitis befaßt, macht deutlich, daß seinen Patienten vor allem durch effiziente moderne Behandlungsmethoden mit einem Minimum an Bettlägerigkeit und Immobilisation und einem Maximum an frühzeitiger Aktivierung zu helfen ist. Es ist gar nicht erforderlich, daß solche Patienten zum Langzeitlieger und damit zum Problempatienten werden. Unter den von uns diskutierten Patientengruppen stellen die Osteomyelitiker noch die relativ problemloseste Gruppe dar. Bei ihnen ist der psychische Hospitalismus durch relativ einfache Maßnahmen zu vermeiden.

Herr Gerner vom neuen großen Querschnittzentrum in Bad Wildungen zeigte, daß es zwar in der Natur der Querschnittlähmung liegt, daß diesen Patienten sehr viel schwerer zu helfen ist und sie sich mit massiven Dauerschäden abfinden müssen, aber daß gerade bei ihnen alles von der Rehabilitationsinstitution abhängt. Er betont die Wichtigkeit entsprechender achitektonischer Voraussetzungen in einem Zentrum, die Notwendigkeit einer Kommunikation, dem Patienten viel Freiheit und wenig Krankheitsgefühl vermittelnde Umgebung und einer entsprechenden Hausordnung. Lange und ungewisse Liegezeiten bei Decubitus, die auf Querschnittpatienten demoralisierend wirken, werden durch Behandlungs- und Operationsmethoden vermieden, bei denen nach relativ kurzer Vorbereitungszeit und Operation das Aufstehen schon nach 3 Wochen sicher möglich ist.

Hauptproblem ist die oft zu geringe Motivation der Patienten. Herr Gerner wies auf den Unterschied zwischen den hochmotivierten Patienten der ersten Generation von Sir Ludwig Gutmann und ihr hohes soziales Ansehen als Kriegshelden und den heutigen Durchschnittspatienten hin. In allen Rehabilitationskliniken ist eine steigende Anzahl von Patienten mit Querschnittlähmungen nach Suicidversuchen auch von den Behandelnden psychisch zu bewältigen.

Bei den beiden letzten Referaten von Herrn Zellner aus Ludwigshafen über Schwerverbrannte und Herrn Blömer aus Höxter, früher Hannover, über bösartige Knochentumore wurde sichtbar, wie schwer es ist, ohne Aussicht auf Heilung dem Schwerstkranken beizustehen und ihm bis zum Ende Humanität und das größte Maß an Erleichterung und sogar Selbständigkeit zu ermöglichen.

Herr Zellner demonstrierte — auch im Bild — in eindrucksvoller Weise, wie extrem belastend für den Schwerverbrannten die spezielle Behandlung in völliger Isolierung ist und wie sich auch die Behandler überfordert fühlen, nicht nur von der Schwierigkeit der Arbeit her, sondern auch vom massiven Leiden und der Verunstaltung der Patienten.

Er zeigte Möglichkeiten der Humanisierung der Behandlung bei Beibehaltung der medizinischen Notwendigkeiten. Er forderte neue architektonische Konzepte, Farbe, künstlerische Gestaltung, Fernsehen, klinikinternes Fernsehen, auch Vorlesen über den Fernsehapparat, angenehmere Beleuchtung, die auch den Wechsel von Tag und Nacht markiert, eine Uhr für den Patienten sichtbar, dafür die technischen Einrichtungen für den Patienten nicht einsehbar und vor allem Einwegscheiben für die Behandlungskabinen, damit die Patienten das Gefühl der ständigen Beobachtung bei völliger Entblößung verlieren.

Ihm scheint eine „Seelenperson" unbedingt nötig, ein ausgebildeter Therapeut, der die Funktion hat, sich das Leiden der Patienten anzuhören und es ertragen zu können. Bisherige Versuche in dieser Richtung, z.B. mit Sozialarbeitern scheiterten an deren baldigem Zusammenbruch.

Die Diskussion war lebhaft und allgemein wurde der Wunsch geäußert, das Thema des psychischen Hospitalismus bei weiteren Veranstaltungen ähnlicher Art weiterzubehandeln und zu vertiefen.

Arbeitsmedizinische Probleme am Bildschirm

V. Lachnit, Wien

Die Mitteilungen im Rahmen dieses Symposiums zeigten uns die Probleme der Arbeit an Bildschirmgeräten aus der Sicht des Arbeitsmediziners bzw. Betriebsarztes, des Augenarztes und des Ergonomen[1]. Besonderer Wert wurde nicht nur von augenärztlicher Sicht auf die Prüfung der Sehleistung gelegt. Sehteste müssen zu Beginn der Einstellung durchgeführt werden. Ein Teil der zu Beschäftigenden erweist sich wegen schlechter Korrigierbarkeit doch als nicht einsatzfähig. Schwierigkeiten ergeben sich auch beim älteren Arbeitnehmer mit sehr starker Presbyopie. Hier werden Zweistärkengläser zu empfehlen sein, deren Fernteil auf den Abstand des Bildschirmes und deren Nahteil auf den Leseabstand angepaßt ist. Die Unterschiede der Abstände sollten nicht zu groß sein.

Trotz Korrektion der Sehfehler kommt es wechselnd häufig zu asthenopischen Beschwerden, also Ermüdungserscheinungen zufolge der langanhaltenden visuellen Konzentration (Hagspiel, Läubli). Die beste Vorbeugung gegen diesen Beschwerdekomplex ist neben dem Ausgleich evtl. Brechungsfehler die Installation optimaler Beleuchtungsverhältnisse am ergonomisch richtig gestalteten Arbeitsplatz und eine entsprechende Pausengestaltung bzw. Begrenzung der Arbeitszeit.

Der Arbeitsplatz an Bildschirmgeräten soll in Hinsicht auf eine möglichst physiologische Sitzhaltung, Vermeidung von Zwangshaltungen mit Verkrümmung der Wirbelsäule und der Möglichkeit zur kurzfristigen Entspannung gestaltet werden. Solche belastende Faktoren müssen durch entsprechende Wahl der Tischfläche, -höhe, des Arbeitsstuhles, der Fußstützen usw. möglichst ausgeschieden werden, was nach den anerkannten Regeln der Ergonomie geschieht. Auch die möglichst senkrechte Anordnung der Bildelemente etwa in Augenhöhe gehört hierher. Trotzdem wurde von Hünting und Greuter auf häufige Zeichen von Muskelermüdung hingewiesen.

Besonders wichtig ist eine ausreichende, aber nicht zu intensive, indirekte Beleuchtung des Arbeitsplatzes, wobei Mischbeleuchtung vermieden werden sollte. Das Bildschirmgerät sollte so aufgestellt werden, daß keine Blendung ensteht, dies gilt für Tageslicht und künstliche Beleuchtung. Zum Unterschied von der hohen Information der herkömmlichen Papierschrift werden die zu erkennenden Zeichen auf einem leicht flimmernden Bildschirm abgelesen. Aus physiologisch-optischen Gründen wäre schwarze Schrift auf weißem Untergrund am besten, weil die Sehschärfe größer wäre. Dies ist aber technisch heute nicht gut möglich. Die helle Grundfläche würde auch durch ihr Flimmern sehr störend wirken, was die Lesbarkeit des Testes wiederum beeinträchtigen würde. Auch wegen des größeren Leseabstandes muß die Schrift am Datensichtgerät größer sein. Die Leuchtdichte beim Blickwechsel vom Bildschirm zum Beleg sollte nicht mehr als den Faktor 1 : 4 betragen. Dies kann durch entsprechend niedrigeren Reflexionsgrad des Belegpapiers (z.B. pastellfarbene Belege) und der umgebenden Arbeitsfläche (mattiert) geschehen. Bei zu großen Leuchtdichteunterschieden wird der Adaptionssprung zu groß, was nicht selten als Sehstörung empfunden wird. Blendung ist sicherlich die häufigste Störung am Bildschirmgerät! Eine Ermüdung der Retina-Strukturen gibt es nicht. Dies wurde besonders von

---

[1] W. Greuter, M. Kundi, G. Hagspiel, Th. Läubli, W. Hünting und A. Thaler

augenärztlicher Seite (Thaler) hervorgehoben, weil diese Ansicht immer wieder geäußert wird.

Der ständige Wechsel der Blickrichtung und des Blickabstandes zwischen Tastatur, Bildschirm und Beleg erfordert jedesmal eine Neueinstellung der Augen auf die verschiedene Entfernung. Zu starke Akkomodationsschwankungen können hier durch ähnliche Abstände dieser Elemente verhindert werden. Selbstverständlich sollte jeder störende und insbesondere plötzlich auftretende Lärm im Arbeitsraum vermieden werden. Auch andere Belästigungen, wie durch Zugluft, Tabakrauch, gehören hierher.

Einhelligkeit bestand unter den Referenten und Diskutanten darüber, daß die Zeit für eine endgültige gesetzliche Regelung der Arbeit an Bildschirmgeräten noch nicht gekommen wäre. Es sollten noch weitere Erfahrungen gesammelt werden.

Probleme des Sicherheitsgurtes in rechtlicher Sicht und bei der ärztlichen Begutachtung

J. Gerchow und W. Perrett, Frankfurt/Main/München

Diskussionsbemerkungen

Contzen, Frankfurt/Main: Ein Hauptgrund für die Ablehnung des Sicherheitsgurtes ist in der Klaustrophobie zu sehen. Wie sind die Gurtsysteme zu beurteilen, die mit einem automatisch lösenden Schloßsystem versehen sind?

Antwort Danner, München: Die technischen Probleme sind gelöst. Grundsätzlich ist zu sagen, daß jeder Gurt (auch der schlecht sitzende und der Zweipunkt-Gurt) besser ist als kein Gurt.

Behrens, Lemgo: Durch detaillierte Unfallforschung ausgehend vom Unfallort, konnten wir in Hannover nachweisen, daß in ca. 30% auch bei korrekt angegurteten Insassen, die in Frontalkollision verwickelt wurden, ein Knieanprall am Armaturenbrett eintritt. Leichte Verformungen und Abdruckstellen des Fahrzeuginteriors entsprachen leichten Prellungen und Schürfungen der Kniegelenke.

Für den normal großen Erwachsenen ist dieser Effekt nicht problematisch, bei kleinen Personen jedoch führt dieser sogenannte „Submarining Effekt" ohne Abstützungsmöglichkeit der Kniegelenke zum Einschneiden des Gurtbandes in die Bauchdecken, mit der Gefahr der Verletzungen von Baucheingeweiden.

Kuderna, Wien: Ich wäre anstelle von Herrn Danner doch sehr vorsichtig mit der Behauptung, es gäbe keinen Submarining-Effekt. Mir sind zahlreiche Fälle bekannt, in denen der Gurt vom Becken auf den Bauch heraufgerutscht ist und zu tödlichen Verletzungen geführt hat. Zweifellos sind viele Gurte falsch angebracht, weil eine entsprechend strenge Norm fehlt.

Antwort Danner, München, und anderer Diskussionsteilnehmer: es wird nochmals darauf hingewiesen, daß jeder Gurt besser ist als kein Gurt. Es wird auf die unterschiedlichen

Kollisionsabläufe hingewiesen, auch auf die unterschiedlichen Körperproportionen. Bei der häufigsten Unfallform (Frontalaufprall ± 45° Seitendifferenz) unter 50 km/h ist „Submarining" nicht zu erwarten, wenn der Gurt korrekt angelegt ist. Dazu gehört auch, daß er am Sitz und nicht irgendwo am Boden des Wagens befestigt ist.

Behrens, Lemgo, zum Vortrag Hartmann: Die Dehnung des Gurtbandes läßt sich in der Mehrzahl der Fälle sowohl makroskopisch in Form von Dellenbildungen als auch mikroskopisch als Einrisse von Filamentgarnen im belasteten Gurtbandverlauf nachweisen. Allerdings ist es nicht möglich, aus diesen Veränderungen auf den Zeitpunkt der Belastung Rückschlüsse zu ziehen.

Behrens, Lemgo, zu den juristischen Vorträgen: Sehr häufig wird an die unfallchirurgisch tätigen Ärzte die Frage gerichtet, ob das Tragen eines Sicherheitsgurtes in einer bestimmten Unfallsituation zu einer Verminderung der Verletzungen geführt hätte. Um diese Problematik erschöpfend werten zu können, sollte eine Schematisierung des vorgelegten Beweismaterials vorgenommen werden. Hierzu gehören fotografisch einwandfrei wiedergegebene Bilder der beschädigten Fahrzeuge aus Rundumperspektiven, Aufnahmen des Fahrzeuginnern mit Details der Beschädigungen, Skizzen und Fotos der Unfallstelle, falls immer möglich der Sicherheitsgurt mit Schloß, ärztliche Unterlagen über das eingetretene Verletzungsmuster mit Röntgenbildern, Größe und Gewicht des Verletzten, um nur die wichtigsten Daten zu nennen.

Zusammenfassung

Zu dem Thema referierten Juristen, Techniker, Versicherungsexperten und Mediziner aus der Bundesrepublik Deutschland, Österreich und der Schweiz:
R. Dittrich, Wien;
W. Maresch, Graz;
E. Schmid, Luzern;
F. Walz, Zürich;
M. Danner, München;
G.H. Schlund, München;
H. Contzen, Frankfurt;
K. Hell, Liestal.

Die medizinischen Ausführungen wurden durch einen Vortrag von R. Eyb und H. Kuderna, Wien, ergänzt.

Im Mittelpunkt stand die Frage, ob und gegebenenfalls welche Verletzungen durch den Gurt verhindert oder gemildert werden können. Dieses übernationale Thema hat zwei Aspekte:
1. die medizinische Kausalität unter Berücksichtigung technischer Parameter,
2. die juristische Bewertung.

Unabhängig von den vielfältigen medizinisch-technischen Parametern ist die juristische Diskussion an nationale Rechtsformen und Rechtspraktiken gebunden. Übereinstimmend stehen jedoch aus juristischer Sicht das Problem der Mithaftung bei nichtangelegtem Gurt und die Mithaftungsquote im Mittelpunkt.

Medizinische Erkenntnisse im Zusammenhang mit technischen Daten

Der Nutzen des Sicherheitsgurtes ist zweifelsfrei nachgewiesen worden, und zwar aus theoretischen Untersuchungen, experimentellen Arbeiten, aus der Analyse von Unfällen und aus der Unfallstatistik.

Die Technik kann zeigen, daß die heute in Fahrzeugen vorgesehenen Knautschzonen nur für den angegurteten Insassen nutzbar sind. In vielen Fällen ist es möglich, die einwirkenden Kräfte so gering zu halten, daß sie die Erträglichkeitsgrenzen nicht überschreiten.

Die umfassendste Untersuchung — ca. 50.000 Pkw-Unfälle — stammt vom Verband der Deutschen Autoversicherer. Nach der Methode des direkten Vergleichs kann gesagt werden, daß ca. 40% der Verletzungen nicht angegurteter Insassen völlig vermieden werden können. Schwere Verletzungen können für den Fahrer um 70%, für den Beifahrer um 50%, tödliche Verletzungen um etwa 50% reduziert werden.

In Übereinstimmung mit allen medizinischen Untersuchungen führt das Gurtetragen vor allem zu einer starken Reduzierung — ca. 75% — der Kopfverletzungen bei Fahrer und Beifahrer, und zwar nicht auf Kosten einer Verletzungserhöhung an anderen Körperteilen. Die medizinische Beobachtung, daß verständlicherweise vor allem beim Beifahrer leichtere Verletzungen zunehmen, läßt sich statistisch bestätigen.

Die vielerseits gefürchtete Gefahr nachteiliger Auswirkungen des Gurtes liegt bei ca. 0,2%–0,6%, wobei es sich überwiegend um nicht lebensgefährliche Verletzungen handelt.

Die Vielzahl der Unfallkonstellationen erfordert eine Einzelfallanalyse, die ohne technische Detailkenntnisse nicht möglich ist. Zukünftige, auch medizinische, Forschung sollte die Beschädigungsart des Fahrzeugs zu den Verletzungsmustern in Beziehung setzen. Aus der Vielfalt der Möglichkeiten soll die wesentlichste herausgegriffen werden, nämlich der Frontalaufprall bis zu 50 km/h mit Seitenabweichungen von ± 45°.

Ist der Fahrgastraum im wesentlichen unverändert, gibt es bei Gurteträgern keine gravierenden Verletzungen. Nicht angegurtet treten häufig schwerste, auch tödliche Verletzungen am Kopf und vor allem Frakturen der unteren Extremitäten auf. — Bei Seitenkollisionen gelten zwangsläufig andere Bedingungen.

Nachdrücklich wurde gefordert, daß die Gurtetragepflicht nicht auf Pkw–Insassen beschränkt wird, sondern vor allem auch für Omnibusse zu gelten hat.

Juristische Probleme

Es ist nicht möglich, alle juristischen Detailprobleme in dieser resumierenden kurzen Darstellung zu bringen.

In *Österreich* besteht seit 1976 eine Verpflichtung zur Benutzung von Sicherheitsgurten.

In der *Schweiz* besteht seit 1971 eine Pflicht zur Ausrüstung mit Gurten und seit 1976 eine Gurtetragepflicht. Diese Verordnung ist jedoch 1977 für verfassungswidrig erklärt worden. Eine dem Vernehmen nach völlig offene Volksabstimmung steht bevor.

In der *Bundesrepublik* muß jeder Kraftfahrer seit 1976 die Vordersitze mit Sicherheitsgurten ausrüsten. Diese Vorschrift wurde inzwischen für nicht verfassungswidrig erklärt.

Für die Bundesrepublik folgt daraus die Möglichkeit des Mitverschuldens im Schadensfall. Die Rechtsprechung hat bisher sehr unterschiedliche Prozentsätze — zwischen 5% und 50% — angenommen.

In Österreich gilt ebenfalls des Prinzip des Mitverschuldens, dessen Höhe von den Umständen im Einzelfall abhängt (in einer obergerichtlichen Entscheidung 25% Mitverschulden für Nichtanlegen des Gurtes). Interessant ist für Österreich die „Umkehr der Beweislast". Der Geschädigte hat die Beweislast dafür, daß der Nichtgebrauch des Sicherheitsgurtes für die Schwere der Verletzung nicht ursächlich war.

In der Schweiz stellt – obwohl zur Zeit keine Gurttragepflicht besteht – das Nichttragen von Sicherheitsgurten in der öffentlichen Unfallversicherung eine grobe Fahrlässigkeit dar, die zur Kürzung der Leistung in der Regel von 10% führt. Im Haftungsrecht gibt es bisher keine obergerichtliche Entscheidung, obwohl rechtlich eine Ermäßigung der Ersatzpflicht möglich ist. Der Bundesrat hat eine Minderung der Schadensersatzpflicht für unerwünscht gehalten. Es ist davon auszugehen, daß es im Einzelfall schwierig ist, den auf das Nichttragen von Gurten entfallenden Teilschaden zu bestimmen.

Konsequenzen

Aus diesen in Österreich, der Schweiz und des Bundesrepublik fast deckungsgleich bestehenden Problemen sind Konsequenzen für die aktuelle Regelung und die zukünftige Forschung zu ziehen:
1. Es lassen sich heute schon vor allem unter Berücksichtigung der Kfz-Beschädigung Richtlinien für den Einwand des Mitverschuldens aufstellen.
2. Der Mitverschuldenseinwand kann und darf nicht automatisch einsetzen. Er ist für jeden Einzelfall zu überprüfen.
3. Die von Danner inaugurierten Beschädigungskategorien der Fahrzeuge stellen eine geeignete Ausgangsbasis dar, um die Frage nach der Kausalität zu entscheiden, nämlich ob und welche Verletzungen im einzelnen nachweisbar durch den Gurt verhindert oder gemildert worden wären.

VI. Der Fibrinkleber in der Traumatologie

Die Entwicklung der „Fibrinklebung"

Helene Matras, Wien

Einer Empfehlung Prof. Dr. A. Lindners folgend, befaßte ich mich im Rahmen der Erarbeitung einer Habilitationsschrift mit dem Einfluß des Fibrins auf die Wundheilung der Rattenhaut (Matras, 1970). Dabei fiel mir am Fibrin die besondere Klebewirkung auf. Ich faßte den Entschluß, diesem Phänomen zu einem geeigneteren Zeitpunkt weiter nachzugehen, zumal ich aus der Klinik wußte, daß bei rekonstruktiven Maßnahmen, das Nahtmaterial zu Gewebsschädigungen führen kann. So formte sich der Wunsch, den Klebeeffekt des Fibrinogens gleichsam als „physiologische Naht" zu nützen.

Die Realisierung wurde zunächst in der eine subtile chirurgische Technik erfordernden Mikrochirurgie versucht. Nervenanastomosen am Nervus ischiadicus des Kaninchens wurden mit zur Gerinnung gebrachten Plasmakryopräzipitatlösungen geklebt und die Methode sowie ihre Resultate erstmals 1972 veröffentlicht (Matras et al., 1972).

Im Zuge des Quellenstudiums zu dieser Arbeit fand ich, daß eine Blutstillung mit Fibrinpräparaten im Tierexperiment bereits zur Zeit des 1. Weltkrieges versucht wurde (Grey, 1915). Während des 2. Weltkrieges erschienen Berichte über Gewebeklebungen mit Blutplasma. Young und Medawar (1940) führten experimentell, Tarlov et al. (1940) experimentell und klinisch Klebungen von Nervenanastomosen durch, allerdings stand damals nur gering angereichertes Plasma zur Verfügung. Die Methode geriet wieder in Vergessenheit.

Die Neuaufnahme und Fortsetzung der Versuche erschien mir aus zwei Gründen sinnvoll und erfolgversprechend:
1. Die operative Technik im allgemeinen und die mikrochirurgische im besonderen hatten sich durch die Einführung des Operationsmikroskopes wesentlich weiterentwickelt.
2. Dank der Fortschritte in der Grundlagenforschung war es gelungen, Plasma hoch anzureichern und auch einzelne Blutgerinnungsfaktoren aus dem Plasma in gereinigter Form zu isolieren.

Die erste Nervenklebung am Menschen erfolgte dank der Unterstützung und des medizinischen Weitblicks von Prof. Dr. J. Böhler am 21. Februar 1974 im Lorenz Böhler Unfallkrankenhaus in Zusammenarbeit mit Oberarzt Dr. H. Kuderna. Bei der Rekonstruktion eines Fingernerven wurden die Anastomosen mit aus dem Patientenblut gewonnenen Plasmakryopräzipitat unter Zugabe der gleichen Menge Thrombinlösung geklebt. Weitere Rekonstruktionen an Nerven der oberen Extremität unter Zuhilfenahme des Fibrinklebesystems (FKS) folgten.

Bei den autologen Präparationen waren die clotierbaren Substanzen nur mäßig angereichert. Um eine höhere Konzentration und damit eine höhere Reißfestigkeit der Klebestellen zu erreichen, wurde auf homologes Plasmakonzentrat (gewonnen aus Einzelspenderpools) übergegangen. Die erste Nervenklebung am Patienten mit homologem Fibrinogenkonzentrat fand am 11. Juli 1974 im selben Krankenhaus statt.

Die Konzentration des clotierbaren Materials wurde weiter gesteigert, gleichzeitig erfolgte schrittweise eine Reduktion der Thrombinkonzentration. Erhöht wurde die in der Thrombinlösung ursprünglich nur gering vorhandene Calciumionenkonzentration und für bestimmte Zwecke und Anwendungsbereiche wurden Fibrinolysehemmer zugesetzt.

Die ersten klinischen Ergebnisse der Nervenklebung stellten wir in der Gesellschaft der Ärzte in Wien am 13. Juni 1975 vor (Matras und Kuderna, Kuderna und Matras, 1975).

Parallel zu der Entwicklung der Nervenklebung adaptierte ich mit anderen Mitarbeitern in tierexperimentellen Studien das Fibrinklebesystem für die Mikrogefäßchirurgie (Matras et al., 1975) und Duraklebung (Matras et al., 1978).

Die Anwendung der kombinierten Naht-Klebetechnik in der Mikrogefäßchirurgie am Menschen erfolgte erstmals in der Neurochirurgie bei der Anlegung extra-intracranieller Anastomosen (Kletter et al., 1978). Die Duraklebung erwies sich bei der Versorgung unfallbedingter (Matras und Kuderna, 1977) oder durch tumorchirurgische Eingriffe gesetzter Duradefekte als sehr nützlich.

In der Zwischenzeit hatten sich im In- und Ausland weitere Arbeitsgruppen gebildet, die an der Auswertung des biologischen Systems der „Fibrinklebung" für weitere Fachbereiche arbeiteten. In dem hier gegebenen Rahmen können nur einige Veröffentlichungen erwähnt werden.

Über die experimentellen Untersuchungen von Gewebeklebungen an verschiedenen Organen wie Haut, Leber, Niere etc. und erste klinische Erfahrungen sowie über die erfolgreiche Anwendung des Systems zur lokalen Blutstillung vorwiegend nach cardiochirurgischen Eingriffen berichtet Spängler ausführlich 1976.

In der Urologie fand das FKS klinische Anwendung bei Operationen am Nierenparenchym (Rauchenwald et al., 1976). In der Orthopädie haben Bösch und Mitarbeiter experimentell und klinisch sich mit dem Einfluß des FKS auf die Knochenheilung beschäftigt (Bösch et al., 1977; Bösch et al., 1977) Gastpar verwendet das Klebesystem in Kombination mit einem Kollagenvlies zur Bedeckung des Tonsillenbettes nach Tonsillectomien bei Patienten mit hämorrhagischen Diathesen (Gastpar, 1977). Scheele berichtet über Erfolge mit dem Kleber in der Darmchirurgie (Scheele et al., 1978).

Abschließend kann ich einerseits der Freude Ausdruck verleihen, daß den von mir in neuer Form wieder aufgenommenen und unendlich mühsam mit interessierten Mitarbeitern durchgeführten experimentellen Studien und der klinischen Erprobung Erfolg beschieden war. Andererseits darf ich aber betonen, daß die Indikationsbereiche noch exakter abgegrenzt werden müssen. Das Kleben von Geweben kann eine Vereinfachung der chirurgischen Technik mit sich bringen. Diese steht für eine Indikationsstellung jedoch nicht im Vordergrund, sondern die experimentell und klinisch erwiesene Verbesserung der Heilungsergebnisse.

Literatur

1 Bösch P, Braun F, Eschberger J, Kovac W, Spängler H P (1977) Die Beeinflußung der knochenheilung durch hochkonzentriertes Fibrin. (Experimentelle Untersuchung am Kaninchen.) Arch Orthop Unfallchir 89: 259

2 Bösch P, Braun F, Spängler H P (1977) Die Technik der Fibrinspongiosaplastik. Arch Orthop Unfallchir 90: 63
3 Gastpar H (1977) Tonsillektomie bei blutungsgefährdeten Patienten. Fortschritte der Medizin 95: 1277
4 Grey E C (1915) Fibrin as a Haemostatic in Cerebral Surgery. Surg Gynec Obstet 21: 452
5 Kletter G, Matras H, Dinges H P (1978) Zur partiellen Klebung von Mikrogefäßanastomosen im intrakraniellen Bereich. Wien klin Wschr 90: 415
6 Kuderna H, Matras H (1975) Die klinische Anwendung der Klebung von Nervenanastomosen bei der Rekonstruktion verletzter peripherer Nerven. Wien klin Wschr 87: 495
7 Matras H (1970) Die Wirkungen verschiedener Fibrinpräparate auf Kontinuitätstrennungen der Rattenhaut. Österr Z f Stomat 67: 338
8 Matras H, Dinges H P, Lassmann H, Mamoli B (1972) Zur nahtlosen interfaszikulären Nerventransplantation im Tierexperiment. Wien Med Wschr 122: 517
9 Matras H, Kuderna H (1975) Das Prinzip der Klebung von Nervenanstomosen mit humanem Fibrinogen. Wien klin Wschr 87: 495
10 Matras H, Chiari F, Kletter G, Dinges H P (1977) Zur Klebung von Mikrogefäßanastomosen. Bericht d 13 Jtgg d Dtsch Ges f plast und Wiederherstellungschirurgie Stuttgart 1975, S 357. Thieme, Stuttgart
11 Matras H, Kuderna H (1977) Die fronto-maxilläre Fraktur und ihre Behandlung. Kongreßbericht d Österr Ges f Chir, S 774
12 Matras H, Jesch W, Kletter G, Dinges H P (1978) Spinale Duraklebung mit „Fibrinkleber". Eine experimentelle Studie. Wien klin Wschr 90: 419
13 Rauchenwald K, Urlesberger H, Henning K, Braun F, Spängler H P, Holle J (1976) Anwendung eines Fibrinklebers bei Operationen am Nierenparenchym. Akt Urol 7: 209
14 Scheele J, Herzog J, Mühe E (1978) Anastomosensicherung am Verdauungstrakt mit Fibrinkleber. Nahttechnische Grundlagen, experimentelle Befunde, klinische Erfahrungen. Zbl Chirurgie 103: 1325
15 Spängler H P (1976) Gewebeklebung und lokale Blutstillung mit Fibrinogen, Thrombin und Blutgerinnungfaktor XIII. (Experimentelle Untersuchungen und klinische Erfahrungen.) Wien klin Wschr 88, Suppl 49
16 Tarlov I M (1944) Plasma Clot Suture of Nerves – Illustrated Technique. Surgery 15: 257
17 Young J Z, Medawar P B (1940) Fibrin suture of peripheral nerves. Lancet 239: 126

Biochemische Grundlagen der Fibrinklebung

H. Redl, G. Schlag, H. Kuderna, J. Guttmann und T. Seelich, Wien

Bei der Fibrinklebung wird die Reaktionsfolge der letzten Phase der Blutgerinnung ausgenutzt, und zwar in Form eines Zweikomponentensystems.

Die erste Komponente besteht vorwiegend aus Fibrinogen und enthält neben anderen Plasmaproteinen wie kälte-unlöslichem Globulin (CIG) und Albumin auch Faktor XIII (FXIII). Diese Klebelösung wird von der Fa. Immuno, Wien, in tiefgefrorener oder lyophilisierter Form hergestellt.

Die zweite Komponente Klottierlösung kann im Gegensatz zur ersten verschieden zusammengestellt werden, um sie dem Anwendungsgbiet und der Methodik anzupassen. Außer Thrombin, einer spezifisch wirkenden Protease, die den Gerinnungsvorgang auslöst und außerdem F XIII aktiviert, enthält die Lösung noch $CaCl_2$ und Aprotinin.

Nach dem Vermischen der beiden Komponenten (1 : 1) kommt es zur Gerinnung des Fibrinogen und damit zur Verfestigung des Klebers. Die Geschwindigkeit ist abhängig von der verwendeten Menge Thrombin und kann zwischen weniger als zehn Sekunden bei mehr als 50 NIH Einheiten pro ml Klottierlösung und zirka 3 min bei 2–4 NIH-E/ml variiert werden.

Zunächst entsteht so ein Gel, das aus aggregierten Fibrinogenmonomeren besteht. Diese Einzelmoleküle werden in der Folge durch den im Reaktionsgemisch enthaltenen aktivierten Faktor XIII (FXIIIa) quervernetzt. Diese **Vernetzung** erfolgt zwischen den bekannten Fibrinogenuntereinheiten in der Form $\alpha-\alpha$ beziehungsweise $\gamma-\gamma$. Die β-Kette vernetzt nicht. Diese Aussagen lassen sich mit Polyacrylamidgelelektrophorese (SDS-PAGE) gewinnen, mit der die Proteinzusammensetzung sowie auch der zeitabhängige Vernetzungsgrad bestimmt wird (Seelich und Redl, 1979).

Im Unterschied zur schnell ablaufenden Gerinnung und Vernetzung der γ-Ketten ist die Quervernetzung der α-Ketten ein langsamer Vorgang und dauert bis zu 24 Std. Jedoch sind zum Beispiel nach 10 min und 25% α-Vernetzungsgrad schon 70% der maximalen Festigkeit gegeben (Abb. 1). Wie in einem standardisierten Reißversuch festgestellt wurde, gibt es bis zu einem α-Vernetzungsgrad von zirka 70% einen linearen Zusammenhang Vernetzung-Reißfestigkeit. Bei noch höherer Vernetzung wurde keine höhere Reißfestigkeit mehr beobachtet (Abb. 2). Die Reißfestigkeit ist außerdem stark von der Fibrinogenkonzentration abhängig. Weiters ist auch der Vernetzungsgrad von $CaCl_2$ (muß mindestens 5 mM/l Reaktionsgemisch betragen), von der Thrombinkonzentration (mehr Thrombin gibt geringeren Vernetzungsgrad) und von zusätzlichen Ionen (ergibt schlechtere Vernetzung) abhängig. Bei all diesen Versuchen konnte kein Qualitätsunterschied zwischen gefrorenem und lyophi-

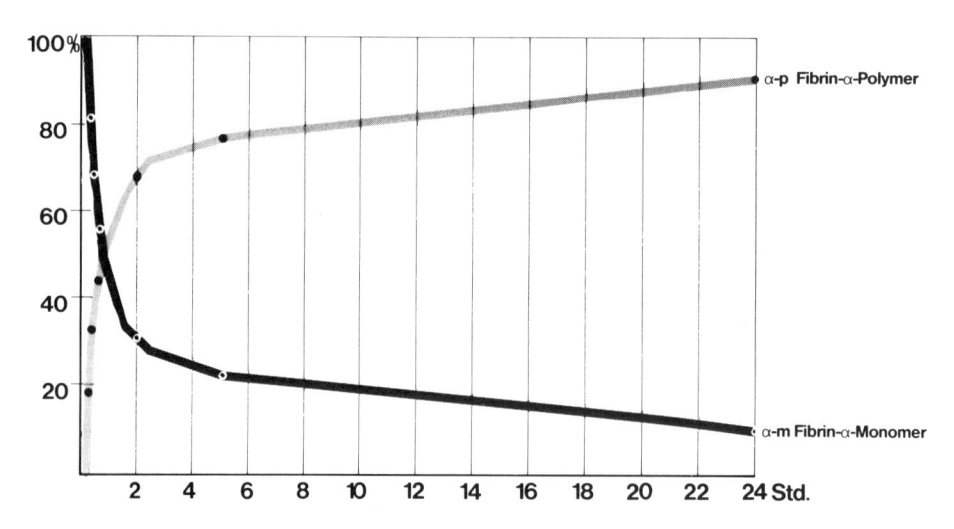

Abb. 1. Verlauf der Fibrin-α-Vernetzung

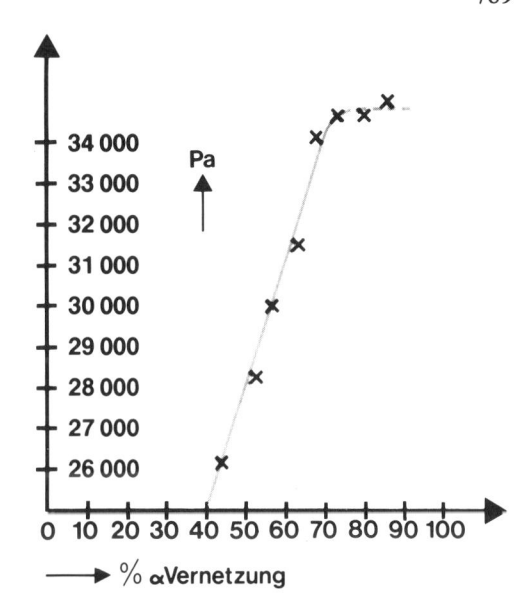

Abb. 2. Reißfestigkeit in Abhängigkeit von Vernetzung

⟶ % αVernetzung

lisiertem Kleber festgestellt werden, so daß in Zukunft das lyophilisierte Produkt, wegen seiner günstigeren Transport- und Lagereigenschaften in den Vordergrund treten wird.

Außer den reinen Klebe- und Blutstillungseigenschaften besitzt das Fibrinklebesystem noch wundheilungsfördernde Wirkung. Wahrscheinlich ist daran der im Kleber enthaltene FXIII mitbeteiligt, dessen beschleunigende Wirkung auf das Fibroblastenwachstum und die Wundheilung bekannt ist (Knoche und Schmitt). Fibrin, jedoch nicht Fibrinogen, ist ebenfalls stimulierend (Bruhn). Untersuchungen haben gezeigt, daß unter Einwirkung von FXIIIa auch Kollagen (Duckert) und CIG (Mosher) mit Fibrin vernetzt werden. Da Kollagen ein wesentlicher Bestandteil des Bindegewebes ist, erklärt das vielleicht die gute Haftfähigkeit des Fibrinklebers am Gewebe.

Die Bedeutung des CIG ist bis jetzt noch nicht eindeutig geklärt. CIG ist nicht nur ein Plasmaprotein, sondern auch in Form des Fibronectin auf Fibroblastenoberflächen zu finden (Ruoslahti) und damit möglicherweise ebenfalls am Wundheilungsprozeß beteiligt.

Entscheidend für den Erfolg der Fibrinkleberanwendung ist nicht zuletzt die Kenntnis des Fibrinolyseverhaltens, das heißt des Fibrinkleberabbaus. Die vollständige Resorbierbarkeit ist ja der besondere Vorteil des Fibrinklebers, und die Haltbarkeit der Klebungen sollte der Dauer des Wundheilungsprozesses entsprechen. Da die im Kleber enthaltene fibrinolytische Aktivität gering ist, scheint für die Praxis nur die Aktivität des Klebebereiches ausschlaggebend, die jedoch, von Ausnahmen abgesehen, noch nicht genügend erforscht ist. Deshalb lassen sich auch kaum verbindliche Richtlinien angeben. Jedoch kann auf Grund von in vitro und in vivo Versuchen bei der Nervenklebung (Kuderna et al. – in diesem Band) die ausschließliche Verwendung von Aprotinin empfohlen werden. Damit konnte im Gegensatz zu Versuchen mit synthetischen Fibrinolysehemmern die Haltbarkeit in weiten Grenzen von 24 Std bis zu mehreren Wochen gesteuert werden.

Ebenso kann die Zeit bis zur Verfestigung des Klebers durch Variation der Thrombinkonzentration verändert und damit der Applikationsmethode angepaßt werden. Niedrige

Konzentrationen (zirka 4 NIH-E/ml) erlauben das Vormischen der beiden Komponenten, somit eine exakte Dosierung der Bestandteile und genügend Zeit zur Adaptierung.

Diese Methode wird bei uns im Haus bereits routinemäßig bei Nervenklebungen angewendet und soll bei Hauttransplantationen eingesetzt werden.

Für Knochendefektauffüllungen bewährt sich dieses System ebenso, besonders, wenn vor der Applikation ein teilweises Gerinnen abgewartet wird.

Für die folgenden Klebearten scheint die Anwendung von hohen Thrombinkonzentrationen (500 NIH-E/ml) günstiger: Aufbringen der beiden Komponenten auf verschiedene Gewebsteile (oder einer Komponete auf einen Kollagenschwamm) und anschließendes Zusammenfügen bewährt sich zum Beispiel bei der Versorgung von parenchymatösen Organen. Ebenso günstig ist die Verwendung einer von uns entwickelten Methode der simultanen Auftragung, bei der nur ein Arbeitsgang notwendig ist und die Klebung beliebig unterbrochen werden kann.

Für manche Zwecke besitzt die „klassische" sequentielle Auftragungsart noch Vorteile; so kann ein großes Klebervolumen mit wenig Klottierlösung zum Gerinnen gebracht werden. Dies besitzt jedoch den Nachteil einer mangelhaften Durchmischung der Einzelkomponente und damit ungenaue Konzentrationsverhältnisse.

Letztlich soll für den Fibrinkleber erstmals eine Sprühmethode vorgestellt werden, die zum Beispiel zur Versorgung großer Hautdefekte geeignet sein könnte. Dieses Verfahren wurde bereits 1951 von Fegerl und Vinazzer mit Plasmalösungen angewendet, jedoch muß aus Viskositätsgründen eine neue spezielle Vorrichtung, die wir entwickelt haben, dafür verwendet werden.

Zusammenfassung

Das Fibrinklebesystem besteht aus zwei Komponenten — Fibrinogenlösung und Klottierlösung. Die Fibrinogenlösung enthält außer dem Hauptbestandteil verschiedene Plasmaproteine, von denen vor allem FXIII große Bedeutung hat. Außerdem sollte dieser Lösung noch Aprotinin als Fibrinolysehemmer zugesetzt werden, wobei die Menge der zu erwartenden fibrinolytischen Aktivität des Klebebereichs anzupassen ist. Auf diese Weise konnte die Haltbarkeit des Fibrinklots in weiten Grenzen verändert werden, während dies bei Verwendung von synthetischen Fibrinolysehemmern nicht möglich war.

Die Klottierlösung besteht aus Thrombin und $CaCl_2$. Thrombin wandelt Fibrinogen in Fibrin um und verfestigt so den Kleber. Durch Wahl von verschiedenen Thrombinkonzentrationen kann die Zeit bis zur Verfestigung gesteuert werden. Außerdem aktiviert Thrombin FXIII und ermöglicht so durch FXIIIa + $CaCl_2$ die langsame Quervernetzung des Fibrinklots und Zunahme der Festigkeit. Zwischen Vernetzung und Reißfestigkeit besteht bis zu einem gewissen Grad ein linearer Zusammenhang. Ebenso besteht ein linearer Zusammenhang zwischen Reißfestigkeit und Kleberkonzentration. Die Vernetzung ist andererseits von $CaCl_2$, Thrombin und Fremdionenkonzentrationen abhängig.

Neben der „klassischen" sequentiellen Applikationsart werden noch neue Techniken wie Vormischen, Verwendung einer speziellen Apparatur zur simultanen Auftragung und das Spühkleben mit einer Spezialapparatur erwähnt.

Literatur

1. Seelich T, Redl H (Im Druck) Theoretische Grundlagen des Fibrinklebers. 23 Jahrestagung der DAB — Heidelberg 1979. Blut
2. Knoche H, Schmitt G (1976) Autoradiographische Untersuchungen über den Einfluß des Faktor XIII auf die Wundheilung im Tierexperiment. Arzneimittelforschung 26: 547—551
3. Bruhn H D, Christophers E, Pohl J, Schoel G (1979) Regulation d. Fibroblastenproliferation durch Fibrinogen/Fibrin, CIG und Faktor XIII. 23 Jahrestagung des DAB — Heidelberg 1979. Blut 38: 65
4. Duckert F, Nymann D (1978) Factor XIII, Fibrinogen and Collagen. Proceedings of the First Munich Symposium on Biology of Connective Tissue, Munich July 1976; F K Schattauer, Stuttgart New York
5. Mosher D F (1975) Crosslinking of Clod-insoluble Globulin by Fibrin-stabilizing Factor. J Biol Chem 250: 6614—6621
6. Ruoslahti E, Vaheri A (1975) Interaction of Soluble Fibroblast Surface Antigen with Fibrinogen and Fibrin Identity with Clod Insoluble Globulin of Human Plasma. J Exp Med 141: 497—501

Diskussion

Hesse, Hannover: Sie haben als Zeit für die Auflösung 24 Std bis mehrere Wochen angegeben. Das erscheint mir aber sehr entscheidend. Ist wirklich dieses Spektrum so unsicher zu beurteilen? Haben wir wirklich ein so großes Intervall, oder können Sie in diesem Rahmen exaktere Aussagen machen?

Redl, Wien: Das Intervall, das ich hier mit mehreren Stunden bis Wochen vorgestellt habe, sind experimentelle in vitro Untersuchungen, wo ich eben sehr hohe, wahrscheinlich unphysiologisch hohe Aprotininkonzentrationen einsetzen konnte und damit nur demonstrieren wollte, daß ich durch geeignete Wahl der Aprotininkonzentration die Auflösungszeit beliebig steuern kann. Also um auf mehrere Wochen zu kommen, haben wir zirka 100.000 bis 200.000 Aprotinineinheiten eingesetzt, die Sie überhaupt nur mehr dadurch erreichen können, daß Sie ein Lyophilisat, das für sehr große Mengen vorgesehen ist, in kleiner Menge auflösen und dann dazugeben.

Histopathologie nach Fibrinklebung

H.-P. Dinges, H. Redl, H. Kuderna und W. Strohmayer, Wien

Zur Blutstillung, als Untersützung oder Ersatz der chirurgischen Naht und zur Förderung der Wundheilung steht der sogenannte „Fibrinkleber" bereits in breiter klinischer Anwendung. Im folgenden werden einige in bezug auf Experimente mit dem Fibrinkleber wichtige histopathologische Techniken besprochen und bewertet.

Fibrinfärbungen

Zur Darstellung des Fibrins an histologischen Schnitten eignen sich zahlreiche empirisch erarbeitete Färbemethoden. Allen diesen sogenannten Fibrinfärbungen haften vor allem zwei Nachteile an: Einerseits kann mit keiner dieser Methoden Fibrin spezifisch dargestellt werden und andererseits wird im allgemeinen nur junges Fibrin gut dargestellt. Die Unterscheidung gealterten Fibrins von kollagenen Fasern ist mit den konservativen Fibrinfärbungen zumindest sehr schwierig, bei den meisten Färbungen unmöglich. Aus der sehr umfänglichen Palette an Fibrinfärbungen sollen von den gängigsten Färbungen nur jene näher besprochen werden, an denen wir größere Erfahrungen gesammelt haben. Sämtliche Färbungen führen wir nach der von Pearse angegebenen Methodik durch.

a) Methylenblaufärbung nach Gram-Weigert: Obwohl diese Färbemethode sehr gebräuchlich ist und das Fibrin bei gelungener Färbung einen sehr satten violetten Farbton annimmt, hat sie doch einige wichtige Nachteile. So erfordert diese Färbung eine sehr ausgewogene Differenzierung, und die Färbeergebnisse sind daher oft recht unterschiedlich. Außerdem können kollagene Fasern nicht sicher vom Fibrin unterschieden werden, und gealtertes Fibrin ist nicht darstellbar. Diese Nachteile führt auch Pearse an.

b) Phosphortungstic acid-Hämatoxylin (PTAH) Färbung nach Mallory: Die sehr beliebte Wolframatophosphorsäure-Hämatoxylin-Färbung nach Mallory hat sich auch bei uns als Standardfärbung bewährt. Das dunkelblau-violette Fibrin hebt sich besonders deutlich von den roten oder rötlich-orangen kollagenen und retikulären Strukturen ab. Schwierigkeiten bereitet manchmal die Differenzierung des Fibrins vom Muskelgewebe, gliösem Gewebe und elastischen Fasern. Auch die Erythrocyten färben sich intensiv dunkelblau-violett an, was bei dickeren Schnitten störend wirken kann. Junges Fibrin läßt sich unserer Erfahrung nach besonders gut mit der PTAH-Methode darstellen. Als gewichtigster Nachteil dieser Methode muß angeführt werden, daß sich gealtertes Fibrin kaum darstellen läßt.

c) Martius-Scarlet-Blue (MSB) Färbung nach Lendrum: Diese Färbung gilt als die empfindlichste konventionelle Fibrindarstellungsmethode. Ihr größter Vorteil besteht in der Möglichkeit, Alterungsvorgänge des Fibrins farblich differenziert zu erfassen. Das leuchtend orangerote *junge* Fibrin kontrastiert sich — im Gegensatz zur PTAH-Färbung — gut zu den gelb angefärbten Erythrocyten. Gealtertes Fibrin nimmt einen hellblauen Farbton an und paßt sich in seinem farblichen Verhalten allmählich den kollagenen Fasern an. Kollagene und retikuläre Fasern färben sich dunkelblau, Gliafasern fahlblau an. Muskelzellen und elastische Fasern heben sich infolge ihres orangerötlichen Farbtones weniger gut vom Fibrin ab.

Die Möglichkeit, die Alterung des Fibrins farblich differenziert zu erfassen, ergibt sich nach Lendrum (L) durch die unterschiedliche Affinität von jungem und gealterten Fibrin zur Größe der Farbstoffmoleküle. Gealtertes, in seinem Färbeverhalten den kollagenen Fasern weitgehend angepaßtes Fibrin, bezeichnet Lendrum (L) konsequenterweise als „Pseudokollagen".

Trotz des Nachteiles, daß auch mit dieser Färbemethode gealtertes Fibrin nur schwierig von kollagenen Strukturen zu differenzieren ist, bietet die Möglichkeit einer farblichen Unterscheidung von jungem und gealtertem Fibrin im Hinblick auf die Beurteilung von Experimenten mit dem Fibrinkleber einen wichtigen Vorteil: Frische Fibringerinnsel – wie sie oft bei der Gewebeentnahme entstehen – können nämlich vom meist schon deutlich gealterten, inkorporierten Fibrinkleber gut abgegrenzt werden.

Immunhistologische Fibrindarstellungsmethoden

Nach Davison und Mitarb. (L) sind die konventionellen Fibrinfärbungen dem immunhistologischen Nachweis mit einem mit Fluoresceinisothiocyanat gekoppelten Antiserum sowohl hinsichtlich der Spezifität als auch der Sensibilität deutlich unterlegen. Außer mit der Immunfluorescenztechnik gelingt eine spezifische Fibrindarstellung auch mit der von Craane und Mitarb. (L) für den Fibrinnachweis adaptierten Peroxydase-Antiperoxydase-Technik (Immunoperoxydase-Technik). Mit dieser äußerst sensiblen Technik ist eine bessere Zuordnung der spezifisch nachgewiesenen Substanzen zu den diversen Gewebestrukturen möglich. Darüber hinaus erhält man dauerhafte Präparate.

Mit Hilfe immunhistologischer Techniken können neben dem Fibrin auch die übrigen spezifisch immunogenen Komponenten des Fibrinklebesystems spezifisch nachgewiesen werden. Allerdings kann auch mit diesen spezifischen Methoden vom Fibrinkleber stammendes Fibrin nicht sicher von nativ entstandenem Fibrin unterschieden werden.

Fibrinabbauprodukte stellen sich mit der MSB-Färbung in Form von blaß-bläulichen Schlieren dar. Bei Verwendung eines Fibrinogen-Antiserums reagieren diese Abbauprodukte im immunhistochemischen Nachweisverfahren (Immun-PAP-Technik) negativ. Ein mit einem Fibrinolyseinhibitor (Aprotinin) stabilisiertes Fibrinklebergerinnsel hingegen behält seine antigenen Determinanten sehr lange und läßt sich immunhistochemisch in Form von Schollen und Platten lange im Gewebe nachweisen. Auf solche Weise stabilisierte Schollen färben sich mit der MSB-Methode blau an und unterscheiden sich vom umgebenden fibrösen Gewebe oft nur mehr durch ihre homogene Struktur.

Verwendung eines markierten Fibrinklebers

Das Bestreben, das Schicksal des inkorporierten Fibrinklebers im Gewebe exakter zu erfassen, führte letztlich zur Idee, einen markierten Fibrinkleber zu verwenden.

Eine solche Möglichkeit bietet sich zum Beispiel durch die Markierung des Fibrinklebers mit einem radioaktiven Isotop und nachfolgender autoradiographischer Darstellung mit einem mit J^{125} markierten Fibrinkleber. Eine andere Möglichkeit besteht in der Verwendung eines fluorochromierten Fibrinklebers.

Diesem Gedanken entsprechend erfolgte am Institut für experimentelle Traumatologie im Lorenz-Böhler-Krankenhaus die Koppelung des Fibrinklebers mit Fluoresceinisothiocyanat (molare F/P Ratio: 0,3). Wie erste histologische Erprobungen ergaben, stellte sich der markierte Kleber fluorescenzoptisch ausgezeichnet dar. Die konventionellen Fibrinfärbungen (PTAH-, MSB-Färbung) funktionierten am markierten Kleber ähnlich gut wie am unmarkierten Kleber.

Zusammenfassung

Einige für experimentelle Untersuchungen mit dem Fibrinkleber wichtige histopathologische Techniken werden näher besprochen.

Unter den konventionellen Fibrinfärbungen werden die PTAH-Färbung nach Mallory und die MSB-Färbung nach Lendrum besonders hervorgehoben, wobei an letzterer Methode die Möglichkeit einer farblich differenzierten Darstellung von jungem und gealtertem Fibrin besonders bemerkenswert erscheint. Eine spezifische Fibrindarstellung gelingt nur mit immunhistologischen Methoden. Die Vorteile der Immunperoxydase-Technik werden besonders berücksichtigt. Über erste Erfahrungen mit einem mit Fluoresceinisothiocyanat markierten Fibrinkleber wird berichtet.

Literatur

Craane J, Emeis J, Lindeman J, Hieuwenhuizen W (1978) Immunenzymehistochemical detection of fibrin microthrombi during disseminated intravascular coagulation in rats. Histochemistry 57: 97

Davison A M, Thomson D, MacDonald M K, Rae J K, Uttley W S, Carkson A R (1973) Identification of intrarenal fibrin deposition. J Clin Path 26: 102

Lendrum A C, Fraser D S, Slidders W, Henderson R (1962) Studies on the character and Staining of fibrin. J Clin Path 15: 401

Pearse A G E (1968) Histochemistry. Theoretical and Applied. Vol I. Churchill Livingstone, Edinburgh London New York

Frl. Ulrike Strassl danken wir für die hervorragende technische Assistenz.

Die Erfahrungen mit der Anwendung des Fibrinklebers bei der mikrovasculären Teleskop-Anastomose*

V. Meyer, J. Smahel und P. Donski, Zürich

Seit drei Jahren beschäftigen wir uns experimentell mit der Teleskop-Anastomose. Wir sind davon ausgegangen, daß es möglich sein müßte durch teleskopartiges Einschieben des proximalen Arterienstumpfes in den distalen, nach vorgängiger leichter Dilatation des distalen Stumpfes und durch Anbringen von lediglich zwei Haltenähten, eine durchgängige Anastomose zu bekommen. Diese hätte den Vorteil, daß im Gegensatz zur konventionellen Anastomose das Fadenmaterial bei der Teleskopanastomose wesentlich reduziert werden kann und wir glaubten, daß dadurch die Durchgängigkeitsrate, zumal wir aus Vorstudien mußten, daß die Stenosebildung hier zu vernachlässigen war, wesentlich erhöht werden könnte.

Dies hat sich in ausgedehnten Experimenten an der Arteria femoralis der Ratte leider nicht erwiesen. Die Durchgängigkeitsrate für beide Anastomosen beträgt zwischen 90% und 93%.

Die Teleskopanastomose ohne Fibrinklebung zeigt eine reguläre Histotopographie der vollständig erhaltenen Gefäßwände (nach 18 Monaten): die Innenschicht zeigt eine vollständig erhaltene Intima. Die Elastica interna, die Media ist vollständig erhalten. Im Bereich der Kaskade der Teleskopanastomose ist nach 7 Tagen eine völlige Endothelialisierung im Bereich der Intima zu sehen.

Auf Anregung von Herrn Kollegen Kuderna haben wir versucht auch die letzten Nähte der Teleskopanastomose durch Anbringung des Fibrinklebers zu eliminieren. Wir sind dabei so vorgegangen, daß die Teleskopanastomose in konventioneller Weise mit zwei Haltenähten durchgeführt wurde. Anschließend wurde ein längsgeteiltes Polyäthylenröhrchen unterlegt, in das nach vorgängiger Mischung der Fibrinkleber, wobei bei Komponente II 6 Einheiten Thrombin und 100 Einheiten Trasylol in einer 40 millimolaren Calciumchloridlösung zugefügt wurden, gefüllt worden war.

Anschließend wurde das halbierte Polyäthylenröhrchen, ebenso wie die beiden Haltefäden entfernt.

Das ist die frisch erstellte, mit Fibrin geklebte Anastomose, völlig fadenfrei und hier sehen Sie eine solche Anastomose auspräpariert nach vier Wochen. Sie ist durchgängig. Es ist grundsätzlich mit dieser Methode möglich, funktionierende, fadenfreie Gefäßanastomosen im mikrovasculären Bereich herzustellen.

Nun sind bei dieser Fibrinkleberanastomose doch Probleme aufgetreten, auch außerhalb des mikroskopischen Rahmens, nämlich das Problem des Spasmus. Diese kleinen Gefäße gehen oft, manchmal aus bekannten, manchmal aus nicht bekannten Gründen in einen spastischen Zustand über. Wir möchten nicht sagen, daß die Fibrinklebung diesen spastischen Zustand auslöst, aber wenn er eintritt, just in dem Augenblick wo der Fibrinkleber aufgebracht wird, dann kann sich dieser Spasmus nicht mehr lösen, er ist einzementiert.

---

* Redigiert nach Tonbandaufzeichnung

Wir haben dann eine kleine Serie gemacht, Gefäße freigelegt und ohne jegliche Anastomose und im Augenblick wo Spasmen auftreten, an den Stellen dieser Spasmen den Fibrinkleber aufgebracht, anschließend im umliegenden Bindegewebe mit zwei Fäden die spastischen Segmente markiert und nach vier Wochen untersucht und gesehen, daß nach 4 Wochen der Spasmus wie zum Zeitpunkt des Aufbringens des Fibrins erhalten blieb. Das Gefäß jedoch ist durchgängig geblieben, aber mit einem stark spastischen Segment, das sich eben nicht mehr ausdehnen konnte.

Sechs Wochen nach Durchführung der Teleskopanastomose mit Fibrin war in diesem Bereich zu sehen, daß die Vene durchgängig war, die Arterie zeigte jedoch Thromben und wenn man das auspräparierte, dann imponierte die Arterie lediglich als bräunlicher, haemosiderinhaltiger Strang und in der histologischen Untersuchung fanden sich nun eindrückliche Veränderungen: eine stark fibrös verdickte Intima und eine Elastica interna war praktisch nicht mehr nachweisbar, die Media weitgehend nekrotisch und mit Rundzelleninfiltraten durchsetzt, die Intima durch Fibroplasie verändert.

Wir wissen von früheren Untersuchungen von Bacster und O'Brien, daß den Schlüssel für eine erfolgreiche mikrovasculäre Anastomose die vitale Media darstellt. Viele Untersuchungen haben gezeigt, daß die Intima ein außerordentlich großes Potential an Regenerationsfähigkeit aufweist, so daß sie nach Quetschverletzungen durch Klemmen innerhalb von wenigen Tagen ein neues Endothel erstellen kann. Dieses kann sie jedoch nur auf der Basis einer vitalen Media. Ist die Media geschädigt, dann kommt es es nicht mehr zu dieser eindrücklichen Regeneration der Intima.

Im rasterelektronenmikroskopischen Bild aus dem Bereich der Anastomose nach 4 Tagen waren feine Fibrinfäden, Thrombocyten, Erythrocyten zu sehen. Wir fanden in keinem Fall Anhaltspunkte dafür, daß der Fibrinkleber in das Gefäßlumen eingedrungen wäre.

Abschließend möchte ich noch sagen, daß wir aufgrund dieser Erfahrung, bei der in einer Serie von 15 Anastomosen, die mit Fibrin geklebt wurden, nur zwei offen geblieben sind, die Fibrinklebung in der vorliegenden Form mit der Anwendung der angegebenen Trasylolkonzentration für ungeeignet halten. Dies erstens aus dem Grund des Phänomens der Konservierung des Gefäßspasmus, falls dieser auftritt und zweitens wegen der schwersten degenerativen Veränderungen im Bereich der Media, die wir darauf zurückführen, daß die Media, die von den Vasa vasorum versorgt wird, ernährungsmäßig durch die Einpanzerung mit dem Fibrinklot der Revascularisation entzogen wird, wodurch dann diese degenerativen Veränderungen zustande kommen.

Diskussion

Kuderna, Wien: Dieselbe Erfahrung, die Herr Meyer mit der hohen Trasylolkonzentration gemacht hat, die ja wir ihm empfohlen haben, haben wir bei den Nerven auch machen müssen. Die hohen Trasylolkonzentrationen haben zu einer Fibrose geführt und möglicherweise wären seine Ergebnisse schon zu verbessern, wenn er die Dosis drastisch reduzieren würde.

Matras, Wien: Vielleicht liegen die nicht sehr guten Erfolge auch an der teleskopierenden Technik die er angewendet hat. Wir haben andere Versuche an der Rattencarotis gemacht, und zwar eine End-zu-End-Anastomosierung mit vier Begrenzungsnähten. Die ersten zwei in 180° Abstand und zwei dazwischen (90°) und haben den Rest der Circumferenz geklebt. Wir haben auch versucht ohne Nähte auszukommen, da muß man aber ein Interponat dazwischengeben, sonst ist die Spannung zu groß. Mit dem Spasmus hatten wir keine Schwierigkeiten. Ich muß aber dazusagen, daß wir damals überhaupt kein Trasylol verwendet haben. Also die teleskopierende Technik und die Trasylolanwendung sind sicher der Methode abträglich. Aber das soll nicht die Methode in Mißkredit bringen.

Meyer, Zürich: Der Einwand ist sicher richtig. Es ist bekannt, daß die A. carotis der Ratte eben keinen Spasmus macht. Aber gerade aus diesem Grund bevorzugen wir die Extremitätenarterie dieser Kleintiere. Es ist so, daß wir bei 40 konventionellen Anastomosen an der Rattenfemoralis, verglichen mit 40 Teleskopanastomosen, die gleiche Durchgängigkeitsrate erzielen konnten. Es ist möglich, daß die Teleskoptechnik in Kombination mit der Fibrinklebung keine besonders günstige Technik ist. Allerdings scheint mir der Umstand, daß dort weitgehende Mediaveränderungen auch außerhalb der Anastomose histologisch nachgewiesen werden können, darauf hinzudeuten, daß nicht alles auf die Technik allein zurückzuführen ist.

Heiss, München: Ich wollte gerne Frau Matras fragen, ob Sie bei der Technik die Sie angegeben hat, Aneurysmen beobachtet.

Dinges, Wien: Darf ich vielleicht dazu als Pathologe, der ja bei dieser Arbeit mit engagiert war, antworten: wir haben in einzelnen Fällen Aneurysmen beobachtet. Diese haben sich aber teilweise selbst organisiert und haben nur eine etwas unschönere, breitere Narbe hinterlassen.

Tierexperimentelle Erfahrungen mit dem Fibrinklebesystem bei der Heilung von Osteotomien sowie bei der Einheilung von Bankknochen

G. Sandbach, N. Böhler, P. Bösch, J. Eschberger, F. Grundschober, H. Plenk Jr. und G. Schlag, Wien

Die Anwendung des Fibrinklebers in diversen Disziplinen der Chirurgie zeigte in Klinik und Experiment gute Ergebnisse. Dies hat uns veranlaßt, die Wirkung dieses Klebesystems sowohl auf die Frakturheilung am dynamisch belasteten Knochen als auch auf die Einheilung von Bankknochen zu untersuchen.

Für die erste Fragestellung (Beeinflussung der Frakturheilung) wählten wir eine Versuchsanordnung an der Kaninchentibia. Die Simulierung der Fraktur erfolgte zwischen mittlerem und distalem Drittel in Form einer Doppelosteotomie mit 4 mm Abstand. Zur Stabilisierung nahmen wir eine 6-Loch-DC-Kaninchenplatte (AO), die etwa so groß ist wie die in der Kieferchirurgie verwendeten Platten.

An der intakten Tibia wurden bei angelegter Platte exzentrisch-osteotomie*nahe* Bohrlöcher gesetzt; das 4. Plattenloch blieb frei. In diesem Bereich wurde nach wieder entfernter Platte wie o.a. osteotomiert. Beim Anschrauben der Platte entstand somit eine stets gleiche Distraktion von ca. 1 mm, es war daher beim Wiedereinfügen des entnommenen Knochenzylinders sicher keine Kompression in den Osteotomiespalten gegeben; die Osteosynthese war trotzdem belastungsstabil. Bei 17 Tieren wurde nun das „Fragment" mit homologem Fibrin eingeklebt, bei weiteren 17 Tieren erfolgte die Fixation durch Naht des Weichteilmantels. In beiden Anordnungen war die Fragmentfixierung annähernd gleichwertig.

Nach der ersten und dritten Woche führten wir je eine Sequenzmarkierung mit Tetracyclin und Calceingrün durch. Die Tötung der Tiere erfolgte teils nach 5, teils nach 7 Wochen. Die Beurteilung der Osteotomieheilung erfolgte durch Röntgenkontrollen, sowie – am entnommenen Knochen – durch Biegebelastung, histologischer Begutachtung und Osteogramm.

Im Röntgenbild zeigte sich an den geklebten Osteotomien nach 3 Wochen eine deutlich bessere Callusbildung, und nach 5, bzw. 7 Wochen ein besserer Durchbau des Bruchspaltes.

Die Beurteilung durch Biegebelastung ergab in der Versuchsgruppe einen deutlich besseren Belastungsquotienten, bei den 5W-Tieren war der Unterschied statistisch signifikant.

$$\text{(Belastungsquotient} = \frac{\text{mm Durchbiegung der intakten Tib.}}{\text{mm Durchbiegung der osteotom. Tib.}}\text{)}$$

Die histologische Beurteilung brachte nach 5 Wochen deutlich gesteigerte Resorptions- und Umbauvorgänge, nach 7 Wochen einen besseren Durchbau der Osteotomie.

Im Osteogramm zeigte sich an den geklebten Osteotomien der 5W-Tiere ein signifikant vermehrter An- und Umbau (Abb. 1).

Zur 2. Fragestellung (Einheilung von homologen Bankknochenspänen) benötigten wir größere Versuchstiere mit weniger spröden Knochen und größeren Spongiosalagern. Wir führten diese Versuche an Beaglehunden durch.

Die Gewinnung des Bankknochens erfolgte an Beaglehunden, die für andere Versuche verwendet worden waren. Nach deren Tötung entnahmen wir aus den spongiosahaltigen Regionen von Hüfte und proximalem Oberschenkel etwa 3 mm dicke Scheiben, die dann lyophilisiert und Kobalt-60 bestrahlt wurden.

Zur Simulierung einer Defekthöhle wurde unter Verwendung einer Schablone bei 22 Hunden ein 7 x 3 mm großer Defekt zwischen Meta- und Diaphyse der rechten Tibia gesetzt, der dann bei den 11 Kontrolltieren mit 3 mm großen Spongiosawürfelchen aufgefüllt wurde. Bei den Tieren der Versuchsgruppe wurde die Spongiosa, wie von Bösch u. Mitarb. 1977 beschrieben, mit Fibrinkleber vermischt. Wie im ersten Teil unserer Untersuchungen erfolgte auch hier eine Sequenzmarkierung; die Tötung wurde teils nach 6, teils nach 12 Wochen durchgeführt.

Die Beurteilung erfolgte anhand histologischer Betrachtung, sowie planimetrischer Auswertung der Markierungsphasen auf den Schnitten mit Hilfe eines Bildanalysecomputers.

Histologisch konnte bei den geklebten Defektauffüllungen ein rascherer Abbau des Bankknochens bemerkt werden.

Bei der planimetrischen Auswertung sahen wir vor allem im 3. Markierungszeitraum, d.i. nach der 4. Woche, eine gesteigerte Knochenneubildung (Abb. 2).

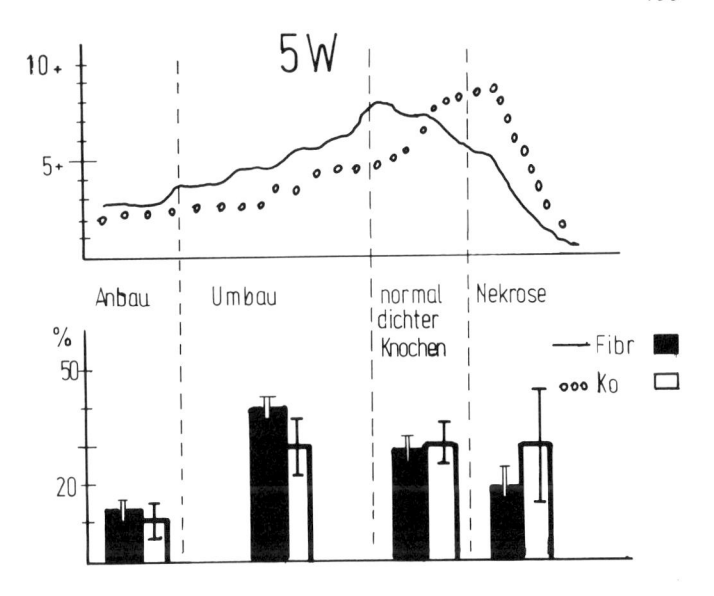

Abb. 1. Osteogramm der Kaninchentibia 5 Wochen nach Osteotomie (Durchschnittswerte). Die Verteilungskurve der behandelten Tiere (voll ausgezogen) zeigt in den Zonen Anbau und Umbau einen steileren und höheren Verlauf; dies entspricht einem vermehrten Vorhandensein von untermineralisiertem Knochen (mit 0–30% Hydroxylapatit)

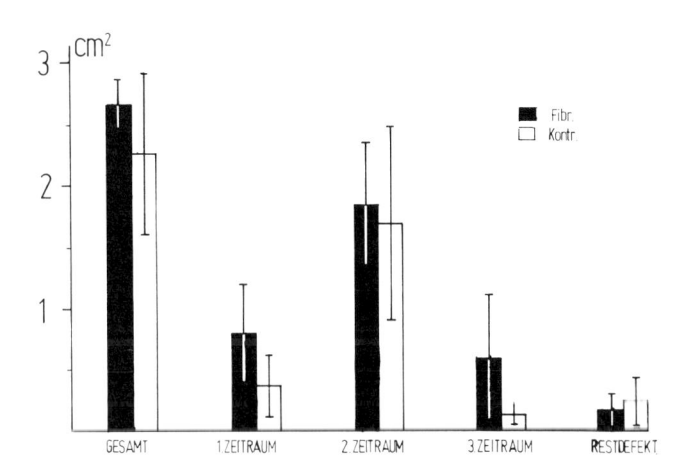

Abb. 2. Planimetrische Flächenauswertung der histologischen Schnitte im Bereich der plombierten Defekte an der Hundetibia: Besonders im 3. Markierungszeitraum zeigt sich eine gesteigerte Knochenneubildung der fibringeklebten Tiere

Zusammenfassung

Sowohl die Heilung von Osteotomien, als auch die Einheilung homologer Bankknochenspäne wurde durch Verwendung des Fibrinklebers begünstigt. In den histologischen Schnitten sahen wir gesteigerte und beschleunigte Resorptions- und Umbauvorgänge, sowie eine stärkere Gefäßeinsprossung, die wir bei unseren Untersuchungen am Kaninchen auch durch Tuscheinjektion verdeutlichen konnten.

Das Fibrin bewirkte zusätzlich eine fugenlose Auffüllung des Osteotomiespaltes, bzw. der Knochenhöhle und verhinterte die Hämatombildung.

Eine Untersuchung der Biegebelastbarkeit, die natürlich nur am Modell der Osteotomie sinnvoll war, zeigte ein beschleunigtes Eintreten der „Bruchfestigkeit", d.h. Belastbarkeit.

Die Verwendung des Fibrinklebers erscheint uns daher auch in der Knochenchirurgie erfolgversprechend, da sich eine beschleunigende Wirkung auf Heilung und Einbau im Tierexperiment nachweisen ließ. Die rein mechanische Komponente des Klebers kann in der Knochenchirurgie allerdings nur bei adaptierender Fixierung kleiner Knochenfragmente, sowie bei Ein- und Anlagerung von Spongiosatransplantaten wirksam sein.

Literatur

Ackermann W, Taillard W (1977) Transplantation von konservierter homogener Spongiosa. Z Orthop 115: 679–686

Böhler N, Bösch P, Sandbach G, Schlag G, Eschberger J, Schmid L (1977) Der Einfluß von homologem Fibrinogen auf die Osteotomieheilung am Kaninchen. Unfallheilkd 80: 501–508

Böhler N, Bösch P, Eschberger J, Grundschober F, Plenk H Jr, Sandbach G, Schlag G (Im Druck) Die homologe Fibrinogen-Spongiosaplombe im Tierexperiment. Vortrag Österr Osteologentagung in Wien 1979

Bösch P, Braun F, Spängler H P (1977) Die Technik der Fibrin-Spongiosaplastik. Arch Orthop Unfallchir 90: 63–75

Die autologe Spongiosaplastik unter Anwendung des Fibrinklebers in verschiedenen Mischungsverhältnissen, experimentelle Untersuchungen und klinische Anwendung

N. Böhler, J. Eschberger, F. Grundschober, H. Kuderna, H. Plenk Jr. und H. Redl, Wien

Seit 1975 wurden an der Orthopädischen Universitäts-Klinik bei über 100 Patienten mit Knochendefekten Spongiosatransplantationen mit Fibrinklebung mit gutem Erfolg durchgeführt. Vorausgehende experimentelle Arbeiten von Bösch, Sandbach, Böhler et al. haben auch im Tierversuch den positiven Einfluß des Klebers gezeigt.

Ziel der vorliegenden Untersuchung war es, einen Vergleich zwischen Fibrinkleber und autologer Spongiosa in verschiedenen Mischungsverhältnissen anzustellen.

Wir haben diese Versuche an 18 Beaglehunden durchgeführt, da diese einerseits leicht zu halten sind und weil andererseits genügend Spongiosa als autologes Transplantationsmaterial zur Verfügung steht.

In Allgemeinnarkose wurde der Oberschenkelknochen vom mittleren Drittel bis zur Spitze des Trochanter major am dorsalen Rand des Masculus vastus lateralis freigelegt. Dann wurde der Trochanter major aufgebohrt und daraus die erforderliche Spongiosa entnommen. In das mittlere Oberschenkeldrittel wurden dann 5 standardisierte Knochendefekte mit 5 mm Durchmesser gebohrt und vom Trochanter her ein Ballonkatheter in den Markraum eingeführt. Von peripher her beginnend wurde dann der Ballon unter jedem Loch soweit mit Ringerlösung aufgefüllt, daß er das Loch gegen den Markraum hin abschloß, um ohne Materialverschleppung implantieren zu können. Die Auffüllung der Löcher erfolgte nach Zufallsverteilung in folgender Weise (Abb. 1).

Ein Loch wurde mit Fibrinkleber ohne Spongiosa, das nächste durch Fibrinkleber und Spongiosa im Verhältnis 3 : 1, das dritte durch Fibrinkleber und Spongiosa im Verhältnis 1 : 3, das vierte durch Spongiosa allein und das Letzte durch Kollagenvlies plombiert. (Bei dem Fibrinkleber handelt es sich um eine homologe Klebercharge, die 71 mg klutierfähiges Material pro ml enthielt. Die Gerinnung wurde durch Zusatz einer bovinen Thrombinlösung (Topostasin, Roche) die N.I.H. pro ml in einer 40 millimolaren $CaCl_2$ gelöst enthielt, zu gleichen Teilen mit Fibrinogen hergestellt.) Postoperativ schonten die Hunde das Bein jeweils wenige Tage und bewegten es nach 4–5 Tagen wieder vollkommen frei.

In der zweiten Woche erhielten die Hunde zur Markierung des angebauten Knochens Tetracyclin in einer Dosis von 30 mg pro kg Körpergewicht, in der vierten Woche Alizarinkomplexon und eine Woche vor Tötung Calcein-grün in einer Dosis von 20 mg/ml.

Am 21. Tag wurde die Operation der 2. Seite, also des rechten Oberschenkels in gleicher Weise durchgeführt und nach 6 Wochen erfolgte die Tötung, sodaß einerseits ein 6-Wochen- und andererseits ein 3-Wochenergebnis pro Tier zur Verfügung stand. Nach

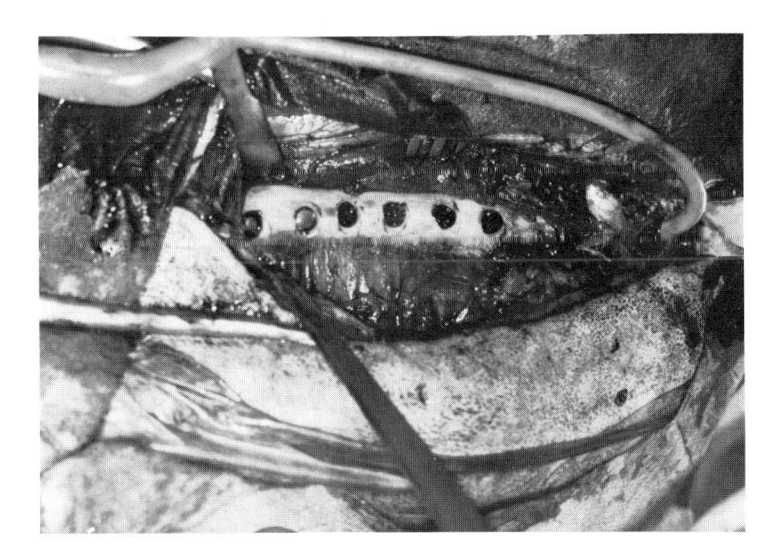

Abb. 1

Tötung wurden die Femurdiaphysen ausgelöst, wobei zumeist schon makroskopisch typische Unterschiede hinsichtlich der Qualität der Defektheilung zu sehen waren.

Auswertung der Ergebnisse

Zur Auswertung der Ergebnisse wurden die entkalkten Proben in Methacrylat eingebettet, geschliffen und anschließend Auflichtfluorescenzphotographien sowie Mikroradiographien angefertigt. Wir konnten die Ergebnisse von 11 Tieren auswerten und möchten, da eindeutige Trends bestehen, über die bisherigen Erfahrungen berichten.

Die nächsten Dias zeigen Ihnen einige typische Fluorescenzschnitte mit den jeweiligen Mikroradiographien in rascher Folge.

Der Defekt, der mit autologer Spongiosa allein aufgefüllt wurde, zeigt einen homogenen Knochendurchbau, der vor allem von den Transplantatknochen ausgeht.

Dem gegenüber sehen Sie auf diesen Dias einen Defekt der nur mit Fibrinkleber aufgefüllt wurde. Deutlich ist der konzentrische Knochenanbau zu sehen, der aber weit weniger homogen ist und große Füllungsdefekte aufweist.

In typischer Weise zeigen die nächsten Dias die Defektauffüllungen mittels Fibrinkleber und Spongiosagemisch. Nach 6 Wochen besteht hier ein alleiniger mit Spongiosa adäquater Anbau, wobei aber vor allem die frühe Gelbphase (Dia) dominiert.

Ähnlich ist auch das Ergebnis mit einer Plombe von drei Teilen Fibrinogen und einem Teil Spongiosa.

Einen genauen Vergleich möchte ich Ihnen mit diesem Dia bringen, welches die Anbauraten in Prozent nach jeweils 3 bzw. 6 Wochen zeigt, die morphometrisch mit Hilfe eines Rasters durch Auszählung von jeweils 362 Punkten gefunden wurden. Auffallend war hier der Trend zu einem praktisch identischen Verhalten der reinen Spongiosa sowie der Spongiosa-Fibrinogengemischgruppen nach 6 Wochen. Nach 3 Wochen zeichnet sich sogar eine Tendenz zum beschleunigten Umbau in den Fibrinogenspongiosagemischgruppen ab. Dies bestätigt schon in früheren experimentellen Untersuchungen gemachte Erfahrungen, die vor allem in der Anfangsphase eine beschleunigte Knochenheilung zeigen.

Das Ergebnis nach 6 Wochen scheint insofern interessant als mit dem Kleberspongiosagemisch praktisch identische Ergebnisse zu erzielen waren. Dies deutet darauf hin, daß neben dem mechanischen Klebeeffekt durch den Fibrinkleber auch Spongiosa eingespart werden kann. Zuletzt zeigt sich aber auch, daß der Fibrinkleber *allein* bei der Auffüllung etwas größerer Defekte deutlich schlechtere Ergebnisse zeigt und die autologe Spongiosa nicht ersetzen kann.

Diese Erfahrungen finden auch in der klinischen Anwendung ihre Bestätigung, wie ich Ihnen anhand einiger unfallchirurgischer Problemfälle zeigen möchte.

Da es naturgemäß schwer ist, den Einfluß des Fibrinklebers klinisch zu dokumentieren, möchte ich Ihnen unsere Erfahrungen anhand einiger Beispiele aus der Unfallchirurgie darlegen. Bei dem ersten Fall handelt es sich um eine 30 Jahre alte Patientin, die eine dorsale Ellbogenluxation mit Abriß des Processus coronoideus und proximaler Radiusfraktur erlitten hat. Nach primärer Plattenosteosynthese kam es zu einer Pseudarthrose, die vier Monate später die Reosteosynthese mit Spongiosaplastik und Fibrinkleber notwendig machte. Sieben Monate später ist die Fraktur knöchern verheilt und die Patientin beschwerdefrei.

Bei dem zweiten Patienten handelt es sich um einen 17jährigen jungen Mann, der sich im Oktober 1976 einen Schlüsselbeinbruch zugezogen hat. Nach primärer Behandlung mit Tornisterverband kam es zur Pseudarthrose, sodaß auswärts im Januar 1978 eine Verplattung durchgeführt werden mußte. Wegen neuerlicher Pseudarthrose kam er im März 1979 ins LBK, wo eine neuerliche Verplattung mit Fibrinogenspongiosaplastik durchgeführt worden war. Auffallend war bei diesem Patienten, daß es trotz Wunddehiscenz und Infektion mit Staphylococcus aureus zu einem problemlosen klinischen Durchbau gekommen war, sodaß die Platte schon frühzeitig entfernt und die Haut sekundär verschlossen werden konnte.

Eine ähnliche Feststellung konnten wir auch bei der folgenden 18jährigen Patientin machen. Kurz die Anamnese: Oberschenkelbruch im Oktober 1978 — auswärtige Marknagelung — wegen zunehmender Verkürzung (4,5 cm) Reoperation im LBK. Dabei zeigen sich zwei 10 cm lange Biegungskeile, die ohne jegliche Durchblutung frei in der Wundhöhle liegen. Wegen der Infektionsgefahr primär Ruhigstellung mit Fixateur externe nach Marknagelentfernung und 10 Tage später Plattenosteosynthese und Defektauffüllung mit Fibrinkleber, autologer und homologer Spongiosa. Obwohl es auch in diesem Fall zu einer Infektion mit Staphylococcus aureus, β-hämolisierenden Streptokokken und Pseudomonas gekommen war, war die ossäre Heilung nicht verzögert.

Dies scheint bemerkenswert, daß trotz Infektion des umliegenden Weichteilgewebes in beiden Fällen keine knöcherne Infektion aufgetreten ist, sodaß eine Schutzfunktion des Fibrinklebers in solchen Fällen diskutiert werden könnte. Abschließend wäre zu sagen, daß auch in allen anderen bisher geklebten Fällen eine gute knöcherne Ausheilung erzielt werden konnte.

Diskussion

Trojan, Wien: Zwei Fragen. Sind die Unterschiede zwischen Spongiosaeinbau ohne Fibrin und mit Fibrin im Experiment, die Sie gezeigt haben, signifikant? Sie haben 100 klinische Fälle mit Spongiosa plus Fibrin operiert. Wie oft hatten Sie Wundheilungsstörungen?

Böhler, Wien: Wir haben die Fälle an der Orthopädischen Universitätsklinik Wien operiert. Diese 100 Fälle sind noch nicht nachuntersucht. Meine Erfahrungen beziehen sich auf die Fälle aus dem Lorenz-Böhler-Krankenhaus. Wir haben hier 8 Fälle mit Spongiosaplastik versorgt und hatten zwei Wundheilungsstörungen — die zwei gezeigten Fälle. Zu Ihrer ersten Frage möchte ich sagen, daß keinerlei statistische Signifikanz zwischen reiner Spongiosa und Spongiosa-Fibrinogen-Gemisch war. Daher auch mein Schluß, daß der Fibrinkleber Spongiosa zu sparen hilft.

Vécsei, Wien: Bitte die zweite Frage wurde nicht vollständig beantwortet. Es dreht sich um folgendes: bei den drei Fällen, die Sie gezeigt haben, waren zwei Infektionen. Worauf führen Sie dies zurück?

Böhler, Wien: Das sind ausgewählte Fälle und Problemfälle, die wir geklebt haben. Wenn Sie darauf ansprechen wollen, daß der Kleber vielleicht zu Infektionen führen kann, möchte ich folgendes sagen: es gibt eine experimentelle Studie von Bösch, der zusammen mit dem

Hygieneinstitut Heimstudien am Nährboden mit und ohne Fibrinkleber gemacht hat und keinerlei Unterschied finden konnte und damit zeigen konnte, daß der Fibrinkleber kein Nährmedium für Erreger darstellt.

Schweiberer, Homburg: Ich möchte nicht auf die klinischen Ergebnisse eingehen, allenfalls auf den experimentellen Ansatz. Ich finde die Untersuchungen sehr interessant. Ich möchte aber doch fragen, ob das Experiment so standardisierbar ist? Der sogenannte Lochtest in der Diaphyse gibt für jedes Loch einen unterschiedlichen Vascularisationsgrad an, denn Sie kommen, welches Tier Sie auch nehmen wollen, immer mit einem schon mal mehr in die Metaphyse als in die Diaphyse und damit haben Sie unterschiedliche Vascularisationsverhältnisse und damit auch unterschiedliche Umbauraten. Deshalb ist dieser Test immer sehr problematisch bezüglich der Standardisierung. Ich würde Ihnen nur empfehlen vielleicht Vascularisationsuntersuchungen dazu zu machen, zumal gerade die Ergebnisse von Herrn Meyer gezeigt haben, daß eventuell durch den Fibrinkleber eine Revascularisierung zumindest verzögert wird.

Böhler, Wien: Danke für diese sehr interessante Diskussionsbemerkung. Wir haben uns diese Frage auch gestellt und haben in der Pilot-Studie dieses Problem erkannt. Deshalb haben wir jetzt, ich bitte um das Dia, daß ich zur Diskussion vorbereitet habe, eine statistische Auswertung unserer Löcher gemacht (Pi-Quadrat-Test). Wir konnten zeigen, daß bei unseren Fällen die Wahl des Loches keine Rolle spielte. Zusätzlich haben wir eine Zufallsverteilung gemacht, so daß also jede Gruppe jedes Loch einmal tangierte. Wir haben die Wachstums- und Anbauphasen in vier Gruppen unterteilt, mit 40%iger Auffüllung, 40–60%iger, 60–80%iger und 80–100%iger. Diese statistische Auswertung brachte also keine Signifikanz.

Kuderna, Wien: Ich danke Herrn Böhler. Ich hoffe, daß Ihre Frage damit beantwortet ist. Es wäre ja interessant zu diesem Problem noch weiter zu diskutieren, aber wir sind mit der Zeit so beschnitten, daß wir jetzt mit den Vorträgen fortfahren müssen.

Experimentelle Untersuchungen zur Beeinflussung von Trümmerfrakturen durch Fibrinkleber beim Kaninchen

B. Stübinger, S. Haas, A. Stemberger, W. Erhardt, W.L. Brückner und G. Blümel, München

Material, Methodik und Ergebnisse

Haftfestigkeit

In einer ersten Untersuchungsreihe konnte die Haftwirkung an mit homologem Fibrinkleber versorgten Knochenscheibchen aus frisch entnommenen Beckenschaufeln von je acht Kaninchen bestimmt werden. Nach Zugabe von Kleber und Wiedereinbringen der

Scheiben von 0,4 mm Durchmesser zeigte sich nach 10 min eine Haftfestigkeit von 80 bis 100 p/cm^2. Um die Haftfestigkeit der geklebten Knochenscheibchen in vivo zu verfolgen, führten wir an 24 Kaninchen von ca. 4 kg Durchschnittsgewicht folgenden Eingriff durch: Nach Narkotisierung der Tiere mit Ketanest-Rompun [5] wurde über einen kleinen Hautschnitt die linke und rechte Beckenschaufel in ihrem vorderen Abschnitt sorgfältig freipräpariert und jeweils 2 Scheiben von 4 mm Durchmesser entnommen. Bei allen Tieren wurden die Knochenscheibchen auf der rechten Seite nur locker eingelegt, auf der linken Seite immer unter Zugabe von homologem Fibrinogen eingeklebt. Der anschließende Wundverschluß war links und rechts gleich. Zur Auswertung gelangten 21 Kaninchen; zwei fielen wegen einer ein- oder beidseitigen Beckenfraktur und ein Tier wegen lokaler Infektion aus. Es zeigte sich, daß nach 4 Tagen kein wesentlicher Unterschied der Haftfestigkeit im Bereich der beiden Doppelosteotomiestellen bestand. Nach 8 Tagen waren die eingeklebten Knochenscheibchen wesentlich fester fixiert. Zwei Wochen postoperativ waren die rechten Scheibchen, also die ungeklebten, etwa so fest in ihrem ursprünglichen Lager verankert, wie die eingeklebten der linken Seite bereits nach acht Tagen. Die mit Fibrinogen versorgten Knochenscheibchen hatten nun eine Haftfestigkeit von über 1600 p/cm^2 (Abb. 1). Ein genauer Wert konnte nicht bestimmt werden, da das Prüfgerät nur bis zu dieser Marke eichbar war. Gleichzeitig machten wir diese Messungen noch an einigen Tieren, an welchen wir beidseits nur je eine Scheibe von 1 cm Durchmesser entnahmen, die zusätzlich im Bereich der lateralen Corticalis sowie der gesamten Spongiosa in sich geviertelt wurde, um die bei einer Trümmerfraktur anfallenden Teilchen zu simulieren (Abb. 2). Die ermittelten Werte deckten sich mit denen der Doppelosteotomien.

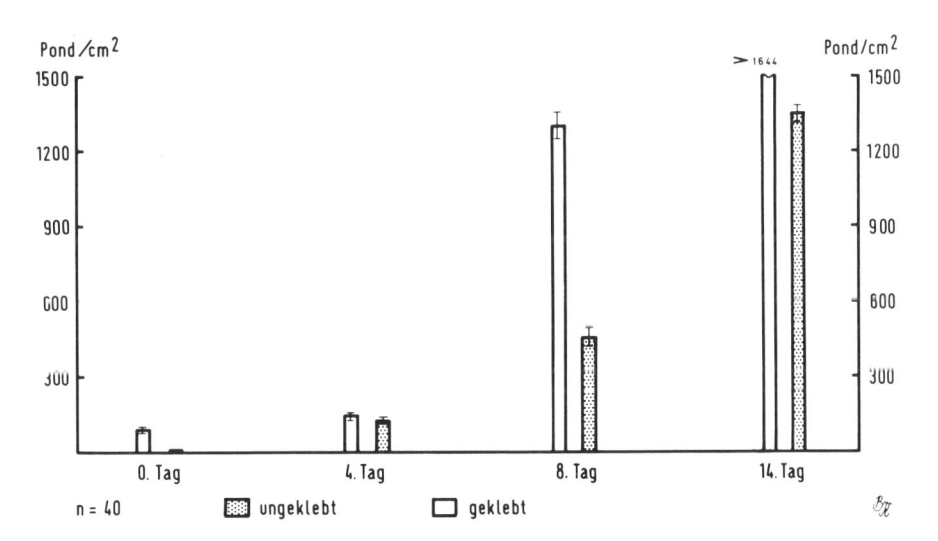

Abb. 1. Graphische Darstellung der Haftfestigkeit von mit homologem Fibrinkleber versorgten Knochenscheibchen nach 10 min, 4, 8 und 14 Tagen

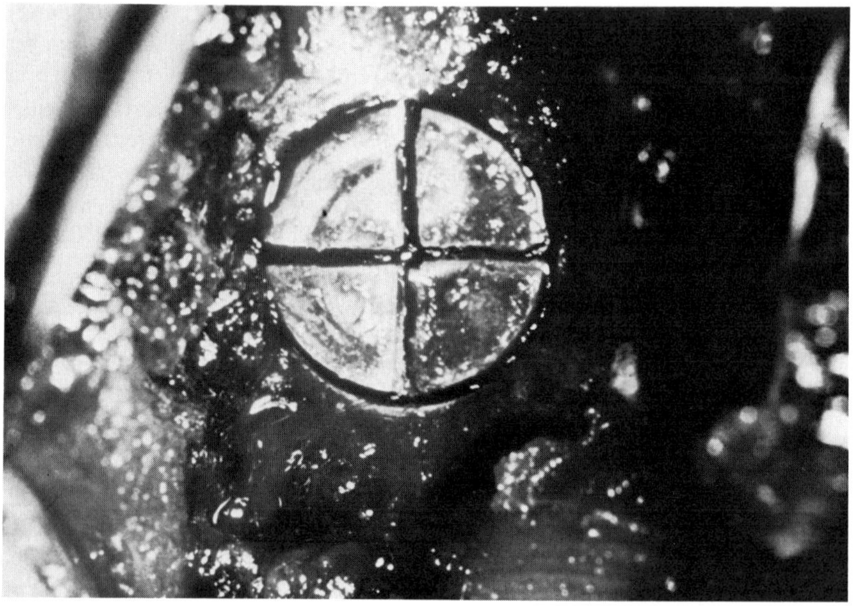

Abb. 2. Plazierung des in sich gevierteilten Knochenscheibchens mit 1 cm Durchmesser im Bereich der linken Beckenschaufel vor Zugabe des Fibrinklebers

Szintigraphie

Weitere 15 Kaninchen erhielten eine, zwei bzw. vier Wochen nach der doppelseitigen Osteotomie, 1,5 mCi ^{99m}Tc i.v. und wurden drei Stunden später getötet. Bei der anschließenden Szintigraphie konnte eine signifikant vermehrte Aktivität im Bereich der eingeklebten Knochenscheibchen zu keinem Zeitpunkt nachgewiesen werden.

Bohrlochaktivität

Zur Durchführung der Bohrlochaktivitätsmessung [4] wurde den gleichen Tieren ein standardisiertes, quadratisches Knochenstück mit 1,5 cm Kantenlänge entnommen. Dieses Knochenstück enthielt die Osteotomiestelle. Im direkten Vergleich linke zu rechte Beckenschaufel zeigte sich dabei eine deutlich vermehrte Aktivität, bzw. erhöhte Impulsrate auf der mit Fibrinkleber behandelten Seite.

Histologie

Mit der histologischen Auswertung haben wir erst vor kurzem begonnen. Erste Präparate der geklebten Seite — insbesondere nach vier Wochen — zeigten, daß zahlreiche Osteocyten einsprossen, die zum Teil schon Knochen gebildet haben (Abb. 3).

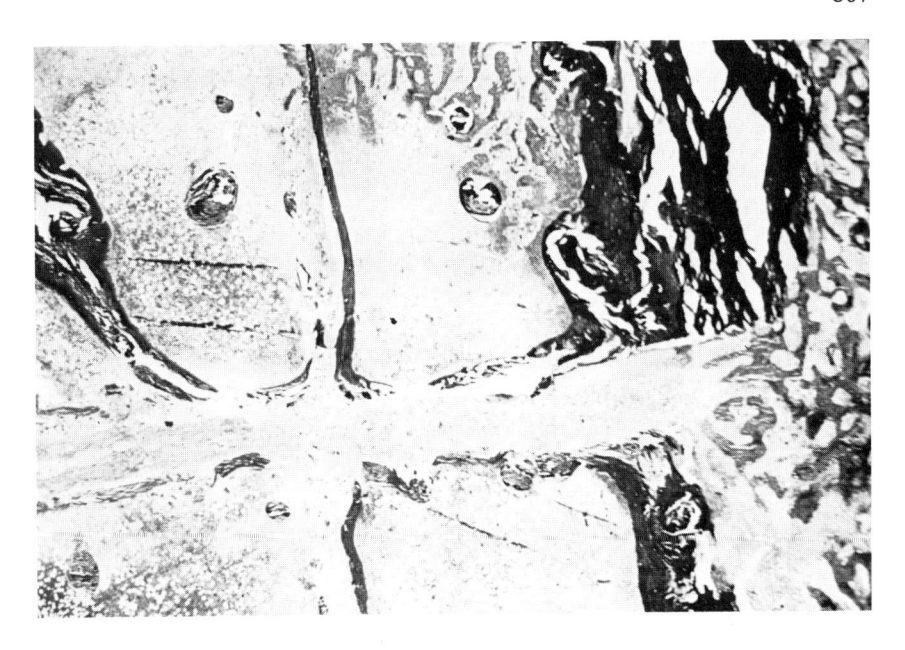

Abb. 3. Das histologische Präparat nach vier Wochen (Kunststoffeinbettung, Färbung nach Ladewig) zeigt deutlich die Überbrückung des Osteotomiespaltes durch Osteocyten

Diskussion

Neben sofortiger guter Anlagerung fanden wir auch bei den späteren Kontrollen in keinem Fall eine Verschiebung der mit Fibrinkleber behandelten Knochenscheibchen. Ferner zeigte sich ein erheblich verbesserter Einbau nach zwei Wochen. Durch die Fibrinklebung kam es zu einer deutlichen Aktivitätszunahme im Osteotomiebereich, jedoch nicht zu einer makroskopisch sichtbaren überschießenden und störenden Callusbildung. Weiter war die hämostyptische Wirkung bei kleinen Blutungen sehr positiv zu bewerten [6]. Zusammenfassend scheint uns daher bei der kritischen Beurteilung aller Ergebnisse und in Übereinstimmung mit Böhler et al. und Bösch et al. die Anwendung von homologem Fibrinogen als Kleber bei Trümmerfrakturen ein gutes Hilfsmittel, um die Frakturfestigung und Heilung zusätzlich günstig zu beeinflussen [1, 2].

Literatur

1 Böhler N, Bösch P, Sandbach G, Schlag G, Eschberger J (1977) Der Einfluß von homologem Fibrinogen auf die Osteotomieheilung beim Kaninchen. Unfallheilkd 80: 501–508
2 Bösch P, Braun F, Eschberger J, Kovac W, Spängler H P (1977) Die Beeinflussung der Knochenheilung durch hochkonzentriertes Fibrin. Arch Orthop Unfallchir 89: 259–273

3 Braun A, Schumacher G, Heine W D (Im Druck) Fibrinklebung zur Replantation osteocartilaginärer Fragmente am Kniegelenk des Kaninchens. Vortrag Internationaler Orthopädischer Kongreß, Kioto 1978
4 Hellerer O, Brückner W L, Aigner R, Westerburger W, Kleinschmidt J (1979) Modell zum Studium von Einflüssen auf die Frakturheilung. Tierexperimentelle Untersuchungen. Chirurgisches Forum '79 für experimentelle und klinische Forschung, S 189–192 Springer, Berlin Heidelberg New York
5 Erhardt W, Wriedt-Lübbe I, Schmeller M L, Neumann G, Pfeiffer Ch, Pfeiffer U, Tölle W, Blümel G (1979) Anaesthesiologische Erfahrungen in der experimentellen Chirurgie. Anaesthesist (Berlin 28: 359–367
6 Spängler H P (1976) Gewebeklebung und lokale Blutstillung mit Fibrinogen, Thrombin und Blutgerinnungsfaktor XIII. Wien klin Wschr 88: Suppl 49

Diskussion

Kuderna, Wien: Ich danke Herrn Stübinger für diesen sehr interessanten und wichtigen Beitrag und möchte fragen, ob jemand diskutieren möchte. Vielleicht darf ich eine Frage an Sie stellen: Wie erklären Sie das unterschiedliche Abreißverhalten am vierten Tag?

Stübinger, München: Dafür haben wir leider auch keine Erklärung.

Kuderna, Wien: Wäre es nicht denkbar, daß der Kleber zu diesem Zeitpunkt bereits seine Klebekraft verloren hat und daß er deswegen abreißt?

Stübinger, München: Dies ist unter Umständen denkbar.

Zusammenfassung

Bei insgesamt 40 Kaninchen wurde nach 10 min, 4, 8 und 14 Tagen die Haftwirkung an mit homologem Fibrinogen eingeklebten Knochenscheibchen überprüft. Szintigraphische Untersuchungen und Bohrlochaktivitätsmessungen wurden an weiteren 15 Tieren nach 1, 2 und 4 Wochen durchgeführt. Zusammenfassend zeigte sich – auch unter Berücksichtigung erster histologischer Präparate – eine günstige Beeinflussung der Einheilung von mit Fibrinkleber behandelten Knochenscheibchen.

Immer wieder steht man in der Unfallchirurgie bei der operativen Versorgung von Trümmerfrakturen vor dem Problem – neben den durch Implantaten stabilisierten Hauptfragmenten – kleinere knöcherne, corticospongiöse oder osteocartilaginäre Teilchen zu fixieren [3]. Dies ist jedoch bei den ausgesprengten Stückchen mit bestehender Traumatisierung schwierig, da die Fixation mit Osteosynthesematerial eine weitere Devitalisierung und Schädigung bedeutet. Ziel dieser experimentellen Studie war es herauszufinden, ob durch die Fibrinklebung eine sofortige und bleibende Plazierung der Bruchteilchen möglich ist. Weiter sollte geprüft werden, ob die Fibrinklebung die Einheilung der Fragmente begünstigt.

Der Fibrin-Antibioticum-Verbund im Tierexperiment zur lokalen Therapie des staphylokokkeninfizierten Knochens

A. Braun, G. Schumacher, R. Kratzat, W.D. Heine und B. Pasch, Heidelberg/Würzburg

Die lokale antibakterielle Chemotherapie von Knochen und Weichteilinfektionen hat durch die hohe, protrahierte Freisetzung lokal applizierter Antibiotica außerordentliche klinische Bedeutung erlangt.

Die Anwendung von Gentamycin-PMMA-Kugelketten stellt heute bei der chronischen Osteomyelitis — mit Ausnahme der sklerotisierenden, eburnisierenden Osteitis — eine Alternative zur Spül-Saugdrainage dar.

Die Verwendung eines Fibrinpolymerisats als biologische Trägersubstanz ergibt neue therapeutische Aspekte:
1. die ortsständige fibrinolytische Aktivität fördert die protrahierte lokale Antibioticumfreisetzung aus dem biologischen System,
2. die unter anderem von Hawinger u. Mitarb. (1978) beschriebene positive Clumping-Reaktion zeigt eine Affinität zwischen Staphylokokken und Fibrinogen bzw. Fibrinmonomeren,
3. der Umbau des Fibrin-Antibioticum-Gels in Granulationsgewebe mit Capillarisierung und möglicherweise beschleunigter Osteoidbildung.
4. die plastische Verformbarkeit während der Polymerisation von Fibrinogen zu Fibrin mit der Möglichkeit einer primären Spongiosaplastik im Sandwichverfahren.

An 60 Kaninchen wurde die distale Femurmetaphyse aufgebohrt und der Markraum zur Blutstillung mit Knochenwachs tamponiert. Ein Kollagenvlies wurde mit $1-4 \times 10^8$ Keimen coagulasepositivem Staphylococcus aureus beimpft und die Knochenhöhle damit kontaminiert.

Nach zufälliger Zuordnung wurde bei 30 Versuchtieren die Knochenhöhle mit einem Fibrinpolymerisat aus Fibrinogen und Thrombin verschlossen.

Bei weiteren 30 Versuchstieren wurde der Defekt mit dem Fibrin-Antibioticum-Verbund aufgefüllt.

Zu 0,25 ml Fibrinogen human wurden 5 mg/kg Körpergewicht Tobramycin — ein Antibioticum der Aminoglykosidgruppe — in 0,1 ml wässriger Lösung beigemischt.

Um den Gerinnungsvorgang auszulösen, wurde 0,1 ml mit Ca^{++} angereicherte thrombinhaltige Lösung zu 300 NIH Einheiten zugefügt.

Noch während der Polymerisation wurde der Knochendefekt verschlossen und für wenige Minuten manuell komprimiert.

Nach 7 Tagen wurden die Befunde makroskopisch, bakteriologisch und histomorphologisch ausgewertet.

Von den nicht mit Antibioticum behandelten Tieren der Kontrollgruppe verstarben 15 frühzeitig (zwischen dem 2. und 7. Tag) an einer Sepsis. Die Abnahme des Körpergewichts betrug bei dieser Gruppe durchschnittlich 530 Gramm. Morphologisch zeigte sich eine hochgradig eitrige phlegmonöse Entzündung. Der Knochen war weich mit gelegentlichen Spontanfrakturen.

Bei den mit Fibrin-Tobramycin behandelten Kaninchen verstarb kein Tier an den Folgen einer Infektion. Das Körpergewicht hat nur durchschnittlich 136 Gramm abgenommen. In situ ergab sich kein Hinweis einer eitrigen Entzündung.

Die Auswertung des bakteriologischen Befundes sowohl aus dem Markraum, als auch aus dem umgebenden Weichteilgewebe ergab bei der mit Fibrin-Tobramycin behandelten Gruppe 27 Tiere mit sterilen Abstrichen. Bei 3 Tieren konnten noch Staphylokokken nachgewiesen werden.

Bei allen Versuchstieren der Kontrollgruppe ließen sich im Abstrich pathogene Keime nachweisen (Tabelle 1).

Da nach Vorversuchen mit einer hohen Wirksamkeit des Behandlungsverfahrens gerechnet werden konnte, wurde die Signifikanzwahrscheinlichkeit auf P = 0,01 festgelegt. Die Auswertung der Vierfeldertafel nach dem X^2-Test ergab, daß sich Test- und Kontrollgruppe hinsichtlich des Behandlungsverfahrens mit einer Irrtumswahrscheinlichkeit von mindestens 1% unterscheiden, d.h. das Verfahren ist nach Auswertung des bakteriologischen Befundes als außergewöhnlich wirksam anzusehen.

Histologisch lassen sich graduelle Unterschiede des entzündlichen Prozesses nachweisen. Ohne Antibioticumbehandlung zeigt sich eine eitrig-abscedierende, teilweise nekrotisierende Markraumphlegmone. Durch die lokale Fibrin-Tobramycintherapie ist die Entzündung durch Granulationsgewebe abgegrenzt. Die Parameter des floriden entzündlichen Prozesses sind wesentlich geringer.

Nach 7 Tagen läßt sich der Fibrin-Antibioticum-Verbund in Lyse begriffen noch nachweisen. Ohne Antibioticum ist das Fibrinpolymerisat weitgehend durch den grob destruierenden entzündlichen Prozeß verfallen.

Tabelle 1

	Steril	Nicht steril	
Fibrin-Tobramycin			
Behandelt	27	3	30
Nicht behandelt	0	30	30
	27	33	60

Zusammenfassend muß man sagen, daß die lokale Chemotherapie die Priorität chirurgischer Maßnahmen wie Debridement und Stabilisierung nicht ersetzt. Die vorläufige klinische Erfahrung mit dem Fibrin-Antibioticum-Verbund lassen in eine hoffnungsvolle Zukunft blicken.

Diskussion

Schlag, Wien: Herr Braun, haben Sie auch untersucht wie lange das Antibioticum lokal nachweisbar ist?

Braun, Heidelberg: Nein, diese Untersuchungen haben wir nicht durchgeführt.

Redl, Wien: Ich möchte kurz von ersten Untersuchungen berichten, die wir diesbezüglich in in vitro Systemen gemacht haben, weil das hier so schön nebeneinander gestanden ist. Hier einerseits das Harz als das Metacrylat und andererseits das Fibrin. Ich habe mir natürlich auch gedacht, das ist ja wunderbar, ich kann durch die Steuerung der fibrinolytischen Aktivität auch die Abgabe, wir haben das mit Gentamycin gemacht, steuern. Das muß ich also sagen, ist nach unseren ersten Versuchen, die ausgewertet wurden, nicht der Fall. Es war unabhängig, völlig unabhängig, von der Zugabe von Aprotinin, z.B. entweder gar keines oder bis zu Konzentrationen von 50.000 IU, war die Abgabe gleich und es war nach 3 bis 4 Tagen kein Gentamycin mehr nachzuweisen.

Braun, Heidelberg: Wir haben absichtlich auf in vitro Versuche verzichtet, weil wir sicherlich in vitro die ortsständige, fibrinolytische Aktivität nicht nachahmen können und die ist sicherlich im infizierten Bereich sehr hoch und damit ist auch eine sehr hohe Lyse des Fibrinklots zu erwarten.

Redl, Wien: Wir haben ja auch dies durch ein Urocinase-Plasminogen-System nachgeahmt. Also ich glaube, mehr kann man nicht mehr aktivieren. Ich wollte das nur als Warnung anbringen.

Haas, München: Herr Braun, ich möchte nur bemerken, daß das Kaninchen keinen gewebeständigen Plasminogenaktivator hat und die lytische Aktivität wahrscheinlich nur aus dem Pus kommen kann, wenn überhaupt.

Das Alloimplantat am Knochen unter Anwendung des Fibrin-Klebesystems im Tierexperiment

G. Schumacher, W.D. Heine und A. Braun, Heidelberg

Die aseptische Lockerung des plastischen Gelenkersatzes ist neben der Lockerung durch Infektion ein bislang nicht gelöstes *biotechnisches Problem* (Witt). Es werden Lockerungsraten zwischen 4% und 17,8% angegeben (Witt). Die Versuche, das Problem durch mechanische Alternativen zu lösen, sind zahlreich. Stellvertretend für die Bemühungen auf diesem Sektor seien die Porometallprothese von Judet, die Rotationsprothese von Weber-Huggler, die Tragrippenprothese von Mittelmeyer, die *isoelastische Prothese* von Mathys sowie die Prothese aus bioaktiver Keramik von Blencke genannt.

Abgesehen vom *Grenzflächenproblem aller Prothesen und Prothesenzemente* besteht bei einigen Implantatmaterialien zusätzlich ein abnormer Abrieb von kleinen Partikeln. *Einkernige Makrophagen* und *mehrkernige Fremdkörperriesenzellen* schließen den Abrieb ein und führen schließlich zum *aggressiven Granulom* (Semlitsch/Willert).

Dieses Granulom wird wegen seines *progressiven Wachstums,* das zu ausgedehnten Osteolysen und schließlich zu Frakturen führt, vielfach auch als *malignes Granulationsgewebe* bezeichnet. Das Grenzflächenproblem ist u.E. durch Vergrößerung der tragenden Oberflächen der Prothesenanteile nur bedingt zu lösen. Die *Entwicklung iseolastischer Materialien* und deren *primär stabiler Verbund* mit dem Knochen sollte unser Ziel sein. Alle Zemente gehen mit der Plastik eine feste und dauerhafte Verbindung ein, zwischen Zement und Gewebe allerdings führt der Polymerisationsvorgang *regelmäßig zu einer thermischen und toxischen Schädigung* (Ohnsorge u. Goebel/Willer) (Abb. 1). Es liegt deshalb nahe, die herkömmlichen Zemente durch ein *biologisches Klebe- bzw. Haftsystem* zu ersetzen. Hierfür bietet sich gerinnbares Plasmaprotein (Fibrinkleber Human Immuno) an. Als Nebenwirkung bedarf die Möglichkeit der Übertragung einer Virushepatitis der Erwähnung. *Konkrete Infektionsfälle* sind in diesem Zusammenhang jedoch noch nicht beschrieben.

Wir stellten uns die Aufgabe, den Einbau von Kunststoff im Knochen mit dem Fibrinklebesystem zu untersuchen. Hierzu implantieren wir eine *Polypropylenschraube* von 4 mm Gesamt- und 3,2 mm Kerndurchmesser mit 10 Gängen eines M 4-Gewindes und einer Länge von 8 mm in die laterale Femurcondyle von Hasen der weißen neuseeländischen Rasse (Abb. 2). Bei der Häfte der Operationen wurde der Bohrkanal sowie das Implantat zuvor mit *dem enzymatisch wirkenden fibrinstabilisierenden Faktor XIII* benetzt und mit einem vorclotierten Pfropf aus gepooltem Kaninchenfibrin aufgefüllt.

Nach 7 bzw. 21 Tagen haben wir die Condylen entnommen und histologisch aufgearbeitet (Tabelle 1). Entsprechend den Untersuchungen von Kottmann sowie von Moussawi fanden wir in der ersten postoperativen Phase in der Umgebung der geklebten Implantate eine *bindegewebige Verspannung mit Fibrocyteneinwanderung und dreidimensionaler Netzstruktur*. Auch *primäre Callusformationen* bzw. *Ossifikationsfronten* waren nachweisbar. Sie standen in unmittelbarem Kontakt zum Implantat.

Bei den ohne das Fibrinklebesystem implantierten Schrauben, war zu diesem Zeitpunkt ausnahmslos ein *nur wenig gerichtetes, Granulationsgewebe* mit eingeschlossenen Blutungs-

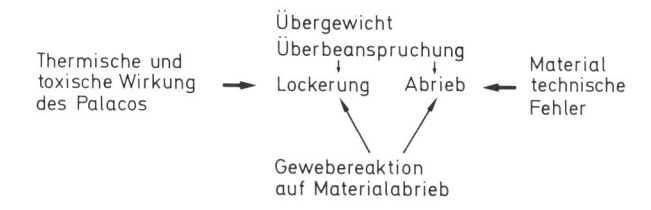

Abb. 1. Aseptische Prothesenlockerung (mod. nach Brinkmann und Heilmann)

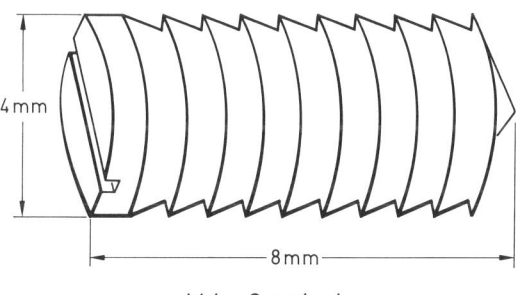

Abb. 2. Implantat   M4 - Gewinde

resten erkennbar. Damit wird die Bedeutung des Fibrins als „Starter" autoreparativer Vorgänge offensichtlich.

Nach 21 Tagen waren sowohl die geklebten als auch die nicht geklebten Implantate stabil eingebaut. Die *Ossifikationsfronten* reichten *bis an den Schraubenkern* heran und *zeigten reichlich junges Osteoid.*

Diese Festellungen decken sich u.a. mit den Untersuchungen von Zilch. Er hat festgestellt, daß Spongiosatransplantate durch Beimengung des Fibrinklebers innerhalb der ersten 21 Tage eine signifikant höhere Einbaurate zeigen, als reine Spongiosaplastiken. Kristen u. Mitarb. beschreiben, daß selbst Holz durch Klebung mit Fibrin als Knochenersatz stabil einwächst. Kottmann fand eine verbesserte Abdichtung und raschere Integration von Kunststoffgefäßprothesen durch Fibrin. Klinisch scheint – wie der Mitteilung von Rupp zu entnehmen ist – die Klebung von Hüftprothesen mit einem Fibrin – Spongiosagemisch bereits erfolgreich Anwendung gefunden zu haben.

Unsere tierexperimentellen Ergebnisse ermutigen dazu, Prothesen in Zukunft zementlos, *jedoch mit dem Fibrinklebesystem* zu implantieren. Dabei könnten die Nachteile der

Tabelle 1. Fibrinklebung von Implantaten (n = 20)

Methode	Anzahl	Entnahme 7 Tage post op.	21 Tage post op.
Mit Kaninchenfibrin	10	5	5
Ohne Kaninchenfibrin	10	5	5

Knochenzemente, gegen die Vorteile einer zunächst rascheren biologischen Stabilisierung eingetauscht werden.

Wir sind uns der Tatsache bewußt, daß der Einfluß *mechanischer* Komponenten auf die Lockerung bei diesem Untersuchungsmodell unberücksichtigt blieb.

Literatur

Jäger M, Ungethüm M (1976) Mechanik und Prothesentypen. Münch med Wschr 118: 22

Kottmann U R, Witzke G (1978) Untersuchungen zur Abdichtung von Gefäßprothesenoberflächen mit und ohne Zusatz von Faktor XIII-Konzentrat. Thoraxchirurgie 26: 14–19

Kristen H, Bösch P, Bedner H, Plenk H jr (1977) Verträglichkeitsuntersuchungen. Holz im Knochengewebe. Arch Orthop Unfallchir 89: 1–14

Moussawi M, Seltmann W, Benfer I, Struck H (1978) Einfluß des Faktor XIII auf Wund- u. Knochenheilung. Akt Chir 13: 219–224

Rupp (1979) Fibrinklebung. Frankfurt 17.5.1979. Fibrin-Spongiosabreigemisch zur Implantation von Prothesen

Weber B G, Stühmer G, Semlitsch M (1974) Erfahrungen mit dem Kunststoff Polyester als Komponente der Rotationstotalendprothese der Hüftgelenke. Z Orthop 112: 1106–1112

Witt A N, Hackenbroch M H (1976) Gelenkersatz. Münch med Wschr 118: 22

Die fibrinolytische Aktivität im traumatisierten Kniegelenk und ihre Bedeutung bei der Fibrinklebung osteochondraler Frakturen

A. Braun, W. Brüwer, G. Schumacher und W.D. Heine, Heidelberg

Die an 78 Kaninchenkniegelenken durchgeführte Fibrinklebung 24 Std alter osteochondraler Frakturen zeigt befriedigende Ergebnisse, wie wir bereits auf der Tagung der Deutschen Gesellschaft für Unfallheilkunde 1978 berichtet haben.

Die Haftung des Knochen-Knorpel-Replantates hängt von der biomechanischen Belastung und Reißfestigkeit des Fibrinpolymerisates einerseits und von der ortsständigen fibrinolytischen Aktivität andererseits ab.

Die biomechanische Belastung wurde in unserem Tierexperiment durch einen Fixateur externe für 2 Wochen ausgeschaltet. Unter Berücksichtigung der nach Albrechtsen (1959) im Vergleich zum Menschen erniedrigten fibrinolytischen Aktivität wurde am Kaninchen auf die Beigabe von Antifibrinolytica im Fibrinklebesystem verzichtet.

Nach 3 Tagen zeigten sich histologisch — nach mikroanatomischer Repostion — in den Markräumen junges Granulationsgewebe mit Fibroblastenformationen im Verlauf der Klebestelle. Zwischen den Spongiosabälkchen bietet der Kleber noch ausreichend Halt. Dieser Befund spricht für die Bedeutung des fibrinolytischen Potentials an der Klebestelle.

Nach 7–10 Tagen sind nurmehr vereinzelte Fibrinreste nachweisbar.

Sechs Wochen nach Fibrinklebung osteochondraler Frakturen zeigt sich bei temporärer Gelenkruhigstellung im Fixateur externe für 2 Wochen ein wesentlich besseres Ergebnis als bei der nicht geklebten Gruppe. Die Ergebnisse der Fibrinklebung ohne nachfolgende Ruhigstellung sind vergleichsweise schlechter. Eine Gelenkruhigstellung von 6 Wochen bringt hinsichtlich der Haftung des Replantates gegenüber der vorübergehenden Ruhigstellung keine Vorteile.

Autoradiographisch läßt sich 6 Wochen nach Fibrinklebung ein aktiver Knorpelmetabolismus im Knochenkorpelreplantat nachweisen. Die Inkorporation von Sulfat-Radioisotopen in die Chondroitin-Schwefelsäure beweist die Vitalität der Chondrocyten als Stoffwechselzentren des Knorpels.

Die positiven Ergebnisse veranlaßten uns, die Methode der Fibrinklebung osteochondraler Frakturen zu verbessern. Dabei kommt der erhöhten Reißfestigkeit des Fibrinpolymerisates sowie dem verringerten fibrinolytischen Potential wesentliche Bedeutung zu. Nicht nur der Knochen sondern auch die Kontaktstelle zwischen Fibrinklebung und Synovialflüssigkeit muß vor allem im traumatisierten Kniegelenk nach unseren Erfahrungen als Ort erhöhten fibrinolytischen Potentials angesehen werden.

Bei den 78 operierten Kaninchenkniegelenken war es uns nur in 19 Fällen möglich, eine zur Aktivitätsbestimmung ausreichende Menge Synovialflüssigkeit zu gewinnen. Davon wurden 11 posttraumatische Punktate untersucht. Acht Punktate nicht verletzter Kniegelenke galten als Kontrollgruppe.

Das fibrinolytische Potential wurde nach der semiquantitativen Fibrinplattenmethode nach Astrup und Müllertz (1952) bestimmt. Auf einer Petrischale wird dabei aus Agarlösung, Veronalpuffer (pH 7,8), 0,6%igem Rinderfibrinogen und Thrombin eine Fibrinschicht hergestellt. In die 6 mm großen Stanzlöcher werden 0,3 ml der gewonnenen Synovialflüssigkeit pipettiert. Nach 18stündiger Inkubation bei 37° werden die Durchmesser der Lysehöfe gemessen und mit den Ergebnissen einer Eichkurve verglichen.

Es zeigt sich bei den posttraumatischen Kniegelenkspunktaten am Kaninchen im Vergleich zur Kontrollgruppe eine deutlich erhöhte fibrinolytische Aktivität.

Bei einer vergleichbaren Darstellung wurden 35 menschliche Kniegelenkspunktate untersucht. Es zeigt sich, daß ähnlich wie beim Kaninchen auch beim Menschen der posttraumatische Kniegelenkserguß ein erhöhtes fibrinolytisches Potential hat. Die von Albrechtsen (1959) bereits beschriebene unterschiedliche fibrinolytische Aktivität zwischen Kaninchen und Mensch wird durch unsere Ergebnisse am traumatisierten Kniegelenk bestätigt.

Versorgung von Knorpelfrakturen mit der Technik der Fibrinklebung — Experimentelle Untersuchungen und klinische Erfahrungen

P. Bernett, G. Blümel, W. Sauer und A. Stemberger, München

Isolierte Knorpelverletzungen sind selten. Relativ häufig treten sie im Zusammenhang mit Sportverletzungen bei Subluxation oder direkter Gewalteinwirkung auf das Gelenk auf.

Die Diagnostik ist schwierig. Anamnese, Verletzungsmechanismus und klinischer Befund ergeben keineswegs immer ein charakteristisches Bild. Arthrographie und Arthroskopie bzw. Probearthrotomie müssen oft zusätzlich zu Rate gezogen werden.

Die Versorgung dieser Knorpelverletzungen mit Knochenbolzung oder Schrauben ist unbefriedigend, das Metall muß aufwendig wieder entfernt werden. Mit der Entwicklung des Fibrinklebers steht nun eine Möglichkeit zur Verfügung, diese Knorpelverletzungen einfach und schnell zu versorgen.

Die Fibrinklebung beruht auf der Basis der Endphase der plasmatischen Blutgerinnung. Eine kältekonservierte Fibrinlösung wird auf 37° erwärmt und mit Thrombin zur Gerinnung gebracht. Der im Kleber vorhandene Faktor XIII stabilisiert das Gerinnsel ausreichend. Fibrinolyseinhibitoren schützen vor zu früher Lösung des Klebers.

Zwei ml gefriergetrocknetes Thrombinkonzentrat sowie eines natürlichen und eines synthetischen Proteinaseinhibitors werden mit einer mit Calciumionen angereicherten Ringer-Lactat-Lösung versetzt und mit Fibrin im Verhältnis 1 : 4 aufgebracht. Die Klebefestigkeit von Knorpel- und auch von Knochenstücken beträgt im Versuch bis zu 300 pond/cm^2.

Diese Methode hat sich im Tierversuch an 8 Schafen als einfach und zuverlässig erwiesen. Es wurden zunächst etwa 1 cm^2 große Knorpelstückchen möglichst isoliert aus dem Kniegelenk entnommen und nach 30 min mittels Fibrinkleber reimplantiert. Die Schafe konnten sich anschließend frei bewegen. Nach 8 Tagen zeigte sich eine einwandfreie Adaptierung des geklebten Knorpels; 7 Wochen post operationem zeigten die eingeheilten autologen Knorpeltransplantate die gleiche physiologische Weißfärbung wie der umgebende Knorpel.

Histologisch bestätigt sich der makroskopische Befund. Die Zellen des eingepflanzten Knorpelgewebes entsprechen morphologisch dem umgebenden Knorpel. Allerdings ist die Oberfläche am Transplantatspalt nicht völlig geschlossen.

Die Vitalitätsprüfung im gleichen Heilungsstadium zeigt eine gute Einheilung des transplantierten Knorpels.

Es wurde transplantierter und nicht transplantierter Knorpel entnommen und in eine Gewebekulturlösung mit radioaktiv markiertem Sulfat (35 SO_2) eingelegt. Die Verstoffwechselung in die Glucosaminglykane sind ein Marker für die Vitalität der Knorpelzellen.

Die autoradiographischen Bilder zeigen anhand von Silberkörnchen einen gleichmäßigen Einbau von radioaktivem Sulfat nur in die Knorpelschicht und nicht in den Knochen (Abb. 1 und 2).

Wir haben mittlerweile 15 „Flake Fractures" durch Knorpelklebung versorgt: 8 an der Talusrolle, 5 an den Femurcondylen, eine am Tibiakopf und eine an der medialen Humerusrolle. In das möglichst bluttrockene Frakturbett werden Kleber und das bereitete Thrombinkonzentrat mittels Kanüle eingebracht und das Knorpelstück für 2 min angedrückt.

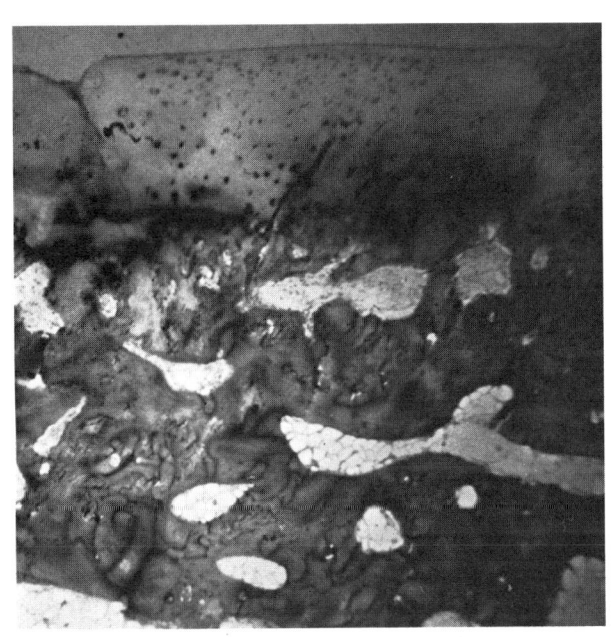

Abb. 1. Darstellung der Stoffwechselaktivität der Knorpelzellen des fibringeklebten Transplantats

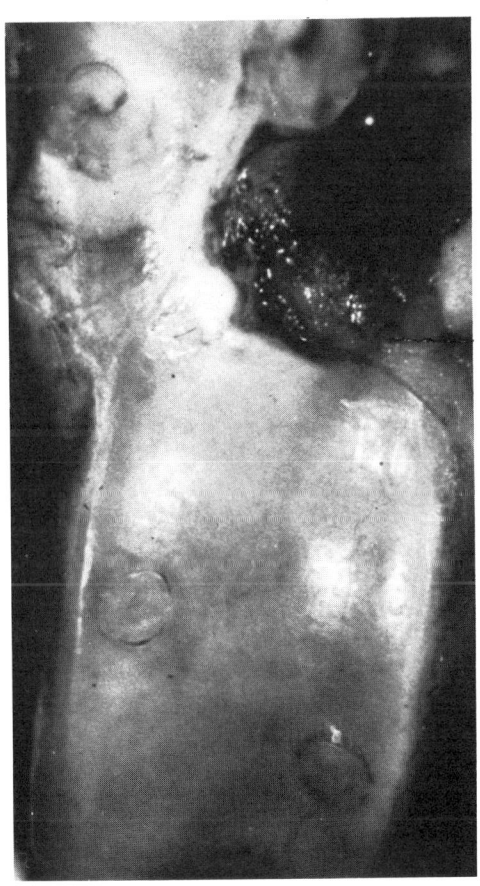

Abb. 2. Zwei wiedereingepflanzte Knorpelstücke aus dem Kniegelenk eines Schafes 7 Wochen post operationem

An verschiedenen Frakturen an der Talusrolle und dem Femurcondylus sieht man die gegebenen Möglichkeiten der Versorgung.

Wenn keine Begleitverletzungen vorliegen, erlauben wir postoperativ geführte Bewegungen bis zum 10. Tag. Früher haben wir für weitere 14 Tage einen ruhigstellenden Verband angelegt, jetzt tun wir das nur noch, wenn der geklebte Knorpelbezirk mechanisch besonders gefährdet ist, etwa im Bereich der Talusrollenkante oder der Femurcondylenkante.

In einfachen Fällen erlauben wir nach 6 Wochen volle Belastung, an scherkraftexponierten Stellen allerdings erst nach 12 Wochen.

Der Verlauf war in allen Fällen glatt. Die Patienten sind jetzt bis zu 2 Jahre klinisch beschwerdefrei. In keinem Fall bestand bisher Anlaß für Rearthrotomie. Hepatitiskomplikationen traten keine auf.

Die Fibrinklebung stellt nach unserer Ansicht bei der Versorgung von Knorpelfrakturen die Methode der Wahl dar.

Literatur

Bandi W (1977) Der retropatellare Kniegelenksschaden. Huber, Bern
Frank K (1976) Knorpelschäden am Kniegelenk durch Belastung und Trauma. Medizin und Sport 1/2: 1–6
Burri C, Rüter A (1976) Knorpelschaden am Knie. Hefte Unfallheilkd 127. Springer, Berlin Heidelberg New York
Springer H P, Holle G, Braun F (1973) Gewebsklebung mit Fibrin. Wien Klin Wschr 85: 827
Passl R, Plenk H, Sauer G, Egkher E (1979) Fibrinklebung von Knorpelschäden. Experimentelle Studien und klinische Ergebnisse. Medizin und Sport 19: 1/2: 23–28

Ergebnisse der Sehnenklebung im Experiment und in der Klinik

O. Wruhs †, V. Vécsei, H. Hertz und R. Czerwenka, Wien

Da bei der Versorgung von gerissenen Sehnen sowohl Abstoßungsreaktionen als auch Verklebungen mit dem umgebenden Gewebe zu befürchten sind, scheint der Wunsch nach einer möglichst atraumatischen Gewebssynthese, die früh belastbar wäre, gerechtfertigt.

Wir prüften deshalb vorerst die Tauglichkeit der Sehnenklebung mit dem Fibrinklebesystem (FKS) im Vergleich zur konventionellen Nahttechnik im Tierversuch.

Versuchsanordnung

In Nembutal-i.p.-Narkose wurden von 40 männlichen Ratten bei 20 eine einseitige und bei 20 eine beidseitige Läsion der Achillessehne gesetzt, indem diese 5 mm proximal ihres Ansatzes am Tuber calcanei scharf durchtrennt wurde.

Bei 20 wurde die eine Seite geschont und diente als Kontrolle. Während 30mal eine konventionelle Durchflechtungsnaht zur Wiedervereinigung verwendet wurde, wurden bei 30 Extremitäten nach Anlage einer Adaptationsnaht die Stümpfe mit Fibrinogenkryopräzipitat unter Zusatz von Thrombin und Faktor XIII, des weiteren eines Proteinaseninhibitors, vereinigt (Tabelle 1). Die Beweglichkeit der Sprunggelenke wurde durch eine Bohrdrahtarthrodese aufgehoben.

Zwei und vier Wochen nach der Operation wurden aus allen Versuchsgruppen die Hälfte der Tiere getötet und der Wadenmuskel mitsamt seiner Fersenbeininsertion entnommen.

Ergebnis

Als Bewertungskriterium wurde die Reißfestigkeit, die nach der Entnahme in einem dynamischen System geprüft wurde und die histologische Untersuchung herangezogen.

Die durchschnittliche Zugbelastbarkeit nach 2 Wochen fiel zugunsten der konventionellen Nahttechnik (unbehandelt 2970 ± 988 g; genäht 2480 ± 872 g; geklebt 1900 ± 860 g) aus (Tabelle 2).

Nach vier Wochen waren die geklebten Sehnen den genähten scheinbar überlegen (unbehandelt 3289 ± 445 g; genäht 2583 ± 930 g; geklebt 3189 ± 1019 g). Die Zunahme der Reißfestigkeit ist im Allgemeinen mit dem Wachstum der Tiere zu erklären (Tabelle 3).

Tabelle 1. Klebetechnik

1. Fibrinogen Kryopräzipitat (Immuno)
2. Thrombin (Topostasin)
3. Faktor XIII (Hoechst)
4. Proteinaseninhibitor (Pantinol)

Tabelle 2. Zugbelastbarkeit (Ergebnis nach 14 Tagen)

1. Gesund	2970 g	(± 988)
2. Genäht	2480 g	(± 872)
3. Geklebt	1900 g	(± 860)

Tabelle 3. Zugbelastbarkeit (Ergebnis nach 28 Tagen)

1. Gesund	3289 g	(± 455)
2. Genäht	2583 g	(± 930)
3. Geklebt	3189 g	(± 1091)

Die histologische Untersuchung der genähten Sehne zeigt im Gegensatz zur gesunden eine geringere Anfärbbarkeit der kollagenen Fasern, Zunahme von Bindegewebszellen und Grundsubstanz, eingelagerte Fibroblasten und beginnende kollagene Faserbildung, es besteht keine parallele Anordnung der Faserstruktur.

Im histologischen Präparat der geklebten Sehne ist Bindegewebszellreichtum mit beginnendem Auftreten von kollagenen Fasern auffällig. Man findet mehr Fibrocyten mit kollagener Faserausbildung, die eine geschichtete bzw. parallele Anordnung erkennen läßt. In der zum Teil geringen Grundsubstanz sind kleine Granulome (Riesenzellen) sichtbar.

Folgerungen

1. Die statistische Auswertung der Einzel-, und der Durchschnittswerte ergibt weder nach 14, noch nach 28 Tagen eine Signifikanz in Bezug auf die Reißfestigkeit.
2. Die Reißfestigkeit als Kriterium ist somit nur bedingt verwertbar.
3. Auf Grund der histologischen Untersuchung müssen der Gewebeklebung mit dem FKS im Vergleich mit der konventionellen Nahttechnik gewisse Vorteile zugesprochen werden.

Klinische Anwendung des FKS bei Sehnenverletzungen

Insgesamt wurden bisher bei 16 Patienten 23 Sehnen geklebt. Es handelte sich um 10 Achillessehnenverletzungen, 2 subcutane Fingerstrecksehnenrupturen, 4 scharfe Strecksehnen- und 7 scharfe Beugesehnendurchtrennungen an der Hand bzw. am Fuß (Tabelle 4). Darüber hinaus wurde ein Patient mit Achillessehnenruptur mit einem Kombinationsverfahren versorgt. Das Ergebnis war schlecht, im weiteren wollen wir diesen Fall aber unberücksichtigt lassen.

Achillessehnen

Unsere operative Vorgangsweise war folgendermaßen ausgerichtet: In der Mehrzahl der Fälle konnte an Stelle einer nichtresorbierbaren Naht die Plantarissehne zur Durchflechtung verwendet werden. Durch diesen autologen intratendinalen Kraftträger konnten die Rißflächen, welche mehr oder weniger ausgefasert waren, soweit approximiert werden, daß die Sehnenenden weitgehend anatomisch aneinandergeklebt werden konnten. Die Plantarissehne wurde an zwei Stellen in sich vernäht, wobei resorbierbare Fäden verwendet wurden. Das proximale Ende wurde schließlich entfaltet und über der Rißstelle flächenhaft auf die Achillessehne geklebt.

Fehlte die Plantarissehne, wurde die Vereinigung mit einer nichtresorbierbaren Durchflechtungsnaht erzielt und im übrigen, wie oben geschildert, geklebt. Ruhigstellung im Unterschenkelgipsverband: sechs Wochen.

Die mit dem FKS behandelten Achillessehnenverletzungen betrafen:
7 Patienten mit Achillessehnenruptur bei erhaltener Plantarissehne,
2 Patienten mit Achillessehnenruptur mit durchgerissener bzw. fehlender Plantarissehne,
1 Patient mit frischer Achillessehnendurchtrennung.

Tabelle 4. Lokalisation der Verletzung von geklebten Sehnen (FKS)

n = 16		Sehnen = 23
Achillessehne		10
Strecksehne	Hand	5
	Fuß	1
Beugesehne	Hand	7

Drei Patienten wurden am Unfalltag, vier Patienten am zweiten Tag nach dem Trauma und jeweils einer nach drei bzw. sechs Tagen der Operation unterzogen.

Bei einem Patienten mit Plantarissehnendurchflechtung beobachteten wir eine Wundheilungsstörung, bei einem trat temporär eine Fistel auf, welche sich spontan wieder verschloß. Ein 71jähriger Diabetiker, welcher einer nichtresorbierbaren intratendinalen Stütznaht bedurfte, bekam einen von einer Hautnekrose ausgehenden tiefen Wundinfekt und wurde revidiert. Dabei war eine massive Nekrose der Sehne festzustellen.

Beuge- und Strecksehnen der Hand und des Fußes

Die angewandte Technik entsprach der im Tierexperiment bereits geschilderten. Zwei subcutane Fingerstrecksehnenrupturen heilten nach Klebung, ergänzt mit temporärer Bohrdrahtarthrodese des Interphalangealgelenkes, komplikationslos aus.

Die primäre Klebung einer langen Großzehenstrecksehne, sowie die sekundäre Versorgung eines kurzen und langen Daumenstreckers, des weiteren der Sehne eines Extensor carpi radialis haben sehr gute Ergebnisse gebracht.

Bei insgesamt sieben Beugesehnenverletzungen der Hand sind fünf Sehnen geheilt, zwei Sehnenvereinigungen waren am 12 p.o. Tag insuffizient.

Schlußfolgerung

Wir sind mit den mitgeteilten klinischen Ergebnissen vorerst unzufrieden (Tabelle 5). Eine definitive Stellungnahme in Bezug auf die Versorgung von Sehnenverletzungen mit dem

Tabelle 5. Ergebnis des Sehnenklebung mit dem FKS

n = 16		Sehnen = 23
Achillessehne:	Wundheilungsstörung	1
	Fistel (Spontanverschluß)	1
	Tiefer Infekt (Hautnekrose)	1
	Gut	7
Strecksehne:	Gut	6
Beugesehne:	Ruptur	2
	Gut	5

FKS muß vorderhand unterbleiben, da die Anzahl der Fälle zu gering und unser Beobachtungszeitraum zu kurz ist — unsere ersten Klebungen von Menschensehnen liegen über ein Jahr zurück.

Wir können auf Grund unserer bisherigen Erfahrungen die breitere Anwendung des FKS für die Versorgung von Sehnenverletzungen nicht empfehlen, behalten uns aber die weitere klinische Erprobung bei geeignet scheinenden Fällen vor und erwarten, daß bei bestimmten Indikationen, wie großflächigen Rissen oder Rupturen oder Durchtrennungen an besonders heilungsgefährdeter Lokalisation der Wert einer atraumatischen Gewebssynthese zur Geltung kommt.

Die Fibrinklebung in der Mikrochirurgie der peripheren Nerven

H. Kuderna, H. Dinges und H. Redl, Wien

Wie Sie heute bereits von H. Matras gehört haben, wird seit 1974 im Unfallkrankenhaus Lorenz Böhler der Fibrinkleber zur Nervenklebung verwendet und zwar ausschließlich für die Herstellung der interfasciculären Nervenanastomosen bei autologen Nerventransplantationen, wobei wir gleichzeitig auf jede Naht verzichten, uns im übrigen jedoch in allen Details an die von Millesi [1] angegebene Methodik halten. Einzelheiten der Technik sind meinem Beitrag in der wissenschaftlichen Ausstellung zu entnehmen, an dieser Stelle sollen die Weiterentwicklung der Methode der Nervenklebung in unserer Hand und ihre Ergebnisse erörtert werden.

Die Nervenklebung wurde bei insgesamt 83 Patienten mit 113 durchtrennten peripheren Nerven angewendet, wovon 92 nach zumindest einem Jahr oder noch längerer Zeit nachuntersucht werden konnten. Die Untersuchung erfolgte ebenso wie vor der Operation klinisch (Motorik, Schmerzempfindung, Temperaturunterscheidung, Grob- und Feinberührung, Zweipunktunterscheidung, Ninhydrintest), in den meisten Fällen motorischer Läsion auch elektromyografisch. Die Bewertung der motorischen Funktion erfolgt nach dem Schema von Highet, der sensiblen Funktion nach dem analogen Schema von Nicholson und Seddon. Zur besseren Übersicht wird im folgenden lediglich eine Unterscheidung in gute Ergebnisse mit mindestens M 4, bzw. S 3+, mäßige Ergebnisse mit mindestens M 2 oder S 2 und schlechte mit M 0—1, bzw. S 0—1 getroffen.

Die Ergebnisse werden zusammen mit jeweiligen Veränderungen in der Methode in 4 Gruppen verglichen (Tabelle 1).

1. Gruppe: 5 Patienten, 7 Nerven, 7 nachuntersucht. Das Fibrinogen wurde autolog aus dem Patientenplasma einige Tage vor der Operation hergestellt. Die dabei erzielte Konzentration von gerinnungsfähigem Material gewährleistet nur eine geringe Reißfestigkeit der Fibrinclots, trotzdem waren die Ergebnisse überraschend gut (Tabelle 1).

Tabelle 1. Ergebnisse der Fibrinklebung

				Gut	Mäßig	Schlecht
Gruppe I Autologes Fibrinogen:	5 Patienten	7 Nerven	7 nachuntersucht	4	2	1
Gruppe II Homologes Fibrinogen:	33 Patienten	50 Nerven	42 nachuntersucht	16	14	12
Gruppe III Zusätzliche AMCA	14 Patienten	19 Nerven	18 nachuntersucht	5	7	6
Gruppe IV Zusätzliche Aprotinin:	31 Patienten	37 Nerven	25 nachuntersucht	8	15	2
Zusammen	83 Patienten	113 Nerven	92 nachuntersucht (= 100%)	33 35,9	38 41,3	21 22,8)

2. Gruppe: 33 Patienten, 50 Nerven, 42 nachuntersucht. In dieser Gruppe wurde wie in den weiteren homologes, aus gepooltem Einzelspenderplasma hergestelltes Fibrinogen verwendet, wie es jetzt als Fibrinkleber-Immuno im Handel ist. In dieser Gruppe gab es 38% gute, 33% mäßige und 29% schlechte Ergebnisse. In Fällen, in denen wir nach Mißerfolgen Reoperationen durchführen konnten, fanden wir die Anastomosen dehiscent und an den proximalen Stümpfen ausgeprägte Stumpfneurome.

Das veranlaßte uns, routinemäßig Testanastomosen an der Nervenentnahmestelle herzustellen, die bei den verschiedenen Patienten nach verschiedenen Intervallen in Lokalanästhesie revidiert, entnommen und histologisch durch verschiedene Fibrinfärbemethoden und Fibrinolyseautografie untersucht wurden. Ohne Zusatz eines Fibrinolysehemmers waren die Fibrinclots bereits nach wenigen Stunden wieder aufgelöst. Untersuchungen mit der Toddschen Fibrinplattenmethode (Wriedt-Lübbe et al. [2]) erwiesen eine sehr hohe fibrinolytische Aktivität besonders an der Schnittfläche der proximalen Nervenstümpfe.

3. Gruppe: 14 Patienten, 19 Nerven, 18 nachuntersucht. In dieser Gruppe wurde AMCA (Tranexamsäure, Cyklokapron-KABI) systemisch (40 mg/kp) und lokal als Zusatz zur Thrombinlösung (0,025 mg/ml) als Fibrinolysehemmer eingesetzt. In den Testklebungen erwiesen sich die Clots als nicht viel beständiger, die klinischen Ergebnisse waren mit nur rund 27% guten, 39% mäßigen Erfolgen und 34% Mißerfolgen deutlich schlechter.

Sofern Reoperationen durchgeführt werden konnten, fanden sich jedoch weder Dehiscenzen noch proximale Stumpfneurome, sondern jeweils ausgeprägte Fibrosen an den Anastomosen.

4. Gruppe: 31 Patienten, 37 Nerven, 25 nachuntersucht. In dieser Gruppe wurde Aprotinin (Trasylol-Bayer) als Fibrinolysehemmer zugesetzt und zwar zunächst in einer Dosis von 1000 K.I.E./ml, was eine Persistenz der Clots von über 8 Tagen zur Folge hatte, wie die Testklebungen erwiesen. In einem Fall wurde bereits nach wenigen Monaten eine Reoperation durchgeführt, wobei sich dasselbe Bild wie in den reoperierten AMCA-Fällen bot, nämlich keine Dehiscenz, kein proximales Stumpfneurom, dagegen eine ausgeprägte Fibrose.

Daraufhin wurde die Dosis zunächst auf 200–500 K.I.E./ml herabgesetzt, zuletzt sogar auf 50 K.I.E./ml, womit die Clots immer noch über 48 Std bestehen blieben. In den letzten Fällen dieser Serie war außerdem die Thrombindosis drastisch auf 3 N.I.H.-Einheiten pro ml Klebergemisch reduziert worden, damit alle Kleberbestandteile entsprechend unseren experimentellen Ergebnissen zwecks besserer Fibrinvernetzung vor dem Aufbringen auf die Anastomosen vorgemischt werden können. Wie die Testklebungen ergaben, waren die mit vorgemischtem Kleber hergestellten Clots auch ohne Zusatz eines Fibrinolysehemmers ausnahmslos über 24 Std persistent.

In der gesamten Aprotiningruppe waren bisher nur 2 Mißerfolge (8% der nachuntersuchten Nerven) zu verzeichnen.

Schlußfolgerungen

Von 92 nachuntersuchten geklebten Nerven zeigten 33, das sind rund 36% ein gutes, 38 (41%) ein mäßiges und 21 (23%) ein schlechtes Ergebnis (Tabelle 1).

In einer vorhergehenden Reihe von 67 Nerven mit perineuraler Naht, von denen 54 nachuntersucht werden konnten, waren die Ergebnisse in 24% gut, in rund 56% mäßig und in 20% schlecht (Tabelle 2).

Die Methode der Nervenklebung ist daher der Naht qualitativ überlegen, jedoch nur mit folgenden Einschränkungen anwendbar:

Die Klebestellen werden durch Fibrinolyse noch vor der Heilung der Anastomosen wieder aufgelöst. Der Zeitpunkt ihrer Auflösung kann durch bessere Fibrinvernetzung durch Vormischen aller Kleberbestandteile und durch Zusatz kleiner Dosen von Aprotinin etwas hinausgeschoben werden. Hohe Dosen von Fibrinolysehemmern, die eine Persistenz der Clots bis zur Heilung der Anastomosen zur Folge haben, beeinträchtigen offenbar gleichzeitig die Nervenregeneration. Gute Ergebnisse der Nervenklebung sind daher an bestimmte Indikationen geknüpft: Ausschließlich Nerventransplantationen mit absolut spannungsfreien Anastomosen in Regionen, in denen sie auch nach Auflösung der Fibrinclots seitlich geschient bleiben. Wo diese seitliche Schienung fehlt (z.B. intracraniell), oder wo postoperativ seitliche Scherkräfte auftreten (z.B. Subcutis, besonders der Finger) sollte auf die Naht nicht verzichtet werden.

Literatur

1 Millesi H, Berger A, Meissl G (1972) Experimentelle Untersuchungen zur Heilung peripherer durchtrennter Nerven. Chir Plastica 1:174
2 Wriedt-Lübbe I, Blümel G, Denk G, Kuderna H, Schlag G (1976) Fibrinolyseautografische Untersuchungen traumatisch durchtrennter Nerven vor der Rekonstruktion. Kongreßbericht 17 Tagung Österr Ges Chir, Salzburg 1976

Tabelle 2. Ergebnisse der perineuralen Naht

47 Patienten, 67 Nerven, davon 54 nachuntersucht (= 100%)		
gut	13	(24,0%)
mäßig	30	(55,6%)
schlecht	11	(20,4%)

Der Fibrinkleber in der Neurotraumatologie

A. Horaczek und G. Kletter, Wien

Die Anwendung des humanen Fibrinklebers in der Neurochirurgie hat im Gegensatz zu allen anderen Disziplinen der Chirurgie nicht nur eine neue und vielleicht bessere Klebesubstanz gebracht, sondern es ist die einzige aller verfügbaren entsprechenden Wirkstoffe, die nicht neurotoxisch wirkt. Durch diese Eigenschaft konnten Anwendungsmöglichkeiten einer Klebesubstanz nicht nur verbessert sondern vor allem auch auf bisher nicht anwendbare Bereiche erweitert werden.

In der Neurotraumatologie sind die Hauptanwendungsgebiete des Fibrinklebers derzeit
1. der wasserdirchte Duraverschluß im Bereich der Konvexität, an der Schädelbasis (Abb. 1), im Bereich des Spinalkanals,
2. zur Hämostase im Bereich der zentralnervösen Substanz,
3. im Bereich von großen venösen Blutleitern im Gehirn,
4. bei rekonstruktiven Gefäßeingriffen im Bereich des Zentralnervensystems.

An der Konvexität stellt der Duraverschluß für gewöhnlich kaum Probleme dar. Wir fordern in der Neurochirurgie den exakten wasserdichten Duraverschluß und dies kann bei beträchtlichen Hirnödemen oder bei Duradefekten Schwierigkeiten geben. Unsere experimentellen Studien haben gezeigt, daß ein Duraverschluß nur mit Fibrinkleber nicht möglich ist, da die Zugbelastung in diesem Bereich der Dura besonders groß ist. Es ist hier

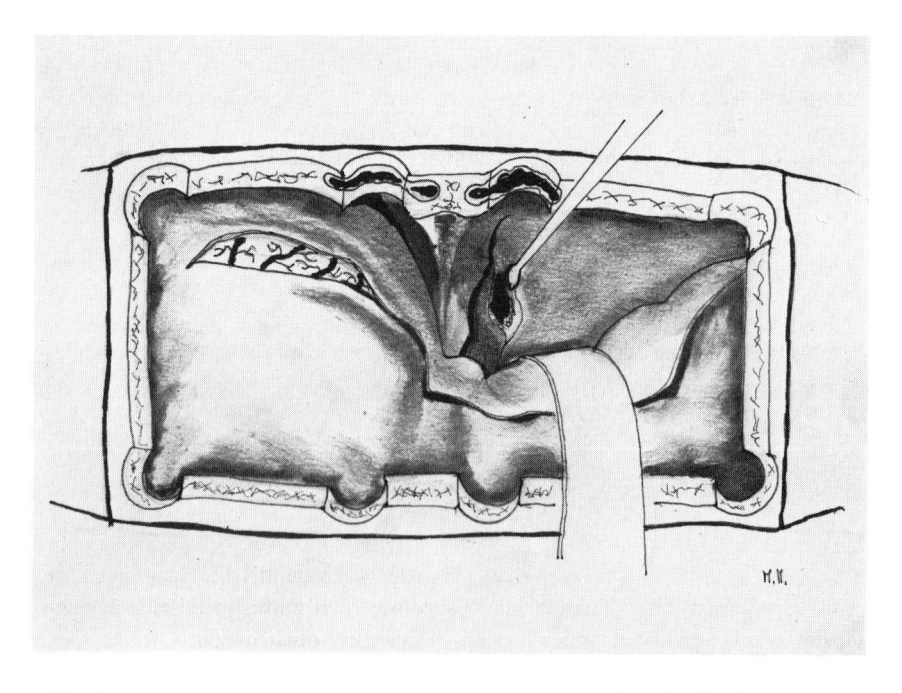

Abb. 1. Schema einer bifrontalen Craniotomie bei frontobasaler Fraktur und Duraläsion

möglich, große Zwischenräume zwischen den Nähten mit Fibrinkleber abzudichten und so einen wasserdichten Duraverschluß zu erzielen. Überdies können Duradefekte mit lyophilisierter Dura oder Fascientransplantaten gedeckt werden. Diese Transplantate sind sehr gut mit Fibrinkleber und Nähten zu versorgen.

An der Schädelbasis ist es relativ oft schwierig, auf Grund der Lokalisation und auf Grund einer vorangegangenen fronto-basalen Verletzung zu präparieren und einen exakten Duraverschluß herzustellen. Es ist nun mit Hilfe des Fibrinklebers nicht mehr unbedingt nötig, an der Schädelbasis zu nähen, so wie man dies herkömmlicherweise bei Verschließen von Duradefekten nach frontobasalen Frakturen und Liquorfisteln machen mußte (Abb. 1).

Die Applikation des Fibrinklebers kann hier schnell bewerkstelligt werden und der Verschluß von Liquorfisteln ist hier immer sehr gut möglich, da durch die Schädelbasis selbst die Druck- und Zugbelastung auf die Duraenden geringer ist als an der Konvexität. Auch in diesem Bereich ist es sehr gut möglich, den Defekt durch ein kleines Durastück oder Fascienstück zu verschließen und ohne Nähte nur mit Kleber zu versorgen.

Auch der Duraverschluß im Bereich des Spinalkanals kann gelegentlich Schwierigkeiten bieten. Posttraumatische Schwellungen der Medulla erfordern gelegentlich eine Dura plastik. Auch hier ist das Problem der Zugbelastung gegeben und wir können hier ohne Nähte nicht auskommen. Unsere experimentellen Untersuchungen haben ergeben, daß eine Duraplastik mit unterstützenden Nähten und Fibrinkleber eine sehr gute Haltbarkeit besitzt und vor allem wasserdicht ist, während in 8 von 10 Fällen eine Liquorfistel auftrat, wenn keine Nähte verwendet wurden und nur Fibrinkleber appliziert wurde.

Ein großes Problem in der Neurotraumatologie stellen unter Umständen mehr oder minder schwere Sinusblutungen — insbesondere des Sinus sagittalis superior — dar. Die Patienten können binnen kürzester Zeit große Mengen an Blut verlieren und es ist hier ein rasches Handeln nötig. Auch in diesem Bereich ist eine Naht nur äußerst schwierig zu bewerkstelligen und außerdem überaus problematisch. Unter mikrochirurgischer Technik ist wohl eine Naht des Sinus durchaus zu bewerkstelligen und unter Umständen ist sogar eine Transplantation eines Gefäßes in diesem Bereich mit mikrochirurgischer Technik möglich. Allerdings drängt bei einer Sinusblutung nach einem Trauma die Zeit und dies bedingt, daß uns durch den neuen Klebstoff ebenfalls ein Mittel in die Hand gegeben wurde, um Sinusblutungen rascher und suffizienter zu stillen. Ist nur ein kleiner Defekt gegeben, dann kann eine kurzfristige Tamponade unter Umständen helfen. Wenn jedoch ein größerer Defekt vorliegt, dann muß ebenfalls mit lyophilisierter Dura und Fascie dieser Defekt gedeckt werden und dieses Transplantat kann sehr gut mit Fibrinkleber auf den entsprechenden Defekt aufgebracht werden.

Ein weiteres Problem in der Neurotraumatologie und auch in der Chirurgie größerer Hirntumore stellen Parenchymblutungen aus dem Wundbett dar. Größere sichtbare Gefäße sollten selbstverständlich mit bipolarer Coagulation versorgt werden, während kleine Blutungen durch Aufbringen von Surgicel und Kleben mit Fibrinkleber sehr gut versorgt werden können. Wie weit eine Regeneration von Nervengewebe im Bereich des Fibrinklebers gegeben ist, das ist derzeit Gegenstand unserer experimentellen Untersuchungen.

Im Bereich peripherer Nerven ist dieses Problem durchaus schon gelöst und wird ja bereits von zahlreichen Traumatologen verwendet. Es liegen genügend Untersuchungen von Matras u.a. vor, sodaß darauf nicht näher eingegangen werden muß. Im Bereich der zentralen Anteile des Nervensystems können wir jedoch derzeit noch nichts absehen, da ja diese Untersuchungen über lange Zeit geführt werden müssen und die Untersuchungsreihen noch nicht abgeschlossen sind.

Nur am Rande der Neurotraumatologie zugehörig ist die Verwendung des Fibrinklebers in der Chirurgie der großen Gefäße und ebenso der Mikrogefäße. An unserer Klinik verwenden wir routinemäßig Fibrinkleber zum Abdichten von Gefäßnähten etwa im Bereich der A. carotis interna und weiters verwenden wir den Fibrinkleber seit 3 Jahren bei jeder extra-intracraniellen Anastomose, bei der ein Umgehungskreislauf zwischen A. temporalis superficialis and A. cerebri media angelegt wird.

Histologisch hat sich in allen untersuchten Fällen sowohl experimentell als auch klinisch gezeigt, daß der Fibrinkleber physiologischer einheilt als etwa Nähte, und seien es auch Mikronähte, und daß der Fibrinkleber allen herkömmlichen Klebestoffen in der Chirurgie bei weitem überlegen ist. Insbesondere deswegen, weil ja alle anderen Stoffe, wie bereits erwähnt, neurotoxisch sind.

Zusammenfassend sind derzeit die Hauptindikationen für den Fibrinkleber in der Neurotraumatologie:

1. Die wasserdichte Duranaht an der *Konvexität,* an der *Schädelbasis* und im Bereich des *Spinalkanals,* wobei an der Schädelbasis der Fibrinkleber einen schlechthin idealen Verschluß von Defekten ermöglicht.
2. im Bereich des Zentralnervensystems zur Hämostase,
3. zur Überbrückung von Defekten im Bereich zentraler und peripherer Nervenstränge
4. im Bereich von Gefäßen, wobei sich die großen venösen Blutleiter im Gehirn als besonders gutes Indikationsgebiet für den Fibrinkleber anbieten. Bei arteriellen Gefäßen sind weniger Nähte notwendig, die Operation kann schneller bewerkstelligt werden und die Einheilung ist physiologischer als bei Nahtmaterial oder Fremdstoffen.

Literatur

Kletter G, Matras H, Chiari H, Dinges N, Witzmann A (1978) Comparative Evaluation of Conventionally Sutured and Clot-Sutured Microsurgical Anastomoses. Microsurgery for Stroke. Schmiedeck (Hrsg). Springer, Berlin Heidelberg New York, p 149–154

Matras H, Braun F, Lassmann H, Ammerer H P, Mamoli B (1973) Plasma clot welding of nerves. Maxillo-Fac Surg 1: 236

Fibrinklebung in der rekonstruktiven Chirurgie

J. Holle, G. Freilinger, M. Frey und H. Mandl, Wien

Die rekonstruktive Chirurgie beschäftigt sich mit der Wiederherstellung oder Neubildung von Form und Funktion des menschlichen Körpers, sei es in der Folge traumatischer Veränderungen, tumoröser Prozesse oder angeborener Fehlbildungen. Haut, Muskel, Sehnen, Nerven, Knochen und Knorpel werden gestaltend und formend umgelagert, transplantiert und zu neuer Funktion und Form verändert.

Eine Substanz, die im Rahmen reparativer Prozesse des Organismus die Invasion von Capillarsprossen induziert, die Granulationsgewebsbildung beschleunigt, durch Versiegeln blutender Wundflächen mit einem Fibrinfilm eine exakte Blutstillung ermöglicht und durch hohe Haftfähigkeit im Gewebe eine Klebung ermöglicht und außerdem nach einem bestimmten Zeitpunkt voll resorbiert wird, ist gerade in der rekonstruktiven Chirurgie von wesentlicher Bedeutung [1, 2, 3, 4].

Durch die Anwendung des Fibrinklebers wird die wesentliche erste Phase der Wundheilung beschleunigt, intensiviert und auf Grund der hohen Konzentration des Fibrins zusätzlich ein Klebe- und Blutstillungs-Effekt erzielt.

Da Fibrinogen in der Replantation sämtlicher organischen Gewebe eine wesentliche Rolle spielt, darf es nicht wundern, daß der Kleber auf Grund seiner allgemein biologischen Eigenschaften mannigfache Anwendung findet. Bei der Anwendung in verschiedenen Gewebsstrukturen wie Knochen oder Knorpel, Haut oder Sehnen, kommt den oben angeführten Eigenschaften des Fibrinogenklebers unterschiedliche Bedeutung zu, worauf im folgenden übersichtsweise eingegangen werden soll.

Hauttransplantation

Ben Teh [6] konnte nachweisen, daß Fibrin als wesentlicher Faktor für die Anheilung der Hauttransplantate angesehen werden muß (Abb. 1). Bakterien können Plasminogen aktivieren und dadurch das Fibrinogen auflösen und in der Folge die Transplantatanheilung verhindern. Durch Kombination des Fibrinogenklebers mit Antibiotica einerseits und mit Fibrinolysehemmern andererseits kann lokal die Wirkung der Bakterien bis zu einem gewissen Grad verhindert werden und die Anheilung von Hauttransplantaten auch auf nicht ganz keimfreiem Grund verbessert werden. Eine weitere Indikation des Fibrinogenklebers bei der Hauttransplantation ist bei allen Formen der Gerinnungsstörung gegeben, vor allem bei Verbrauchscoagulopathien schwerst verbrannter Patienten. Anhand einzelner klinischer Beispiele wird die Anwendung des Fibrinklebers bei der Hauttransplantation demonstriert. Bei der Hauttransplantation sind alle vier wesentlichen biologischen Eigenschaften des

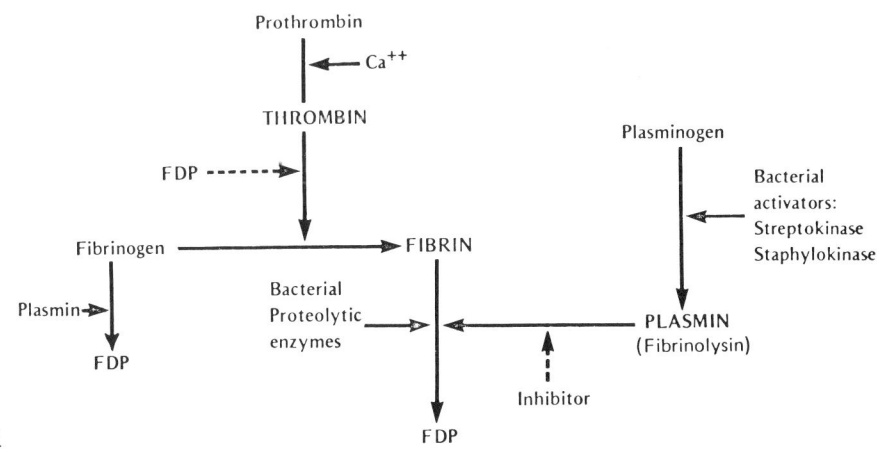

Abb. 1

Fibrinogenklebers gleichwertig bedeutend für die sichere und rasche Revascularisierung des Transplantates.

Periphere Nervenchirurgie

Die Nervenanastomose und Nerventransplantation, wesentliche rekonstruktiv chirurgische Vorgänge, wurden von den Vorrednern eingehend besprochen und diskutiert. Die Funktion des Fibrinogenklebers in der peripheren Nervenchirurgie ist weniger die Beschleunigung der Revascularisation und Granulationsgewebsbildung als viel mehr die Klebefunktion mit der wesentlichen Eigenschaft der vollen Resorbierbarkeit. Auf diese Weise kann eine überschießende Narbenbildung an der Nervenanastomose ausgeschaltet und damit die Aussicht für einen befriedigenden Funktionsgewinn vergrößert werden.

Knorpeltransplantation

Anhand eines klinischen Falles mit Impressionsfraktur des Stirnbeines wird die Möglichkeit der Auffüllung des Konturdefektes mit Knorpeltransplantaten beschrieben. Die Knorpeltransplantate werden mit Fibrinkleber am gewünschten Ort fixiert und dadurch eine Dislokation verhindert. Auch für die Knorpeltransplantation ist der bedeutende Faktor des Fibrinklebers die Haftfähigkeit mit der zusätzlichen lokalen Blutstillung.

Makro- und Mikrogefäßchirurgie

Eine wesentliche Bedeutung kommt dem Fibrinkleber in der Gefäßchirurgie durch seine blutstillende Wirkung zu. Gefäßanastomosen können auf diese Weise auch bei allgemeiner Heparinisierung des Patienten lokal abgedichtet werden und damit eine Nachblutung verhindern helfen. Neue Möglichkeiten auf dem Gebiet der Mikrochirurgie wurden von Vorrednern eindrucksvoll demonstriert.

Knochentransplantation

Anhand mehrerer klinischer Beispiele wird die Wirkung des Fibrinklebers bei der Knochentransplantation demonstriert. Die Gefäßeinsprossung in das Transplantat wird beschleunigt und dadurch der knöcherne Einbau des Transplantates an gewünschter Stelle induziert. Auf diese Weise konnte in zahlreichen Fällen eine spätere Resorption vermindert und dadurch das Operationsergebnis verbessert werden. Der Fibrinkleber ermöglicht außerdem eine bessere Modellierbarkeit von Fibrinogen-Spongiosa-Gemisch und dadurch wieder eine Erleichterung des Operationsverfahrens.

Sehnenchirurgie

In der Handchirurgie werden an unserer Klinik Sehnenanastomosen unter der Lupenbrille mikrochirurgisch durchgeführt und zur rascheren Durchwachsung mit dem Fibrinkleber versorgt. Auch bei der Sehnenchirurgie kommt der granulations- und revascularisationsfördernden Wirkung des Fibrinogens besondere Bedeutung zu. Es kann auf diese Weise eine raschere Mobilisierung der Sehne, dadurch eine geringere Verwachsung mit der Umgebung und auf diese Weise das funktionelle Ergebnis verbessert werden.

Zur Blutstillung nach Entnahme von Knochentransplantaten hat sich der Fibrinkleber ganz besonders bewährt.

Abschließend möchte ich nochmals unterstreichen, daß der Fibrinkleber gerade in der rekonstruktiven Chirurgie auf Grund seiner biologischen Eigenschaften ein breites Anwendungsgebiet findet. Er dient nicht nur dazu das Operationsergebnis zu verbessern, sondern kann besonders in Fällen mit gestörter Blutgerinnung von vitaler Bedeutung sein.

Literatur

1. Spängler H P, Braun F, Holle J (1974) Prinzip der Fibrinklebung. Langenbecks Arch Chir Suppl Chir Forum 249
2. Braun F, Spängler H P, Holle J (1973) Gewebeklebung mit Fibrin. Wien Klin Wschr 85: 827
3. Braun F, Holle J, Knapp W, Kovac W, Lindner A, Spängler H P (1975) Untersuchungen über die Replantation von autolog. Vollhaut mit Hilfe von hochkonzentriertem Fibrinogen und Blutgerinnungsfaktor XIII. Wien med Wschr 125: 213
4. Braun F, Holle J, Knapp W, Kovac W, Passl R, Spängler H P (1975) Immunologische und histologische Untersuchungen bei der Gewebeklebung mit heterolog hochkonzentriertem Fibrinogen. Wien Klin Wschr 87: 815
5. Teh B T (1979) Why Do Skin Grafts Fail? J Plast Reconstr Surg 63: 323

Möglichkeiten und Grenzen der Fibrinklebung in der operativen Traumatologie*

H.P. Spängler, F. Braun, J. Holle, W. Kovac und A. Lindner, Wien

Erlauben Sie mir Ihnen nur mehr kurz zum Abschluß einen Überblick über die Möglichkeiten der Fibrinklebung in der Traumatologie zu geben.

Die Vorteile des Fibrinklebers sind bekannt, wurden heute vielfach aufgezeigt. Ich möchte im speziellen auch noch neben der Resorbierbarkeit des Fibrinsystems, seiner Verträglichkeit, keiner Störung der Wundheilung, vor allem auf die plastische Formbar-

---

* Redigiert nach Tonbandaufzeichnung

keit des Klebers hinweisen, die es uns erlaubt im Organismus Klebungen vorzunehmen, wodurch die verklebten Organe sich den pulsierenden Vorgängen im menschlichen Organismus anpassen können.

Nach ausgiebiger Erprobung im Tierexperiment überblicken wir heute den klinischen Einsatz des Klebesystems an über 1000 operativen Eingriffen seit dem Jahre 1973. Als Hauptindikationen gelten für uns erstens die lokale Blutstillung, zweitens die atraumatische Gewebssynthese und drittens die Versiegelung insuffizienzgefährdeter Nahtreihen beim Verschluß eröffneter Hohlorgane.

Der lokalen Blutstillung kommt in der Unfallchirurgie, vor allem bei Patienten mit gestörter Blutgerinnung im Rahmen von Verbrauchcoagulopathien oder Hämophilie besondere Bedeutung zu, wobei wir diese blutenden Flächen sicher dicht bekommen.

Die atraumatische Gewebssynthese wird vor allem bei der Versorgung von parenchymatösen Organen von besonderem Vorteil sein, wo wir sehr oft auf die parenchymschädigenden und nekrotisierenden Nähte verzichten werden können. Der zusätzliche blutstillende Effekt wird vor allem bei kleineren Milzverletzungen zum Tragen kommen, wo wir dieses Organ des öfteren, vor allem bei Jugendlichen noch erhalten werden können, da dieses Organ ja bei der Immunabwehr bei Jugendlichen doch eine gewisse Bedeutung besitzt.

Die Versiegelung insuffizienzgefährdeter Nahtreihen beim luft- und wasserdichten Abschluß eröffneter Hohlorgane erbringt eine Senkung der Insuffizienzrate um nahezu die Häfte bis 3/4.

Die Nachteile oder die Grenzen der Fibrinklebung liegen erstens in der Belastbarkeit der geklebten Stellen, die 200–400 g pro cm^2 nicht übersteigen darf und zweitens in der Resorbierbarkeit des Fibrins, das im Organismus bei starken Entzündungen wie Peritonitis und ähnlichen, und auch bei Prozessen die mit massiver Fibrinolyse einhergehen, vorzeitig gespalten werden kann und nur begrenzt einzusetzen ist, wo auch der Massiveinsatz von Fibrinolysehemmern kaum mehr Erfolg bringt.

Darf ich Ihnen nun einen Querschnitt durch unsere Indikationen geben:
1. Klebung parenchymatöser Organrupturen,
2. Abdichtung von Anastomosen (z.B. Darm),
3. Spalthautfixation,
4. Knorpelklebung,
5. Spongiosatransplantation in Form der Fibrin-Spongiosaplombe,
6. Eine vitale Indikation in der Traumatologie und in der operativen Medizin für die Fibrinklebung vor allem bei schweren Blutungen und Blutgerinnungsstörungen, wo die Fibrinklebung oft als letzte Möglichkeit zum Einsatz kommen kann und eine Rettung erzielen kann, wenn andere Methoden versagen.

Zusammenfassung

Der gezielte Einsatz der Fibrinklebemethode bei operativen Eingriffen als ergänzende Maßnahme stellt eine wesentliche Bereicherung des chirurgischen Repertoirs dar, wobei vor allem aber in der Traumatologie sicher die Blutstillung mit dem Fibrinklebesystem als vitalste Indikation anzusehen ist.

Diskussion

Rupp, Vöcklabruck: Ich darf mich noch kurz zu den Achillessehnenklebungen zu Wort melden. Bei mir wurden seit etwas mehr als drei Jahren 57 rupturierte Achillessehnen geklebt. Ich habe in München heuer 21 nachuntersuchte Fälle vorgestellt, bei denen die Versorgung 22 Monate zurücklag. Wir haben keine Komplikationen, wir haben durchwegs sehr gute Ergebnisse. Ich glaube 57 Fälle sprechen hier deutlicher wie 7.

Kuderna, Wien: Mit dem Fibrinkleber ist zweifellos ein ganz neues und sehr interessantes Prinzip der Behandlung in die Chirurgie eingeführt worden. Das sehr empfindliche Parameter der mikrochirurgischen Ergebnisse und auch der Histologie, wie uns heute in mehreren Vorträgen demonstriert worden ist, weist aber auch auf die Grenzen seiner Anwendungsmöglichkeiten hin.

V. Posterschau

Neue Meßgeräte für Klinik und Praxis der Traumatologie

J. Rippstein, La Conversion

Zusammenfassung

Fünf neu entwickelte Meßgeräte

1. PLURIMETER-C (C: Classic)

Zweischenkliger Goniometer aus Metall für die 0-Durchgangsmethode neu entwickelt. Skala drehbar, rastet bei je 90° ein. Kein Irrtum beim Ablesen. Fußplatte aufsteckbar (Oberes Sprunggelenk).

2. PLURIMETER-D (D = Digital)

Neuer Fingergonimeter. Flexion und Hyperextension kann ohne Lagewechsel des Instrumentes gemessen werden.

3. PLURIMETER P.F. (P.F. = pelvi-femoral)

Ab-Adduktion im Hüftgelenk. Das Mitgehen des Beckens wird durch das Instrument berücksichtigt; Fehlmessungen ausgeschaltet! Nur *eine* Hand zur Manipulation notwendig, mit der anderen kann das Bein geführt werden.

4. PLURIMETER-H (H = Horizontal)

Kompaßprinzip. Sämtliche Bewegungen in der Horizontalebene können leicht und präzis gemesssen werden.

5. GIBBOSOGRAPH

Prinzip des Bleilineals, mit Wasserwaage gekoppelt. Präzise Umrißzeichnung des Gibbus bei der Skoliose.

Neue Meßinstrumente für die SFTR-Neutral-0-Methode

1. Der PLURIMETER-H 64

Der gebräuchliche, zweischenklige Goniometer hat zwei Hauptnachteile
a) Für seine freie Handhabe sind zwei Hände notwendig. Es bleibt keine Hand frei, um die Gelenkbewegungen zu führen und gleichzeitig das Gelenk zu palpieren.
b) Seine Skala bei manchen mit doppelter Skalareihe, bei anderen mit verschiedenen Pfeilen versehen (je nach Ausgangslage, $0°$ oder $90°$) ist verwirrend und führt zu Fehlablesungen.

Der Plurimeter V 64 ist ein neuer Präzisionswinkel mit einer einzigen leicht ablesbaren Skala. Das Meßresultat wird durch einen beweglichen Zeiger direkt angezeigt. Die Zeigerachse ist aus rostfreiem Stahl und dreht sich praktisch reibungslos in zwei Saphirlagern (hergestellt durch die schweiz. Uhrenindustrie), die in einem dichten und robusten Metallgehäuse untergebracht sind. Dieses ist mit Silikonöl angefüllt, welches für Dämpfung der Zeigerausschläge und für die Schmierung der Saphirlager sorgt. Dank dieser neuartigen Konzeption, genügt eine Hand um das Instrument zu führen, die andere bleibt frei, um die Gelenkbewegung zu kontrollieren. Das Zifferblatt ist drehbar und rastet bei je $90°$ ein, dadurch wird der Plurimeter-V 64 für die Anwendung der Neutral-0-Methode besonders geeignet.

Folgende Messungen lassen sich damit besonders leicht und exakt durchführen:
Seitwärts neigen der Hals- und Lendenwirbelsäule,
Winkel der Thorakalkyphose im Stehen und Liegen,
Rotation im Schulter- und Hüftgelenk,
Lasègueches Zeichen,
Skoliosewinkel im Röntgenbild.
Supinations- und Pronationswinkel des Handgelenkes.

An der Basis des Instruments ist eine Gleitschiene angebracht, dadurch läßt es sich nach dem Baukastenprinzip mit anderen Zusatzinstrumenten kombinieren.

2. Die orthopädische Schublehre

Die orthopädische Schublere ist ebenfalls ein neugeschaffenes Meßinstrument bei welchem nicht nur ein Schenkel horizontal verschoben werden kann, sondern auch der andere Schenkel und zwar in der Vertikalen. Die orthopädische Schublehre wird mit dem Plurimeter-V 64 kombiniert; es lassen sich damit folgende Messungen rasch und einfach ausführen:

Gibbushöhe, differenzierte Messung von Ober- oder Unterschenkelverkürzung, Beckenneigung in der Sagittalebene (wichtig für die Prognose bei Kreuzschmerzen) Außendurchmesser des Oberschenkelstumpfes am Ischium und Innendurchmesser des Oberschenkelschaftes am Tubersitz, Eversion und Inversion des Fußes, Absatzhöhe (innen und außen gleichzeitig) bei Längenausgleich im Schuhwerk.

3. PLURIMETER-D

Der Plurimeter-D (D = Digital) ist ein neuentwickelter Fingergoniometer mit welchem die Fingerflexion und -hypertension ohne Lagewechsel des Instrumentes (Anlegen auf die Dorsalseite für die Flexion, — auf die Volarseite für die Hyperextension) gemessen werden kann.

4. PLURIMETER-H

Mit diesem einschenkligen Winkelmesser sind sämtliche Gelenkbewegungen in der Horizontalebene meßbar. Er funktioniert nach dem Kompaßprinzip, dessen Nadel immer in dieselbe Richtung zeigt. Bei Beginn jeder Messung wird das Zifferblatt auf 0° gedreht. Der Plurimeter-H eignet sich besonders zur Messung der Rotation der Hals- und Lendenwirbelsäule, der Extension-Flexion des Armes in der Horizontalebene, der Eversion und Inversion des Fußes beim Liegen des Patienten. Größere Metallteile sollten nicht näher als 50 cm vom Rand des Instrumentes sein, da sonst seine magnetische Nadel ungünstig beeinflußt wird.

5. PLURIMETER- P F

Mit dem Plurimeter-P.F. (P.F. = pelvi-femoral) kann endlich die Hüftab- und addukion auf einfache und präzise Art und Weise gemessen werden. Die eventuellen Mitbewegungen des Beckens beeinflussen nicht mehr die Meßergebnisse. Das Instrument ist so konstruiert, daß es der Patient selbst mit seinen beiden Händen fest gegen die beiden vorderen Spinae pressen kann. Es bildet eine Einheit mit dem Becken, dessen Mitbewegungen keinen Einfluß mehr auf das Meßresultat haben können. Der lange freie Arm des Winkelmessers liegt auf der Oberschenkelmitte; der Untersucher hat beide Hände frei, um die Hüftbewegungen auszuführen.

6. PLURIMETER-C

Der Plurimeter-C (C = Classic) ist ein zweischenkliger Winkelmesser, der speziell für die Neutral 0 Durchgangsmethode geschaffen worden ist. Seine Skala ist drehbar und schnappt bei jeweils 90° ein. Dadurch erübrigt es sich, eine zweite Zahlenreihe, oder verschiedene Pfeile anzubringen, welche zu Irrtümern beim Ablesen des Ergebnisses führen können. Eine praktische Plexifußplatte die über einen der Schenkel geschoben werden kann, ermöglicht ein besonders genaues und doch einfaches Messen der Beweglichkeit des oberen Sprunggelenkes.

Rettungshubschrauber zur Erstversorgung und zum Transport von Unfallverletzten

H. Brüggemann, Hannover

Das Schicksal schwerverletzter Patienten entscheidet sich häufig in den ersten Minuten nach dem Unfall. Mit dem Einsatz von Rettungshubschraubern ist es möglich, das therapiefreie Intervall entscheidend zu verkürzen und bereits wenige Minuten nach dem Unfall eine suffiziente ärztliche Erstversorgung zu gewährleisten.
   Ziel dieser Erstmaßnahmen sind:
1. Abwendung der akuten Lebensgefahr, die durch Atem- oder Kreislaufinsuffizienz droht.
2. Bergung und Sicherung der Vitalfunktionen.
3. Herstellung der Transportfähigkeit und ggf. Transport mit dem Hubschrauber unter fortlaufender ärztlicher Behandlung in entsprechende Schwerpunktkliniken.

   Mit dem Rettungshubschrauber Christoph 4 in Hannover wurden in 7 Jahren 7.890 Rettungseinsätze durchgeführt, davon entfielen 88,8% auf Primäreinsätze zur Erstversorgung am Notfallort. Vom Rettungsteam des Hubschraubers wurden 5.840 Patienten ärztlich versorgt, die mittlere Entfernung vom Notfallort betrug 21,8 km bei einer mittleren Flugzeit von 9,2 min.
   Bei Eintreffen des Hubschraubers waren 1.437 Patienten bewußtlos, eine Ateminsuffizienz bestand in 1.337 Fällen und 3.940 Patienten waren im manifesten Schock. Bei den Verletzungen dominierte das Schädel-Hirn-Trauma in 3.228 Fällen gefolgt von Extremitätenfrakturen und Thoraxverletzungen. 703 Patienten wurden intubiert und beatmet, Schockbehandlung durch Anlegen von Infusionen führten wir in 3.459 Fällen durch, bei 1.042 Patienten wurden schwere äußere Blutungen gestillt. Von 379 Reanimationsversuchen waren 66 primär erfolgreich. 1.880 vital gefährdete Patienten wurden mit dem Hubschrauber transportiert, davon verstarben 7 auf dem Transport, was einer Transportletalität von 0,4% entspricht.

Elektronen- und lichtmikroskopische sowie klinisch-chemische Untersuchungen der Adeno-Hypophyse der Ratte nach standardisiertem reversiblem hämorrhagischem Schock bzw. des Menschen nach schwerem hämorrhagischem Schock

K. Leber, H. Flenker und H. Themann, Detmold/Bremerhaven/Münster i.W.

Ultrastrukturelle Veränderungen der Adeno-Hypophyse der Ratte werden als morphologisches Korrelat für nach hämorrhagischem Schock zu beobachtende STH-Schwankungen gezeigt. Nach dem Schockmodell von Flenker (1974) wurden die Adeno-Hypophysen von

SIV-50-Ratten jeweils 2, 8, 24 und 72 Std nach standardisiertem hämorrhagischem Schock licht- und elektronenmikroskopisch aufgearbeitet. Am Gefäßapparat und den endokrinen Parenchymzellen konnten intravasale Gerinnung, Sludge und hypoxische Zellveränderungen nachgewiesen werden. Darüber hinaus wurden in der frühen Phase die für die erhöhte sekretorische Aktivität typischen intracellulären Veränderungen, vorwiegend der STH-Zellen, festgestellt. In der späten Phase kam es auch zu Zellnekrosen.

Diesen experimentellen Befunden entsprechend treten auch beim Menschen nach schweren Schockzuständen regressive Veränderungen der Adeno-Hypophyse mit den zugehörigen endokrinen Auswirkungen auf. In einer Studie von Saeger (1978) wurden in 33,3% dieser Fälle Teilnekrosen bis zu subtotalen Organnekrosen der Adeno-Hypophyse festgestellt, wobei sich disseminierte intravasale Koagelbildungen häufig dem mikroskopischen Nachweis entziehen.

Von 12 anhand klinisch-chemischer Parameter diagnostizierten schweren hämorrhagischen Schockzuständen wurden in 4 Fällen eine ungenügende Sekretion bzw. Sekretionsstarre sowie in 4 Fällen ein isolierter und bis zu 500% erhöhter Einzelwert für das Wachstumshormon festgestellt. Die Entwicklung von Endokrinopathien nach Überleben schwerer Schockzustände muß in vielen Fällen angenommen werden und in therapeutische Überlegungen einbezogen werden. Allerdings schließt die im Akutzustand stattfindende vielfältige Medikation eine exakte hormonanalytische Untersuchung oft aus.

Das posttraumatische Lungenversagen

H. Redl, G. Schlag und G. Schnells, Wien

Die auslösenden Ursachen des posttraumatischen-respiratorischen Atemnotsyndroms sind noch nicht gesichert. In einem kombinierten morphologischen und klinischen Versuch wurde das Frühstadium dieser Erkrankung untersucht.

Humane Lungengewebsproben lassen neben Endothelschäden Leukocytenansammlungen mit freien lysosomenähnlichen Granula erkennen. Deshalb wurde der Versuch unternommen, ähnliche Veränderungen am hypovolämisch-traumatischen Schockmodell beim Hund zu reproduzieren, um umfangreichere Untersuchungen und neue Behandlungsmethoden durchführen zu können.

Wir haben die am Beginn und nach Versuchsende gewonnenen Lungengewebsproben licht-, transmissionselektronenoptisch und rasterelektronenmikroskopisch untersucht und konnten analog den humanen Ergebnissen eine massive Leukostase mit degranulierten Zellen beobachten. Parallel dazu kam es zum Anstieg lysosomaler Enzyme und der peripheren Leukocyten, die nach Reinfundierung jedoch einen starken Abfall zeigten. Das massive Auftreten der Leukocyten in der Lunge kann entweder durch Chemotaxis oder durch die Siebfunktion der Lunge nach peripherer Leukocytenaggregation erklärt werden. Beides kann durch immunologische Ursachen, speziell mit einer Beteiligung des Complementensystems verursacht werden. Eine septische Ursache ist in der Frühphase auszuschließen. Die komplexen Wechselwirkungen Complement-Fibrinolyse-Kallikreinsystem könnten dafür verantwortlich sein. Eine direkte Schädigung der Endothelzellen durch die Leukocyten ist zu vermuten. Einerseits könnten lysosomale Enzyme die Schäden hervorrufen, andererseits wurde kürzlich die schädigende Wirkung von Sauerstoffradikalen bei engem Kontakt Leukocyten-Endothel und gleichzeitig aktiviertem Complementsystem gezeigt.

Modifiziertes Herz-Lungen-Präparat nach Starling zur experimentellen Untersuchung des linken Ventrikels

G. Schlag und P. Krösl, Wien

Es wurde ein isoliertes Herz-Lungen-Präparat erarbeitet, welches ermöglicht, die Vordehnung, Nachbehandlung, Herzfrequenz und Kontraktilität gezielt und weitgehend unabhängig voneinander zu beeinflussen.

Durch Messung von EKG, intraventriculärem Druck, Aortendruck, Aortenwurzelströmung und Coronardurchblutung ist es möglich, die meisten, der in der Literatur angeführten „Kontraktilitätsindices" zu berechnen.

Durch gezielte Variation von Herzfrequenz (Schrittmacher), Vordehnung (Druck in der Zuleitung aus dem extracorporalen System), Nachbelastung (Widerstand in der Ausstrombahn) und Kontraktilität (Beigabe von inotrop wirksamen Substanzen zum Perfusionsmedium) kann der Einfluß dieser Größen auf die Kontraktilitätsindices studiert werden. Die Kurvenverläufe von Ventrikeldruck, Aortendruck, Aortenströmung, Beatmungsdruck und das EKG werden auf einem Analogband aufgezeichnet; die Mittelwerte von Aortendruck, Pulmonalarteriendruck, Aortenströmung und Coronardurchfluß, sowie arterieller pO_2 und Herzfrequenz werden auf einem Schreiber kontinuierlich mitregistriert. Die auf dem Analogband aufgezeichneten Werte werden nach Versuchsende einem Analogrechner eingegeben, der daraus für jeweils einen Herzschlag pro Atemcyclus (am Beginn der Exspirationsphase; um atmungsbedingte Schwankungen zu eliminieren) die verschiedenen Kontraktilitätsindices sowie Vordehnung und Nachbelastung berechnet.

Um eventuell im Plasma schockierter Versuchstiere auftretende cardiotoxische Substanzen zu untersuchen, können diese dem Perfusionsmedium beigegeben werden. Die dabei auftretenden Veränderungen der Kontraktilität sind unabhängig von den beim Schock auftretenden, veränderten hämodynamischen Bedingungen, da letztere bei isoliertem Herz-Lungen-Präparat konstant gehalten werden können.

Veränderungen der Luft-Blut Schranke in der Frühphase der Schocklunge Eine Untersuchung mit der Gefrierbrechungsmethode

H. Bartels, H.-J. Oestern und G. Voss-Wermbter, Hannover

Diese Untersuchung versucht zu klären, ob die Intercellularverbindungen, die als paracelluläre Permeabilitätsbarrieren an der Regulation des transcapillären und transepithelialen Stoff- und Flüssigkeitstransports beteiligt sind, in der Entwicklung des progressiven Lungenversagens eine entscheidende Rolle spielen.

Zwanzig Hunde wurden einem standardisierten traumatisch-hämorrhagischen Schock unterworfen. Fünf Stunden nach Schockbeginn wurden die Hunde mit Eigenblut retransfundiert und nach weiteren 2 h getötet. Die Versuchstiere wurden in 3 Gruppen eingeteilt: I. Schock ohne medikamentöse Behandlung (7 Hunde), II. Schock mit anschließender Aprotiningabe ($10,000$ K.i.E. kg^{-1} einmalig initial) (6 Hunde), III. Schock mit anschliessender Heparingabe (initial $1,000$ i.E., anschließend 800 i.E. kg^{-2} 24 h^{-1}) (7 Hunde). Lungenbiopsien wurden vor (Kontrollen), 1, 5 und 7 h nach Traumabeginn entnommen und für die Gefrierbrechung vorbereitet.

In den Biopsien vor Traumabeginn wurden Zonulae occludentes sowohl zwischen Alveolarepithelzellen als auch zwischen Capillarendothelzellen gefunden. In den Tieren der Gruppe I fanden sich bereits nach 1 h, wie auch nach 5 h, neben kontinuierlichen diskontinuierliche Verbindungen im Capillarendothel. Nach 7 h (nach Retransfusion) wurden vereinzelt auch zerfallende epitheliale Verbindungen gesehen. In den mit Aprotinin behandelten Tieren wurden nach 1 h bisher keine Veränderungen im Vergleich zu den Kontrollen, in den Spätbiopsien keine Unterschiede im Vergleich mit den unbehandelten Tieren gesehen. In den mit Heparin behandelten Tieren wurden diskontinuierliche Verbindungen im Capillarendothel nach 5 h und Retransfusion gefunden. Die epithelialen Verbindungen zeigten eine Auflockerung ihrer Struktur, blieben jedoch auch nach Retransfusion kontinuierlich.

Die beschriebenen Befunde sprechen für einen Funktionsverlust der Barriere, der für die Entwicklung des Lungenödems bedeutend sein kann. Sowohl Aprotinin als auch Heparin scheinen die Faktoren, die zu einer Zerstörung der capillarendothelialen Zonulae occludentes führen, nicht hinreichend beeinflussen zu können.

Diagnostische Laparotomie bei intraabdominellen Sekundärerkrankungen polytraumatisierter Intensivpatienten

L. Lehr, H. Kolbow, J. Pahlow, R. Pichlmayr und H. Tscherne, Hannover

In einem *Krankengut* von 265 polytraumatisierten Patienten, welche länger als 1 Woche künstlich beatmet wurden, entwickelten 22 (8%) intraabdominelle Sekundärerkrankungen. Dabei handelte es sich in 13 Fällen um Komplikationen eines im Rahmen der Primärversorgung vorangegangenen Abdominaleingriffes (Dickdarmgangrän 4, nekrotisierende Pankreatitis 3, Leberabsceß nach Ruptur 2, Bridenileus 2, subphrenischer Absceß nach Splenektomie 2). Neunmal handelte es sich um eigenständige Krankheiten ohne erkennbare Causalkette zum Trauma (gangräneszierende Cholecystitis 5, davon 4 ohne Konkrementnachweis, akute ödematöse Pankreatitis 1, Duodenalulcusperforation 2, mechanischer Ileus durch Tumor 1).

Die *Prognose* wurde durch eine intraabdominelle Sekundärerkrankung nach kompliziertem Primäreingriff außerordentlich verschlechtert: 11 der 13 Patienten verstarben. Sonst ist sie mit 3 letalen Verläufen unter 9 Patienten deutlich besser. Die *klinische Manifestation* fiel bei Dickdarmperforation und nekrotisierender Pankreatitis in die zweite, bei Leber- und Milzlogenabscessen sowie beim Bridenileus in die dritte Krankheitswoche. Die akute ödematöse Pankreatitis und Duodenalulcusperforation traten dagegen in der 3. und 4. Krankheitswoche, die foudroyant zur Perforation neigende Cholecystitis jenseits der 6. Krankheitswoche auf.

Eine frühzeitige *Diagnosestellung* ist in der Intensivbehandlungsphase sehr schwierig. Diagnostische Hilfsmittel wie Sonographie und Computertomographie versagen bei begleitendem Ileus und liegenden Drainagen. Der Aussagewert von Fieber und Leukocytose ist oft durch interkurrente Infekte (Lunge, Harnwege) eingeschränkt. Gleichzeitig ist eine sichere Beurteilung der klassischen klinischen Symptomatik eines akuten Abdomens durch Sedierung, Analgesie und Relaxation nicht gegeben. Wir empfehlen bei jeder nicht anderweitig schlüssig erklärbaren Verschlechterung des Krankheitsbildes, vor allem bei progredienter respiratorischer Insuffizienz oder/und Nierenversagen und gleichzeitig unklarem Bauchbefund die frühzeitige Explorativlaparotomie. Unter dieser Indikation war sie von 24 Eingriffen nur zweimal negativ.

Als *operativer Zugang* empfiehlt sich entsprechend den Gesetzmäßigkeiten im zeitlichen Auftreten und der intraabdominellen Prädilektionsstellen in den ersten beiden Krankheitswochen die Eröffnung der alten Wunde. Nach der zweiten Woche sollte eine rechtsbetonte quere Oberbauchlaparotomie durchgeführt werden. Bei der *Technik* ist zu berücksichtigen, daß die diagnostischen Schwierigkeiten postoperativ fortbestehen. Daher ist auf eine Wiederherstellung der Darmpassage zu verzichten und durch Enterostomie oder Diskontinuitätsresektion eine sichere Ausschaltung potentieller intestinaler Infektionsquellen anzustreben. Gelingt der Bauchhöhlenverschluß nicht spannungsfrei, bewährt sich eine offene Wundbehandlung mit Zurückdrängen der prolapsgefährdeten Intestina durch palisadenförmig, parallel aneinandergelegte Silastikschläuche, die durch Bleiplatten-Drahtnähte in ihrer Lage gehalten werden.

Diagnostik und Therapie von Zwerchfellrupturen. Erfahrungen bei der Behandlung von 42 Patienten

B. Gay, R. Arbogast und B. Höchst, Würzburg

An der Chirurgischen Universitätsklinik Würzburg wurden von 1970 bis 1978 42 Patienten mit traumatischen Zwerchfellrupturen versorgt. 29mal lagen frische und 13mal veraltete Zerreißungen vor. In 37 Fällen war die Verletzung auf der linken Seite und in 5 Fällen auf der rechten Seite lokalisiert. Bei 29 frischen traumatischen Rupturen bestanden Begleitverletzungen. Für die Diagnostik kommt einer gründlichen klinischen und röntgenologischen Untersuchung entscheidende Bedeutung zu. Beim stumpfen Thoraxtrauma und Bauchtrauma muß stets an die Möglichkeit einer traumatischen Zwerchfellruptur gedacht werden! Nur bei 6 Patienten mit frischen Rupturen konnte ein Organprolaps in den Thorax *nicht* beobachtet werden. Alle Patienten mit veralteten Rupturen zeigten Verlagerungen von Abdominalorganen. Bei der frischen traumatischen Zwerchfellruptur streben wir die Rekonstruktion durch Laparotomie an. In 26 von 29 Fällen mit frischen Rupturen war die Operationsindikation durch die Begleitverletzung abdomineller Organe gegeben. Sechs Verunfallte starben an den Folgen der Begleitverletzung. Die veraltete traumatische Zwerchfellruptur sollte durch Thoracotomie versorgt werden. Die Letalität bei 13 Patienten mit veralteten Zerreißungen betrug 0%. Wir führten stets eine einreihige Naht mit nicht resorbierbarem Nahtmaterial durch. Eine plastische Deckung des Zwerchfelldefektes mit Dura war in einem Fall erforderlich.

Zur Versorgung verletzter Bauchorgane mittels Fibrinklebung

R. Passl, H.P. Spängler, H. Spängler und E. Egkher, Wien

Die Versorgung verletzter parenchymatöser Organe mittels herkömmlichen chirurgischen Techniken gestaltet sich in der Traumatologie mitunter schwierig, wobei besonders das Problem der Blutstillung und der suffizienten Naht parenchymatöser Organe im Vordergrund steht. Auch der luft- und wasserdichte Verschluß eröffneter Hohlorgane kann sich als problematisch erweisen. Hier bedeutet der Einsatz des biologischen Klebesystems (Fibrinkleber) eine wertvolle Ergänzung des chirurgischen Vorgehens. Neben einer atraumatischen Gewebssynthese kann eine suffiziente Blutstillung bei diffusen flächenhaften Blutungen erzielt werden. Die zusätzliche Versiegelung von Nahtreihen beim Verschluß eröffneter Hohlorgane ergibt eine deutliche Senkung der Insuffizienzrate nach diesen Eingriffen.

Dieses Klebesystem
1. Fibrinogenkonzentrat,
2. Thrombinlösung,
3. Faktor XIII,
4. Fibrinolysehemmer,

ist als physiologische Substanz im menschlichen Körper vollständig resorbierbar und es treten keinerlei Wundheilungsstörungen, bzw. Fremdkörperreaktionen auf. Als besonderer Vorteil ist zusätzlich die elastische Konsistenz des Klebers hervorzuheben, die eine Anpassung an die Verformung der intraabdominellen Organe erlaubt.

Nach eingehender Erprobung im Tierexperiment konnten die ausgezeichneten Ergebnisse erfolgreich in die Klinik umgesetzt werden.

Die übersehene Zwerchfellruptur

E. Zingher und B. Vogt, Luzern

Die Zwerchfellruptur ist eine relativ seltene Verletzung. Wir haben in der Chirurgischen Klinik des Kantonsspitals Luzern in den letzten 10 Jahren 10 Fälle behandelt. Unsere Studie umfaßt zusätzlich 42 Fälle aus dem Archiv der SUVA, die einen Querschnitt der gesamtschweizerischen Traumatologie repräsentiert. In der Serie der Chirurgischen Klinik wurde die Diagnose in 6 Fällen, in derjenigen der SUVA in 34 Fällen primär gestellt.

Die Zwerchfellruptur ist begleitet von einer sofortigen oder verzögerten Verlagerung der Bauchorgane in die Thoraxhöhle, was eine spezifische Symptomatik verursacht. Die Einklemmung der intrathorakal prolabierten Abdominalorgane verursacht häufig einen akuten Oberbauchileus. Wenn dieser anschließend an die Verletzung eintritt, liegt die Diagnose auf der Hand. Die zusätzlichen Verletzungen aber, die nicht selten eine stürmische klinische Symptomatik verursachen, vertuschen die spezifische Diagnose der Zwerchfellruptur, wie wir in unseren Serien gesehen haben. In diesem Fall wird die Diagnose unter Umständen erst spät gestellt, nach Monaten oder Jahren. Nicht selten ist in diesen Fällen der ursächliche Unfall vergessen und man stößt erst bei der Operation auf die Zwerchfellruptur.

Unsere Fälle zeigen retrospektiv, daß die primäre Diagnose einer Zwerchfellruptur früher gestellt werden kann, wenn man sich auf zwei gut bekannte, leider aber leicht vergessene Prinzipien stützt:
1. Man soll an diese Verletzung *immer denken,*
2. *man soll die Diagnose suchen.*

Unser Poster soll dazu dienen, die kritischen Punkte in der Diagnose der Zwerchfellrupturen darzustellen.

Durchführung und typische Befunde der Kniegelenksarthroskopie

H. Rudolph und H. Dölle, Rotenburg (Wümme)

Es wird über Erfahrungen mit der Kniegelenksarthroskopie anhand 406 eigener Untersuchungen berichtet. Die Arthroskopien wurden in Allgemein- oder regionaler Leitungsanästhesie, Blutleere und unter streng aseptischen Cautelen in Op-Bereitschaft im Op-Saal durchgeführt.

Verwendet wurde das Wolf-Arthroskop nach Wruhs mit CO_2-Arthromat. Füllmittel waren CO_2 und/oder Ringer Lösung. Die Befunde wurden farbfotographisch dokumentiert.

Die Indikationen zur Arthroskopie: Kniebinnenraumverletzungen und -erkrankungen, unklare oder therapieresistente Kniebeschwerden, Heilverlaufskontrolle postoperativ und während konservativer Therapie sowie vor jeder Arthrotomie. Typische Befunde werden durch 28 Farbbilder demonstriert.

Ernsthafte Komplikationen waren selten: Infektionen = 0, kleinere Knorpelläsionen = 15, Fehldiagnosen = 11 (falschnegativ = 2, falschpositiv = 9). Wegen der hervorragenden Übersicht im Knieinnenraum ist die Arthroskopie hier allen anderen diagnostischen Methoden überlegen.

Synovektomie bei pyogenem Kniegelenksinfekt

G. Giebel und G. Muhr, Hannover

Eitrige Kniegelenksinfekte führen häufig zu schweren Funktionsverlusten bis hin zur Ankylose. Die frühzeitige Synovektomie verhindert durch die Entfernung der den Infekt unterhaltenden synovialen Kapsel diese Schäden und sollte daher möglichst durchgeführt werden, bevor der Gelenkknorpel zerstört und der subchondrale Bereich befallen ist.

So konnten auch lebensbedrohliche septische Zustände beherrscht werden. Eine frühfunktionelle Nachbehandlung wird mit diesem Eingriff verbunden; sie vermeidet eine Knorpelatrophie, ebenso wie Wundadhäsionen und Muskelinsuffizienzen.

Anhand eines Krankengutes von 12 Kniegelenkssynovektomien bei 11 Patienten mit Empyemen unterschiedlicher Genese wird das eigene Therapieschema vorgestellt. Wichtig ist dabei die präoperative Phase, in der es zu keinem Zeitverlust kommen darf und die frühe postoperative Mobilisierung.

Die Ergebnisse waren in 10 Fällen ausgezeichnet, in einem befriedigend. Immer kam der Infekt zum Stillstand.

Die posttraumatische Arthrose

W. Hesse und H. Tscherne, Hannover

Das Ziel unseres Experiments bestand darin, die Kenntnisse über die Pathogenese der posttraumatischen Arthrose zu erweitern.

Material und Methode

An 35 ausgewachsenen Schafen wurden folgende Knorpelschäden gesetzt:
1. Osteochondrale zylinderförmige Defekte in der Belastungszone des medialen Femurcondylus (15 Schafe, Überlebenszeit 3, 6, 12 Monate).
2. Rein chondrale Läsionen durch tangentiale Abschälung in der Belastungszone des medialen Femurcondylus (5 Schafe, Überlebenszeit: 12 Monate).
3. Osteochondrale Resektion der ganzen Patellagelenkfläche (15 Tiere, Überlebenszeit: 3, 6, 24 Monate). Das Gewebe wurde licht- und elektronenmikroskopisch untersucht.

Ergebnisse

1. Die zylinderförmigen Defekte wurden mit einem knorpelähnlichen Ersatzgewebe aufgefüllt. Die oberflächliche Schicht ist zellarm und durch Abschilferungen als Ausdruck verminderter biomechanischer Belastbarkeit gekennzeichnet. Nur bei einem Tier wurde eine beginnende Arthrose beobachtet.
2. Die rein chondralen Läsionen führten weder zu reparativen noch zu regenerativen Reaktionen des Knorpels. Noch nach 12 Monaten war meist die Grenze zwischen Defekt und unverletztem Knorpel nachweisbar. Die basale Verkalkungszone war in keinem Fall unterbrochen oder zerstört. Die oberflächliche Schicht war zellarm. Typische Clusterbildungen waren nur vereinzelt bei einem Tier vorhanden.
3. Bei der Resektion der ganzen Patellagelenkfläche kam es zunächst zu ausgedehnten reparativen Vorgängen. An der gegenüberliegenden Gelenkfläche jedoch entwickelte sich eine aggressive Arthrose. In der Spätphase war auch das neugebildete Ersatzgewebe an der Patella degenerativ verändert.

Schlußfolgerungen

Rein chondrale Läsionen, die durch Knorpelglättung behandelt werden, und kleine osteochondrale Schäden lassen keine Arthrose erwarten. Bei ausgedehnten osteochondralen Schäden kann die Arthrose primär an einem nicht traumatisierten Gelenkareal induziert werden. Langfristig entwickelt sich eine Arthrose des ganzen Gelenks.

Der Y-Nagel — Erfahrung mit 300 Fällen

E. Standenat, Wien

Der Y-Nagel nach Küntscher, ein mechanisch gekreuzter Schenkelhals- und Marknagel, hat sich bei den abgebildeten Indikationen per- und subtrochanterer Brüche hervorragend bewährt.

Das Verfahren bringt maximale Stabilität, damit sofortige Belastbarkeit mit den daraus resultierenden Vorteilen. Alter der Verletzten 21–94 Jahre, die primäre Mortalität (1.–7. Tag) betrug 4%.

Gesamtinfektionen 2,5%, Komplikationen ergaben sich mit 2 Quernagelbrüchen und 2 Marknagelwanderungen.

Die Plattenosteosynthese am Knochenschaft. Biomechanische Untersuchungen zur Vorbiegung und Vorspannung

L. Gotzen und J. Hütter, Hannover

Bei einer vorgespannten, nicht vorgebogenen Platte wird das aus dem exzentrischen Kraftangriff resultierende Drehmoment durch Überbiegen der Platte kompensiert. Die Folgen sind ein extrem plattennaher Kompressionsschwerpunkt und ein plattenfernes Fragmentklaffen. Experimentell konnte gezeigt werden, daß bereits geringe äußere Lasteinwirkungen auf eine solche Osteosynthese zu interfragmentären Bewegungen führen.

Bei vorgebogenen Platten wird das induzierte Drehmoment durch Überbiegen der Platte kompensiert. Sobald im Verlauf des Anspannungsvorganges die Vorbiegung ausgeglichen ist, wird Kompression an der ganzen Fragmentfläche erzeugt. Bei weiterem Spannen verlagert sich der Kompressionsschwerpunkt zur Platte hin.

Um die Platten mechanisch optimal einsetzen zu können, wurden für die Osteosynthese mit der schmalen DC-Platte an Tibia und Radius/Ulna sowie mit der breiten DC-Platte an Femur und Humerus Phasendiagramme erstellt, aus denen die Beziehung zwischen Vorbiegung, Vorspannung und Lage des interfragmentären Kompressionsschwerpunktes ersichtlich sind.

In Stabilitätsuntersuchungen an Osteosynthesen querer Osteotomien, die nach den Phasendiagrammen erstellt wurden, konnte nachgewiesen werden, daß die Belastbarkeit mit größer werdendem Vorbiegewinkel ansteigt und daß weiteres Spannen, nachdem vollständiger Fragmentkontakt eingetreten ist, keinen Einfluß auf die Stabilität hat.

Aus den Untersuchungen läßt sich für die Praxis ableiten, die Platten in Abhängigkeit von der Fragmentsituation so weit als möglich vorzubiegen und mit dem Spanngerät zu spannen, bis vollständiger Fragmentkontakt erreicht ist. Extrem hohe Vorspannkräfte sind unnütz. Sie bewirken keine Zunahme der Stabilität. Bei geringer Vorbiegung führen sie zum plattenfernen Fragmentklaffen. Knochen, Implantate und Instrumente werden überlastet. Vorbiegungen über 10° sind unzweckmäßig, da sie keine Steigerung des Rückbiegemomentes zur Folge haben.

Die stabile Osteosynthese im Tierversuch unter Begrenzung von Drehmoment und Vorspannung*

H. Bruns, M. Artmann und K. Großpeter, Köln/München

In Langzeitversuchen bis zu einem Jahr wurde an 41 Schafen, zwischen 1 und 3 Jahre alt, unter stabiler Osteosynthese der Tibia das Problem der Spongiosierung unter der Platte beobachtet. Es zeigte sich, daß die Osteosynthesetechnik, die in der Humanmedizin Anwendung findet, im Tierexperiment bei der Osteosynthese des Röhrenknochens des Schafes nicht praktikabel ist. Erst eine Begrenzung der Vorspannung und Limitierung des Drehmomentes der Corticalisschrauben führen zu einer direkten postoperativen Belastbarkeit im Tierversuch und halten die auftretende Spongiosierung im Langzeitexperiment in erträglichen Grenzen.

Die Verbundosteosynthese in Experiment und Klinik

G. Muhr und H. Brüggemann, Hannover

Trotz ausgezeichneter Ergebnisse sprechen die pharmakologischen Eigenschaften des Knochenzementes gegen eine universelle Anwendung in der Knochenchirurgie. Tierexperimentell sollte Mechanismus und Zeitraum der vasculären Veränderungen und der Überbrückung von Corticalisdefekten geprüft werden.

---

* Aus Mitteln des BMFT im Unterauftrag der Fa. Dornier GmbH, Friedrichshafen.

Dazu würden an 48 Schaftibiae ein 5 mm breiter Diaphysenzylinder und das Periost reseziert, in den Defekt Knochenzement eingebracht und eine Plattenosteosynthese angeschlossen. Postoperativ zeigte sich eine völlige Zerstörung der Markgefäße, die Corticalis war avasculär. Nach 6 Wochen hatte sich das äußere Drittel der Compacta durch periostale Gefäße revascularisiert. Im Osteotomiebereich fand sich eine ausgeprägte Knochenneubildung. Drei Monate postoperativ hatte eine vollständige Revascularisation stattgefunden unter Umkehr der Durchblutungsrichtung von zentrifugal nach zentripetal. Die Osteotomie war durch eine solide Knochenmanschette überbrückt, die sich ein Jahr später zu solidem corticalen Knochen transformiert hat. Die ehemalige Compacta war hochgradig lacunär aufgelockert. Sechs Monate nach der Metallentfernung haben sich keine weiteren histomorphologischen Veränderungen ergeben.

Der Sinn des Verbundsystems liegt in der Aufrechterhaltung einer Stabilität bis knöcherne Heilung eingetreten ist. Es kommt zwar zur mehrwöchigen ossären Durchblutungsstörung. Stabilität vorausgesetzt, tritt Revascularisation und knöcherne Heilung ein. Bis zum Abklingen der Durchblutungsstörung besteht eine Anfälligkeit für Infektion und Instabilität. Diese Möglichkeiten und Gefahren stecken damit den Rahmen einer Technik ab, die als Ausnahmeindikation ihre volle Berechtigung findet. Dies wird durch die Ergebnisse von 231 Patienten mit pertrochanteren Frakturen unterstrichen, wo sich keine Pseudarthrose oder Femurkopfnekrose zeigte.

Kombinationsfrakturen von Oberschenkelschaft und proximalem Femurende – Operationstechnik und Ergebnisse

N. Haas, H. Tscherne, G. Muhr und O. Trentz, Hannover

Seit den ersten Literaturberichten im Jahre 1951 über Kombinationsfrakturen von Oberschenkelschaft und proximalem Femurende haben diese komplizierten Extremitätenverletzungen deutlich zugenommen. Wir selbst überblicken 24 dieser Doppelfrakturen am Femur. Die Schaftfrakturen waren in 9 Fällen mit einer trochantären Fraktur und 15mal mit einer Schenkelhalsfraktur kombiniert. Dabei handelte es sich um 4 mediale und 11 laterale Bruchformen. 16 Patienten waren bei der Aufnahme polytraumatisiert, 13 wiesen zusätzliche Frakturen an der gleichen Extremität auf. In 6 Fällen war die Schaftfraktur offen.

Im eigenen Krankengut wurden alle Frakturen primär erkannt. Nach Literaturangaben werden jedoch noch bis zu 50% dieser Kombinationsverletzungen nicht sofort erkannt.

Die operative Therapie ist bei der Doppelfraktur das Mittel der Wahl. Bei 8 Patienten stabilisierten wir die Schaftfraktur mit einer Platte und versorgten die proximale Fraktur in 3 Fällen mit einer Winkelplatte und 5mal durch Verschraubung. Bei 12 Patienten verwendeten wir die Marknagelung in der Kombination mit der Verschraubung. Dieses Vorgehen stellt eine biomechanisch optimale Kombination dar und erlaubt eine funktionelle

Nachbehandlung mit früher Mobilisation. Bei den restlichen 4 Patienten wurden aus unterschiedlichen Gründen andere Verfahren angewandt (Y-Nagel, lange Condylenplatte, TEP).

An Komplikationen mußten wir wegen Schraubenbruch eine Reosteosynthese und nach Pseudarthrosenbildung eine Umstellungsosteotomie durchführen. In beiden Fällen kam es zur knöchernen Ausheilung. Wundheilungsstörungen und Knocheninfektionen waren nicht zu verzeichnen, ebenso konnten wir keine Femurkopfnekrose beobachten.

Bei der Nachuntersuchung von 17 Patienten mußte nur bei 2 Patienten eine Bewegungseinschränkung im Hüftgelenk festgestellt werden. Diese guten Ergebnisse spiegeln den Erfolg der operativen Methode wieder.

Biomechanische Überlegungen zur volaren Verankerung von Implantaten am proximalen Speichenschaft und Ergebnisse im Vergleich zur Verplattung von dorsoradial

R. Beer, W. Deisenhammer, A. Opitz, R. Schabus und M. Wagner, Wien

Zur Vermeidung eines Ermüdungsbruches von Platten werden diese bei Osteosynthesen möglichst an der Seite der Zugspannung angelegt. Am Vorderarm überwiegt die Kraft der Handgelenks- und Fingerbeuger die der Strecker, doch werden die Spannungen im Vorderarmskelet auch durch die Oberarmmuskulatur beeinflußt. Die Wirkungslinien der Muskelfunktionsgruppen verlagern sich mit der Vorderarmdrehung zu Bezugspunkten am Vorderarmskelet, damit wird auch der Spannungszustand am Radius verändert.

Beim Zugang zum proximalen Speichenschaft ist der tiefe Radialisast gefährdet, der schraubenförmig von ventral durch den M. supinator nach dorsoradial zieht. Um diesen wichtigen Nervenast zu schonen, kann er mit dem M. supinator beim Zugang zur Streckseite nach radial oder beim Zugang von volar nach dorsoradial abgeschoben werden. Die Platte liegt dann entweder dorsoradial oder volar an der Speiche.

Um die Spannungen an der Speiche zu untersuchen, wurde diese an einem Skeletmodell mit spannungsoptisch aktivem Material beschichtet und Dehnungsmeßstreifen dorsoradial und volar angebracht. Die Dehnung der die Ellbogen-, Handgelenks- und Fingerbeuger simulierenden Seilzüge wurde ebenfalls mit Dehnungsmeßstreifen gemessen. Bei Belastung des supinierten Vorderarmes entsprechend den Gewichten der simulierten Muskeln wurden die Spannungen an der dorsoradialen und volaren Speichenoberfläche gemessen und das spannungsoptische Bild analysiert. Eine in der Lokalisation gleichbleibende Zuggurtungsseite konnte dabei nicht gefunden werden. Es traten vielmehr an der Speiche sowohl dorsoradial wie volar nur Druckspannungen unterschiedlicher Höhe auf. Diese Meßergebnisse wurden durch das spannungsoptische Bild bestätigt, es zeigt keine 0-Isochromate.

Der klinische Verlauf der an der I. Universitätsklinik für Unfallchirurgie verplatteten 17 Speichenschaftbrüche im proximalen und mittleren Drittel entspricht diesen Untersuchungsergebnissen. Die Platte wurde bei der Osteosynthese dieser Frakturen 6mal dorsoradial und 11mal volar angelegt. Es gab keinen Plattenbruch, und die Lage der Platte hatte keinen Einfluß auf die Konsolidierungszeit. Auch funktionell waren die beiden Gruppen bei der Nachuntersuchung 2–8 Jahre nach der Verletzung ohne auffallenden Unterschied.

Der übersichtliche volare Zugang zum Speichenschaft nach Henry ist wegen der guten Weichteildeckung der Implantate und der Schonung des motorischen Radialisastes durch Abschieben mit dem M. supinator empfehlenswert.

Das osteogenetische Verhalten tiefgefrorener allogener Hüftkopf-Spongiosa

D. Rogge und P. Kalbe, Hannover

Von 1975 bis 1978 wurde bei 157 Operationen 191mal tiefgefrorene allogene Hüftkopf-Spongiosa transplantiert, die bei Prothesen-Operationen gewonnen wurde.

Bei 126 Operationen wurde das Material zur Frakturbehandlung verwendet, in 89 Fällen bei der Versorgung frischer Frakturen, 16mal bei sekundären Operationen und 21mal bei Pseudarthrosen. 36 Operationen wurden bei polytraumatisierten Patienten durchgeführt. Rekonstruktiv orthopädischen Maßnahmen dienten 17 und der Defektauffüllung bei Tumorresektionen 14 Eingriffe.

Zur Beurteilung des Transplantationsergebnisses wurden röntgenologische Kriterien entwickelt. Der beobachtete stadienhafte Verlauf wird demonstriert: nach einer Phase der Transformation führt die osteogene Potenz des Transplantates zur Bildung von Geflechtknochen, der sich im Mittel nach 42 (18–82) Wochen weitgehend trabeculär umstrukturiert hat.

Bei 59 (62%) der röntgenologisch auswertbaren 95 Fälle war die Transplantation erfolgreich. Bei 131 klinisch funktionell ausgewerteten Fällen resultierte 100mal (76,9%) ein gutes Gesamtergebnis. Die Infektionsrate betrug insgesamt 3,7%.

Bei 21 Fällen wurde die Spongiosa ersatzlos resorbiert, 10mal bei instabiler Osteosynthese, 3mal bei lokalem Infekt. Bei 8 Fällen ist als Ursache der Resorbtion eine Immunreaktion anzunehmen.

Unter Beachtung der Prinzipien der stabilen Osteosynthese und bei korrekter Indikationsstellung zeigt die Transplantation tiefgefrorener allogener Hüftkopf-Spongiosa gute Ergebnisse. Der spezielle Vorteil der Methode liegt in ihrer breiten und unkomplizierten Anwendungsmöglichkeit.

Zum histologischen und radiologischen Umbau spongiöser Knochentransplantate

O. Trentz und M. Wannske, Hannover

Die von Stringa und Mignani angegebenen 3 Phasen der Transplantatentwicklung – Invasion und Vascularisation, osteogene Regeneration und funktionelle Adaptation – lassen sich histologisch und radiologisch an Spongiosatransplantaten gut verfolgen.

Die histologischen Korrelate dieser Umbaustufen wurden tierexperimentell durch autogene und allogene Spongiosatransplantationen an Metatarsus bzw. Tibia des Schafes gewonnen und lichtmikroskopisch ausgewertet. Zusätzliche Informationen wurden aus der Sequenzmarkierung mit Fluorescenzfarbstoffen, sowie aus Mikroangiographie und Mikroradiographie gewonnen.

Die unterschiedliche Transplantatentwicklung von autogenen und allogenen Spongiosatransplantaten in der Anfangsphase wird in ihrem histologischen Ablauf besonders dargestellt. Die osteogene Regeneration war nach dem klinisch relevanten Zeitraum von 4 Monaten bei autogenen und allogenen Transplantaten quantitativ – morphometrisch gleich.

Radiologische Verlaufsbeobachtungen wurden an 38 ausgesuchten klinischen Fällen durchgeführt: Stabile Plattenosteosynthesen an Unterarmschaft, Tibia- und Femurschaft mit ausgedehnten autogenen Spongiosaplastiken wegen anatomischer oder funktioneller Knochendefekte. Während die Phase der Transplantatinvasion und -vascularisation röntgenologisch bei allen 3 Lokalisationen nach spätestens 4–5 Wochen deutlich erkennbar war, und die größte Ausdehnung der knöchernen Regeneration nach 3–4 Monaten erreicht war, wurden klare Zeichen des funktionellen Umbaus an Unterarm und Tibia nach 9–10 Monaten und am Femur erst nach durchschnittlich 15 Monaten sichtbar. Der gesamte Haverssche Umbau mit Remodellierung der Markhöhle und Reduzierung der Knochenmasse auf das statisch erforderliche Minimum dauert insbesondere am Femur z.T. mehrere Jahre.

Die Zuggurtung als einfache Behandlung eines hinteren Vertikalbruches und Bruches des hinteren Pfeilers mit starker Verschiebung ins kleine Becken bei gleichzeitigem Oberschenkelschaftbruch Jugendlicher

E. Amann, Baden

Die *Röntgendiagnostik* beim Vorliegen eines Oberschenkelschaftbruches muß prinzipiell das benachbarte Hüft- und Kniegelenk miterfassen. Immer noch wird bei Oberschenkelschaftbrüchen häufig eine kombinierte Verletzung der gleichseitigen Hüfte übersehen. Außer dem a.p.-Bild der Hüfte sind exakte Drehbilder (Obturator-u. Alabild) erforderlich!

Selten wird ein Oberschenkelschaftbruch mit gleichseitiger zentraler Hüftgelenksverrenkung beobachtet.

Therapeutisch stehen zwei Alternativen zur Wahl:
a) Operative Behandlung des Oberschenkelschaftbruches und unmittelbar nach der Nagelung geschlossene Reposition und Retention des Beckenbruches. Drehbilder des Hüftgelenkes! Gerade bei konservativer Therapie kurzfristige Röntgenkontrollen.
b) Operative Behandlung des Oberschenkelschaftbruches und operative Versorgung des Beckenbruches, wobei die Osteosynthese am Oberschenkel eine temporäre Extensionsbehandlung durch etwa 4–6 Wochen ermöglichen soll.

Als einfache Methode der operativen Behandlung dieser Beckenverletzung bei Jugendlichen wird eine schonende und platzsparende Zuggurtungsosteosynthese mit 2 Schrauben und einer 8er-Drahtschlinge vorgeschlagen. Sie erfordert nur eine minimale Freilegung der Fraktur und bietet mit einer Minimalosteosynthese die Möglichkeit der anatomischen Rekonstruktion der Hüftgelenkspfanne, der Beurteilung des Knorpelschadens am Hüftkopf und frühzeitigen funktionellen Behandlung.

Fallbericht: K. Erika, 17jährige Mopedfahrerin gegen Pkw. Schockbekämpfung und sofortige Extension wegen Beinischämie. *1 d posttraum.* offene Oberschenkelmarknagelung mit kurzer Platte und Repositionsversuch der Beckenfraktur. Interpos.! *10 d posttraum.* Moore-Zugang, Zuggurtung des Beckens nach offener Reposition, Behebung der Fragmentinterposition und Entfernung eines freien Hüftkopffragmentes.

8 Wochen posttr. Entfernung der Oberschenkelplatte und Entlassung aus stationärer Behandlung mit Stützkrücken. *16 Monate posttr.* Oberschenkelmarknagelentfernung, völlige restitutio ad integrum im linken Hüft- und Kniegelenk.

Zusammenfassung und Therapiekonzept

Dokumentation einer seltenen, schweren Hüftgelenkskombinationsverletzung nach Verkehrsunfall.
1. Schockbekämpfung mit exakter röntgenolog. (u.U. angiograph.) und klinischer Abklärung (Knochen, Gefäße, Nerven, Harnblase, Rectum und Vagina) und Extension am Tibiakopf (4–6 Wochen).
2. Nach Kreislaufstabilisation: offene Marknagelung des gleichseitigen Oberschenkelschaftbruches mit temporärer, kurzer Zuggurtungsplatte (3-Loch-Drittelrohr) als Ersatzmaßnahme oder Platten- bzw. Schraubenosteosynthese des Oberschenkelbruches.
3. Sieben bis zehn Tage posttraumat.: offene Reposition der Beckenfraktur von einem hinteren Zugang (Moore) und Fixation des Pfeilerbruches mit 2 Schrauben und einer 8er Drahtschlinge (bei Bedarf zweimal!) im Sinne der Zuggurtung oder mit angebogener DCP-Selbstspannplatte.
4. Frühzeitige Bewegungsübungen im Knie- und Hüftgelenk.
5. Hüftentlastung durch 3 Monate, bei starker Knorpelschädigung des Hüftkopfes durch längere Zeit.

Bei konservativer Behandlung des beschriebenen Beckenbruches kurzfristige Röntgenkontrollen des Hüftgelenkes mit exakten Drehbildern, um eine entstehende Stufenbildung bei Jugendlichen frühzeitig zu erfassen und der Operation zuführen zu können.

Hüftpfannenbrüche mit chirurgischer Rekonstruktion einschließlich Funktionsaufnahmen

H. Möseneder und F. Genelin, Salzburg

Es wird über drei operativ versorgte Hüftpfannenbrüche berichtet:

Fall 1: Eine 51jährige Frau mit einem hinteren Querbruch mit ausgebrochenem hinteren Pfannendachfragment und Luxation des Femurkopfes nach hinten, sowie gleichseitiger subtrochantärer Oberschenkelfraktur.
Die Stabilisierung erfolgte über einen hinteren Zugang nach Kocher-Langenbeck mittels DC- und Condylenplatte.

Fall 2: Eine 75jährige Frau mit einem vorderen Pfeilerbruch und zentraler Luxation des Oberschenkelkopfes.
Die Fraktur wurde von einem vorderen ilioinguinalen Zugang nach Letournel aus mit einer eigenen Hüftplatte versorgt.

Fall 3: Ein 72jähriger Mann mit vorderem Pfeilerbruch und irreponibler zentraler Luxation.
Reposition und Stabilisierung erfolgte von einem ilioinguinalen Zugang aus mittels Hüftplatte.

Die funktionellen Ergebnisse aller drei Fälle sind sehr gut: Die Beweglichkeit im Hüftgelenk ist frei, es bestehen keine Schmerzen und der Gang ist bei Fall 1 und 3 ohne Stock, bei Fall 2 mit einem Stock beschwerdefrei.

Schlußfolgerung

Die ausgezeichneten funktionellen Ergebnisse dieser stark verschobenen Hüftpfannenbrüche fordern ein möglichst frühzeitiges operatives Vorgehen bei allen derartigen Verletzungen.

Beckenringfrakturen – Spätuntersuchungsergebnisse

P. Stankovic, Th. Stuhler und P. Krause, Göttingen

Von den aus dem Zeitraum von 1926–1978 in der Klinik und Poliklinik für Allgemeinchirurgie der Universität Göttingen wegen Beckenfrakturen behandelten Patienten, konnten 650 Krankenblätter ausgewertet werden.

Bei 306 Verletzten hat es sich um Beckenringfrakturen gehandelt.

In diesem Krankengut waren Männer mit 56,93% – die Frauen mit 43,07% vertreten.

Das Durchschnittsalter unserer Patienten lag bei 40 Jahren. Der jüngste war erst 2, der älteste bereits 87 Jahre alt.

Die Gruppe der vorderen Beckenringbrüche (VBRB) – 194 Fälle (64,34%) setzt sich wie folgt zusammen:
1. 145 einseitige VBRB (Abb. 1);
2. 20 VBRB mit anderen Beckenverletzungen kombiniert (Abb. 2);
3. 20 doppelseitige VBRB („Schmetterlingsfrakturen") (Abb. 3);
4. 5 doppelseitige VBRB („Schmetterlingsfrakturen") mit anderen Beckenverletzungen kombiniert (Abb. 4).

Unter den 112 (35,66%) hinteren Beckenringbrüchen (HBRB) fand man:
1. 56 gleichzeitige VBRB und HBRB (Malgaigne-Frakturen) (Abb. 5);
2. 47 HBRB mit gleichzeitiger Läsion des vorderen Beckens (Abb. 6);
3. 9 gleichzeitige VBRB und HBRB, die mit einer weiteren Läsion des Beckens einhergingen (Abb. 7).

Einen HBRB als isolierte Beckenverletzung konnten wir nie feststellen.

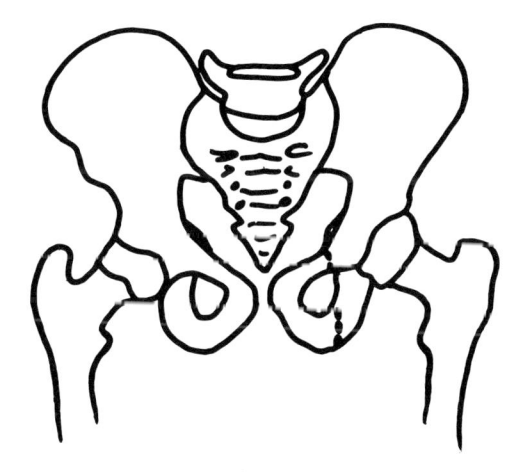

Abb. 1. Einseitiger VBRB

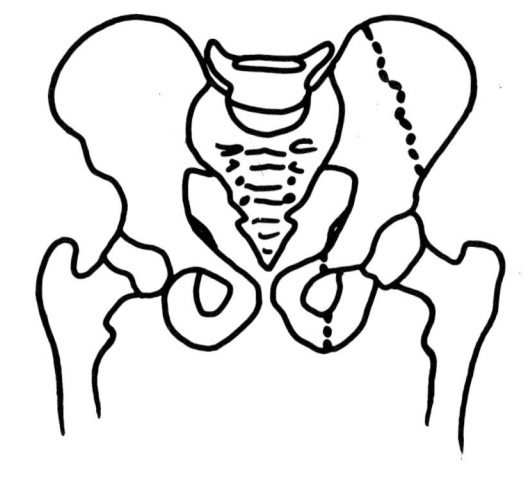

Abb. 2. VBRB mit anderen Beckenverletzungen kombiniert

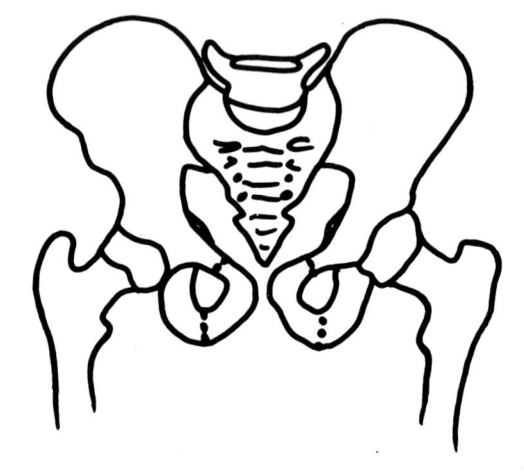

Abb. 3. Doppelseitiger VBRB („Schmetterlingsfraktur")

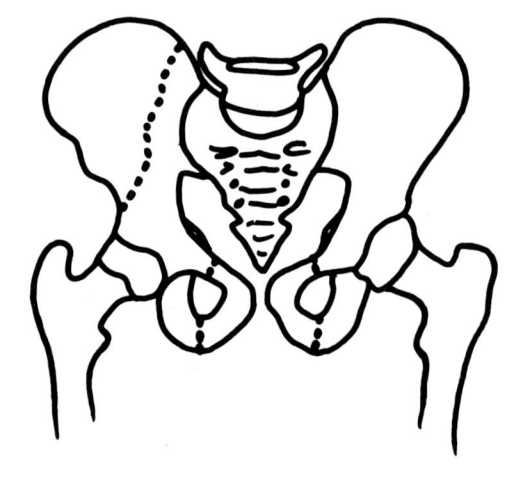

Abb. 4. Doppelseitiger VBRB („Schmetterlingsfraktur") mit anderen Beckenverletzungen kombiniert

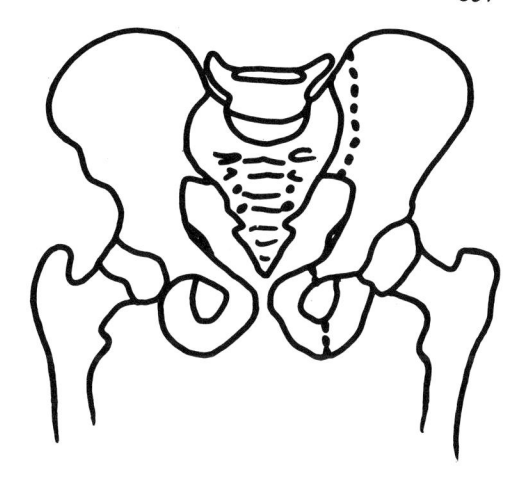

Abb. 5. Gleichzeitiger VBRB und HBRB (Malgaigne-Fraktur)

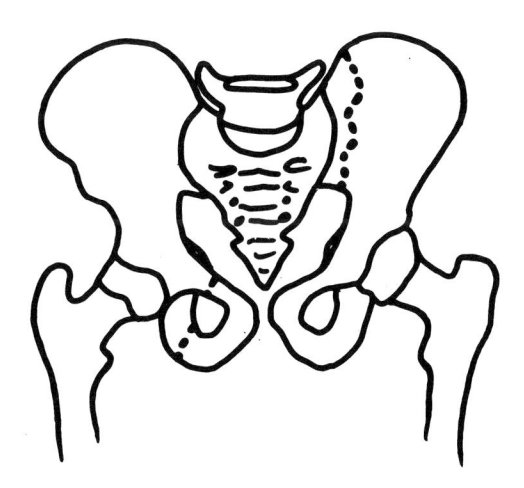

Abb. 6. HBRB mit gleichzeitiger Läsion des vorderen Beckens

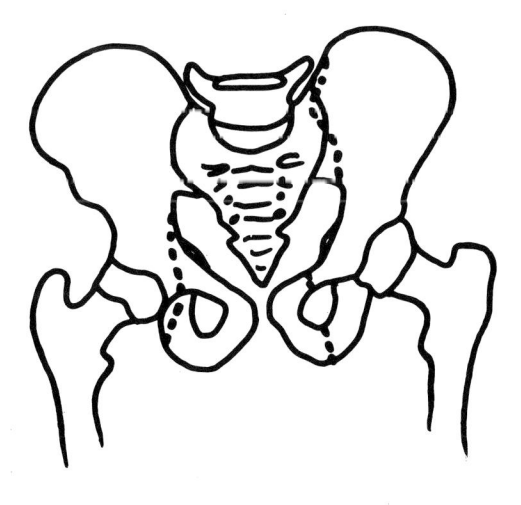

Abb. 7. Gleichzeitiger VBRB und HBRB kombiniert mit weiteren Beckenläsionen

Unfallmechanismus

19,60% aller Patienten mit VBRB waren als Autoinsassen verunglückt. Die Bedeutung dieses Fahrzeuges für den HBRB war wesentlich größer und entsprach 36,54%. Dieses Verhältnis trifft sowohl für den Fahrer wie auch für den Beifahrer zu.

Verunglückte Fußgänger haben sich 27,14% aller VBRB bzw. 10,57% der HBRB zugezogen. Im Vergleich zu Personen, die überfahren wurden, waren die Angefahrenen 6 bzw. 11mal so oft vertreten.

Unter den anderen Unfallmechanismen sind noch die Verletzungen am Arbeitsplatz (Quetschung, Sturz, Verschüttung) mit 18,92% bzw. 24,04% zu erwähnen.

Begleitverletzungen außerhalb des Beckens

62,31% aller VBRB gingen mit weiteren, sich außerhalb des Beckens befindlichen Verletzungen einher.

Bei HBRB lag die Beteiligung weiterer Körperabschnitte noch höher — nämlich bei 71,84%.

Das Schädeltrauma als Mitverletzung kam in 81,21% dieser Fälle vor. An zweiter Stelle steht der Oberschenkel — mit 37,24%, gefolgt vom Unterarm — und Unterschenkelbruch mit 27,12% und 30,35%. Die Blasen- bzw. Urethrazerreißung war in 6,54% verifiziert.

Therapie

Bei der Behandlung von Beckenringfrakturen kamen konservative Maßnahmen zur Anwendung.

Die Mortalität

Die unfallbedingte Sterblichkeit von 12,46% war oft das Ergebnis einer Mehrfachverletzung. So hatten 89,66% der Verstorbenen neben der Becken- weitere Läsionen gehabt (Abb. 8). Es fällt auf, daß im Vergleich zu denen, die den Unfall überlebt haben, die thorakale bzw. die abdominelle Verletzung bei tödlich Verunglückten viermal häufiger diagnostiziert werden konnte.

Neben dem protrahierten hämorrhagischen Schock sind als die häufigsten Todesursachen die pulmonalen Komplikationen wie Pneumonie, Lungen bzw. Fettembolie zu erwähnen.

Nachuntersuchung

Klinisch und röntgenologisch konnten 107 Verunglückte nachuntersucht werden. Bei diesen Patienten standen folgende Frakturformen im Vordergrund: VBRB 51, Schmetterlingsfraktur 12 und VRBR und HBRB 44mal.

Von diesen 107 Patienten waren lediglich 35,17% völlig beschwerdefrei. Die Mehrzahl klagte über ständige bzw. zeitweise Schmerzen bzw. über Beschwerden auf dem gynäkologischen, urologischen bzw. neurologischen Gebiet.

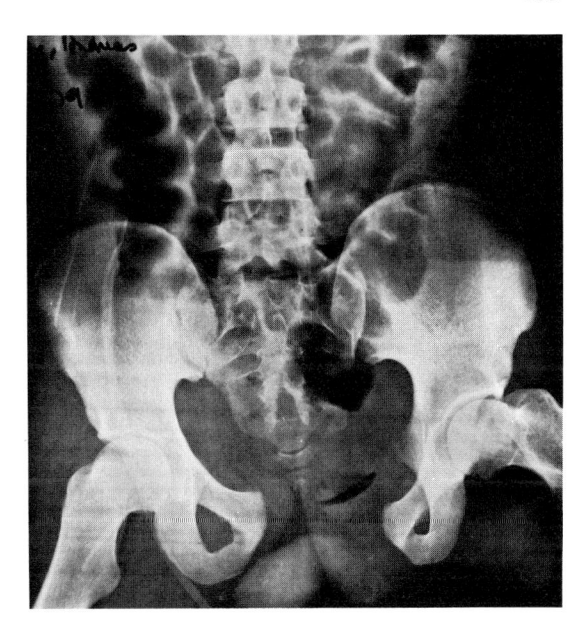

Abb. 8. A.L., ♂, 17 J. Bruch der Massa lateralis li., Symphysensprengung, traumatische Oberschenkelamputation li. Commotio cerebri, hämorrhagischer Schock, Nierenversagen, Peritonealdialyse, Peritonitis, Sepsis, Kreislaufversagen, Exitus letalis

Bei der klinischen Untersuchung hatten:
1. 14,02% einen sichtbaren Beckenschiefstand bzw. Skoliose;
2. 10,28% einen Druckschmerz im ehemaligen Frakturbereich;
3. 20,56% hinkenden Gang;
4. 32,71% Bewegungseinschränkung im Hüftgelenk.

Die röntgenologische Untersuchung ergab abgesehen von 2 Pseudarthrosen im Schambeinbereich ossär konsolidierte Frakturen, von denen 12,26% eine Beckenasymetrie aufwiesen (Abb. 9a, b).

4,60% aller Untersuchten waren inkontinent, 3,36% impotent. Für eine Fehlgeburt wurde die traumatisch bedingte Beckeneinengung verantwortlich gemacht.

Zusammenfassung

Bei 306 Patienten mit isolierten bzw. mit anderen Beckenverletzungen kombinierten Beckenringfrakturen, wurde der Unfallmechanismus sowie Alter und Geschlechtsverteilung diskutiert.

Anhand von 107 klinisch und röntgenologisch nachuntersuchten Patienten wird über die Spätergebnisse berichtet. 35,17% aller Verletzten waren beschwerdefrei.

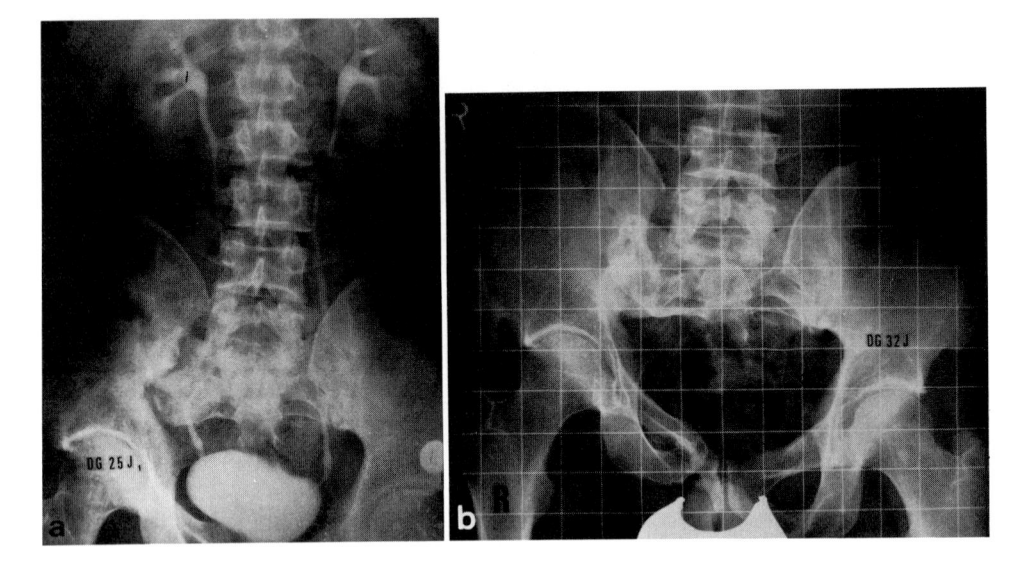

Abb. 9. a D.G., ♂, 25 J. Kreuzbeinbruch re., Symphysensprengung, Blasenruptur, Ischiadicusläsion, b Zustand nach 7 Jahren: Verschiebung der re. Beckenhälfte um 4 cm nach oben. Stark hinkender Gang. Miktionsbeschwerden

Thromboembolieprophylaxe beim Hüftgelenkersatz

K. Westermann, O. Trentz, P. Pretschner, R. Reuter und J. Mellmann, Hannover

Die klinische Diagnose der tiefen postoperativen Beinvenenthrombose ist ungenau, erstens weil der postoperative Wundschmerz die Symptome überlagert, zweitens weil eine große Unsicherheit in der Beurteilung der Thrombosezeichen besteht, drittens weil die Schmerzempfindlichkeit bei dem einzelnen Patienten individuell unterschiedlich ist. Der Radiofibrinogentest als nicht invasive Methode bleibt zur Zeit wegen seines technischen Aufwandes nur wenigen Zentren vorbehalten. Um thromboembolische Komplikationen so gering wie möglich zu halten, ist eine Prophylaxe notwendig.

Methode

In den letzten 5 Jahren haben wir an 386 Patienten die prophylaktische Wirksamkeit 6 verschiedener Medikamente untersucht (Dextran 60, intra- und postoperativ 3 Tage 500 ml, eine Kombination von Acetylsalicylsäure, 1000 mg und Dipyridamol 150 mg prä- und postoperativ bis zur Entlassung, Dihydergot 2mal 0,5 mg, Low Dose Heparin 2mal 5000

I.E., eine Kombination von 0,5 mg Dihydergot und 5000 I.E. Low Dose Heparin 2mal und 3mal tägl.). Die prospektiv kontrollierte klinische Studie umfaßte ausschließlich Patienten mit alloplastischem Hüftgelenkersatz. Zur Diagnose der postoperativen Thrombosen wurde der Radiofibrinogentest eingesetzt. Eine Phlebographie erfolgte immer dann, wenn die Zustimmung der Patienten vorlag. Zur Diagnostik der Lungenembolie wurde prä- und postoperativ eine Lungenszintigraphie durchgeführt.

Ergebnisse

Während Dextran, die Kombination Acetylsalicylsäure und Dipyridamol, Dihydergot und Low Dose Heparin keine signifikante Senkung der Thromboserate ergab, konnte bei der Kombination von Dihydergot und Low Dose Heparin eine signifikante ($p < 0,01$) Senkung erreicht werden. Lungenembolien waren unter dieser Behandlung nicht mehr aufgetreten. Die Erhöhung von 2 x auf 3 x tägl. der genannten Kombination erbrachte keine weitere Senkung der Thromboserate, es tragen aber vermehrt hämorrhagische Komplikationen auf.

Antibioticagaben bei offenen Frakturen

M. Rojczyk, Hannover

Zur Frage einer präventiven Antibioticatherapie bei offenen Frakturen wird seit Juni 1977 eine prospektive Studie durchgeführt. Alle Patienten, die an ungeraden Tagen zur Aufnahme kommen, erhalten eine Antibioticum, in der Regel Cephazolin in einer Dosierung von 4 x 1 g/die. Die erste Dosis wird prä- oder intraoperativ gegeben, die Dauer der Behandlung beträgt 5 Tage. Bei schweren Polytraumen mit längerer Intensivtherapie kommt auch Azlocillin in einer Dosierung von 3 x 5 g/die zur Anwendung.

Patienten, die an geraden Tagen mit offenen Frakturen zur Aufnahme kommen, erhalten kein Antibioticum.

Die Keimbesiedlung aller Wunden wird durch wiederholte prä- und intraoperative Wundabstriche untersucht.

In der Zeit vom 1.6.77 bis 31.6.79 wurden 161 offene Frakturen erfaßt. In der Gruppe mit Antibiotica wurden 83, in der ohne Antibiotica 78 offene Frakturen behandelt. Die Wundabstriche zeigten eindrucksvoll eine Keimreduktion durch Wunddebridement und Spülung.

In der Gruppe mit Antibiotica traten 1 Weichteilinfekt (1,2%) und 3 ossäre Infekte (3,6%) auf. In der Gruppe ohne Antibiotica kam es zu 5 Weichteilinfekten (6,4%) und zu 4 ossären Infekten (5,1%). Die Gesamtzahl der Infekte liegt damit in der Gruppe ohne Antibiotica deutlich höher als in der mit Antibiotica.

Die ossären Infekte unterscheiden sich in beiden Gruppen dadurch, daß alle 3 ossären Infekte in der Gruppe mit Antibiotica Folge einer drittgradig offenen Fraktur mit schwerstem

Weichteilschaden waren, die gewissermaßen eine Komplikation erwarten ließen. Von den 4 ossären Infekten in der Gruppe ohne Antibiotica waren 2 Folge einer zweitgradig offenen und einer Folge einer erstgradig offenen Fraktur. Durch die gesamten Ergebnisse wird der positive Einfluß einer präventiven Antibioticatherapie bei offenen Frakturen wahrscheinlich gemacht.

Neue Operationstechnik zur Präzisierung und Vereinfachung der intertrochantären Umstellungsosteotomien

G. Ritter, Mainz

Umstellungsosteotomien an der Hüfte nehmen nicht nur in der Orthopädie, sondern zunehmend auch in der Unfallchirurgie nach lokalisierten Hüftkopfnekrosen immer größere Bedeutung ein, wobei nicht nur Varisierungen und Valgisierungen, sondern vorwiegend auch Flexionen und Extensionen oder die Kombination dieser Korrekturen erforderlich sind. Nach vorheriger korrekter zeichnerischer Planung besteht intraoperativ bei der heute gebräuchlichen Operationstechnik das Hauptproblem darin, die gewünschten Winkel in allen Ebenen korrekt zu markieren und insbesondere dann das Plattensitzinstrument — und damit auch die spätere Klinge der Osteosyntheseplatte — exakt zu positionieren. Üblicherweise werden zur Markierung angehaltene Meßdreiecke und Kirschner-Bohrdrähte benutzt. Dies ist einmal recht ungenau, zum anderen besteht erfahrungsgemäß für den Operateur die Hauptschwierigkeit darin, beim Vorbohren des Plattensitzes und Einschlagen des Plattensitzinstrumentes exakt parallel zu allen drei markierten Ebenen zu bleiben.

Zur Ausschaltung dieser Mängel wurde unter Verwendung des AO-Hüftinstrumentariums und der 90-Grad-Osteotomieplatten eine neue Operationstechnik entwickelt. Das Prinzip ist folgendes: Am Femurschaft wird mittels üblicher Lambotte-Zange ein Winkelzielgerät (Abb. 1 und 2) befestigt, das die für die Vorbereitung des Plattensitzes im Schenkelhals notwendigen Werkzeuge — Bohrer mit Dreifach-Bohrbuchse und Plattensitzinstrument — exakt führt. Dabei wird der geplante Klingenwechsel in der Frontalebene (Varisation bzw. Valgisation) und gleichzeitig der Drehwinkel in der Sagittalebene (Flexion bzw. Extension) über die am Gerät angebrachte Winkeleinteilung zuvor genau eingestellt. Zusätzlich wird über das Gerät die richtige Osteotomiehöhe und die Rotationsstellung des Femurschaftes markiert. Das entwickelte Winkelzielgerät ersetzt die bisher zur Markierung der verschiedenen Ebenen und Richtungen üblicherweise eingesetzten Meßdreiecke (Ungenauigkeit, Verletzungsgefahr) und bewirkt eine hohe Präzisierung und wesentliche Vereinfachung der Operationstechnik.

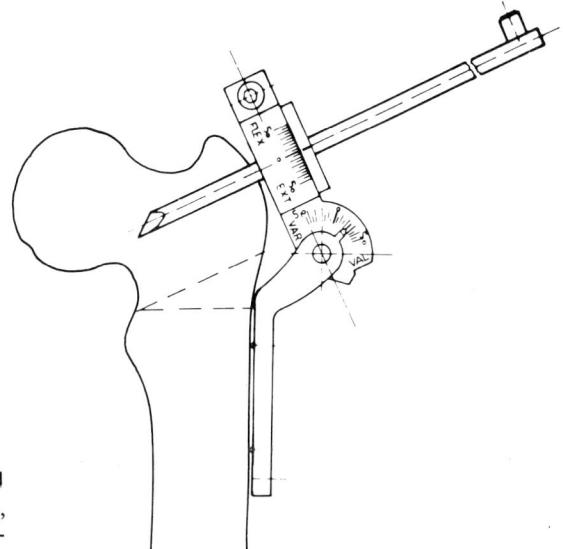

Abb. 1. Aufbau, Anwendung und Positionierung des Winkelzielgerätes, dargestellt am Beispiel einer Valgisationsosteotomie

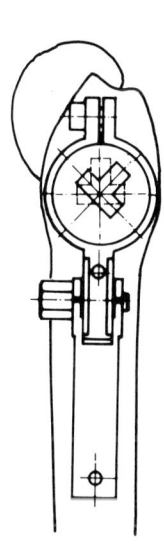

Abb. 2. Winkelzielgerät in seitlicher Aufsicht, eingestellt für eine Flexionsosteotomie

Der totale Hüftgelenksersatz bei frakturbedingter Instabilität der knöchernen Hüftpfanne unter Verwendung eines neuartigen Metallkorbringes

H. Weigand und G. Ritter, Mainz

Bei alten Patienten mit zentraler Hüftluxationsfraktur kann ausnahmsweise der primäre totalendoprothetische Hüftgelenkersatz angezeigt sein, wenn eine sofortige Mobilisierung und Frühbelastung zur Vermeidung kardiopulmonaler oder thromboembolischer Komplikationen dringend erforderlich ist. Eine durch den Pfannengrund verlaufende Fraktur läßt aber bei Anwendung der herkömmlichen Implantationstechnik keine solide Verankerung der Prothesenpfanne zu, insbesondere dann, wenn tragende Gelenkanteile betroffen sind und eine stärkere Dislokation besteht. Die Folge wäre zwangsläufig eine rasche Pfannenlockerung.

Für diese Fälle fehlte bisher ein zuverlässiges Operationsverfahren. Es wird über ein neu entwickeltes Implantat, den Korbring, berichtet, das einmal durch konzentrische Osteosynthese die Stabilität des Acetabulums wiederherstellt und gleichzeitig die sichere Verankerung einer Kunstpfanne ermöglicht. Dadurch werden frühzeitige Mobilisierung des Patienten und die ungestörte Ausheilung einer Fraktur gewährleistet.

Die prinzipiell gleiche Situation liegt auch bei Pseudarthrosen der Hüftpfanne nach zentralen Hüftluxationsfrakturen vor. Die konzentrische Verschraubung des Acetabulums an den Korbring stellt die Stabilität des Acetabulums wieder her, schafft die für die Pseudarthrosenausheilung entscheidende mechanische Ruhe und ermöglicht gleichzeitig das Einsetzen einer Prothesenpfanne.

Replantation einer Hand und eines Oberarmes einschließlich Funktionsaufnahmen

D. Fink, Salzburg

a) Darstellung der guten funktionellen Ergebnisse einer replantierten Mittelhandamputation nach Förderbandverletzung mit mikrovasculärer Naht des oberflächlichen Hohlhandbogens, zweier Nerven und der Nerven zur II. und III. Zwischenfingerfalte. Knochenstabilisierung mit Stiften und Naht der Streck- und Beugesehne.

b) Ein Landmaschinenmechanikerlehrling fällt rücklings in eine Kreissäge, was zur subtotalen distalen Oberarmamputation führt. Stehen bleibt lediglich eine 4 cm lange beugeseitige Hautbrücke. Primär intraluminärer arterieller Shunt, Knochenstabilisierung mit lateraler Platte, Naht zweier Venen, aller Nerven (mittels fasciculärer Technik), der Streck- und Beugemuskeln, definitive Arteriennaht.

Schlußfolgerung

Gute funktionelle Ergebnisse können nur dann erzielt werden, wenn im Anschluß an die entsprechende mikrochirurgische Versorgung der Gefäß- und Nervenverletzung ein gezieltes physiko- und ergotherapeutisches Intensivprogramm einsetzt. Bei großen (muskeltragenden) Amputationen ist unter Umständen ein temporärer intraarterieller Shunt notwendig.

Ergebnisse nach Replantation oberer Extremitäten

J. Heiss, P.C. Maurer, St. Bonke, J. Lange, R. Hopfner,
W. Duspiva und W. Stock, München

Die besondere Problematik der Replantation großer Gliedmaßen liegt in der kurzen ischämischen Toleranzzeit der Muskulatur und den möglicherweise schweren postischämischen Komplikationen an Extremität und/oder Organismus des Verletzten. Wichtigste Voraussetzung für die Indikation zum Replantationsversuch sind guter Allgemeinzustand des Patienten und guter Zustand des Amputates (kurze Ischämiezeit, möglichst peripher gelegene glatte Durchtrennung ohne wesentliche Quetschung und Verschmutzung).

Im Berichtszeitraum von November 1975 bis November 1978 wurden von 33 beobachteten Amputationsverletzungen 26 replantiert (21 Arme, 5 Beine). Alle 5 unteren Extremitäten mußten reamputiert werden. Von den 15 eingeheilten Armen (5 totale, 10 subtotale Amputationen) zeigen bisher 9 (3 totale, 6 subtotale) ausreichende bis gute Funktion.

Fibrinklebung peripherer Nerven

H. Kuderna, Wien

Die interfasciculären Anastomosen werden durch präzise Adaptation des Perineuriums zwischen der mikrochirurgisch präparierten Faszikelgruppe und dem Transplantat für die Klebung vorbereitet. Eine unterlegte Aluminiumfolie von 0,01 mm Dicke verhindert das Verkleben mit der Umgebung.

Der Kleber setzt sich aus 2 Komponenten zusammen:
I: 1 ml Fibrinkleber-Immuno auf 37°C erwärmt,

II: 1 ml Thrombinlösung, enthaltend
6 N.I.H. Einheiten bovines Thrombin und
100 K.I.E. Aprotinin, gelöst in
0,04 molarer $CaCl_2$-Lösung.

Unmittelbar vor dem Aufbringen auf die Anastomose werden je ca. 10 Mikroliter (2 gleich große Tropfen) der beiden Komponenten in einem Schälchen oder auf einer Aluminiumfolie gemischt.

Offene Zeit: 20 Sekunden!

In dieser Zeit wird das Gemisch mit einer trockenen 1 ml Spritze aufgesaugt und auf die Anastomose getropft, oder mit einem Mikrodissektor von der Folie auf die Anastomose gestreift.

Der entstehende Fibrinclot braucht 5 Minuten absolute Ruhe!

Die Fibrinklebung von Nervenanastomosen anstatt der perineuralen Naht gewährleistet kurzzeitig eine bessere Stabilisierung der erzielten perineuralen Adaptation und hinterläßt keinen Fremdkörper. Die klinischen Ergebnisse sind qualitativ besser als die der perineuralen Naht.

Für ein gutes funktionelles Ergebnis ist jedoch eine frühe Fibrinolyse noch vor Verheilen der Anastomose notwendig.

Die Indikation für die Nervenklebung hat daher folgende Voraussetzungen, die *gemeinsam* gegeben sein müssen:
1. absolut spannungsfreie Anastomosen (interfasziculäre Nerventransplantation nach Millesi),
2. die Anastomosen müssen durch das umgebende Gewebe geschient sein (Muskel = oder Faszienlogen),
3. die Region muß postoperativ durch einen Gipsverband 3 Wochen lang ausreichend ruhiggestellt werden können.

Ergebnisse der Versorgung von Epiphysenfrakturen an den unteren Gliedmaßen

V. Berndt, Osnabrück

Von 84 Epiphysenfrakturen an den unteren Gliedmaßen wurden 52 einer operativen Behandlung zugeführt. Konsequent operiert wurden die Frakturen und Lysen jeden Typs an Hüftgelenk, distaler Ober- und proximaler Unterschenkelepiphyse. Am Sprunggelenk mit besseren Möglichkeiten der geschlossenen Reposition wurden 53% operiert. Die Nachuntersuchungsergebnisse belegen, daß das operative Vorgehen an den großen Epiphysen gerechtfertigt ist. Außer einer konservativ behandelten offenen Schienbeinkopffraktur wurden nur sehr gute und gute Ergebnisse erzielt. Drei operativ behandelte Sprunggelenkfrakturen wiesen Achsenknickungen bis 10° auf, wofür auf eine falsche Frakturklassifizierung hinzuweisen ist.

Einleitung, Material und Methodik

Unter 3096 kindlichen Frakturen der Jahre 1968–1978 fanden sich bei 206 Patienten 211 Epiphysenfrakturen (6,8%).

Das Verhältnis Jungen/Mädchen betrug 1,8 : 1. Die Therapie ist an den unteren Gliedmaßen im Gegensatz zu Frakturen der oberen Gliedmaßen überwiegend operativ ausgerichtet. Von 84 Frakturen an den Beinen wurden 52 (62%) operiert; davon alle Epiphysenfrakturen des Hüftkopfes, des distalen Ober- und mit einer Ausnahme (offene Fraktur) des proximalen Unterschenkels. Am Sprunggelenk wurden 31 von 59 Brüchen (53%) operiert.

Ergebnisse

Es wurden 50 von 84 Patienten im Zeitraum von 10 Jahren bis 6 Monaten nach der Frakturversorgung nachuntersucht. Davon waren 21 konservativ und 29 operativ behandelt worden. Entsprechend den definierten Kriterien der Beurteilung fanden sich unter den konservativ behandelten Patienten keine, die ein „mäßiges" (häufigere Beschwerden, Bewegungseinschränkung 10–15°, Achsenfehlstellung bis 5°) Ergebnis aufwiesen. Insbesondere gab es keine korrekturbedürftige Fehlstellung bei 17 konservativ behandelten distalen Tibiaepiphysenfrakturen. Funktions- und Wachstumsstörungen bei operierten distalen Ober- und proximalen Unterschenkelepiphysenfrakturen lagen mit Ausnahme einer konservativ behandelten komplizierten Tibiakopffraktur (0/15/130 = „schlecht") nicht vor. Die drei „mäßigen" Ergebnisse betreffen operierte Sprunggelenkfrakturen. Operative bzw. Indikationsfehler treten bei falscher Klassifizierung der Fraktur auf, wenn sagittal-schräg verlaufende Frakturen des Typs Salter-Harris 2 und 3 auf den Standard-Röntgenaufnahmen in 2 Ebenen nicht zur Darstellung kommen. In einem Fall wurde nach Feststellung einer derartigen Fraktur am gleichen Tag ein zweites mal operiert.

Eine weitere Besonderheit ergibt sich bei kindlichen Unterschenkeldrehfrakturen, bei denen die distale Tibiaepiphyse anstelle einer Bandverletzung frakturiert sein kann und operativ versorgt werden muß.

Im nachuntersuchten Patientengut entwickelte sich lediglich bei einem Jungen ein korrekturbedürftiger Varus.

Schlußfolgerung

Die Nachuntersuchungsergebnisse lassen folgende Hinweise zur Indikation und Operationstechnik geben:

1. Operationsindikation

1. Repositionshindernis,
2. Fraktur Typ Salter-Harris III und IV

3. Lysefrakturen bei großem metaphysärem Fragment,
4. Lysen und Frakturen an Hüfte und Kniegelenk,
5. Vasculäre und nervale Begleitverletzungen,
6. je älter das Kind, desto eher operatives Vorgehen.

2. Prinzipien der Operationstechnik

1. Frakturdarstellung wie beim Erwachsenen,
2. Ausschlagen des Periostinterponats auf der Konvexitätsseite der Fraktur,
3. Reposition, Fixation mit Schrauben und Kirschner-Drähten unter Beachtung der Epiphysenfuge, Gipsnachbehandlung,
4. Metallentfernung nach 4–6 Wochen.

Veränderungen des Epiphysenknorpels nach diaphysären Traumen des wachsenden Hundes

F. Klapp, F. Eitel, L.T. Dambe und H. Seiler, Homburg/Saar

Der Abbau der Knorpelzellsäulen und die Verkalkung der intercolumnären Septen erfolgt unter dem Einfluß der metaphysären Gefäße, die überwiegend von der A. nutritia gespeist werden. Diaphysäre Verletzungen mit Durchtrennung der A. nutritia führen zu einer Störung des Knorpelabbaues, die an einer zentralen Verbreiterung des Wachstumsknorpels erkenntlich wird. Durch Auftreten metaphysärer Anastomosen sowie durch Rekonstruktion der A. nutritia ist diese Veränderung jedoch rückbildungsfähig. Verlängerte Knorpelzellsäulen werden nicht nur vasculär, sondern auch von Chondroclasten abgebaut. Bei diesen Vorgängen kann es zu Versprengungen von Knorpelinseln in die Metaphyse kommen.

Die Reparationsvorgänge, die unter einer sekundären Knochenbruchheilung sowie unter stabilen Osteosynthesebedingungen möglich sind, werden unter einer instabilen Plattenosteosynthese nachhaltig gestört. Die Regeneration des medullären Gefäßsystems sowie die Ausbildung metaphysärer Anastomosen wird behindert. Es tritt eine irreversible Zerstörung des Epiphysenknorpels auf mit Durchwanderung der Wachstumszone von epiphysären Gefäßen.

Der Minifixateur externe und seine Anwendungsmöglichkeiten

G. Asche, Frankfurt/M.

Der Minifixateur externe von Jaquet stellt ein neues System der äußeren Stabilisierung an der Hand dar. Es wird gezeigt, daß nur wenige Teile für eine stabile Montage benötigt werden. Die Konstruktion der Kugelgelenke ermöglicht es, daß den anatomischen Gegebenheiten entsprechend zunächst die Knochennägel eingebohrt werden können, denen sich der Rahmen in jeder Form anpaßt. Das System hat eine solche Stabilität, daß zusätzliche fixierende Maßnahmen nicht erforderlich sind und auf diese Weise die benachbarten Gelenke frei beübt werden können. In über 30 Fällen wurde vom Autor der Minifixateur externe angewandt, es werden Anwendungsbeispiele demonstriert bei infizierten Pseudarthrosen mit Gelenkinfekt. Die Ausheilung von Pseudarthrosen konnte durch die Anwendung von Gentamycin-PMMA Miniketten (Asche) und nach Spongiosaplastik in durchschnittlich 80tätiger Ruhigstellung erzielt werden. Hierbei traten keine systembedingten Komplikationen auf. Der Minifixateur externe nach Jaquet stellt somit eine Bereicherung im therapeutischen Vorgehen der Handchirurgie dar. Insbesondere aber sind im Bereich der septischen Chirurgie der Hand Erhaltungsmöglichkeiten funktionell wichtiger Finger gegeben.

AO-Fixateur externe

G. Hierholzer, R. Kleining, G. Hörster und R. Mathys, Duisburg/Bettlach

Auf Grund mechanischer Experimente am Modell und nach klinischen Untersuchungen unterscheiden wir bei der Fixateur-externe-Osteosynthese 3 Montagegrundformen (Typ I–III). Diese werden mit Bildern von Knochenmodellen und klinischer Verlaufsserien dargestellt. Der Typ I entspricht dem Konzept des Klammerfixateurs und findet im wesentlichen am Oberarm und am Oberschenkel Anwendung. Der Typ II entspricht dem Rahmenfixateur externe. Er ist indiziert bei Frakturen oder Osteotomien am Unterschenkel mit gegebener knöcherner Abstützung, wie auch bei Arthrodesen am oberen Sprunggelenk. Der Typ III als räumlicher Fixateur externe eignet sich am Unterschenkel bei Frakturen mit verminderter knöcherner Abstützung und bei Frakturen mit einem kurzen metaphysären Hauptfragment. Durch die spezielle Anordnung kann ein kurzes metaphysäres Bruchstück mit nur einem Steinmann-Nagel und einer Schanzschen Schraube fixiert und meist Übungsstabilität erreicht werden. Klinische Verlaufsserien, die diese Bedingungen wiedergeben, werden gezeigt. Zum Schluß berichten wir an Hand schematischer Zeichnungen und graphischer Darstellungen über Befunde zur technischen Weiterentwicklung der Fixateur-externe-Osteosynthese.

Ist es bei einem großen Knochendefekt möglich, in den angrenzenden Hauptfragmenten jeweils 2 Steinmann-Nägel unterzubringen, so kann die Stabilität der Osteosynthese durch eine gegenseitige Verspannung der Steinmann-Nägel im jeweiligen Fragment die Stabilität der Osteosynthese insgesamt erhöhen. Entsprechende Meßergebnisse objektivieren diese Aussage.

Fixateur externe — Demonstration eines neuen Modelles an klinischen Beispielen

Th. Stuhler, A. Heise, W. Küsswetter und P. Stankovic, Würzburg/Göttingen

Es wird eine neuartige Konstruktion eines äußeren Spanners vorgestellt. Vordergründig für dieses System erschienen a) einfache, übersichtliche, einheitliche Bauteile; b) die Möglichkeit einer universellen Anwendung.

Den Grundbaustein bildet das Spannelement. Es trägt zwei Bohrungen für Steinmann-Nägel oder Führungsstangen mit variablem Durchmesser 5 oder 8 mm. Zwei Elemente zusammengefügt bilden einen Spannkloben. Mit einer zentralen Imbusschraube werden alle Teile geklemmt.

Die Spannelemente erlauben Verschiebungen in X-Y-Richtung. Durch Einfügen gleichartiger Elemente oder/und Zwischenlegscheiben sind Varianten in der Z-Achse möglich.

Die Spannelemente sind mit und ohne Gewinde für die Aufnahme der Imbusschraube ausgelegt. Hierdurch sind weitere Modifikationen wie Verlängerungen, Gelenkbildung und räumliche Verbindungen (Zelt) aufzubauen.

Kompression oder Distraktion ist mit einem aufsetzbaren Druckspanner zu erzielen (Herstellung: Aesculap/Tuttlingen).

Zur Bewertung der Bewegungseinschränkung im Schultergelenk

H.-G. Breyer, R. Rahmanzadeh und H.D. Brauner, Berlin

Zusammenfassung

Die Bewertung von Behandlungsergebnissen im Schultergelenksbereich erfolgt bisher auf der Grundlage der Bewegungseinschränkung und des Röntgenergebnisses, die in schlecht reproduzierbare Bewertungskategorien eingeteilt werden. Die hier dargestellte Erprobung von Kombinationen der vier nach der Neutral-Null-Methode gemessenen Bewegungsebenen mit stufenweise gewählten Behinderungen der einzelnen Ebenen an gesunden Probanden führte zu einem Punkteklassifizierungsschema, das allein die Funktion des Schultergelenkes berücksichtigt. Die Beurteilung erfolgt mit den Wertungen „sehr gut", „gut", „befriedigend" und „schlecht", die exakt reproduzierbar sind.

107 Patienten mit subcapitalen Humerusfrakturen wurden nachuntersucht und die funktionellen Ergebnisse anhand des erstellten Schemas beurteilt. Die Patienten bewerteten gleichzeitig aufgrund ihrer subjektiven Einschätzung das Behandlungsergebnis.

In den einzelnen Altersstufen ergaben sich Differenzen in der Zuordnung zu den einzelnen Kategorien, wobei auffiel, daß die Patienten zwischen 20 und 59 Jahren sich oft schlechter, diejenigen über 60 Jahren sich besser einschätzten als die gemessenen Werte.

Die in anderen Beurteilungen herangezogenen Röntgenbefunde sind nach dieser Untersuchung von untergeordneter Bedeutung, da geringe Dislokationen und Fehlstellungen selten Einfluß auf die Funktion haben, stärkere aber meist auch mit einem schlechten funktionellen Ergebnis einhergehen.

Subluxatio supinatoria tali — Aufklappbarkeit mit der Lasche und in Narkose in Korrelation mit dem Operationsbefund

J. Buch, E. Breitegger und D. Lessan, Wien

Um die Aussagefähigkeit der gehaltenen Aufnahme mit der Lasche ohne Anaesthesie (a) zu überprüfen, kam sie bei 47 Patienten vor den mit der Hand in Kurznarkose gehaltenen Aufnahmen (b) zur Anwendung. Mit a ist die Aufklappbarkeit im groben Schnitt 25% geringer als bei b. Stellt man dementsprechend die Indikation zur Operation statt ab 15° ab 11° und nimmt man diese beiden Werte als Bezugspunkte, so zeigen beide Methoden miteinander verglichen eine Fehlerbreite von 20%.

Wegen der guten Aussage und der einfachen Handhabung wurde a seit 1979 zur Verifizierung der Aufklappbarkeit verwendet. b wurde nurmehr bei fehlender Aufklappbarkeit mit a und bestehendem klinischen Verdacht angewendet. Obwohl die Indikation zur Operation weiterhin ab 15° und nicht, wie theoretisch zu fordern wäre, ab 11° gestellt wurde, wurden in vergleichbaren Zeiträumen 1979 mehr Patienten operiert als 1978. Wir konnten uns nämlich zu a eher entschließen als früher zu b.

Betrachtet man a und b in Korrelation zum Operationsbefund, so ergibt sich bei beiden Methoden ein nahezu gleiches Bild. Sowohl die isolierten Rupturen des Lig. fibulo-talare anterius wie auch die Kombination mit der Ruptur des Lig. fibulo-calcaneare zeigen einen Gipfel bei 20°, während die Rupturen aller drei Bänder von 10° bis 60° nahezu gleichmäßig verteilt sind. Dies ist auf die Fehlerbreite beider Methoden zurückzuführen.

Diagnostik und Therapie der frischen Außenbandruptur am Sprunggelenk mit postoperativen Ergebnissen

R. Tiedtke, R. Rahmanzadeh und W. Schneider, Berlin

An der Freien Universität Berlin, Klinikum Steglitz, wurde unter der Leitung von Professor Rahmanzadeh ein Halteapparat für die Bandverletzungen des Sprunggelenkes weiterentwickelt, mit dem sowohl Röntgenaufnahmen im a.p.- als auch im lateralen Strahlengang durchgeführt werden können. Hiermit wurden die Befundwerte standardisiert, sodaß wir die Ergebnisse vor und nach einer Therapie vergleichen konnten.

Vom März 1978 bis Februar 1979 wurden 125 Patienten mit einer frischen Verletzung des Außenbandapparates am Sprunggelenk untersucht. Hiervon waren 45 Patienten radiologisch unauffällig, 47 Patienten zeigten eine partielle Außenrandruptur und 33 Patienten wiesen eine Ruptur eines oder mehrer Bänder auf. Alle operierten Patienten zeigten postoperativ eine deutliche Stabilisierung des lateralen Bandapparates und Beschwerdefreiheit.

Nach den Untersuchungsergebnissen ergeben sich folgende Schlußfolgerungen:
1. Zur eindeutigen Beurteilung einer Bandverletzung am lateralen Sprunggelenk sind gehaltene Röntgenaufnahmen sowohl im a.p.- als auch im lateralen Strahlengang notwendig.
2. Die operative Versorgung einer festgestellten Bandruptur am lateralen Sprunggelenk nach den vorgestellten Kriterien garantiert stabile Bandverhältnisse.
3. Die Lokalisation einer bestimmten Ruptur eines der drei Außenbänder ist mit gehaltenen Röntgenaufnahmen nicht möglich.
4. Ein normaler Befund im lateralen Strahlengang schließt einen pathologischen Befund im a.p.-Strahlengang und umgekehrt nicht aus.

Schockbehandlung des Brandverletzten

P.R. Zellner, Ludwigshafen

Die Therapie des Volumenverlustes aus dem intravasalen Raum bei Brandverletzten ist allein mit den herkömmlichen Schockformeln nicht durchzuführen. Besonders in der Rückresorptionsphase gibt es außer groben Schätzungen keine sicheren Kriterien für die adaequate Flüssigkeitszufuhr. Der Flüssigkeitsverlust im Bereich der teil- oder völlig zerstörten Haut kann unter Berücksichtigung von Milieufaktoren, wie z.B. der Klimaanlage, nur durch eine Gewichtskontrolle erfaßt werden.

Verwendung des Kohlendioxydlasers in der Verbrennungschirurgie

Ch. Lazaridis und P.R. Zellner, Ludwigshafen

Risikofaktoren durch Blutverlust bei ausgedehnten Nekrotomien können durch den CO_2-Laser wirksam reduziert werden. Der vermehrte Zeitaufwand ist durch den signifikant reduzierten Blutverlust gerechtfertigt.

Behandlung der infizierten ausgedehnten Schienbeindefekte mit der Hahn-Brandes-Operation

R. Laky, Pécs

Bei ausgedehnten infizierten Schienbeindefekten sind zur Erhaltung und Funktionswiederherstellung der Extremität mehrere Methoden bekannt. Der Verfasser bediente sich bei 3 solcher Kranken (Alter: 27, 55 und 58 Jahre) des Hahn-Brandes Operationsverfahrens. Die Operation besteht darin, daß eine doppelte Wadenbeinosteotomie sowie die Einsetzung des Segments der Fibula mit geschonter Weichteilverbindung in das defekte Gebiet vorgenommen wird. Laut früheren Mitteilungen sei es zweckmäßig, die Operation erst dann durchzuführen, wenn der Heilung der Infektion folgend sicherheitshalber eine Wartezeit von einem halben oder einem vollen Jahre geleistet ist.

Der Verfasser hat demgegenüber im Interesse der besseren Funktionsrehabilitation schon ganz früh (4 bis 14 Wochen) nach der Segment-Sequestrotomie und noch vor der volständigen Heilung der Weichteile die Umsetzung der Fibula in ein oder zwei Schritten vorgenommen. Die Hautlücken wurden parallel mit den Knochenoperationen durch Spalthautlappen geschlossen. Die Fixation wurde mit Schrauben bzw. äußeren Festhaltern geleistet. Die Operationsserie verlief in allen drei Fällen erfolgreich, und die Kranken waren bereits 10, 11 bzw. 12 Monate nach der Segment-Sequestrotomie bei voller Belastung gehfähig.

Morphologische Grundlagen der Muskelverschiebeplastiken zur Deckung von Defekten am Unterschenkel

H. Püschmann, R. Rahmanzadeh, K. Gorkisch, Berlin

Nach drittgradig offenen Unterschenkelfrakturen entsteht wegen der ungeschützten Lage der Tibia häufig ein großer Weichteildefekt.

Verschiedene Deckungsmöglichkeiten bieten sich an:
1. Haut-Verschiebe-Plastiken
2. Dorsalis-Pedis-Lappen
3. Muskel-Verschiebe-Plastiken.

Die Problematik der Haut-Verschiebe-Plastik liegt in den Durchblutungsverhältnissen der Haut am Unterschenkel. Nach dorsal angelegten Entlastungsschnitten kommt es bei der Hautverschiebung zur spitzwinkligen Abknickung der Gefäße. Die dadurch erfolgende Zirkulationsstörung ist Grund für die Mißerfolge dieser Methode.

Der Dorsalis-Pedis-Lappen hat als gestieltes Transplantat den Nachteil, daß er nur im Bereich des Fußes und des distalen Unterschenkels verwendbar ist.

Durch Muskel-Verschiebe-Plastiken ergibt sich die Möglichkeit alle Abschnitte der Tibia zu decken.

Durch anatomische und angiographische Studien an der Leiche konnten wir die Möglichkeiten der letztgenannten Methode studieren. In der Ausstellung werden folgende Verfahren demonstriert.

Gastrocnemius-Verschiebe-Lappen

Dieser Lappen eigent sich zur Deckung von Defekten im proximalen Unterschenkeldrittel. Alternierend kann nach Lage des Defektes der mediale oder der laterale Kopf verwendet werden.

Soleus-Verschiebe-Lappen

Mit diesem Muskel kann das mittlere Drittel der Tibia gedeckt werden.

Abduktor-Hallucis-Lappen

Defekte am Innenknöchel werden hiermit verschlossen. Die möglichen funktionellen Ausfälle werden diskutiert. Die Studien werden durch klinische Fallbeispiele aus der eigenen Klinik erläutert.

Ein neues Saugdrainagesystem

K. Tittel, F. Hufnagel und F. Schauwecker, Wiesbaden

Das ausgestellte Saugdrainagensystem besteht aus der neuentwickelten Spiraldrainage und dem neuen Prinzip des intermittierenden Unter/Überdrucksystems. Dieses wird über einen Bypass gesteuert und von einer Teflon-Pumpe erzeugt. Jeder Bestandteil des Systems kann einzeln mit herkömmlichen chirurgischen Saugsystemen kombiniert werden.

Die Besonderheit der Spiraldrainage ist dadurch gekennzeichnet, daß durch Drehen des extracorporalen Teiles Coagulate verformt und Verklebungen gelöst werden können. Auch bei lange liegenden Drainagen wird dadurch die Gefahr aufsteigender Keimverschleppung wesentlich gemindert.

Das intermittierende Unter/Überdrucksystem kann durch Ändern des Druck/Saugverhältnisses und der Cycluszeit der zu fördernden Flüßigkeitsmenge angepaßt werden: Bei kleiner Sekretmenge ist auf diese Weise sowohl das Verkleben der Coagulate mit der Drainagenwand zu verhindern als auch die Zirkulationsstörung in den Wundrandcapillaren.

Die Fraktur und Pseudarthrose des Os Naviculare

K. Draenert, Y. Draenert, D. Allgöwer und H. Willenegger, München/Liestal

In den Jahren 1960–1975 wurden in Liestal (Schweiz) 226 Navicularefrakturen bzw. Pseudarthrosen behandelt. 147mal wurde operativ und 79mal konservativ vorgegangen. Die konservative Behandlung bestand im Anlegen eines Rehbeingipses, die operative Behandlung in der Schraubenosteosynthese bzw. Spongiosplastik nach Matti/Russe und Fixation mit 2 oder 3 Kirschner-Drähten. 42 operierte und 13 konservativ behandelte Patienten konnten nach 1 bis 15 Jahren, im Mittel nach 11,5 Jahren, klinisch und röntgenologisch nachkontrolliert werden. 38 bzw. 5 weitere Patienten konnten anhand der Krankenunterlagen mit einem Intervall zwischen 1 und 14 Jahren, im Mittel 7 Jahren, in diese Studie eingegliedert werden.

Bei Frakturen im mittleren Bereich des os naviculare zeigten operatives wie auch konservatives Vorgehen gleich gute Ergebnisse.

Der hohe Prozentsatz an Fehlergebnissen bei Frakturen des proximalen Drittels war Anlaß zur kritischen morphologischen Analyse des Naviculareknochens und unseres Krankengutes.

Das os naviculare stellt mit dem os lunatum den Schlußbaustein einer Gewölbekonstruktion dar. Das tragende Dach verteilt sich dabei auf das os lunatum und auf das proximale Drittel des os naviculare. Die Spongiosabälkchen sind trajektoriell ausgerichtet und bilden tragende Säulen.

Bei nahezu allen Fehlergebnissen war in bezug auf die resultierenden Kräfte ein vertikaler Frakturlinienverlauf gegeben. Hierdurch kamen unter Belastung im Frakturspalt nur Scherkräfte zur Auswirkung. Dies führte 3mal zu einem Schraubenbruch. Bei 2 der schlechten Ergebnisse operativ behandelter Pseudarthrosen handelte es sich um ossa navicularia bipartita, die seitengleich ausgebildet waren. Gefäßdarstellungen des os naviculare unterstützten das biomechanische Konzept der trajektoriellen Bauweise. Hiernach treten die Gefäße an den neutralen Polen des gewölbetragenden Bausteins ein. Dem os naviculare kommt zusammen mit dem os lunatum eine ähnliche Funktion wie dem sphärischen Sektor des Hüftkopfes zu. Die Naviculare-Pseudarthrosen und Frakturen des proximalen Drittels können bei den hohen biomechanischen Kräften, denen dieser Knochen ausgesetzt ist, nur in den Fällen mit einer Schraube genügend stabil versorgt werden, wo die resultierenden Kräfte die Fragmente unter Kompression bringen. In allen anderen Fällen ist die Spongiosaplastik mit Ruhigstellung mittels 2 oder 3 transarticulären Kirschner-Drähten der einzelnen Schraube überlegen.

Ergebnisse der Behandlung bei Pseudarthrosen des Kahnbeines mit der Kahnbeinplatte

H.G. Ender, Wien

Die ungenügende Ernährungslage des proximalen Fragmentes wird häufig als die wesentliche Ursache der Kahnbeinpseudarthrose angesehen. Meine Untersuchungen haben gezeigt, daß es bei Dorsalflexion im Handgelenk und auch schon bei isometrischer Kontraktion der Vorderarmmuskulatur zum Klaffen der Fragmente palmar kommt. Messungen zeigen, daß die dabei auftretenden Kräfte ganz erheblich sind. Die Ursache dafür ist die Form und die exzentrische Lage des Kahnbeines. Die Kahnbeinplatte wird als Zuggurtung an der palmaren Seite des Kahnbeines angelegt. Der eingefalzte Spongiosaspan wird dabei nicht beeinträchtigt. Die Ernährung des proximalen Fragmentes wird durch das palmare Eingehen nach Russe nicht zusätzlich geschädigt. Es können Fälle mit kleinem proximalen Fragment, welche für eine andere Methode nicht mehr in Frage kommen, noch mit Erfolg operiert werden. Es genügt eine Fixationszeit im Vorderarmgips von 6–12 Wochen. Bei 81 operierten Fällen besteht eine Beobachtungszeit von länger als einem Jahr in 70 Fällen. Bis auf 3 Fälle konnten alle knöchern zur Heilung gebracht werden.

Die epidurale intracranielle Druckmessung beim akuten Schädelhirntrauma

P. Fasol, H. Binder, N. Mutz, Th. Reisner, R. Schedl und M. Strickner, Wien

Unsere Erfahrungen mit der Registrierung des intracraniellen Druckes gründen sich auf Untersuchungen bei 58 Verletzten. Die Messungen erfolgten bei bewußtlosen Patienten mit schwerem Schädelhirntrauma. Mit der Druckmessung wurde begonnen, sobald dies nach der Einlieferung aus organisatorischen Gründen möglich war, ohne die Akutversorgung des Schwerverletzten zu behindern oder zu verzögern. Die Registrierung erfolgte über einen epidural eingelegten Sensor (ladd intracranial pressure monitor), die Druckkurven wurden kontinuierlich graphisch registriert. Größter Wert wurde auf eine regelmäßige neurologische Verlaufskontrolle gelegt, außerdem wurden die Patienten nach Möglichkeit mindestens einmal computertomographisch untersucht.

Die Meßung des intracraniellen Druckes vermittelt für den praktisch klinischen Betrieb eine Reihe von wichtigen Informationen:
1. Die Ausbildung intracranieller Hämatome ist durch die damit verbundene Drucksteigerung früher zu erkennen als durch eine neurologische Untersuchung.
2. Behandlungskomplikationen verschiedenster Art mit negativer Auswirkung auf den intracraniellen Druck (z.B. zunehmende Obstruktion der Atemwege) können frühzeitig erkannt werden.

3. Die Auswirkung unsachgemäßer Pflegemaßnahmen, sowie die Bedeutung einer optimalen Lagerung des Schädelhirnverletzten kann dem Pflegepersonal unmittelbar vor Augen geführt und dadurch zusätzlicher Schaden verhindert werden.
4. Die Erfolge oder Mißerfolge medikamentöser Maßnahmen zur Hirndrucksenkung sind direkt kontrollierbar.
5. Die kontinuierliche Druckregistrierung läßt in gewissem Ausmaß relativ frühzeitig prognostische Schlüsse zu.

Diese Tatsachen sprechen abgesehen vom wissenschaftlichen Informationswert für den praktisch klinischen Einsatz der intracraniellen Druckmessung.

Therapie frontobasaler Frakturen

E. Kutscha-Lissberg, A. Opitz und M. Wagner, Wien/Neunkirchen (Österreich)

Es wird über 49 Patienten mit frontobasalen Frakturen berichtet, von denen 24 einer operativen Revision mit Verschluß der Duraläsion über eine bifrontale Craniotomie zugeführt wurden.

Bei 15 Patienten wurde aus verschiedenen Gründen konservativ vorgegangen, davon kamen 4 Fälle ad exitum. Dreimal war eine Meningitis die Todesursache.

Von der operativ versorgten Gruppe (24 Fälle) verstarben 4 Patienten an der primären Hirnschädigung. Infektion wurde keine beobachtet, einmal kam es zu einem Rezidiv der Liquorfistel, das einen Zweiteingriff notwendig machte. Als Schlußfolgerung der Auswertung des vorliegenden Krankengutes ergibt sich folgender Therapieplan:

Konservativ:
Unverschobene Fraktur ohne nachgewiesene Kommunikation

Operativ:
Direkt offene Fraktur
Indirekt offene Fraktur
   nachgewiesene Kommunikation
   entzündliche Komplikation
   verschobene Fraktur
Präexistente Entzündung der betroffenen Nebenhöhle
Breit klaffende Fraktur ohne Beteiligung der Nebenhöhle (Liquorpolster)
Gefäßverletzungen
Verletzung des Nervus opticus und der Augenmuskelnerven.

Die beste Übersicht wird durch den transcraniellen, bifrontalen Zugang erreicht, da der Boden der gesamten vorderen Schädelgrube exploriert und mit einem frontal gestielten Galea-Periostlappen (= vitales Gewebe) gedeckt werden kann. Darüber hinaus erlaubt dieser Zugang die Sanierung der häufig vorhandenen endocraniellen Begleitverletzungen (vgl. Abb.).

Der rhinologische Zugang eignet sich zur Sanierung der seltenen Kommunikationen über die Keilbeinhöhle und stellt eine wichtige Ergänzung in der Behandlung der frontobasalen Fraktur dar.

Mondbeinnekrosen und Verkürzung des Speichenschaftes

H. Schneider, G. Korisek, Kalwang

11 operative Eingriffe bei Mondbeinnekrosen von 1968–1979:
9 mal Speichenverkürzung,
2 mal Handgelenksarthrodese nach Brittain.

Alle Erkrankten suchten wegen der bestehenden Schmerzen spontan das Krankenhaus auf ohne ein Trauma anzugeben.

Der Speichenschaft wurde durchschnittlich 3–5 mm verkürzt (nie mehr als 5 mm).

Osteosynthese mit Drittel-Rohrplatte und Ruhigstellung im Oberarmgips für 6 Wochen. Durchschnittliche Arbeitsunfähigkeit 6 Monate, kein Berufswechsel (Tabelle 1).

Die Speichenverkürzung bei der schmerzhaften Mondbeinnekrose hat sich in 80% der Fälle gut bewährt.

Die Operation wurde nur dann durchgeführt, wenn der Patient wegen einer länger bestehenden Bewegungseinschränkung spontan zur Behandlung kam.

Tabelle 1

Name	Alter u. Seite	Anamnese in Monaten	Hultensche + – Variante	Beruf	Jahr der Operation	NU. n. Jahren	Ergebnis Subjektiv	Objektiv
A.M.	26 a, li.	48	Minus	Hausfrau	1968	11	Gut	Handgelenk in Funktionsstellung versteift
St.F.	45 a, re.	12	Indifferent	Forstarbeiter	1970	9	Sehr gut	Handgel. 1/3 behindert
M.A.	34 a, li.	19	Indifferent	Fabr. Arb.	1971	8	Sehr gut	Handgel. 1/3 behindert
R.H.	31 a, re.	12	Indifferent	Forstarbeiter	1971	8	Gut	Handgel. 1/2 behindert
G.S.	27 a, li.	8	Indifferent	Landwirt	1971	8	Gut	Handgelenk in Funktionsstellung versteift
B.G.	20 a, re.	12	Indifferent	Hilfsarbeiter	1973	6	Sehr gut	Handgel. 1/2 behindert
R.J.	27 a, re.	12	Minus	Forstarbeiter	1974	5	Gut	Handgel. 1/3 behindert
K.E.	38 a, re.	12	Indifferent	Forstarbeiter	1976	3	Sehr gut	Frei beweglich
K.A.	19 a, re.	9	Minus	Maurer	1977	2	Sehr gut	Frei beweglich
R.L.	23 a, re.	12	Minus	Monteur	1977	2	Gut	Frei beweglich
St.F.	24 a, li.	10	Minus	Schrankenwärter	1979	0,5	Gut	Handgel. 1/3 behindert

Stabilisierung von Luxationsfrakturen der Halswirbelsäule mit vorderer H-Platte

J. Böhler und T. Gaudernak, Wien

Bei der vorderen Spondylodese wegen Luxationen und Luxationsfrakturen der Halswirbelsäule kommt es nach dem Einsetzen eines Knochenblockes oder eines Knochendübels nicht selten zu einer neuerlichen kyphotischen Deformität oder sogar zu einem Herausgleiten des Knochenimplantates, weil auch die hinteren Elemente der Halswirbelsäule mit verletzt sind. Deshalb ist eine zusätzliche Stabilisierung erforderlich; diese führen wir mit der H- oder HH-Platte nach Orozko durch. Wesentlich dabei ist, daß die Schrauben auch die hintere Corticalis des Wirbelkörpers mitfassen, um ausreichend Halt zu haben. Eine intermediäre Schraube in Höhe der Bandscheibe faßt den eingesetzten Knochenspan und verhindert damit ein nach Rückwärtsgleiten des Spanes in das Wirbelrohr. Für Sonderfälle stehen auch längere Platten zur Verfügung, mit denen vier Wirbelkörper gefaßt und drei Bandscheiben versteift werden können.

Vom Dezember 1975 bis Dezember 1978 wurden 26 vordere Halswirbelsäulenspondylodesen mit Knochenblock und H-Platte durchgeführt. Bei 3 wurde ein zertrümmerter Wirbelkörper entfernt, durch einen Knochenblock ersetzt und mit einer HH-Platte stabilisiert. Postoperativ wurde zur äußeren Ruhigstellung nur ein Kunststoffkragen für 6 bis 8 Wochen gegeben.

Eine äußere Ruhigstellung im Gipsverband war nicht notwendig. Alle 26 Fälle heilten ohne Redislokation.

Anterolaterale Dekompression

E. Spritzendorfer, Wien

Beim posttraumatischen Querschnittssyndrom bis zur subtotalen Lähmung fanden wir immer eine Kompression der Medulla von vorne. Da außerdem die Entlastung der Medulla durch Laminektomie nicht befriedigend ist, wählten wir den anterolateralen Zugang und die dadurch mögliche Dekompression der Medulla von vorne.

Bei einem Patientengut von überschaubaren 10 Fällen kam es 5mal zu einer fast vollständigen Wiederherstellung, bei 3 weiteren ist es zu einer wesentlichen Besserung gekommen, bei einem ist die Besserung nicht wesentlich, und bei einem ist es zu keiner Besserung gekommen.

Periphere Gefäßverletzungen, Behandlung und Ergebnisse

T. Gaudernak, Wien

Im Verhältnis zur hohen Anzahl der Skelet- und Weichteilverletzungen sind die Gefäßverletzungen selten. Die Gefährdung einzelner Gefäßabschnitte durch Verletzungen ist unterschiedlich hoch, am meisten gefährdet ist die Arteria femoralis durch eine Oberschenkelfraktur (1%). In den meisten Fällen wird die periphere Ischämie zur Diagnose führen. Eine Angiographie ist zur Erstellung des Operationsplantes zweckmäßig, aber nicht absolut erforderlich. Die intraoperative Kontrollangiographie ist einfach durchzuführen und vor allem für den wenig Geübten unentbehrlich.

Das Fehlen einer traumatischen Blutung und das Übersehen der Ischämie sind die häufigsten Ursachen für eine zu späte Diagnose. Trotz guter Gefäßrekonstruktion hängt aber der Erfolg der Operation entscheidend von der Ischämiedauer der Extremität ab.

Unsere guten Ergebnisse führen wir auf die rechtzeitige Diagnose und Versorgung innerhalb der 3 bis 6-Stundengrenze zurück. Bei verzögerter Versorgung kann mit einem intraluminären Shunt die Ischämiezeit während der Osteosynthese verkürzt werden. Anschließend sind laufend Fascienlogendruckmessungen und zeitgerechte Entlastung der Muskulatur durch Fasziotomie unumgänglich.

Wegen der oft außerordentlich schweren Begleitverletzungen sind nach gelungener Gefäßrekonstruktion komplizierte wiederherstellende Eingriffe und Rehabilitationsverfahren erforderlich.

Verkehrsmedizinische Aspekte des Zweiradunfalles

E.G. Suren und D. Otte, Hannover/Berlin

Grundlage der Untersuchung sind 263 Verkehrsunfälle mit Zweiradbeteiligung. Die Datenermittlung erfolgte im Rahmen eines prospektiven Verkehrsunfallforschungsprojektes der BA für Straßenwesen direkt am Unfallort und in den Kliniken. Insgesamt stehen zur Analyse eines Unfallereignisses ca. 2000 Einzeldaten zur Verfügung.

Die mangelnde Verkehrspraxis der motorisierten Zweiradfahrer ergibt sich aus dem jugendlichen Durchschnittsalter (23 J.), dem kurzen Führerschein- (3 J.) und Fahrzeugbesitz (1,2 J.). Bei den verunfallten Radfahrern dominieren die Altersgruppen 5–15 J. (44%) und 60–75 J. (25%). Die juristische Analyse der Unfallschuld zeigt einen auffällig niedrigen Schuldanteil der Motorradgruppe (25%), während sich die Mofabenutzer in 73% und Radfahrer in 72% fehlerhaft verhielten.

Häufigster Unfalltyp ist in der Motorradgruppe die Kollision mit entgegenkommenden, abbiegenden Fahrzeugen, in allen anderen Gruppen überwiegt die Kollision mit kreuzendem Verkehr.

Eine maximale Verletzungsgefährdung des Zweiradbenutzers entsteht durch primären Anprall am Kollisionspartner. Lediglich die obere Extremität ist in allen Gruppen und der Beckenbereich bei den Motorradbenutzern durch den sekundären Straßenaufprall stärker gefährdet.

Eine intensive, praxisnahe Verkehrsschulung, technische Aktivitäten zur Aggressivitätsänderung der Fahrzeuge sowie gesetzliche Möglichkeiten der Begrenzung des Beschleunigungsvermögens für Motorräder könnten wesentlich zur Verletzungsminderung bei Zweiradbenutzern beitragen.

Biochemie des Knochenstoffwechsels

R. Maruna und E. Trojan, Wien

Es wurde der Stoffwechsel von 106 Patienten mit Femurhalsfrakturen (FHF) und 27 Patienten mit daran anschließender Femurkopfnekrose (FKN) durch 83 verschiedene Serum-, Harn- und Knochenuntersuchungen charakterisiert. Die posttraumatische Femurkopfnekrose wurde als verringerte Wirkung der stark reduzierten, oft nicht mehr atomabsorptionsspektrometrisch nachweisbaren essentiellen Spurenelementen festgestellt, die oft noch durch die nachgewiesenen toxischen Schadstoffe weiterhin inhibiert wurden. *Eisen* war bei allen Nekrosepatienten zu 88%, bei den Frakturpatienten zu 84% defizitär, nur 16% befanden sich im Normbereich. *Mangan* war in beiden Patientengruppen bei 86% bzw. 83% überhaupt nicht nachweisbar, beim Rest, das sind 14% der FHF- und 17% der FKN-Patienten, war es zu 48% bzw. 72% defizitär. *Zink* war, mit je einer Ausnahme in beiden Patientengruppen, das sind zusammen 101 Personen, mit 71% bzw. 77% unter der Normmitte. *Kupfer* war bei 73% der FHF- und bei 68% der FKN-Patienten zu 79% bzw. 86% zu wenig vorhanden.

Blei wurde bei 89% der FHF- und bei 62% der FKN-Patienten zu 10,6 bzw. 11,7 ug/g Knochen, *Cadmium* bei 36% der FHF- und bei 22% der FKN-Patienten mit 0,43 und 0,49 ug/g Knochen und *Nickel* bei 32% der FHF- und 40% der FKN-Patienten mit 1,1 bzw. 1,6 ug/g Knochen gefunden.

Es konnten keine Zusammenhänge zwischen Cholesterin-, Triglyzerid- und Glucosewerten der untersuchten Patienten mit posttraumatischer Femurkopfnekrose, sowie auch keine pathologischen Befunde für Nieren- und Lebererkrankungen, mit Ausnahme der um ca. 40% zu niedrigen β-Globuline, festgestellt werden.

Man sieht, daß die Problematik der Femurkopfnekrosebildung nicht nur eine Angelegenheit der Unfallchirurgie, der Orthopädie und der Biochemie ist, sondern wegen der neu zu überdenkenden Probleme eine multidisziplinäre Angelegenheit der Zivilisation und der Umwelthygiene unserer Gesellschaft geworden ist.

Die transmetacarpale Replantation — ein Beispiel mikrochirurgischer Rekonstruktion

H.U. Buff und V.E. Meyer, Zürich

In diesem Film wird die Replantation mit vollständiger primärer Rekonstruktion nach transmetacarpaler Amputation von Zeige-, Mittel-, Ring- und Kleinfinger bei einem 58jährigen Mann gezeigt. In chronologischer Reihenfolge werden alle einzelnen Schritte dieser Replantation demonstriert (Kühlung des amputierten Teils, Wundreinigung, Markieren der Gefäße und Nerven, zusätzliche Incision, Osteosynthese, Streck- und Beugesehnen-Rekonstruktion sowie die mikrochirurgische Rekonstruktion der Gefäße und Nerven). Im besonderen werden die Vorteile der stabilen Osteosynthese mittels kleiner AO-Platten im diaphysären Bereich der Mittelhandknochen hervorgehoben. Im mikrochirurgischen Teil wird neben der genauen Demonstration der epineuralen Nervennaht die Anastomose von Arterien und Venen sowohl unter Verwendung von Approximator-Doppelklemmen wie auch lediglich mit Einzelklemmen dargestellt. Im übrigen wird der hohe Venendruck im Amputat demonstriert, um darauf hinzuweisen, daß bei größeren Amputaten der Blutverlust erheblich reduziert werden kann, wenn vor Freigabe der arteriellen Zirkulation eine oder zwei Venen-Anastomosen fertiggestellt sind. Anschließend wird die Funktion der replantierten Hand 1 1/2 Jahre nach dem Unfall gezeigt, ohne daß in diesem Fall nach der Replantation zusätzliche Korrekturoperationen durchgeführt worden sind.

Schlußansprachen der Präsidenten

Professor Dr. H. Tscherne

Präsident der Deutschen Gesellschaft für Unfallheilkunde

Lieber Herr Trojan,

im Namen der Deutschen Gesellschaft für Unfallheilkunde und im Namen aller deutschen Kollegen danke ich Ihnen, Ihren Mitarbeiterinnen und Mitarbeitern und der Österreichischen Gesellschaft für Unfallchirurgie sehr herzlich für diese überwältigende Gastfreundschaft, die wir in Wien erleben durften.

Ganz persönlich möchte ich Ihnen und unserem Präsidentenkollegen Herrn Baur für die so hervorragende und so angenehm kollegiale Zusammenarbeit danken.

Der Geschäftsführende Vorstand der Deutschen Gesellschaft für Unfallheilkunde hat beschlossen, Herrn Vécsei, den ich zu mir heraufbitte, der auch die Hauptlast der Organisation zu tragen hatte, seine Anerkennung auf besondere Weise auszudrücken und hat ihm ein Reisestipendium zum Besuch deutscher Kliniken in Höhe von DM 3.000,-- zuerkannt.

Ich überreiche Ihnen die Urkunde. Sie lautet: Die Deutsche Gesellschaft für Unfallheilkunde erkennt Herrn Univ. Doz. Dr. med. Vécsei in Anerkennung seiner außerordentlichen Verdienste um die Organisation der 3. Deutsch-Österreichisch-Schweizerischen Unfalltagung in Wien ein Reisestipendium zum Besuch deutscher Kliniken zu. Der Generalsekretär, der Präsident. Herzlichen Glückwunsch!

V. Vécsei, Wien

Sehr geehrte Herren Präsidenten!
Meine Damen und Herren!

Ich bin tief bewegt und überrascht über diese mir zuteil gewordene Anerkennung.

Sie wissen, daß Herr Univ. Doz. Dr. Otto Wruhs die Funktion des Kongreßsekretärs der 3. Deutsch-Österreichisch-Schweizerischen Unfalltagung hätte wahrnehmen sollen. Sein plötzlicher Tod hinderte ihn daran. Ich habe versucht, ihn an dieser Stelle so gut es ging zu ersetzen.

Ist es mir gelungen, so diene dies seinem Andenken!
In diesem Sinne bedanke ich mich.

Professor Dr. E. Baur

Präsident der Schweizerischen Gesellschaft für Unfallmedizin und Berufskrankheiten

In meiner Eröffnungsansprache habe ich Ihnen angekündigt, daß das Programm unserer gemeinsamen Deutsch-Österreichisch-Schweizerischen Unfalltagung viel verspreche. Am Ende unseres Kongresses kann ich sagen: Wir sind weder auf wissenschaftlichem noch auf kulturellem Gebiet enttäuscht worden.

Im Namen aller Schweizer Teilnehmer danke ich Ihnen Herr Professor Trojan, Ihnen Herr Kollege Tscherne, Ihnen Herr Dozent Vécsei sowie allen Ihren Mitarbeiterinnen und Mitarbeitern für die große Arbeit, die Sie für das Gelingen dieser Tagung geleistet haben. Vor allem aber danken wir für die Gastfreundschaft, die wir in so reichem Maße in Wien erfahren durften.

Ich danke auch allen Referenten, die mit ihren guten Vorträgen viel zum Erfolg der 3. Deutsch-Österreichisch-Schweizerischen Unfalltagung beigetragen haben.

Professor Dr. E. Trojan

Präsident der Österreichischen Gesellschaft für Unfallchirurgie

Meine sehr geehrten Damen und Herren,

wir sind hiermit am Ende unserer gemeinsamen Deutsch-Österreichisch-Schweizerischen Unfalltagung in Wien angelangt. Als Präsident dieser Tagung obliegt es mir, allen jenen zu danken, die zum Gelingen dieser großen Veranstaltung beigetragen haben. Mein Dank gilt in erster Linie allen Vortragenden und Diskussionsrednern, die ihre Forschungsergebnisse und Erfahrungen hier mitgeteilt haben. Ich danke ihnen ganz besonders für die Rededisziplin und die Einhaltung der Redezeiten. Dadurch wurde es möglich, dieses reichhaltige Programm ohne nennenswerte Verzögerungen abzuwickeln. Ich danke ferner allen Teilnehmern dieses Kongresses, die aus dem Ausland und aus dem Inland unserer Einladung gefolgt sind und nach Wien gekommen sind. Ganz besonders möchte ich mich bei unserem Kongreßsekretär, Herrn Dozent Dr. Vécsei bedanken, der in der Vorbereitung dieses Kongresses wohl die Hauptlast der Arbeit zu tragen hatte. Ich danke allen Damen und Herren der „Interconvention", die in vorbildlicher Weise die Organisation des Kongresses durchgeführt haben. Ich bedanke mich ferner bei den Herren, die die Projektion der Dias und der Filme durchführten; trotz des großen und vielfältigen Programmes kam es zu keinerlei Schwierigkeiten. Schließlich danke ich noch allen Damen und Herren, die bei der Durchführung der Organisation mitgeholfen haben.

Meine sehr verehrten Damen und Herren, ich hoffe, daß Ihnen unser reichhaltiges wissenschaftliches Programm gefallen hat und daß Sie befriedigt nach Hause zurückkehren. Ich wünsche Ihnen allen eine gute Heimreise und hoffe, daß wir uns alle bei unserem nächsten Österreichischen Unfallkongreß Anfang Oktober 1980 in Salzburg wiedersehen.

Primarius Dr. E. Beck, Feldkirch

Sehr geehrte Herren Präsidenten,
Meine sehr geehrten Damen und Herren!

Als neuer Präsident der Österreichischen Gesellschaft für Unfallchirurgie obliegt mir die angenehme Aufgabe, mich bei dem Präsidenten der Deutschen Gesellschaft für Unfallheilkunde, Herrn Prof. Tscherne, dem Präsidenten der Schweizerischen Gesellschaft für Unfallheilmedizin und Berufskrankheiten, Herrn Prof. Baur, für die Gestaltung des Kongresses zu bedanken. Mein besonderer Dank gilt aber Herrn Prof. Trojan, dem Präsidenten der Österreichischen Gesellschaft für Unfallchirurgie, und seinem Kongreßsekretär, Herrn Dozent Dr. Vécsei, für die Organisation dieses Kongresses.

Man kann jetzt, am Ende des Kongresses mit Sicherheit sagen, daß sich die viele Mühe gelohnt hat und dieser gemeinsame Kongreß der drei Gesellschaften wieder ein großer Erfolg gewesen ist. Wir haben viel Neues mit nach Hause genommen.

Zum Schluß wünsche ich Ihnen eine gute Heimreise und ein Wiedersehen bei den Kongressen der einzelnen Fachgesellschaften.

Der Kongreß der Östereichischen Gesellschaft für Unfallchirurgie findet vom 3. bis 4. Oktober 1980 in Salzburg statt. Das Thema wird lauten:
„Die infizierte Fraktur und die infizierte Pseudarthrose"

Bericht über die Mitgliederversammlung der Deutschen Gesellschaft für Unfallheilkunde e.V. am 4. Oktober 1979 im Kongreßzentrum der Hofburg zu Wien

Der Präsident der Deutschen Gesellschaft für Unfallheilkunde e.V. für 1979, Herr Professor Dr. med. H. Tscherne, Hannover, eröffnete um 13.45 Uhr die Mitgliederversammlung; anwesend waren 105 Mitglieder. Der Präsident stellte zunächst fest, daß die Einladung zur Mitgliederversammlung ordnungsgemäß und termingerecht ergangen ist und Beschlußfähigkeit nach den Bestimmungen der Satzung besteht.

Aus dem Mitgliederkreise waren Änderungs- oder Ergänzungsvorschläge zur Tagesordnung nicht eingebracht worden und wurden auch jetzt nicht angemeldet.

Zum *Jahresbericht* führte der Präsident aus, daß in diesem Jahr besondere Vorfälle nicht eingetreten seien; er verwies im übrigen auf den Geschäftsbericht.

Sodann nahm der Präsident die *Totenehrung* vor und gedachte der verstorbenen Mitglieder. Die Mitgliederversammlung ehrte die durch den Tod abberufenen Kollegen stehend durch eine Minute des Gedenkens. Verstorben sind

Dr. med. Erwin Bauers, Berlin († 07.01.1979)
Prof. Dr. med. Hans-Joachim von Brandis, Aachen († 01.12.1978)
Prof. Dr. med. Dr. med. h.c. Ernst Derra, Weihermühle b. Haag († 09.05.1979)
Dr. med. Jürgen Dirks, Hamburg († 02.02.1978)
Prof. Dr. med. Werner Forßmann, Schopfheide († 01.06.1979)
    Träger des Nobelpreises für Medizin und Physiologie 1956
Dr. med. Paul Galluschke, Berlin († 25.08.1979)
Dr. med. Karl Gutsch, Rott am Inn († 1977)
Dr. med. Herrmann Heinen, Unna († 08.06.1979)
Dr. med. Otto Hirt, München († 25.11.1977)
Prof. Dr. med. Bruno Karitzky, Freiburg i. Br. († 07.07.1978)
Dr. med. Gerhard Leimbach, Koblenz († 02.04.1978)
Dr. med. Karl Lentze, Münster i. W. († 06.06.1979)
Sanitätsrat Dr. med. Heinrich Lützeler, Andernach († 24.01.1979)
Dr. med. Heinrich Meyering, Peine († 13.03.1979)
Dr. med. Franz Nitsche, Berlin-Charlottenburg († 20.12.1978)
Prof. Dr. med. Dr. med. h.c. mult. Johannes Franciscus Nuboer, Zeist (NL) († 26.06.1979)
    Korrespondierendes Mitglied
Dr. med. Hans Jost Oetzmann, Bad Pyrmont († 02.09.1979)
Dr. med. Alfred Peters, Hannover († 16.11.1978)
Dr. med. Wolfgang Proske, Hannoversch-Münden († 07.06.1979)
Dr. med. Hans Jürgen Reinke, Friedrichshafen
Prof. Dr. med. Carl-Heinz Schröder, Lengerich/Westf. († 26.04.1979)
Prof. Dr. med. Carl-Heinrich Schweikert, Mainz († 09.03.1979)
    Mitglied des nichtständigen Beirats 1976–1978
Priv.-Doz. Dr. med. Wolfram Weidenbach, München († 10.07.1979)
Prof. Dr. med. Hans Wojta, Ravensburg († 12.09.1979)
Dr. med. Emile Wolter, Luxemburg (L) († 02.02.1975)

Im *Geschäftsbericht* unterrichtete der Generalsekretär, Prof. Dr. J. Probst, Murnau, über die Geschäftsvorfälle seit der vorherigen Mitgliederversammlung. Insbesondere wies er auf das neu eingeführte Rundschreiben „Mitteilungen und Nachrichten" hin, mit welchem die Mitglieder künftig eingehender über wichtige Nachrichten Mitteilung erhalten sollen; zugleich bat er um Anregungen zu weiterer Ausgestaltung dieses Rundschreibens. Auf die Notwendigkeit sofortiger Meldung von Anschriftsänderungen wurde hingewiesen, zumal für 1980 ein neues Mitgliederverzeichnis herausgegeben werden soll.

Zur Mitgliederbewegung: Am 16.06.1979 zählte die Gesellschaft 1.104 Mitglieder. Verstorben waren 12 (lt. Stand vom 04.10.1979: 25). Neu aufgenommen sind 23 Mitglieder. 7 Mitglieder sind ausgetreten. Dementsprechend zählt die Gesellschaft derzeit 1.095 Mitglieder. Davon sind 318 beitragsfrei (14 Ehrenmitglieder, 14 korrespondierende Mitglieder, 276 Mitglieder im Ruhestand; von 14 Mitgliedern steht noch die Antwort aus, ob sie nach Übertritt in den Ruhestand beitragsfreie Mitglieder bleiben wollen).

Der Generalsekretär bat die Mitglieder um Werbung und wies darauf hin, daß dem nächsten Rundschreiben ein Aufnahmeantragsformular beigefügt sein werde.

Sodann gab der Generalsekretär die Namen der um Aufnahme bittenden Kollegen (31) bekannt und bat die Mitgliederversammlung um Zustimmung, die ohne Gegenstimme erteilt wurde.

Auf den Ausstellungspreis und das Reisestipendium, deren Bedingungen im Rundschreiben „Mitteilungen und Nachrichten" I/79 abgedruckt worden sind, wurde nochmals hingewiesen.

Im Berichtsjahr vertrat der Generalsekretär die Deutsche Gesellschaft für Unfallheilkunde bei den Beratungen über die Neufassung der Weiterbildung im Teilgebiet Unfallchirurgie sowohl bei der Bundesärztekammer als auch bei der Deutschen Gesellschaft für Chirurgie.

Der Schatzmeister, Dr. G. Dorka, Berlin, trug den *Bericht über den Haushalt 1978* vor. Das Vermögen der Gesellschaft betrug am 31.12.1978 DM 55.377,--. Buchführung und Abschluß sind von Herrn Dipl.-Kfm. Faerber, Berlin, überprüft worden. Die Kassenprüfung ist am 04.10.1979 in Wien durch Prof. Dr. Schmit-Neuerburg, Essen, und Chefarzt Dr. Stöhr, Losheim, vorgenommen worden. Prof. Dr. Schmit-Neuerburg schlug der Mitgliederversammlung die Entlastung des Vorstandes vor, die ohne Gegenstimme gewährt wurde.

Zu den *Wahlen* ließ der zum Wahlleiter bestellte Prof. Dr. Havemann, Kiel, bei Anwesenheit von 105 Mitgliedern die Saaltüren schließen. Zur Wahl zum 2. stellvertretenden Vorsitzenden wurde vom Präsidium Prof. Dr. Leonhard Schweiberer, Homburg/Saar, vorgeschlagen. Die Auszählung der im geheimen Wahlgang abgegebenen Stimmen ergab für den Vorgeschlagenen 94 Ja-Stimmen, 10 Nein-Stimmen und 1 Enthaltung. Prof. Dr. Schweiberer nahm die Wahl zum 2. stellvertretenden Vorsitzenden und damit zum designierten Präsidenten für 1980 unter gleichzeitigem Dank für das erwiesene Vertrauen an.

Zur Wahl für den nichtständigen Beirat waren für die Wahlperiode 1980–1982 vom Präsidium Priv.-Doz. Dr. Burkhard Friedrich, Bremen, Professor Dr. Eugen Kuner, Freiburg/Br., und Professor Dr. Klaus-Peter Schmit-Neuerburg, Essen, vorgeschlagen worden. In geheimer Wahl entfielen auf die Vorgeschlagenen von den abgegebenen je 104 Stimmen für Prof. Dr. Kuner und Prof. Dr. Schmit-Neuerburg und den 101 Stimmen für Priv.-Doz. Dr. Friedrich folgende Ja-Stimmen: Prof. Dr. Kuner 95, PD Dr. Friedrich 93, Prof. Dr. Schmit-Neuerburg 92. Die Gewählten erklärten einzeln die Annahme der Wahl.

Als Kassenprüfer für 1979 wurden ohne Gegenstimme per acclamationem Priv.-Doz. Dr. Behrens, Lemgo, und Prof. Dr. Schauwecker, Wiesbaden, gewählt.

Abschließend wurde offen über die in der Tagesordnung angekündigte *Satzungsänderung*, betreffend die Umbenennung des 1. Schriftführers in „Generalsekretär" und des 2. Schriftführers in „Kongreßsekretär" abgestimmt. Der Antrag wurde ohne Gegenstimme angenommen.

Der Präsident erteilte sodann Herrn Prof. Dr. Maatz, Berlin, das Wort zur Überreichung des Küntscher-Preises 1979, der an die Arbeitsgruppe Dr. Stürmer, Essen, vergeben wurde.

Danach überreichte der Präsident die diesjährigen Ausstellungspreise an Dr. Rudolph, Rotenburg (Durchführung und typische Befunde der Kniegelenksarthroskopie), und Dr. Westermann, Hannover (Thromboembolieprophylaxe beim Hüftgelenksersatz).

Da Anträge aus dem Mitgliederkreis weder schriftlich noch mündlich gestellt wurden, schloß der Präsident um 14.25 Uhr unter gleichzeitigem Dank an die erschienenen Mitglieder die Versammlung.

gez. Probst	gez. Tscherne
Prof. Dr. J. Probst	Prof. Dr. H. Tscherne
Generalsekretär	Präsident für 1979

VIII. Sachverzeichnis

Abstandstift-Gipsbehandlung
  bei Radiustrümmerbruch 705
Achillessehnenriß und Fibrinklebung
  820
Antibiotikaprophylaxe bei offenen
  Frakturen 861
Arthrose, posttraumatische 846
Arthroskopie, Kniegelenk 347, 845
— bei älteren Menschen 352
—, Befunde 342
— bei Chondropathia Patellae 356
— diagnostische Grenzen 358
—, Sprunggelenk 369
—, Stanzbiopsie 360
—, Stellenwert 350
—, technische Probleme 337
—, zentraler Zugang 339
—, Zusammenfassung 769
arthroskopische Operationen 363
—, Meniscektomie 367
Außenbandruptur am Sprunggelenk 872
Autokompressionsplatte am distalen
  Unterarm 724
Autotransfusion 190

Bankknochen 797
Bauchlappen 586
Bauchtrauma 201
—, penetrierendes 7
—, stumpfes 205
Beatmung 173
Beckenbrüche 40, 207
Beckenringbrüche, Spätuntersuchungs-
  ergebnisse 855
Bildschirm
—, arbeitshygienische Aspekte 633
—, arbeitsmedizinische Probleme 629,
  779
—, Augenbeschwerden 640, 652
—, Beanspruchung 629, 633
—, Muskelermüdung 646
—, Zwangshaltung 646
Blasenruptur 212
Bronchusverletzungen 193
Bündelnagelung bei Oberarmschaftbrü-
  chen 393

Callusbildung, Enzymmuster und ph-Wert
  244
Capitulum humeri-Fraktur 474
Compartmentsyndrom 492
—, s.a. Muskelkompressionssyndrom
Corticalisschrauben, Limitierung des Drehmomentes 848

Darmverletzung 206
Daumenersatz 582
Dekompression des Muskelkompressions-
  syndroms 492
— —, Technik 492, 513
De Quervainscher Verrenkungsbruch 142
Diagnostische Laparotomie 842
Diskussion über Abdominalverletzungen
  209
—, Brüche des dist. Unterarms 104, 694
—, Brüche der Handwurzelknochen 158,
  763
—, Erstbehandlung am Unfallort 167
—, Extremitätentraumen 236
—, Fibrinkleber 791, 796, 803, 809, 811,
  834
—, frontomaxilläre Verletzungen 188
—, Herz- u. Gefäßverletzungen 188
—, Hüftpfannenbrüche 36
—, Korrektureingriffe am dist. Unterarm
  104, 694
—, Schock- und Intensivbehandlung 175
—, Thoraxverletzungen 193
—, Urogenitalverletzungen 216
—, Verletzungen d. dist. Unterarmes u. d.
  Handwurzel 694, 763
—, Wirbelsäulenverletzungen 24, 223
Doppelplattenosteosynthese 256
Druckmessung beim akuten Schädelhirn-
  trauma 877
— beim Muskelkompressionssyndrom
  499, 502, 505, 508
Duodenalverletzung 207

Ellenbogenbrüche,
— Behandlung, konservative und operative
  444

–, Bohrdrahtfixation 434
– im Kindesalter 424, 468
–, Korrektur n. Fehlstellung 484
–, Osteosynthese 433, 444
–, posttraumat. Achsenfehler 427
–, Resultate 440, 447
–, Wachstumsfugen 429
–, Zusammenfassung 773
Epiphysenfrakturen an den unteren Gliedmaßen 866
Epiphysenknorpel, Veränderungen nach Diaphysentrauma 868
Erstbehandlung am Unfallort 160
– und Rettungshubschrauber 838
– des Schocks 161
Extremitätentraumen beim Schwerverletzten 225

Fettembolie beim Kind 307
Fibrinkleber 785
–, Alloimplantat a. Knochen 812
–, Antibiotikum Verbund 809
–, autologe Spongiosa 800
–, Bauchorgane 843
–, biochem. Grundlagen 787
–, Entwicklung 785
–, Gefäßchirurgie 830
–, Grenzen 831
–, Hauttransplantation 829
–, Histopathologie 792
–, Knochen 797, 812, 830
–, Knorpelbrüche 816
–, mikrovasculäre Anwendung 795, 830
–, Neurotraumatologie 826
–, periphere Nerven 822, 830, 865
–, rekonstruktive Chirurgie 828
–, Sehnen 818
–, –, Achillessehne 820, 831
–, –, Beuge- u. Strecksehnen 821
– Trümmerbrüche 804
Fixateur externe 516
–, Aesculap 870
–, AO 869
–, Beckenbrüche 538, 541
–, Defektpseudarthrosen am Schienbein 547
–, bei dist. Vorderarmbrüchen 533
–, Grenzen 528
–, Handchirurgie 556, 869
–, HWS-Verletzungen 555
–, infizierte Pseudarthrose 530
–, Leistungsfähigkeit 521
–, Minifixateur externe von Jaquet 556, 869
–, optimale Montageform 516

–, aus Polymer-Werkstoffen 552
–, Pouteau-Colles-Frakturen 533
–, n. Raoul-Hoffmann 531, 533, 541
–, Spannungsmessung 523
–, Stabilität 519
–, Tibiakopfbrüche 545
– am Unterarm 94, 99, 533
–, Zusammenfassung 775
frontobasale Frakturen und Fibrinklebung 826
– –, Therapie 878
frontomaxilläre Verletzungen 178
– –, Behandlung 182
– –, Diagnostik 180
– –, röntgenologische Untersuchung 181

Gefäßverletzungen 195
–, periphere 882
Gelenkknorpeltransplantation 264
Gentamycin-PMMA-Miniketten 869

Halswirbelsäule, Stabilisierung durch H-Platte 881
Hämatothorax 191
Handgelenksarthrodese 735
Handgelenksdenervation nach Wilhelm 756
Handwurzel, Brüche 146, 694, 743
–, –, Verrenkungsbrüche 146, 159
–, stumpfes Trauma 117
–, veraltete Verletzungen 758
Hauttransplantation mit Fibrinklebung 829
Heparin 300
Herz-Lungenpräparat n. Starling 840
Herzverletzungen 195
Hüftpfannenbrüche, Einteilung 41
–, Instabilität 864
–, operative Behandlung 40, 852, 864
–, –, Metallkorbring 864
–, –, Zuggurtung 852
Hospitalismus, psychischer 601
Hyperglykämie beim Schock 283

Infrarot-Thermographie 698
interstitielles Lungenödem 303

Kahnbein d. Hand, Brüche 119, 876
– –, –, Behandlungsergebnisse 119, 125
– –, –, konservative Behandlung 119
– –, –, Plattenosteosynthese 877
– –, –, Verschraubung 125

– –, Gefäßversorgung 743
– –, Nekrose 140
– –, Pseudarthrose 129, 743, 876
– –, –, Alloarthroplastik 141
– –, –, Behandlung 129, 134, 140, 745, 877
– –, –, Exstirpation u. Styloidektomie 753
– –, –, Handgelenksdenervation nach Wilhelm 756
– –, –, Sehneninterpositionsplastik 140
– –, –, Verschraubung 750
– –, Rotationssubluxation 744
Kniegelenk, s.a. Arthroskopie Kniegelenk
–, Entzündung 845
–, blutiger Erguß 342
–, Kreuzbandersatz 259
–, Trauma u. fibrinolyt. Aktivität 814
Knochen, Biochemie des Stoffwechsels 883
–, bösartige Tumore 623
–, Durchblutung 237
–, Gelatine 241
–, Matrix 241
–, Transplantate 589
–, –, Fibrinklebung 830
–, –, m. mikrochirurgischer Gefäßplastik 589
–, Knochenzement
–, –, nach Implantation 724, 277
–, –, Verbundosteosynthese 848
Kohlendioxydlaser 873
Kollagenfasertextur 424
Kombinationsverletzungen 225
Komplikationen a. Handgelenk, nervale 117
– –, tendinöse 117
Kompressionssyndrom, dist. Unterarm 117
–, Handwurzel 117
Korrektureingriffe, a. dist. Unterarm 106, 112
–, – –, Ergebnisse 114
–, Ellenbogen 477
Kreuzbandersatz 259

Laparotomie, diagnostische 842
–, Notfall 204, 213
Lappentransplantation, freie 584, 586
Leberverletzung 205
Leistenlappen 584, 586
Lunatum-Malacie 756
–, Therapie durch Speichenverkürzung 879
Lunatumluxation 748

Lungenoedem, interstitielles 303
Lungenverletzungen 192
Lungenwassergehalt 292

Magenschleimhaut, Durchblutung 313
Metallkorbring 864
Mikrochirurgie 557
– u. Fibrinklebung 822
Mikroradiographie 245
Milzverletzung 205
Muskelkompressionssyndrom 492
–, Druckmessung 499, 502, 505, 508
–, experimentelle Grundlagen 497
–, Pathophysiologie 492
–, Spätfolgen 49, 510
Muskelverschiebeplastik 874

Nervenverletzungen, mikrochirurgische Versorgung 592
–, Volarverlagerung d. N. radialis 420
Neutral-O-Methode 836
Nierengefäßverletzungen 212
Notfallaparotomie 204, 213

Oberarmbrüche 372
–, Bündelnagelung 393
–, Condylus radialis 463, 469
–, –, Ergebnisse 463
–, Condylus ulnaris 469
–, fehlerhafte Behandlung 418
– u. Fixateur externe 534
–, funktionelle Behandlung 383
–, Gefäßläsionen 399
–, konservative Behandlung 380, 408, 898
–, Osteosynthese 372, 395, 398, 399, 408
–, pathologische Fraktur 402
–, Pseudarthrosen 412
–, Sarmiento Gips 383
–, supracondyläre 452, 459
–, –, Ergebnisse 456, 459
–, Zusammenfassung 771
–, Zusatzverletzungen 373
Oberschenkelschaftbruch
–, Kombinationsfrakturen 849
Oesophagusverletzungen 192
oesophagotracheale Fistel 192
Olecranonbrüche 471
Osteomyelitis, Fibrin-Antibioticum Verbund 809
Osteosynthese,
–, Bohrdrahtosteosynthese 70, 80

—, Komplikationen 37, 75
—, Methoden 38
—, taktische Überlegungen 38
— nach Verbrugge 96

Palacosplombe 98
Pankreasverletzung 207
parenterale Ernährung 296
pathologische Fraktur
—, Oberarm 402
perilunäre Luxation 748
Phospholipidstoffwechsel
—, Lunge 296
Plattenosteosynthese
—, experimentelle Untersuchungen 269
—, Vorbiegung 847, 848
Pneumothorax 191
Polytrauma, Diagnostik a. Krankenbett 13
Pseudarthrose, Behandlung d. infizierten 530
— des Dens epistrophei 219
psychischer Hospitalismus 601
— —, allgemeine Überlegungen 601
— — b. bösartigen Knochentumoren 623
— — n. posttraumat. Osteomyelitis 608
— — b. Querschnittlähmungen 613
— — b. Verbrennungen 618
— —, Zusammenfassung 777

Querschnittlähmung 217, 218
—, anterolaterale Dekompression 27, 881
—, Todesursachen 626

Radialisparese 376, 395
Radioulnargelenk, instabiles 115
Radiusbrüche, s.a. Speichen-, Unterarmbrüche
—, proximales Ende 477
Radiusköpfchenbrüche 470, 477
Radiustrümmerbruch 705, 706
Reanimation 161
Refixation v. Kniegelenksbändern 262
Replantation, Ergebnisse 565, 575, 578, 599
—, Indikation 557, 560, 575
—, obere Extremität 864, 865
—, transmetacarpale 884
Resektionsarthroplastik, transnaviculolunäre 758
Respiratory distress syndrome 292
Restmonomerabnahme 274, 277
retroperitoneales Hämatom 207

Rettungshubschrauber 838
Rippenbrüche 191

Sarmiento Gips 383, 384
Saugdrainagesystem 875
Schock 161, 169
—, Adeno-Hypophyse 325, 838
—, Behandlung 173
— beim Brandverletzten 873
—, Enzym- u. Substratveränderungen 280
—, Faktor XIII 321
—, Gehirn 172
—, Heparinspiegel 300
—, Herzschädigung 171
—, Hyperglykämie 310, 313, 317, 334
—, Immunglobuline 321
—, Leber 174
—, Lunge 173, 300, 839
—, Niere 172
— Querschnittlähmung 334
—, septischer 303
—, Stoffwechsel 174, 287
—, Vasopressoren 171
Schultergelenk, Bewegungseinschränkung 871
Segmentdefekt 256
Segmentssequestrotomie beim ausgedehnten Schienbeindefekt 874
Sekundärerkrankung, intraabdominelle 842
Sicherheitsgurt 653
—, BHG-Entscheidungen 679
—, Mitverschulden 659, 667
—, rechtl. Sicht 653, 678
—, Sicherheitsrisiko 691
—, Verletzungsmuster 659, 682, 683, 684
—, Zusammenfassung 780
Smith-Bruch 91, 96
Span-Plattenosteosynthese 256
Speichenbrüche 59, 70, 80, 91, 96
—, konservative Behandlung 84
—, Nachuntersuchungsergebnisse 63, 75, 97, 103
—, distale 59, 694
—, —, Bohrdrahtfixation 704
—, —, Ergebnisse 59, 694, 695
—, —, konservative Therapie 694, 705
—, —, operative Behandlung 701, 711
—, — Osteotomien 726
—, —, s.a. Plattenosteosynthese
—, —, Sudeck Dystrophie 697
—, —, Transfixation 706
—, Fixateur externe, siehe dort
—, Plattenosteosynthese 85

–, –, dist. Speichenbruch 711, 716, 722
–, –, – –, Ergebnisse 716
–, –, – –, Indikation 716
–, –, prox. Speichenschaft 850
– n. Smith 91, 96
Spongiosaplastik 39, 251
–, allogene Hüftkopfspongiosa 851
–, Umbau 852
Sprunggelenkssubluxation 871
Sternumfraktur 192
Stumpfneurome, centro-centrale Anastomose 596
Styloidektomie 753
Sudeck Dystrophie i. Handgelenk 761
– – nach Speichenbrüchen 697
Synovektomie 845

Teleskop-Anastomose 795
Thermographie, Infrarot-, 698
Thorakotomie 191, 192, 195
Thoraxdrainage 190
Thoraxverletzung 189
–, penetrierende 7
Thromboembolieprophylaxe beim Hüftgelenkersatz 860
Tibialis-anterior-Syndrom 513
–, plastisch-chir. Versorgung 513
tracer microsphere Methode 237
Transfixation beim dist. Radiustrümmerbruch 706
Transport 160
– mit Rettungshubschrauber 838
traumatische Belastung, Modell 332

Umstellungsosteotomie, neue OP-Technik bei intertrochant. 862
Unterarmbrüche, distale 53, 66, 70, 694

–, –, Bandverletzungen 54
–, –, konservative Behandlung 66, 695
–, –, Korrektureingriffe 724, 732
–, Pseudarthrose 725; s.a. Fixateur externe
–, Ulna-Vorschub 730
Ureterabriß 213
Urethrablutung 211
Urethraruptur 213
Urethrogramm 212
Urogenitalverletzungen 210

Verbundosteosynthese 848

Wirbelbrüche, Behandlung i. BWS- u. LWS-Bereich 18
–, Diskussion 24
Wirbelsäulenverletzungen 216
–, Behandlung 217

Y-Nagel n. Küntscher 847

Zuggurtung am Becken 852
Zusammenfassungen, Arbeitsmed. Probleme a. Bildschirm 779
–, Arthroskopie 769
–, Compartmentsyndrom 774
–, Ellenbogenbrüche 773
–, Fixateur externe 775
–, Hospitalismus, psychischer 777
–, Oberarmschaftbrüche 771
–, Sicherheitsgurt 780
Zweiradunfall 882
Zwerchfellrupturen 192, 843

Hefte zur Unfallheilkunde

Beihefte zur Zeitschrift „Unfallheilkunde/Traumatology"
Herausgeber: J. Rehn, L. Schweiberer

130. Heft
12. Tagung der Österreichischen Gesellschaft für Unfallchirurgie
7. bis 9. Oktober 1976, Salzburg
Kongreßbericht im Auftrage des Vorstandes zusammengestellt von H. Kuderna
1978. 101 Abb., 75 Tab. XVIII, 426 Seiten
DM 110,–
ISBN 3-540-08598-X

131. Heft
Verletzungen des oberen Sprunggelenkes
9. Reisensburger Workshop zur klinischen Unfallchirurgie, 22. bis 24. September 1977
Herausgeber: C. Burri, A. Rüter
Unter Mitarbeit von zahlreichen Fachwissenschaftlern
1978. 171 Abb., 52 Tab. XIV, 262 Seiten. DM 58,–
ISBN 3-540-08599-8

132. Heft
41. Jahrestagung der Deutschen Gesellschaft für Unfallchirurgie e. V.
17. bis 19. November 1977, Berlin
Kongreßbericht im Auftrage des Vorstandes zusammengestellt von J. Probst
1978. 169 Abb., 160 Tab. XX, 508 Seiten DM 132,–
ISBN 3-540-08832-6

133. Heft
Arthrose und Instabilität am oberen Sprunggelenk
10. Reisensburger Workshop zu Ehren von M. E. Müller und J. Rehn, 9.–11. Februar 1978
Herausgeber: C. Burri, M. Jäger, A. Rüter
Unter Mitarbeit von zahlreichen Fachwissenschaftlern
1978. 143 Abb., 74 Tab. XVI, 204 Seiten DM 58,–
ISBN 3-540-08970-5

134. Heft
13. Tagung der Österreichischen Gesellschaft für Unfallchirurgie
7.–8. Oktober 1977, Salzburg
Kongreßbericht im Auftrage des Vorstandes zusammengestellt von J. Poigenfürst
1979. 119 Abb. XVIII, 281 Seiten
DM 98,–
ISBN 3-540-09180-7

135. Heft: M. Weinreich
Der Verkehrsunfall des Fußgängers
Ergebnisse einer Analyse von 2000 Unfällen.
1979. 38 Abb., 4 Tab. VII, 62 Seiten
DM 36,–
ISBN 3-540-09217-X

136. Heft: F. E. Müller
Die Infektion der Brandwunde
1979. 18 Abb., 12 Tab. IX, 57 Seiten
DM 32,–
ISBN 3-540-09354-0

137. Heft: H. Jahna, H. Wittich, H. Hartenstein
Der distale Stauchungsbruch der Tibia
Ergebnisse von 583 frischen Fällen
1979. 106 Abb., 46 Tab. VIII, 136 Seiten
DM 58,–
ISBN 3-540-09435-0

138. Heft: **42. Jahrestagung der Deutschen Gesellschaft für Unfallheilkunde e. V.** 23. bis 25. November 1978, Berlin
Kongreßbericht im Auftrage des Vorstandes zusammengestellt von J. Probst
1979. 143 Abb., 62 Tab. XXI, 397 Seiten
DM 98,–
ISBN 3-540-09494-6

139. Heft: U. Lanz
Ischämische Muskelnekrosen
1979. 34 Abb., 11 Tab. VII, 72 Seiten
DM 38,–
ISBN 3-540-09436-9

140. Heft: **Frakturen und Luxationen im Beckenbereich.** 12. Reisensburger Workshop zu Ehren von A. N. Witt 15.–17. Februar 1979
Herausgeber: C. Burri, A. Rüter
Mit Beiträgen zahlreicher Fachwissenschaftler
1979. 1 Porträt, 136 Abb., 87 Tab. XIII, 262 Seiten
DM 58,–
ISBN 3-540-09647-7

Springer-Verlag
Berlin
Heidelberg
New York

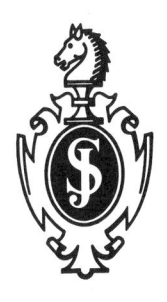

Hefte zur Unfallheilkunde

Beihefte zur Zeitschrift „Unfallheilkunde/Traumatology"
Herausgeber: J. Rehn, L. Schweiberer

141. Heft: **14. Tagung der Österreichischen Gesellschaft für Unfallchirurgie**
6. bis 7. Oktober 1978. Salzburg
Krongreßbericht im Auftrage des Vorstandes zusammengestellt von A. Titze
1980. 281 Abb., 74 Tab. XVII, 319 Seiten
DM 108,–
ISBN 3-540-09878-X

142. Heft: P. Hertel
Verletzung und Spannung von Kniebändern
Experimentelle Studie
1980. 61 Abb., 25 Tab. VII, 94 Seiten
DM 40,–
ISBN 3-540-09847-X

143. Heft: **Antibiotica-Prophylaxe in der Traumatologie**
Von D. Stolle, P. Naumann, K. Kremer, D. A. Loose
1980. 1 Abb., 7 Tab., IX, 55 Seiten
DM 23,–
ISBN 3-540-09851-8

144. Heft: J. Harms, E. Mäusle
Biokompatibilität von Implantaten in der Orthopädie
1980. 63 Abb., 12 Tab. IX, 119 Seiten
DM 54,–
ISBN 3-540-09852-6

145. Heft: G. Lob
Chronische posttraumatische Osteomyelitis
Tierexperimentelle und klinische Untersuchungen zu einer oralen antibakteriellen Vaccination
1980. 19 Abb., 23 Tab. IX, 108 Seiten
DM 48,–
ISBN 3-540-09946-8

146. Heft: J. Rehn, H. P. Harrfeldt
Behandlungsfehler und Haftpflichtschäden in der Unfallchirurgie
1980. V, 40 Seiten
DM 15,–
ISBN 3-540-09896-8

147. Heft: L.-J. Lugger
Der Wadenbeinschaft
1980. Etwa 70 Abb., 10 Tab.
Etwa 130 Seiten
DM 38,–
ISBN 3-540-10421-6

148. Heft
3. Deutsch-Österreichisch-Schweizerische Unfalltagung in Wien
3.–6. Oktober 1979
43. Jahrestagung der Deutschen Gesellschaft für Unfallheilkunde e. V.
15. Jahrestagung der Österreichischen Gesellschaft für Unfallchirurgie
65. Jahresversammlung der Schweizerischen Gesellschaft für Unfallmedizin und Berufskrankheiten
Kongreßbericht zusammengestellt von V. Vécsei, J. Probst, A. Richon
1980. Etwa 310 Abb., etwa 240 Tab.
Etwa 1076 Seiten
DM 136,–
ISBN 3-540-10156-X

149. Heft
Verletzungen der Wirbelsäule
13. Reisensburger Workshop zu Ehren von H. Willenegger
14.–16. Februar 1980
Herausgeber: C. Burri, A. Rüter
Unter Mitarbeit zahlreicher Fachwissenschaftler
1980. 1 Porträt, 168 Abb., 38 Tab. XIII, 270 Seiten
DM 64,–
ISBN 3-540-10202-7

150. Heft: E. Jonasch, E. Bertel
Verletzungen bei Kindern bis zum 14. Lebensjahr
Medizinisch-statistische Studie über
263 166 Verletzte
1981. Etwa 5 Abb., etwa 189 Tab. Etwa 180 Seiten
ISBN 3-540-10476-3
In Vorbereitung

Springer-Verlag
Berlin
Heidelberg
New York

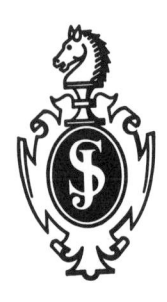